Larry Patrick Tilley

EKG bei Hund und Katze
Grundlagen · Auswertung und Therapie

Übersetzung und Bearbeitung

Hellmut Augustin-Voss, Hannover

Maurice Bob, Berlin

Eberhard Trautvetter, Berlin

schlütersche

Die Deutsche Bibliothek – CIP-Einheitsaufnahme

EKG bei Hund und Katze: Grundlagen, Auswertung und Therapie /
Larry Patrick Tilley. Übers. und Bearb. Hellmut Augustin-Voss ... –
Sonderausg. der 2. Aufl. – Hannover: Schlütersche, 1997
Einheitssacht.: Essentials of canine and feline electrocardiography <dt.>
ISBN 3-87706-522-8

Hinweis

Die Medizin ist eine Wissenschaft, in der sich ein ständiger Wandel vollzieht. Forschung und klinische Erfahrung führen zu immer neuen Behandlungsmöglichkeiten und Wegen der Pharmakotherapie. Die Autoren dieses Buches haben die größte Mühe darauf verwandt, exakte Dosierungshinweise für die verschiedenen Medikamente zu geben. Diese Empfehlungen basieren auf den zum Zeitpunkt des Erscheinens dieses Buches gültigen Standardvorschriften. Trotzdem sollten die jedem Medikament beiliegenden Produktinformationen genauestens studiert werden, um zu überprüfen, ob sich die Dosierung oder die Kontraindikationen geändert haben. Dieser Hinweis gilt insbesondere für neue und selten verwendete Medikamente.

© 1997 Schlütersche GmbH & Co. KG, Verlag und Druckerei, Hans-Böckler-Allee 7, 30173 Hannover
Sonderausgabe der 2. Auflage, deutsche Ausgabe, © 1989.

Gesamtherstellung: Schlütersche GmbH & Co. KG, Verlag und Druckerei, Hans-Böckler-Allee 7, 30173 Hannover

Alle Rechte vorbehalten. Nach dem Urheberrechtsgesetz vom 9. September 1965 i. d. F. vom 1. Juli 1985 ist die Vervielfältigung oder Übertragung urheberrechtlich geschützter Werke, also auch der Texte und Illustrationen dieses Buches — mit Ausnahme der Vervielfältigung gemäß §§ 53 und 54 URG —, ohne schriftliche Zustimmung des Verlages nicht zulässig. Als Vervielfältigung gelten alle Verfahren einschließlich der Fotokopie, der Übertragung auf Matrizen, der Speicherung auf Bändern, Platten, Transparenten oder anderen Medien. Eine Markenbezeichnung kann warenzeichenrechtlich geschützt sein, ohne daß dies besonders gekennzeichnet wurde.

Titel der Originalausgabe: Essentials of Canine and Feline Electrocardiography: Interpretation and Treatment by LARRY PATRICK TILLEY, D. V. M.; Diplomate, American College of Veterinary Internal Medicine (Internal Medicine), Staff (Consultant), Department of Medicine-Cardiology, The Animal Medical Center, President, Cardiopet, Inc., New York, New York.

© 1985 by Lea & Febiger, Philadelphia, 2nd edition.

1988 aus dem Englischen übersetzt und bearbeitet von Dr. med. vet. HELLMUT AUGUSTIN-VOSS, Hannover; Tierarzt MAURICE BOB, Berlin; Prof. Dr. med. vet. EBERHARD TRAUTVETTER, Berlin.

Inhalt

Geleitwort von JOHN D. BONAGURA VII
Vorwort von LARRY PATRICK TILLEY IX
Danksagung XI
Autoren XIII
Vorwort der Übersetzer von EBERHARD TRAUTVETTER XV

Teil I: Grundlagen der Elektrokardiographie 1

1 Grundlagen der Elektrokardiographie 3
2 Grundlagen der EKG-Aufzeichnung 21
3 Einführung in das Elektrokardiogramm 38

Teil II: Beurteilung der P-, QRS- und T-Ausschläge 55

4 Analyse der P-, QRS- und T-Ausschläge des Hundeelektrokardiogramms . . 57
5 Analyse der P-, QRS- und T-Ausschläge des Katzenelektrokardiogramms . . 98

Teil III: Herzrhythmusstörungen 123

6 Analyse der Rhythmusstörungen des Hundes 125
7 Analyse der Rhythmusstörungen der Katze 203

Teil IV: Pathophysiologische Grundlagen und Folgen der Herzarrhythmien . . 247

8 Pathophysiologische Grundlagen und hämodynamische Folgen
  der Herzarrhythmien 249
  Histopathologie des Erregungsleitungssystems 259
  SI-KWANG LIU
9 Elektrophysiologische Grundlagen der Herzarrhythmien 266
  PENELOPE A. BOYDEN und ANDREW L. WIT

Teil V: Therapie der Herzarrhythmien 279

10 Therapie der Herzarrhythmien 281
   JOHN D. BONAGURA und WILLIAM W. MUIR
11 Besondere Methoden zur Analyse und Behandlung von Arrhythmien 317

Teil VI: Interpretation komplexer Arrhythmien 355

12 Seltene komplexe Arrhythmien 357

Teil VII: Übungen zum Selbststudium 385

Elektrokardiogramme von Hunden 387
Elektrokardiogramme von Katzen 433

Anhang

Anhang A: Das normale Elektrokardiogramm des Hundes und der Katze . . . 459
Anhang B: Tabellen zur Bestimmung der mittleren elektrischen Herzachse
            in der Frontalebene 465
Anhang C: Information zur Unterweisung der Tierbesitzer 471
            Das gesunde und das kranke Herz 472
            Das Elektrokardiogramm 473

Stichwortverzeichnis 475

Geleitwort

In den letzten Jahren haben die praktizierenden Tierärzte großes Interesse für die klinische Elektrokardiographie gezeigt. Dies wiederum hat die Kardiologen angeregt, Studenten und in der Kleintierpraxis tätige Tierärzte in der Auswertung von Elektrokardiogrammen zu unterrichten. Im Laufe der letzten zehn Jahre sind grundlegende Fragen der klinischen Elektrokardiographie bei Tieren in vielen Publikationen und Lehrbüchern behandelt worden. Diese Informationen, die als Grundlage der klinischen Auswertung dienten, waren jedoch in einigen Bereichen unvollständig. Obwohl beispielsweise in der experimentellen Literatur Arrhythmien bei Hunden und Katzen häufig diskutiert werden, fehlen diese Angaben in den meisten Standardlehrbüchern der Tiermedizin. Insbesondere gibt es kaum Informationen über die Elektrokardiographie bei Katzen und die Diagnose fortgeschrittener Herzrhythmusstörungen bei Hunden. Mit der Publikation dieses Lehrbuches von LARRY PATRICK TILLEY, D. V. M., sind glücklicherweise viele solcher Informationslücken in der gegenwärtigen elektrokardiographischen Literatur geschlossen worden.

Der Verfasser, ein erfahrener Kliniker, ist Mitarbeiter einer höchst interessanten, fortschrittlichen Einrichtung mit einer großen kardiologischen Klientel. In Zusammenarbeit mit DR. SI-KWANG LIU hat DR. TILLEY die klinischen und pathologischen Merkmale vieler seiner Fälle miteinander korreliert. Das vorteilhafte Zusammenspiel von klinischer Wissenschaft und Pathologie ist aus ihren zahlreichen Arbeiten auf verschiedenen Gebieten der klinischen Kardiologie, insbesondere den myokardialen Erkrankungen der Katze, ersichtlich. Bedingt durch diese Arbeitssituation, hat der Verfasser eine Fülle pathologischer und klinischer Erfahrung erworben, was den Wert seiner elektrokardiographischen Auswertungen wesentlich erhöht. Studiert man die in diesem Buch enthaltenen Elektrokardiogramme, bestätigt sich die ganze Breite der eingeflossenen Erfahrung.

Dieses Lehrbuch bietet einen umfassenden Überblick über die wichtigsten Fragen der klinischen Elektrokardiographie des Hundes und der Katze. Von besonderer Bedeutung sind die praktischen Erklärungen bezüglich der Registrierung und Auswertung von Hunde- und Katzenelektrokardiogrammen. Den ganzen Text hindurch ist durch die betont konsequente systematische Betrachtungsweise der EKG-Auswertung eine von Studenten und Klinikern gleichermaßen geschätzte Kontinuität gegeben. DR. TILLEY hat eine überzeugende Mischung von elektrophysiologischen Prinzipien, diagnostischen Folgerungen und praktischen Anwendungen zusammengestellt. Seine Erörterungen grundlegender elektrokardiographischer Prinzipien werden durch das von den DRS. BOYDEN und WIT verfaßte Kapitel über »Die elektrophysiologischen Grundlagen der Herzarrhythmien« ergänzt.

An der Qualität und Vielfalt der in diesem Lehrbuch abgebildeten Elektrokardiogramme kann sich der Leser erfreuen. Die Kapitel über die Analyse der P-QRS-T-Ausschläge und der Rhythmusstörungen bei Hunden und Katzen enthalten zahlreiche, gut verständliche Illustrationen. Die wohlorganisierte Einführung in den Text führt unmittelbar zum Hauptthema hin.

In den meisten Fällen werden vom Verfasser zahlreiche klinische Beispiele angeführt, um die erörterten Prinzipien zu veranschaulichen und zu verdeutlichen. Im ganzen Buch wird der in der Klinik tätige Tierarzt auf wichtige diagnostische und therapeutische Informationen stoßen, da der Verfasser hervorstechende pathologische Korrelationen und therapeutische Prinzipien in bezug auf einzelne elektrokardiographische Störungen beigefügt hat. In einigen Fällen stellt der Autor außerdem bisher in der tierärztlichen Literatur nicht veröffentlichte Syndrome vor.

In den Kapiteln über häufige und seltene Arrhythmien werden fast alle erdenklichen Herzrhythmusstörungen behandelt. Von besonderem Interesse ist in diesem Zusammenhang das breite Spektrum der Herzrhythmusstörungen in den Kapiteln über die Elektrokardiographie bei Katzen. Die Vielfalt der in Kapitel 11 enthaltenen Elektrokardiogramme wird auch für den erfahrenen Internisten eine Herausforderung darstellen. Infolge der Komplexität einiger Elektrokardiogramme wird der Leser zweifellos bei einigen Fällen abweichende Rhythmusdiagnosen stellen. Derart auseinandergehende Meinungen sind unumgänglich, wenn — wie der Verfasser selbst zugesteht — die Rhythmusdiagnose auf Grund eines Oberflächenelektrokardiogramms erstellt worden ist. In dieser Situation wird der Wert der intrakardialen Elektrokardiographie von der Theorie her untersucht und an Hand ausgewählter Beispiele erläutert. Insbesondere ist die Analyse komplexer Rhythmusstörungen mit Hilfe sogenannter »Leiterdiagramme« (Lewis-Diagramme) zu begrüßen. In dem Abschnitt mit Übungen zum Selbststudium werden dem Leser hilfreiche autodidaktische Unterlagen angeboten und zahlreiche der in diesem Lehrbuch dargebotenen Prinzipien untermauert.

Fortschritte der veterinärmedizinischen Elektrokardiographie sind angesichts der raschen Entwicklung der Medizin bei kleinen Haustieren von großer Bedeutung. Besonders auf den Gebieten der elektrokardiographisch-pathologischen Korrelationen, der Diagnostik komplexer Rhythmusstörungen, der intrakardialen Elektrokardiographie und der antiarrhythmischen Therapie bleiben noch viele Fragen offen. Dieses Lehrbuch stellt eine hervorragende Grundlage für die Weiterentwicklung der klinischen Veterinärelektrokardiographie dar. DR. TILLEY ist zu seinem aktuellen Buch zu gratulieren, und ich darf mich glücklich schätzen, ein Geleitwort zu solch einem wichtigen Beitrag schreiben zu dürfen.

Seit dem Erscheinen der ersten Auflage dieses Lehrbuches sind fünf Jahre vergangen. Damals war es das vollständigste und umfassendste Lehrbuch der Kleintierelektrokardiographie. In der jetzt vorliegenden zweiten Auflage hat DR. TILLEY den Stand der Veterinärelektrokardiographie erheblich tiefgehender und ausführlicher zusammengefaßt, wodurch das Buch zu einem vollständigen und nützlichen Nachschlagewerk für Studenten und praktizierende Tierärzte wird.

Unter Beibehaltung des Formats und der vielen ausgezeichneten Abbildungen hat DR. TILLEY das Buch um ein Kapitel über die pathophysiologischen Grundlagen und hämodynamischen Folgen der Arrhythmien (in Zusammenarbeit mit Dr. Si-Kwang Liu) und ein Kapitel über spezielle Methoden zur Diagnostik und Behandlung von Herzarrhythmien, einschließlich der Verwendung von Herzschrittmachern, erweitert. Drs. Boyden und Wit haben ihr Kapitel über die zelluläre Elektrophysiologie und Pathophysiologie aktualisiert, während Dr. Muir und ich das Kapitel über antiarrhythmische Therapie bei Hund und Katze verfaßten. Das Kapitel über komplexe Arrhythmien dürfte vor allen Dingen fortgeschrittene Studenten und Internisten interessieren. Zusammenfassend darf ich feststellen, daß meine Bemerkungen zur ersten Auflage dieses Lehrbuches in bezug auf die Qualität in gleicher Weise auf die zweite Auflage zutreffen.

Aus diesem Grunde bin ich zuversichtlich, daß der Leser dieses Lehrbuch zum Selbststudium und für die praktische Tätigkeit zu schätzen weiß und sinnvoll verwenden wird.

John D. Bonagura, D. V. M., M. Sc.
Diplomate, A. C. V. I. M.
(Cardiology, Internal Medicine)
Department of Veterinary Clinical Sciences
College of Veterinary Medicine
The Ohio State University
Columbus

Vorwort

Seit der Aufzeichnung der elektrischen Aktivität des Hundeherzens mit Hilfe des Einthovenschen Saitengalvanometers durch WALLER im Jahre 1909 hat das Wissen über die Funktion und die Aktivität des Herzens ständig zugenommen. Daraus entwickelte sich die Elektrokardiographie als eine atraumatische Methode der Herzdiagnostik zu einer kostengünstigen und äußerst aussagekräftigen Untersuchungstechnik, die heute auch in der Veterinärmedizin als unerläßlicher Teil der Herzuntersuchung bei Hunden und Katzen akzeptiert ist. Elektrokardiographie kann zum einen zum Verständnis der physiologischen Vorgänge im Herzen beitragen und zum anderen der Diagnostik von Störungen der Herztätigkeit dienen. War sie ursprünglich ausschließlich eine Untersuchungsmethode von Kardiologen, verwenden heute immer mehr Internisten, Chirurgen und Allgemeinpraktiker ein EKG-Gerät. Die Zahl der Tierärzte, die einen Elektrokardiographen kaufen, nimmt von Jahr zu Jahr zu. Damit steigt auch der Bedarf nach einem Buch, das verständlich, aber doch umfassend genug die Grundlagen der Elektrokardiographie vermittelt.

Unter Verwendung zahlreicher Abbildungen bemüht sich dieses Buch darum, diesem Anspruch gerecht zu werden. Die meisten Elektrokardiogramme werden in Originalgröße wiedergegeben. Dadurch wird der Leser in die Lage versetzt, sich in der Auswertung von EKG-Streifen zu üben, wie sie in der klinischen Praxis anfallen. Um die Aufmerksamkeit des Lesers in die richtige Richtung zu lenken, wurden Besonderheiten zum schnelleren Erkennen und einfacheren Verstehen mit Buchstaben und Pfeilen versehen. Alle EKG wurden sorgfältig nachgezeichnet. Dadurch können alle EKG-Anteile gut erkannt werden, was insbesondere bei vielen veröffentlichten EKG von Hunden nicht der Fall ist, bei denen die R-Zacke wegen ihrer großen Amplitude oder der schlechten Qualität der verwendeten EKG-Geräte häufig undeutlich ist. Die Abschnitte zur EKG-Auswertung bei Hund und Katze wurden so zusammengestellt, daß auf jeder Doppelseite nur eine Veränderung beschrieben wird. Die EKG-Aufzeichnungen sind in Originalgröße auf der rechten Seite, während der korrespondierende Text auf der linken Seite abgedruckt ist. *Sofern nicht ausdrücklich erwähnt, stammen alle Elektrokardiogramme in diesem Buch aus Ableitung II und wurden mit einer Papiergeschwindigkeit von 50 mm/Sek. und einer Standardamplitude von 1 cm = 1 mV aufgezeichnet.* Da auch die teilweise verwirrende Terminologie und Nomenklatur zu Schwierigkeiten bei der EKG-Auswertung führen können, wurden die weitgehend akzeptierten und verbreiteten Standardtermini verwendet.

Die ursprüngliche Absicht der ersten Auflage der »Essentials of Canine and Feline Electrocardiography« war die praxisnahe und vollständige Vermittlung der Auswertung von Elektrokardiogrammen bei Hund und Katze zu diagnostischen und therapeutischen Zwecken. Die gute Akzeptanz des Buches bei Tiermedizinstudenten, praktizierenden Tierärzten und Kardiologen bestätigte die Notwendigkeit und Richtigkeit des Vorhabens. Das Buch wurde auch ins Italienische und Japanische übertragen.

In den vergangenen Jahren sind zahlreiche elektrokardiographische Artikel in der veterinär- und humanmedizinischen Fachliteratur erschienen. Sie sind Ausdruck des gestiegenen Interesses an neuen therapeutischen Wegen zur Behandlung von Arrhythmien, wie beispielsweise der Verwendung von Herzschrittmachern und neuen antiarrhythmischen Medikamenten. Neuere intrakardiale elektrokardiographische Untersuchungen sorgen für ein besseres Verständnis der komplexen Arrhythmien. DR. CHARLES FISCH vom Krannert Institute of Cardiology hat es in seinem Vortrag zum Gedenken an LEWIS A. CONNER »Das klinische EKG: ein Klassiker« (53. wissenschaftliche Sitzung der American Heart Association, 1980) sehr treffend zusammengefaßt: »Wer behauptet, neue Erkenntnisse der Elektrokardiographie seien nicht möglich, verkennt die Geschichte«.

Seit dem Erscheinen der ersten Auflage dieses Lehrbuches haben die Bedeutung und der Kenntnisstand in der Elektrokardiographie von Hund und Katze außerordentlich stark zugenommen. Die Absicht der ersten Auflage, dem interessierten Kliniker eine kurze, aber doch vollständige Zusammenfassung der diagnostischen und therapeutischen Möglichkeiten der Veterinärelektrokardiographie in die Hand zu geben, bleibt auch für diese zweite Auflage bestehen. Mein Wunsch für dieses Buch ist es, einen größeren Leserkreis an die Elektrokardiographie heranzuführen und gleichzeitig fortgeschrittenen Studenten und erfahrenen Kardiologen Spezialkenntnisse zu vermitteln. Dazu mußte das Buch vollständig überarbeitet und erweitert werden. Mindestens 150 Abbildungen und EKG-Streifen wurden neu aufgenommen. Einige der Themenbereiche, die zusätzlich eingearbeitet wurden, sind: Telephonische EKG-Übermittlung, computerunterstützte EKG-Auswertung, neue EKG-Geräte und Ausrüstungsgegenstände, Herzschrittmacher, Elektrokardiographie des Hisschen Bündels, Ursachen der Herzarrhythmien (einschließlich neurologischer Störungen) und Möglichkeiten der antiarrhythmischen Therapie.

Die Abschnitte 4 und 5, pathophysiologische Grundlagen und Folgen der Arrhythmien und Therapie der Herzarrhythmien, wurden zusätzlich eingefügt. Von Tierärzten wird heute im allgemeinen die Kenntnis der verschiedenen EKG-Erscheinungen erwartet. Diese werden ausführlich in den Kapiteln über die EKG-Veränderungen erläutert. Außerdem müssen einem Tierarzt die pathophysiologischen Folgen einer EKG-Veränderung bekannt sein, um Bedeutung und Konsequenzen abschätzen zu können und Hinweise für eine sinnvolle Therapie zu erhalten. Die möglichen hämodynamischen Folgen und klinischen Symptome der Herzarrhythmien sind in den Kapiteln über die EKG-Auswertung und — soweit sinnvoll — in den Übungen zum Selbststudium enthalten.

Die große Anzahl von Hunden und Katzen mit elektrokardiographischen Veränderungen, deren EKG ich im Animal Medical Center und bei Cardiopet, Inc., einer Gesellschaft zur Auswertung telephonisch übermittelter EKG, bearbeitet habe, hat zu jenem großen Erfahrungsschatz geführt, der die exakte Korrelation der anatomischen und elektrophysiologischen Grundlagen der elektrokardiographischen Veränderungen mit den klinischen und hämodynamischen Folgen, einschließlich der erforderlichen Therapie, möglich machte.

Bereits vor mehr als 170 Jahren schrieb Dr. Robert Watt aus Glasgow: »Um das richtige Bild von der Medizin zu bekommen, muß man auf Originalautoren zurückgreifen, die von ihrer eigenen Anschauung berichten können, die die Krankheit, die sie beschreiben, selbst gesehen und behandelt haben«. (Aus: Willus, F. A., and Keys, T. E.: Cardiac Classics. St. Louis, C. V. Mosby, 1941). In Übereinstimmung mit Dr. Watts Ansicht kann ich mich glücklich schätzen, daß es mir gelang, John D. Bonagura, D. V. M., M. Sc., Dip. A. C. V. I. M. (Kardiologie, Innere Medizin) und William W. Muir, D. V. M., Ph. D., als Autoren für das Kapitel über die antiarrhythmische Therapie bei Hund und Katze zu gewinnen. Sie gehören ohne Zweifel zu den Pionieren der veterinärmedizinischen Arzneitherapie auf dem Gebiet der Herzkrankheiten. Als Pioniere ihres Arbeitsgebietes müssen auch Penelope A. Boyden, Ph. D., und Andrew L. Wit, Ph. D., bezeichnet werden, die das Kapitel über die elektrophysiologischen Grundlagen der Herzrhythmien auf zellulärer Ebene verfaßten. Mein Freund und Kollege Si-Kwang Liu, D. V. M., Ph. D., hat den Abschnitt über die pathologische Beurteilung der Herzarrhythmien und Erregungsleitungsstörungen geschrieben. Die Kenntnis der Pathologie des Herzens ist für den Kliniker, der das Elektrokardiogramm verstehen will, unerläßlich. Die dazu erforderliche Erfahrung erwächst aus der sorgfältigen Korrelation von Sektionsbefunden und elektrokardiographischen Befunden.

Ein eigener Abschnitt widmet sich der Beurteilung komplexer Arrhythmien. In Abschnitt 7 werden repräsentative EKG zum Selbststudium vorgestellt. Sie sollen dem Leser an Hand von EKG-Streifen, wie sie im klinischen Alltag vorkommen, die notwendige Routine und Sicherheit bei der EKG-Auswertung vermitteln. Bei jeder Aufzeichnung werden der Vorbericht erwähnt und einige interpretationsrelevante Fragen gestellt. Auf der folgenden Seite ist das EKG dann mit Bezeichnung und Erklärung nochmals abgebildet. Die Auswertung eines EKG ist der wichtigste und meistens auch der schwierigste Teil der Elektrokardiographie. Es passiert nicht selten, daß Tierärzte und sogar Kardiologen auch nach längerer sorgfältiger Untersuchung zu deutlich unterschiedlichen Bewertungen eines EKG kommen. In diesem Sinne begrüße ich konstruktive Kritik und kommentierende Bemerkungen.

Im Anhang sind die elektrokardiographischen Normalbefunde bei Hund und Katze, Tabellen zur Ermittlung der mittleren elektrischen Herzachse sowie zwei Merkblätter zur Unterweisung der Patientenbesitzer abgedruckt. Im Literaturverzeichnis, das jeweils am Ende eines Kapitels steht, wurde insbesondere auf die Erwähnung von bedeutenden Monographien und Originalarbeiten geachtet. Dem interessierten Leser wird empfohlen, diese Publikationen so oft wie möglich zu konsultieren.

New York   Larry Patrick Tilley

Danksagung

Ich möchte allen, die an der Erstellung dieses Buches beteiligt waren, meinen Dank aussprechen: John D. Bonagura, D. V. M., Diplomate A. C. V. I. M. (Kardiologie, Innere Medizin), für seine geduldige und sorgfältige Durchsicht von Teilen des Manuskripts und seine vielen Vorschläge und hilfreichen Kritikpunkte; Robert Glassmann, M. D., Ph. D., Krannert Institute of Cardiology, Indianapolis, Lawrence Frame, M. D., Department of Cardiology, University of Pennsylvania, Philadelphia, und Steve Scheidt, M. D., Department of Cardiology, New York Hospital – Cornell University, New York, für ihre konstruktive Kritik von Teilen von Kapitel 12 (Seltene komplexe Arrhythmien). Michael Schollmeyer, D. V. M. von Medtronics, Inc., Minneapolis, war bei der Beschreibung der Herzschrittmacher behilflich.

Mehrere Tierärzte und Humanmediziner haben freundlicherweise Abbildungen für die erste und die zweite Auflage dieses Buches zur Verfügung gestellt: M. Rosenbaum, M. D.; A. L. Wit, Ph. D.; R. E. Phillips, M. D.; H. J. Attar, M. D.; H. H. Friedman, M. D.; C. W. Lombard, D. V. M.; F. B. Hembrough, D. V. M.; D. B. Coulter, D. V. M.; R. Lazarro, M. D.; G. H. Bardy, M. D.; W. P. Nelson, M. D.; E. Besterman, M. D.; J. Fenoglio, M. D.; C. Kvart, D. V. M.; F. Navarro-Lopez, M. D.; W. H. Werhrmacher, M. D.; H. J. L. Marriot, M. D.; D. C. Harrison, M. D.; G. Jacobs, D. V. M.; A. Tidholm, D. V. M.; N. Belic, M. D.; M. Ishijima, D. V. M.; T. Bauer, D. V. M., und P. Fox, D. V. M.

Alle neuen Abbildungen und umgezeichneten EKG stammen aus der Hand von Frau Denise Donnell. Frau Leslie Orgel und Frau Pamela Faber sei für die Ausführung der Schreibarbeiten gedankt. Ganz besonderer Dank gebührt Frau Christine MacMurray, Frau Cynthia Fazzani und Frau Nancy Baumoel für die sorgfältige Durchsicht des Manuskripts. Anerkennung verdient auch die Unterstützung durch die Kollegen in der Kardiologie und das Personal bei Cardiopet, Inc., während der Erstellung dieses Buches.

Außerdem möchte ich allen Tierärzten, die Patienten an mich überwiesen haben, sowie allen Studenten und Assistenten, die ich unterrichten durfte, meinen Dank aussprechen. Das anregende wechselseitige Fachgespräch mit ihnen hat mich dazu ermutigt und mir die Kraft gegeben, dieses Buch zu schreiben.

Schließlich möchte ich allen Mitarbeitern des Lea & Febiger Verlages, allen voran Herrn Christian C. Febiger Spahr, Jr., Frau Dorothy Di Rienzi, Frau Janet Nuciforo und Herrn Thomas J. Colaiezzi für die verständnisvolle Kooperation danken.

Larry Patrick Tilley

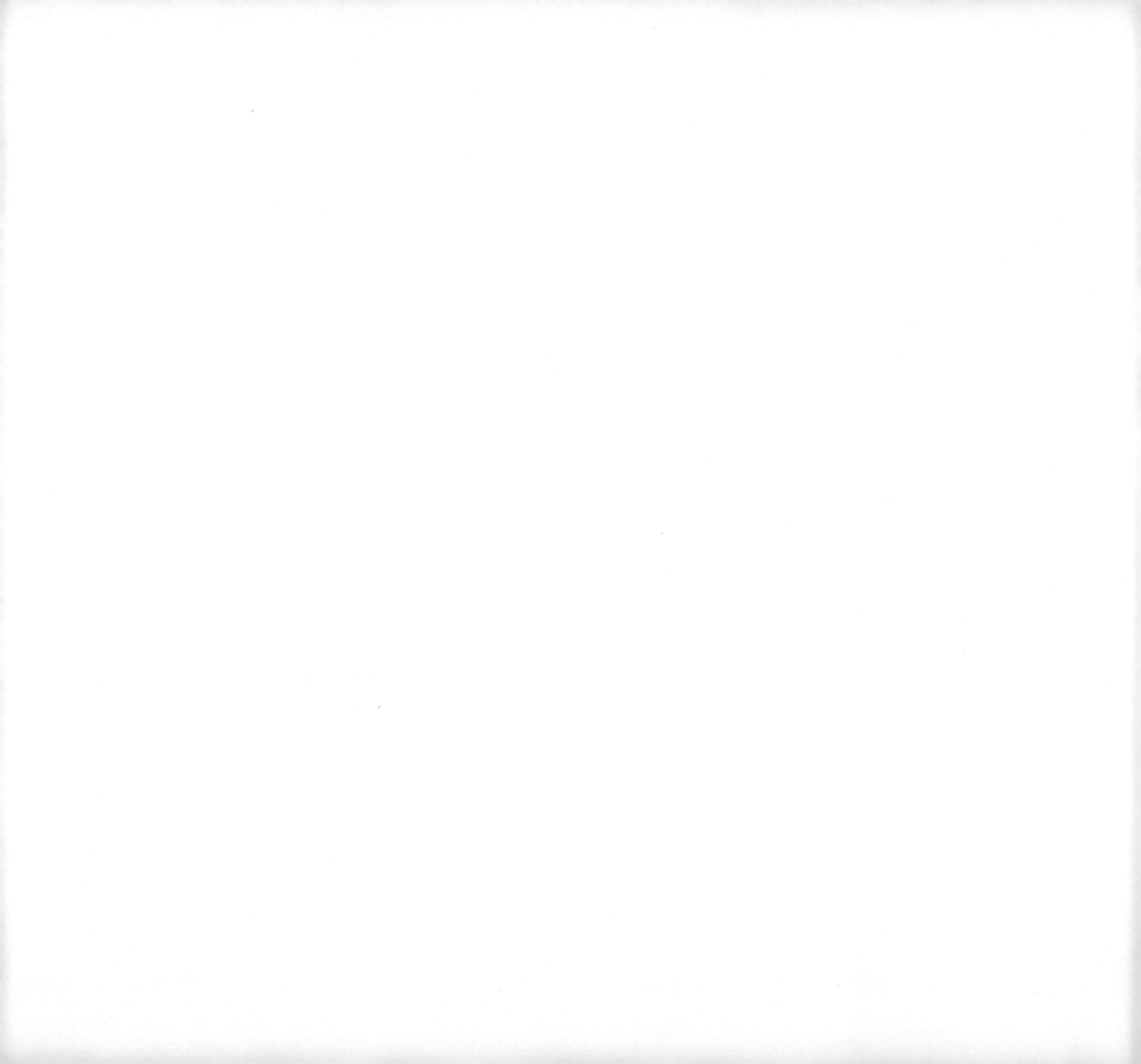

Autoren

JOHN D. BONAGURA, D. V. M., M. Sc.
Diplomate, A. C. V. I. M. (Cardiology, Internal Medicine)
The Ohio State University
College of Veterinary Medicine
1935 Coffey Road
Columbus, Ohio

PENELOPE A. BOYDEN, Ph. D.
College of Physicians & Surgeons
Columbia University
Department of Pharmacology
630 West 168th Street
New York, New York

SI-KWANG LIU, D. V. M., Ph. D.
The Animal Medical Center
510 East 62nd Street
New York, New York

WILLIAM W. MUIR, D. V. M., Ph. D.
Diplomate, A. C. V. A.
Chairman, Department of Veterinary Clinical Sciences
The Ohio State University
College of Veterinary Medicine
1935 Coffey Road
Columbus, Ohio

ANDREW L. WIT, Ph. D.
College of Physicians & Surgeons
Columbia University
Department of Pharmacology
630 West 168th Street
New York, New York

Übersetzer und Bearbeiter der deutschen Ausgabe

HELLMUT AUGUSTIN-VOSS, Dr. med. vet.
Department of Pathology
NYSCVM
Cornell University
Ithaca N. Y. 14853 – 6401

MAURICE BOB, Tierarzt
Kaiserdamm 9
1000 Berlin 19

EBERHARD TRAUTVETTER, Prof. Dr. med. vet.
Klinik und Poliklinik für kleine Haustiere
Freie Universität Berlin
Oertzenweg 19 b
1000 Berlin 37

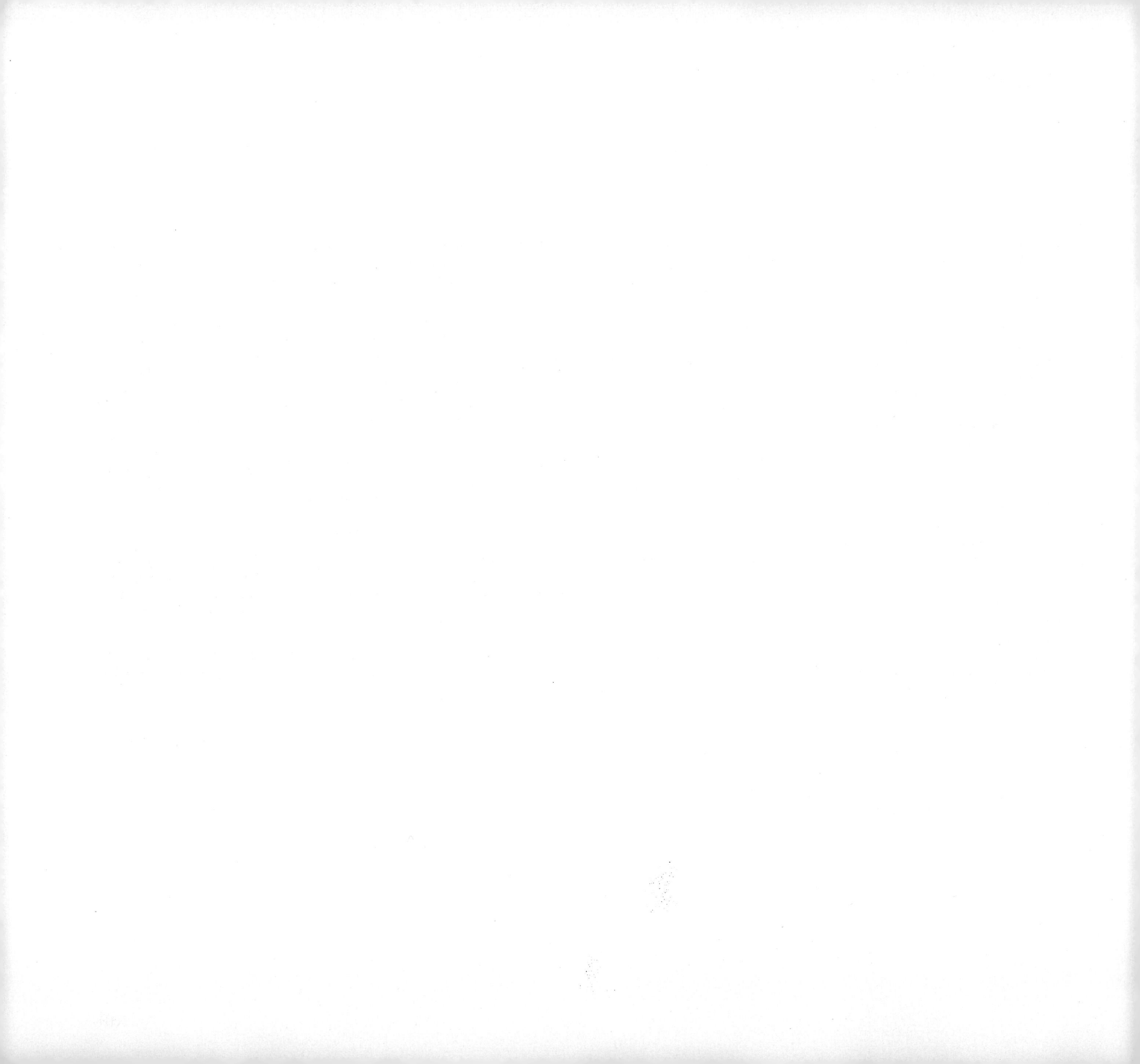

Vorwort der Übersetzer

Das EKG als diagnostisches Hilfsmittel zur Erkennung kardialer und extrakardialer Krankheiten, die die Herztätigkeit beeinflussen, hat auch in der Kleintiermedizin in den letzten zwei Jahrzehnten zunehmend an Beachtung und damit an Bedeutung zugenommen. Die Zahl der Kleintierpraktiker, die EKG-Geräte in der täglichen Praxis nutzen, hat sich vervielfacht. Daher besteht nach wie vor ein großes Informationsbedürfnis auf diesem Gebiet. Zahlreiche Kongresse und Fortbildungsveranstaltungen im In- und Ausland haben diesem Bedürfnis Rechnung getragen und kardiologisch-elektrokardiographische Themen abgehandelt. Neben einigen deutschsprachigen sind dabei auch zahlreiche englischsprachige Referenten aufgetreten, d. h., dem interessierten Kleintierkliniker sind mitunter die englischen Fachbegriffe geläufiger als deutsche. Es war deshalb unsere Absicht, in der vorliegenden Übersetzung möglichst dicht am englischen Originaltext zu bleiben, ohne fortlaufend »Amerikanismen« zu benutzen bzw. einzuführen. Darüber hinaus ist weder die amerikanische noch die deutsche EKG-Terminologie einheitlich bzw. immer eindeutig. Graduelle Unterschiede bestehen zweifelsohne zwischen einzelnen Lehrbüchern, Autorengruppen und Schulen. Um diesen Umständen gerecht zu werden und die Orientierung zu erleichtern, haben wir gelegentlich Synonyme und amerikanische Originaltermini mitverwendet bzw. in Klammern angefügt. Zu Beginn der Übersetzungsarbeiten waren wir geneigt, einzelne Abschnitte zu interpretieren, mit Fußnoten zu versehen bzw. möglichst vollständig an deutsche Verhältnisse anzupassen. Mit dem Fortgang der Arbeit am Originaltext haben wir diese ursprünglichen Ideen verworfen und der Versuchung widerstanden, eigene Kommentare und Erfahrungen einzuflechten. Erklärende Texthinweise haben wir auf ein Minimum beschränkt. Als Beispiel sei hier erwähnt, daß der Autor von »isoelektrischen Ableitungen« spricht, wenn die Summe der positiven und negativen Ausschläge im QRS-Komplex gleich Null ist. Um Mißverständnisse zu vermeiden, haben wir das mit einer Anmerkung versehen, weil solche Kammerkomplexe im streng terminologischen Sinn nicht »isoelektrisch« sind.

Wegen des Erscheinens der zweiten englischen Auflage von »Essentials of Canine and Feline Electrocardiography« im Jahre 1985 hat sich die Übersetzung ins Deutsche um einiges verzögert. LARRY PATRICK TILLEY hat diese zweite englische Auflage vollständig überarbeitet und erheblich erweitert. Aufbauend auf ein umfangreiches Krankengut und ein immenses EKG-Material, hat L. P. TILLEY mit ausgewählten Koautoren dieses Standardwerk der Elektrokardiographie bei Hund und Katze verfaßt. Das Buch bietet für Praktiker und Studenten, insbesondere durch seine hervorragenden Abbildungen, anschauliche Anleitungen zur EKG-Ableittechnik, zur Ausmessung und Interpretation. Damit füllt es eine Lücke in der veterinärmedizinischen EKG-Literatur. Aber auch für den Erfahreneren und den Spezialisten birgt dieser Band zahlreiche Anregungen, viel Wissenswertes sowie die häufig so wichtige Bestätigung eigener Überlegungen.

L. P. TILLEY ist es zu danken, wenn mit diesem Werk die neuen Erkenntnisse auf dem Gebiet der klinischen Elektrokardiographie beim Kleintier an eine große Leserschaft herangetragen werden. Das Übersetzer- und Bearbeiterteam hat sich bemüht, bei der Vermittlung der unterschiedlichen EKG-Daten dem Anliegen des Autors gerecht zu werden. Möge auch die deutsche Ausgabe dieses Buches die Verbreitung erfahren, die sie ohne jeden Zweifel verdient.

Die Übersetzer und Bearbeiter danken der Schlüterschen Verlagsanstalt und Druckerei für die gute Zusammenarbeit und die großzügige Ausstattung dieses Buches.

Berlin, im Dezember 1988

EBERHARD TRAUTVETTER

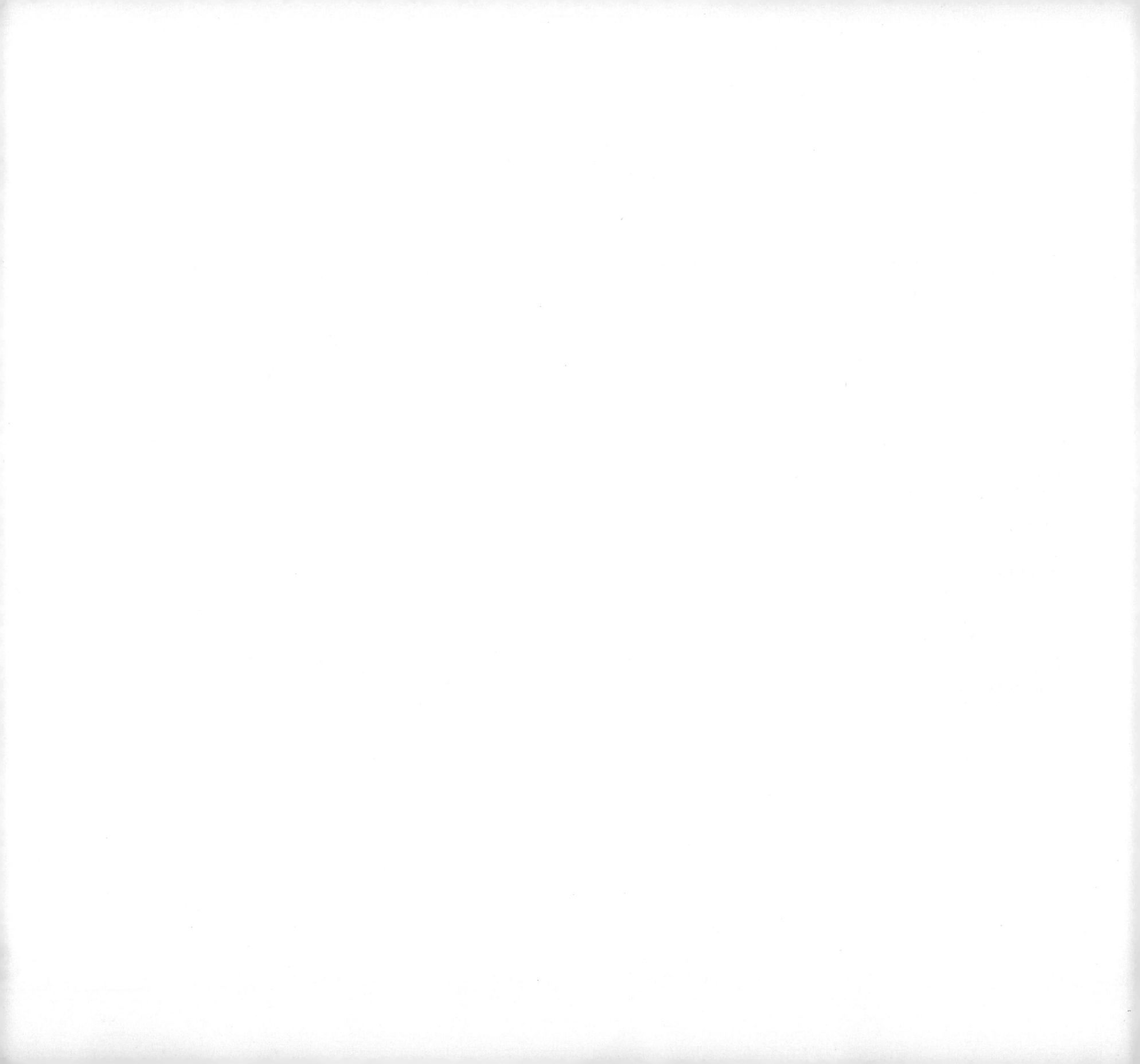

TEIL I

Grundlagen der Elektrokardiographie

1 Grundlagen der Elektrokardiographie

Fast war ich geneigt, Fracastorius zuzustimmen, daß nur Gott die Bewegungen des Herzens verstehen konnte.[1]

WILLIAM HARVEY
De motu cordis, 1628

... zeigt die Struktur des Herzens, daß das Blut durch die Lungen in die Aorta geleitet wird. Die Passage des Blutes von den Arterien zu den Venen kann mit Hilfe einer Ligatur nachgewiesen werden. Damit ist bewiesen, daß die fortlaufende Bewegung des Blutes in einem Kreislauf durch den Herzschlag verursacht wird.*

WILLIAM HARVEY
Prelectiones Anatomiae Universalis, 1616

Geschichte der Elektrokardiographie

Die Entdeckung des Herzschlags als Motor des Kreislaufs durch HARVEY 1616 gehört zu den bedeutenden Entdeckungen der Medizingeschichte. Erst erheblich später fand man heraus, daß der Herzschlag nicht nur ein mechanisches, sondern auch ein elektrophysiologisches Phänomen ist und daß während jeder Herzaktion ein elektrischer Strom das Herz durchfließt. Damit war die Wissenschaft aufgerufen, die elektrischen Vorgänge bei der Untersuchung des Herzschlags weiter zu erforschen.

Die ersten Untersuchungen erklärten die elektrischen Vorgänge am Herzen auf der Grundlage der guten Leitfähigkeit der Körperflüssigkeiten. AUGUSTUS D. WALLER (ABB. 1-1) registrierte 1887 erstmals mit Hilfe des Kapillarelektrometers die elektrischen Veränderungen während eines Herzschlags beim Menschen;[2] später machte er ähnliche Beobachtungen bei Katzen (ABB. 1-2 A). Die Unterbrechung eines hellen Lichtstrahls durch die Quecksilbersäule des Lippmann-Elektrometers ermöglichte die photographische Aufzeichnung auf eine Photoplatte, die auf einem sich langsam bewegenden Spielzeug-Eisenbahnwaggon befestigt war (ABB. 1-2 B). Ebenfalls 1887 machte WALLER in Gegenwart von WILLEM EINTHOVEN die bahnbrechende Entdeckung, daß die elektrischen Impulse des Herzens von der Körperoberfläche abgeleitet werden können. Auch war es WALLER, der erstmals den Terminus »Elektrokardiogramm« verwendete.[4] 1895 bezeichnete EINTHOVEN die elektrokardiographischen Ausschläge mit den Buchstaben P, Q, R, S und T.[3] Im Jahre 1903 entwickelte EINTHOVEN das Saitengalvanometer, mit dem genauere elektrokardiographische Aufzeichnungen möglich wurden. NÖRR führte 1922 erstmals elektrokardiographi-

---
* Diese erste Erwähnung des Blutkreislaufes bei Tieren stammt aus HARVEYS »Lecture notes« aus dem Jahre 1616.

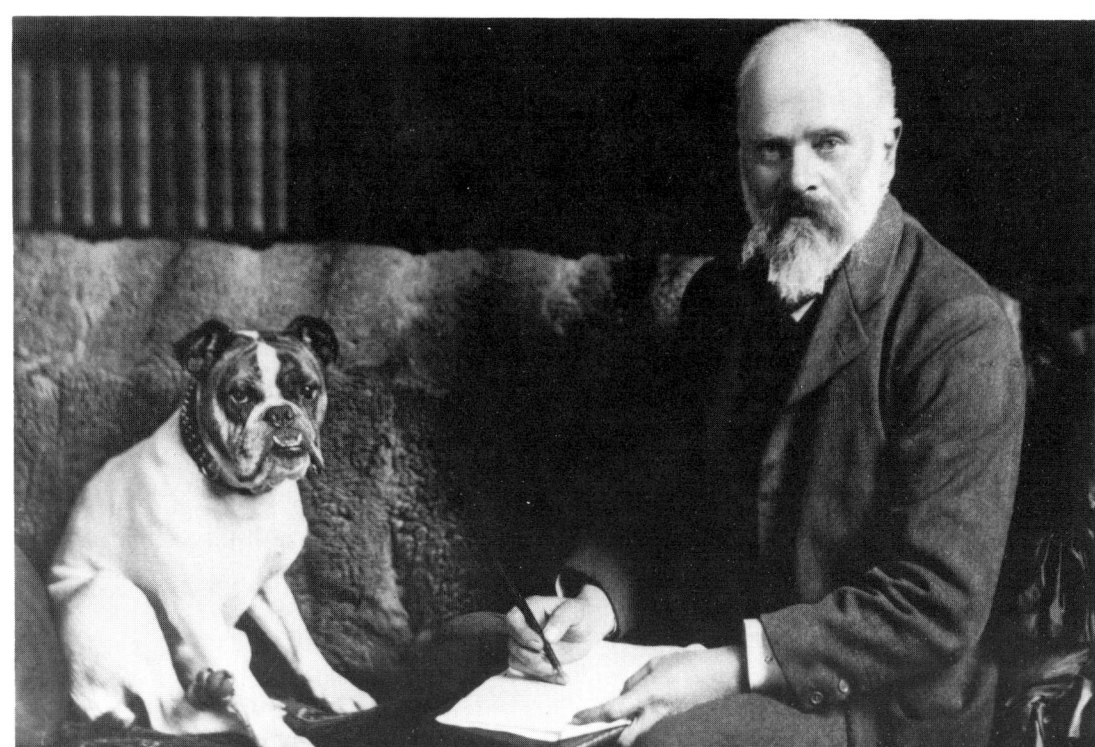

ABB. 1-1: AUGUSTUS DESIRE WALLER mit seiner Bulldogge Jimmie. WALLER führte die ersten elektrokardiographischen Untersuchungen bei Mensch, Hund und Katze durch. Für viele seiner Versuche mit dem Kapillarelektrometer (ABB. 1-3) bediente er sich seines eigenen Hundes. (Mit freundlicher Genehmigung der medizinischen Universitätsbibliothek der Yale University, New Haven, Conn. aus: BURCH, G. E., and DEPASQUALE, N. P.: A History of Elektrocardiography.)

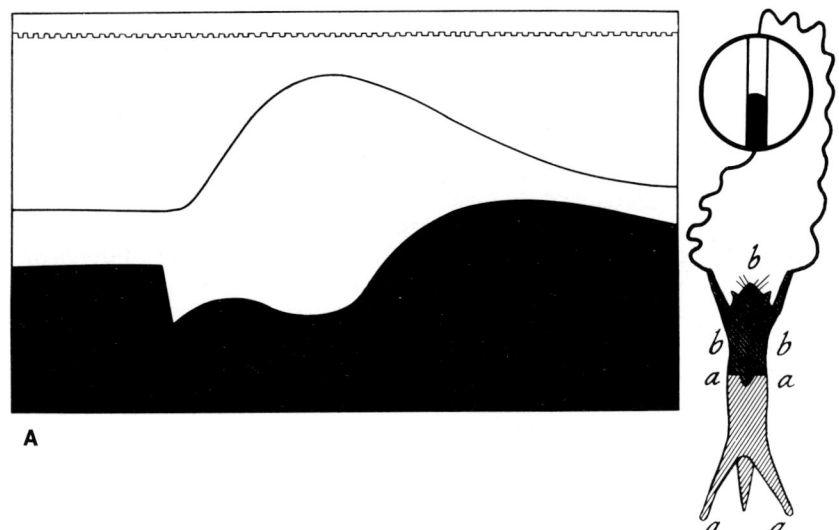

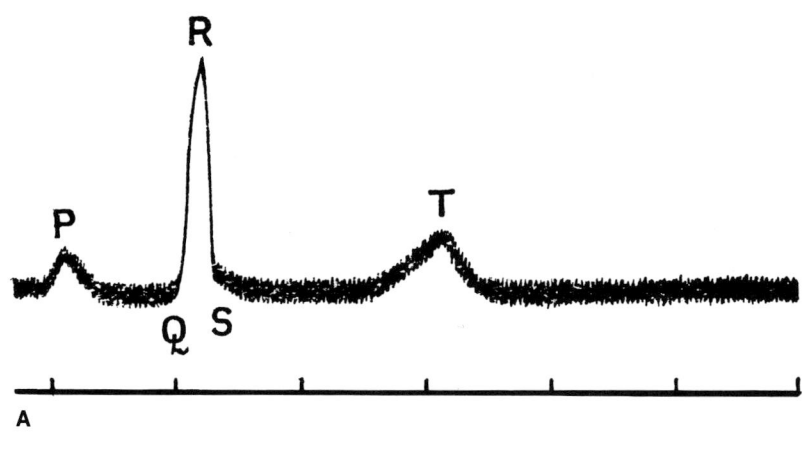

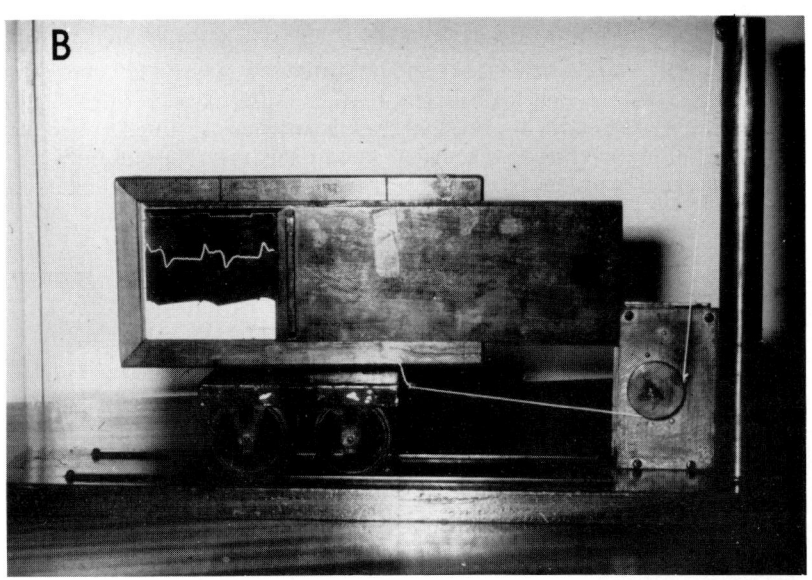

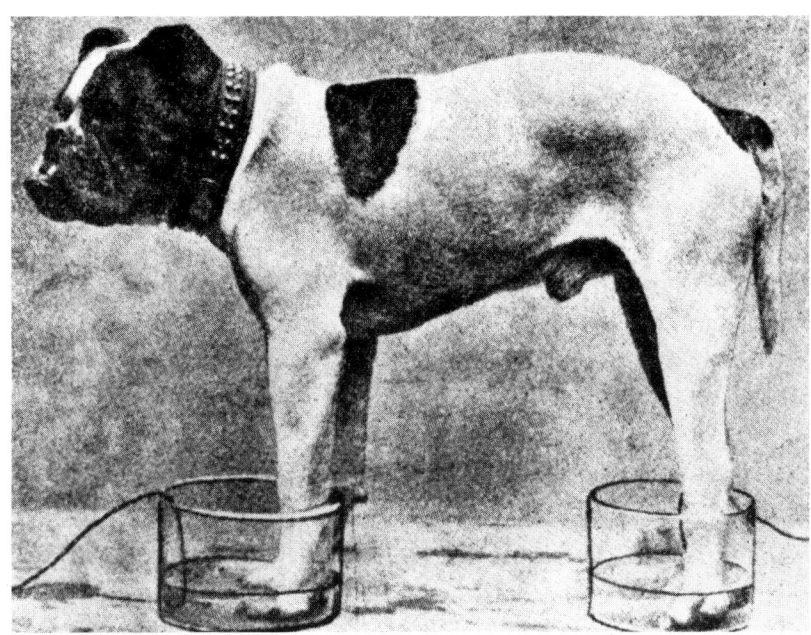

ABB. 1-2: A: Mit Hilfe des Kapillarelektrometers oben rechts (bestehend aus Quecksilber- und Schwefelsäuresäule) konnte WALLER als erster die Potentiale im Verlaufe eines Herzschlages bei einer Katze aufzeichnen. Für die Aufzeichnung oben links, mittlere Linie, wurden die Ableitelektroden direkt an einem freipräparierten Katzenherzen befestigt. Später wurden Methoden zur Eichung und Korrektur solcher Aufzeichnungen entwickelt, wodurch das EKG direkt erkennbar wurde. Die obere gezackte Linie ist die Zeitskala. (Aus WALLER, A. D.: A demonstration on man of electromotive changes accompanying the heart's beat. J. Physiol. 8 : 229, 1887; Nachdruck in: BURCH, G. E., and DePASQUALE, N. P.: A History of Electrocardiography. Chicago, Year Book Medical Publishers, Inc., 1964). B: Spielzeugeisenbahnwaggon mit aufmontierter Photoplatte, mit dessen Hilfe WALLER das unter A abgebildete »Elektrogramm« aufzeichnete. (Mit Genehmigung aus: BESTERMAN, E., and CREESE, R.: Waller — pioneer of electrocardiography. Br. Heart J. 42 : 61, 1979.)

ABB. 1-3: A: Ein Original Waller-EKG vom Hund, aufgezeichnet mit Hilfe des Einthoven-Galvanometers. EINTHOVEN experimentierte mit dem Kapillarelektrometer und verbesserte es durch Veränderungen an den Stromkreisen und Widerständen. B: Versuchsanordnung zur Aufzeichnung eines EKG von einem Hund mit dem Kapillarelektrometer. Bei dem Hund handelt es sich um WALLERS eigene Bulldogge Jimmie (s. Abb. 1-1). (A aus WALLER, A. D.: Lancet 1 : 1448, 1909; B aus WALLER, A. D.: Physiology, the Servant of Medicine. London, University of London Press, 1910; Nachdruck mit Genehmigung von Hodder & Stoughton, Ltd., Sevenoaks, Kent, England.)

sche Untersuchungen bei einem Hund unter klinischen Gesichtspunkten durch.[5]

Eine von WALLERS Originalaufzeichnungen des ersten EKG von seinem Hund Jimmie sowie seine Aufzeichnungstechnik sind in ABB. 1-3 dargestellt. Jimmie war ein besonderer Hund, denn er war immerhin Anlaß zu einer Anfrage an WALLER im Britischen Unterhaus.

Frage: »Während einer Tagung der Royal Society im Burlington House am 12. Mai des vergangenen Jahres wurde eine Bulldogge grausam mißhandelt, indem ein mit scharfen Nägeln versehener Lederstreifen um ihren Hals gelegt wurde und ihre Füße in mit Salzlösung gefüllte Glasbehälter gestellt wurden. Dann wurden die Füße über einen Draht mit einem Galvanometer verbunden. Sie werden mir zustimmen, daß eine derart grausame Behandlung unter die ›Cruelty to Animals Act‹ von 1876 fallen muß?«

Antwort: »Der fragliche Hund trug ein mit Messingknöpfen verziertes Lederhalsband und stand in Wasser, dem Natriumchlorid oder mit anderen Worten gewöhnliches Kochsalz zugefügt war. Wenn mein ehrenwerter Freund jemals im Meer gebadet hat, wird er sicherlich das durch dieses einfache, angenehme Erlebnis vermittelte Gefühl zu schätzen wissen.«[6, 7]

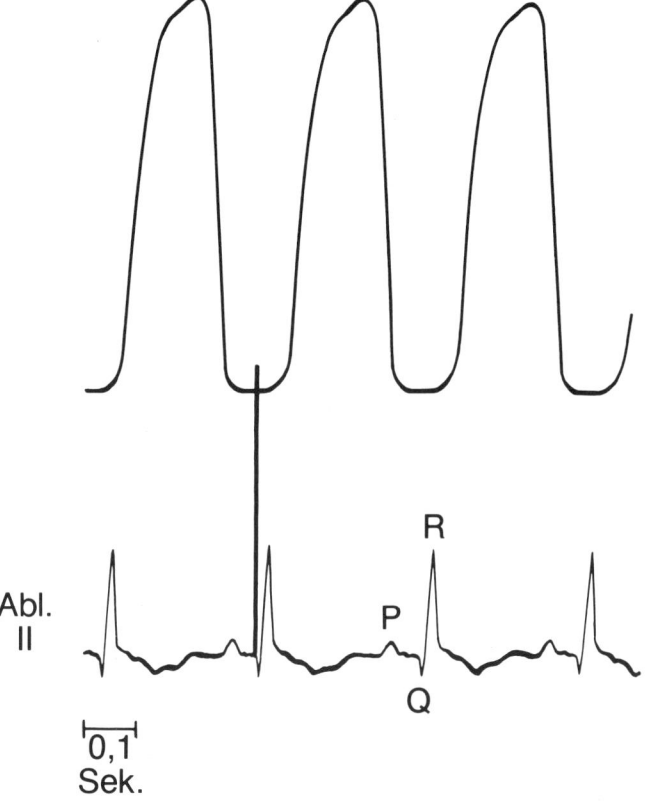

ABB. 1-4: Gleichzeitige Aufzeichnung des Blutdrucks im linken Ventrikel und des EKG bei einem Hund. Der Beginn des QRS-Komplexes geht dem Anstieg des Ventrikeldrucks jeweils deutlich voraus (senkrechte Linie).

Einleitung

Die von EINTHOVEN beschriebenen P-QRS-T-Ausschläge gehen mit der Erregungswelle einher, die sich im Herzen ausbreitet und die kontraktilen Kräfte des Herzens freisetzt. Die P-Welle entspricht der Depolarisation bzw. der Kontraktion der Vorhöfe, der QRS-Komplex der ventrikulären Depolarisation bzw. der Kontraktion der Ventrikel. Die T-Welle ist Ausdruck der ventrikulären Repolarisation bzw. Relaxation. P-Welle und QRS-Komplex gehen der jeweiligen Kontraktion unmittelbar voraus. ABB. 1-4 zeigt die gleichzeitige Aufzeichnung des EKG und des Blutdruckverlaufs im linken Ventrikel bei einem Hund. Die Vorgänge, die zur Entstehung der elektrischen und hämodynamischen Veränderungen führen, müssen unter drei verschiedenen Gesichtspunkten betrachtet werden: 1. die elektrische Aktivität der Zelle, 2. die elektrischen und kontraktilen Eigenschaften der Herzmuskulatur und 3. die Entstehung des »Elektrogramms« in der Herzmuskelfaser.

Zusätzlich zu den Herzmuskelzellen (die elektrische und kontraktile Eigenschaften besitzen) verfügt das Herz über bestimmte »spezialisierte« Zellen, deren Hauptfunktion die Bildung und Weiterleitung von elektrischen Impulsen ist. Sie bilden das Erregungsleitungssystem des Herzens. Im folgenden werden die anatomischen Lageverhältnisse dieser spezialisierten Zellen bzw. Gewebe sowohl beim Hund als auch bei der Katze erläutert und die Entstehung des EKG in Beziehung zum Erregungsleitungssystem erklärt. Außerdem werden die verschiedenen, für die genaue Aufzeichnung der elektrischen Herzaktivität verfügbaren Ableitungssysteme vorgestellt. Damit soll dieses Kapitel die Grundlagen für die elektrokardiographische Diagnostik von Arrhythmien und Herzerkrankungen vermitteln.

Die elektrische Aktivität der Zelle

Wird eine Zelle mit Hilfe einer kapillaren Mikroelektrode punktiert, kann man ein negatives Potential von 90 mV (Ruhepotential) registrieren[8] (ABB. 1-5). Das Innere der Zelle ist gegenüber der Zelloberfläche als Folge des zellwandabhängigen Kaliumionengradienten (K^+) negativ geladen. Die intrazelluläre K^+-Ionenkonzentration ist etwa 30mal höher als die extrazelluläre. Ein entgegengesetzter Konzentrationsgradient existiert für Natriumionen (Na^+) und Kalziumionen (Ca^{++}).[9] Die Zellwand ist während des Ruhepotentials relativ gut durchlässig für K^+, jedoch relativ wenig durchlässig für Na^+ und Ca^{++}. Zwei aktive Transportmechanismen, die Natriumpumpe und die Kaliumpumpe, sind für die Aufrechterhaltung des Ruhepotentials verantwortlich. Dabei werden Na^+-Ionen aus der Zelle heraus- und K^+-Ionen in die Zelle hineinbefördert. Die Na^+-K^+-Pumpe besteht aus einem Proteinkomplex, der die Ionen unter ATP-Verbrauch gegen ihren Konzentrationsgradienten transportiert. Auch aus pharmakotherapeutischer Sicht ist die Na^+-K^+-Pumpe bedeutsam, da sie offensichtlich Bindungs- und Wirkungsort von Digitalis ist.[9–11]

Wird eine einzelne Herzmuskelzelle ausreichend stark gereizt, sinkt das Ruhepotential bis zu einem kritischen Wert, dem sogenannten Schwellenpotential (ABB. 1-5). Dann ändert sich die Permeabilität der Zellwand für Na^+ und K^+ plötzlich, und wegen des starken Konzentrationsgradienten strömt Na^+ sehr schnell in die Zelle hinein und K^+ aus der Zelle heraus. Die Folge dieser abrupten Änderung der Zellpermeabilität ist ein Aktionspotential (ABB. 1-5), jener elektrische Vorgang, der nach elektromechanischer Kopplung die Muskelkontraktion auslöst.

Ein EKG ist im Grunde genommen Ausdruck der Summation vieler solcher, vom gesamten Herzen gebildeter Aktionspotentiale. Die Phasen eines Aktionspotentials wurden in ABB. 1-5 mit den Zahlen 0 bis 4

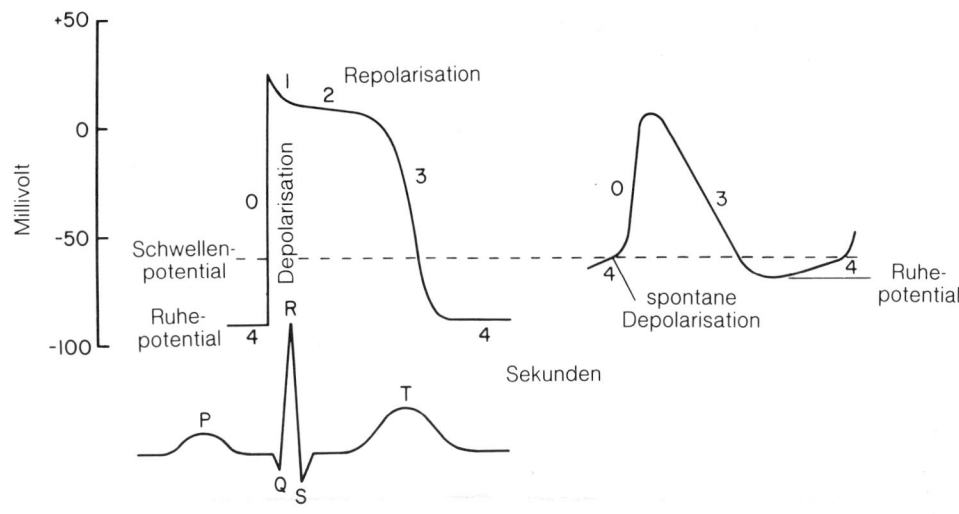

ABB. 1-5: Aktionspotential einer Herzmuskelzelle (links oben) in Beziehung zum dazugehörenden EKG (links unten). Rechts ist das Aktionspotential einer Schrittmacherzelle dargestellt.

bezeichnet. Phase 0 ist der initiale rasche Kurvenanstieg bzw. die Depolarisation; die Phasen 1 bis 3 bezeichnen die einzelnen Abschnitte der Repolarisation (die Depolarisation führt im EKG zum QRS-Komplex, die Repolarisation zur ST-Strecke und der T-Welle); die Phase 4 kennzeichnet den Zeitraum vom Ende eines Aktionspotentials bis zum Beginn des nächsten während der elektrischen Diastole.[12]

Das Aktionspotential ist die Folge von Ionenströmen aus der Zelle heraus und in die Zelle hinein. Phase 0 ist abhängig vom raschen Na^+-Einstrom in die Zelle. In Phase 1, der Frühphase der Repolarisation, wird der Na^+-Einstrom geringer, und ein passiver Einstrom von Chloridionen (Cl^-) in die Zelle setzt ein. Phase 2, die Plateauphase, wird durch geringen Ca^{++}- und Na^+-Einstrom in die Zelle unterhalten. In Phase 3, der schnellen Phase der Repolarisation, wird K^+ aus der Zelle geschleust und das Ruhepotential erneut aufgebaut.[11]

Alle Myokardzellen und die spezialisierten Erregungsleitungszellen sind erregbar, d. h., wird eine Zelle von einem Reiz mit ausreichender Stärke und Dauer erregt, führt dies zu einem Aktionspotential. Darüber hinaus sind die Zellen des Erregungsleitungssystems, auch Schrittmacherzellen genannt, in der Lage, unabhängig von einem äußeren Reiz Impulse zu bilden. Schrittmacherzellen können spontan in Phase 4, nachdem das Schwellenpotential erreicht wurde, depolarisieren und ein Aktionspotential auslösen (ABB. 1-5). Das Erreichen des Schwellenpotentials in den Schrittmacherzellen ist die Folge eines ständigen geringen Na^+-Einstroms während Phase 4. Diese Fähigkeit zur autonomen Impulsbildung ist einmalig und wird Automatie genannt. Die dominierenden Schrittmacherzellen liegen im Sinusknoten, doch auch die erregungsleitenden Fasern in den Vorhöfen, verschiedene Fasern auf der vorhofseitigen Oberfläche der Mitral-[13] und Trikuspidalklappen[14], Fasern im unteren Abschnitt des AV-Knotens sowie die Fasern des His-Purkinje-Systems[15] verfügen über die Fähigkeit zur Automatie. Jede in den genannten Bereichen lokalisierte Zelle kann spontan depolarisieren und als Schrittmacher der Herzaktivität fungieren.

Normalerweise aktivieren die Schrittmacherzellen im Sinusknoten wegen ihrer höheren Entladungsfrequenz zunächst die Vorhöfe und dann die Ventrikel. Dadurch wird die Schrittmacheraktivität der distal vom Sinusknoten gelegenen Schrittmacherzellen durch die Aktivität des Sinusknotens überlagert. Die normale Impulsbildungsfrequenz des Sinusknotens liegt beim Hund bei 70 bis 160 Schlägen/Min. Bei Katzen und Welpen ist sie in der Regel erheblich höher und liegt meistens zwischen 160 und 250 Schlägen/Min.[16, 17] Sollte der Sinusknoten aus irgendeinem Grunde »stumm bleiben«, übernimmt ein distal gelegener Schrittmacher die Aktivierung des Herzens. Die Zellen im unteren Abschnitt des AV-Knotens haben mit etwa 40 bis 60 Schlägen/Min. die höchste Entladungsfrequenz der distal gelegenen Schrittmacherzellen. Werden die elektrischen Impulse nicht über den AV-Knoten und das Hissche Bündel in die Ventrikel geleitet, entsenden die Schrittmacherzellen der Purkinje-Fasern Impulse mit einer Entladungsfrequenz von ungefähr 20 bis 40 Schlägen/Min. Die normale Reihenfolge der Aktivierung durch Sinusknotenimpulse ist in Tabelle 1-1 dargestellt, in der auch die entsprechenden Erregungsleitungsgeschwindigkeiten und die Entladungsfrequenzen anderer Schrittmacher zusammengefaßt sind.[18, 19]

Eigenschaften der Herzmuskulatur

Die Herzmuskulatur läßt sich funktionell in drei Bereiche gliedern: 1. Das Vorhofmyokard, 2. das Kammermyokard und 3. die nichtkontraktilen Fasern (das sind die Fasern des Erregungsleitungssystems). Sie wird durch fünf physiologische Eigenschaften charakterisiert: Automatie, Erregbarkeit, vorübergehende Unempfindlichkeit (Refraktärzeit), Erregungsleitungsfähigkeit und Kontraktilität.[9, 20] Wie in den Kapiteln 9 und 12 eingehend erläutert, basieren die Erklärungen für die Entstehung von Herzarrhythmien auf diesen physiologischen Eigenschaften.

Tabelle 1-1: **Normale Reihenfolge der elektrischen Aktivierung des Herzens beim Hund**

Normale Reihenfolge der Aktivierung	Entladungsfrequenz	Erregungsleitungsgeschwindigkeit (mm/Sek.)
Sinusknoten	70–160	—
↓		
Vorhofmyokard	keine	800–1000
↓		
AV-Knoten — oberer und mittlerer Abschnitt	keine	50–100
↓		
AV-Knoten — His-Bündel-Region	40–60	800–1000
↓		
Tawara-Schenkel	20–40	2000–4000
↓		
Purkinje-Fasern	20–40	
Kammermyokard	keine	400–1000

Automatie (Rhythmizität)

Wie in den vorangehenden Abschnitten ausgeführt, verfügen die Zellen des Erregungsleitungssystems über die Fähigkeit zur eigenständigen Impulsbildung. Nach Erreichen des Schwellenpotentials können sie spontan depolarisieren und ein Aktionspotential auslösen (ABB. 1-5). Jede dieser Zellen kann unter geeigneten Bedingungen depolarisieren und damit zum Schrittmacher der Herztätigkeit werden.

Erregbarkeit

Die Herzmuskulatur wird erregt, nachdem ein Reiz das Ruhepotential bis zu einem bestimmten kritischen Niveau, dem Schwellenpotential, reduziert hat (ABB. 1-5). Die Höhe des Ruhepotentials einer Zelle bestimmt daher ihre Erregbarkeit. Die Reaktion des Herzens auf einen Reiz folgt dem »Alles-oder-nichts-Gesetz«[21], d. h. die Stärke eines Reizes ist nur insofern von Bedeutung, als daß sie groß genug sein muß, um das Schwellenpotential zu erreichen. Ist das Schwellenpotential einmal erreicht, bricht das Membranpotential zusammen, und es folgt ein Aktionspotential.

Vorübergehende Unempfindlichkeit (Refraktärzeit)

Alle Herzmuskelzellen sind nach einer Erregung für eine bestimmte Zeit refraktär (absolute und relative Refraktärzeit). Deshalb kann die Herzmuskulatur nicht während der Kontraktion von einem Reiz aktiviert werden. Bevor ein neuer Reiz die Zellen depolarisieren kann, muß die Kontraktion beendet und die Zellen müssen repolarisiert sein. Wäre das Herz nicht auf diese Weise geschützt, müßte es als Pumpe versagen, da es sich pausenlos kontrahieren würde.

Erregungsleitungsfähigkeit

Durch die Fähigkeit der Herzmuskulatur zur Erregungsleitung führt die Aktivierung einer einzelnen Muskelzelle zur Aktivierung der benachbarten Zellen. Damit wird das Herz funktionell zu einem Synzytium. Anatomisch sind die einzelnen Herzmuskelzellen zwar durch Glanzstreifen (Disci intercalares) voneinander getrennt, doch nimmt man an, daß gerade sie Leitungsbahnen mit geringem Widerstand zwischen den Myokardzellen bilden (ABB. 1-6). Darüber hinaus können humorale Transmitter an der Erregungsleitung von Zelle zu Zelle beteiligt sein.[19]

Die Erregungsleitungsgeschwindigkeit schwankt in den einzelnen Abschnitten des Erregungsleitungssystems und im Myokard (Tab. 1-1). Sie ist

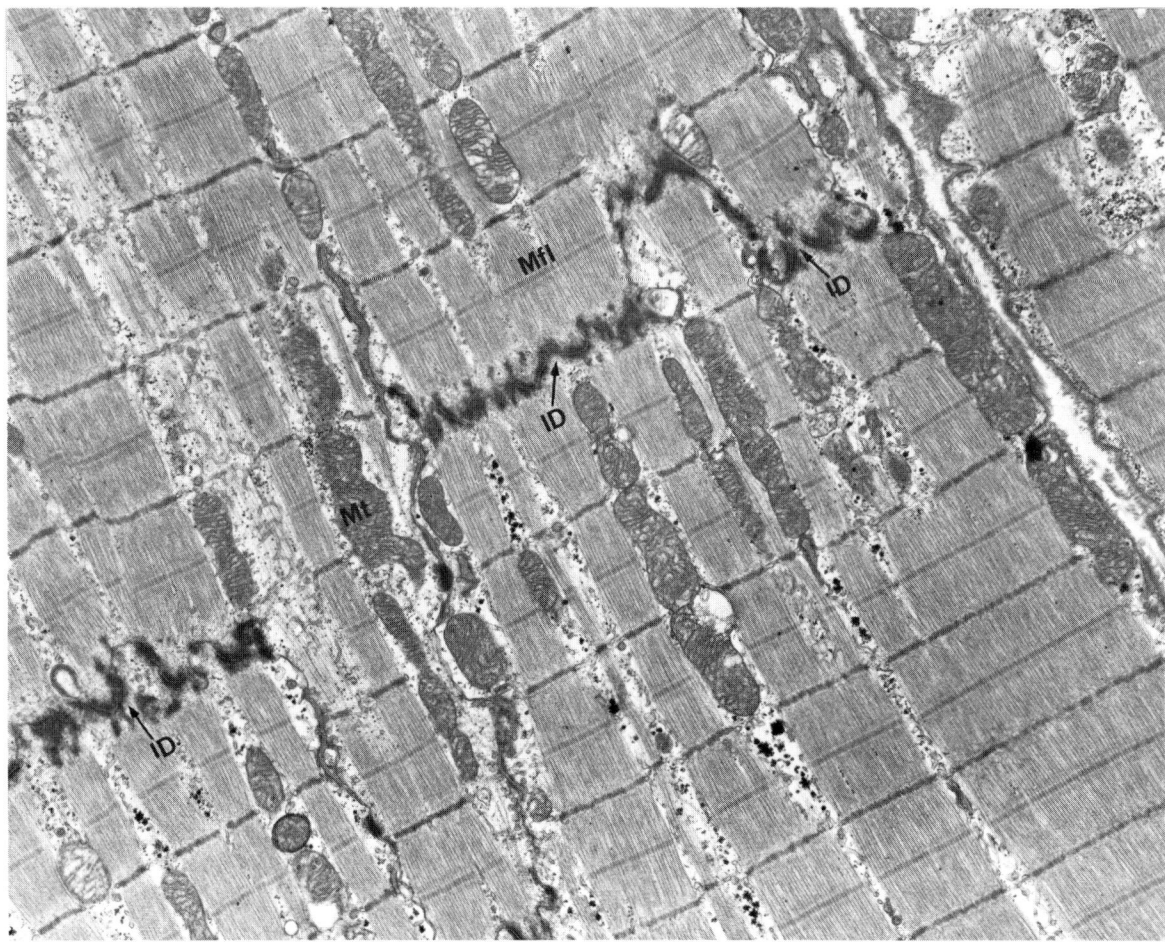

ABB. 1-6: Elektronenmikroskopische Aufnahme von der normalen Herzmuskulatur eines Hundes. Myofibrillen (Mfl) und Glanzstreifen (ID) sind deutlich zu erkennen. Die Glanzstreifen bilden eine kräftige Verbindung zwischen den Herzmuskelfasern und können Ladungen von Zelle zu Zelle weiterleiten. Damit ermöglichen sie die rasche Ausbreitung der Erregungswelle. Mt = Mitochondrium. (Freundlichst von FENOGLIO, M. D., Columbia University College of Physicians and Surgeons, New York, N. Y.)

in den Purkinje-Fasern am höchsten und in den mittleren Abschnitten des AV-Knotens am geringsten. Die Aktivierungssequenz des Erregungsleitungssystems ist so angelegt, daß die mechanische Leistung jeder Kontraktion möglichst groß ist.[22]

Kontraktilität

Die Kontraktion der Herzmuskulatur ist eine Folge der elektrischen Aktivierung (ABB. 1-4). Die Physiologie der Herzkontraktion ist von vielen Faktoren abhängig und kann wegen ihres Umfangs und ihrer geringen Relevanz für die Interpretation eines EKG an dieser Stelle nicht eingehend erläutert werden.

Das Elektrogramm

Aus dem Vorangegangenen wird es verständlich, daß es möglich ist, die elektrische Aktivität an der Oberfläche einer einzelnen Herzmuskelzelle oder -faser zu messen und die Entstehung eines »Elektrogramms« während einer Erregung zu verfolgen. Ein Elektrokardiogramm hingegen, das später ausführlich beschrieben wird, ist die graphische Darstellung der Spannungsänderungen, die von einer großen Anzahl zusammenhängender Herzmuskelzellen oder ganzer Muskelfaserbündel produziert werden.

Um die Entstehung eines EKG zu verstehen, muß man sich die Potentialdifferenzen während der Erregung einer einzelnen Muskelfaser vergegenwärtigen (ABB. 1-7).[23] Das von der Oberfläche einer Zelle abgeleitete Elektrogramm besteht aus einer Depolarisationswelle, die der Erregung der Zelle folgt, und der Repolarisation, d. h. der Wiederherstellung des Ruhepotentials. Elektrogramm und Elektrokardiogramm registrieren die Potentialveränderungen außerhalb der Zellen und dürfen nicht mit einem Aktionspotential, bei dem die Potentialdifferenzen zwischen der Zelloberfläche und Zellinneren gemessen werden, verwechselt werden.

Die Oberfläche einer Herzmuskelzelle ist positiv geladen, während das Zellinnere ein negatives Ruhepotential hat. In ABB. 1-7 A ist dieser Zustand einer ruhenden Muskelzelle dargestellt; alle Bereiche der Zelloberfläche sind positiv geladen. Folglich besteht keine Potentialdifferenz zwischen den beiden Elektroden, das Elektrogramm verläuft auf der Grundlinie. Sobald die Muskelzelle erregt wird (ABB. 1-7 B), läuft eine Depolarisationswelle von links nach rechts über die Zelle. Die Oberfläche der depolarisierten Hälfte (schraffierte Fläche) ist negativ geladen, so daß die positive Elektrode (auf der rechten Seite) ein größeres Potential als die negative Elektrode (auf der linken Seite) registriert. Diese Differenz wird im Elektrogramm als positiver Ausschlag vermerkt, da die Depolarisationswelle in Richtung der positiven Elektrode wandert. Ist die Muskelzelle vollständig depolarisiert, ist die Zelloberfläche in Beziehung zum Zellinneren negativ geladen (ABB. 1-7 C). Da jedoch keine Potentialdifferenzen zwischen den einzelnen Abschnitten der Zelloberfläche vorhanden sind, wird im Elektrogramm wieder die Grundlinie gezeichnet. Die Repolarisation beginnt an der gleichen Stelle, an der auch die Depolarisation ihren Ausgang nahm (ABB. 1-7 D). Jetzt wird eine Potentialdifferenz mit entgegengesetzter Polarität wie bei der Depolarisation registriert. Ein negativer Ausschlag ist Ausdruck des größeren Potentials an der negativen Elektrode. Nach Beendigung der Repolarisation kehrt der Zeigerausschlag zur Grundlinie zurück.

Aufzeichnung der elektrischen Aktivität des Herzens — Das Elektrokardiogramm

Die elektrische Gesamtaktivität des Herzens kann als eine elektrische Kraft angesehen werden, die von einer großen Anzahl untereinander in

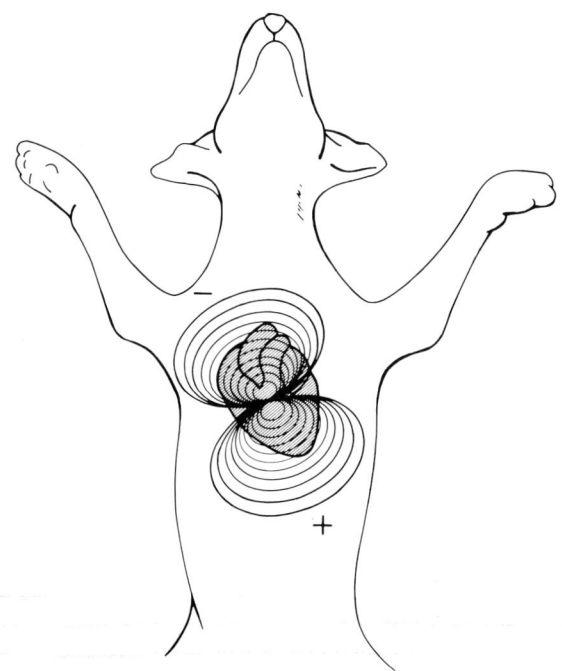

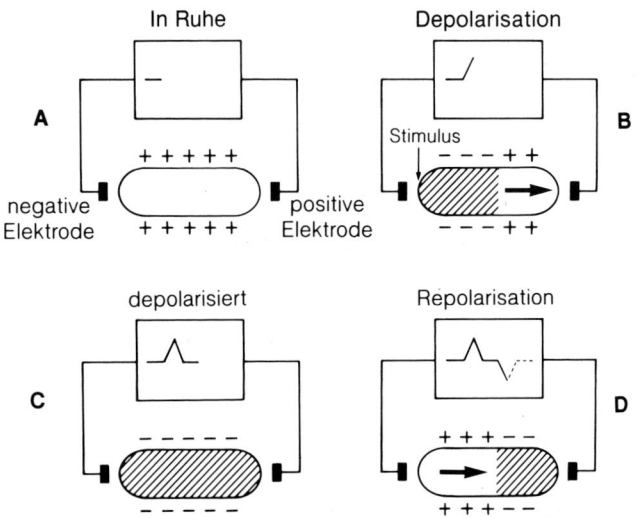

ABB. 1-7: Entstehung eines »Elektrogramms« durch Aufzeichnung der elektrischen Aktivität während der Erregung einer einzelnen Muskelzelle.

ABB. 1-8: Die elektrische Gesamtaktivität des Herzens kann von einem äußeren Punkt durch Messung des Dipols ermittelt werden, der durch Summation der Einzelkräfte bzw. Ladungen zu einem einzigen Summenaktionspotential entsteht. Eine Hälfte des Dipols ist positiv, die andere negativ. Werden Elektroden an den Extremitäten befestigt, kann die Potentialdifferenz dieses Dipols mit Hilfe des Elektrokardiographen aufgezeichnet werden.

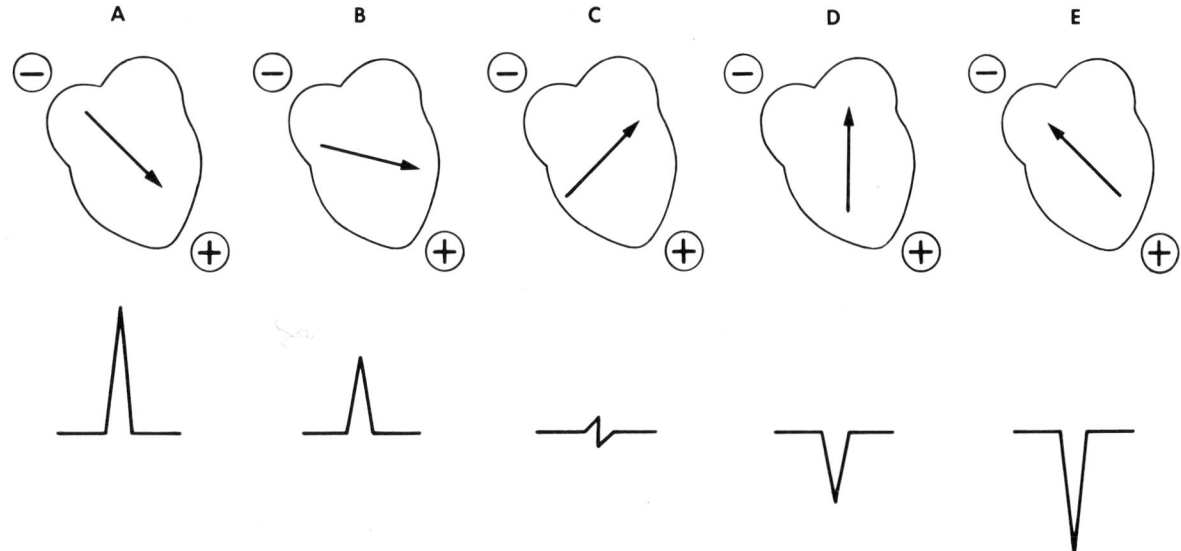

ABB. 1-9: Zuordnung des Depolarisationsstroms zu Ausschlägen des EKG. Jede Ableitung hat einen positiven und einen negativen Pol. Definitionsgemäß wird das EKG derart aufgezeichnet, daß ein positiver Ausschlag entsteht, wenn der Depolarisationsstrom in Richtung der positiven Elektrode fließt (A und B). Fließt der Depolarisationsstrom von der positiven Elektrode weg, wird ein negativer Ausschlag registriert (D und E). Eine Ausbreitung senkrecht zu einer gedachten Linie zwischen den beiden Elektroden führt zu keinem Ausschlag (C).

Beziehung stehender Herzmuskelzellen oder Muskelfaserbündel produziert wird. Sie kann von einem äußeren Punkt aus bestimmt werden, indem der Dipol, der durch die Summation der Einzelkräfte bzw. Ladungen zu einem einzigen Summenaktionspotential entsteht, gemessen wird — eine Theorie, die »dipolare Hypothese« genannt wird[9] (ABB. 1-8). Die dipolare Hypothese geht davon aus, daß jeder momentane Vektor Ausdruck eines elektrischen Potentials mit dipolarem Charakter ist. Die elektrische Gesamtaktivität des Herzens entsteht durch viele solcher Dipole, wobei jede Zelle einen Dipol bildet. Ist die elektrische Leitfähigkeit der Körpergewebe und -flüssigkeiten überall gleich, kann ein einziger Dipol als Summe der vielen Einzeldipole an der Körperoberfläche gemessen werden.

Dieses Modell vom Herzen als einem Dipol in der Mitte eines leitenden Mediums trifft die tatsächlichen Verhältnisse recht genau; es vereinfacht nur etwas zu stark. Beispielsweise ist die Leitfähigkeit der Körpergewebe nicht überall gleich. Wie noch eingehend erläutert werden wird, stellen die Lungen von Hunden mit breitem Brustkorb Bereiche mit höherem elektrischem Widerstand dar. Dadurch werden die elektrokardiographischen Ausschläge kleiner als bei normalen Aufzeichnungen.

Der Herzvektor

Die elektrischen Kräfte am Herzen lassen sich vektoriell darstellen, wobei die Länge des Vektorpfeiles der Stärke des elektrischen Signals und die Lage der Pfeilspitze der Richtung und der Polarität entspricht (ABB. 1-9). Der Ausdruck Herzvektor steht für die Gesamtheit aller elektrischen Kräfte im Verlauf eines Herzzyklus. Ein resultierender Summenvektor kann für jeden Zeitpunkt des Herzzyklus bestimmt werden. Die Mehrheit der Potentiale wird jedoch durch entgegengesetzte Kräfte ausgelöst. Folglich werden nur die Summenvektoren für die Depolarisation der Vorhöfe (P) und der Ventrikel (QRS) und die Repolarisation der Ventrikel (T) registriert. Die Repolarisation der Vorhöfe (T_a-Welle) ist in der Regel nicht zu sehen, da sie vom QRS-Komplex überlagert wird.

In ABB. 1-9 ist die Entstehung des EKG im Verlauf einer Depolarisation vektoriell dargestellt. Bewegt die Depolarisationswelle sich in Richtung auf die positive Elektrode, wird ein positiver Ausschlag registriert; entfernt sie sich von der positiven Elektrode, ist der Ausschlag negativ. Die EKG-Ausschläge sind klein oder fehlen vollständig, wenn die Depolarisationsrichtung senkrecht zu einer gedachten Verbindungslinie zwischen den beiden Elektroden verläuft. Diese Projektionsregel bildet die Grundlage für das Verständnis der verschiedenen Ableitungssysteme und wird ausführlich am Ende dieses Kapitels erläutert. Durch Verwendung der verschiedenen Ableitungen sowie der Berücksichtigung der verschiedenen Winkel, unter denen die elektrische Aktivität des Herzens registriert wird, kann die mittlere elektrische Achse des Herzens, d. h. der mittlere Verlauf des elektrischen Impulses durch die Ventrikel, bestimmt werden (Kapitel 3).

Die Grundprinzipien eines vektoriellen Verständnisses der EKG-Interpretation können folgendermaßen zusammengefaßt werden:

1. In die Richtung der positiven Elektrode wandernde Impulse führen zu einem positiven EKG-Ausschlag.

2. Sich von der positiven Elektrode entfernende Impulse führen zu einem negativen EKG-Ausschlag.

3. Sich senkrecht zur Ableitungsrichtung (d. h. der Verbindung zwischen positiver und negativer Elektrode) fortpflanzende Impulse führen zu keinem oder einem sehr geringen EKG-Ausschlag.

4. Die Größe des EKG-Ausschlags ist der Dicke des aktivierten Muskels sowie der Nähe zur Elektrode direkt proportional.

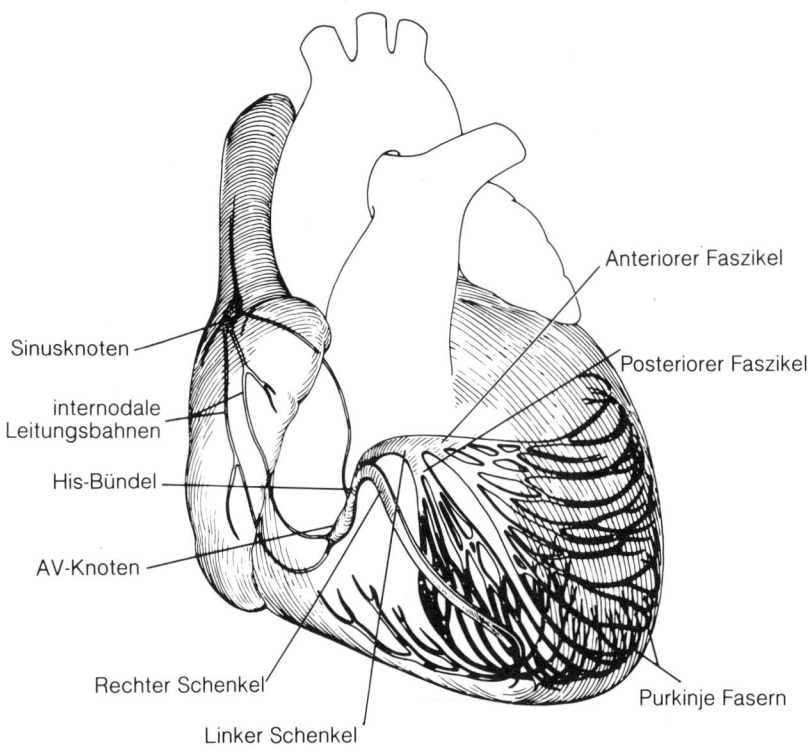

ABB. 1-10: Darstellung des Erregungsleitungssystem des Herzens. (Mit Genehmigung aus: DeSanctis, R. W.: Disturbances of cardiac rhythm and conduction. In: Scientific American Medicine. Herausgegeben von E. Rubenstein. New York, Scientific American, 1982.)

Anatomie des Erregungsleitungssystems

Das Erregungsleitungssystem setzt sich aus dem Sinusknoten, den internodalen Vorhofleitungsbahnen, dem Atrioventrikularknoten (AV), dem Hisschen Bündel, dem rechten und linken Tawara-Schenkel sowie den Purkinje-Fasern zusammen (ABB. 1-10). Die Anatomie des Erregungsleitungssystems bei Hund und Katze wurde in verschiedenen Übersichtsarbeiten zusammengefaßt.[24-31]

Bevor der Aufbau des Erregungsleitungssystems erläutert wird, ist es sinnvoll, die anatomischen Lagebeziehungen am Herzen zu rekapitulieren. Im großen und ganzen werden die gleichen Bezeichnungen wie in der Humananatomie verwendet; die im Gegensatz zu Tieren aufrechte Körperhaltung des Menschen kann jedoch zur Verwirrung führen. Kopfwärtige Strukturen werden bei Hund und Katze als kranial oder anterior bezeichnet (z. B. Vena cava cranialis), schwanzwärtige hingegen als kaudal oder posterior. Die entsprechenden Bezeichnungen beim Menschen sind superior (Vena cava superior) und inferior. Zur Wirbelsäule weisende anatomische Strukturen werden bei Hund und Katze als dorsal, zum Bauch weisende als ventral bezeichnet. Die Begriffe dorsal und ventral werden in der Humananatomie selten verwendet; entsprechende Begriffe sind anterior und posterior.

Die in diesem Buch verwendeten anatomischen Termini zur Beschreibung des Erregungsleitungssystems des Herzens stützen sich im wesentlichen auf die in der Humanmedizin übliche Sprachregelung, wie dies auch von anderen Autoren für die Veterinärelektrokardiographie empfohlen wird.[32-34] Beispielsweise werden die beiden Faszikel des linken Tawara-Schenkels als anterior und posterior bezeichnet. In streng veterinärmedizinischem Sinne liegen sie jedoch dorsal und ventral.[35, 36]

Der Sinusknoten ist der primäre Schrittmacher des Herzens. Er liegt im oberen Bereich des rechten Vorhofes in der Nähe der Einmündung der Vena cava cranialis. Die Erregungswelle wird in den Vorhöfen über drei internodale Leitungsbahnen weitergeleitet: anteriore, mittlere und posteriore. Jede dieser drei Leitungsbahnen stellt eine eigenständige Verbindung zwischen dem Sinus- und dem AV-Knoten her.

Die verbleibenden Anteile des Erregungsleitungssystems bilden eine Einheit, über die die Vorhöfe mit allen Teilen der Ventrikel verbunden sind. Der AV-Knoten liegt rechtsseitig im unteren Bereich des Vorhofseptums. Nach ventral setzt er sich als Hissches Bündel fort. Dieses durchdringt den fibrösen AV-Ring und stellt somit die einzige physiologische elektrische Verbindung zwischen Vorhöfen und Ventrikeln dar. Das Hissche Bündel verläuft am membranösen Septum entlang in Richtung der Aortenklappen. Dort teilt es sich in den rechten und linken Tawara-Schenkel. Der rechte Tawara-Schenkel zieht an der rechtsventrikulären Septumwand zum anterioren Papillarmuskel. Von dort verteilt sich ein Netz von erregungsleitenden Fasern über den rechten Ventrikel. Der linke Tawara-Schenkel zieht an der linksventrikulären Septumwand entlang. Im oberen Drittel des Septums teilt er sich in zwei untereinander verbundene Leitungsbahnen: den linksanterioren und den linksposterioren Faszikel, die die Erregung zu den korrespondierenden Papillarmuskeln weiterleiten. Eine Verbindung zwischen den beiden Faszikeln, der septale Faszikel, verläuft im mittleren Bereich des Kammerseptums. Alle drei Faszikel teilen sich in die Purkinje-Fasern, die sich über das Kammermyokard ausbreiten.[37]

Vergegenwärtigt man sich diese anatomischen Grundlagen, bekommt man eine bessere Vorstellung von den vielfältigen Möglichkeiten, die EKG-Anomalien bei Hund und Katze auslösen können. So wird beispielsweise verständlich, daß bereits eine kleine Läsion im mittleren Bereich an der Oberfläche des Kammerseptums im Verlauf des rechten Tawara-Schenkels zu einem Rechtsschenkelblock führen kann. Die gleiche Läsion auf der gleichen Ebene auf der linken Seite würde sich wahrscheinlich nicht als Linksschenkelblock manifestieren, da hier wegen des umfangreichen Fasernetzes des linken Tawara-Schenkels mehrere Umgehungsmöglichkeiten existieren. Auf diese Weise läßt sich möglicherweise auch die höhere Inzidenz des Rechtsschenkelblocks bei Hunden erklären.

Darstellung des Erregungsleitungssystems

Das periphere Erregungsleitungssystem kann auf Grund seines hohen Glykogengehalts sichtbar gemacht werden, indem es durch Betupfen des Endokards mit Lugolscher Lösung gefärbt wird. Diese Technik ermöglicht die sichere Identifizierung des linken Tawara-Schenkels und seiner Faszikel (ABB. 1-11). Die gleiche Technik läßt sich auch für die Darstellung des rechten Tawara-Schenkels anwenden (ABB. 1-12). Allerdings sinkt der Glykogengehalt als Folge der einsetzenden Autolyse postmortal schnell, so daß das Erregungsleitungssystem auf diese Weise nur innerhalb der ersten zwei Stunden nach Einsetzen des Todes darstellbar ist. Diese sehr raschen Veränderungen im Erregungsleitungssystem könnten eine Erklärung für die zum Teil bizarren EKG sterbender Tiere sein.[31]

Das Erregungsleitungssystem und das Elektrokardiogramm

Mit Hilfe des Elektrokardiographen ist es möglich, die elektrischen Potentiale des Herzens von der Körperoberfläche abzuleiten. Der Elektrokardiograph verfügt auf der Grundlage eines Galvanometers über eine empfindliche Aufzeichnungseinrichtung, die in der Lage ist, einzelne positive oder negative Ausschläge zu registrieren. Wie bereits erläutert, ist die Entstehung des EKG auf mehrere Faktoren zurückzuführen: 1. Impulsbildung im primären Schrittmacher (Sinusknoten), 2. Erregungsleitung im Erregungsleitungssystem, 3. Aktivierung (Depolarisation) des Vorhof- und Kammermyokards und 4. Erholungsphase (Repolarisation) der Herzmuskulatur. Die schematischen Zeichnungen in ABB. 1-13 veranschaulichen die Entstehung des EKG im Verlauf der einzelnen Erregungsphasen.[8, 22, 38, 39]

Die positive Elektrode soll in diesem Falle während der gesamten Aufzeichnungszeit über dem linken Ventrikel lokalisiert sein. Die vom Sinusknoten ausgehende und durch den rechten Vorhof in Richtung auf den linken Vorhof und den AV-Knoten fortgeleitete Depolarisationswelle führt zu einem positiven EKG-Ausschlag (P-Welle), da die Erregung in Richtung der positiven Elektrode wandert (ABB. 1-13 B). Die Aktivierungsrichtung im linken Vorhof weist nicht direkt in Richtung auf die positive Elektrode, weshalb ein geringerer oder sogar ein negativer Ausschlag zu erwarten wäre. Da sich die Aktivierungsvorgänge in den Vorhöfen jedoch überlagern, bildet sich als Resultante eine einheitliche positive P-Welle. Trotzdem bleibt festzuhalten, daß die P-Welle in der ersten Hälfte im wesentlichen Ausdruck der Depolarisation des rechten Vorhofes ist und die zweite Hälfte auf die Depolarisation des linken Vorhofes zurückzuführen ist. Dieser Sachverhalt wird später noch für die Diagnose der Vergrößerung des rechten und linken Vorhofes von Bedeutung sein. Die Weiterleitung der Erregung zu den Ventrikeln wird durch einen fibrösen Ring in der Herzbasis im Bereich der Klappen und der großen Gefäße verhindert. Die einzige physiologische Leitungsbahn zwischen Vorhöfen und Ventrikeln bildet hier das Hissche Bündel. Drei aufeinanderfolgende Erregungsphasen bzw. Zacken elektrischer Aktivität führen zur Bildung der Q-, R- und S-Zacke. Zunächst weisen die Depolarisationskräfte überwiegend in Richtung auf den rechten Tawara-Schenkel, da die Depolarisationswelle vom linken Tawara-Schenkel ausgehend von der linken zur rechten Seite des Kammerseptums wandert. Dementsprechend entfernt sich die Resultante der elektrischen Kräfte überwiegend von der positiven Elektrode und führt somit zu einem negativen Ausschlag, der Q-Zacke (ABB. 1-13 C).

Damit ist die Q-Zacke Ausdruck der ersten Phase der Ventrikeldepolarisation. Das PQ-Intervall (bzw. das PR-Intervall, falls keine Q-Zacke vorhan-

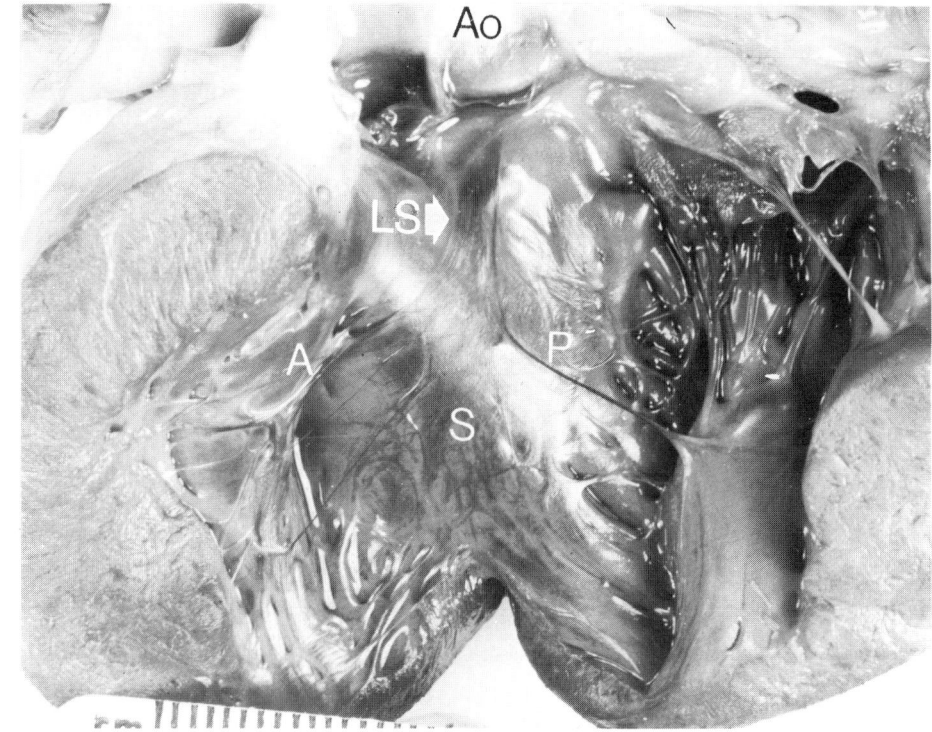

A

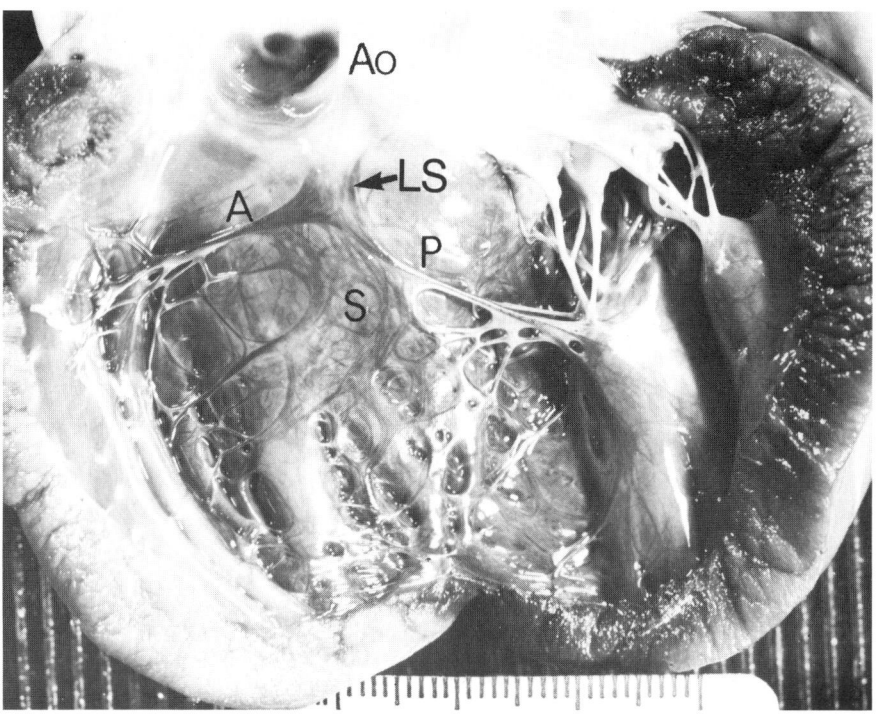

B

ABB. 1-11: Das Erregungsleitungssystem des linken Ventrikels bei zwei Hundeherzen. Das Erregungsleitungssystem wurde durch Färbung des septalen Endokards mit Lugolscher Lösung sichtbar gemacht. Der linke Tawara-Schenkel (LS) ist in beiden Aufnahmen als bandartige Struktur unterhalb der Aortenklappe (Ao) zu erkennen. Er teilt sich in den anterioren (A) und den posterioren (P) Faszikel, die die Verbindung mit den apikalen Anteilen der Papillarmuskel aufnehmen. Ein Netz von Purkinje-Fasern (S), das von den Faszikeln begrenzt wird, verteilt sich über die Oberfläche des Ventrikelseptums. In Aufnahme B überwiegen die septalen Fasern, und der Anteil des posterioren Faszikels dominiert. Trotz der gelungenen Anfärbung kann man davon ausgehen, daß noch viele der ungefärbten Fasern Anteile peripherer und terminaler Äste des Erregungsleitungssystems sind.

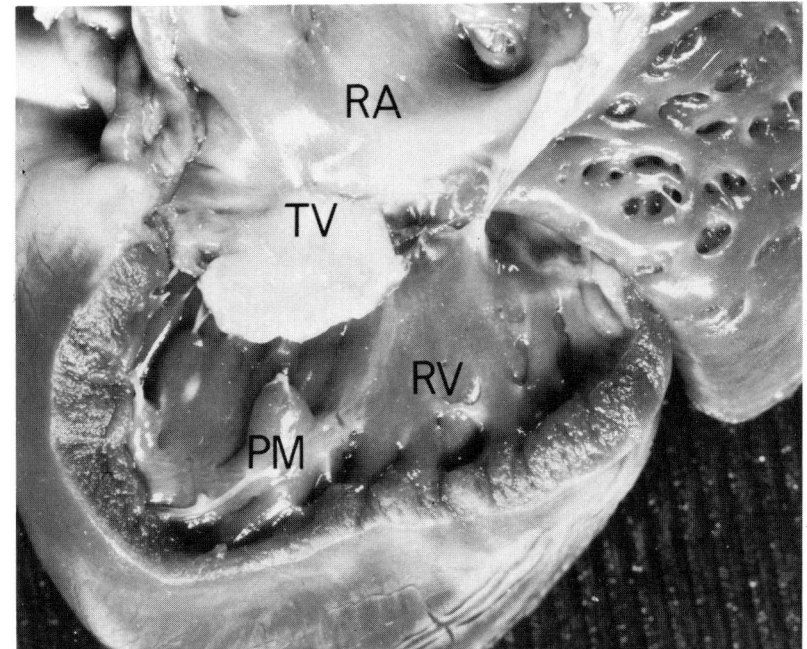
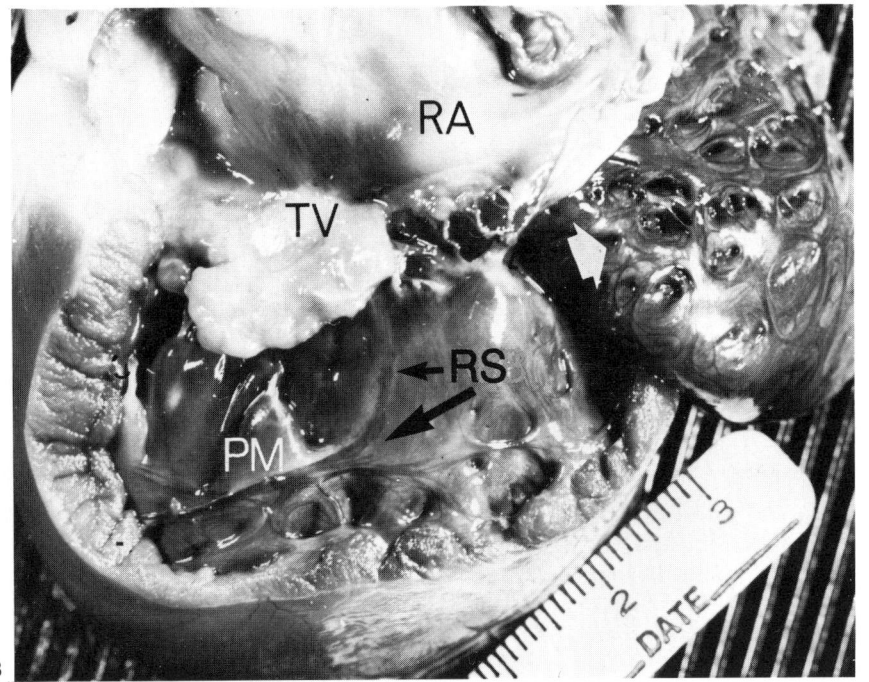

ABB. 1-12: Herz eines Hundes. A: Eröffnete rechte Herzkammer. B: Darstellung des Erregungsleitungssystems durch Färbung mit Lugolscher Lösung. Der rechte Tawara-Schenkel (RS) liegt in unmittelbarer Nähe der Trikuspidalklappe (TV). Er zieht am Ventrikelseptum entlang und zweigt auf halbem Wege zum Papillarmuskel ab. Erst dann teilt er sich in zwei oder drei Hauptäste, die in der freien Kammerwand enden. In der rechten Bildhälfte (weißer Pfeil) ist das umfangreiche Netz der aus den Hauptästen des rechten Tawara-Schenkels entspringenden Erregungsausbreitungsfasern zu sehen. RA = Rechter Vorhof; PM = Papillarmuskel.

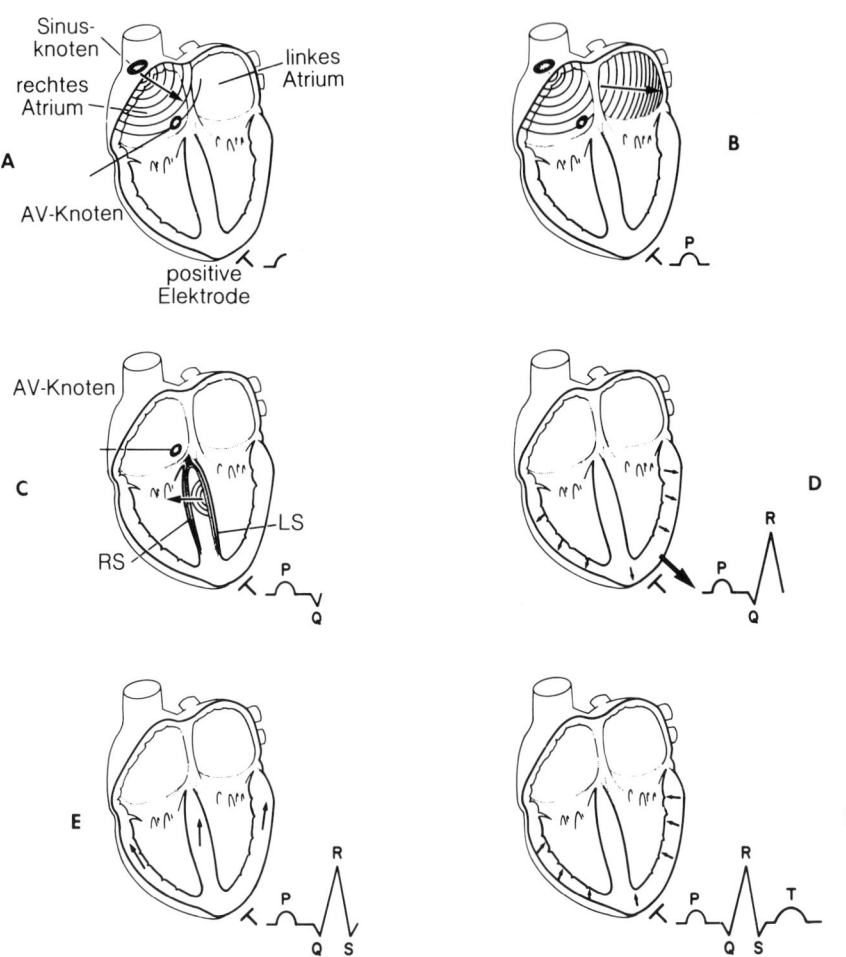

ABB. 1-13: Schematische Zuordnung von EKG und Erregungsleitungssystem während der Weiterleitung eines Impulses vom Sinusknoten zu den Purkinje-Fasern.

den ist) markiert den Zeitraum vom Beginn der P-Welle bis zum Beginn der Q-Zacke. Diese Verzögerung zwischen der P-Welle und der Q-Zacke ist Folge der Vorhofdepolarisation und der anschließenden langsamen Erregungsleitung von Vorhofimpulsen im AV-Knoten. Diese Verzögerung ist erforderlich, damit die Ventrikel in der Enddiastole gefüllt werden können, bevor sie sich kontrahieren. In dieser Zeit kehrt die EKG-Kurve zur Grundlinie zurück und registriert das PQ-Intervall.

Die stets positive R-Zacke ist Ausdruck der zweiten Phase der ventrikulären Depolarisation (ABB. 1-13 D). Das Erregungsleitungssystem verzweigt sich subendokardial, so daß die Herzspitze und die Wände beider Ventrikel gleichzeitig vom Endokard in Richtung auf das Epikard depolarisiert werden. Da jedoch die Muskelmasse des linken Ventrikels deutlich größer ist als die des rechten, sind die linksseitigen elektrischen Kräfte stärker als die nach rechts weisenden. Die Resultante der Erregungsausbreitung zeigt also in Richtung auf die positive Elektrode und führt somit zu einem positiven Ausschlag.

In der dritten Phase der ventrikulären Depolarisation entsteht die S-Zacke (ABB. 1-13 E). Die basalen Anteile der Ventrikel und des Septums werden zuletzt aktiviert. Da die Depolarisationswelle sich von der positiven Elektrode entfernt, wird ein negativer EKG-Ausschlag registriert.

Nach der Depolarisation der Ventrikel kehrt der EKG-Schreiber normalerweise zur Grundlinie zurück und zeichnet die isoelektrische ST-Strecke. Die sich anschließende Repolarisation der Ventrikel führt zur Bildung der T-Welle (ABB. 1-13 F). Die Richtung der T-Welle beim Hund variiert sehr stark; exakte Normalbefunde wurden bisher nicht ermittelt. Es ist jedoch bekannt, daß die Repolarisation an der Oberfläche des Epikards beginnt und sich in Richtung auf das Endokard fortpflanzt.[40]

Innervation des Herzens

Das vegetative Nervensystem, bestehend aus dem Sympathikus und dem Parasympathikus, ist für die Innervation des Herzens verantwortlich (ABB. 1-14).[41] Es regelt die Impulsbildungsfrequenz, d. h. die Herzschlagfrequenz, beeinflußt die Erregungsleitung und steuert die Kontraktilität der Vorhöfe und der Ventrikel.[42–45]

Die nervalen Reize des sympathischen und des parasympathischen Systems werden auf chemischem Wege über Neurotransmitter übertragen.

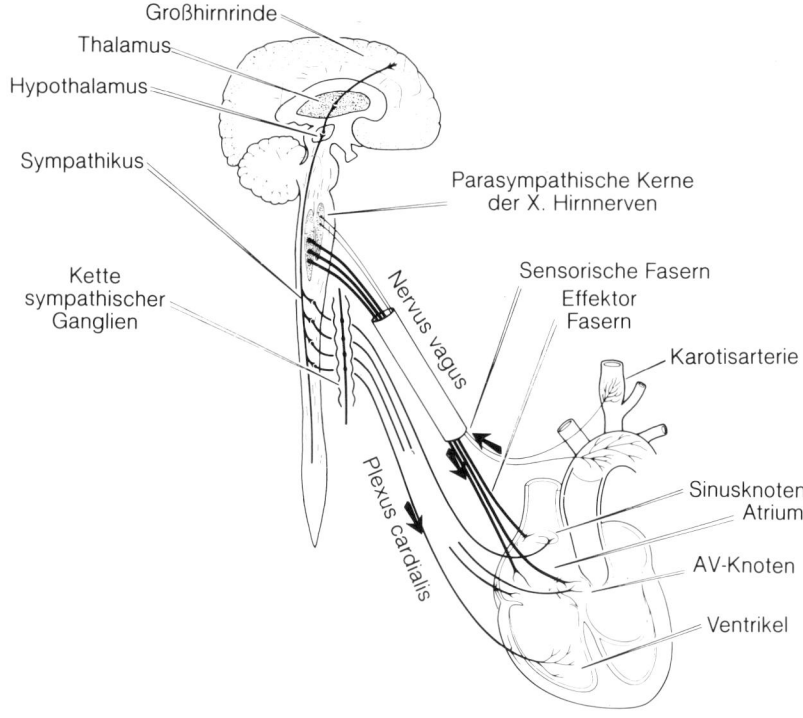

ABB. 1-14: Schematische Darstellung der an der Innervation des Herzens beteiligten Anteile des vegetativen Nervensystems. (Mit Genehmigung aus: PHILLIPS, R. E., and FEENEY, M. K.: The Cardiac Rhythms. Philadelphia, W. B. Saunders, 1980.)

Die Überträgersubstanz in den präganglionären Neuronen des Sympathikus und des Parasympathikus sowie in den postganglionären Neuronen des Parasympathikus ist Azetylcholin. Dementsprechend werden diese Nervenabschnitte als cholinerge Fasern bezeichnet. Die postganglionären Neurone des Sympathikus verwenden Noradrenalin als Neurotransmitter und werden daher als adrenerge Fasern bezeichnet.[46]

Die präganglionären sympathischen Nerven haben ihren Ursprung in den ersten vier bis fünf Thorakalwirbeln und ziehen von dort zum Grenzstrang (Truncus sympathicus).[46] Die sympathischen Herznerven entspringen aus dem entsprechenden oberen sympathischen Thorakalganglion und innervieren den Sinusknoten, die Vorhöfe, den AV-Knoten, das Hissche Bündel sowie die Ventrikel. Sympathische Reize führen zur Erhöhung der Herzschlagfrequenz (positiv chronotrope Wirkung) und zur Erhöhung der Kontraktilität des Myokards (positiv inotrope Wirkung).[47]

Es ist bekannt, daß die linken sympathischen Nerven die Herztätigkeit bei Hund und Katze stärker beeinflussen als die rechten.[48–51] Die vom rechtsseitigen Sympathikus stammenden Nerven wirken überwiegend auf die anteriore Kammerwand, während die linksseitigen Sympathikusnerven die posteriore Kammerwand beeinflussen.[49] Reizung der linken Sympathikusnerven führt zu AV- und/oder Kammerarrhythmien, zur Verlängerung des QT-Intervalls und zur Veränderung der T-Welle.[48, 52] Auch Exzitation und körperliche Belastung können nach Unterbrechung der rechten Sympathikusnerven diese Veränderungen auslösen.[51] Von den Nebennieren ins Blut sezerniertes Adrenalin hat eine ähnliche Wirkung auf das Myokard.

Die parasympathischen Nerven haben ihren Ursprung in der Medulla oblongata. Dort entspringt der Nervus vagus, dessen Fasern überwiegend im Sinusknoten, in den Vorhöfen und im AV-Knoten enden.[50] Der rechte Nervus vagus wirkt überwiegend auf den Sinusknoten, während der linke in erster Linie den AV-Knoten beeinflußt.[9] Die Vaguswirkung ist hauptsächlich supraventrikulär und drückt sich in einer Reduzierung der Herzschlagfrequenz sowie einer Senkung der Überleitungsfrequenz im AV-Knoten aus.[9] Ein deutlich unregelmäßiger Herzschlag, auch Sinusarrhythmie genannt, ist in der Ruhe physiologisch und verschwindet bei einer Steigerung der Frequenz. Diese respiratorische Arrhythmie ist auf eine Vaguswirkung zurückzuführen. Bei der Katze ist die Wirkung des Vagotonus auf die Herzschlagfrequenz nicht so ausgeprägt; eine deutliche Sinusarrhythmie ist selten.

Ableitungssysteme

Mit Hilfe des EKG-Geräts ist es möglich, die elektrische Aktivität unter verschiedenen Winkeln zur Lage des Herzens zu registrieren, um so ein möglichst vollständiges Bild vom Erregungsablauf zu erhalten. Jeder Aufzeichnungswinkel bzw. jedes Elektrodenpaar bildet eine Ableitung. Die verschiedenen Ableitungen können mit den verschiedenen Richtungen beim Röntgen verglichen werden (z. B. laterolaterale und dorsoventrale Röntgenaufnahmen des Brustkorbs zur Untersuchung der Herzkammern). Da das Herz innerhalb des Brustkorbs liegt, läßt sich nur sehr vage voraussagen, welche Ableitung die jeweils beste Aufzeichnung ergeben wird. Folgende Ableitungssysteme werden zur elektrokardiographischen Beurteilung des Herzens unter verschiedenen Ableitungswinkeln verwendet:*

---

* Die Terminologie basiert auf den Empfehlungen des Komitees zur Standardisierung der Elektrokardiographie bei Hund und Katze.[34, 53]

Extremitätenableitungen

Bipolare Standardableitungen (nach EINTHOVEN)
- Ableitung I: rechte (−) gegen linke (+) Vordergliedmaße
- Ableitung II: rechte Vordergliedmaße (−) gegen linke Hintergliedmaße (+)
- Ableitung III: linke Vordergliedmaße (−) gegen linke Hintergliedmaße (+)

Unipolare Gliedmaßenableitungen (nach GOLDBERGER)
- Ableitung aVR: Sammelelektrode (links vorne und links hinten) (−) gegen rechte Vordergliedmaße (+)
- Ableitung aVL: Sammelelektrode (rechts vorne und links hinten) (−) gegen linke Vordergliedmaße (+)
- Ableitung aVF: Sammelelektrode (rechts vorne und links vorne) (−) gegen linke Hintergliedmaße (+)

Spezialableitungen

Unipolare präkordiale Brustwandableitungen
- Ableitung CV_5RL (rV_2): fünfter rechter Interkostalraum in der Nähe des Sternums
- Ableitung CV_6LL (V_2): sechster linker Interkostalraum in der Nähe des Sternums
- Ableitung CV_6LU (V_4): sechster linker Interkostalraum am Übergang vom knöchernen zum knorpeligen Rippenteil
- Ableitung V_{10}: über dem Dornfortsatz des siebenten Brustwirbels

Modifizierte orthogonale Ableitungen
- Ableitung X: Ableitung I; rechts (−) gegen links (+)
- Ableitung Y: Ableitung aVF; kranial (−) gegen kaudal (+)
- Ableitung Z: Ableitung V_{10}; ventral (−) gegen dorsal (+)

Invasive Ableitungen
- Oesophageale Ableitungen
- Intrakardiale Ableitungen

Beim Einkanalschreiber sind fünf verschiedene Elektrodenkabel mit dem EKG-Gerät verbunden. Mit Hilfe des Wahlschalters am Gerät kann die gewünschte Kombination der Elektrodenkabel jeweils eingestellt werden. Die drei bipolaren Standardableitungen und die drei unipolaren Gliedmaßenableitungen sollten bei Hund und Katze in jedem Fall zur Herzuntersuchung gehören. Die anderen Ableitungen können bei speziellen Fragestellungen angewendet werden und ermöglichen dann eine größere elektrokardiographische Genauigkeit.

Die bipolaren Standardableitungen nach Einthoven

Die drei bipolaren Standardableitungen stammen bereits aus den Anfängen der Elektrokardiographie. Ein großer Anteil des heutigen Wissens über das EKG bei Hund und Katze wurde unter Verwendung dieser Ableitungen ermittelt.

Um die drei Standardableitungen aufzuzeichnen, müssen zunächst die Ableitungselektroden an der linken Vordergliedmaße (LA), an der rechten Vordergliedmaße (RA) sowie an der linken Hintergliedmaße (LF) befestigt werden. Über die rechte Hintergliedmaße (RF) wird der Patient geerdet. Bei der Aufzeichnung des EKG werden die Potentialdifferenzen zwischen jeweils zwei Elektroden registriert. In Ableitung I ist RA der negative Pol und LA der positive. In Ableitung II ist RA der negative Pol und LF der positive. In Ableitung III ist LA der negative Pol und LF der positive (ABB. 1-15).

ABB. 1-15: Die drei bipolaren Standardableitungen (nach EINTHOVEN). Mit Hilfe des Wahlschalters am EKG-Gerät wird die jeweilige Elektrodenkombination eingestellt. Jedes Elektrodenpaar bildet eine Ableitung. Die Einthoven-Ableitungen werden mit den römischen Ziffern I, II und III bezeichnet.

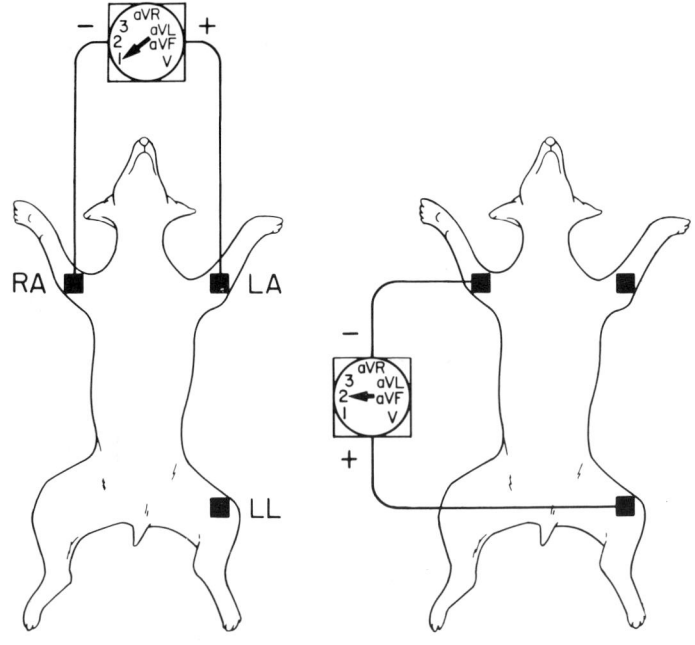
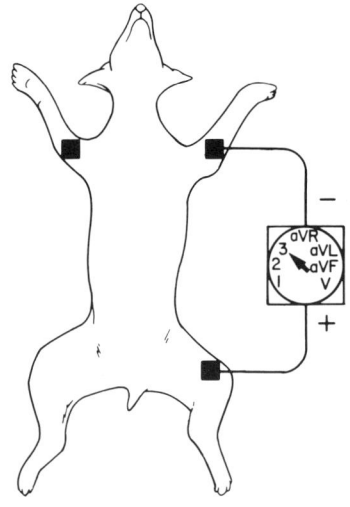
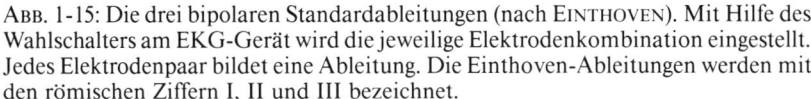

Abl. I   Abl. II   Abl. III

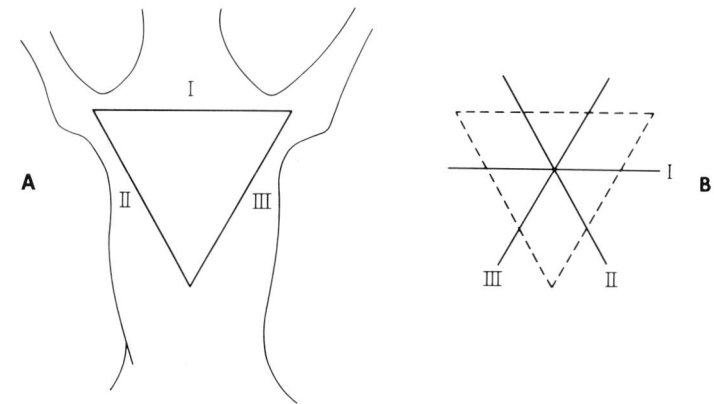

ABB. 1-16: A: Die Einthoven-Ableitungen bilden ein gleichseitiges Dreieck. B: Das triaxiale Ableitungssystem entsteht durch Parallelverschiebung der Ableitlinien in einen gemeinsamen Schnittpunkt, den elektrischen Nullpunkt.

Wie erstmals von EINTHOVEN beschrieben und in ABB. 1-16 graphisch dargestellt, bildet der Bereich zwischen den Ableitungen ungefähr ein gleichseitiges Dreieck. Der Schnittpunkt der Ableitungen liegt in der Mitte des Dreiecks (ABB. 1-16 B). Die Standardableitungen sind bipolar, d. h. sie registrieren die elektrische Aktivität des Herzens von zwei verschiedenen Lokalisationen aus.

Die Standardableitungen eignen sich insbesondere zur Untersuchung von Veränderungen der P-QRS-T-Ausschläge, für die Diagnostik von Arrhythmien sowie zur Ermittlung der mittleren elektrischen Herzachse.

Die unipolaren Gliedmaßenableitungen nach Goldberger

Bei den unipolaren Gliedmaßenableitungen werden die gleichen Elektroden wie bei den bipolaren Standardableitungen verwendet, doch werden sie mit Hilfe des Wahlschalters (aVR, aVL, aVF) anders zusammengeschaltet. Jeweils zwei Gliedmaßenelektroden werden über Widerstände zu einer indifferenten Bezugselektrode zusammengeschaltet. Die dritte Gliedmaßenelektrode ist die positive, die elektrische Aktivität registrierende Elektrode. Dadurch entstehen drei weitere Ableitungswinkel, die die Ableitungswinkel zwischen den Einthoven-Ableitungen etwa halbieren. Die möglichen Schaltbilder sind in ABB. 1-17 zusammengefaßt. Beispielsweise sind in Ableitung aVR die Elektroden der linken Vordergliedmaße und der linken Hintergliedmaße zur indifferenten Elektrode zusammengeschaltet. Die verbleibende Elektrode sitzt an der rechten Vordergliedmaße und registriert die Potentialdifferenzen zwischen der rechten Vordergliedmaße und dem Herzen. Entsprechend entstehen die Ableitungen aVL und aVF (ABB. 1-17). In Ableitung aVL ist die positive Elektrode an der linken Vordergliedmaße, in Ableitung aVF an der linken Hintergliedmaße.

Die unipolaren Gliedmaßenableitungen werden vor allem zur Ermittlung der mittleren elektrischen Herzachse und zur Bestätigung von Befunden verwendet, die mit Hilfe der bipolaren Standardableitungen erhoben wurden. Die Lage der sechs Ableitungen läßt sich durch Überlagerung zweier triaxialer zu einem hexacialen System in der Frontalebene darstel-

ABB. 1-17: Unipolar verstärkte Extremitätenableitungen (nach GOLDBERGER) aVR, aVL, aVF (a = augmented = verstärkt).

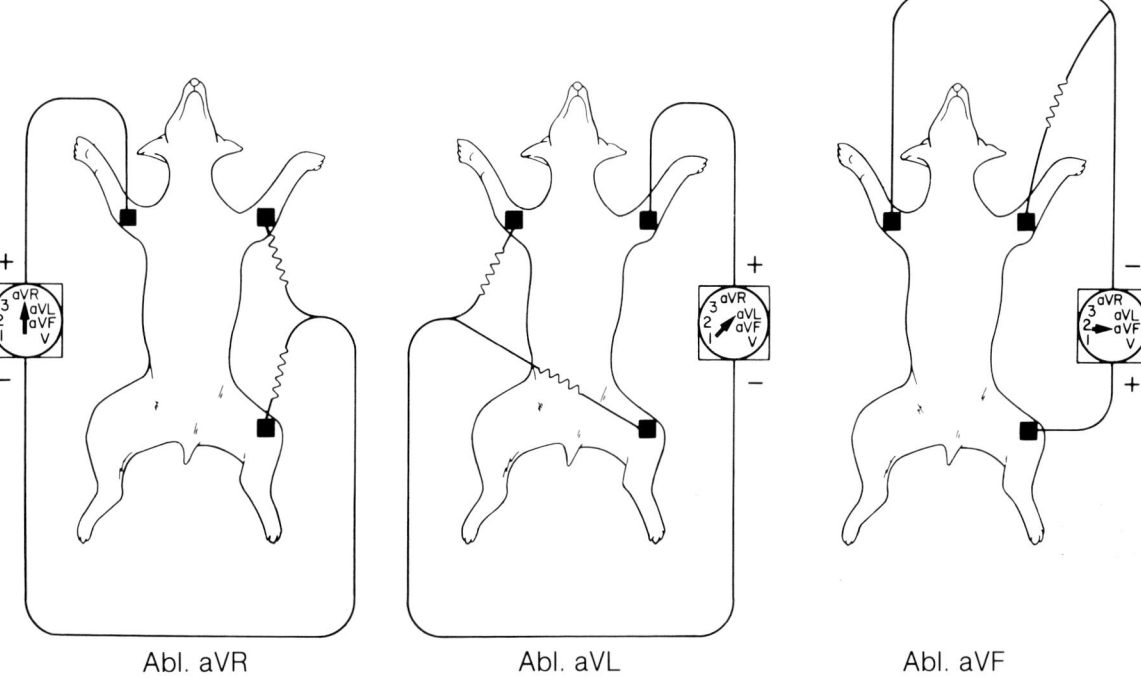

Abl. aVR　　　　　Abl. aVL　　　　　Abl. aVF

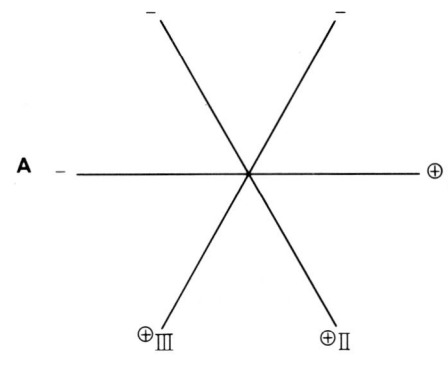
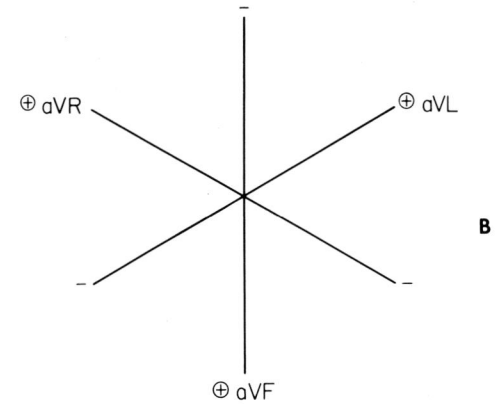
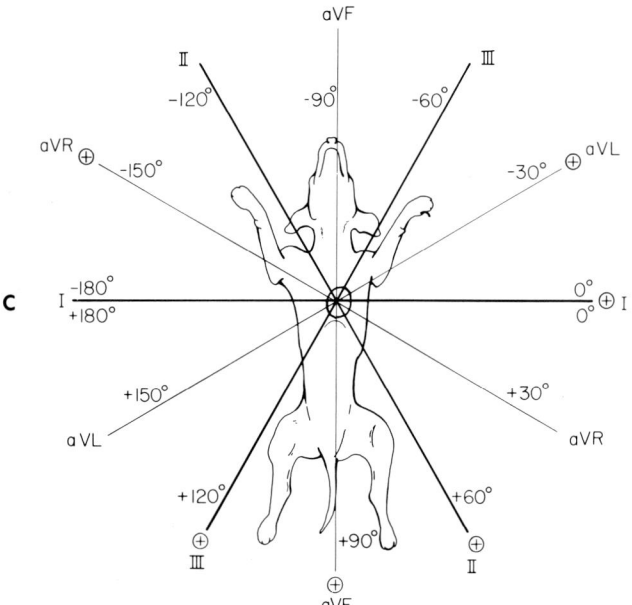
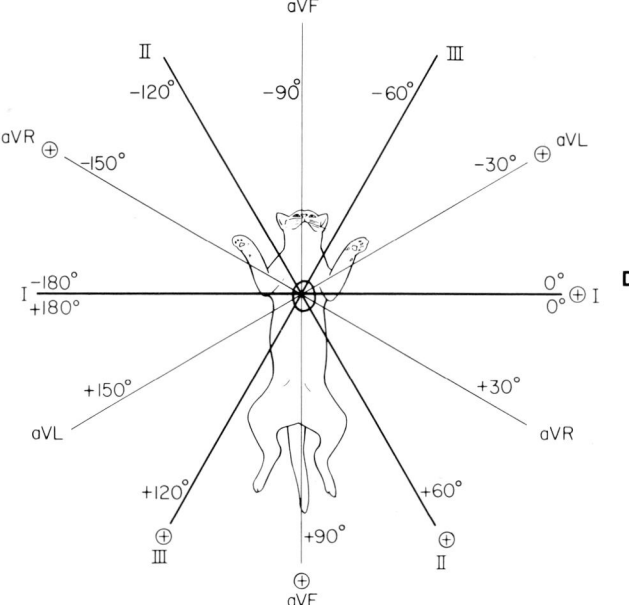

ABB. 1-18: Das hexaaxiale Ableitungssystem bei Hund (C) und Katze (D) entsteht durch Überlagerung der triaxialen bipolaren Standardableitungen (A) mit den triaxialen unipolaren Extremitätenableitungen (B).

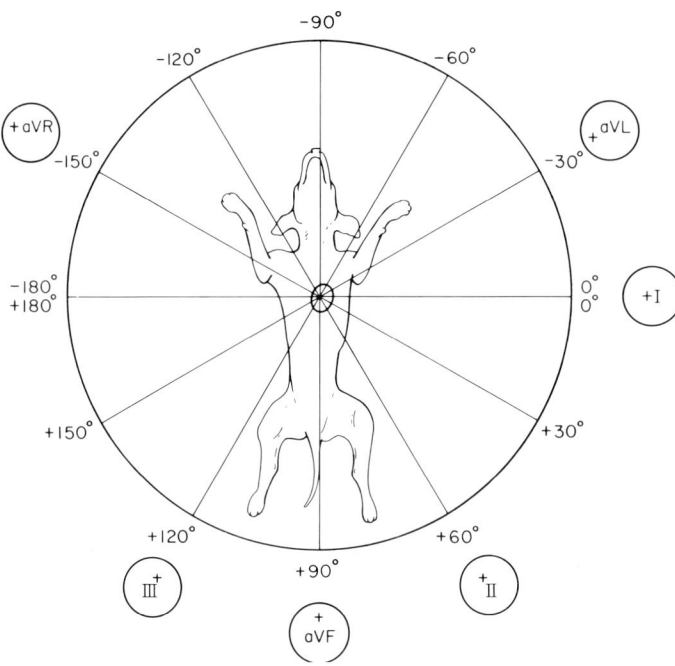
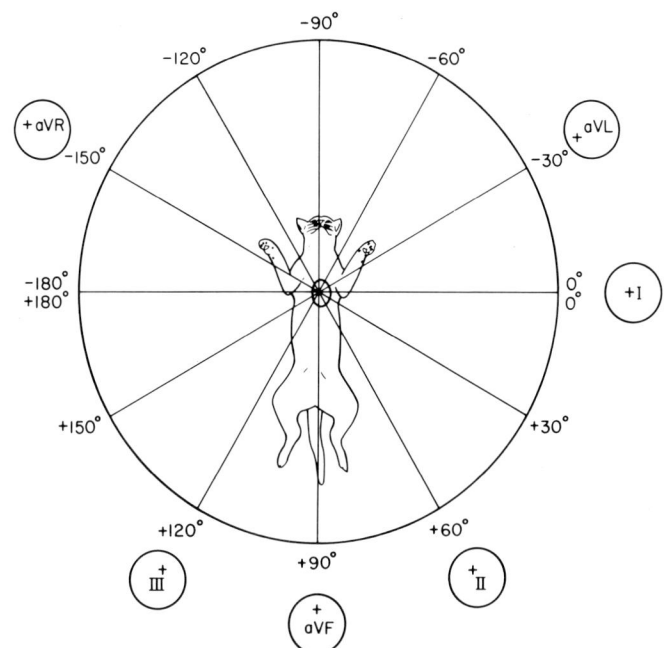

ABB. 1-19: Das hexaaxiale Ableitungssystem für Hund und Katze läßt sich auch als Kreis darstellen. In diesem Kreisschema verlaufen sämtliche Ableitungslinien durch den elektrischen Nullpunkt (annähernd Herzmittelpunkt). Mit Hilfe dieses Kreises kann die Größe und Richtung der elektrischen Herzachse bestimmt werden, er wird in diesem Atlas durchgehend verwendet. Der positive Pol der Ableitungen ist jeweils mit einem Kreis markiert.

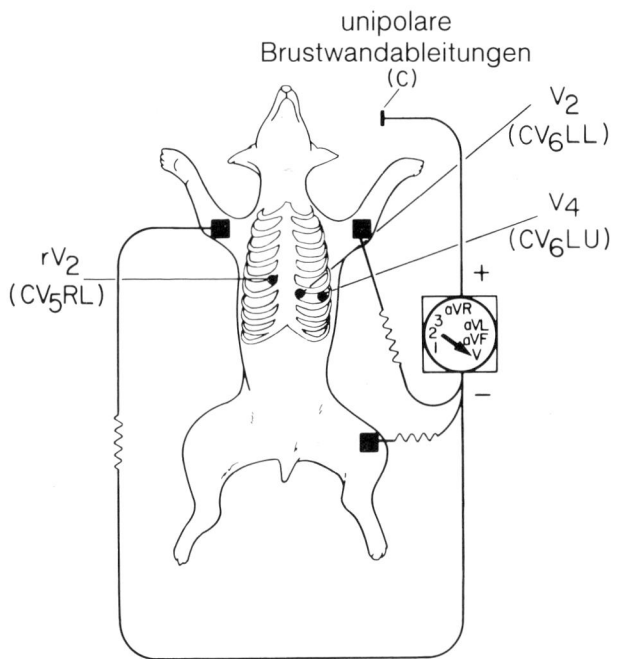
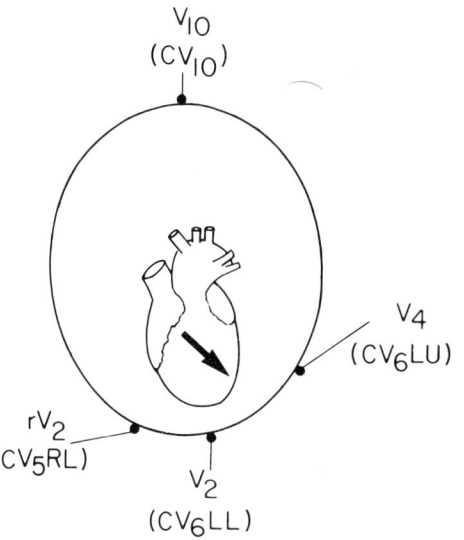

ABB. 1-20: Unipolare Brustwandableitungen. Ableitungspunkte auf der Brustwand von ventral (li.) und im Querschnitt (re.). V_{10} wird über dem Dornfortsatz des 7. Brustwirbels plaziert, CV_5 RL im 5. Interkostalraum rechts neben dem Sternum. CV_6LL und CV_6LU liegen beide auf der linken Seite im 6. Interkostalraum, CV_6LL neben dem Sternum und CV_6LU am Übergang vom knöchernen zum knorpeligen Rippenteil.

len (Abb. 1-18). Für jede Ableitung ist die Polung und die Winkelung in Beziehung zur Frontalebene angegeben. Der Winkel zwischen zwei benachbarten Ableitungen beträgt 30°. Die kreisförmige Darstellung des hexacialen Systems wird bei Hunden und Katzen in der ventralen Ansicht zur Ermittlung der Richtung und der Größe der elektrischen Herzachse verwendet (Abb. 1-19).

Spezialableitungen

Die unipolaren präkordialen Brustwandableitungen

Mit Hilfe der unipolaren präkordialen Brustwandableitungen ist es möglich, die elektrische Aktivität des Herzens dorsal und ventral in unmittelbarer Herznähe zu registrieren. Wird der Wahlschalter des EKG-Geräts in eine der »V«-Positionen gebracht, werden die Gliedmaßenelektroden RA, LA und LF zu einer Referenzelektrode zusammengeschaltet, die dem Potential der Herzmitte entspricht. Die korrespondierende explorierende positive Elektrode kann an verschiedenen Lokalisationen im Brustbereich befestigt werden (Abb. 1-20). Die unipolaren Brustwandableitungen haben bisher nur begrenzt Eingang in die Veterinärkardiologie gefunden; die am häufigsten verwendete Brustwandableitung ist V_{10}.

Die unipolaren präkordialen Brustwandableitungen eignen sich insbesondere für die Diagnose von rechts- und linksventrikulärer Vergrößerung,

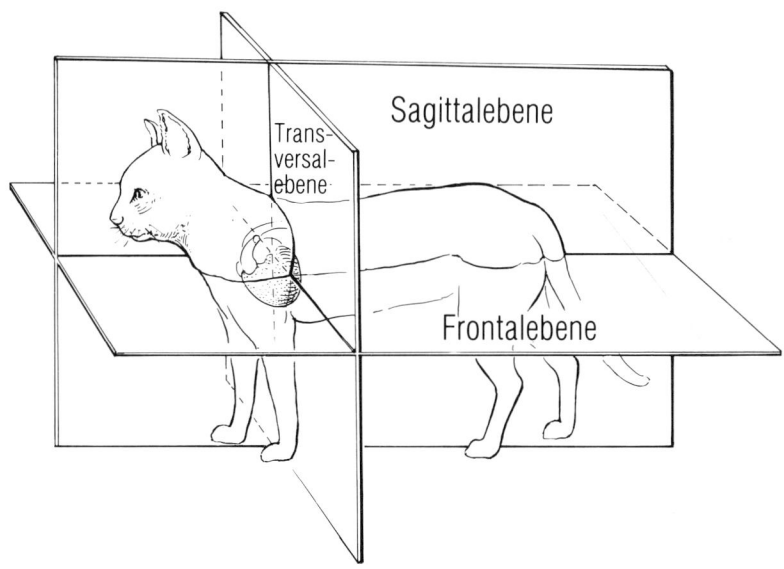

Abb. 1-22: Darstellung der drei orthogonalen Ebenen bei einer Katze. Steht die Katze auf vier Beinen, ist die Frontalebene eigentlich die Sagitalebene. (Mit Genehmigung aus: Coulter, D. B., and Calvert, C. A.: Orientation and configuration of vectorcardiographic QRS loops from normal cats. Am. J. Vet. Res. 42 : 282, 1981.)

Myokardinfarkt, Schenkelblock, Herzarrhythmien (häufig kann die P-Welle in den Brustwandableitungen besser beurteilt werden) sowie zur Bestätigung von Befunden, die mit Hilfe der sechs Extremitätenableitungen ermittelt wurden.

Modifizierte orthogonale Ableitungen

Diese Spezialableitungen stehen senkrecht aufeinander und können die elektrische Aktivität des Herzens damit in drei verschiedenen Ebenen (Ableitungen X, Y und Z) registrieren (Abb. 1-21 und 1-22). Ableitung X liegt in der Frontalebene und entspricht in etwa Ableitung I. Ableitung Y liegt in kraniokaudaler Richtung in der Sagittalebene und entspricht in etwa Ableitung aVF. Ableitung Z liegt in ventrodorsaler Richtung in der Transversalebene und entspricht in etwa Ableitung V_{10}. Die orthogonalen Ableitungen können zur Vektorkardiographie verwendet werden.[33, 54]

Allerdings dürften sie die tatsächlichen X-, Y- und Z-Achsen nur verzerrt widerspiegeln. Eine Korrektur des orthogonalen Ableitungssystems ist möglich (z. B. McFee/Schmidt/Frank-Ableitungen), dies erfordert jedoch mehr Elektroden mit sehr genauer Plazierung.[33, 34]

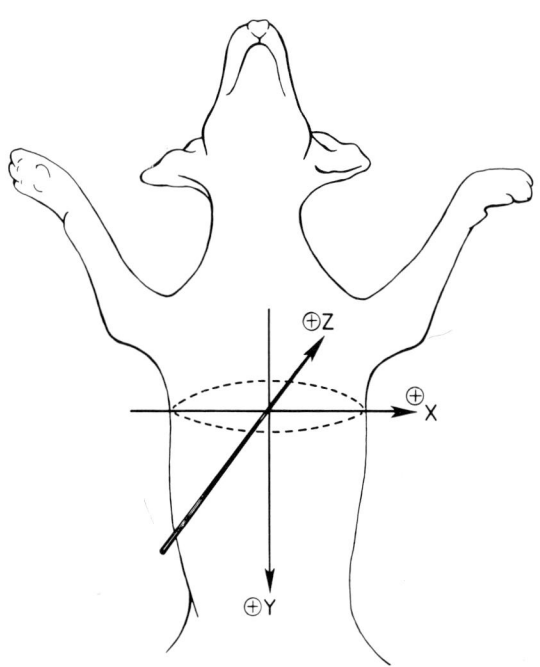

Abb. 1-21: Orthogonales Ableitungssystem. Das Herz kann in 3 Ebenen betrachtet werden: frontal (X), sagittal (Y) und transversal (Z). Mittels dieser Ableitungen läßt sich der Herzvektor im Vektorkardiogramm besser bestimmen, als dies mittels Extremitäten- und Brustwandableitungen möglich ist.

Literatur

1. Harvey, W. (1628): Exercitatio anatomica de motu cordis et sanguinis in animalibus (English translation by C.D. Leake, 1958). In *Anatomical Movement of the Heart and Blood in Animals.* 4th Edition. Springfield, Ill., Charles C Thomas, 1958.
2. Waller, A.D.: A demonstration on man of electromotive changes accompanying the heart's beat. J. Physiol., *8*:229, 1887.
3. Burch, G.E., and DePasquale, N.P.: *A History of Electrocardiography.* Chicago, Year Book Medical Publishers, 1964.
4. Waller, A.D.: The electrocardiogram of man and dog as shown by Einthoven's string galvanometer. Lancet, *1*:1448, 1909.
5. Lannek, N.: A clinical and experimental study of the electrocardiogram in dogs (thesis). Stockholm, 1949.
6. Marshall, R.: Early days in Westmoreland Street. Br. Heart J., *26*:140, 1964.
7. Besterman, E., and Creese, R.: Waller—Pioneer of electrocardiography. Br. Heart J., *42*:61, 1979.
8. Hamlin, R.L., and Smith, C.R.: Electrophysiology of the heart. In *Duke's Physiology of Domestic Animals.* 9th Edition. Ithaca, N.Y., Cornell University Press, 1977.
9. Berne, R.M., and Levy, M.N.: *Cardiovascular Physiology.* 3rd Edition. St. Louis, C.V. Mosby, 1977.
10. Ettinger, S.J.: Cardiac arrhythmias. In *Textbook of Veterinary Internal Medicine.* Edited by S.J. Ettinger. 2nd Edition. Philadelphia, W.B. Saunders, 1983.
11. Hoffmann, B.F., and Cranefield, P.F.: *Electrophysiology of the Heart.* New York, McGraw-Hill, 1960.
12. Parker, J.L., and Adams, H.R.: Drugs and the heart muscle. J. Am. Vet. Med. Assoc., *171*:78, 1977.
13. Wit, A.L., et al.: Electrophysiological properties of cardiac muscle in the anterior mitral valve leaflet and the adjacent atrium in the dog, possible implications for the genesis of atrial dysrhythmias. Circ. Res., *32*:731, 1973.
14. Bassett, A.L., et al.: Ectopic impulses originating in the tricuspid valve and contiguous atrium. Fed. Proc., *33*:445, 1974.
15. Rosen, M.R., and Hordof, A.J.: Mechanisms of arrhythmias. In *Cardiac Arrhythmias in the Neonate, Infant and Child.* Edited by N.K. Roberts and H. Gelband. New York, Appleton-Century Crofts, 1977.
16. Gompf, R.E., and Tilley, L.P.: Comparison of lateral and sternal recumbent position for electrocardiography of the cat. Am. J. Vet. Res., *40*:1483, 1979.
17. Hill, J.D.: The significance of foreleg position in the interpretation of electrocardiograms and vectorcardiograms from research animals. Am. Heart J., *75*:518, 1968.
18. Goldman, M.J.: *Principles of Clinical Electrocardiography.* 11th Edition. Los Altos, Calif., Lange Medical Publications, 1982.
19. Katz, A.M.: *Physiology of the Heart.* New York, Raven Press, 1977.
20. Fozzard, H.A.: Cardiac muscle: excitability and passive electrical properties. Prog. Cardiovasc. Dis., *19*:343, 1977.
21. Ganong, W.F.: *Review of Medical Physiology.* 6th Edition. Los Altos, Calif., Lange Medical Publications, 1973.
22. MacLean, W.A., Waldo, A.J., and James, T.N.: Formation and conduction of the cardiac electrical impulse. In *The Conduction System of the Heart.* Edited by H.J.J. Wellens, K.I. Lie, and M.J. Janse. Philadelphia, Lea & Febiger, 1976.
23. Tilley, L.P.: *Basic Canine Electrocardiography.* Milton, Wis., The Burdick Corp., 1978.
24. Baird, J.A., and Robb, J.S.: Study, reconstruction and gross dissection of the atrioventricular conducting system of the dog heart. Anat. Rec., *108*:747, 1950.
25. Davies, F., and Francis, T.B.: The conducting system of the vertebrate heart. Biol. Rev., *20*:12, 1945.
26. James, T.N.: Anatomy of the conduction system of the heart. In *The Heart.* Edited by J.W. Hurst. New York, McGraw-Hill, 1974.
27. Kulbertus, H.E., and DeMoulin, J.C.: Pathological basis of concept of left hemiblock. In *The Conduction System of the Heart.* Edited by H.J.J. Wellens, K.I. Lie, and M.J. Janse. Philadelphia, Lea & Febiger, 1976.
28. Liu, S.-K., Tilley, L.P., and Tashjian, R.J.: Lesions of the conduction system in the cat with cardiomyopathy. Recent Adv. Stud. Cardiac Struct. Metab., *10*:681, 1975.
29. Myerberg, R.J., Nilsson, K., and Gelband, H.: Physiology of canine intraventricular conduction and endocardial excitation. Circ. Res., *30*:217, 1972.
30. Truex, R.C., and Smythe, M.Q.: Comparative morphology of the cardiac conduction tissue in animals. Ann. N.Y. Acad. Sci., *127*:19, 1965.
31. Uhley, H.N., and Rivkin, L.: Peripheral distribution of the canine A-V conduction system—observations on gross morphology. Am. J. Cardiol., *5*:688, 1960.
32. Bolton, G.R.: *Handbook of Canine Electrocardiography.* Philadelphia, W.B. Saunders, 1975.
33. Ettinger, S.J., and Suter, P.F.: *Canine Cardiology.* Philadelphia, W.B. Saunders, 1970.
34. Hahn, A.W. (chairman), Hamlin, R.L., and Patterson, D.F.: Standards for canine electrocardiography. The Academy of Veterinary Cardiology Committee Report, 1977.
35. International Committee on Veterinary Anatomical Nomenclature: Nomina anatomica veterinaria, Vienna, 1968, Adolf Holzhausens Nachfolger. (Distributed in the United States by the Department of Anatomy, New York State Veterinary College, Ithaca).
36. Walker, W.F.: *A Study of the Cat with Reference to Man.* 2nd Edition. Philadelphia, W.B. Saunders, 1972.
37. Anderson, R.H., and Becker, A.E.: Gross anatomy and microscopy of the conducting system. In *Cardiac Arrhythmias—Their Mechanisms, Diagnosis, and Management.* Edited by W.J. Mandel. Philadelphia, J.B. Lippincott, 1980.
38. Hamlin, R.L., and Smith, C.R.: Anatomical and physiologic basis for interpretation of the electrocardiogram. Am. J. Vet. Res., *21*:701, 1960.
39. Hamlin, R.L., and Smith, C.R.: Categorization of common domestic animals based upon their ventricular activation process. Ann. N.Y. Acad. Sci., *127*:195, 1965.
40. Spach, M.S., and Barr, R.C.: Ventricular intramural and epicardial potential distributions during ventricular activation and repolarization in the intact dog. Circ. Res., *37*:243, 1975.
41. Silverman, M.E., and Schlant, R.C.: Anatomy of the cardiovascular system. In *The Heart.* Edited by J.W. Hurst. 3rd Edition. New York, McGraw-Hill, 1974.
42. Agostini, E., et al.: Functional and histological studies of the vagus nerve and its branches to the heart, lungs, and abdominal viscera in the cat. J. Physiol., *135*:182, 1957.
43. Armour, J.A., and Randall, W.C.: Functional anatomy of canine cardiac nerves. Acta Anat. *91*:510, 1975.
44. Kaye, M.P., Geesbreght, J.M., and Randall, W.C.: Distribution of autonomic fibers to the canine heart. Am. J. Physiol., *218*:1025, 1970.
45. Muir, W.W.: Effects of atropine on cardiac rate and rhythm in dogs. J. Am. Vet. Med. Assoc., *172*:917, 1978.
46. Anderson, M., and del Castillo, J.: Cardiac innervation and synaptic transmission in the heart. In *Electrical Phenomena in the Heart.* Edited by W.C. DeMello. New York, Academic Press, 1972.
47. Phillips, R.E., and Feeney, M.K.: *The Cardiac Rhythms.* Philadelphia, W.B. Saunders, 1980.
48. D'Agrosa, L.S.: Cardiac arrhythmias of sympathetic origin in the dog. Am. J. Physiol., *233*:H535, 1977.
49. Lown, B., Verrier, R.L., and Rabinowitz, S.H.: Neural and psychologic mechanisms and the problem of sudden cardiac death. Am. J. Cardiol., *39*:890, 1977.
50. Mizeres, N.J.: The anatomy of the autonomic nervous system in the dog. Am. J. Anat., *96*:290, 1966.
51. Schwartz, P.J., Verrier, R.L., and Lown, B.: Effect of stellectomy and vagotomy on ventricular refractoriness in dogs. Circ. Res., *40*:536, 1977.
52. Schwartz, P.J., Periti, M., and Malliani, A.: The long Q-T syndrome. Am. Heart J., *89*:378, 1975.
53. Tilley, L.P. (Chairman), Gompf, R.E., Bolton, G., and Harpster, N.: Criteria for the normal feline electrocardiogram. The Academy of Veterinary Cardiology Committee Report, 1977.
54. Coulter, D.B., and Calvert, C.A.: Orientation and configuration of vectorcardiographic QRS loops from normal cats. Am. J. Vet. Res., *42*:282, 1981.

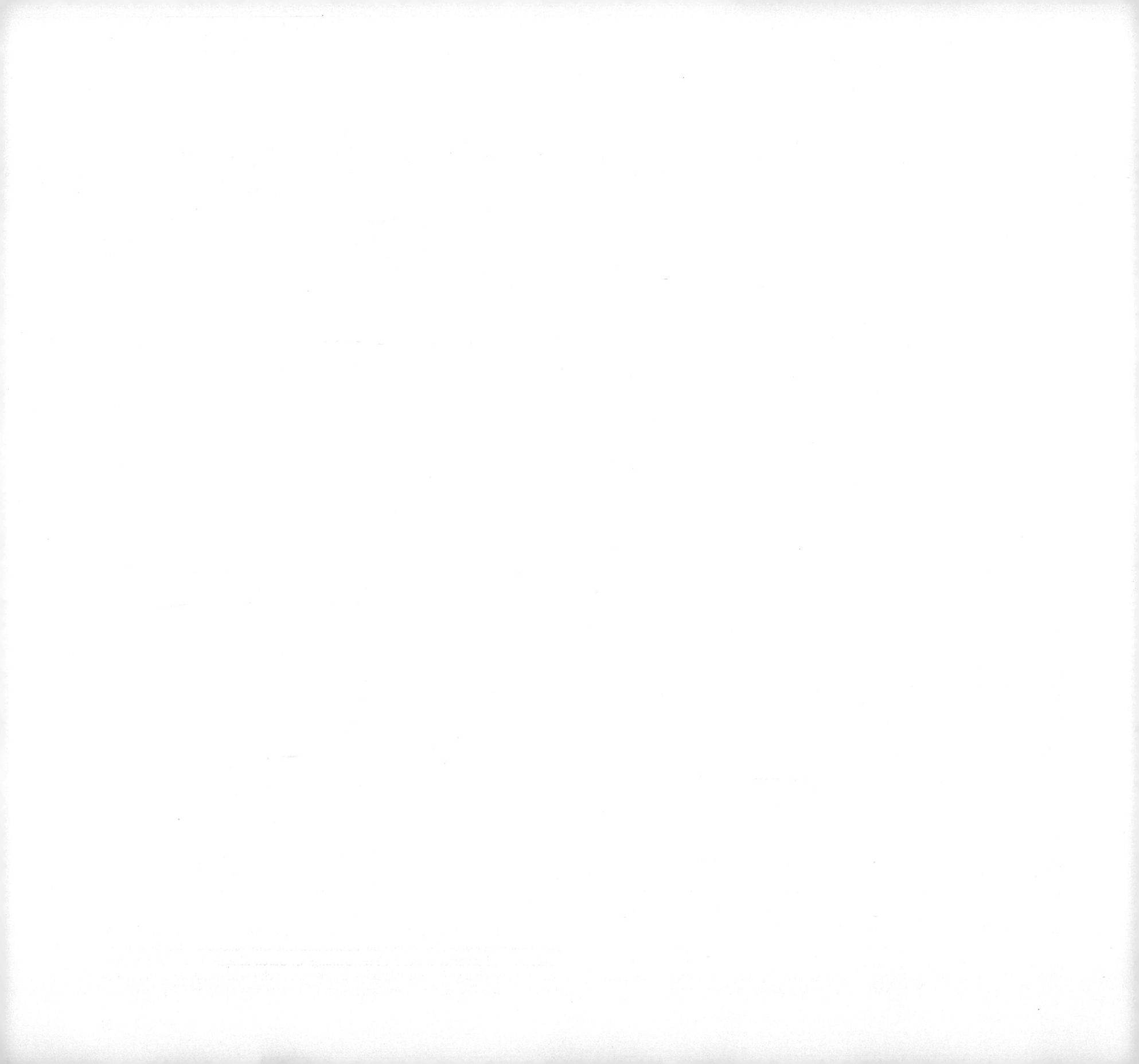

2 Grundlagen der EKG-Aufzeichnung

Die Zeit liegt vor uns, wenn sie nicht schon gekommen ist, in der eine Untersuchung des Herzens ohne die Anwendung dieser neuen Methode unvollständig sein wird.*

SIR THOMAS LEWIS, 1912

Bereits 1912 wurde das Elektrokardiogramm als eine wichtige Methode der Herzuntersuchung angesehen. Heute ist das Elektrokardiogramm als wesentliches Hilfsmittel für die klinische Beurteilung herzkranker Tiere fest etabliert. Das Elektrokardiogramm von einem Hund oder einer Katze kann leicht abgeleitet werden. Die Anwendung der in diesem Text empfohlenen systematischen Methoden soll die Auswertung elektrokardiographischer Aufzeichnungen vereinfachen.[2, 3]

Der Stellenwert des EKG in der klinischen Praxis

In der klinischen Praxis darf das EKG nur in Verbindung mit einer vollständigen Datensammlung benutzt werden. Diese Datensammlung für das Herz-Kreislauf-System besteht aus 1. der Anamnese, 2. der Allgemeinuntersuchung und 3. Laboruntersuchungen (ABB. 2-1). Zu den Laboruntersuchungen gehören u. a. das EKG, Röntgenaufnahmen des Thorax und eine Analyse von Blut, Urin und extravaskulären Flüssigkeiten. Andere spezielle Laborverfahren, die angezeigt sein können, um besondere Herz-Kreislauf-Erkrankungen zu beurteilen, sind Phonokardiographie, Durchleuchtung, Herzkatheterisierung, Angiokardiographie, Echokardiographie und Messung des Zentralvenendrucks. Die Elektrokardiographie ist die am häufigsten verwendete »Laboruntersuchung« in der Kardiologie.

Oftmals werden ausschließlich die elektrokardiographischen Befunde verwendet, um Herzkrankheiten zu diagnostizieren. Die allgemeinen Prinzipien der Elektrokardiographie sollten jedoch nur im Hinblick auf ihre Beziehung zu anderen klinischen Untersuchungsdaten betrachtet werden. *Im allgemeinen ist der behandelnde Kliniker am besten für die Auswertung des Elektrokardiogramms geeignet.*

Wert der Elektrokardiographie

Die Elektrokardiographie ist in zwei Hauptgebieten ein besonders wertvolles Hilfsmittel:[4-6] 1. für die Diagnose der meisten Rhythmusstörungen, da mit dem EKG die Herkunft und Frequenz der elektrischen Impulse festgestellt werden können, und 2. kann es Auskunft über den Zustand des Myokards geben, da die P-QRS- und T-Ausschläge der elektrokardiographischen Aufzeichnung häufig entweder durch pathologische oder physiologische Faktoren verändert sind.

Das Elektrokardiogramm kann als ein Hilfsmittel zur Klärung von Ätiologie, Diagnose und Prognose verwendet werden. Einige wichtige Indikationen zur Anwendung der Elektrokardiographie sind:

1. Tachykardie, Bradykardie oder bei der Auskultation entdeckte Rhythmusstörungen
2. Akute Dyspnoe
3. Schockzustände
4. Ohnmacht oder epileptische Anfälle
5. Herzüberwachung während und nach Operationen (Narkosetiefe, frühe Diagnose kardialer Komplikationen)
6. Alle Herzgeräusche
7. Kardiomegalie auf der Röntgenaufnahme des Thorax
8. Zyanose
9. Präoperativ bei älteren Tieren
10. Beurteilung der Wirkung von Kardiaka — besonders bei Digitalis, Chinidin und Propranolol
11. Elektrolytstörungen, besonders bei gestörtem Kaliumhaushalt (z. B. Nierenerkrankungen oder endokrine Störungen, wie z. B. Morbus Addison, diabetische Ketoazidose zusammen mit den unter 10. erwähnten Digitalis, Diuretika, Kortikosteroiden u. a.)
12. Herzbeutelpunktion (Überwachung sowie Lokalisation der Punktionskanüle)

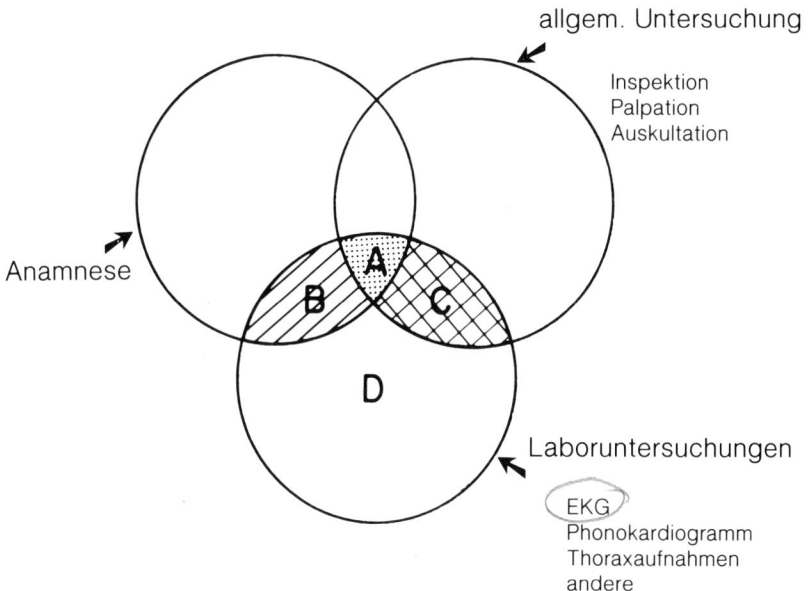

ABB. 2-1: Methodenspektrum zur Erkennung von Herz-Kreislauf-Erkrankungen. A: durch anamnestische, klinische und labortechnische Untersuchung. B: durch anamnestische und labortechnische Untersuchung. C: durch klinische und labortechnische Untersuchung. D: ausschließlich durch labortechnische Untersuchung. (Nach HURST, J. W.: The Heart. 3. Auflage, New York, McGraw Hill, 1974.)

---

* LEWIS, T.: Clinical Disorders of the Heart Beat. London, Shaw, 1912. SIR THOMAS LEWIS verwendete das EKG als einer der ersten zur Untersuchung von Arrhythmien.[1]

13. Allgemeinerkrankungen, die zur Schädigung des Herzens wie toxischer Myokarditis und zu Rhythmusstörungen führen können (z. B. Pyometra, Pankreatitis, Urämie und Tumoren)
14. Dokumentation für die eigenen Unterlagen und für Nachfragen
15. Serienelektrokardiogramme (Wiederholungsuntersuchungen) als Hilfsmittel zur Prognose- und Diagnosestellung von Herzerkrankungen.

Informationswert der Elektrokardiographie

Der Kliniker sollte mit der limitierten Aussagekraft der Elektrokardiographie vertraut sein und der Neigung zur Überinterpretation eines EKG widerstehen. Die Informationsgrenzen des Elektrokardiogramms sind:[4]

1. Das EKG sollte stets als Teil des klinischen Bildes unter Heranziehung aller klinischen Erkenntnisse beurteilt werden. Die klinische Erfahrung und das Beurteilungsvermögen des Untersuchers müssen dabei mit einfließen.
2. Das EKG gibt keine Auskunft über die mechanische Herzleistung. Das EKG eines Tieres mit nachgewiesener dekompensierter Herzinsuffizienz kann also normal sein, während unspezifische Veränderungen des EKG auch bei einem vollkommen normalen Tier auftreten können. Zur Beurteilung des EKG müssen die klinischen Befunde stets mit herangezogen werden. Von größerem Wert bei der Beurteilung der Herzfunktion sind wiederholte EKG-Aufzeichnungen über einen längeren Zeitraum.
3. Das EKG erlaubt nicht immer eine sichere Prognose. Im allgemeinen gilt jedoch: Je ernster die elektrokardiographischen Veränderungen, desto ungünstiger die Prognose. Es soll aber erwähnt werden, daß einzelne Tiere mit eindeutig pathologischem EKG trotzdem eine normale Lebenserwartung haben können.
4. Das EKG registriert nur pathologische Veränderungen am Myokard, nicht aber von den Klappen, den Herzkranzarterien, vom Endokard oder Perikard selbst.
5. Die Grenze zwischen einem normalen und einem pathologischen EKG verläuft nicht als scharfe Linie, sondern besteht eher in einer breiteren Übergangszone. Besonders wichtig ist in diesem Zusammenhang, daß es der Kliniker vermeidet, EKG mit solchen Grenzbefunden überzuinterpretieren.
6. In der veterinärmedizinischen Literatur fehlen adäquate Sektionsstudien, aus denen exakte Standardwerte für die Korrelation elektrokardiographischer und morphologischer Daten abgeleitet werden könnten.
7. Die anerkannten Standardwerte können bei Hunden durch die Körperform und Rassezugehörigkeit erheblich beeinflußt werden und Abweichungen bedingen. Bei Katzen ist die Körperform wahrscheinlich der einzige wesentliche Faktor, der die Messungen beeinflußt.
8. Unbedingt wichtig ist die sachgemäße Registrierung des EKG. Die Aufzeichnungen müssen vollständig und sorgfältig mit einer gleichmäßigen Nullinie (isoelektrisch) registriert werden.

Der Elektrokardiograph/Das EKG-Gerät

In jeder tierärztlichen Praxis sollten mindestens ein Oszilloskop (ABB. 2-4) und ein Einkanal-EKG-Gerät (ABB. 2-2, 2-3A) zur Verfügung stehen. Das EKG-Gerät soll in den USA den 1975 vom *Committee on Electrocardiography of the American Heart Association* erklärten Richtlinien entsprechen.[7] Die Wahl eines EKG-Gerätes hängt vorwiegend von den Servicemöglichkeiten in der näheren Umgebung ab. Im wesentlichen ist das EKG-

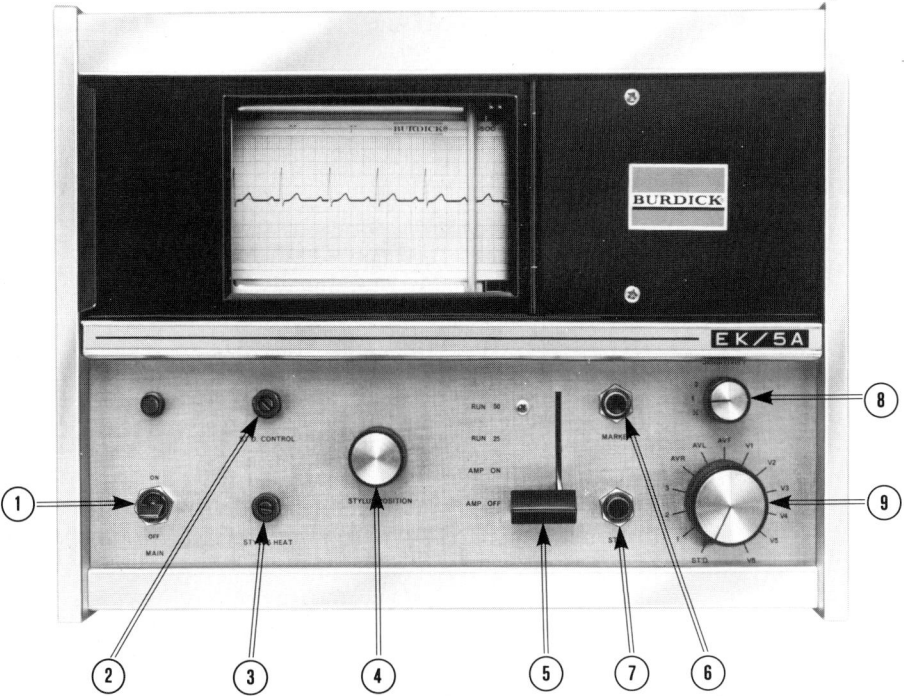

ABB. 2-2: Die Bedienungselemente des Elektrokardiographen. Das EKG-Gerät ist nach Betätigung des Ein-Aus-Schalters (1) betriebsbereit. (Einige Geräte erfordern eine Aufwärmzeit.) Der Hebel zur Regelung des Papiervorschubs (5) hat vier Stellungen: Amp aus; Amp ein; run 25 (Papiervorschub mit 25 mm/Sek.) und run 50 (Papiervorschub von 50 mm/Sek.). Der Schalter zur Einstellung der gewünschten Ableitung (9) kann auf jede Ableitung eingestellt werden: I, II, III, aVR, aVL und aVF. Mit Hilfe des Positionsschalters (4) kann der Schreiber auf die Mitte des EKG-Papiers gestellt werden. Durch Veränderung der Schreibertemperatur (3) kann die Schreibstärke reguliert werden. Die 1-mV-Eichtaste (7) dient zur Standardisierung der EKG-Ausschläge. Die Ausschlaghöhe der Eichzacke kann durch einen Drehschalter (2) justiert werden. Mit dem Verstärkungsschalter (8) kann die Ausschlaghöhe entweder verdoppelt oder halbiert werden. Der Anzeigerknopf (6) kann zur Markierung eines Ableitungswechsels gedrückt werden. (Freundlichst zur Verfügung gestellt von Burdick Corp., Milton, Wis.)

Gerät ein empfindliches Voltmeter zur Messung der elektrischen Potentiale des Herzens. Ein an das Voltmeter oder den Verstärker angeschlossener Schreiber ermöglicht eine kontinuierliche Aufzeichnung. In der Regel entsteht die Aufzeichnung durch einen sich bewegenden, beheizten Schreiber, der die Wachsbeschichtung auf einem Papierstreifen zum Schmelzen bringt (Thermoschreiber).

Der Oszilloskopmonitor bildet kontinuierlich die elektrokardiographische Kurve auf einem Leuchtschirm ab. Kurvenregistrierungen können durch Anschluß des Oszilloskops an einen Direktschreiber erstellt werden. Heutzutage gehört die Anwendung solcher Überwachungsgeräte auf der Intensivpflegestation und im Operationssaal zum Routinebetrieb.

Die meisten EKG-Geräte werden im Grunde genommen ähnlich bedient (ABB. 2-2). Wegen eventueller Unterschiede sollte jedoch die jeweilige Betriebsanleitung des Gerätes studiert werden. Das Gerät sollte auf jeden

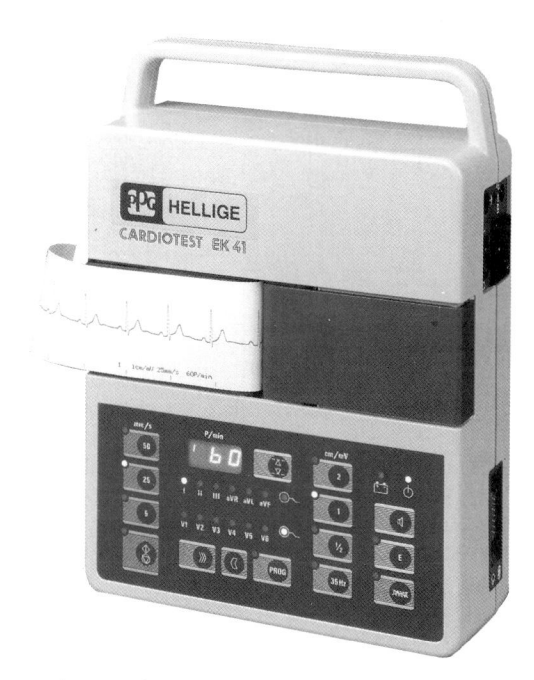

ABB. 2-3 A: Modernes Einkanal-EKG-Gerät mit digitaler Frequenzanzeige, Bradykardie-Tachykardie-Grenzwertanzeige. Netzunabhängiger Betrieb möglich. (Mit freundlicher Genehmigung der Firma HELLIGE GmbH, Freiburg im Breisgau.)

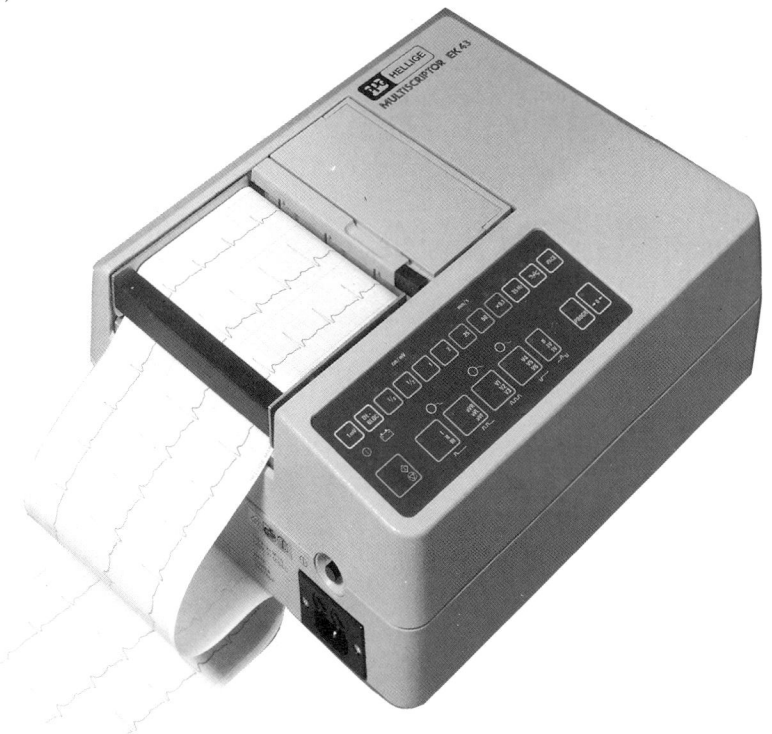

ABB. 2-3 B: Dreikanal-EKG-Gerät mit Nullinienautomatik, Möglichkeit zum Netz- und Batteriebetrieb und zuschaltbarem Speicheroszilloskop. (Mt freundlicher Genehmigung der Firma HELLIGE GmbH, Freiburg im Breisgau.)

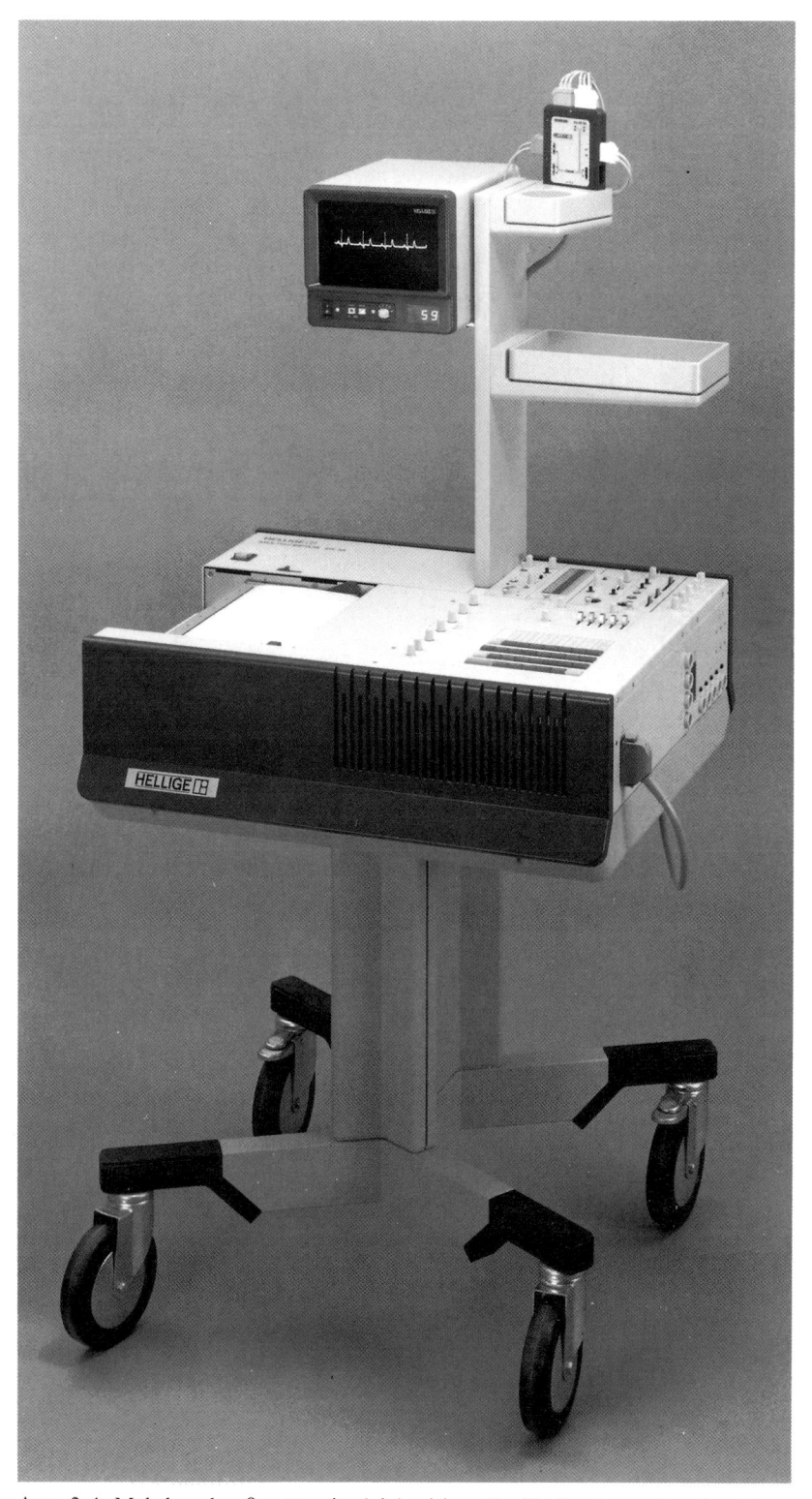

ABB. 2-4: Mehrkanalmeßgerät mit gleichzeitiger Oszilloskopkontrolle. Das Gerät erlaubt die simultane Registrierung von 6 EKG-Ableitungen bzw. anderer Herz-Kreislauf-Parameter. (Mit freundlicher Genehmigung der Firma HELLIGE GmbH, Freiburg im Breisgau.)

A

B

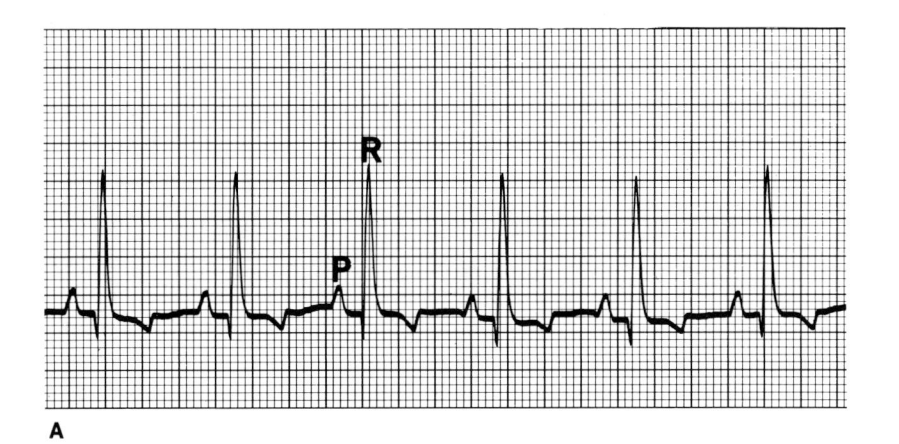

ABB. 2-5: Vergleich zwischen zwei Papiergeschwindigkeiten des gleichen EKG: 50 mm/Sek. (A) und 25 mm/Sek. (B). Die höhere Geschwindigkeit gestattet eine erheblich einfachere Auswertung des EKG. Die Standardpapiergeschwindigkeit in der Veterinärmedizin beträgt 50 mm/Sek.

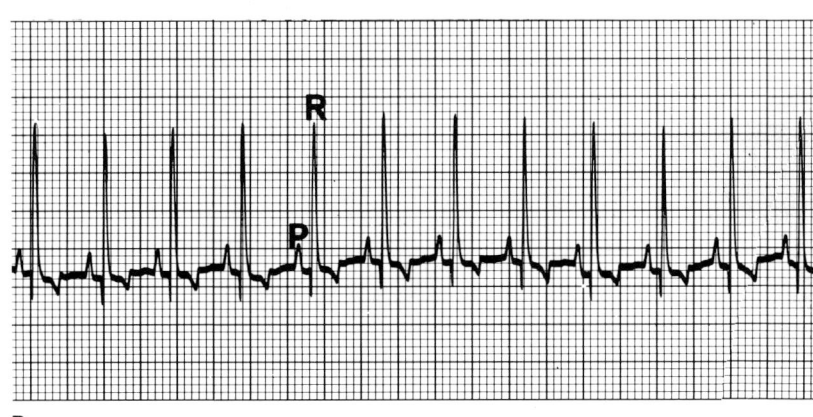

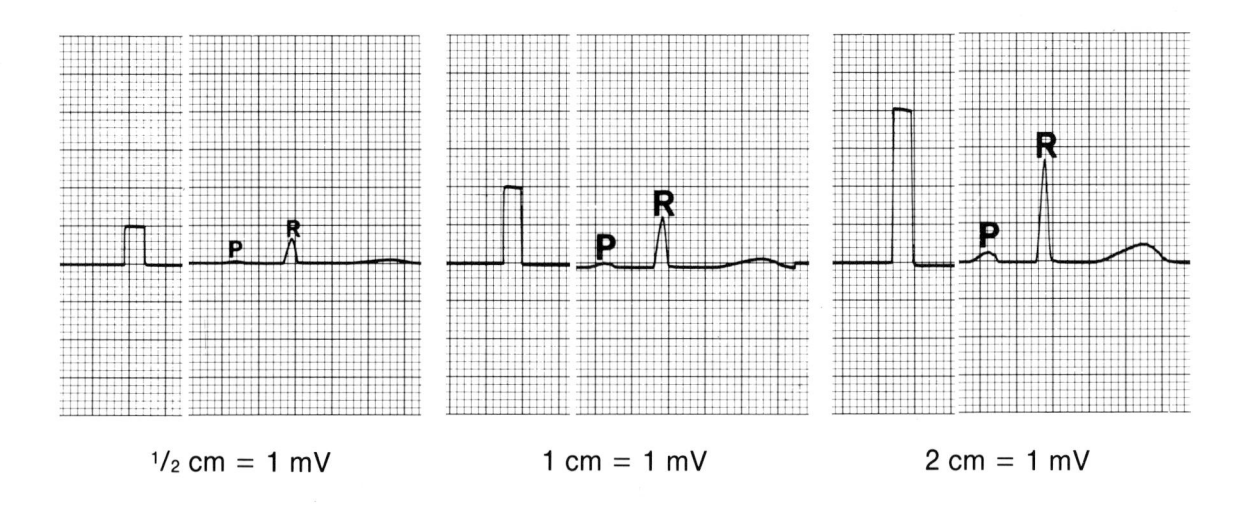

½ cm = 1 mV   1 cm = 1 mV   2 cm = 1 mV

ABB. 2-6: Wirkung verschiedener Verstärkungen auf die Darstellung des EKG (Stellungen ½, 1, 2). Die Standardstellung des Schalters ist die Stellung 1; die Aufzeichnung in der Mitte zeigt, daß eine Eingangsspannung von 1 mV einen Ausschlag von 10 mm bewirkt. Die EKG rechts und links davon sind entsprechend geändert.

Fall imstande sein, ein Elektrokardiogramm mit einer Papiergeschwindigkeit von 50 mm/Sek. zu schreiben (ABB. 2-2, 5). Die Herzschlagfrequenzen sowohl von Hunden als auch Katzen sind so hoch, daß viele Messungen bei einer langsameren Geschwindigkeit (25 mm/Sek.) nicht genau genug wären. Da das Papier mit doppelter Normalgeschwindigkeit transportiert wird, wird das Elektrokardiogramm dabei quasi gedehnt (ABB. 2-5).

Mit dem Eichschalter (ABB. 2-2, 8) wird der Verstärkungsgrad bzw. die Höhe der Ausschläge eingestellt. Die Grundstellung dieses Schalters ist die Stellung 1. Durch internationale Vereinbarung ist vorgeschrieben, daß eine Eingangsspannung von 1 mV den Schreiber 10 mm auf dem EKG-Papier bewegt (ABB. 2-6). Mit Stellung 2 haben die Ausschläge das Doppelte und mit Stellung 1/2 die Hälfte der normalen Höhe (ABB. 2-6).

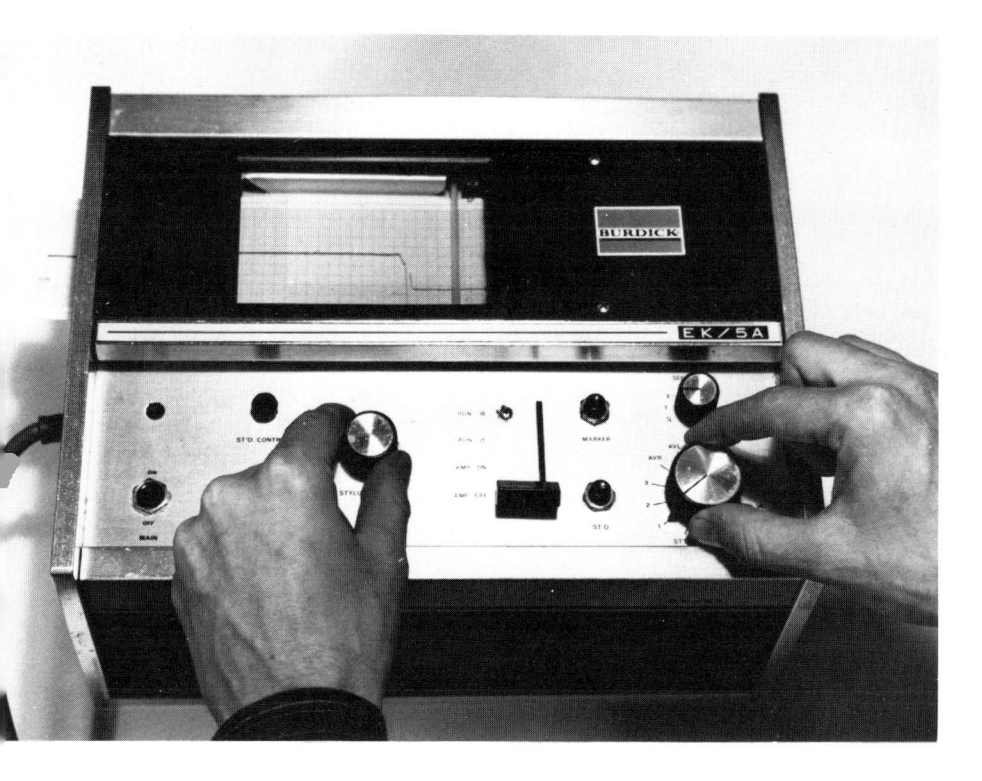

ABB. 2-7: Während der EKG-Aufzeichnung sollte die Position des Schreibers auf dem EKG-Papier ständig mit einer Hand überwacht werden. Mit der anderen Hand wird die gewünschte Ableitung eingestellt, der Schalter zur Markierung eines Ableitungswechsels betätigt, die Papiergeschwindigkeit verändert und das Gerät ein- und ausgeschaltet.

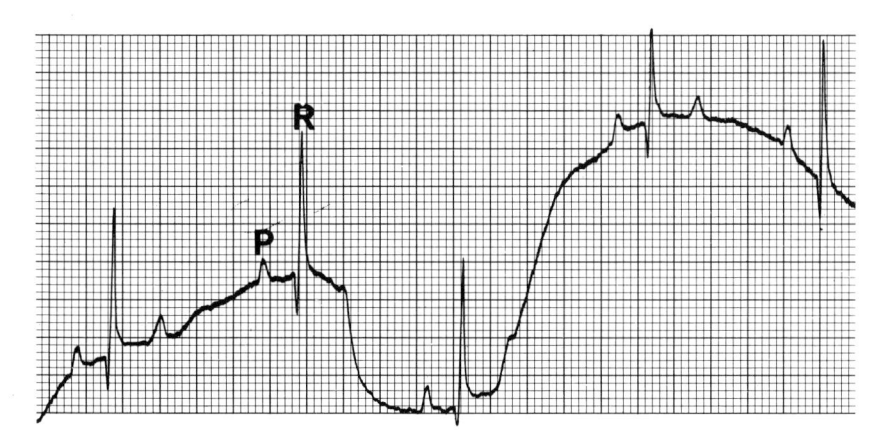

ABB. 2-8: Eine Hand sollte die Position des Schreibers während der EKG-Registrierung überwachen, anderenfalls können derartige Schwankungen der Grundlinie entstehen.

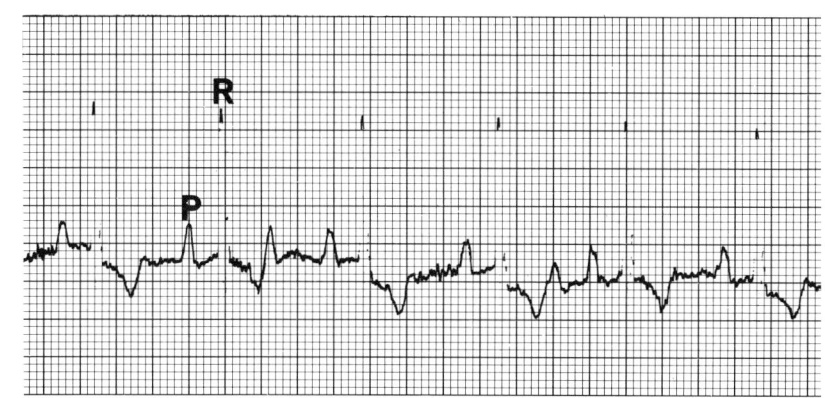

ABB. 2-9: Zu geringe Temperatur oder auch Verschmutzung des Schreibers beeinflussen die Qualität der Registrierung. In diesem Beispiel sind die QRS-Komplexe nur schwer zu erkennen, die Temperatur des Schreibers sollte in diesem Fall erhöht werden.

Mit Hilfe des Positionsschalters (ABB. 2-2, 4) kann die Lage der Grundlinie so verändert werden, daß sie nach Möglichkeit in der Mitte des EKG-Streifens liegt (ABB. 2-7). Es empfiehlt sich, die Zentrierung der Grundlinie während einer elektrokardiographischen Aufzeichnung mit einer Hand laufend zu überwachen (ABB. 2-7 und 2-8). Mit der anderen Hand wird die gewünschte Ableitung eingestellt (ABB. 2-2, 9) und der Druckschalter betätigt, mit dem ein Ableitungswechsel auf dem EKG markiert wird (ABB. 2-7). Einige der neueren Elektrokardiographen verfügen bereits über eine Einrichtung, die die gewählte Ableitung automatisch in Form eines Kodes vermerkt. Die gebräuchlichste Kodierung lautet: Ableitung I (-), Ableitung II (- -), Abteilung III (- - -), Ableitung aVR (—), Ableitung aVL (— —) und Ableitung aVF (— — —). Über den Temperaturkontrollschalter wird die Arbeitstemperatur des Schreibers geregelt. Ist der Schreiber nicht warm genug, macht sich das als erstes bei schnellen Zeigerbewegungen (R-Zacken) bemerkbar (ABB. 2-9).*

Wahl der Elektroden

Das EKG-Kabel besteht normalerweise aus fünf separaten Elektroden (ABB. 2-10 und 2-11, A und B), die an der rechten (RA) und linken Vordergliedmaße (LA), der linken (LF) und rechten Hintergliedmaße (RF) sowie als explorierende präkordiale Brustwandelektrode (C bzw. V) befestigt werden. Zur Befestigung werden bei Hunden und Katzen Krokodilklemmen oder gummibandfixierte, flache Kontaktelektroden verwendet.[8, 9] Um unerwünschte Schmerzreaktionen zu vermeiden, können die Zähne der Klemmen abgefeilt oder die Klemmenenden mit einer Zange verbogen werden (ABB. 2-11 D). Steckverbindungen (ABB. 2-11 A) werden über Adapter, die einen geringen Widerstand haben, an die Elektroden angeschlossen.

Vorbereitungen für die elektrokardiographische Aufzeichnung

Lage des Tieres und Zwangsmaßnahmen

Zur Vermeidung elektrischer Interferenzen sollte sich das Tier auf einer nichtleitenden Oberfläche befinden. Dazu kann ein Metalltisch beispielsweise mit einer Decke oder einer Gummimatte versehen werden. Der

---

* Markierungssysteme und Möglichkeiten zur Temperaturregulierung sind vom Gerätetyp abhängig.

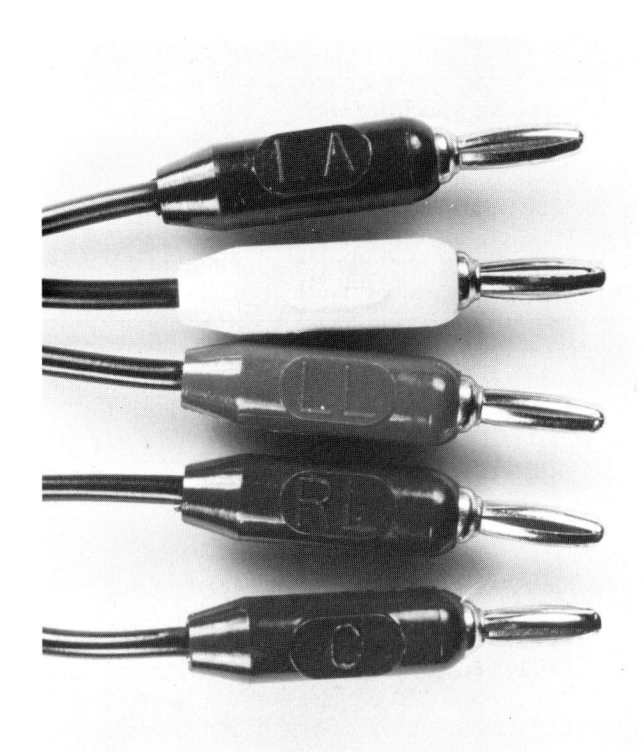

ABB. 2-10: EKG-Kabel mit fünf separaten Elektroden: LA = linke Vordergließmaße; RA = rechte Vordergliedmaße; LL = linke Hintergliedmaße; RL = rechte Hintergliedmaße; C = Brustwandableitung. Zur Befestigung der Elektroden an der Haut werden Krokodilklemmen verwendet (ABB. 2-11).

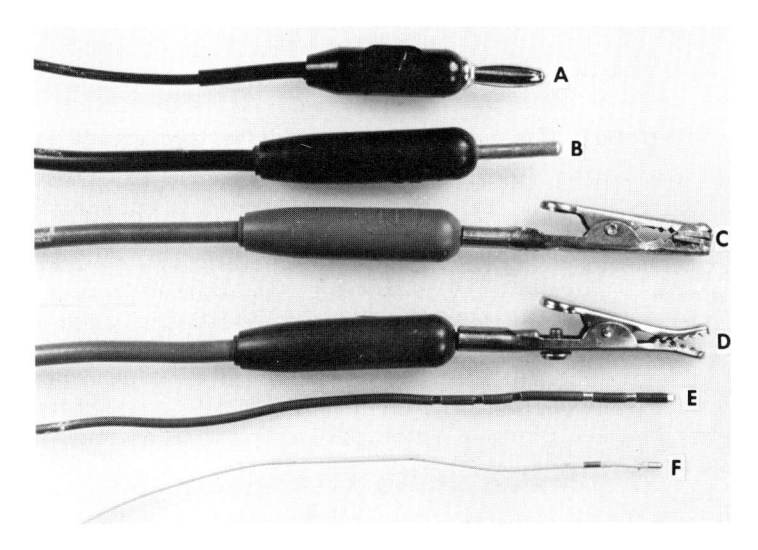

ABB. 2-11: Verschiedene Modelle von Drahtelektroden, Krokodilklemmen und intrakardialen Katheterelektroden. A: Kabelelektrode mit verbreitertem Adapter zur widerstandsarmen Befestigung der Krokodilklemmen; B: Kabelspitze ohne Krokodilklemme; C: Krokodilklemme, der Plattenelektroden auf die Zähne gelötet wurden, um Schmerzreaktionen bei der Befestigung an der Haut zu vermeiden (Spevack Surgical Supply, Brooklyn, N. Y.); D: Krokodilklemme mit aufgebogenen Schenkeln; E: Hexapolare intrakardiale Katheterelektrode; F: Bipolare intrakardiale Katheterelektrode.

Hund oder die Katze wird von einem Helfer nach Möglichkeit in der rechten Seitenlage fixiert (ABB. 2-12). Durch Druck der Unterarme auf Hals und Hüfte kann in der Regel eine sichere Fixierung erreicht werden. Die Gliedmaßen sollten so gehalten werden, daß sie einander nicht berühren. Da eine fehlerhafte Lage des Patienten zur Veränderung der mittleren elektrischen Achse des QRS-Komplexes führen kann, sollte insbesondere bei den Gliedmaßen darauf geachtet werden, daß sie senkrecht zur Körperachse stehen.[6, 10]

Bei den meisten Hunden und Katzen reichen mechanische Zwangsmaßnahmen zur Aufzeichnung eines EKG aus. Insbesondere ältere Tiere werden sich meist durch die Gegenwart des Tierbesitzers am Kopfende beruhigen lassen. Im Gegensatz dazu kann sich die Fixierung von jungen Hunden und Katzen jedoch bisweilen äußerst schwierig gestalten. Es ist ratsam, das Tier kurzfristig kräftig festzuhalten und dann zügig zu arbeiten.

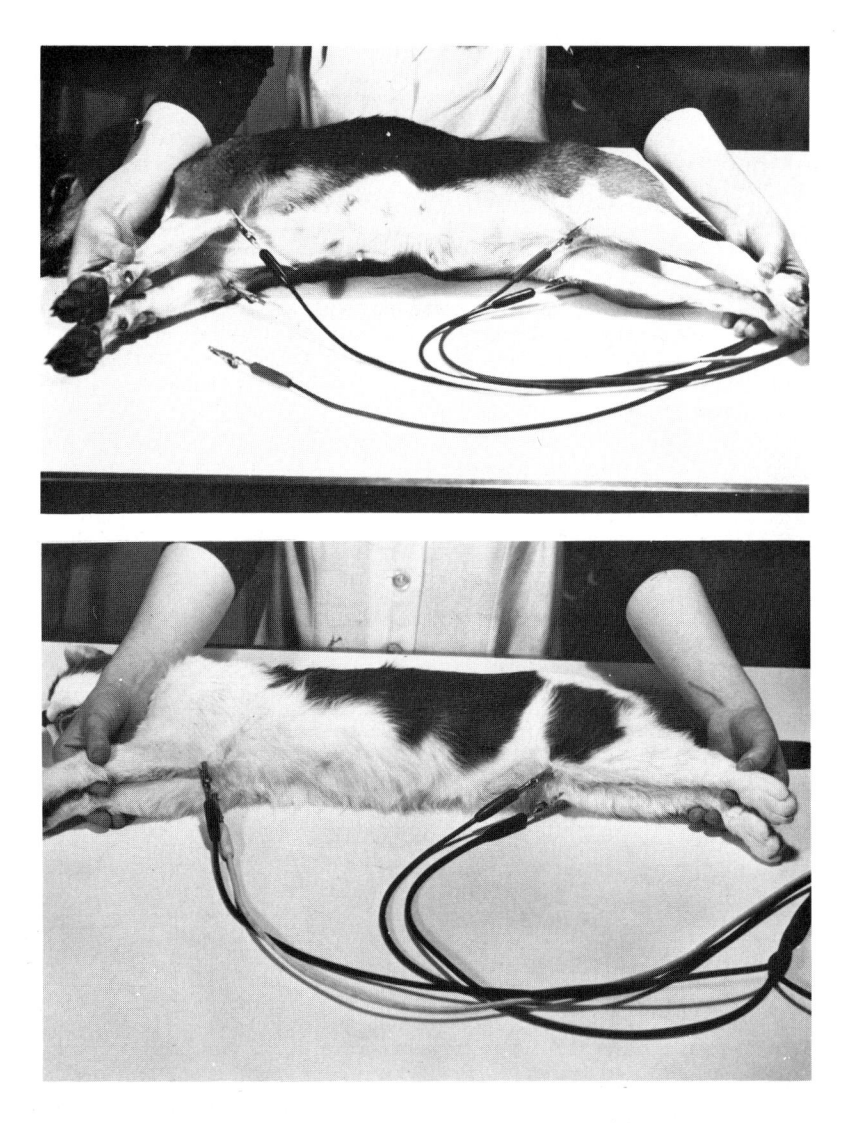

ABB. 2-12: Rechte Seitenlage des Patienten — die Standardposition von Hund und Katze für die Registrierung des EKG.

keit sollte insbesondere bei Tieren mit Atmungsbeschwerden, bei denen Zwangsmaßnahmen exzitationsbedingt zu lebensbedrohlichen Zwischenfällen führen könnten, Gebrauch gemacht werden.

Befestigung der Elektroden

Klemmelektroden können direkt an der Haut des Tieres angebracht werden (ABB. 2-14). Die Klemmen der Vordergliedmaßen werden dorsal des Olekranons, die der Hintergliedmaße im Bereich der Endsehne des M. quadriceps femoris befestigt. Viele Autoren empfehlen, die Elektroden unmittelbar distal des Olekranons anzubringen. Haut und Elektroden werden vorher mit einem handelsüblichen Kontaktgel oder einer -paste oder mit Alkohol (ABB. 2-14) angefeuchtet.

Obwohl die widerstandssenkende Wirkung des Alkohols in der Literatur skeptisch beurteilt wird,[8] hat er sich klinisch als sehr zweckmäßig erwiesen.

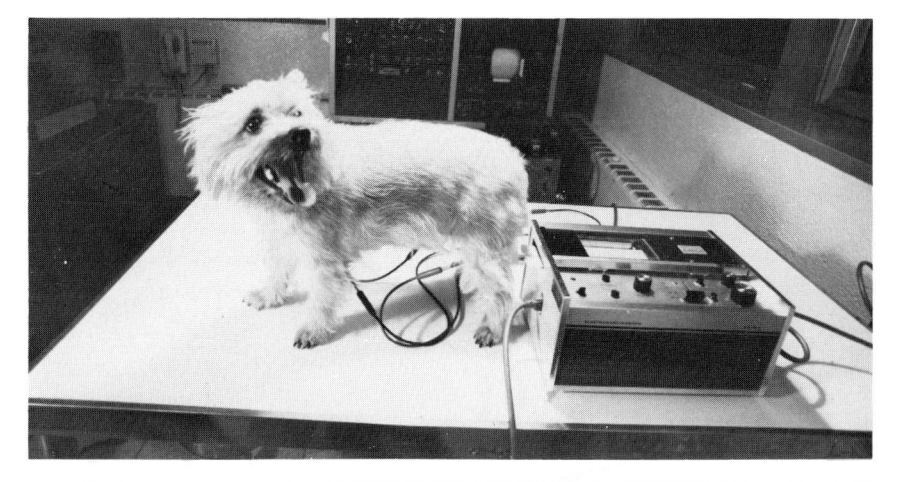

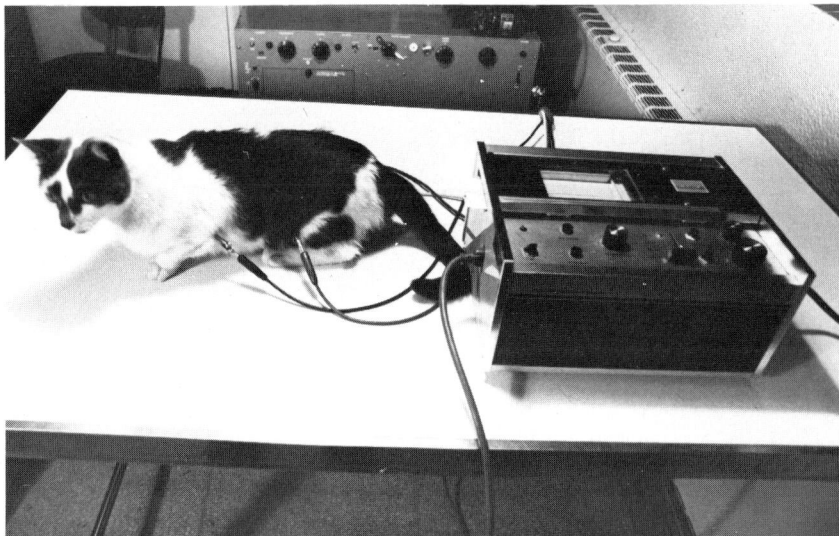

ABB. 2-13: Die korrekte Lagerung des Patienten in rechter Seitenlage für die EKG-Registrierung ist von untergeordneter Bedeutung, wenn es nur darum geht, Arrhythmien zu erkennen oder die Herzschlagfrequenz zu ermitteln; besonders dann, wenn das Tier nur schwer ruhig zu halten ist oder aber Zwangsmaßnahmen eine bestehende Atemnot noch verschlimmern würden. In solchen Fällen kann ein EKG sowohl vom sitzenden, stehenden als auch in Brust-Bauch-Lage liegenden Tier auf dem Untersuchungstisch, dem Fußboden oder im Käfig abgeleitet werden.

Die Verwendung von Sedativa und Narkotika kann nicht empfohlen werden, da in diesem Fall immer an mögliche medikamentöse Beeinflussungen des EKG gedacht werden muß. Beispielsweise wird angenommen, daß sowohl Ketamin als auch Diazepam deutliche antiarrhythmische Wirkungen haben.[11-14] Neuroleptika (Tranquilizer) können zur Unterstützung der Fixierung verwendet werden, wenn lediglich die P-QRS-Ausschläge und die Lage der Herzachse beurteilt werden sollen. Sie können jedoch den Herzrhythmus verändern und sollten daher auf keinen Fall bei der Diagnostik von Arrhythmien verwendet werden. Vielfach sind elektrokardiographische Untersuchungen auch in normalphysiologischer Haltung (d. h. stehend oder in Brustlage) möglich (ABB. 2-13). Von dieser Möglichkeit

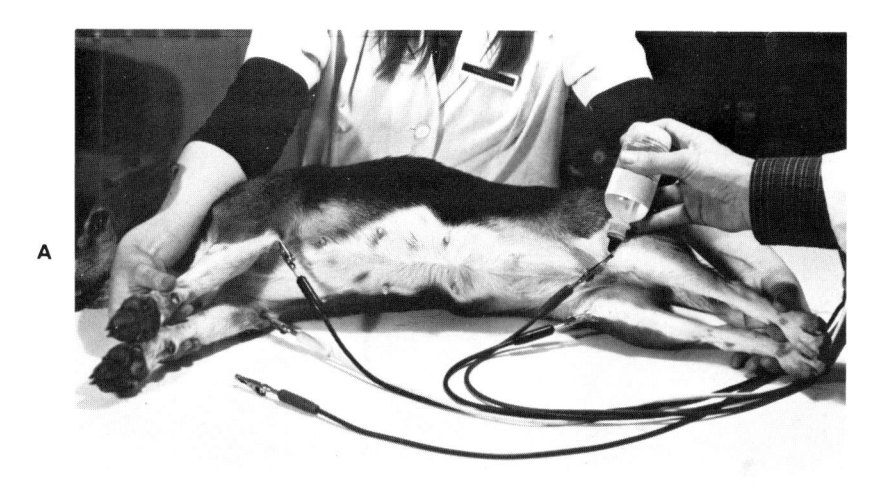

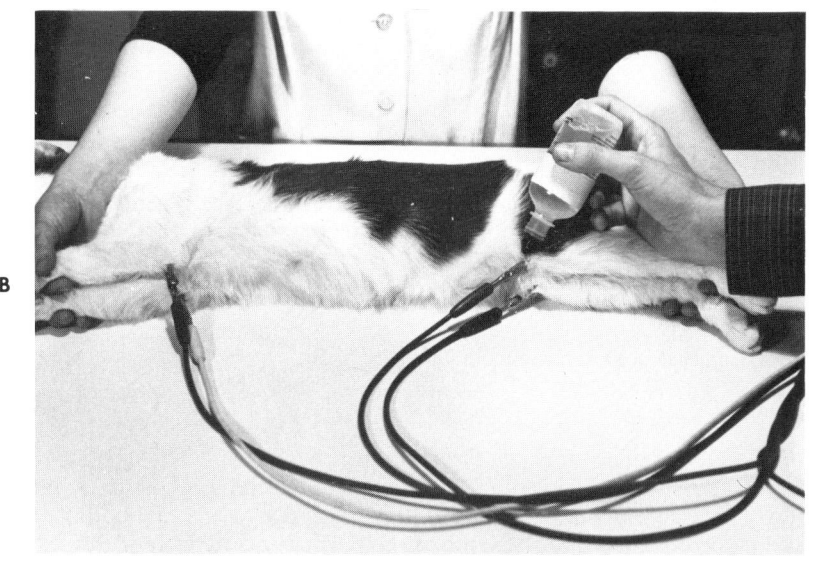

ABB. 2-14: Das Haar und die Haut im Bereich der Fixationsstelle der Elektroden müssen mit einem Kontaktgel oder Alkohol angefeuchtet werden.

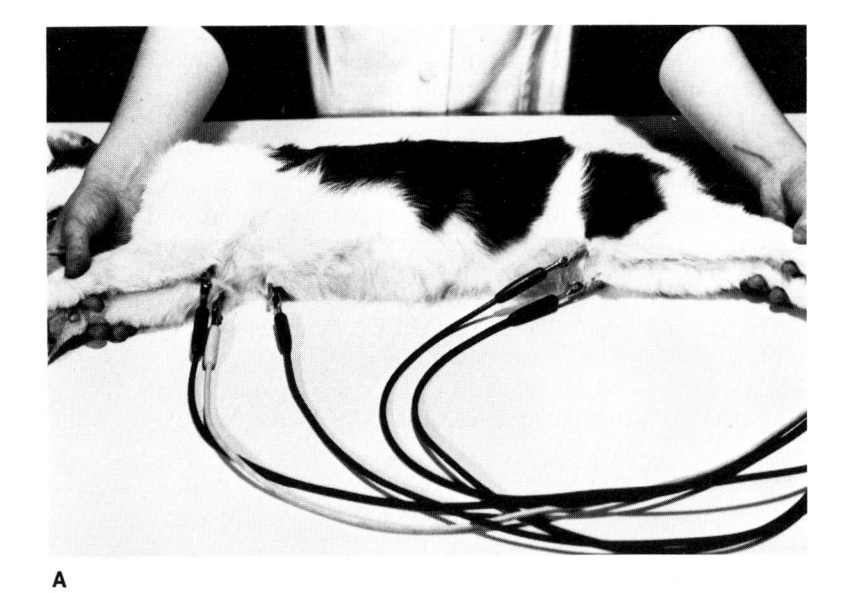

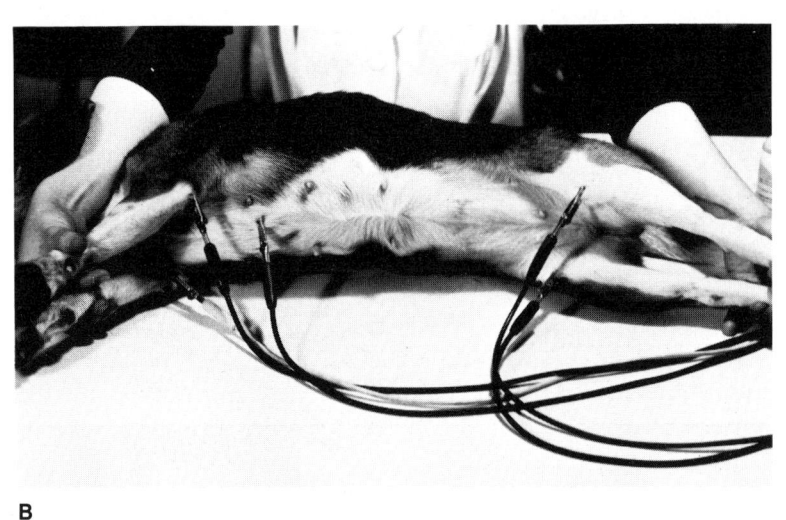

ABB. 2-15: Die einzelnen Positionen für das korrekte Anlegen der Brustwandelektroden. Die Elektroden für die Extremitätenableitungen sind bereits angelegt.
A: CV_5R (rV_2): 5. ICR rechts sternumnah.
B: CV_6U (V_2): 6. ICR links sternumnah.
C: CV_6LU (V_4): 6. ICR links, am Übergang des knöchernen in den knorpeligen Rippenteil.
D: V_{10}: über dem Dornfortsatz des 7. Brustwirbels.

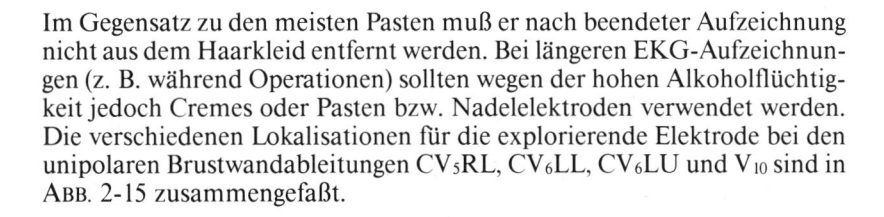

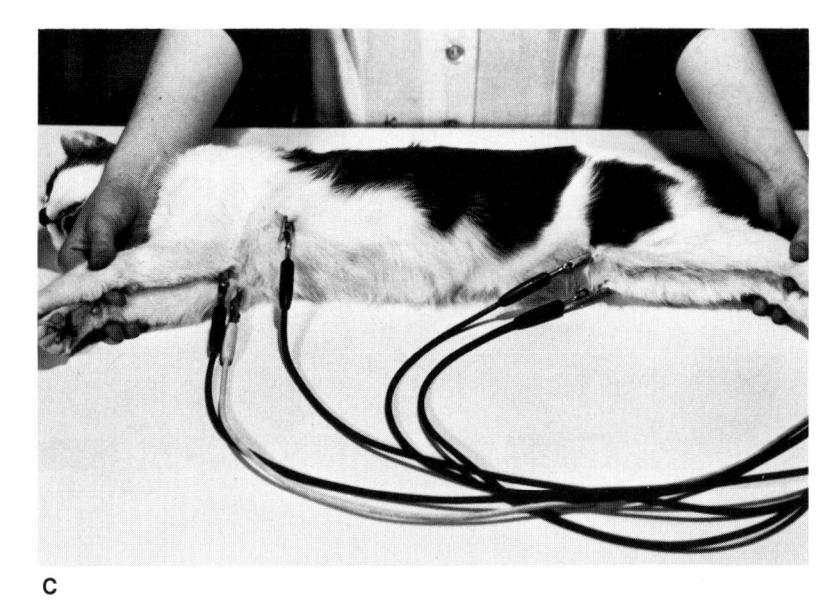

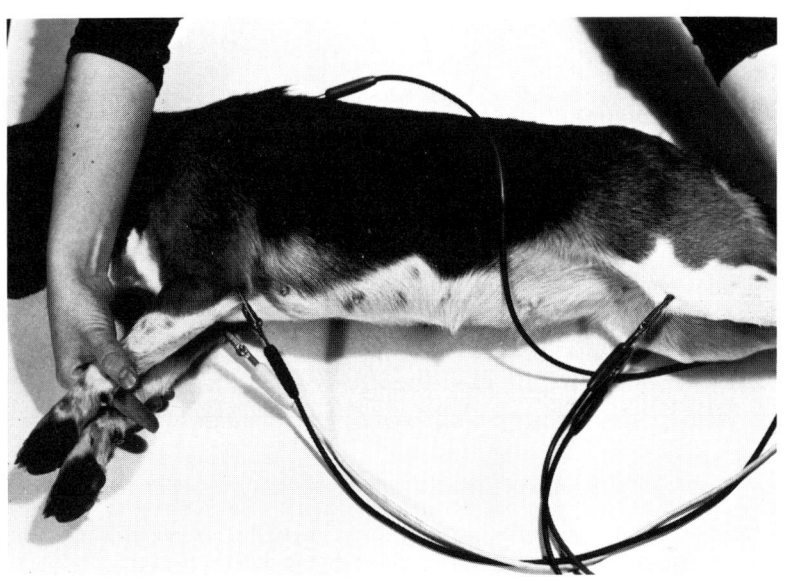

Im Gegensatz zu den meisten Pasten muß er nach beendeter Aufzeichnung nicht aus dem Haarkleid entfernt werden. Bei längeren EKG-Aufzeichnungen (z. B. während Operationen) sollten wegen der hohen Alkoholflüchtigkeit jedoch Cremes oder Pasten bzw. Nadelelektroden verwendet werden. Die verschiedenen Lokalisationen für die explorierende Elektrode bei den unipolaren Brustwandableitungen CV_5RL, CV_6LL, CV_6LU und V_{10} sind in ABB. 2-15 zusammengefaßt.

Durchführung der EKG-Aufzeichnung

Um die Belastung für das Tier so gering wie möglich zu halten und exzitationsbedingte EKG-Beeinflussungen zu vermeiden, sollte das EKG baldmöglichst nach sachgemäßer Lagerung des Tieres und Befestigung der Elektroden aufgezeichnet werden. Im Sinne einer einheitlichen Systematik wird folgende Vorgehensweise empfohlen:

1. Anschalten des Gerätes. Neuere Transistorgeräte sind sofort betriebsbereit; ältere Röhrengeräte benötigen eine längere Vorwärmzeit und müssen daher rechtzeitig angeschaltet werden.
2. Mit Hilfe des Positionsschalters wird der Schreiber auf die Mitte des EKG-Streifens gestellt. Während der Aufzeichnung sollte die Zentrierung des Schreibers, wie in ABB. 2-7 dargestellt, mit einer Hand kontrolliert werden. Der Verstärkungsschalter sollte sich in Grundstellung (Position 1) befinden.
3. Der Papiervorschub wird zunächst auf 25 mm/Sek. eingestellt.
4. Um die EKG-Ausschläge messen zu können, wird die 1-mV-Eichtaste mehrfach betätigt.
5. Jetzt wird der Papiervorschub auf die Arbeitsgeschwindigkeit von 50 mm/Sek. gestellt.
6. Aufzeichnung der EKG-Ableitungen mit einem Einkanalgerät
   a) Der Wahlschalter steht zunächst in Position I, bis mindestens drei bis vier gute Komplexe aufgezeichnet sind.
   b) Ohne die Aufzeichnung zu unterbrechen, wird auf Position II umgestellt, und in dieser Ableitung werden ebenfalls drei bis vier gute Komplexe registriert.
   c) In gleicher Weise wird bei den Ableitungen III, aVR, aVL und aVF verfahren.
   d) Danach wird ein durchgehender, etwa 50 cm langer Streifen in Ableitung II aufgezeichnet.
   e) Falls die Brustwandableitungen registriert werden sollen, wird die Aufzeichnung an dieser Stelle unterbrochen.
   f) Zunächst wird die Elektrode zur Aufzeichnung von Ableitung CV_5RL im fünften Interkostalraum in der Nähe des Brustbeins befestigt. Dann wird der Wahlschalter auf V gestellt und der Papiervorschub eingeschaltet.
   g) In gleicher Weise wird bei den anderen V-Positionen verfahren. Bei jedem Elektrodenwechsel muß die Aufzeichnung unterbrochen werden.
   h) Abschließend wird der Wahlschalter in Position 0 oder STD gebracht und die 1-mV-Eichtaste mehrfach betätigt.
   i) Beendigung der Aufzeichnung.
   j) Ausschalten des EKG-Gerätes.
7. Nach beendeter Aufzeichnung werden die Elektroden sofort entfernt.
8. Datum und Patientennummer sowie der Name des Tierbesitzers werden auf dem EKG-Streifen vermerkt.
9. Das EKG sollte in geeigneter Weise abgeheftet werden.

Während der Aufzeichnung wird der EKG-Streifen sorgfältig beobachtet.

Zentrierung: Die Grundlinie sollte ungefähr in der Mitte des Streifens verlaufen. Es ist zweckmäßig, ihre Lage mit einer Hand am Positionsschalter ständig zu regulieren, da Bewegungen oder kräftiges Atmen des Tieres zu Schwankungen der Grundlinie führen können.

Amplitude: Gehen die QRS-Komplexe über den Rand des EKG-Streifens hinaus, muß der Verstärkungsschalter (Eichung) in Position 1/2 gestellt werden. Sind die QRS-Komplexe hingegen zu klein, lassen sie sich in Stellung 2 größer darstellen. Allerdings werden bei einer höheren Verstärkung auch die Artefakte größer. Das macht sich insbesondere bei Katzen (z. B. Muskelzittern oder Atmungsbewegung) bemerkbar. Jeder Wechsel der Verstärkung sollte mit einer 1-mV-Zacke markiert werden.

Dauer der Aufzeichnung: Wird eine EKG-Untersuchung wegen des Verdachts einer Arrhythmie durchgeführt oder ergeben sich wegen der Aufzeichnung Hinweise auf das Vorliegen einer Arrhythmie, müssen erheblich längere EKG-Streifen aufgezeichnet werden.

Polarität: Die R-Zacke sollte in Abteilung I normalerweise positiv sein. Ist dies nicht der Fall, muß überprüft werden, ob eine Verwechslung der Elektroden vorliegt. Ist die R-Zacke trotz richtiger Elektrodenplazierung überzeugend negativ, liegt sicherlich eine Abweichung von der Arrhythmie vor. Vor allem bei Katzen können negative Kammerkomplexe mit niedrigen Amplituden auch normalerweise vorkommen.

Telefonische EKG-Übermittlung

Zur telefonischen EKG-Übermittlung wird lediglich ein kleiner (10×6,5 cm), tragbarer, batteriebetriebener Transistorverstärker benötigt, der die elektrischen EKG-Signale in akustische Signale umsetzt, die dann über das Telefon an einen EKG-Empfänger weitergegeben werden können (ABB. 2-16). Die Vorbereitung zur EKG-Aufzeichnung ist die gleiche wie bei einer normalen EKG-Aufzeichnung. Das Tier wird in die rechte Seitenlage gebracht, und die Elektroden werden, wie in ABB. 2-14 dargestellt, befestigt. Da der EKG-Transmitter jedoch nur über einen Kanal verfügt, können jeweils nur zwei Elektroden zur Registrierung einer Ableitung angebracht werden. Der telefonische Kontakt mit der EKG-Empfangsstation wird aufgenommen, und zunächst werden die Patientendaten und der klinische Vorbericht durchgegeben. Danach wird die Sprechmuschel des Telefonhörers auf den EKG-Transmitter gelegt und das Gerät für etwa 5 bis 10 Sekunden angeschaltet, um Ableitung I aufzuzeichnen. In gleicher Weise

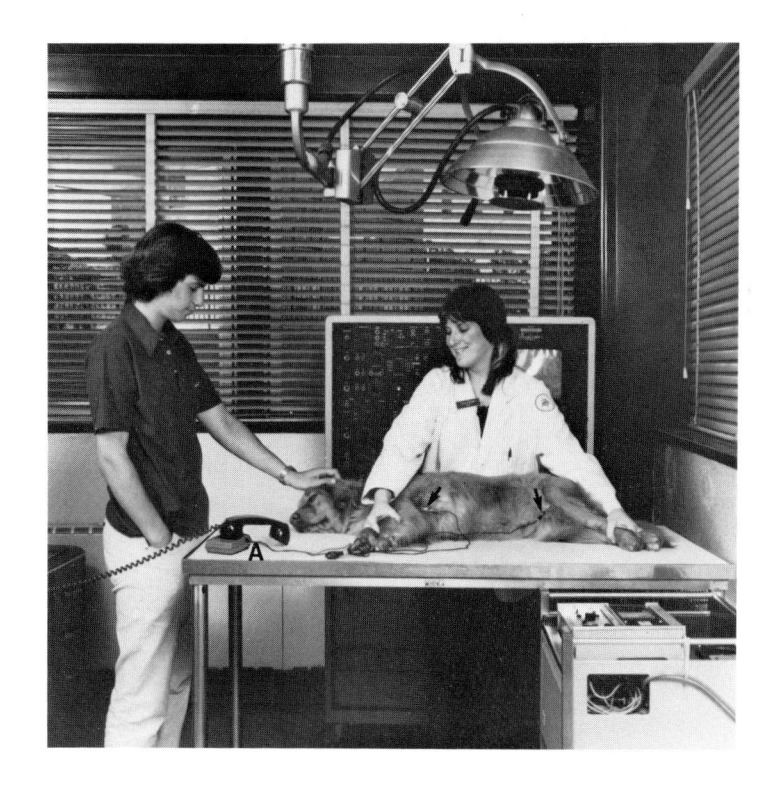

ABB. 2-16: EKG-Transmitter (A) zur Kodierung elektrischer EKG-Signale in akustische Signale, die telephonisch übermittelt werden können. Abgebildet ist die Aufzeichnung von Ableitung III; die Elektroden (Pfeile) sind an der linken Vordergliedmaße und an der linken Hintergliedmaße befestigt. (Mit Genehmigung aus: CHIERT, A., and TILLEY, L. P.: Techniques for recording an electrocardiogram. Canine Pract. 9 : 26, 1982.)

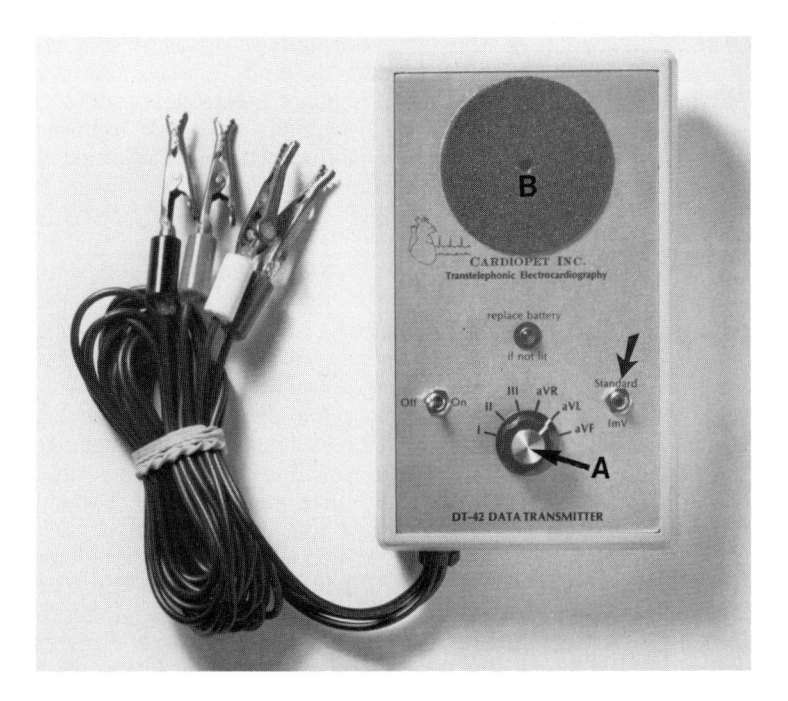

ABB. 2-17: Sechskanal-EKG-Transmitter (Vorverstärker) mit 1-mV-Eichtaste (Pfeil) und vier Elektroden. Der Wahlschalter (A) gestattet die Übermittlung aller sechs Standardableitungen, ohne die Aufzeichnung zu unterbrechen. Während der Übermittlung wird die Sprechmuschel des Telephonhörers auf den Lautsprecher des Transmitters (B) gelegt. (Mit freundlicher Genehmigung: Wolff Industries, San Marino, Calif.)

werden jeweils nach Verlegung der Elektroden zügig kurze Perioden von Ableitung II und III sowie eine 60-Sekunden-Periode von Ableitung II durchgegeben.[15, 16]

Mittlerweile ist jedoch auch ein Mehrkanal-EKG-Transmitter auf dem Markt erhältlich, bei dessen Anwendung alle vier EKG-Kabel gleichzeitig am Patienten befestigt werden können (ABB. 2-17). Die gewünschten Ableitungen werden dann über einen Wahlschalter eingestellt. Auf diese Weise können die sechs Extremitäten in kurzer Zeit nacheinander übermittelt werden, ohne die Position der Elektroden zwischendurch zu verändern. Außerdem verfügt das Gerät über eine 1-mV-Eichtaste, die vorab mehrfach betätigt wird, so daß die Amplituden der nachfolgenden EKG-Ausschläge gemessen werden können. Mit Hilfe eines Adapters ist es auch möglich, das EKG gleichzeitig an eine EKG-Empfangsstation zu übermitteln und mit dem eigenen Elektrokardiographen aufzuzeichnen.

In der EKG-Station werden die akustischen Signale, die in einem Frequenzbereich von 1200 bis 2100 Hertz liegen, wieder in EKG-Signale umgesetzt und mit dem Schreiber graphisch dargestellt (ABB. 2-18). Dann wird das EKG auf das Vorliegen von Arrhythmien oder Erregungsleitungsstörungen untersucht. Das Ergebnis der EKG-Auswertung sowie ein kurzer, repräsentativer EKG-Abschnitt werden dem behandelnden Tierarzt schriftlich zugestellt. In dringenden Fällen ist auch eine telefonische Auskunft unmittelbar im Anschluß an die EKG-Übermittlung möglich. Bereits heute läßt sich feststellen, daß die telefonische EKG-Übermittlung sich als ein Instrument exakter EKG-Auswertung bewährt hat und zur Verbreitung der EKG-Anwendung beitragen kann.[15, 17–19] Wahrscheinlich hätten sich WALLER und EINTHOVEN nicht vorstellen können, daß es in so kurzer Zeit möglich ist, eine weltweite EKG-Kommunikation zu realisieren, doch immerhin verwendete bereits EINTHOVEN den Begriff »Le Télécardiogramme«.[20]

Elektrokardiographische Monitorüberwachung

Die elektrokardiographische Überwachung mit Hilfe eines Monitors ist erforderlich, um lebensbedrohliche Arrhythmien während einer Operation

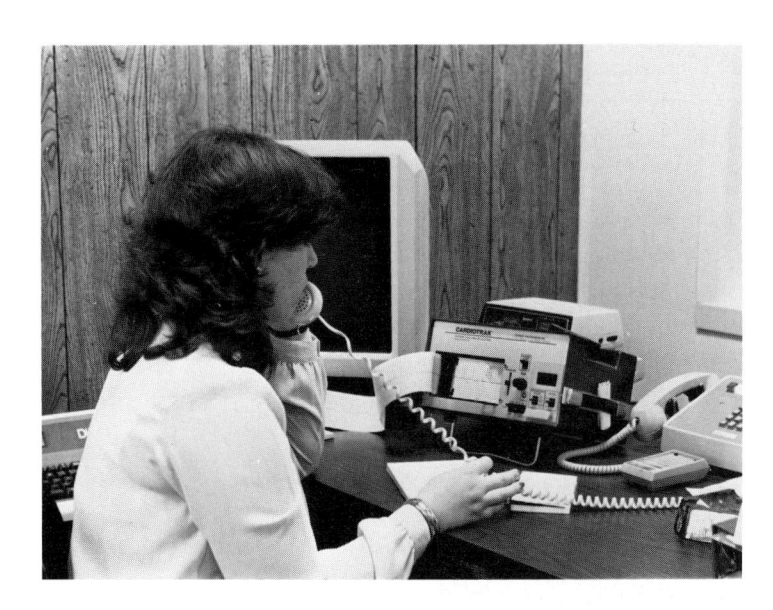

ABB. 2-18: In einem EKG-Auswertungszentrum werden die akustischen Signale in einem Demodulator wieder umgewandelt, so daß sie mittels EKG-Gerät graphisch dargestellt werden können. (Mit Genehmigung aus: CHIERT, A., and TILLEY, L. P.: Techniques for recording an electrocardiogram. Canine Pract. 9 : 26, 1982.)

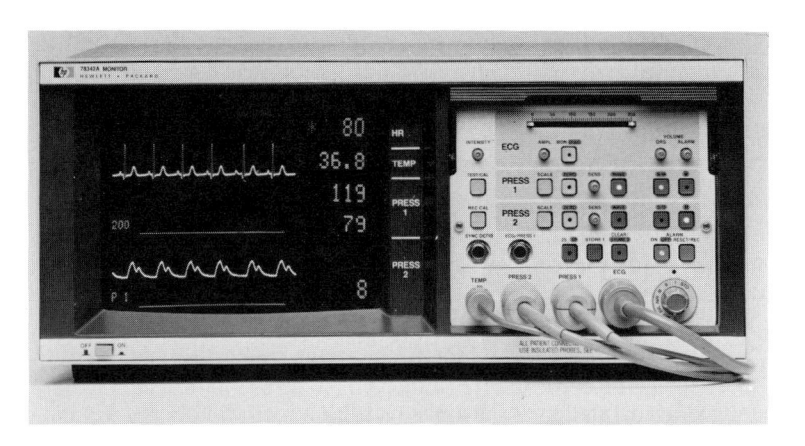

Abb. 2-19: Hewlett-Packard 78342A Mehrkanalmonitor zur simultanen Überwachung von EKG, Blutdruck und Körpertemperatur. Neben der optischen Darstellung des EKG (wahlweise 25 mm/Sek. oder 50 mm/Sek.) wird die Herzschlagfrequenz auch akustisch angezeigt, das Über- oder Unterschreiten des vorher eingestellten Frequenzbereiches löst außerdem ein akustisches Warnsignal aus. Von Vorteil ist auch der matte Bildschirm, störende Reflexe können so vermieden werden. (Mit freundlicher Genehmigung: Hewlett-Packard Co., Waltham, Mass.)

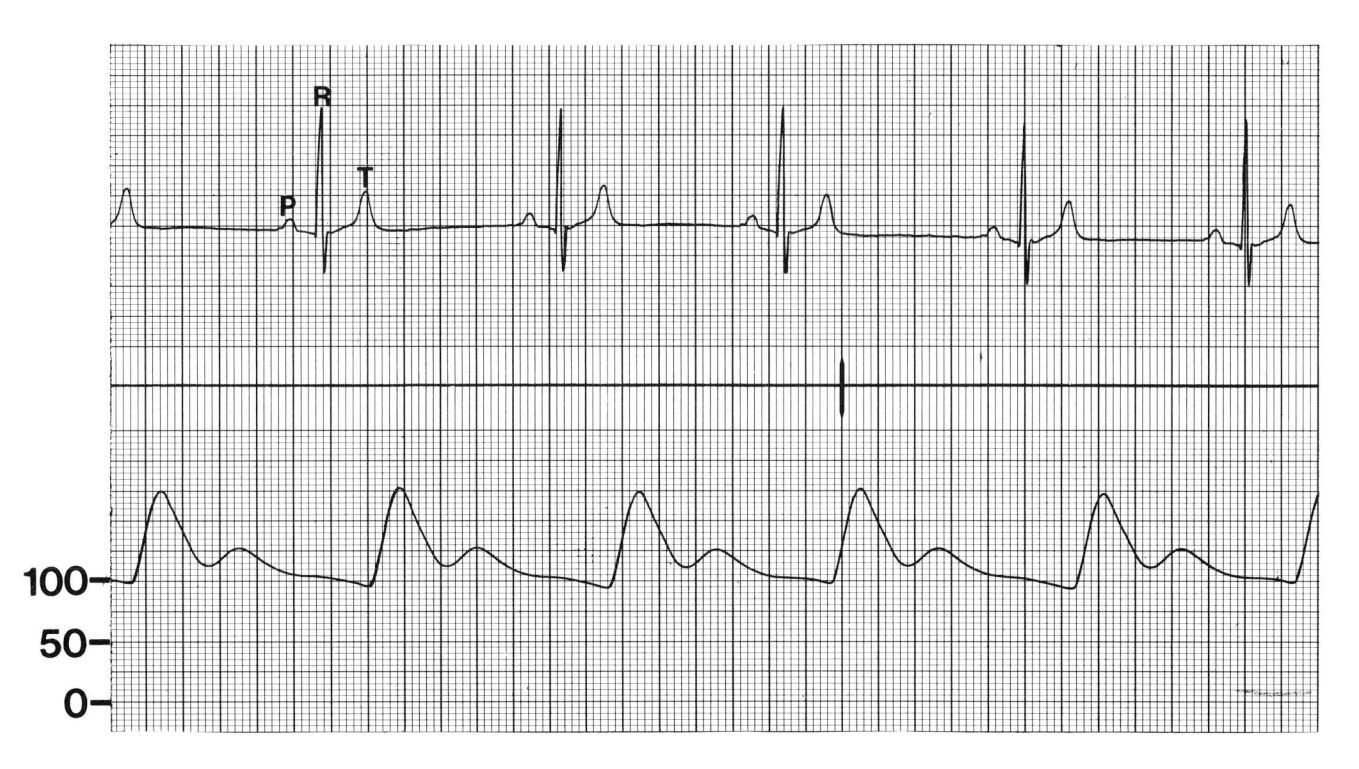

ABB. 2-20: Die Kombination eines Mehrkanal-EKG-Gerätes mit einem Monitor gestattet eine dauerhafte Überwachung des Patienten. Die obere Kurve ist Ableitung II, die untere Kurve gibt den arteriellen Femoralisblutdruck wieder; der systolische Blutdruck beträgt 175 mm Hg, der diastolische 100 mm Hg.

rechtzeitig zu bemerken, eignet sich jedoch auch zur Orientierung bei täglicher EKG-Untersuchung arrhythmienverdächtiger Patienten. Unabhängig davon sollten alle Tiere mit dem Verdacht auf einen unregelmäßigen Puls, eine Herzinsuffizienz, geringen Blutdruck oder Herzstillstand unter ständige EKG-Kontrolle gestellt werden. Die Oszilloskope, die zur EKG-Überwachung bei Operationen verwendet werden, gestatten die Darstellung des EKG in Form eines Standbildes auf einem fluoreszierenden Bildschirm (ABB. 2-19). Viele Oszilloskope verfügen darüber hinaus über einen zweiten Kanal zur Blutdruckkontrolle (ABB. 2-19). Durch Kombination von Mehrkanal-EKG-Gerät und Oszilloskop kann ein permanentes EKG aufgezeichnet werden (ABB. 2-20).

Zur kontinuierlichen EKG-Überwachung wird in der Regel nur eine Ableitung verwendet. Dazu werden drei Elektroden (eine positive, eine negative und eine zur Erdung) am Patienten befestigt. Die ableitenden Elektroden sollten so plaziert werden, daß vernünftige »lesbare« QRS-Komplexe im EKG erscheinen; dies ist in der Regel in Ableitung II der Fall. Die Lage der Elektrode zur Erdung ist nicht so entscheidend; sie sollte jedoch so weit wie möglich entfernt von den anderen beiden Elektroden befestigt werden. Auch die Lage des Patienten ist nicht so relevant, da ja in erster Linie Veränderungen des EKG in einem längeren Zeitraum festgestellt werden sollen.

Viele EKG-Monitore verfügen über eine Alarmeinrichtung, die bei einer Herzschlagfrequenz unter- oder oberhalb eingegebener Grenzwerte ein akustisches oder optisches Warnsignal gibt (ABB. 2-19). Bei der Frequenzzählung durch das EKG-Gerät werden vertikale Oszillationen, die eine bestimmte Amplitude überschreiten, als Impulse registriert. Die Empfindlichkeit des Oszilloskopen muß also gerade so eingestellt sein, daß pro Herzaktion genau ein Impuls (d. h. der hohe Ausschlag des QRS-Komplexes) gezählt wird. Bei zu geringer Verstärkung werden einige QRS-Komplexe nicht registriert, und die angegebene Frequenz ist geringer als die tatsächliche.

Führen einer EKG-Kartei

Nach beendeter Auswertung sollte das EKG sachgemäß abgeheftet und gelagert werden, um es geschützt zu archivieren und bei Bedarf (Nachfragen, Statistik) verfügbar zu haben. Das Archivierungssystem sollte es gestatten, Serienaufzeichnungen und verschiedene Ableitungen zu vergleichen. Dazu eignen sich folgende Systeme:
1. Das EKG kann in genügend großen (40 × 10 cm, ABB. 2-21) Karteimappen gelagert werden, die in entsprechende Kästen oder Schubladen einsortiert werden können (ABB. 2-22).
2. Der EKG-Streifen wird in kürzere Segmente zerteilt und auf ein DIN-A4-Blatt geklebt, das sich zur Einordnung in jeden Ordner eignet. Entsprechende Vordrucke sind bei den meisten EKG-Herstellern erhältlich.

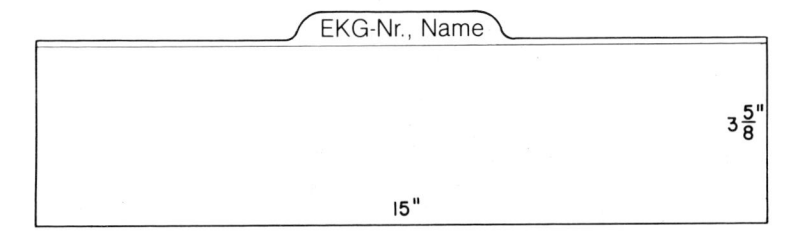

ABB. 2-21: EKG-Ordner zum Aufbewahren von Elektrokardiogrammen in einem Karteischrank, siehe ABB. 2-22 (in Deutschland gibt es verschiedene andere Systeme zum Aufbewahren und Ordnen von EKG).

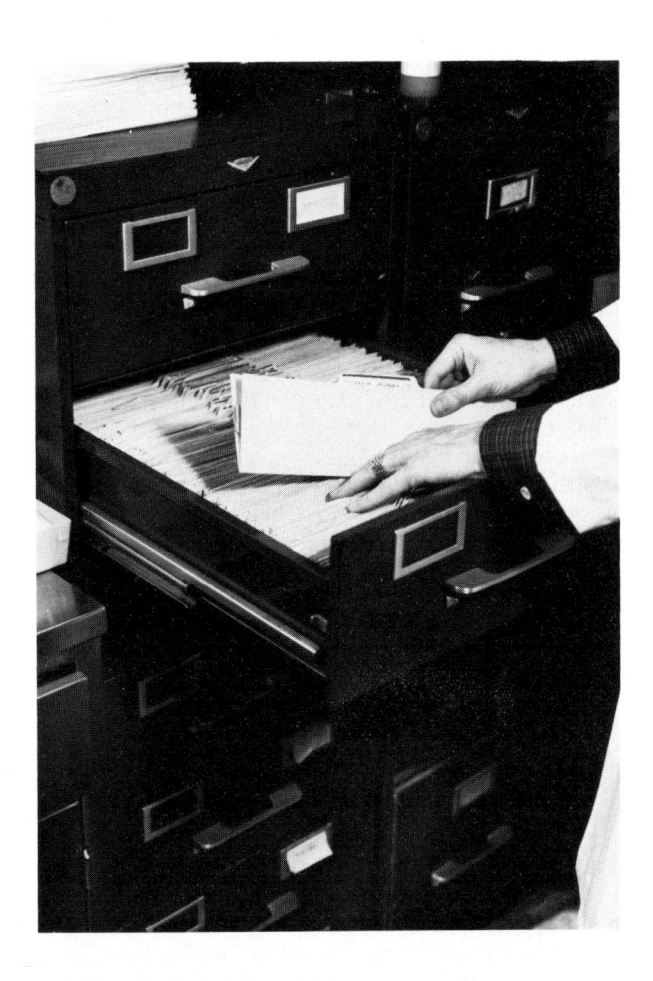

ABB. 2-22: Karteischrank zur Einsortierung der EKG-Mappen. Die EKG sind nach Patientennummern und Namen der Tierbesitzer geordnet.

Häufige Artefakte und ihre Beseitigung

Da ein EKG das mechanische Äquivalent eines elektrischen Vorgangs ist, können eine ganze Reihe von technischen und elektrischen Störfaktoren die Aufzeichnung beeinflussen. Solche störenden EKG-Ausschläge werden Artefakte genannt. Sie überlagern die normalen Ausschläge und erschweren die EKG-Auswertung. Bisweilen können sie auch irrtümlich mit arrhythmiebedingten EKG-Veränderungen verwechselt werden.

Elektrische Interferenz

Elektrische Interferenz, auch Wechselstromartefakt genannt, macht sich in Form von 60 (in Deutschland 50) kleinen Zacken pro Sekunde im EKG bemerkbar (ABB. 2-24 und 2-25). Das kann insbesondere bei Elektrokardiogrammen mit kleinen Ausschlägen (Katzen) eine Auswertung unmöglich machen, so daß die Ursache der Artefakte ermittelt und beseitigt werden muß. Dazu eignet sich folgende systematische Fehlersuche:

1. Zunächst ist die Erdung des Elektrokardiographen zu überprüfen. Ist die Erdung über die Steckdose sichergestellt, wird das EKG automatisch geerdet, da wechselnde Ströme vom Tier ständig über die Erdungselektrode an der rechten Hintergliedmaße abgeleitet werden. Sollte das Stromkabel des EKG-Gerätes sehr alt sein, ist es gegen ein neues dreiadriges Kabel auszutauschen. Ist dieses aus irgendeinem Grunde nicht möglich, kann das Gerät auch über ein Hilfskabel vom Gehäuse in ein Wassergefäß oder an die Heizung geerdet werden.

2. Danach wird der Sitz der Elektroden am Patienten überprüft. Die Klemmen sollten so angebracht sein, daß sie nicht nur an einem Hautzipfel hängen, sondern möglichst Kontakt zur Muskulatur haben. Es sollte nicht zuviel Alkohol als Kontaktmittel verwendet werden.

3. Die Klemmen müssen sauber sein und ordnungsgemäß an die Kabel angeschlossen werden. Falls erforderlich, sollten die Kontaktflächen angeschliffen werden. Die Klemmen müssen einheitlich sein, d. h. verschiedene Metallegierungen sind unter allen Umständen zu vermeiden.

4. Da die elektrische Interferenz auch durch andere Geräte verursacht werden kann, sollten unter Umständen die Stecker aller elektrischen Geräte im selben Raum herausgezogen werden. Fluoreszierendes Licht sollte ausgeschaltet werden.

5. Die Gliedmaßen des Patienten dürfen einander nicht berühren, damit die Elektroden auf keinen Fall Kontakt miteinander haben.

6. Die das Tier fixierende Hilfsperson darf die Elektroden nicht berühren.

7. Liegt das Tier auf einem Metalltisch, muß auch dieser geerdet werden. Ist sichergestellt, daß das Tier an keiner Stelle den Tisch berührt, kann alternativ auch eine Gummimatte verwendet werden.

8. Keines der Kabel (einschließlich des Stromkabels) darf Kontakt zum Tisch haben.

9. Der Tisch sollte nicht in der Nähe von Wänden, in denen Stromkabel verlaufen, stehen. Unter Umständen kann es erforderlich sein, die EKG-Aufzeichnung in einem anderen Raum durchzuführen. Allerdings können auch dort Geräte sein, die zur elektrischen Interferenz führen. Konnten die Artefakte trotz all dieser Maßnahmen nicht beseitigt werden, sollte der Herstellerservice konsultiert werden.

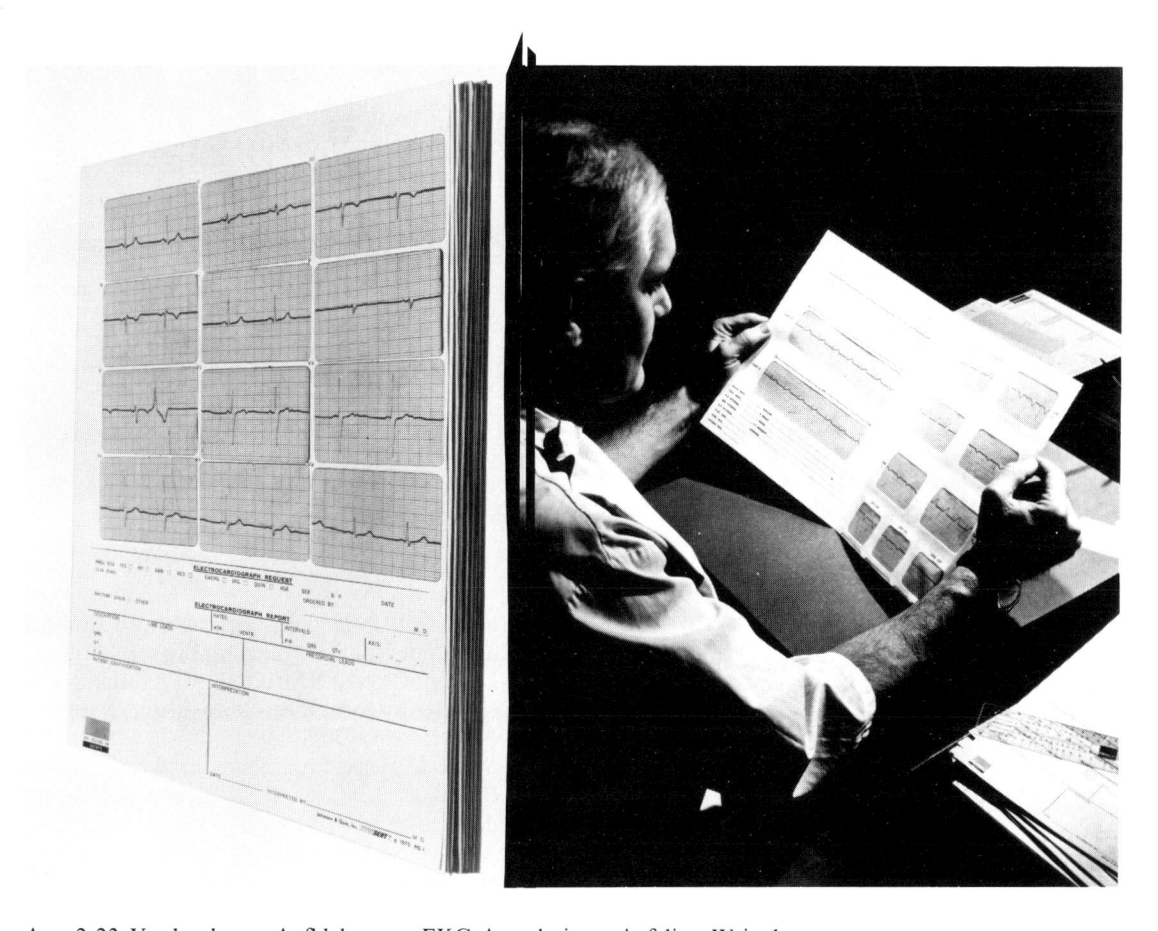

ABB. 2-23: Vordruck zum Aufkleben von EKG-Ausschnitten. Auf diese Weise lassen sich EKG, Auswertung, Anamnese und Ergebnisse der klinischen Untersuchung synoptisch in übersichtlicher Weise zusammenfassen. Das DIN-A4-Format eignet sich als Standardmaß zum Photokopieren und zum Abheften in Ordnern. (Mit freundlicher Genehmigung: Burdick Corp., Milton, Wis.; ähnliche Systeme sind in Europa handelsüblich.)

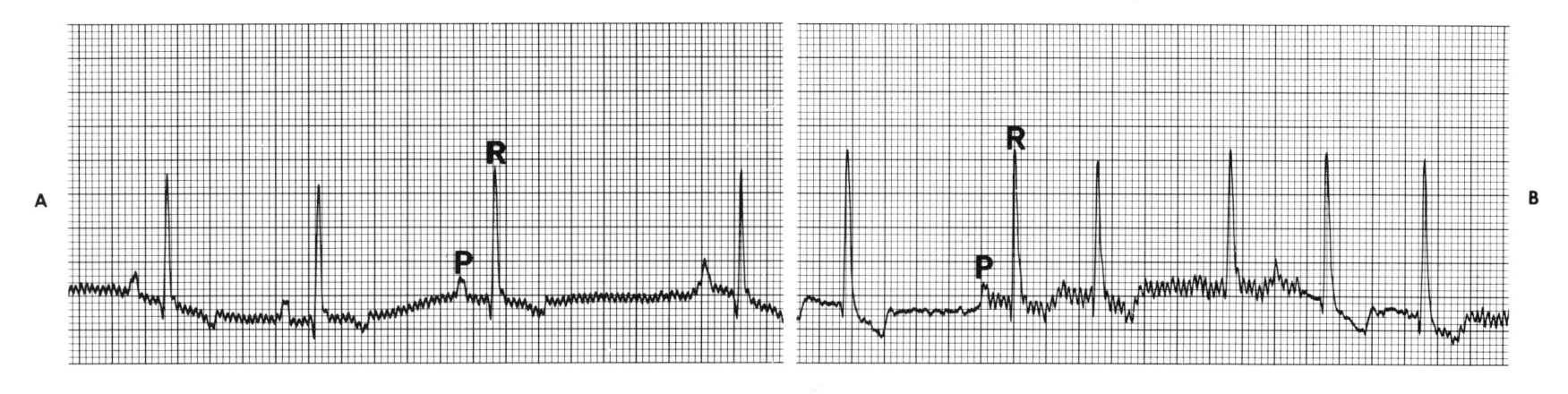

ABB. 2-24: A: Artefakt. Wechselstromverzitterung in einem Hunde-EKG (Abl. II) infolge mangelhafter Erdung des EKG-Gerätes. B: Artefakt infolge kurzzeitiger Berührung der Elektroden durch die Hilfsperson.

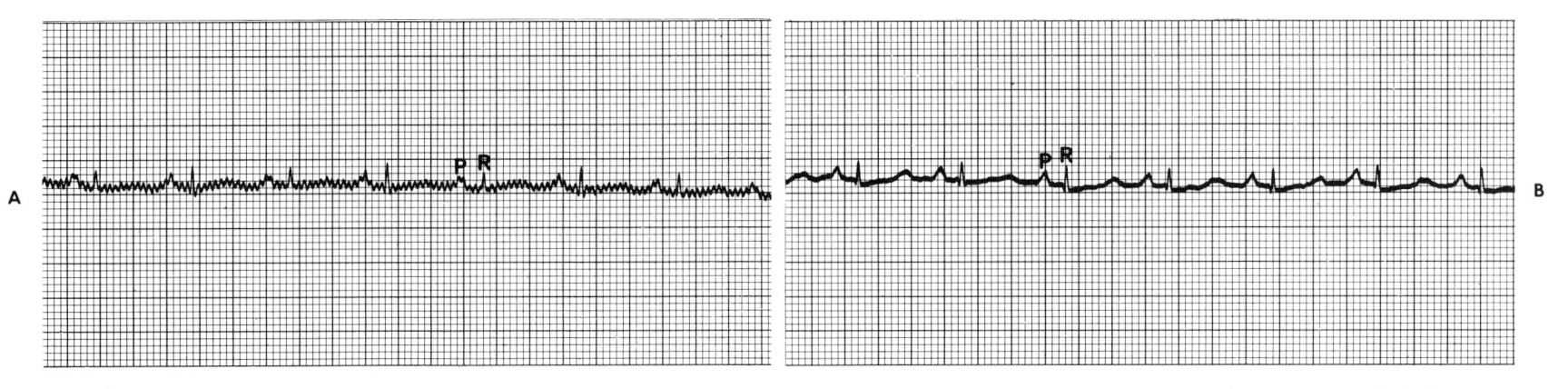

ABB. 2-25: A: EKG einer Katze, bei der die Elektroden nicht genügend angefeuchtet und/oder die Klemmen unzureichend an der Haut befestigt waren. B: Aufzeichnung nach erneuter Befestigung der Elektroden an der Haut (nicht nur an den Haaren) und Anfeuchtung mit Alkohol.

Muskelzittern

Muskel- und/oder Körperbewegungen des Tieres können ebenfalls zu Artefakten führen, die sich als rasches, aber unregelmäßiges Zittern der Grundlinie darstellen (ABB. 2-26). Je größer die Bewegungen, desto größer ist auch die Amplitude der Artefakte. Insbesondere das Schnurren von Katzen macht sich häufig als störendes Artefakt bemerkbar. Zur Beseitigung kommen folgende Maßnahmen in Frage:

1. Das Tier sollte sich in einer möglichst wenig belastenden Körperlage befinden. Eventuell ist die aufrechte Haltung der rechten Seitenlage vorzuziehen. Der Tisch sollte groß genug sein, damit die Gliedmaßen ausreichend fixiert werden können.
2. Zeigt das Tier Anzeichen von Nervosität oder Exzitation, sollte zunächst versucht werden, es zu beruhigen. Dazu kann insbesondere die Gegenwart des Tierbesitzers am Kopfende beitragen.
3. Eine leichte Sedation des Patienten führt natürlich am zuverlässigsten zur Beruhigung, doch muß dann immer an die daraus resultierenden möglichen Veränderungen des EKG gedacht werden. Neuroleptika können die Frequenz und den Rhythmus des Herzens beeinflussen.
4. Bei schnurrenden Katzen ist eine Kombination aus Geduld, Streichen über den Kehlkopf und mäßigem Anblasen häufig recht erfolgreich.
5. Der Sitz der Elektroden sollte überprüft werden. Insbesondere bei Hunden mit dünner Haut führen kneifend angebrachte Klemmen zu Abwehrreaktionen.
6. Muskelzittern kann meist durch mäßigen Druck mit einer Hand auf den Brustkorb verringert werden.
7. Auch durch Reduzierung der Verstärkung (Position 1/2) werden die Artefakte kleiner, und das so entstehende EKG ist eventuell besser auszuwerten.

Schwankungen der Grundlinie

Veränderungen des Widerstands zwischen Elektroden und Haut des Patienten führen zu Auf- und Abbewegungen der Grundlinie. Vor allem die Atmungsbewegungen äußern sich in sinusförmigen Schwankungen der Grundlinie (ABB. 2-27). Am deutlichsten werden die atmungsbedingten Artefakte in den präkordialen Brustwandableitungen. Auch Husten und

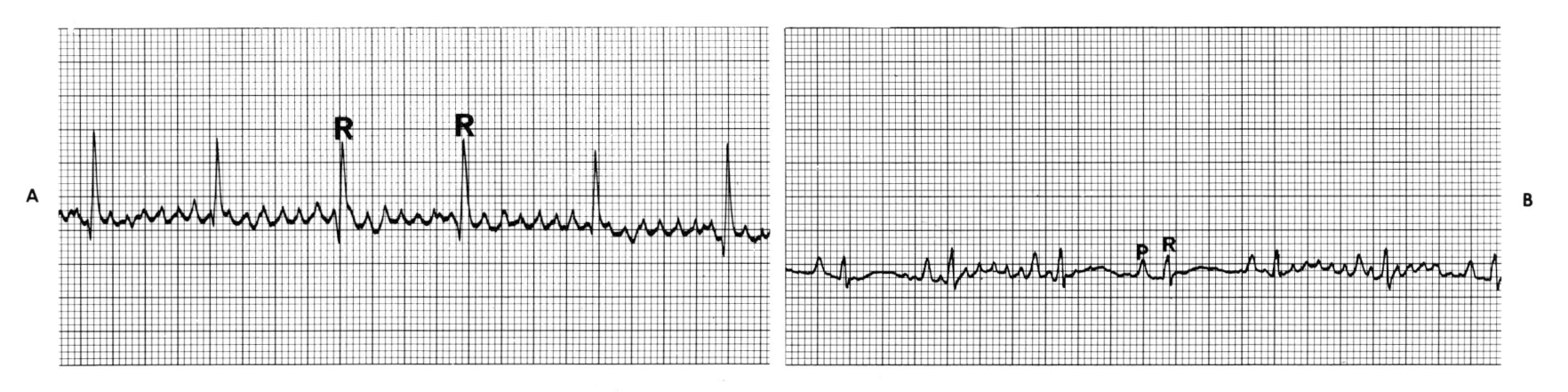

ABB. 2-26: Artefakte infolge Muskelzitterns. A: EKG von einem nervösen, zitternden Hund. Die schnellen, unregelmäßigen Schwingungen der Grundlinie täuschen eine ektope Vorhofaktivität vor. Die sinusalen P-Wellen können zwischen den Artefakten nicht mehr ausgemacht werden. B: EKG von einer Katze, die wiederholt schnurrte.

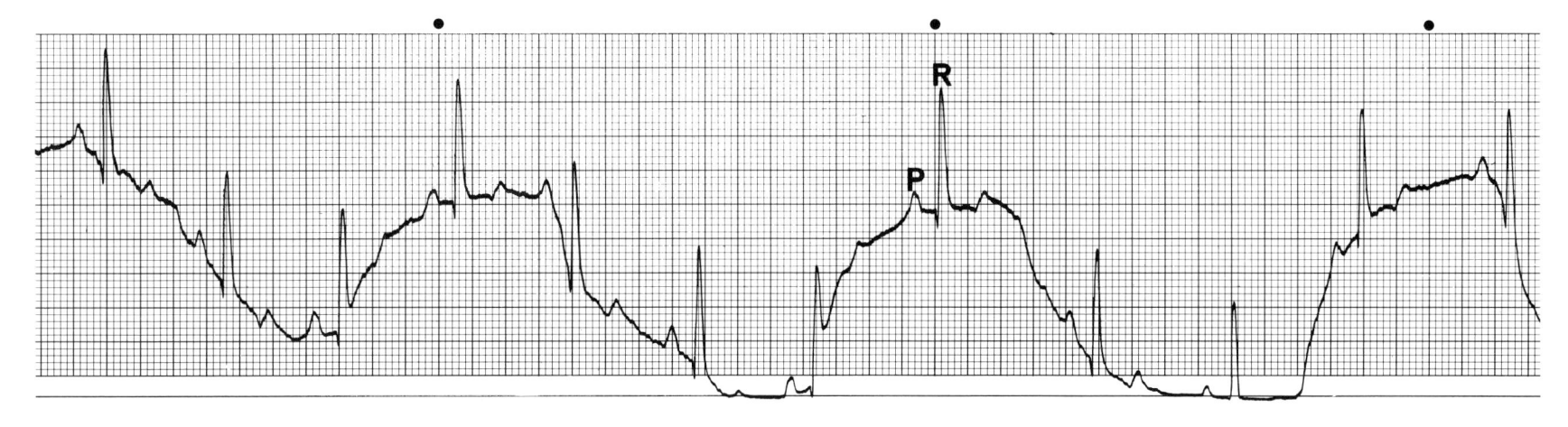

ABB. 2-27: Wandernde Grundlinie. Atembewegungen des Hundes bewegen die Elektroden bei jedem Atemzug. Das Auf und Ab der Grundlinie entspricht den Atemphasen.

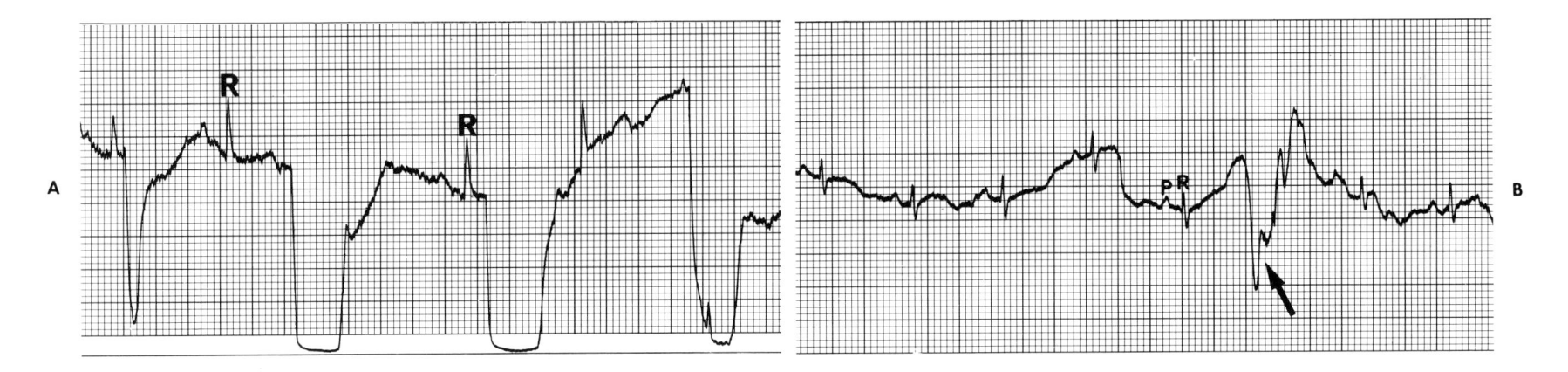

ABB. 2-28: A: Diese wiederholten plötzlichen Ablenkungen der Grundlinie wurden durch Bewegungen oder Hustenanfälle der Katze hervorgerufen. B: Das Auf und Ab der Grundlinie dieses EKG entstand durch Atembewegungen der Katze. Der große Artefakt (Pfeil), hervorgerufen durch eine plötzliche Beinbewegung der Katze, ist leicht mit einer ventrikulären Extrasystole zu verwechseln.

Keuchen können eine plötzliche Schwankung der Grundlinie verursachen (ABB. 2-28). Zur Beseitigung der Artefakte sind folgende Maßnahmen geeignet:
1. Das Tier sollte sich in einer möglichst wenig belastenden Körperlage befinden. Insbesondere bei Patienten mit Herzinsuffizienz sollte die Ruheposition zur EKG-Aufzeichnung gewählt werden und nicht auf der möglicherweise belastenden rechten Seitenlage bestanden werden. In solchen Fällen ist in erster Linie die Beurteilung der Herzschlagfrequenz und des Herzrhythmus von Interesse. Diese Befunde sind jedoch unabhängig von der Lage des Patienten zu erheben.
2. Zur Ausschaltung der Atmungsbewegungen kann der Fang des Tieres für drei bis vier Sekunden geschlossen werden. Diese Zeit reicht aus, um ein kurzes, lesbares EKG-Segment einer Ableitung aufzuzeichnen.

Undeutliche Grundlinie

Bei einer undeutlichen Grundlinie ist es schwierig, die P-QRS-T-Komplexe auszumessen. Das gilt insbesondere für hohe Ausschläge, also beispielsweise für die R-Zacken (ABB. 2-29). Folgende Maßnahmen können Abhilfe schaffen:
1. Die Temperatur des Schreibers wird erhöht.
2. Ist der Schreiber verschmutzt, muß das an der Schreiberspitze angesammelte Plastikmaterial abgebrannt werden. Dies ist durch kurzes Einschalten des Gerätes bei entferntem EKG-Papier möglich.
3. Die Schreiberhalterung sollte vom Hersteller überprüft werden. Unter Umständen ist es empfehlenswert, den Schreiber auszuwechseln; allerdings sollte man nicht versuchen, eine undeutliche Grundlinie mit einem breiteren Schreiber zu kompensieren (ABB. 2-30).

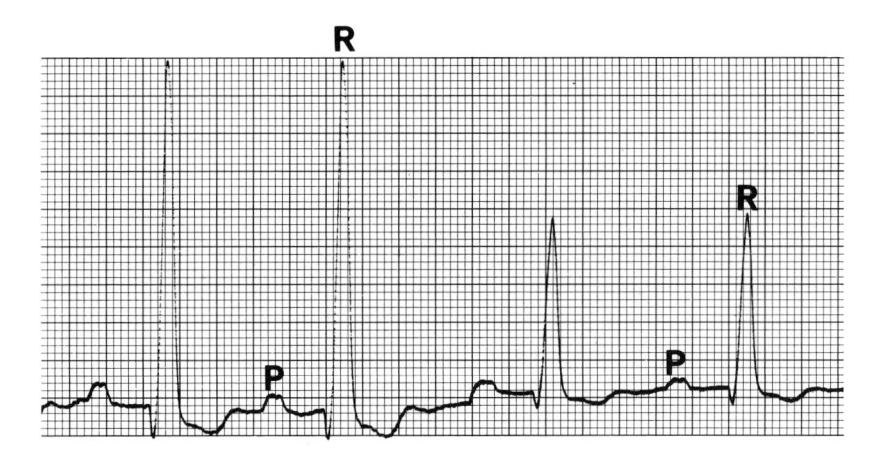

ABB. 2-29: Hohe Amplituden erzeugen häufig schlecht zu bestimmende P-QRS-T-Ausschläge. Durch Verkleinerung der Amplitude (Verstärkungsschalter auf ½) sind die Kammerkomplexe in der rechten Hälfte der Registrierung leicht zu erkennen. Um diesen Wechsel der Amplitude anzuzeigen, sollte vorher die Eichtaste gedrückt werden.

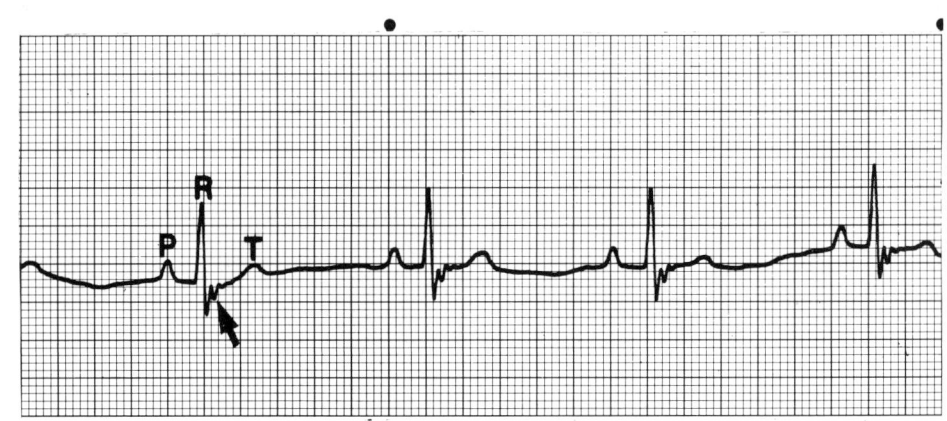

ABB. 2-32: Über das Telefon übermitteltes EKG eines gesunden Hundes. Auf Grund schlechter Wiedergabe der niederfrequenten EKG-Anteile über den Transmitter ist die ST-Strecke gezackt und abgesenkt (Pfeil). Dies hat zwar keinen Einfluß auf die genaue Auswertung von Herzrhythmusstörungen, eine genaue Bestimmung der ST-Streckensenkung oder des QRS-Intervalls gestaltet sich allerdings schwierig, da der J-Punkt (Ende der Kammerdepolarisation) kaum auszumachen ist.

Nichtfrequenzgetreue Wiedergabe

Die Qualität und Genauigkeit der EKG-Ausschläge ist von der frequenzgetreuen Wiedergabe der Eingangssignale abhängig. Bei den Eingangssignalen handelt es sich um hochfrequente (QRS-Komplexe und kerbenähnliche Ausschläge) und niederfrequente (P-Welle, ST-Strecke und T-Welle) Signale. Sie sind jedoch sehr schwach und müssen im Elektrokardiographen verstärkt werden. Daraus resultiert das Postulat, daß hochfrequente Signale genauso verstärkt werden müssen wie niederfrequente. Ein Gerät mit einer unzureichenden Wiedergabe im hochfrequenten Bereich wird die QRS-Komplexe verzerrt abbilden. Die QRS-Komplexe werden kleiner, und Kerbungen im EKG können vollständig unterdrückt werden (ABB. 2-31). Ungenaue Wiedergabe im niederfrequenten Bereich führt zu Verzerrungen im Bereich der ST-Strecke (ABB. 2-32), der P-Welle und der T-Welle.[15, 21, 22]

Die Standards der American Heart Association erfordern eine wirklichkeitsgetreue Darstellung in einem Frequenzbereich von 0,05 bis 100 Hertz. Jedes EKG-Gerät sollte auf eine frequenzgetreue Wiedergabe in diesem Bereich überprüft werden.[7] Bei Transmittern zur telefonischen Übertragung ist im allgemeinen ein unterer Grenzwert von 0,17 Hertz zur Untersuchung auf das Vorliegen von Herzarrhythmien ausreichend. Geringfügige Verzerrungen der ST-Strecke können bei der Reduzierung des Standards auf diesen Wert jedoch eintreten.

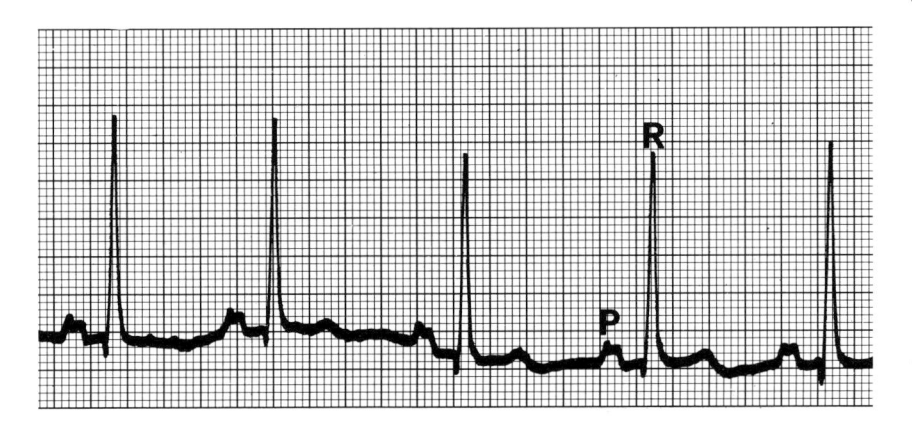

ABB. 2-30: Die dicke Grundlinie dieses Hunde-EKG erschwert die genaue Messung der P-QRS-T-Ausschläge. Die Schreibertemperatur sollte gesenkt werden.

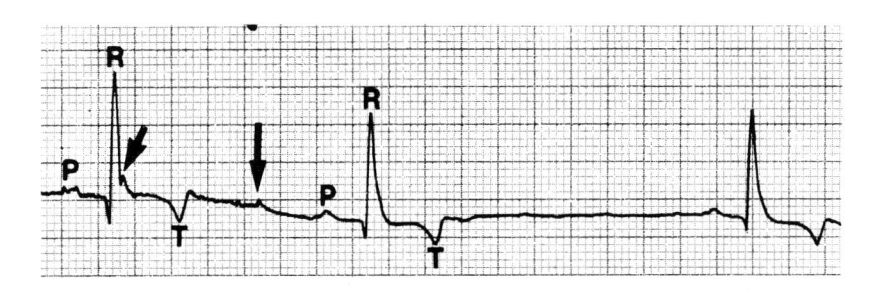

ABB. 2-31: EKG-Registrierung vor und nach dem Einschalten verschiedener Frequenzbereiche (500 Hz und 70 Hz). Der große Pfeil kennzeichnet das Zuschalten des Filters. Beachte die Kerbung am Ende des QRS-Komplexes (kleiner Pfeil) und die verzerrte P-Welle vor der Zuschaltung des Filters. Anschließend ist der QRS-Komplex kleiner, und auch die Kerbung ist nicht mehr sichtbar. Dies verdeutlicht, daß in der gefilterten EKG-Registrierung hochfrequente Signale verlorengehen. (Mit freundlicher Genehmigung: Dr. C. KVART, Veterinärmedizinische Fakultät der Universität Uppsala, Schweden.)

Literatur

1. Lewis, T.: *Clinical Disorders of the Heart Beat.* London, Shaw, 1912.
2. Bolton, G.R.: *Handbook of Canine Electrocardiography.* Philadelphia, W.B. Saunders, 1975.
3. Tilley, L.P., and Gompf, R.E.: Feline electrocardiography. Vet. Clin. North Am., 7:257, 1977.
4. Riseman, J.E.: *A Guide to Electrocardiographic Interpretation.* 5th Ed. New York, Macmillan, 1968.
5. Rubin, G.J.: Applications of electrocardiography in canine medicine. J. Am. Vet. Med. Assoc., 153:17, 1968.
6. Tilley, L.P.: *Basic Canine Electrocardiography.* Milton, Wis., The Burdick Corp., 1978.
7. Pipberger, H.V., et al.: Recommendations for standardization of leads and of specifications for instruments in electrocardiography and vectorcardiography. Report of the Committee on Electrocardiography, American Heart Association. Circulation, 52:11, 1975.
8. Almasi, J.J., Schmitt, O.H., and Jankus, E.F.: Electrical characteristics of commonly used canine ECG electrodes. Proceedings of the Twenty-third Annual Conference on Engineering in Medicine and Biology, Washington, D.C., 1970.
9. Hahn, A.W., Hamlin, R.L., and Patterson, D.F.: Standards for canine electrocardiography. Academy of Veterinary Cardiology Committee Report, 1977.
10. Hill, J.D.: The significance of foreleg position in the interpretation of electrocardiograms and vectorcardiograms from research animals. Am. Heart J., 75:518, 1968.
11. Muenster, J.J., Rosenburg, M.S., Carleton, R.H., and Graettinger, J.S.: Comparison between diazepam and sodium thiopental during DC countershock. JAMA, 10:168, 1967.
12. Muir, W.W., Werner, L.L., and Hamlin, R.L.: Antiarrhythmic effects of diazepam during coronary artery occlusion in dogs. Am. J. Vet. Res., 36:1203, 1975.
13. Smith, R.D., and Pettway, C.E.: Absence of sensitization to epinephrine-induced cardiac arrhythmia and fibrillation in dogs and cats anesthetized with CI744. Am. J. Vet. Res., 36:695, 1975.
14. Stanley, V., Hunt, J., Willis, K.W., and Stephen, C.R.: Cardiovascular and respiratory function with CI-581. Anesthes. Analg., 47:760, 1968.
15. Tilley, L.P.: Transtelephonic analysis of cardiac arrhythmias in the dog; diagnostic accuracy. Vet. Clin. North Am., 13:395, 1983.
16. Chiert, A., Tilley, L.P., and Cohen, R.B.: Techniques for recording an electrocardiogram. Canine Pract., 9:19, 1982.
17. Capone, R.J., Grodman, R.S., and Most, A.S.: Transtelephonic surveillance of cardiac arrhythmias. J. Cardiovasc. Med., 6:57, 1981.
18. Carp, C.: Transtelephonic diagnosis of transient arrhythmias, a new practical method. Med. Interne, 17:393, 1979.
19. Hasin, J., David, D., and Rogel, S.: Diagnostic and therapeutic assessment by telephone electrocardiographic monitoring of ambulatory patients. Br. Med. J., 2:612, 1976.
20. Burch, G.E., and DePasquale, N.P.: *A History of Electrocardiography.* Chicago, Year Book Medical Publishers, 1964.
21. Berson, A.S., and Pipberger, H.V.: The low frequency response of electrocardiographs, a frequent source of recording errors. Am. Heart J., 71:779, 1966.
22. Berson, A.S., et al.: Distortions in infant electrocardiograms caused by inadequate high-frequency response. Am. Heart J., 93:730, 1977.

3 Einführung in das Elektrokardiogramm

*Was du oder ich denkst ist nicht wichtig.
Wichtig ist die Wahrheit.**

WILLEM EINTHOVEN (1860–1927)

Mit dem Streben nach der »elektrokardiographischen Wahrheit« betont EINTHOVEN im wesentlichen die Tatsache, daß der Auswertung eines EKG stets eine systematische Einarbeitung in die elektrokardiographischen Prinzipien vorausgehen soll, um ausgeprägte Abweichungen in der Interpretation zu vermeiden. Selbst bei systematischer Vorgehensweise sind unterschiedliche Beurteilungen eines EKG möglich — und zwar nicht nur bei verschiedenen Untersuchern, sondern auch bei ein und demselben Kliniker bei aufeinanderfolgenden Auswertungen.[2] Die Interpretation des Elektrokardiogramms ist der wichtigste, aber auch schwierigste Aspekt der Elektrokardiographie.

Der Kliniker sollte sich der möglichen Ungenauigkeiten eines EKG immer bewußt sein. Um das EKG als nützliches Hilfsmittel für die klinische Diagnostik voll ausnutzen zu können, müssen drei Voraussetzungen beachtet werden:[3, 4]

1. Im allgemeinen wird das EKG am besten von dem behandelnden Kliniker ausgewertet. Wird das EKG von einer anderen Person beurteilt, sollte dies in konsiliarischer Funktion, ähnlich wie z. B. bei einem Röntgenologen, geschehen. Vor der ersten Auswertung sollte der Kliniker diesen beratenden Fachtierarzt über das klinische Bild informieren.

2. Da die EKG-Kurve nur die Summe der durch die Aktionspotentiale des Herzens erzeugten elektrischen Aktivität repräsentiert, sind Schlußfolgerungen, die auf elektrokardiographischen Befunden basieren, hinsichtlich anatomischer oder pathophysiologischer Veränderungen nicht immer vollständig richtig. Der Kliniker sollte sich im klaren sein, daß die Auswertung nicht in jedem Falle zu einer eindeutigen Diagnose führt, sondern in der Regel lediglich auf einen Zustand hinweist, der mit Hilfe des EKG am genauesten abgeschätzt werden kann.

3. Der Kliniker muß sich auch immer die große Variationsbreite von Normalbefunden ebenso wie die Möglichkeit von Überschneidungen mit »pathologischen« EKG-Befunden vergegenwärtigen.

Im Hinblick auf das Niveau der elektrokardiographischen Auswertung können drei Personengruppen unterschieden werden:[3, 4] 1. Tierärzte, die EKG-Aufzeichnungen ihrer eigenen Patienten registrieren und auswerten; 2. Tierärzte, die EKG für Tierkliniken, Forschungsinstitute oder andere Tierärzte auswerten, d. h. eine konsiliarische Tätigkeit ausüben; 3. Tierärzte, deren Hauptinteresse die Elektrokardiographie bzw. Kardiologie ist und die als Lehrer, Forscher oder Experten tätig sind.[5] Die Fachtierarztanerkennung durch das *American College of Veterinary Internal Medicine* und durch das *Specialty Board of Cardiology* setzt umfassende Kenntnisse im Fachgebiet Elektrokardiographie voraus. In der Humanmedizin sind die fachlichen Standards für die Elektrokardiographie deutlich definiert.

Eine Liste der unbedingt erforderlichen Fachkenntnisse ist vom *American College of Cardiology* aufgestellt worden.[6]

Einführung in die EKG-Routine

Ein vollständig auswertbares Elektrokardiogramm umfaßt mindestens drei bis vier QRS-Komplexe von jeder der bipolaren Standardableitungen (I, II, III) und von den drei unipolaren Extremitätenableitungen (aVR, aVL, aVF) sowie einen mindestens 30 bis 50 cm langen Rhythmusstreifen der Ableitung II. Die unipolaren präkordialen Brustwandableitungen (CV_5RL bzw. CV_2; CV_6LL bzw. V_2; CV_6LU bzw. V_4 und V_{10}) können unter bestimmten Umständen zusätzlich registriert werden, um die diagnostische Sicherheit zu erhöhen. Das minimale EKG sollte aus mindestens einem Rhythmusstreifen der Ableitung II (ABB. 3-1) und den sechs Standardextremitätenableitungen (ABB. 3-2) bestehen. Solche EKG-Aufzeichnungen von Hunden und Katzen liegen diesem Lehrbuch zugrunde, während die präkordialen Ableitungen nur in bezug auf bestimmte Krankheitsbilder besprochen werden.

Nach der Registrierung des vollständigen EKG wird dieses durch Ausmessen der verschiedenen Komplexe und Zeitintervalle und anschließenden Vergleich mit den Normalwerten (Hund: Kap. 4; Katze: Kap. 5) ausgewertet, um beurteilen zu können, ob es sich um einen normalen oder einen pathologischen EKG-Befund handelt.

Bei jedem Elektrokardiogramm sollten mindestens vier Merkmale (Schlagfrequenz, Herzrhythmus, P-QRS-T-Komplexe sowie die Zeitintervalle und die mittlere elektrische Achse) nach folgendem Schema systematisch untersucht bzw. bestimmt werden (ABB. 3-1):

1. Bestimmung der Herzschlagfrequenz
2. Beurteilung des Herzrhythmus
3. Ausmessung der Komplexe und Zeitintervalle
   a) P-Welle
   b) PQ-Dauer
   c) QRS-Komplex
   d) ST-Strecke
   e) T-Welle
   f) QT-Dauer
   g) Beurteilung der Extremitätenableitungen (I, II, III, aVR, aVL und aVF) (ABB. 3-2)
4. Bestimmung der mittleren elektrischen Achse

EKG-Papier

Die Linien auf dem EKG-Papier (ABB. 3-3) bilden große und kleine Quadrate, die schnelle und exakte Ausmessungen erlauben. Zur besseren Übersichtlichkeit und Erhöhung der Meßgenauigkeit ist jede fünfte senkrechte und waagerechte Linie stärker als die anderen vier ausgezogen. Die schwach ausgezogenen waagerechten Linien sind jeweils 1 mm voneinander entfernt und entsprechen bei einem auf 10 mm = 1 mV geeichten Elektrokardiogramm 0,1 mV. Zehn kleine Quadrate stellen also 1 mV dar. Die senkrechten Linien sind Zeitlinien, wobei jeder Abstand bei einer

---

* Mit dieser Aussage hat EINTHOVEN einen Streit über die Elektrokardiographie geschlichtet.[1] 1924 wurde ihm der Nobelpreis für seine »Entdeckungen zum Mechanismus des Elektrokardiographen« verliehen.

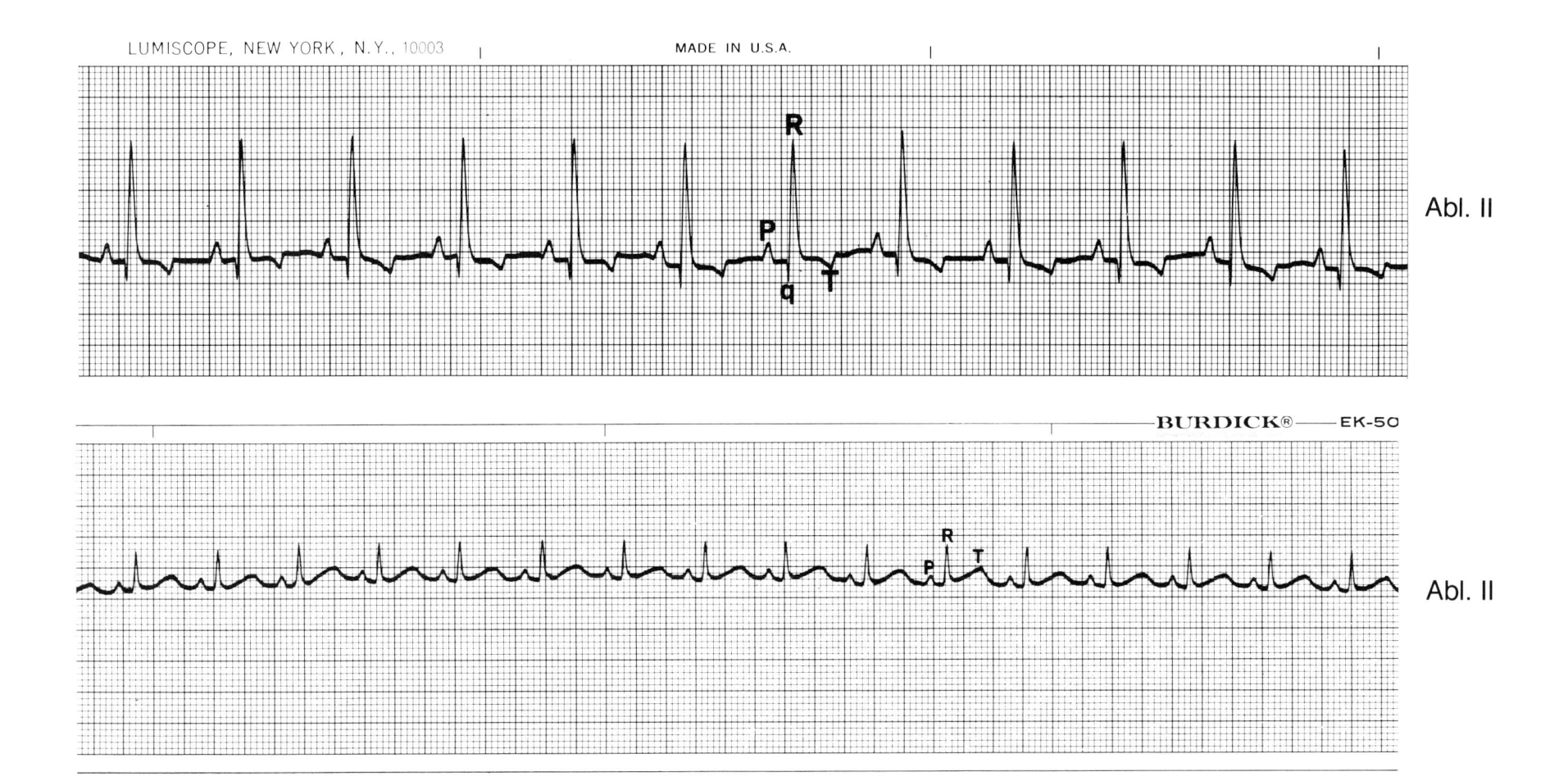

ABB. 3-1: Ein am Ende jeder EKG-Registrierung aufgenommener »Rhythmusstreifen« der Ableitung II dient als Einstieg in die Befundung des EKG von Hund und Katze. Die ersten 3 Schritte für eine EKG-Analyse beinhalten immer die Bestimmung der Herzschlagfrequenz (1) und des Herzrhythmus (2). Weiterhin werden die Kammerkomplexe und die Intervalle (3) betrachtet. Die beiden abgebildeten Rhythmusstreifen zeigen Normalbefunde. Das EKG einer Katze (unten) zeichnet sich im Vergleich zu dem eines Hundes (oben) durch eine höhere Herzschlagfrequenz und geringere Amplituden aus (Papiergeschwindigkeit 50 mm/Sek., Eichung 1 cm = 1 mV).

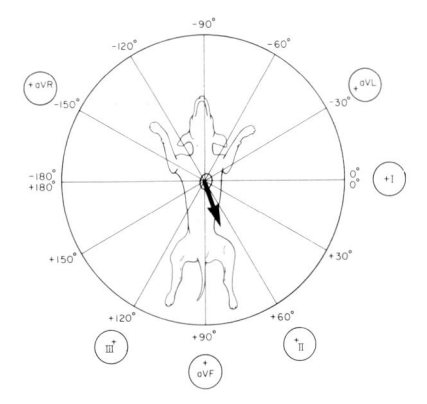

Hund

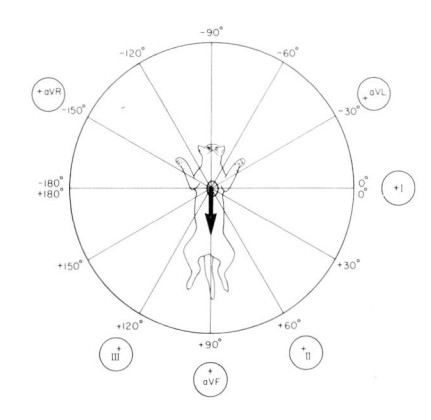

Katze

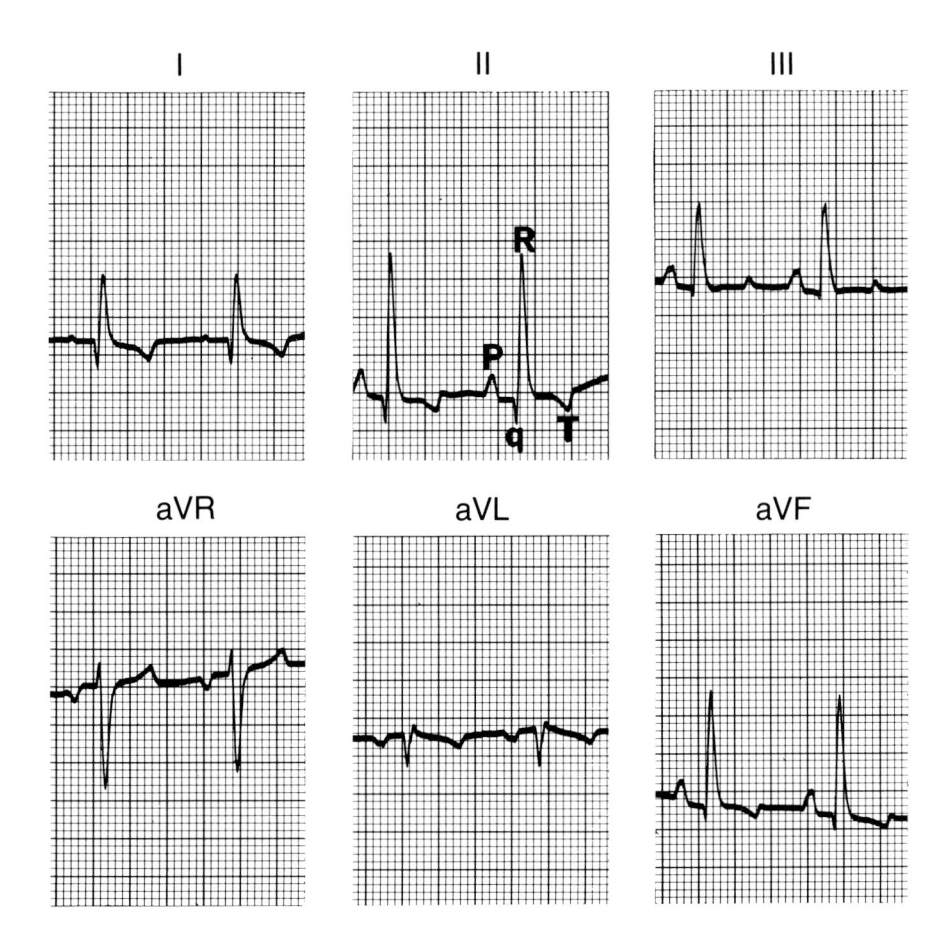

ABB. 3-2: Zur systematischen Bestimmung von Größe und Richtung der elektrischen Herzachse werden die sechs Standard-Extremitätenableitungen (I, II, III, aVR, aVL, aVF) entsprechend der Richtung jeder Ableitung und der Position der positiven Elektroden kreisförmig angeordnet. Die elektrische Herzachse liegt bei diesem Hund bei + 70° und bei dieser Katze bei + 90°.

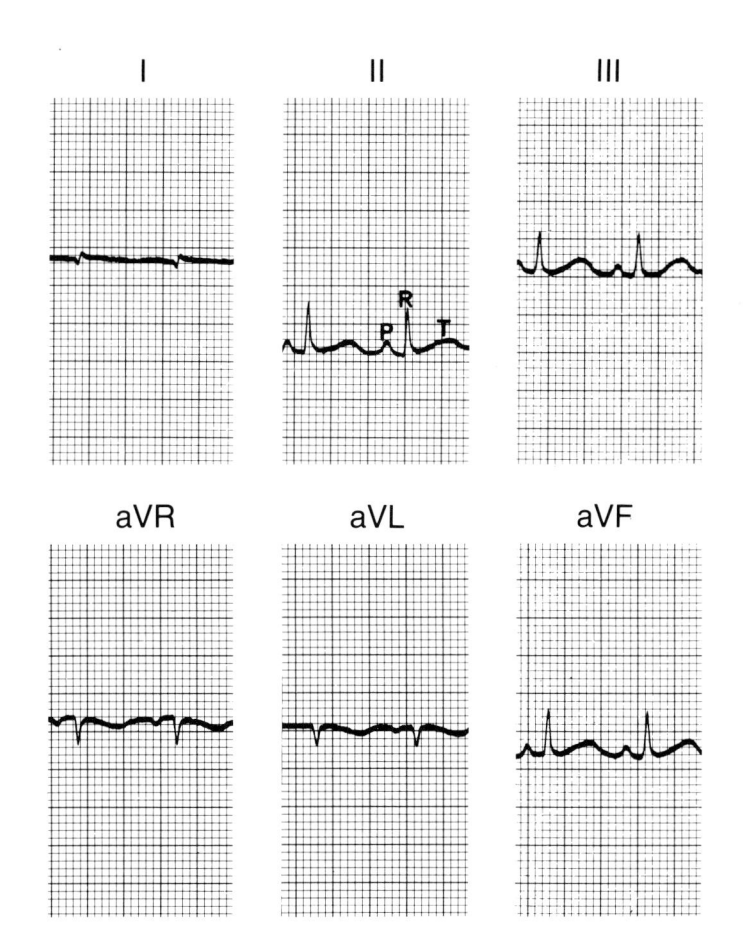

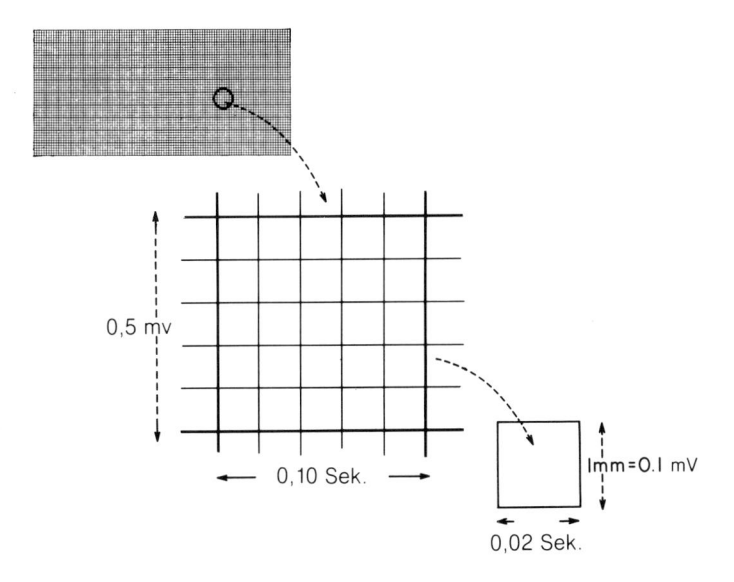

ABB. 3-3: EKG-Papier und Rasterlinien. Bei der in der Veterinärmedizin üblichen Standardpapiergeschwindigkeit von 50 mm/Sek. entsprechen die Abstände zwischen zwei stark ausgezogenen senkrechten Linien 0.10 Sekunden und die zwischen zwei schwach ausgezogenen senkrechten Linien 0.02 Sekunden. Bei der üblichen Eichung (10 mm = 1 mV, Stellung 1) stellen 5 mm oder 5 kleine Kästchen 0.5 mV und jedes Kästchen nach oben oder nach unten 0.1 mV dar.

Standardpapiergeschwindigkeit von 50 mm/Sek. 0,02 Sekunden entspricht. So entsprechen fünf kleine Quadrate 0,10 Sekunden. Die Höhe von P-Welle, QRS-Komplex und T-Welle wird in Millivolt (mV), die Dauer der Intervalle in Sekunden gemessen. Am oberen Rand des EKG-Papiers befinden sich zusätzlich Zeitmarkierungen in Abständen vom 75 mm (d. h. 15 große Quadrate bzw. 1,5 Sek.) (ABB. 3-1).

EKG-Auswertungsbogen

Die bei der Analyse des EKG gefundenen Werte und die entsprechenden Schlußfolgerungen werden in den EKG-Auswertungsbogen eingetragen (ABB. 3-4). Spezifische numerische Messungen, z. B. Schlagfrequenz, Herzrhythmus, P-Welle, PQ-Dauer, QRS-Komplex, QT-Dauer und ST-Strecke, werden in die dafür vorgesehenen Spalten eingetragen.

Elektrokardiographische Auswertung

Der zweite Abschnitt des Auswertungsbogens dient der Auswertung des EKG unter Zugrundelegung der verschiedenen Messungen und Beobachtungen sowie der Ergebnisse anderer klinischer Laboruntersuchungen (Phonokardiographie, Röntgenuntersuchungen sowie Untersuchungen des Blutes, des Harns und evtl. von extravaskulären Flüssigkeiten). Die Auswertung soll Aussagen sowohl über den Rhythmus und die Diagnose als auch einen Vergleich mit eventuell vorausgegangenen EKG-Aufzeichnungen enthalten. Die endgültige Auswertung des EKG umfaßt die folgenden Möglichkeiten:[7]

1. Normale Aufzeichnung
2. Grenzbefundelektrokardiogramm (geringe Veränderungen, deren Bedeutung von den klinischen Befunden und möglicherweise von Serienelektrokardiogrammen abgeschätzt werden muß)

ABB. 3-4: EKG-Auswertungsbogen. In dem Abschnitt rechts oben sollen die EKG-Befunde eingetragen werden.

3. Abnormes EKG, typisch für . . .
4. Abnormes EKG, übereinstimmend mit . . .
5. Abnormes EKG, untypisch für irgendeine spezifische Krankheit

Wie bereits erwähnt, ist es wichtig, die Merkmale der elektrokardiographischen Aufzeichnung mit dem klinischen Gesamtbild zu korrelieren, jedoch nur nach gründlicher Durchsicht des elektrokardiographischen Befundes. Es muß nochmals daran erinnert werden, daß ein normales EKG nicht unbedingt ein normales Herz impliziert und daß ein abnormes EKG nicht immer Ausdruck einer organischen Herzerkrankung ist.

Bestimmung der Herzschlagfrequenz (ABB. 3-5, 3-6)

Die Herzschlagfrequenz entspricht der Anzahl der Herzschläge pro Minute. Da bei einigen Arrhythmien Vorhöfe und Kammern nicht mit derselben Frequenz schlagen, müssen Vorhof- und Kammerschlagfrequenzen einzeln bestimmt werden. Die Methode der Schlagfrequenzbestimmung hängt davon ab, ob Rhythmus regelmäßig oder unregelmäßig ist. Bei regelmäßigem Rhythmus kann die Herzschlagfrequenz (bei einer Papiergeschwindigkeit von 50 mm/Sek.) mit einer der drei folgenden Methoden berechnet werden (ABB. 3-5, 3-6):

1. Da die Länge eines kleinen Quadrates 0,02 Sekunden entspricht, wird die Anzahl der kleinen Quadrate, die einer Minute entsprechen (d. h. 60), durch 0,02 dividiert (= 3000). 3000 wird dann durch die Anzahl der kleinen Quadrate innerhalb eines auf dem EKG-Streifen registrierten RR-Intervalls dividiert, um die Herzschlagfrequenz zu erhalten (ABB. 3-5)

2. Da ein großes Quadrat 0,02 × 5, d. h. 0,10 Sekunden entspricht, wird die Anzahl der großen Quadrate, die einer Minute entsprechen (d. h. 60), durch 0,1 dividiert (= 600). Die Herzschlagfrequenz pro Minute kann daher durch Division von 600 durch die Anzahl der großen Quadrate innerhalb eines auf dem EKG-Streifen registrierten RR-Intervalls ermittelt werden.

3. Mit einem EKG-Lineal kann die Herzschlagfrequenz schnell und exakt ermittelt werden (ABB. 3-7). Da es mehrere, auf verschiedenen Methoden der Schlagfrequenzberechnung basierende EKG-Lineale gibt, sollte jeweils die entsprechende Anweisung beachtet werden.

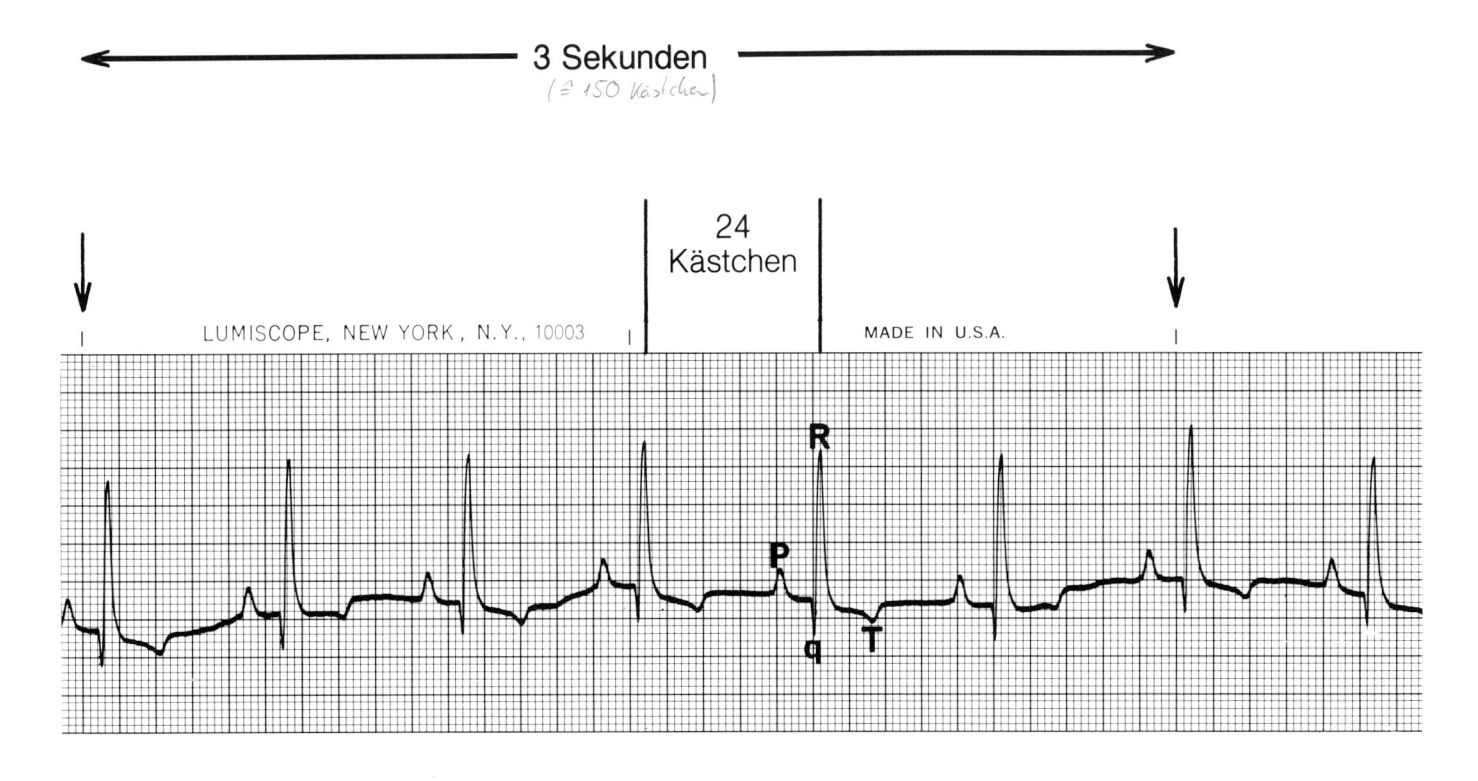

3000 : 24 = 125

6 Zyklen × 20 = 120

ABB. 3-5: Bestimmung der Herzschlagfrequenz bei einem normalen Hundeelektrokardiogramm. Bei regelmäßiger Ventrikelschlagfrequenz dividiert man 3000 durch die Anzahl der kleinen Kästchen (d. h. 0,02 Sekunden) zwischen zwei R-Zacken, um die Herzschlagfrequenz pro Minute zu erhalten (3000 : 24 = 125). Bei unregelmäßigem Rhythmus wird die Anzahl der Komplexe zwischen zwei Markierungspfeilen (15 cm = 3 Sek.) mit 20 multipliziert (6 × 20 = 120), um die Herzschlagfrequenz zu erhalten (Papiergeschwindigkeit 50 mm/Sek.).

Bei unregelmäßigem Rhythmus kann die Herzschlagfrequenz durch Auszählen der Anzahl der Komplexe zwischen zwei Randmarkierungen (3 Sek.) und Multiplikation dieser Zahl mit 20 berechnet werden (ABB. 3-5, 3-6). Bei sehr geringen Schlagfrequenzen ist eine größere Genauigkeit durch Auszählen der Anzahl der Herzaktionen in vier der 1,5-Sekunden-Intervalle (6 Sek.) und Multiplikation dieser Zahl mit 10 zu erzielen. Bei einer Papiergeschwindigkeit von 50 mm/Sek. sind diese Markierungen 1,5 Sekunden voneinander entfernt. Die auf diese Weise berechnete Schlagfrequenz ist stets etwas niedriger als die tatsächliche Schlagfrequenz.

Beurteilung des Herzrhythmus

Die Beurteilung des Herzrhythmus sollte immer einer strikten Systematik folgen (detaillierte Angaben in Kap. 6).[2, 3, 8]

Allgemeine Untersuchung: Die allgemeine Untersuchung zeigt, ob es sich um einen normalen Sinusrhythmus oder um eine Arrhythmie handelt. Die Bezeichnung »Arrhythmie« beinhaltet alle von der Norm abweichenden Veränderungen in Ursprung (Impulsbildung, Automatie) und Weiterleitung (Erregungsleitung) der elektrischen Impulse. Es soll bestimmt werden, ob es sich um eine gelegentliche, häufige oder kontinuierliche Arrhythmie handelt, ob sie regelmäßig oder unregelmäßig ist, periodisch wiederkehrend oder in verschiedenen Kombinationen auftritt.

Beurteilung der P-Wellen: Die Beurteilung der P-Wellen sollte auch eine Bestimmung der Regelmäßigkeit oder Unregelmäßigkeit der Vorhofaktivität einschließen.

Beurteilung der QRS-Komplexe: Gestalt, Gleichmäßigkeit und Regelmäßigkeit der QRS-Komplexe sollen beschrieben werden. In den meisten Fällen ist ein QRS-Komplex mit normaler Breite und Form Ausdruck einer supraventrikulären Ventrikelaktivierung. Bei einem verbreiterten QRS-Komplex sollten jedoch alle verfügbaren Kriterien einbezogen werden, um entscheiden zu können, ob diesem verbreiterten Komplex eine ektope Kammeraktivität oder eine intraventrikuläre Erregungsleitungsstörung zugrunde liegt.

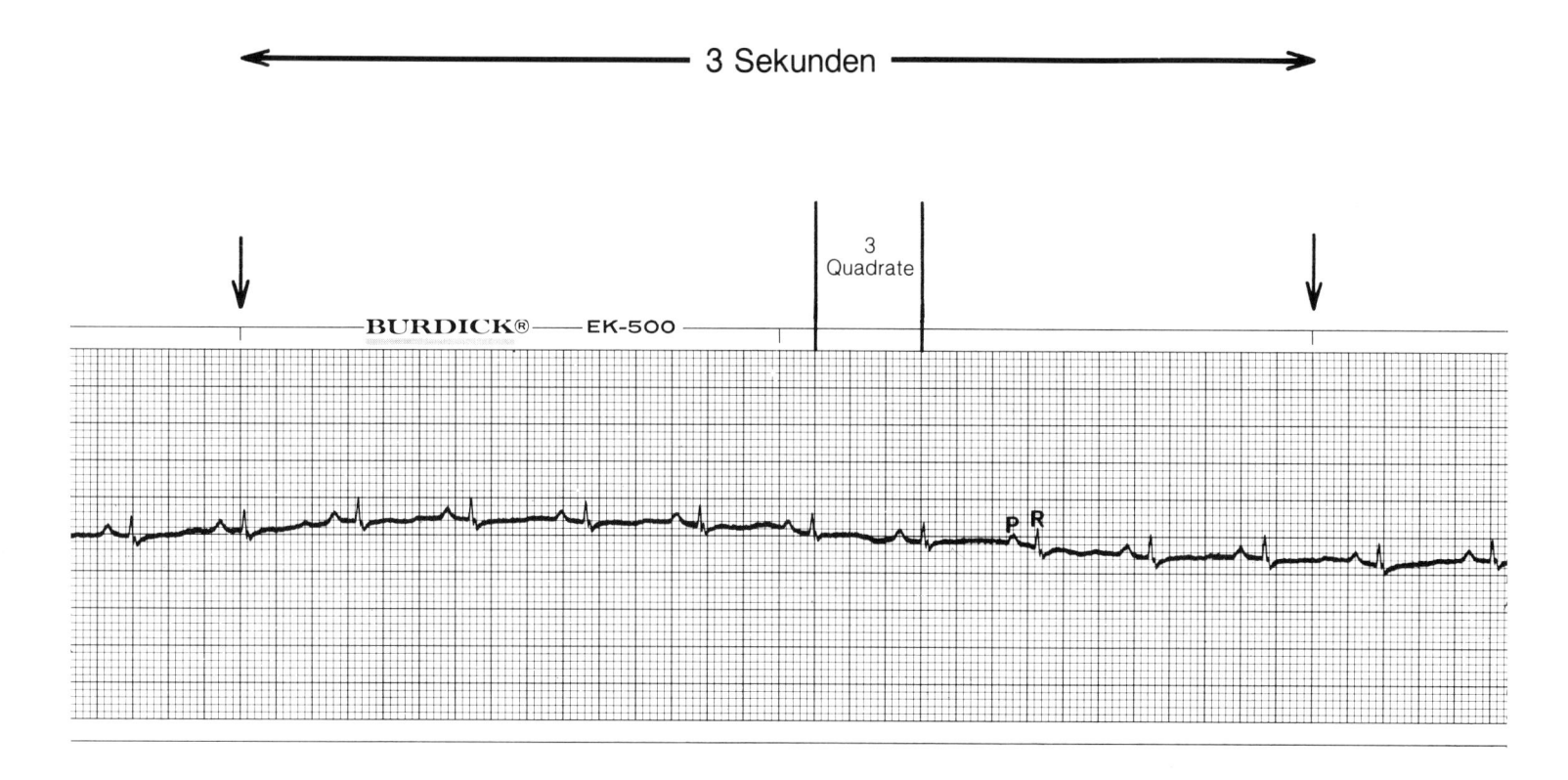

$$600 : 3 = 200$$

$$9{,}4 \text{ Zyklen} \times 20 = 188$$

ABB. 3-6: Bestimmung der Herzschlagfrequenz bei einem normalen Katzenelektrokardiogramm. Bei regelmäßiger Ventrikelschlagfrequenz dividiert man 600 durch die Anzahl der großen Kästchen zwischen zwei R-Zacken (d. h. 0,10 Sekunden; 600 : 3 = 200), um die Herzschlagfrequenz zu erhalten (Papiergeschwindigkeit 50 mm/Sek.).

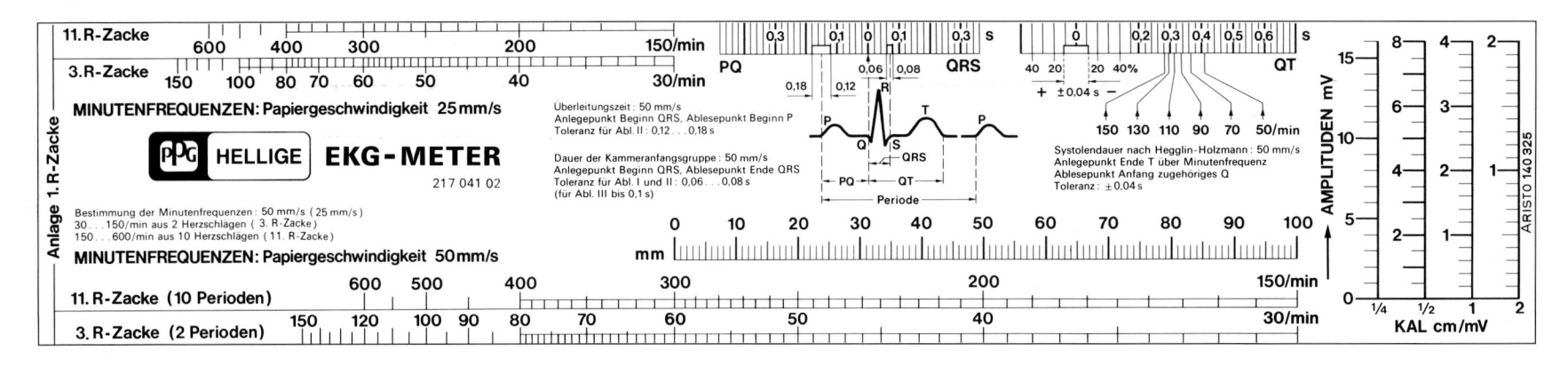

ABB. 3-7: EKG-Lineal zur schnellen EKG-Auswertung. (Mit freundlicher Genehmigung der Firma HELLIGE GmbH, Freiburg im Breisgau.)

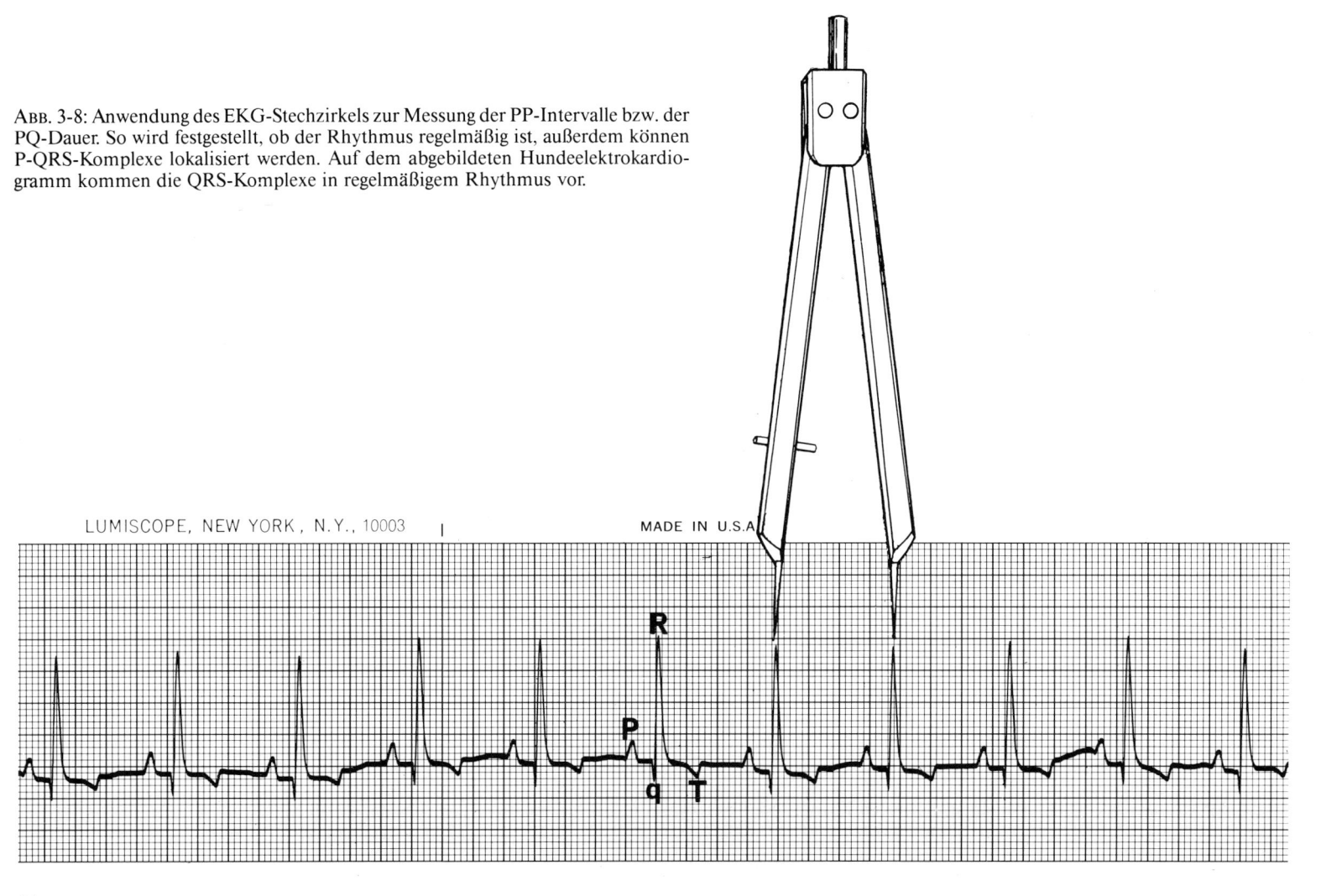

ABB. 3-8: Anwendung des EKG-Stechzirkels zur Messung der PP-Intervalle bzw. der PQ-Dauer. So wird festgestellt, ob der Rhythmus regelmäßig ist, außerdem können P-QRS-Komplexe lokalisiert werden. Auf dem abgebildeten Hundeelektrokardiogramm kommen die QRS-Komplexe in regelmäßigem Rhythmus vor.

Beurteilung der Beziehung zwischen den P-Wellen und QRS-Komplexen

Läßt sich auf den ersten Blick eine Arrhythmie vermuten, sollte ein langer Rhythmusstreifen registriert werden. Die Ableitung (gewöhnlich Ableitung II) sollte sorgfältig gewählt werden, um diskrete, d. h. sehr kleine P-Wellen erkennen zu können. Der entscheidende Teil der elektrokardiographischen Untersuchung ist das Auffinden und die Beurteilung der P-Welle. Gelegentlich können die P-Wellen durch Verdoppelung der Empfindlichkeit des EKG-Gerätes verstärkt werden. Hilfreich bei der Analyse der Arrhythmien kann auch ein vor dem Auftreten der Arrhythmie aufgezeichnetes EKG sein. Dieses ermöglicht dann einen Vergleich der P-Wellen und QRS-Komplexe.

Die Zeitintervalle eines EKG lassen sich sehr gut mit Hilfe eines Stechzirkels bestimmen (ABB. 3-8). Die zwei Zirkelschenkel werden so eingestellt, daß die Spitzen an den Gipfeln zweier aufeinanderfolgender P-Wellen (oder QRS-Komplexe) liegen. Sollte kein Stechzirkel vorhanden sein, so gibt es eine einfachere Methode: Eine Karteikarte wird direkt unter die Spitzen der erkannten P-Wellen (oder QRS-Komplexe) gelegt (ABB. 3-9). Auf dieser Karte werden dann Striche bei zwei oder drei aufeinanderfolgenden P-Wellen (oder QRS-Komplexen) markiert. Die Karte (oder der Stechzirkel) wird nun so nach rechts oder links bewegt, daß der erste Strich auf die nächste P-Welle (bzw. QRS-Komplex) fällt. Bei regelmäßigem Rhythmus werden alle Striche auf der Karte oder die zwei Zirkelspitzen genau unter den entsprechenden Komplexen bzw. Wellen liegen. Häufig kann diese Methode verwendet werden, um die P-Wellen zu identifizieren, die bei einigen Arrhythmieformen von QRS-Komplexen überlagert werden.

Richtlinien zur Ausmessung der EKG-Ausschläge (ABB. 3-10, 3-11)

Die EKG-Ausschläge werden auf dem Rhythmusstreifen der Ableitung II ausgemessen. Wie bereits erwähnt, wird die Amplitude der Ausschläge in Millimetern bzw. Millivolt registriert. Die nach oben gerichteten Ausschläge werden am oberen Rand der Nullinie bis zur Spitze der positiven Zacke gemessen. Die Dauer der Wellen, Zacken, Komplexe und Strecken kann in den meisten Fällen vom Beginn bis zum Ende einer bestimmten Deflektion gemessen werden.

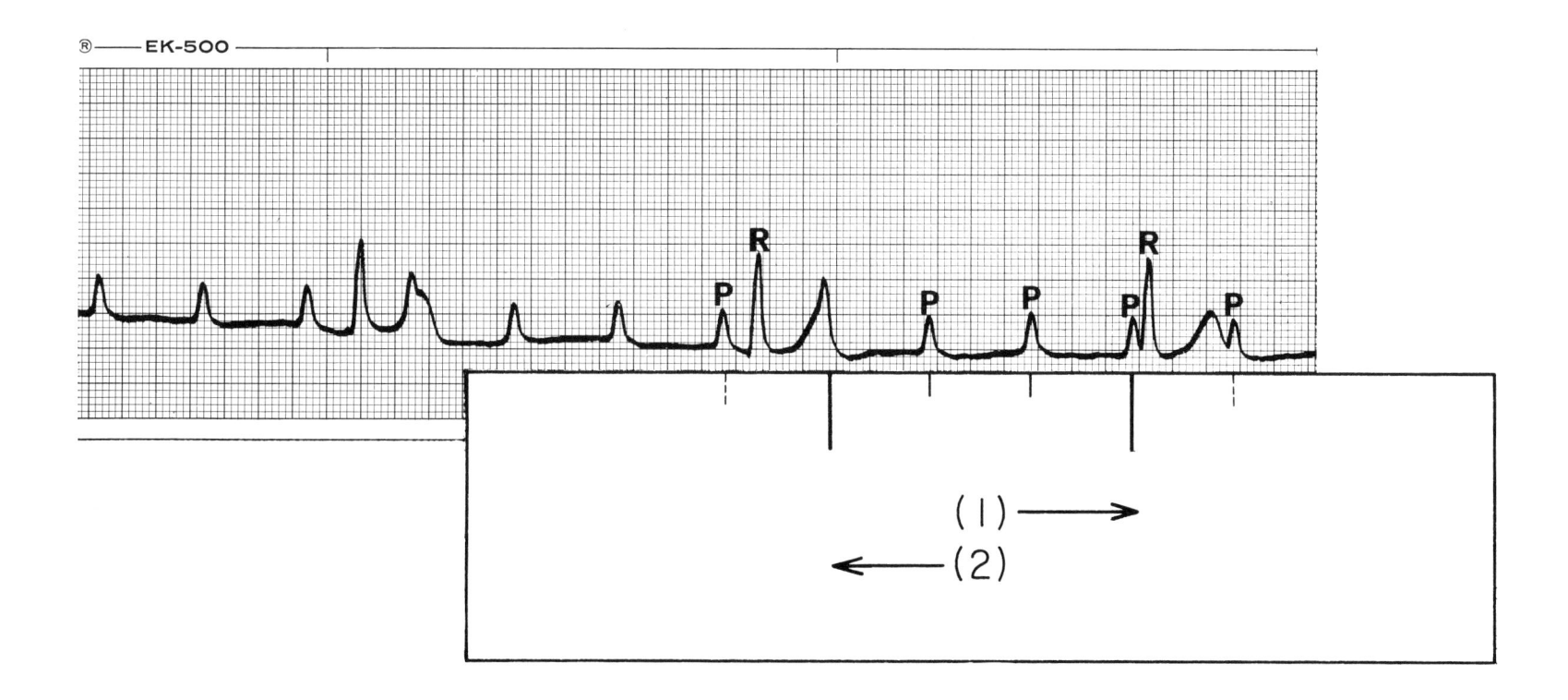

ABB. 3-9: Karteikarten-Methode zur Beurteilung von Arrhythmien. Auf der Karte werden die Spitzen zweier P-Wellen mit 2 Strichen markiert (stark ausgezogene kleine Linien). Wird die Karte nach rechts bewegt (1), kann man sehen, daß eine P-Welle (stark ausgezogene große Linie) in eine R-Zacke fällt. Wird die Karte nach links bewegt (2), fällt eine P-Welle (stark ausgezogene große Linie) in eine T-Welle (was ihre erhöhte Amplitude erklärt). Das abgebildete Elektrokardiogramm zeigt ein Beispiel für vollständigen AV-Block.

Die Vergrößerungen der in den ABB. 3-10 und 3-11 dargestellten P-Wellen, QRS-Komplexe und T-Wellen zeigen die Amplituden- und Zeitintervallmessungen bei Hunden und Katzen (d. h. Amplitude und Dauer des QRS-Komplexes, der ST-Strecke und der T-Welle sowie der QT-Dauer).

Zusätzlich kann der Stechzirkel (ABB. 3-8) verwendet werden, um die verschiedenen Zeitintervalle und Amplituden zu messen. Eine Zirkelspitze wird an den Beginn der abzumessenden Strecke gesetzt und der andere Schenkel gespreizt, bis die Spitze das Ende des Zeitintervalls erreicht. Ohne den Abstand zwischen den zwei Zirkelschenkeln zu ändern, wird der Stechzirkel so bewegt, daß eine seiner Spitzen auf einer stark ausgezogenen Linie irgendwo auf dem EKG-Papier liegt. Die Anzahl der Quadrate zwischen den beiden Zirkelspitzen kann jetzt mühelos gezählt werden. Die Anzahl der Quadrate mit 0,02 Sekunden oder 0,1 mV (je nachdem, ob die Amplitude, d. h. Millivolt, oder ein Zeitintervall, d. h. Sekunden, gemessen werden soll) multipliziert ergibt den Meßwert. Diese Angaben gelten für eine Standardpapiergeschwindigkeit von 50 mm/Sek. und eine Eichung von 1 cm = 1 mV.

P-Welle (ABB. 3-10, 3-11)

Die P-Welle selbst repräsentiert die Vorhofdepolarisation, ihre Dauer die zur Erregungsleitung vom Sinusknoten (SA) zum Atrioventrikularknoten (AV) benötigte Zeit. In Abhängigkeit von der Ableitung kann die P-Welle positiv, gekerbt, biphasisch oder negativ sein (ABB. 3-12). Meistens ist die normale, in Ableitung II aufgenommene P-Welle eine kleine, gerundete Welle. Positive P-Wellen werden am oberen Rand der Nullinie bis zur Spitze der P-Welle und negative P-Wellen vom unteren Rand der Nullinie bis zum tiefsten Punkt der P-Welle gemessen. Biphasische P-Wellen werden durch Addierung der oberhalb und unterhalb der Nullinie befindlichen Amplitude gemessen. Von der Innenseite der P-Welle ausgehend, wird die Wellenbreite vom Beginn bis zum Ende ihres Ausschlags von der Nullinie in Hundertstelsekunden gemessen.

PQ-Dauer (PQ-Strecke) (ABB. 3-10, 3-11)

Die PQ-Strecke stellt die zur Erregungsleitung vom Sinusknoten zu den Ventrikeln benötigte Zeit dar. Sie wird vom Beginn der P-Welle bis zum Beginn der Q-Zacke (bzw. R-Zacke, wenn keine Q-Zacke vorhanden ist) gemessen. Die PQ-Strecke sollte von Komplex zu Komplex etwa gleich lang sein. Variiert die PQ-Strecke von Herzaktion zu Herzaktion, so könnte eine Arrhythmie oder Erregungsleitungsstörung für die Variation verantwortlich sein. Die PQ-Strecke variiert mit der Herzschlagfrequenz: je höher die Herzschlagfrequenz, desto kürzer ist die Erregungsleitungszeit durch die Vorhöfe und den AV-Knoten bis zum Hisschen Bündel.[9]

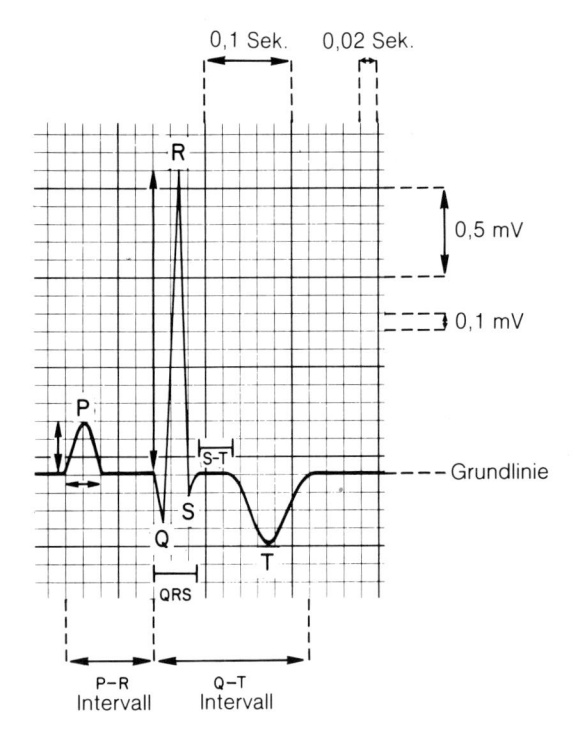

ABB. 3-10: Vergrößerung eines normalen P-QRS-T-Komplexes der Ableitung II beim Hund mit Beschriftungen und Bezeichnung der Zeitintervalle. Die positiven und negativen Ausschläge zeigen die Amplitude (Millivolt) an. Die Zeitintervalle (hundertstel Sekunden) sind von links nach rechts abzulesen (Papiergeschwindigkeit 50 mm/Sek.; 1 cm = 1 mV).

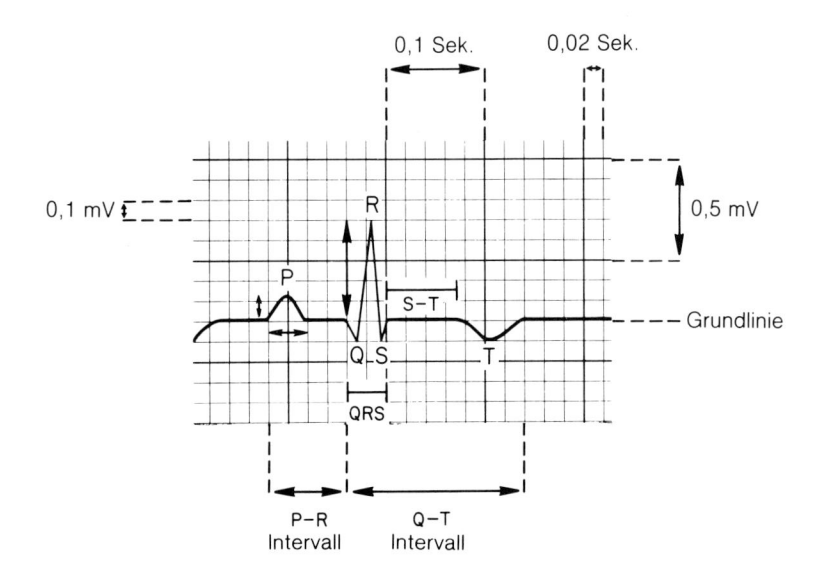

ABB. 3-11: Vergrößerung eines normalen P-QRS-T-Komplexes der Ableitung II bei der Katze mit Beschriftungen und Bezeichnung der Zeitintervalle. Die positiven und negativen Ausschläge zeigen die Amplitude (Millivolt) an. Die Zeitintervalle (hundertstel Sekunden) sind von links nach rechts abzulesen (Papiergeschwindigkeit 50 mm/Sek.; 1 cm = 1 mV).

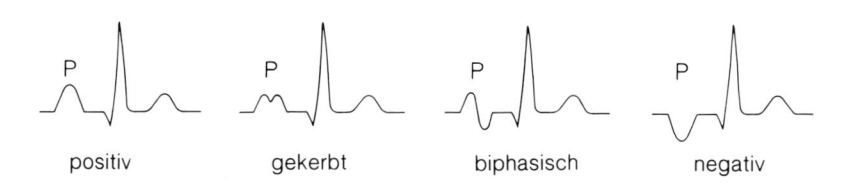

ABB. 3-12: Formenveränderungen der P-Welle sind abhängig von der registrierten Ableitung oder von vorhandenen pathologischen Veränderungen.

QRS-Komplex (ABB. 3-10, 3-11)

Der QRS-Komplex stellt die Kammerdepolarisation dar. Seine verschiedenen Komponenten sind wie folgt definiert (ABB. 3-13):

Q-Zacke: Der erste negative Ausschlag vor einer R-Zacke
R-Zacke: Der erste positive Ausschlag
S-Zacke: Der erste negative Ausschlag nach einer R-Zacke
R'-Zacke: Der zweite negative Ausschlag nach einer R-Zacke
QS-Zacke: Der QRS-Komplex besteht lediglich aus einem negativen Ausschlag

QRS-Komplexe mit W-Form und R'- und S'-Zacken sind bei Katzen nicht ungewöhnlich. Große und kleine Buchstaben werden verwendet, um die ungefähre Höhe bzw. Tiefe der verschiedenen Ausschläge zueinander zu kennzeichnen. Ein großer Buchstabe stellt einen Ausschlag hoher Amplitude, ein kleiner Buchstabe einen Ausschlag niedriger Amplitude dar. Kerbungen und Verbreiterungen sind zwei Veränderungen des QRS-Komplexes, die die Nullinie nicht überschreiten.

Die Breite des QRS-Komplexes wird vom Beginn des ersten Ausschlags bis zum Ende des letzten Ausschlags des Komplexes gemessen. Die Höhe der R-Zacke wird am oberen Rand der Nullinie bis zur Spitze der R-Zacke, die Tiefe der Q- und Z-Zacke vom unteren Rand der Nullinie bis zum tiefsten Punkt der Q- bzw. S-Zacke gemessen.

ST-Strecke (ABB. 3-10, 3-11)

Die ST-Strecke stellt das Zeitintervall vom Ende des QRS-Komplexes bis zum Beginn der T-Welle, d. h. die Frühphase der Kammerrepolarisation dar. Sie kann oberhalb (ST-Hebung), auf oder unterhalb (ST-Senkung) der Nullinie (Isoelektrische) liegen.

T-Welle (ABB. 3-10, 3-11)

Die T-Welle ist der erste größere Ausschlag nach dem QRS-Komplex und stellt die Kammerrepolarisation dar. Die T-Welle kann positiv, gekerbt, negativ oder biphasisch sein.

QT-Dauer (ABB. 3-10, 3-11)

Die QT-Dauer wird vom Beginn der Q-Zacke bis zum Ende der T-Welle gemessen. Sie kennzeichnet die Zeitspanne von der Kammerdepolarisation bis zur -repolarisation während der Ventrikelsystole. Die QT-Dauer sollte immer in einer Ableitung, in der die T-Welle deutlich erkennbar ist, gemessen werden.

Die QT-Dauer verhält sich umgekehrt proportional zur Herzschlagfrequenz: je höher die Herzschlagfrequenz, desto kürzer ist die QT-Dauer. Das Verhältnis von QT-Dauer zu Herzschlagfrequenz, Alter und Geschlecht ist für den Menschen in Formeln und Tabellen zusammengestellt worden.[10] Die Berechnung der korrigierten QT-Dauer für verschiedene Herzschlagfrequenzen ist auch für den Hund beschrieben.[11] In der Veterinärmedizin ist die QT-Dauer allein häufig nicht für die Diagnosestellung ausreichend. Der Vergleich zwischen den erhaltenen QT-Dauern und den QT-Dauern auf früheren EKG-Streifen mit ungefähr gleicher Herzschlagfrequenz kann wesentlich hilfreicher sein. Eine nützliche Regel ist: die QT-Dauer bei normalen Sinusfrequenzen soll die Hälfte des vorangegangenen RR-Intervalls nicht überschreiten.[12] Verlangsamt sich die Herzschlagfrequenz bis unter den näherungsweisen Normalbereich (weniger als 70 Schläge pro Minute beim ausgewachsenen Hund und weniger als 160 beim Welpen und der Katze), so nimmt die maximale normale QT-Dauer entsprechend ab und wird kürzer als die Hälfte des vorangegangenen RR-Intervalls. Mit zunehmender Frequenzerhöhung über den näherungsweisen Normalbereich (mehr als 160 beim ausgewachsenen Hund und mehr als 220 beim Welpen und der Katze) überschreitet die normale QT-Dauer allmählich die Hälfte des vorangegangenen RR-Intervalls.

Veränderungen der QT-Dauer werden hauptsächlich durch Wechselwirkungen autonomer Einflüsse hervorgerufen. Neuere Untersuchungen deuten darauf hin, daß die Herzschlagfrequenz und die QT-Dauer durch verschiedene sympathische Neuronen unabhängig voneinander reguliert werden, die zusammen oder auch einzeln aktiviert werden können.[13] Veränderungen der QT-Dauer als Anpassung an schwankende Herzschlagfrequenzen sind unter bestimmten Umständen, z. B. bei körperlicher Belastung, möglich, während die QT-Dauer bei neuraler Herz-Kreislauf-Regulation, die unabhängig von körperlicher Belastung erfolgt, nur in sehr engen Grenzen variiert.[13]

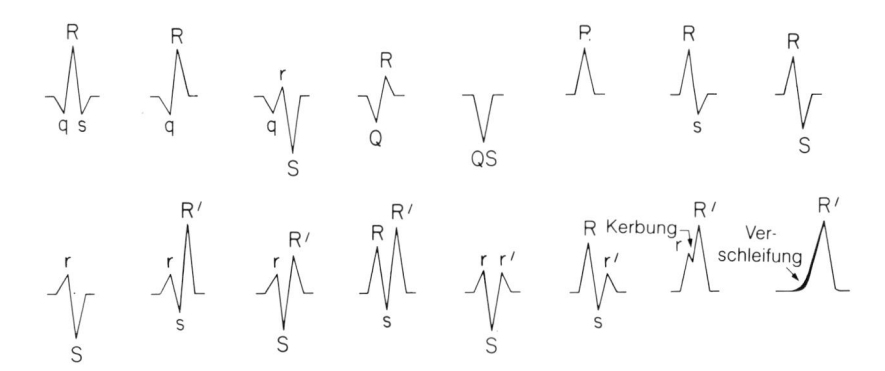

ABB. 3-13: Bezeichnung der verschiedenen Formen eines QRS-Komplexes.

Mittlere elektrische Achse

Die elektrische Achse des Herzens erzeugt gleichzeitig eine Vielzahl von Potentialen in vielen Richtungen eines dreidimensionalen Feldes. Die elektrische Achse bezeichnet die mittlere Richtung dieser elektrischen Aktivität des Herzens während der gesamten Herzaktion (Summationsvektor). Unter Zuhilfenahme der sechs Extremitätenableitungen (I, II, III, aVR, aVL, aVF) und der verschiedenen Winkel, unter denen sie die elektrische Aktivität des Herzens registrieren, kann die mittlere elektrische Achse in der Frontalebene abgeschätzt werden (ABB. 3-2).

Beim normalen Hundeherzen liegt die mittlere elektrische Achse zwischen +40° und +100°[13-15a] (ABB. 3-14). Beim normalen Katzenherzen bewegt sich die Achse zwischen 0° und +160° (aufgerundet, exakt: −1,83° bis +160°)[16] (ABB. 3-15). Der letztere Achsenbereich wurde durch Addition bzw. Subtraktion des 1,96fachen der Standardabweichung vom Mittelwert von 48 normalen Katzen bestimmt. Besonders bei normal verteilten Daten

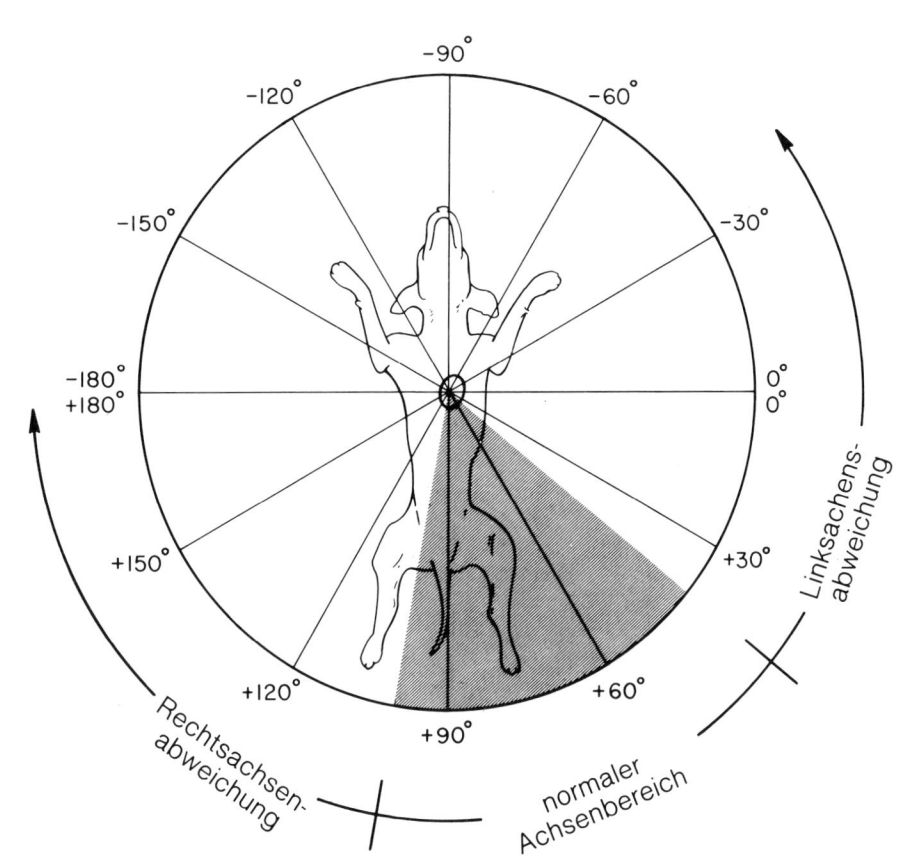

ABB. 3-14: Die elektrische Herzachse eines gesunden Hundes liegt in der Frontalebene zwischen + 40° und + 100°. Liegt die Herzachse bei weniger als + 40°, so spricht man von einer Linksachsenabweichung, liegt sie bei mehr als + 100°, von einer Rechtsachsenabweichung.

sind die über Standardabweichungen berechneten Wertebereiche sehr genau. Die Untersuchungsdaten dieser 48 Katzen waren normal verteilt.[16] Die breite Verteilung der elektrischen Achse stimmt mit den von anderen Autoren angegebenen Werten überein.[14, 17–20]

Die wesentliche klinische Bedeutung der mittleren elektrischen Achse bei Hunden und Katzen besteht darin, daß so Kriterien für die Rechtsherzhypertrophie und verschiedene intraventrikuläre Erregungsleitungsstörungen aufgestellt werden können.[19, 21] Liegt die Achse beim Hund bei weniger als +40°, wird von einer Linksachsenabweichung gesprochen. Geht die Achsenverschiebung über den normalen Bereich hinaus (d. h. beim Hund mehr als +100°), so wird von einer Rechtsachsenabweichung gesprochen. Bei einer Achsenverschiebung auf −90° kann entweder eine ausgeprägte Links- oder eine ausgeprägte Rechtsachsenabweichung vorliegen. Manchmal kann die Richtung der Achsenabweichung (der belastete Ventrikel) durch Einbeziehung des klinischen Gesamtbildes ermittelt werden. Zum Beispiel kann auf Röntgenaufnahmen vom Thorax festgestellt werden, welche Kammer oder welcher Vorhof hypertrophiert ist. Die Links- oder Rechtsabweichung der elektrischen Herzachse kann eine gestörte Erregungsleitung oder Hypertrophie des jeweiligen Ventrikels anzeigen. Bei Katzen mit der hypertrophen Form der Kardiomyopathie zeigt zum Beispiel eine Linksachsenabweichung auf −60° entweder einen linksanterioren Hemiblock oder eine Linksherzhypertrophie an.

Bei den verschiedenen Hunderassen wirkt sich die Form des Thorax auf die mittlere elektrische Achse aus.[22] Bei den schmalbrüstigen Hunden, z. B. Collie, Pudel und deutscher Schäferhund, ist die Achse eher senkrecht und gleichbleibend. Bei den breitbrüstigen Hunden, z. B. Cocker-Spaniel und Boxer, ist die Herzachse eher waagerecht und veränderlich. Der breitbrüstige Dachshund stellt eine Ausnahme dar, seine Achse ist in der Regel senkrecht.

Bei der Katze ist im Vergleich zum Hund die Ursache von Schwankungen der mittleren elektrischen Achse noch ungeklärt. Höchstwahrscheinlich sind von Katze zu Katze spezifische Schwankungen der intraventrikulären Erregungsleitung dafür verantwortlich.[23] Wegen des sehr lockeren Mediastinums könnte das Herz bei Katzen besonders empfindlich gegenüber Lageveränderungen sein.[18] Solche Lageveränderungen können durch das Gesamtgewicht des Herzens (Hypertrophie oder Dilatation), einen Pneumothorax, einen aufgetriebenen Bauch und sogar durch Schwankungen der Herzschlagfrequenz verstärkt werden. Zukünftige Forschungsarbeiten werden vielleicht zeigen, daß die elektrische Achse in der Sternallage genauer bestimmt werden kann. Bei der Katze weicht die elektrische Achse in der Sternallage (−8° bis +148°) im Vergleich zur Seitenlage leicht nach links ab, der Unterschied ist aber nicht bedeutend. Zusammenfassend kann festgestellt werden, daß die Bestimmung der mittleren elektrischen Herzachse als diagnostisches Kriterium auch bei Katzen sinnvoll ist.

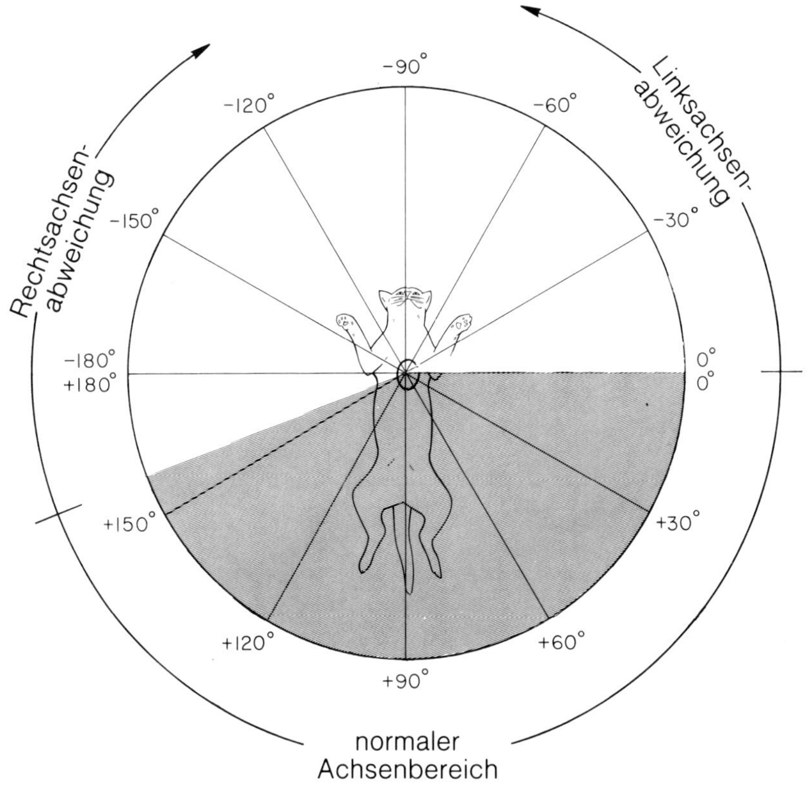

ABB. 3-15: Die elektrische Herzachse einer gesunden Katze liegt in der Frontalebene zwischen 0° und +160°. Liegt die Achse bei weniger als 0°, so spricht man von einer Linksachsenabweichung, liegt sie bei mehr als +160°, von einer Rechtsachsenabweichung.

Methoden zur Bestimmung der elektrischen Achse

Die Methode mit der höchsten Genauigkeit für die Bestimmung der mittleren elektrischen Achse des QRS-Komplexes ist die Ausmessung des Nettoausschlags und nicht nur der Amplituden der verschiedenen Wellen und Zacken des Kammerkomplexes. Jedoch ist die Bestimmung des Nettoausschlags des QRS-Komplexes verhältnismäßig schwierig. Die mittlere elektrische Achse wird dann an Hand der Ausschlagflächen berechnet. Zum Vergleich zwischen den Ausschlägen in den bipolaren Ableitungen und den verstärkten unipolaren Extremitätenableitungen müssen die Spannungen in den verstärkten unipolaren Ableitungen (aVR, aVL, aVF) beim Hund mit 1,15 und bei der Katze mit 1,26 multipliziert werden.[14]

Es gibt im wesentlichen drei Methoden zur Bestimmung der mittleren elektrischen Achse in der Frontalebene:

1. Aufsuchen einer isoelektrischen Ableitung, d. h. die algebraische Summe der QRS-Ausschläge ist Null.

2. Aufsuchen derjenigen Ableitung mit dem größten Netto-QRS-Ausschlag.

3. Ausmessen der algebraischen Summe der QRS-Ausschläge in den Ableitungen I und III und Auftragung der erhaltenen Werte im Triaxialsystem. Da diese Methode für Routineuntersuchungen sehr aufwendig ist, können die Werte auch mit Hilfe der im Anhang B enthaltenen Tabellen aufgetragen werden.[10]

Aufsuchen der isoelektrischen Ableitung (ABB. 3-16, 3-17)

Alle sechs Standardableitungen sollten überprüft werden, um diejenige ausfindig zu machen, in der die algebraische Summe der QRS-Ausschläge gleich Null ist, d. h. wo positive und negative Ausschläge etwa gleich groß sind. Diese Ableitung wird als »isoelektrische Ableitung« bezeichnet. Die mittleren elektrischen Kräfte sind senkrecht zu dieser Ableitungsachse ausgerichtet (ABB. 3-16, 3-17). Die Ableitung senkrecht zur isoelektrischen Ableitung wird dann als elektrische Achse betrachtet. Ist Ableitung I zum Beispiel die isoelektrische Ableitung, so verläuft die elektrische Achse parallel zur Ableitung aVF. Die Richtung der elektrischen Herzachse wird durch den Gesamtwert (plus oder minus) des größten Ausschlags in aVR bestimmt. Sie liegt folglich bei +90° *oder* –90° (ABB. 3-16). Diese Methode gilt als die einfachste und praktikabelste zur Bestimmung der elektrischen Achse. Sollten zwei Ableitungen isoelektrisch sein, wird die kleinere isoelektrische Ableitung genommen. Ist keine isoelektrische Ableitung vorhanden, wird eine der beiden anderen Methoden verwendet.

Bei der Katze sind oft alle Ableitungen isoelektrisch, beim Hund nur gelegentlich (ABB. 3-18, 3-19). In solchen Fällen kann die elektrische Achse in der Frontalebene nicht bestimmt werden.

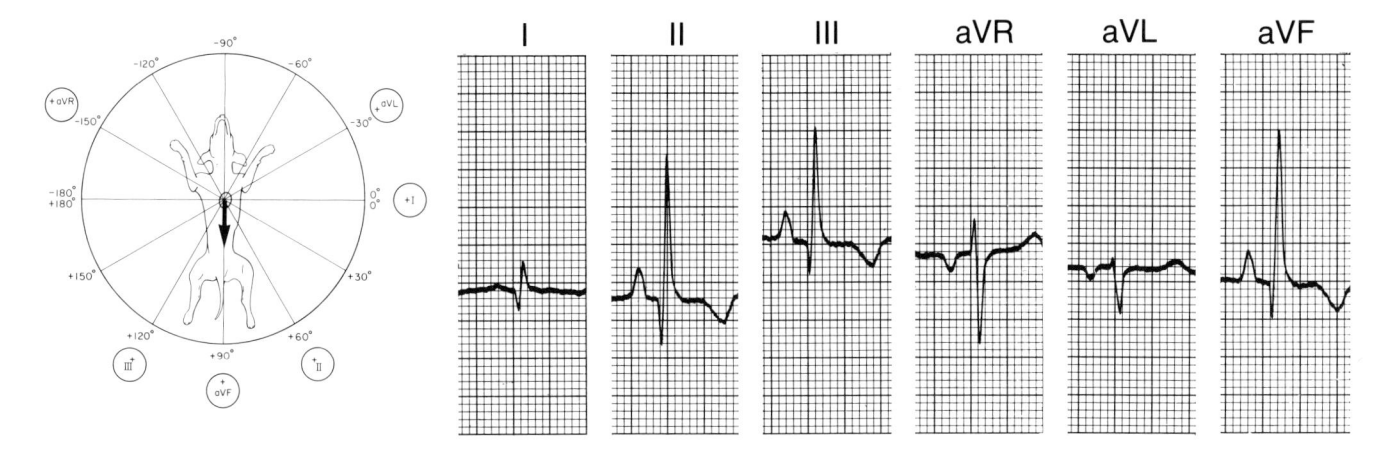

ABB. 3-16: Die elektrische Herzachse in diesem EKG eines Hundes liegt bei + 90°. Ableitung I ist »isoelektrisch«, d. h.: die Summe der QRS-Ausschläge ist Null. Die auf Ableitung I senkrecht stehende Ableitung ist aVF (siehe Achsendarstellung). Da die Ableitung aVF positiv ist, liegt die Hauptachse bei + 90°, also im Normalbereich.

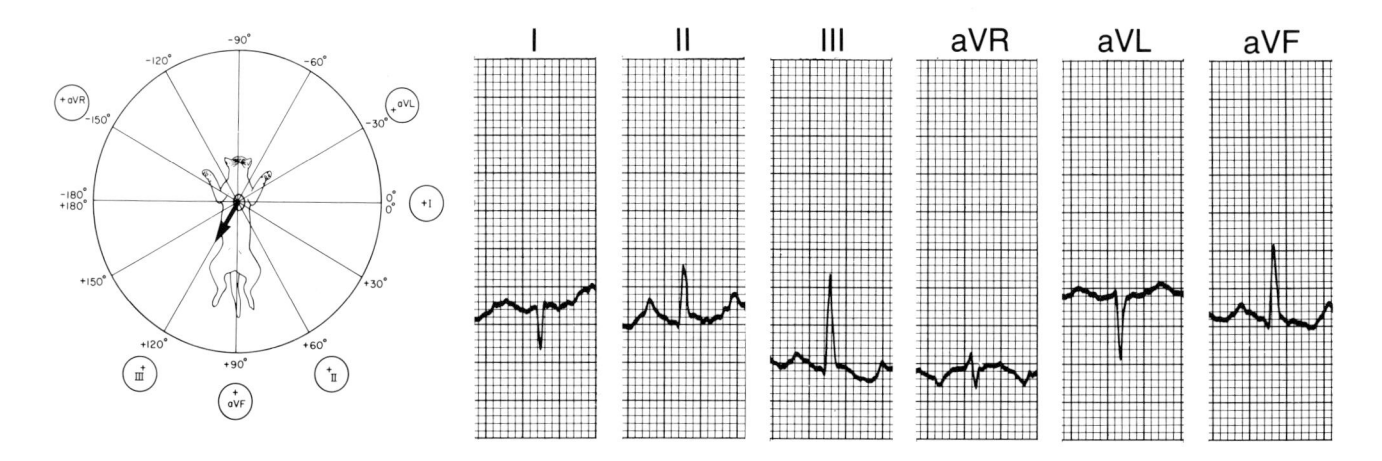

ABB. 3-17: Die isoelektrische Ableitung in diesem EKG einer Katze ist aVR. Senkrecht auf aVR steht in der Achsendarstellung Ableitung III. Ableitung III ist positiv, also ist die elektrische Herzachse in Richtung des positiven Pols von Ableitung III gerichtet (+ 120°). Eine elektrische Achse von + 120° wird als normal für die Katze angesehen.

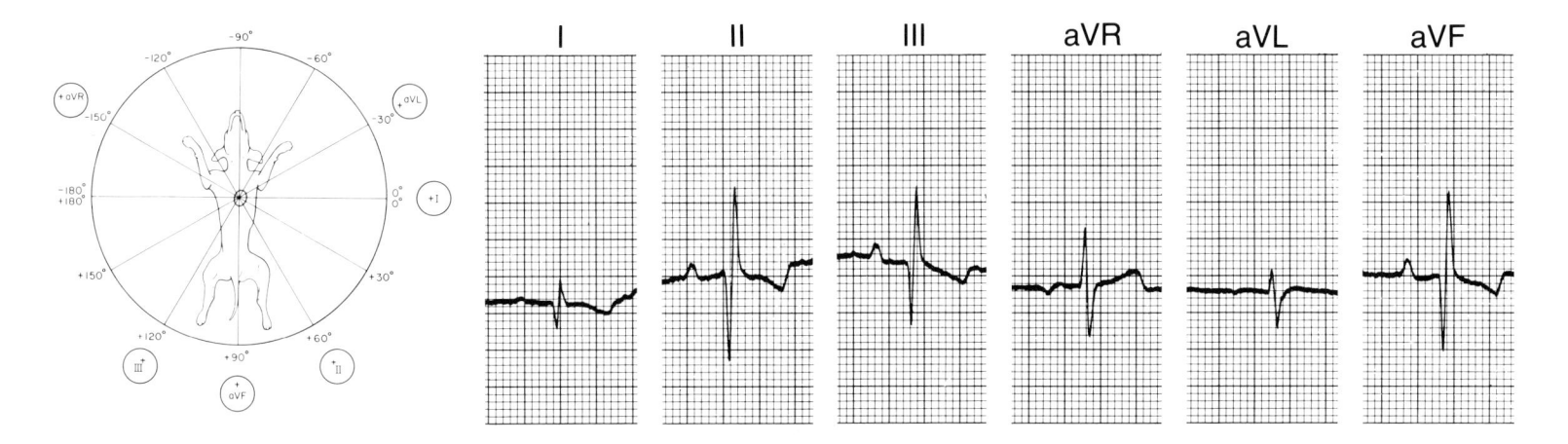

ABB. 3-18: Da in diesem EKG eines Hundes alle Ableitungen nahezu isoelektrisch sind — die Summe der QRS-Ausschläge ist Null —, läßt sich die elektrische Herzachse nicht bestimmen. In solchen Fällen können Brustwandableitungen zusätzliche Informationen für die Bestimmung der Hauptrichtung des Kammervektors liefern.

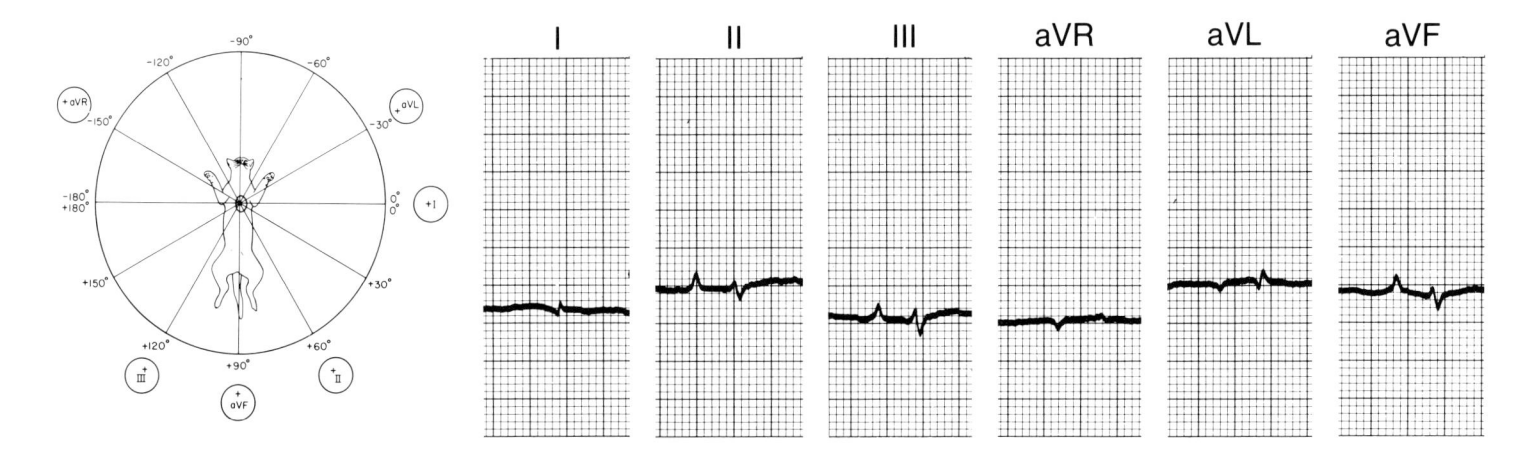

ABB. 3-19: Die elektrische Hauptachse in diesem EKG einer Katze läßt sich nicht bestimmen, da alle Abteilungen »isoelektrisch« sind.

Abschätzung der elektrischen Herzachse auf der Grundlage des größten EKG-Ausschlags

Die mittlere elektrische Achse kann auf 30° genau durch einfaches Ansehen der Ableitungen I, II und III abgeschätzt werden. Dafür wird die Ableitung mit dem größten Netto-QRS-Ausschlag ausgewählt. Dieser QRS-Komplex verläuft in etwa parallel zur elektrischen Herzachse (ABB. 3-20). Ist der QRS-Komplex nach oben gerichtet, so verläuft auch die elektrische Achse in Richtung der positiven Hälfte der Ableitungslinie. Bei einem nach unten gerichteten QRS-Komplex wird die elektrische Achse entlang der negativen Hälfte der Ableitungslinie ausgerichtet. Dieselbe Methode kann bei QRS-Komplexen, die in zwei der Ableitungen annähernd gleich sind, verwendet werden. In solchen Fällen liegt die Achse zwischen diesen beiden Ableitungsachsen (ABB. 3-21).

Die Methode der mittleren elektrischen Achsenbestimmung mittels Abschätzung des QRS-Komplexes ist nur ein allgemeiner Indikator und nicht immer genau. Größere Genauigkeit bei der Bestimmung der elektrischen Achse kann durch Anwendung der folgenden Methode erreicht werden.

Auftragung von Ableitung I und Ableitung III* (ABB. 3-22)

Eine genaue Methode zur Bestimmung der mittleren elektrischen Herzachse erfordert die Ausmessung der Nettoamplituden in Ableitung I und Ableitung III und die anschließende Eintragung in das Triaxialsystem (ABB. 3-22). Zuerst werden die Netto-QRS-Ausschläge in Ableitung I und Ableitung III bestimmt und im Triaxialsystem auf der jeweiligen Ableitung eingetragen. Dann werden von diesen beiden Punkten aus Senkrechten zur

---

* Die rechtwinklig aufeinander stehenden Ableitlinien der Ableitungen I und aVF eignen sich ebenfalls zu dieser Art der Vektor- oder Achsenkonstruktion. Der errechnete Vektor wird dann nur in ein Koordinatenkreuz eingetragen.

Anmerkung des Übersetzers

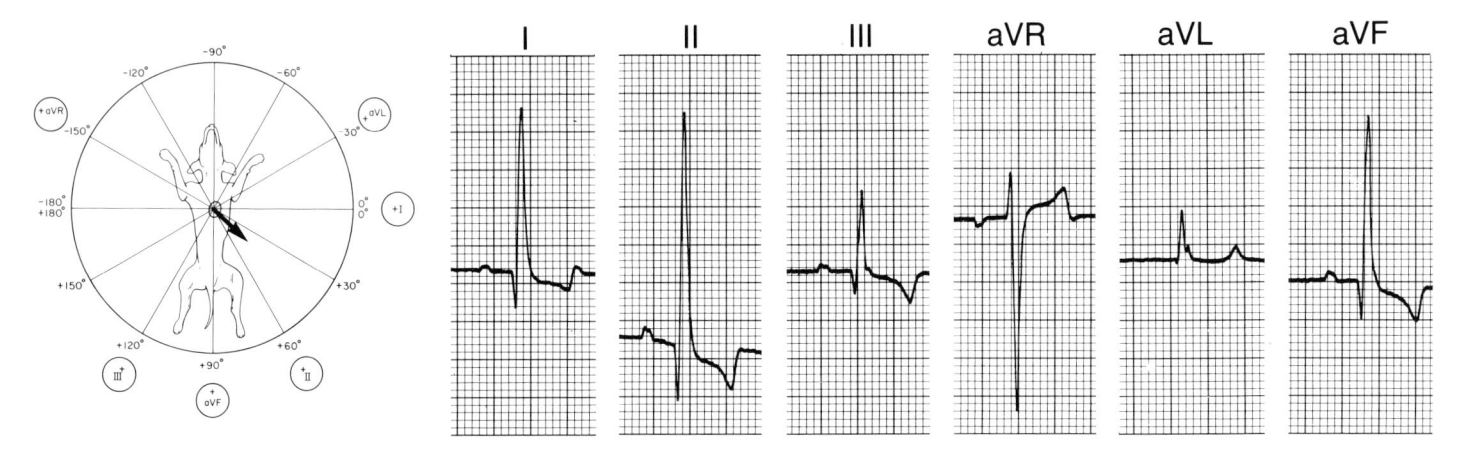

ABB. 3-20: In diesem EKG eines Hundes ist keine Ableitung »isoelektrisch«. Da der QRS-Komplex in Ableitung II am größten ist, sollte die elektrische Hauptachse in etwa parallel zu Ableitung II verlaufen. Ableitung II ist positiv, also liegt die Achse bei +60°. Auf Ableitung II steht Ableitung aVL senkrecht. Ableitung aVL ist insgesamt eher positiv als negativ, daher muß die Achse bei weniger als +60° liegen, da sie in Richtung des positiven Pols von Ableitung aVL zeigt. Die Achse liegt demnach etwa bei +40°.

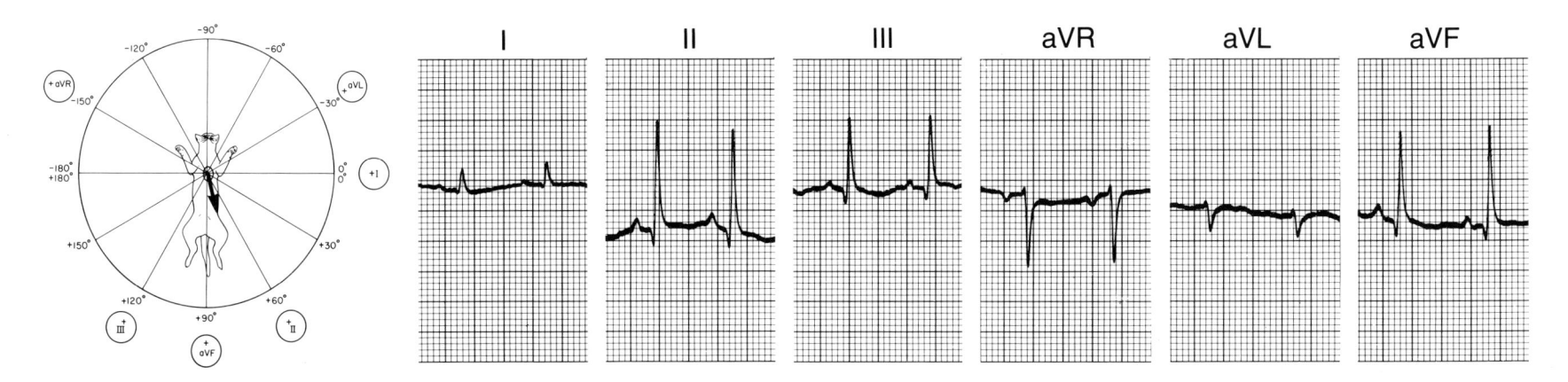

ABB. 3-21: In diesem EKG einer Katze sind die Amplituden der QRS-Komplexe in den Ableitungen II und aVF beinahe gleich. Die elektrische Achse wird also zwischen diesen beiden Ableitungsachsen liegen, d. h. bei +75°.

jeweiligen Ableitung gezogen. Die Verbindungslinie vom Nullpunkt zum Schnittpunkt der beiden Senkrechten markiert Richtung und Orientierung der elektrischen Herzachse. Da diese Methode für Routineuntersuchungen sehr aufwendig ist, können die Werte auch mit Hilfe der im Anhang B enthaltenen Tabellen aufgetragen werden.[10]

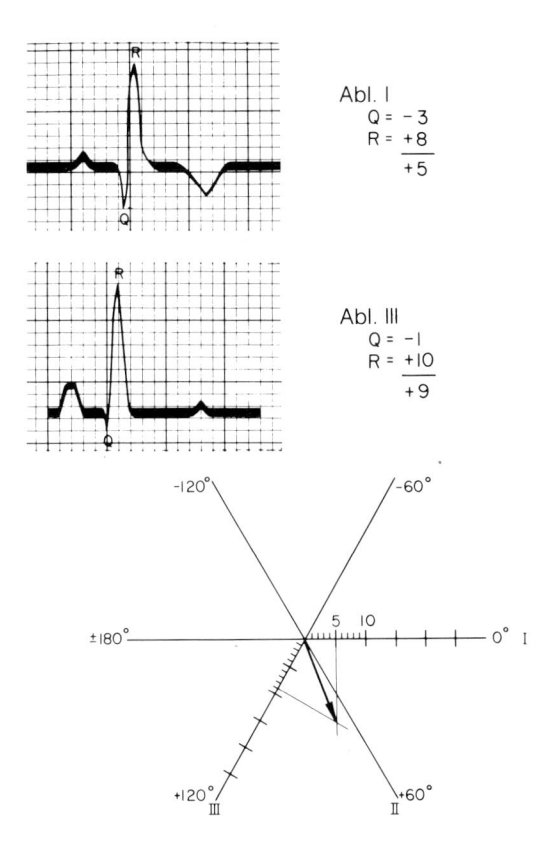

Abl. I
Q = −3
R = +8
―――
+5

Abl. III
Q = −1
R = +10
―――
+9

ABB. 3-22: Abtragen der QRS-Amplituden in Ableitung I und Ableitung III zur Berechnung der elektrischen Herzachse. Die positiven und negativen Ausschläge jeder Ableitung werden addiert (I = + 5; III = + 9) und entsprechend im Triaxialsystem eingetragen. Anschließend wird von jedem dieser Punkte aus eine Senkrechte zur jeweiligen Ableitung gezogen. Eine vom Nullpunkt des Triaxialsystems zum Schnittpunkt dieser Senkrechten gezogene Linie zeigt die Richtung und Größe des so ermittelten QRS-Vektors (ungefähr + 70°).

Literatur

1. Burch, G.E., and DePasquale, N.P.: *A History of Electrocardiography.* Chicago, Year Book Medical Publishers, 1964.
2. Silber, E.N., and Katz, L.N.: *Heart Disease.* New York, Macmillan, 1975.
3. Selzer, A.: *Principles of Clinical Cardiology: An Analytical Approach.* 2nd Edition. Philadelphia, W.B. Saunders, 1983.
4. Johnson, J.C., Horan, L.G., Flowers, N.C.: Diagnostic accuracy of the electrocardiogram. Cardiovasc. Clin., *8*:25, 1977.
5. Resnekov, L. (chairman), et al.: Task Force IV: Use of electrocardiograms in practice. Am. J. Cardiol., *41*:170, 1978.
6. Listing of Essential Knowledge and Skills for Electrocardiographic Readers and Teachers. Bethesda, Maryland, American College of Cardiology, 1976.
7. Goldman, M.J.: *Principles of Clinical Electrocardiography.* 11th Edition. Los Altos, Calif., Lange Medical Publications, 1982.
8. Tilley, L.P.: *Basic Canine Electrocardiography.* Milton, Wis., The Burdick Corp., 1978.
9. Hamlin, R.L.: Relationship between PP and PQ intervals in the electrocardiogram of dogs. Am. J. Vet. Res., *33*:2441, 1972.
10. Friedman, H.H.: *Diagnostic Electrocardiography and Vectorcardiography.* 2nd Edition. New York, McGraw-Hill, 1977.
11. Musselman, E.E., and Hartsfield, S.M.: Complete atrioventricular heart block due to hypokalemia following ovariohysterectomy. Vet. Med. Small Anim. Clin., *71*:155, 1976.
12. Marriott, H.J.L.: *Practical Electrocardiography.* 6th Edition. Baltimore, Williams & Wilkins, 1977.
13. Davidowski, T.A., and Wolf, S.: The QT interval during reflex cardiovascular adaptation. Circulation, *69*:22, 1984.
14. Dubin, S., Beard, R., Staib, J., and Hunt, P.: Variation of canine and feline frontal plane QRS axes with lead choice and augmentation ratio. Am. J. Vet. Res., *38*:1957, 1977.
15. Hill, J.D.: The electrocardiogram in dogs with standardized body and limb positions. J. Electrocardiol., *1*:175, 1968.
15a. Musselman, E.E.: Computer analysis of the spatial angular parameters of the canine QRSsÊ loop from necropsy—verified normal dogs. J. Electrocardiol., *16*:253, 1983.
16. Gompf, R.E., and Tilley, L.P.: Comparison of lateral and sternal recumbent position for electrocardiography of the cat. Am. J. Vet. Res., *40*:1483, 1979.
17. Robertson, B.T., Figg, F.A., and Ewell, W.M.: Normal values for the electrocardiogram in the cat. Feline Pract., *2*:20, 1976.
18. Rogers, W.A., and Bishop, S.P.: Electrocardiographic parameters of the normal domestic cat. A comparison of standard limb leads and an orthogonal system. J. Electrocardiol., *4*:315, 1971.
19. Tilley, L.P., and Gompf, R.E.: Feline electrocardiography. Vet. Clin. North Am., *7*:257, 1977.
20. Coulter, D.B., and Calvert, C.A.: Orientation and configuration of vectorcardiographic QRS loops from normal cats. Am. J. Vet. Res., *42*:282, 1981.
21. Hahn, A.W. (chairman), Hamlin, R.L., and Patterson, D.F.: Standards for canine electrocardiography. The Academy of Veterinary Cardiology Committee Report, 1977.
22. Chastain, C.B., Riedesel, D.H., and Pearson, P.T.: McFee and Parungao orthogonal lead vectorcardiography in normal dogs. Am. J. Vet. Res., *35*:275, 1974.
23. Hamlin, R.L., and Smith, C.R.: Categorization of common domestic animals based upon their ventricular activation process. Ann. N.Y. Acad. Sci., *127*:195, 1965.

TEIL II

Beurteilung der P-, QRS- und T-Ausschläge

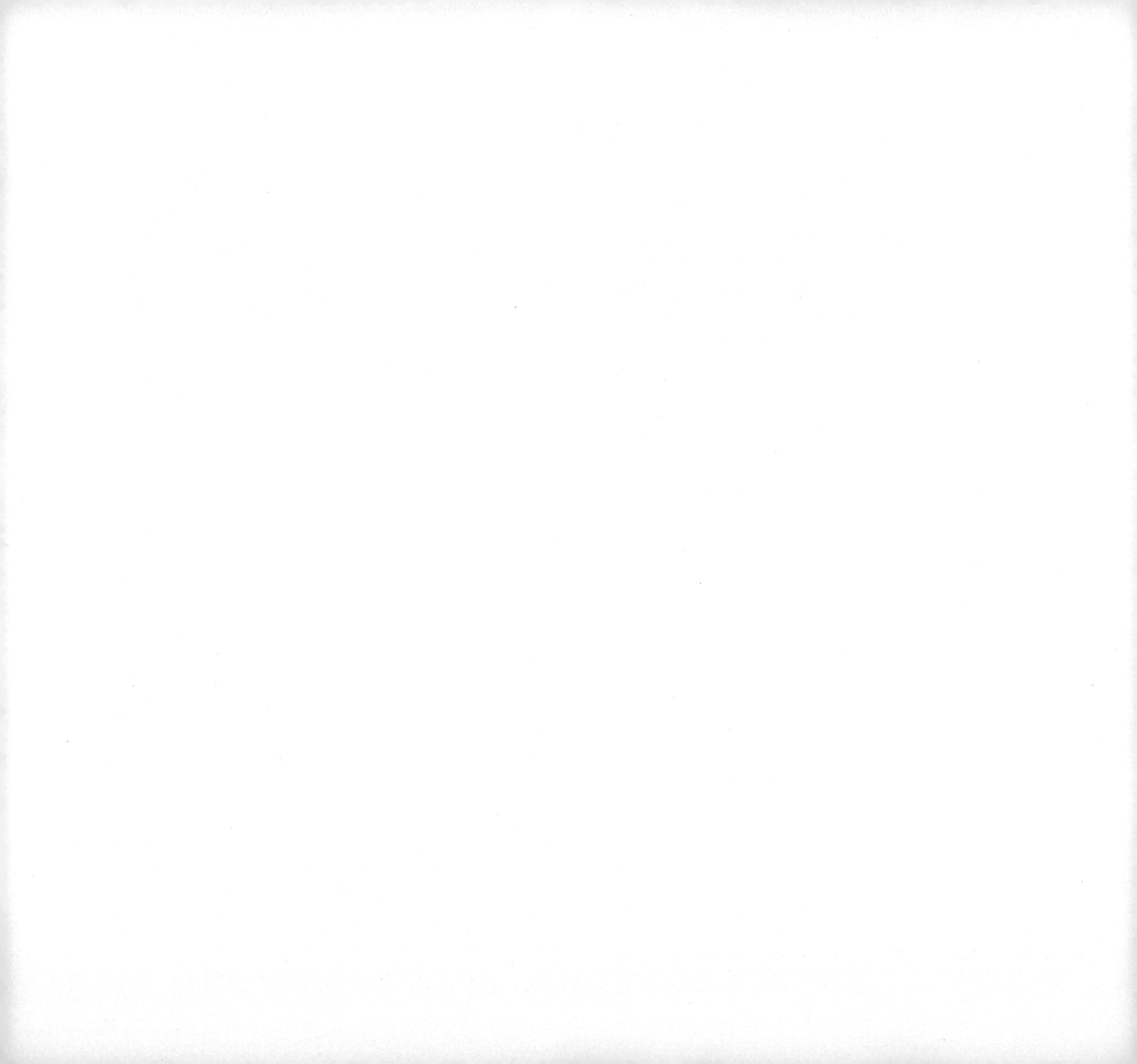

4 Analyse der P-, QRS- und T-Ausschläge des Hundeelektrokardiogramms

Das normale Elektrokardiogramm des Hundes

Der erste und wichtigste Schritt in der Interpretation eines EKG ist die Unterscheidung zwischen normal (physiologisch) und anormal (pathologisch). Der zweite Schritt ist die Differenzierung der verschiedenen vom normalen EKG abweichenden EKG-Formen und ihre Zuordnung zu bekannten Herzerkrankungen. Die Interpretation des pathologischen EKG setzt die Kenntnis des normalen EKG[1-6] voraus. Die meisten Veröffentlichungen über das EKG des Hundes entstammen jedoch Untersuchungen am herzkranken Tier. Aus diesem Grunde gibt es fundiertere Kenntnisse über das EKG des erkrankten Hundes als über das des gesunden Hundes.

Veränderungen der Herzgröße, die mit dem EKG diagnostiziert werden können, bedürfen der Bestätigung durch Röntgenaufnahmen vom Thorax oder Angiokardiographien. Die Echokardiographie hat sich unlängst auch in der Veterinärmedizin als nützliche Methode zur nichtinvasiven Untersuchung von Bau und Funktion der intrakardialen Strukturen erwiesen, wie z. B. der Herzklappen, vom linken Vorhof sowie der rechten und linken AV-Klappen und der Aortenklappen.[6a]

Das Erarbeiten von verläßlichen elektrokardiographischen Normalwerten für den Hund ist ein komplexeres Problem, als die meisten Kliniker annehmen. Die Bestimmung dieser elektrokardiographischen Normalwerte wurde für den Menschen ausführlich von SIMONSON diskutiert. Die wichtigsten Vorbedingungen bei der Festsetzung von Normalwerten sind 1. die ausreichende Größe der Versuchspopulation, 2. die Zusammensetzung der Population, 3. die Verwendung standardisierter Techniken bei der Aufzeichnung der Werte und 4. die adäquate statistische Auswertung. In den meisten EKG-Untersuchungen beim Hund wurde zumindest eines dieser Prinzipien vernachlässigt. Auf Seite 58 findet sich eine Zusammenfassung der wichtigsten elektrokardiographischen Normalwerte.[1-5]

Bevor das EKG interpretiert werden kann, müssen die Begriffe »anormal« (pathologisch), »Grenzwert« und »sicher pathologisches Kriterium« bzw. »EKG-Veränderung« definiert werden.[8] Für jede EKG-Messung gibt es einen Normalbereich, einen anormalen Bereich und einen Grenzwertbereich. Diese Bereiche können nur auf der Grundlage elektrokardiographischer Kriterien festgelegt werden.

Als pathologisch bezeichnet man ein EKG-Merkmal, das außerhalb des Normbereichs liegt und signifikant häufiger bei erkrankten als bei vergleichbaren gesunden Tieren auftritt. Die Bezeichnung Grenzwert dient zur Einordnung von Befunden zwischen normal und anormal. Kriterien, die verschiedene pathologische EKG-Formen beschreiben, sind nur dann zuverlässig, wenn die erhobenen Befunde bei exakt definierten Grenzen in normal und anormal unterteilt werden können. Die charakteristischen Merkmale eines EKG sollten nicht nur absolut vollständig und exakt definiert werden, sondern es sollten auch Angaben über die Empfindlichkeit und Genauigkeit der Aufzeichnungen gemacht werden. Alle Merkmale bzw. Kriterien der verschiedenen EKG-Ableitungen vollständig aufzulisten, sprengt jedoch den Rahmen dieses Buches.

Die Wahrscheinlichkeit für eine richtige Diagnoseentscheidung hängt nicht nur von der Sensibilität (einen elektrokardiographisch positiven Befund zu haben, wenn pathologische Veränderungen tatsächlich vorliegen) und der Spezifität (einen elektrokardiographisch negativen Befund zu haben, wenn keinerlei pathologische Veränderungen vorliegen) ab, sondern weiterhin von der erwarteten Häufigkeit der Diagnostizierung dieser Erkrankung durch andere, nichtelektrokardiographische Methoden[9]. Hierzu kann man sich des Bayesschen Theorems bedienen, bei dem diese Vorabinformationen als A-priori-Wahrscheinlichkeiten Berücksichtigung finden.*

Angenommen, gewisse elektrokardiographische Kriterien für eine Rechtsherzvergrößerung hätten eine Sensibilität von 95 Prozent und eine Spezifität von 95 Prozent (falschpositive Ergebnisse damit 5 Prozent), dann würde es sich um eine sehr verläßliche Methode handeln. Nun soll beispielsweise mit dieser Methode eine Untersuchung von 1000 Tieren durchgeführt werden, bei denen die A-priori-Wahrscheinlichkeit, Rechtsherzvergrößerungen durch andere — nichtelektrokardiographische, beispielsweise epidemiologische — Methoden zu erkennen, 10 Prozent betragen möge. Auf Grund der Annahme einer Sensibilität von 95 Prozent werden 95 der 100 »anormalen« Fälle erkannt sowie auf der Basis von 5 Prozent falschpositiver Fälle von den 900 »normalen« Fällen 45 als falschpositiv angesehen. Damit beträgt die Gesamtzahl als positiv verändert registrierter Fälle 140. Daraus ergibt sich auf der Basis des Bayesschen Theorems als bedingte Wahrscheinlichkeit, mit dem EKG tatsächliche pathologische Fälle als solche zu erkennen, der Quotient 95/140 oder — prozentual ausgedrückt — 68 Prozent.

Das gleiche System sei auf die Untersuchung einer Gruppe von 100 Tieren mit Pulmonalstenosen übertragen, bei der jedoch die A-priori-Wahrscheinlichkeit für das Vorliegen einer Rechtsherzvergrößerung mit mindestens 95 Prozent angenommen werden kann. Bei einer Sensibilität von 95 Prozent werden von den 95 Tieren mit Rechtsherzvergrößerung in der Erwartung 90,25 richtig beurteilt und bei einer Spezifität von 95 Prozent in der Erwartung 0,25 Tiere falschpositiv beurteilt. In diesem Beispiel beträgt die bedingte Wahrscheinlichkeit für eine richtige Diagnose von Tieren mit Rechtsherzvergrößerung 90,25/90,5, also über 99 Prozent.

Es muß folglich unbedingt berücksichtigt werden, daß die A-priori-Wahrscheinlichkeit für das Vorliegen der Krankheit im Kollektiv ein wichtiger Faktor für die Vorhersagegenauigkeit einer richtigen Diagnose bei gegebener Sensibilität und Spezifität der EKG-Methode ist. Bei geringerer A-priori-Wahrscheinlichkeit wird auf Grund der höheren Anzahl falschpositiver Ergebnisse auch die bedingte Wahrscheinlichkeit für eine richtige Diagnose kleiner sein.[9, 10]

Der Zweck dieses Buches ist es, dem Kliniker die Kenntnisse zu vermitteln, die für eine elektrokardiographische Diagnose notwendig sind. Basierend auf den verschiedenen Publikationen über die Elektrokardiographie (siehe Literaturverzeichnis) sowie meiner eigenen klinischen Erfahrung, werden für jede Erkrankung die EKG-Kriterien und die damit in Zusammenhang stehenden Ursachen sowie die Therapie abgehandelt. Dabei werden nur solche EKG-Veränderungen diskutiert, die von erheblicher klinischer Bedeutung sind.

---

* Anm. d. Herausgeb.: Bayes'-Theorem in S. J. WERNER: Medizinische Statistik. Urban & Schwarzenberg, München-Wien-Baltimore 1984, S. 66 ff.

Übersicht über die elektrokardiographischen Normalwerte

Herzschlagfrequenz
70 bis 160 Schläge/Min. beim erwachsenen Hund
Bis 180 Schläge/Min. bei Zwergrassen
Bis 220 Schläge/Min. bei Welpen

Rhythmus
Normaler Sinusrhythmus
Sinusarrhythmie
Wandernder (SA) Schrittmacher

Messungen (Ableitung II, 50 mm/Sek., 1 cm = 1 mV)
P-Welle
   Breite: maximal 0,04 Sek.
   Höhe: maximal 0,4 mV
PQ-(PR-)Intervall
   Breite 0,06 bis 0,13 Sek.
QRS-Komplex
   Breite: maximal 0,05 Sek. bei kleinen Rassen
           maximal 0,06 Sek. bei großen Rassen
   Höhe der R-Zacke:* maximal 3,0 mV bei großen Rassen
                       maximal 2,5 mV bei kleinen Rassen
ST-Strecke
   Eine ST-Senkung sollte nicht mehr als 0,2 mV und
   eine ST-Hebung nicht mehr als 0,15 mV betragen.
T-Welle
   Kann positiv, negativ oder biphasisch sein
   Nicht größer als ein Viertel der R-Zacke
QT-Intervall
   Breite: 0,15 bis 0,25 Sek. bei normaler Schlagfrequenz, QT verändert sich abhängig von den Schlagzahlen (eine höhere Schlagfrequenz verkürzt das QT-Intervall und umgekehrt)

Elektrische Herzachse (Frontalebene): + 40° bis + 100°

Präkordiale Brustwandableitungen (nur besonders wichtige Werte)
CV_5RL (rV_2): positive T-Welle
CV_6LL (V_2): S-Zacke nicht größer als 0,8 mV
               R-Zacke nicht größer als 2,5 mV
CV_6LU (V_4): S-Zacke nicht größer als 0,7 mV
               R-Zacke nicht größer als 3,0 mV
V_{10}:   negativer QRS Komplex, T-Welle außer bei Chihuahua negativ

---
* gilt nicht für dünne Hunde unter 2 Jahren mit tiefem Brustkorb.

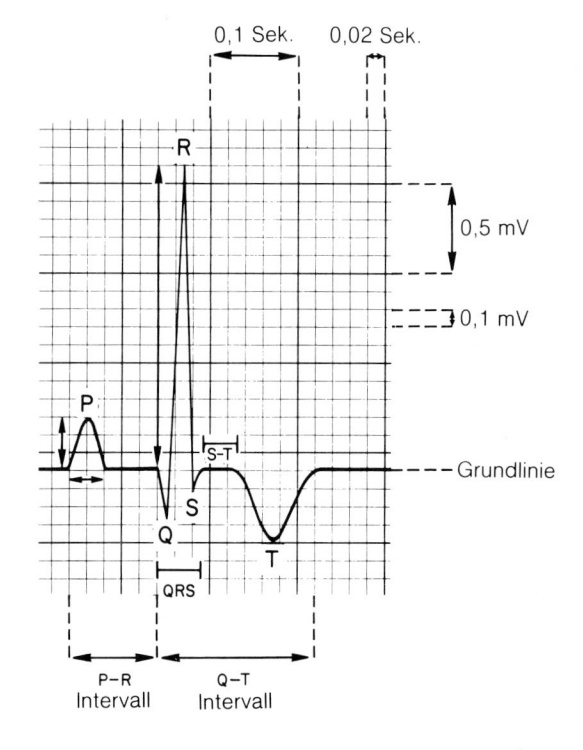

ABB. 4-1: Vergrößerung eines normalen P-QRS-T-Komplexes der Ableitung II vom Hund. P-Welle: 0,04 Sek., 0,3 mV; P-R-Intervall: 0,1 Sek.; QRS-Komplex: 0,05 Sek., 1,7 mV; ST-Strecke: 0,04 Sek.; T-Welle: 0,09 Sek., 0,4 mV; Q-T-Intervall: 0,18 Sek.

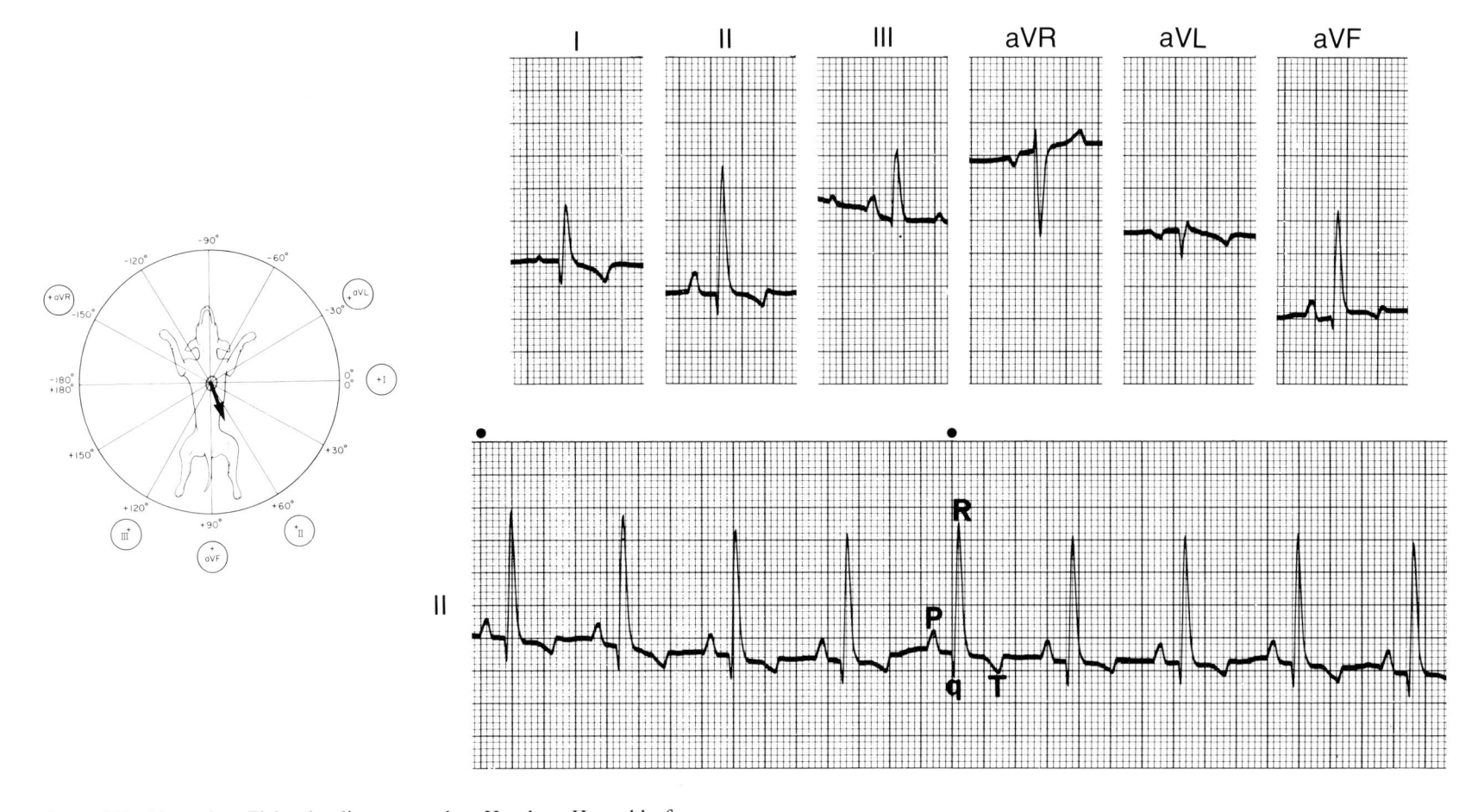

ABB. 4-2: Normales Elektrokardiogramm des Hundes. Herzschlagfrequenz: 165/Min. Normaler Sinusrhythmus. Amplituden und Zeiten: P-Welle: 0,04 Sek., 0,3 mV; P-R-Intervall: 0,08 Sek.; QRS-Komplex: 0,05 Sek., 1,9 mV; ST-Strecke: 0,04 Sek.; T-Welle: 0,05 Sek., 0,2 mV. Mittlere elektrische Herzachse: + 70°.

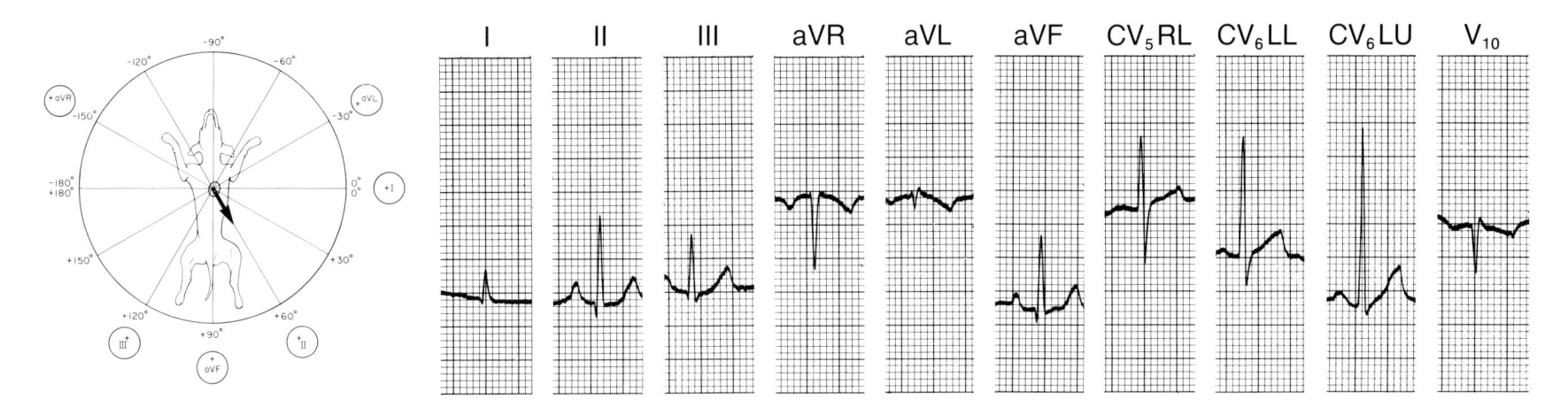

ABB. 4-3: Normales Elektrokardiogramm des Hundes mit den bipolaren Standardableitungen (I, II, III), den unipolaren Gliedmaßenableitungen (aVR, aVL, aVF) und den unipolaren Brustwandableitungen (CV₅RL, CV₆LL, CV₆LU und V₁₀). Elektrische Achse: + 60°.

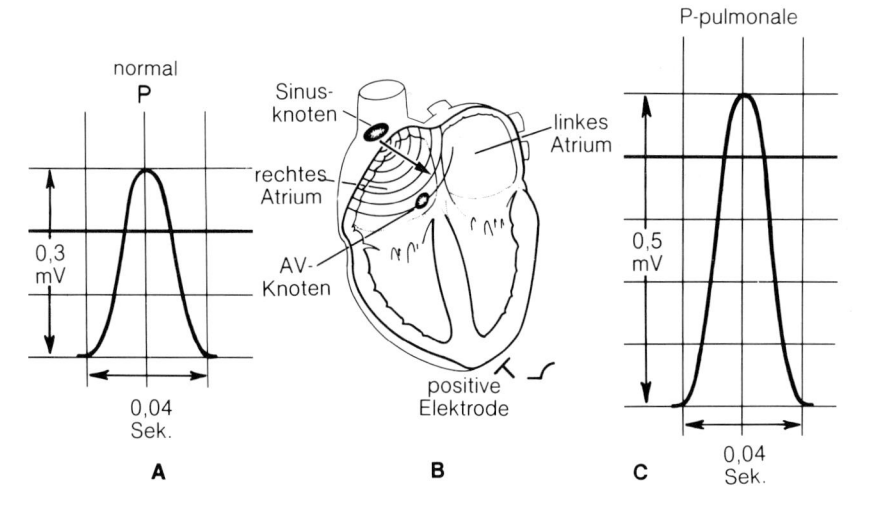

ABB. 4-4: Der erste Anteil der P-Welle ist im wesentlichen Ausdruck der Depolarisation des rechten Vorhofes (B). Eine Vergrößerung des rechten Vorhofes verstärkt den P-Vektor und dreht ihn nach rechts (C).

Vergrößerung des rechten Vorhofes

Die P-Welle ist Ausdruck der Vorhofdepolarisation. Liegt eine Vergrößerung des rechten Vorhofes vor, so ist ihre Amplitude in den Ableitungen II, III und aVF vergrößert. Der Ausdruck »Vergrößerung« wird verwendet, da hohe P-Wellen sowohl bei Hypertrophie als auch bei Dilatation des rechten Vorhofes beobachtet werden.

EKG-Veränderungen

1. Die P-Welle ist höher als 0,4 mV.[2]
2. Die P-Welle ist 0,04 Sek. oder weniger breit.
3. Die P-Welle ist schmalbasig, spitz und hoch, insbesondere bei chronischen Lungenerkrankungen (daher häufig auch P-pulmonale genannt).
4. Gelegentlich folgt der P-Welle eine Senkung der isoelektrischen Linie, dies ist Ausdruck der Vorhofrepolarisation und wird T_a-Welle genannt. Die T_a-Welle ist auch bei sehr hohen Schlagfrequenzen zu sehen.[11]

Vorkommen

Die Bezeichnung P-pulmonale ist nicht spezifisch für eine Vergrößerung des rechten Vorhofes oder Lungenerkrankungen, beispielsweise kann eine beschleunigte Herzschlagfrequenz allein bereits eine Amplitudenzunahme von P bewirken und damit ein P-pulmonale simulieren.
1. Chronische Lungenkrankheiten, z. B. Bronchitis, Pneumonie und besonders das Kollabieren der Trachea.
2. Verschiedene angeborene Herzanomalien, z. B. intraatriale Septumdefekte und Trikuspidalklappendysplasien.[12, 13]

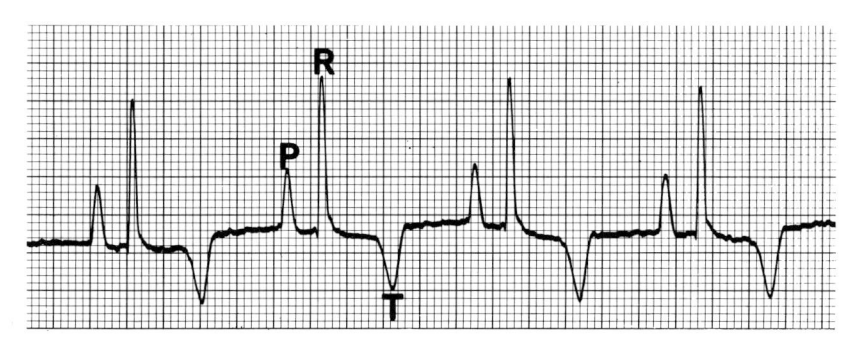

ABB. 4-5: Vergrößerung des rechten Vorhofes bei einem Hund mit kollabierter Trachea. Die P-Wellen haben eine Amplitude von 0,7 mV.

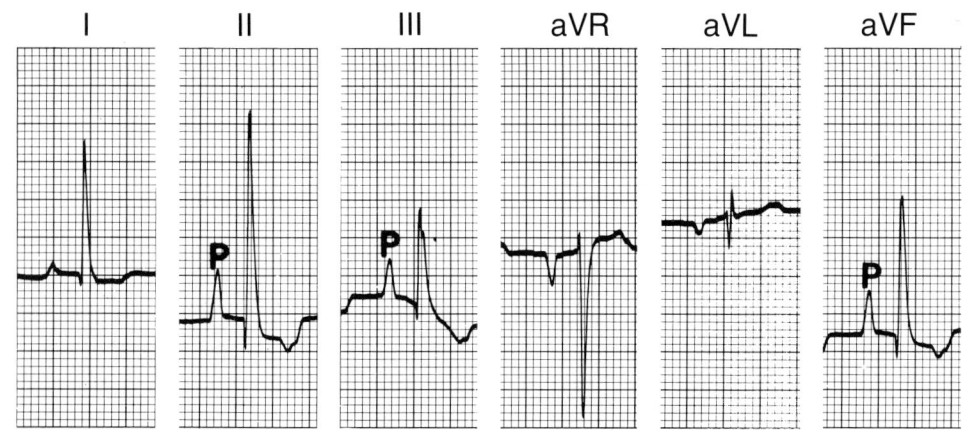

ABB. 4-6: Vergrößerung des rechten Vorhofes bei einem Hund mit hochgradiger chronischer Bronchitis. Hohe P-Wellen in den Ableitungen II, III und aVF.

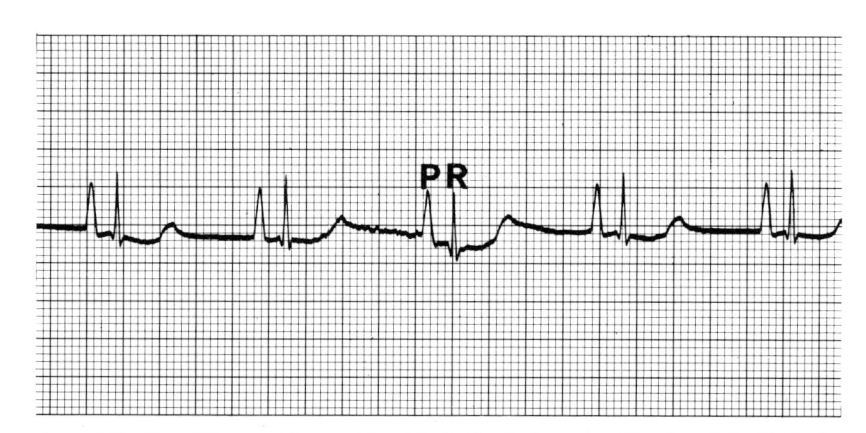

ABB. 4-7: Vergrößerung des rechten Vorhofes bei einem Hund mit kollabierter Trachea. Beachte die T_a-Welle (der P-Welle folgende Senkung der isoelektrischen Linie).

Vergrößerung des linken Vorhofes

Die zweite Hälfte der P-Welle wird vor allem durch die Depolarisation des linken Vorhofes verursacht (ABB. 4-8). Bei einer Vergrößerung des linken Vorhofes dauert die P-Welle länger, das ist am besten in Ableitung II zu erkennen. Diese Veränderung der P-Welle, die meist mit Mitralklappenveränderungen einhergeht, wird P-mitrale genannt. Durch Überlagerungen der asynchronen Depolarisationen der beiden Vorhöfe ist die P-Welle häufig gekerbt. Beim Menschen korreliert die Form der P-Welle gut mit dem Anteil an Bindegewebszellen im linken Vorhof, dem Grad der Vorhoffibrose sowie der echokardiographischen Messung der Größe des linken Vorhofes. Durch die Schlußunfähigkeit der Mitralklappen entstehen hämodynamisch bedingte Insulte im linken Vorhof, die zur Schädigung und schließlich Zerstörung von Myokardzellen führen. Druck und/oder Volumenbelastung haben Zellhypertrophie und Vorhofdilatation zur Folge, die mit dem Absterben einiger Vorhofzellen und der nachfolgenden bindegewebigen Substitution einhergehen. Der Prozentsatz der Vorhoffibrose korreliert mäßig mit der Dauer der P-Welle.[13a]

EKG-Veränderungen

1. Die P-Welle ist breiter als 0,04 Sek.[2]
2. Solange die P-Welle nicht auch verbreitert ist, sind Kerbungen nicht als pathologisch anzusehen.

Vorkommen

1. Eine breite und gekerbte P-Welle kann auch bei Oberleitungsstörungen vom SA- zum AV-Knoten auftreten.[14] Der Ausdruck P-mitrale kann zur Fehleinschätzung führen, da Mitralklappenerkrankungen nicht immer vorhanden sind. In den meisten Fällen sind Mitralklappenveränderungen jedoch die Ursache solcher P-Wellen.
2. Erworbene Mitralklappeninsuffizienz.
3. Verschiedene angeborene Herzanomalien, z. B. Mitralklappeninsuffizienz, Aortenstenose, Ventrikelseptumdefekte und Ductus arteriosus persistens.[12]

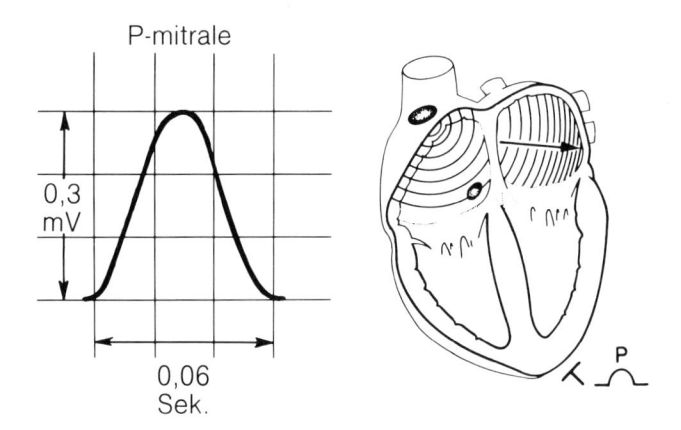

ABB. 4-8: Vergrößerung des linken Vorhofes. Der mittlere P-Vektor ist etwas nach posterior verschoben und durch die spätere Aktivierung des linken Vorhofes verlängert.

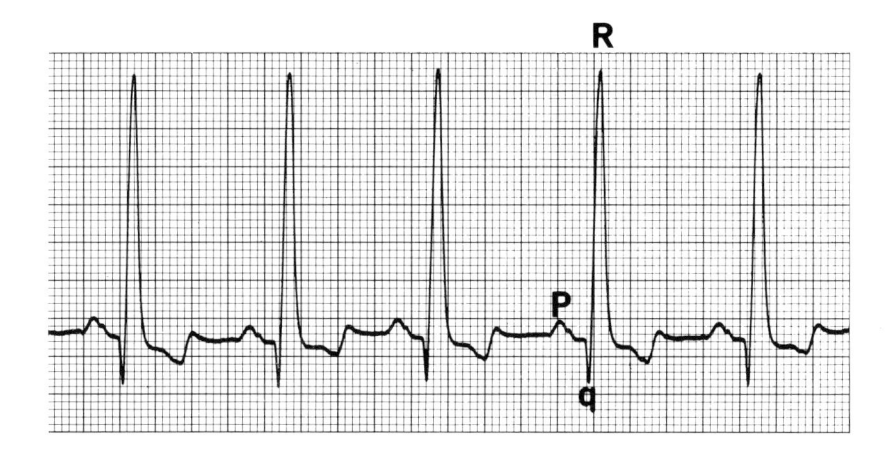

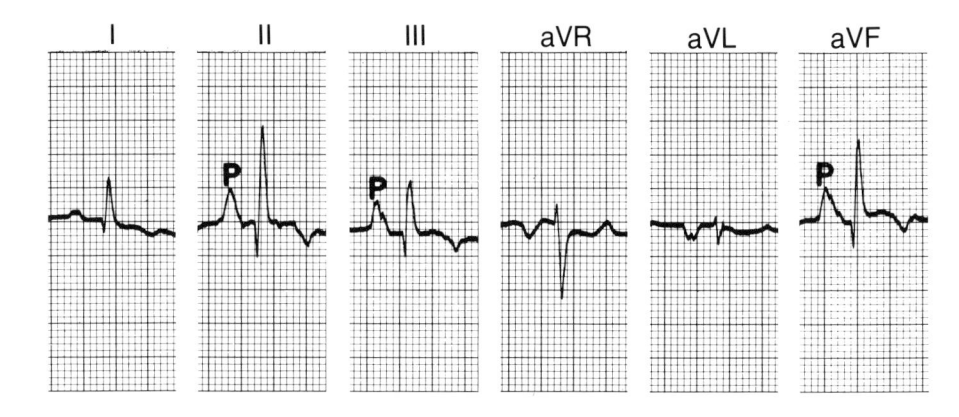

ABB. 4-9: Vergrößerung des linken Vorhofes bei einem Hund mit chronischer Mitralklappeninsuffizienz. Die P-Wellen sind breit (0,06 Sek.) und gekerbt.

ABB. 4-10: Vergrößerung des linken Vorhofes bei einem Hund mit chronischer Mitralklappeninsuffizienz. Die P-Wellen sind in den Ableitungen II, III und aVF breit und gekerbt.

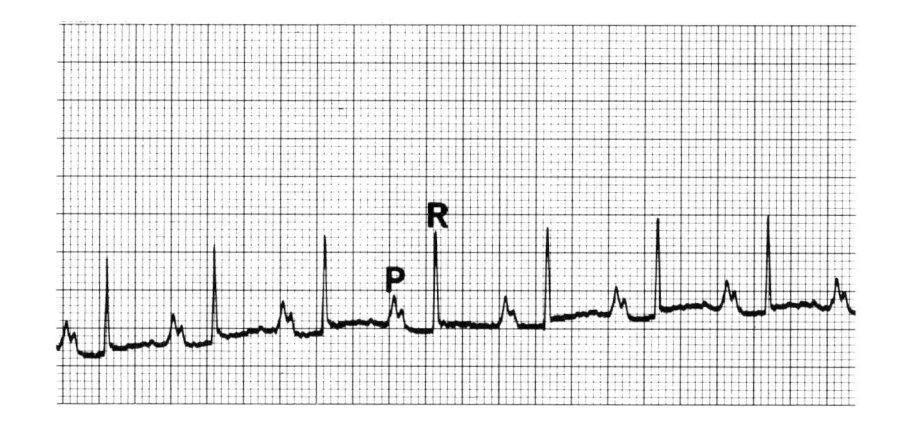

ABB. 4-11: Vergrößerung des linken Vorhofes. Die Kerbungen der P-Wellen sind deutlich sichtbar. Darüber hinaus sind die P-Wellen breit.

Beidseitige Vergrößerung der Vorhöfe

Bei beidseitiger Vergrößerung der Vorhöfe ist sowohl die Amplitude als auch die Dauer der P-Welle vergrößert. Diese Veränderungen könnten jedoch auch bei Vergrößerung des rechten Vorhofes und gleichzeitigem Vorliegen einer intraatrialen oder interatrialen Leitungsstörung im linken Vorhof auftreten. Die Diagnose der Vergrößerung beider Vorhöfe ist elektrokardiographisch nicht immer exakt zu stellen, denn Spannung, Dauer, Form und Richtung der P-Welle variieren erheblich. Beispielsweise kann bei großen Rassen (Bernhardiner) eine P-Wellendauer von 0,045 Sek. noch normal sein. Die P-Welle reagiert auch sehr sensibel auf autonome Einflüsse. Ein Ansteigen der Herzschlagfrequenz allein kann einen Spannungsanstieg der P-Welle auslösen. Da nicht nur Hypertrophie und Dilatation zu Formveränderungen der P-Welle führen, mag die allgemeine Bezeichnung anormal (pathologisches P) passender sein, um solche Veränderungen der P-Welle zu charakterisieren.[14]

EKG-Veränderungen

1. Die P-Welle ist höher als 0,4 mV und breiter als 0,04 Sek.[1]
2. Kerbungen und Sockel- oder Knotenbildungen der P-Welle treten häufig auf.

Vorkommen

1. Chronische Mitral- und Trikuspidalklappeninsuffizienz oder chronische Mitralklappeninsuffizienz mit nachfolgender Stauungslunge, die über die Drucksteigerung im kleinen Kreislauf zum Rückstau und damit zur Vergrößerung des rechten Vorhofes führt.
2. Verschiedene angeborene Herzanomalien, insbesondere kombinierte Herzfehler.

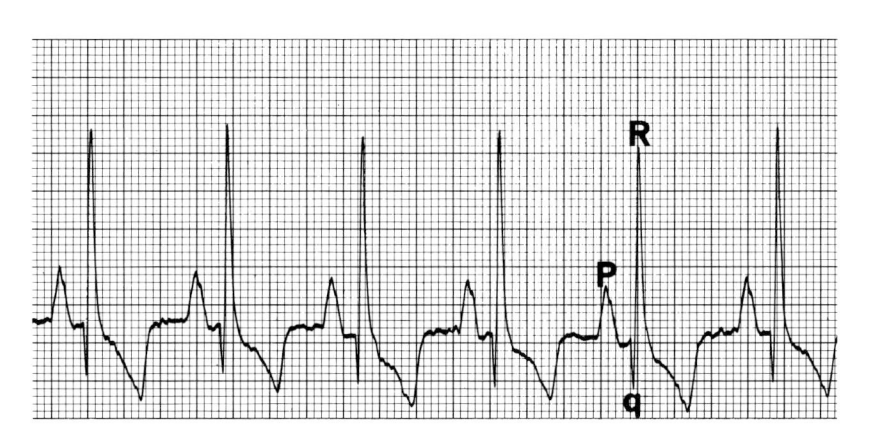

ABB. 4-13: Vergrößerung beider Vorhöfe bei einem Hund mit chronischer Mitral- und Trikuspidalklappeninsuffizienz. Die P-Wellen sind sowohl verbreitert (0,06 Sek.) als auch vergrößert (0,7 mV).

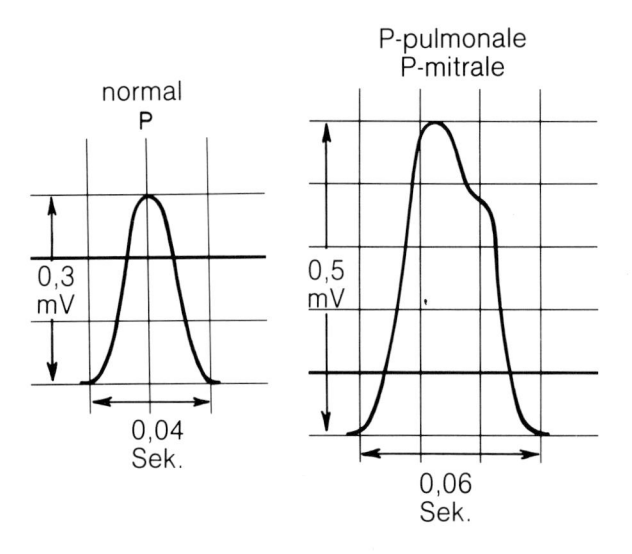

ABB. 4-12: Vergrößerung beider Vorhöfe. Neben der vergrößerten Amplitude ist auch die Dauer der P-Welle verlängert.

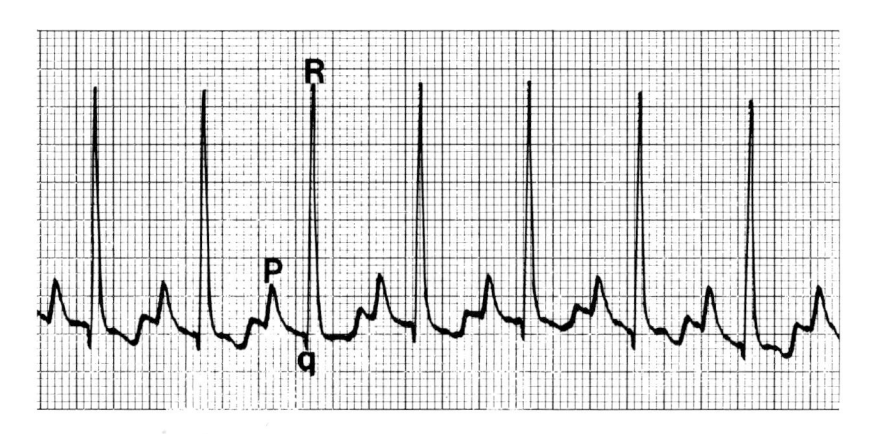

ABB. 4-14: Vergrößerung beider Vorhöfe. Beachte die hohen und breiten P-Wellen. Die der P-Welle folgende Senkung der isoelektrischen Linie (T_a-Welle) kann im Zusammenhang mit der schnellen Herzfrequenz stehen, aber auch Zeichen der Repolarisation der Vorhöfe sein.

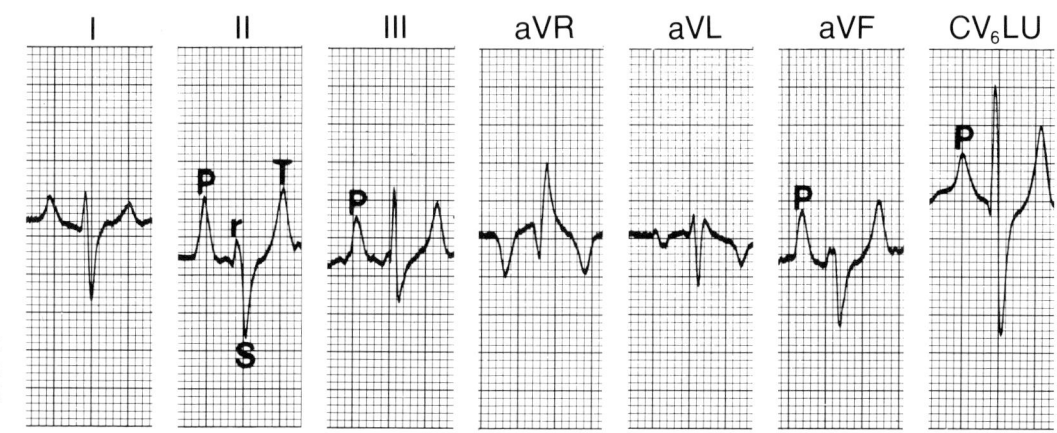

ABB. 4-15: Vergrößerung beider Vorhöfe bei einem Hund mit einer Kombination angeborener Herzfehler. Beachte die hohen und breiten P-Wellen in den Ableitungen II, III, aVF und CV₆LU.

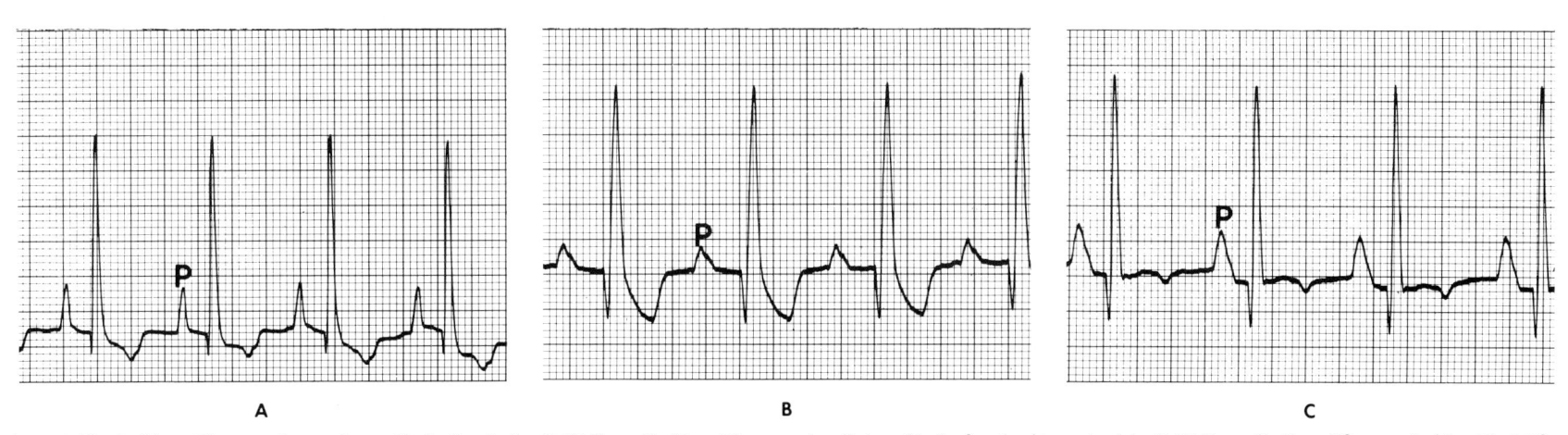

ABB. 4-16: A: Vergrößerung des rechten Vorhofes; hohe P-Wellen. B: Vergrößerung des linken Vorhofes; breite, gekerbte P-Wellen. C: Vergrößerung beider Vorhöfe; Kombination der unter A und B genannten Merkmale (hohe, breite P-Wellen). Eine auf die Vergrößerung des rechten Vorhofes hinweisende T_a-Welle (der P-Welle folgende Senkung der isoelektrischen Linie) ist vorhanden.

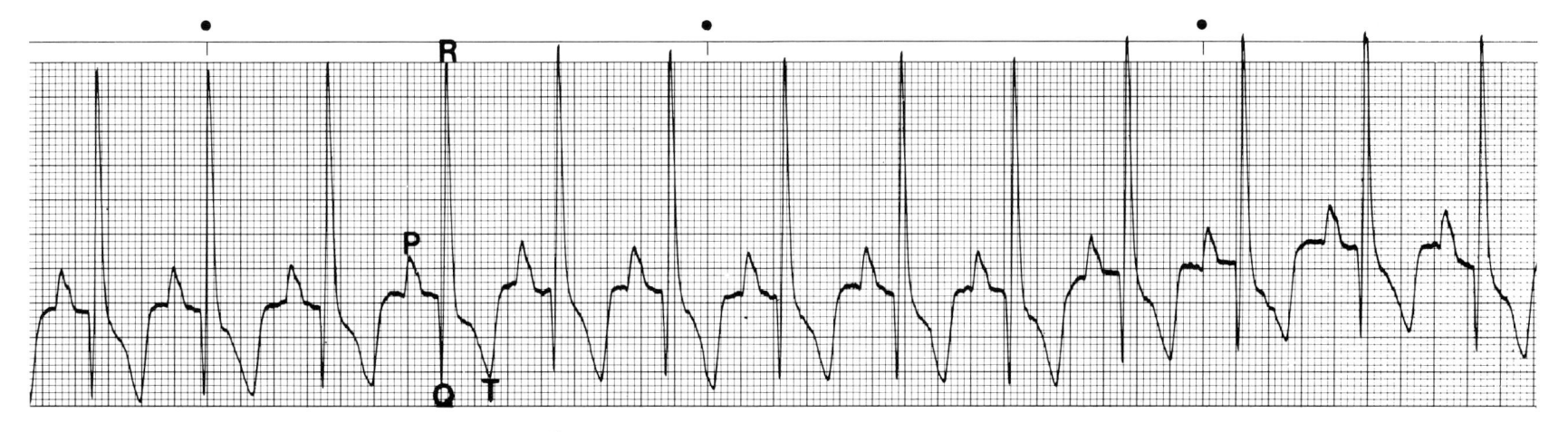

ABB. 4-17: Vergrößerung beider Vorhöfe bei einem großen Hund mit einer primären Myokarderkrankung (dilatative Kardiomyopathie).

Vergrößerung des rechten Ventrikels

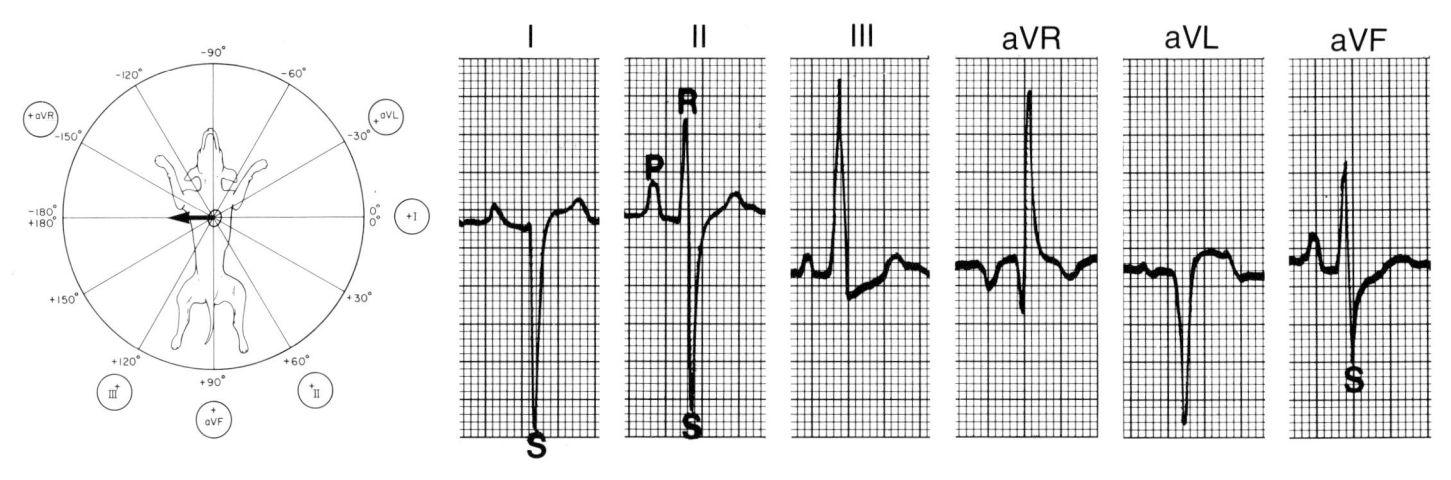

ABB. 4-18: Hochgradige Vergrößerung des rechten Ventrikels bei einem Hund mit Fallotscher Tetralogie. Die elektrische Herzachse weicht deutlich nach rechts ab (−180°). Auffällig sind die tiefen S-Zacken in den Ableitungen I, II und aVF.

Normalerweise ist es nicht möglich, zwischen Ventrikelhypertrophie und -dilatation im EKG zu unterscheiden, deshalb ist der Ausdruck »Vergrößerung« vorzuziehen. Rein quantitativ stellt der linke Ventrikel den größten Anteil des Herzens dar. Auf Grund der Depolarisationsfolge und der Dominanz des linken Ventrikels muß der rechte Ventrikel deutlich vergrößert sein, um Veränderungen im EKG auszulösen. Geringere Vergrößerungen des rechten Ventrikels werden daher oft nicht im EKG erkannt.

EKG-Veränderungen[2, 13, 15–19]

1. Wenn drei der folgenden Merkmale gleichzeitig auftreten, kann eine rechtsventrikuläre Vergrößerung mit einer geringen Irrtumswahrscheinlichkeit diagnostiziert werden.[17]
   a) S-Zacke in Abteilung CV_6LL größer als 0,8 mV.
   b) Mittlere elektrische Achse in der Frontalebene +103° und rechts davon im Uhrzeigersinn.
   c) S-Zacke in Abteilung CV_6LU größer als 0,7 mV.
   d) S-Zacke in Ableitung I größer als 0,05 mV.
   e) R/S-Verhältnis in Ableitung CV_6LU geringer als 0,87.
   f) S-Zacke in Ableitung II größer als 0,35 mV.
   g) S-Zacken in den Ableitungen I, II, III und aVF.
   h) Positive T-Welle in Ableitung V_{10} (ausgenommen beim Chihuahua).
   i) W-förmiger QRS-Komplex in Ableitung V_{10}.

2. Andere Formen, die typisch für Rechtsventrikelvergrößerungen sind:
   a) Vergrößerung des rechten Vorhofes (hohe P-Wellen).
   b) Rechtsschenkelblock, häufig schwierig von der rechtsventrikulären Vergrößerung zu unterscheiden.
   c) Eine rechtsventrikuläre Vergrößerung kann vermutet werden bei tiefen Q-Zacken (größer als 0,5 mV) in den Ableitungen I, II, III und aVF. Diese Q-Zacken können bei bestimmten schmalbrüstigen Rassen aber auch normal sein[13] (ABB. 4-21).
   d) Akutes Cor pulmonale[9] (ABB. 4-22), eine Form der Vergrößerung des rechten Ventrikels, mit sekundären Veränderungen der ST-Strecke und der T-Welle, bisweilen können P-pulmonale und Sinustachykardie beobachtet werden.

Vorkommen

1. Bestimmte angeborene Herzfehler, z. B. Pulmonalstenosen, Fallotsche Tetralogie, Ductus arteriosus persistens mit Rechts-links-Shunt und Trikuspidalklappendysplasien.[12, 13, 20]
2. Dirofilariose, zumeist hochgradig mit schweren Stauungserscheinungen.[20a]
3. Mitral- und Trikuspidalklappeninsuffizienz.
4. Akutes Cor pulmonale als Folge von Lungenembolien z. B. nach Chemotherapie gegen adulte Dirofilarien, beim Hämangiosarkom im rechten Vorhof oder Nierenamyloidose.[21, 22]
5. Gelegentlich bei chronischen generalisierten Lungenerkrankungen.

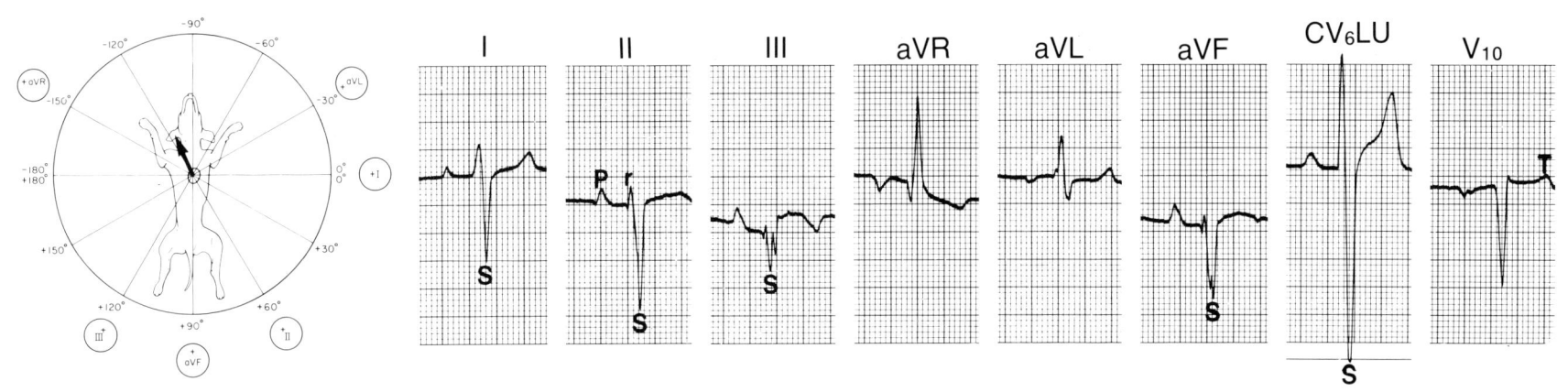

ABB. 4-19: Hochgradige Vergrößerung des rechten Ventrikels bei einem Hund mit Pulmonalstenose. Die elektrische Herzachse weicht deutlich nach rechts ab, ungefähr − 110°. Auffällig sind die tiefen S-Zacken in den Ableitungen I, II, III, aVF, CV$_6$LU sowie die positive T-Welle in V$_{10}$.

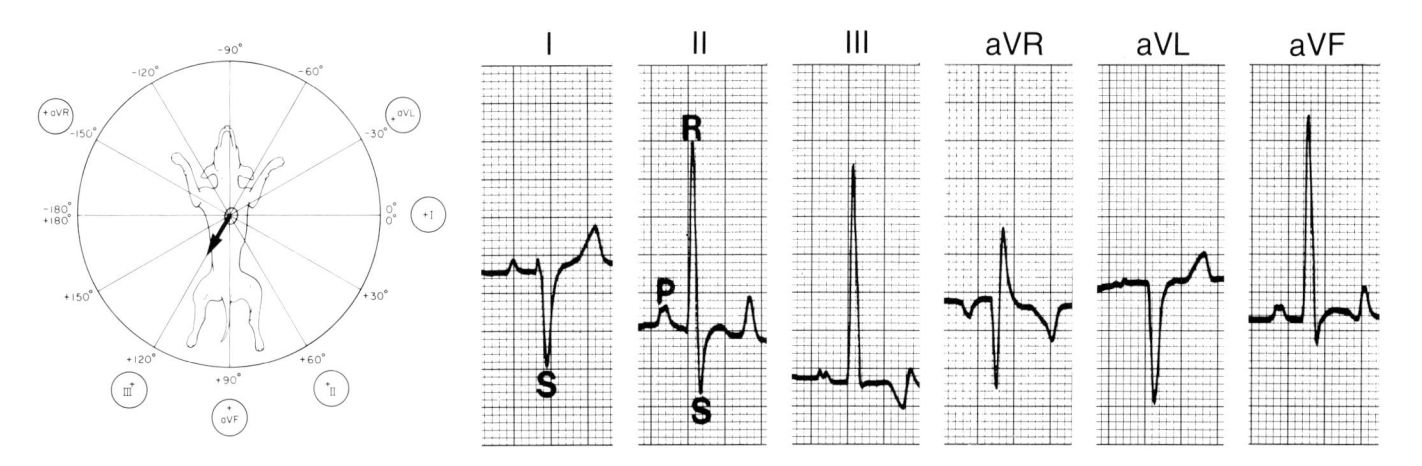

ABB. 4-20: Vergrößerung des rechten Ventrikels bei einem Hund mit Pulmonalstenose. Die elektrische Achse weicht deutlich nach rechts ab (+ 120°). Die S-Zacke in den Ableitungen I und II ist tief.

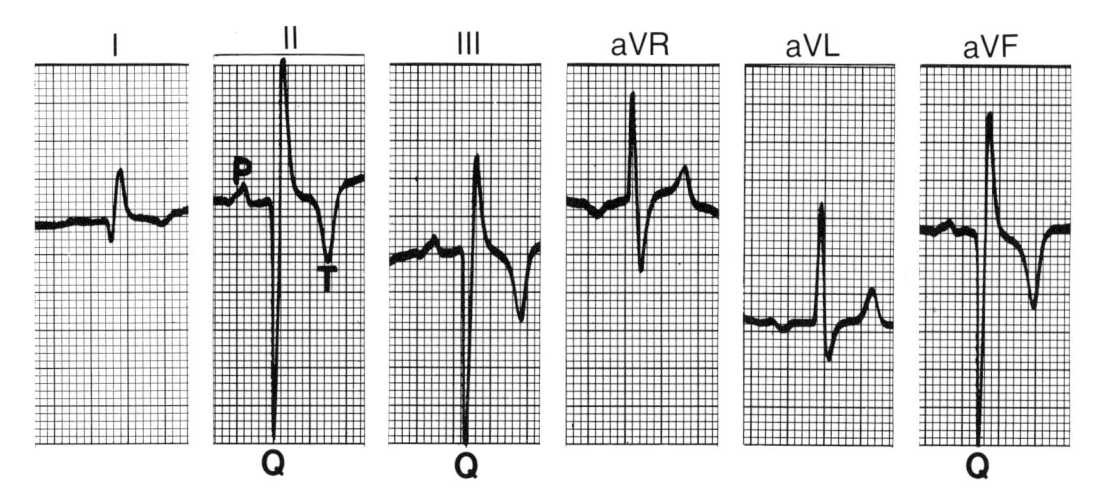

ABB. 4-21: Mögliche Vergrößerung des rechten Ventrikels bei einem Dobermann mit primärer Myokarderkrankung (dilatative Form). In den Ableitungen II, III und aVF fällt eine tiefe Q-Zacke auf, wie man sie häufiger im Zusammenhang mit einer dilatativen Kardiomyopathie sieht.

ABB. 4-22: Akutes Cor pulmonale bei einem Hund mit Dirofilariose. Papiergeschwindigkeit 25 mm/Sek. A: Vor der Behandlung zeigt das EKG eine deutliche Vergrößerung des rechten Ventrikels (tiefe S-Zacken in den Ableitungen II, III, aVF), die elektrische Herzachse liegt bei + 75°. B: 3 Tage nach der Behandlung tritt als Folge von Embolie der Aa pulmonales Husten auf. Durch den plötzlichen Druckanstieg in der Lungenstrombahn kommt es zur Dilatation des rechten Ventrikels. In Ableitung I ist jetzt eine S-Zacke zu sehen. Die S-Zacke in Ableitung II, III und aVF ist größer geworden. Auffällig ist weiterhin die Vergrößerung der P- und T-Wellen. Die elektrische Herzachse ist deutlich verschoben.

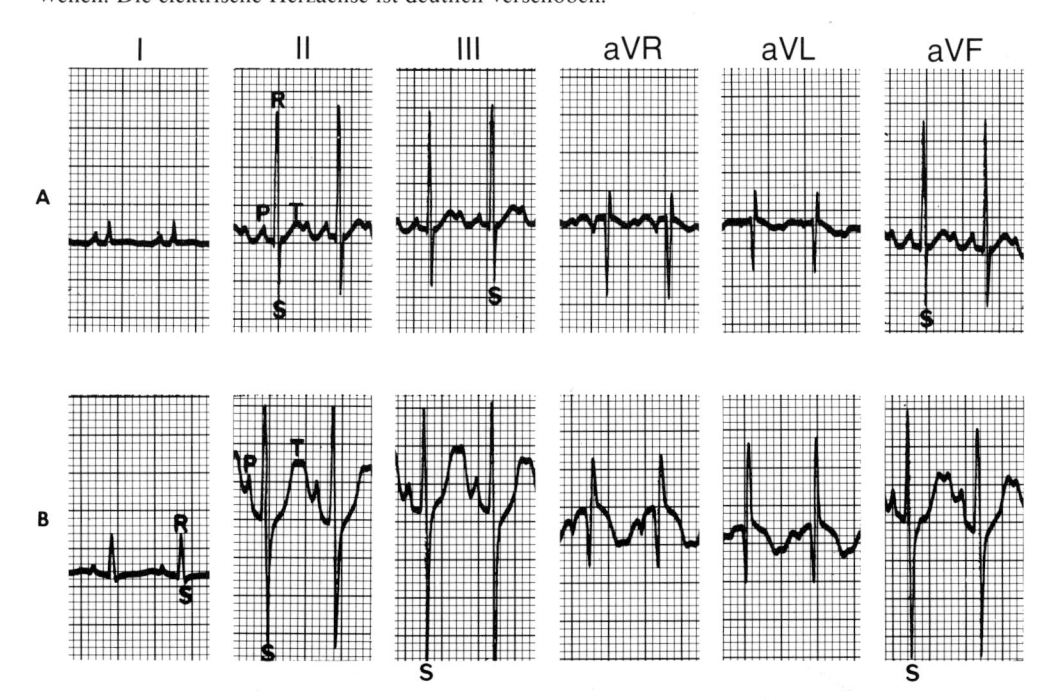

Vergrößerung des linken Ventrikels

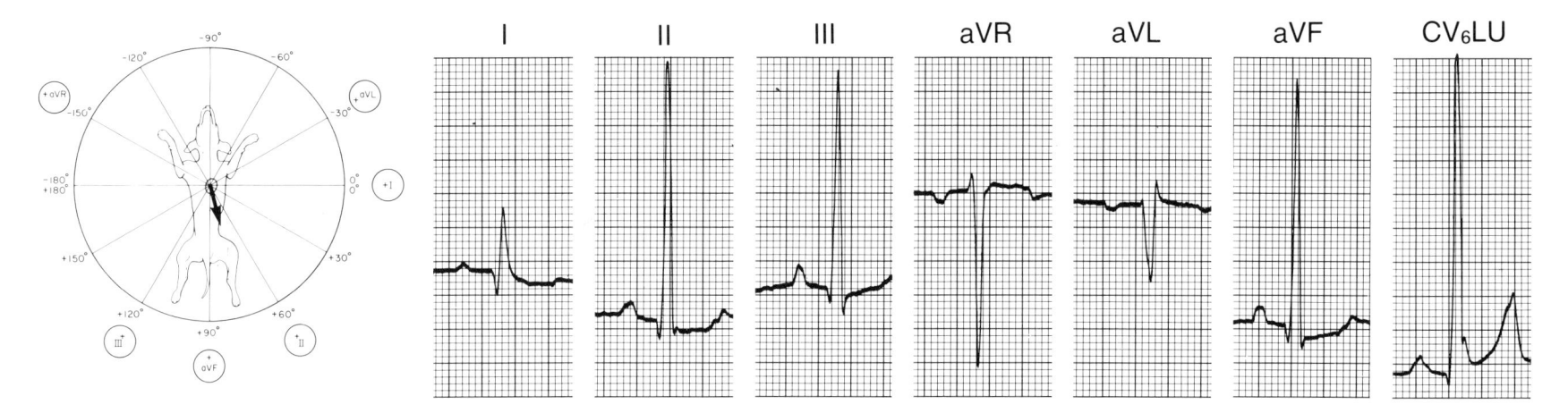

ABB. 4-23: Vergrößerung des linken Ventrikels infolge Dilatation bei einem achtjährigen Pudel mit Mitralklappeninsuffizienz. Es fallen die hohen R-Zacken in den Ableitungen II, III, aVF und CV₆ LU auf. Der QRS-Komplex ist breit (0,06 Sek.). Die elektrische Herzachse ist normal (+ 75°).

Auch die linksventrikuläre Vergrößerung kann durch eine Dilatation und/oder eine Hypertrophie bedingt sein. Der linke Ventrikel hypertrophiert in drei verschiedenen Grundformen: 1. konzentrisch, als Folge systolischen Hochdrucks, 2. exzentrisch, als Folge diastolischer Volumenüberlastung und 3. als gemischte Form, wobei die beiden erstgenannten Ursachen beteiligt sind.

Bestimmend für die elektrokardiographischen Spannungsausschläge ist nicht die Wandstärke der Ventrikel, sondern die Muskelmasse. Bei kompensierten Drucküberlastungen kommt es zu einer starken Zunahme der Wanddicke der Ventrikel, während es nicht zur Vergrößerung des Herzinnenraums kommt. Liegt jedoch eine diastolische Volumenüberlastung vor, nehmen sowohl die Wanddicke als auch die Ventrikellumina zu. Da in erster Linie die Vergrößerung der Ventrikelhöhle zu einer starken Zunahme der Muskelmasse führt, ist die Wanddicke unter Umständen nur mäßig erhöht. Aus diesem Grunde sind die EKG-Ausschläge bei Volumenüberlastung größer als bei Drucküberlastung.[10, 23]

Durch die hypertrophiebedingte Zunahme der Muskelmasse ist die R-Zacke erhöht, der QRS-Komplex ist verbreitert oder durch Erregungsausbreitungsstörungen verändert. Die ST-Strecke ist gesenkt, bedingt durch endokardiale ischämische Veränderungen, und die T-Welle ist verändert.[2, 16]

Die erhöhten Amplituden bei linksventrikulären Vergrößerungen sind hauptsächlich auf zwei Faktoren zurückzuführen: 1. durch die Vergrößerung rückt das Herz näher an die Brustwand, so daß die EKG-Ausschläge (besonders in den Brustwandableitungen) größer werden, und 2. ein vergrößerter Ventrikel mit größerer Oberfläche und verdickter Wand produziert größere Potentiale als ein normaler Ventrikel.[14]

Zur QRS-Verlängerung kommt es nur bei hochgradiger Vergrößerung des linken Ventrikels. Durch die Hypertrophie des linken Ventrikels dauert die Depolarisation länger als bei einem normalen Ventrikel. In jedem Fall sollte differentialdiagnostisch auch an Erregungsausbreitungs- bzw. Erregungsleitungsstörungen gedacht werden, wenn der QRS-Komplex verlängert ist.

Ein weiteres elektrokardiographisches Merkmal der linksventrikulären Vergrößerung ist eine abnorme Achsenverschiebung nach links. Sie allein ist jedoch nicht pathognomonisch. Eine abnorme Achsenverschiebung nach links unterstützt die Diagnose der Linksherzvergrößerung nur, wenn gleichzeitig die erwähnten Potentialzunahmen (high voltage) vorhanden sind.

Da die elektrokardiographische Diagnose der Vergrößerung des linken Ventrikels im wesentlichen auf erhöhten QRS-Ausschlägen beruht, sollte immer berücksichtigt werden, daß die Spannungsaufzeichnung einige Ungenauigkeit aufweisen kann. Diese Ungenauigkeit ist bedingt durch den unterschiedlichen Abstand zwischen Elektroden und Herz bei den Extremitäten- und besonders bei den Brustwandableitungen. Daher ist besonders bei jungen, mageren oder schmalbrüstigen Tieren die Amplitudenzunahme weniger zuverlässig. Andererseits können auch Thoraxergüsse, Pneumothorax und Adipositas zu einer Amplitudenabnahme der an der Körperoberfläche registrierten QRS-Komplexe führen.

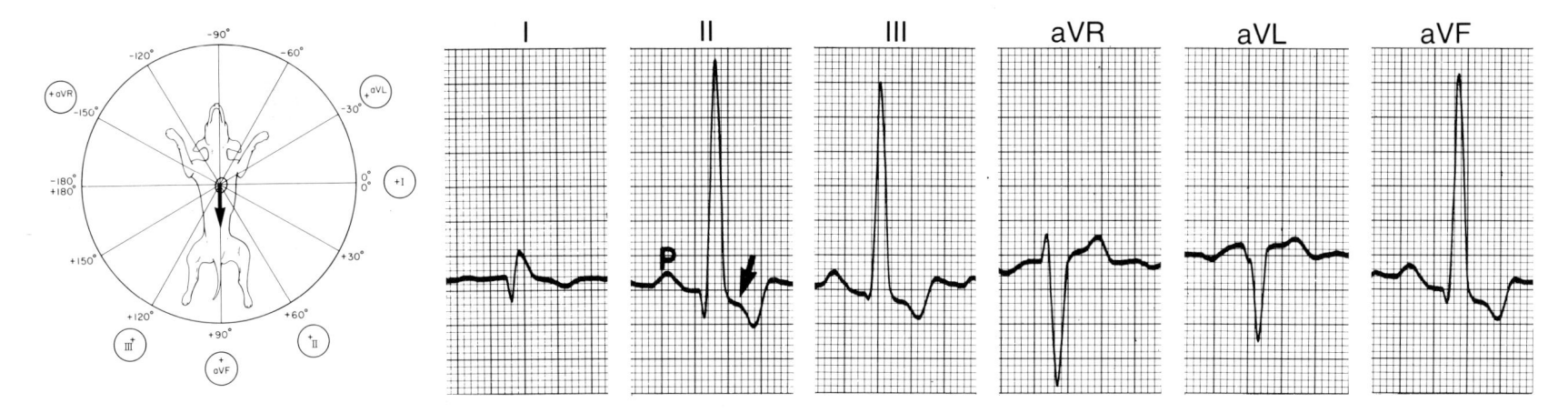

ABB. 4-24: Vergrößerung des linken Ventrikels bei einem Hund mit persistierendem Ductus arteriosus. Die R-Zacken in den Ableitungen II, III und aVF sind ungewöhnlich hoch, der QRS-Komplex sehr breit (0,08 Sek.). Auffällig ist auch die Wölbung in der ST-Strecke (Pfeil). Die elektrische Herzachse liegt bei + 90°. Die P-Wellen sind breit (0,08 Sek.) und deuten auf eine Vergrößerung des linken Vorhofes hin.

EKG-Veränderungen[1, 2, 16, 24]

Linksschenkelblock und linksanteriorer Hemiblock müssen von der linksventrikulären Vergrößerung unterschieden werden.

1. Bei unter zwei Jahre alten Hunden mit schmalem Brustkorb sollte die R-Zacke nicht größer als 3 mV in den Ableitungen II und aVF sein. Bei älteren Hunden sollte die R-Zacke 2,5 mV in den Ableitungen II, III und aVF nicht überschreiten. Die R-Zacke sollte in CV_6LU 3,0 mV und in CV_6LL 2,5 mV nicht überschreiten.
2. Die maximal zulässige Breite des QRS-Komplexes beträgt bei kleinen und mittleren Rassen 0,05 Sek., bei großen Rassen 0,06 Sek.
3. Die ST-Strecke ist entgegengesetzt zur Hauptauslenkung des QRS-Komplexes verschoben. Das führt zum Verschmelzen der ST-Strecke mit der T-Welle.
4. Veränderungen der Repolarisation erhöhen die Amplitude der T-Welle (größer als 25 Prozent der R-Zacke).
5. Die Lage der mittleren elektrischen Herzachse kann auf Werte um +40° oder weniger verschoben sein.
6. Andere Formen, die charakteristisch für die linksventrikulären Vergrößerungen sind:
   a) Vergrößerung des linken Vorhofes (breite P-Welle); sie tritt häufig gleichzeitig mit der Vergrößerung des linken Ventrikels auf.
   b) Bei konzentrischer Hypertrophie ist die R-Zacke in Ableitung I größer als in den Ableitungen III und aVF.
   c) Eine erhöhte Amplitude der R-Zacke wurde in den Ableitungen I, II und III bei exzentrischer Hypertrophie und Dilatation beobachtet.

Vorkommen[12]

1. Exzentrische Hypertrophie als Folge von Volumenüberlastungen, z. B. Mitralklappeninsuffizienz, Aorteninsuffizienz, Ventrikelseptumdefekt, Ductus arteriosus persistens.
2. Konzentrische Hypertrophie als Folge der Drucküberlastung, z. B. bei Aortenstenosen.
3. Primär myokardiale Erkrankungen (dilatative Form der Kardiomyopathie).[25]

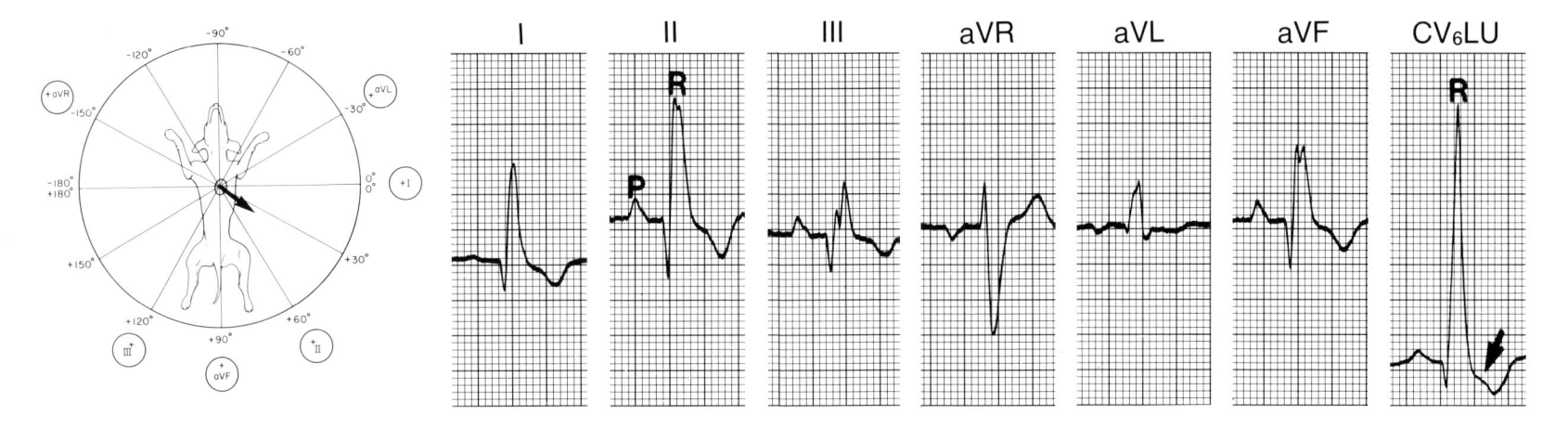

ABB. 4-25: Vergrößerung des linken Ventrikels bei einem Hund mit hochgradiger Aortenstenose. Die QRS-Komplexe sind breit (0,08 Sek.) und gekerbt. Die R-Zacke in Ableitung CV$_6$LU ist hoch (3,7 mV). Die elektrische Achse liegt bei ungefähr + 35°. Beachte das Hineinziehen der ST-Strecke in die T-Welle (Pfeil).

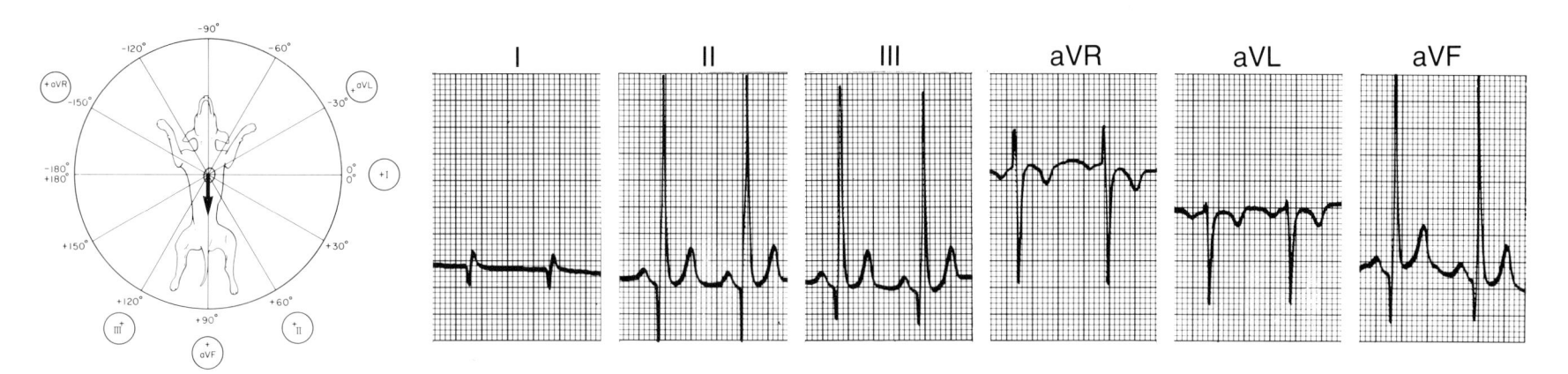

ABB. 4-26: Vergrößerung des linken Ventrikels bei einem 1 Jahr alten Spitz mit einem Ductus arteriosus persistens. Die R-Zacken in den Ableitungen II, III und aVF sind hoch. Der QRS-Komplex ist 0,06 Sek. breit. Die Lage der elektrischen Achse ist normal (+ 90°). Die tiefen Q-Zacken in den Ableitungen II, III und aVF lassen eine Vergrößerung des rechten Ventrikels vermuten.

Biventrikuläre Vergrößerung

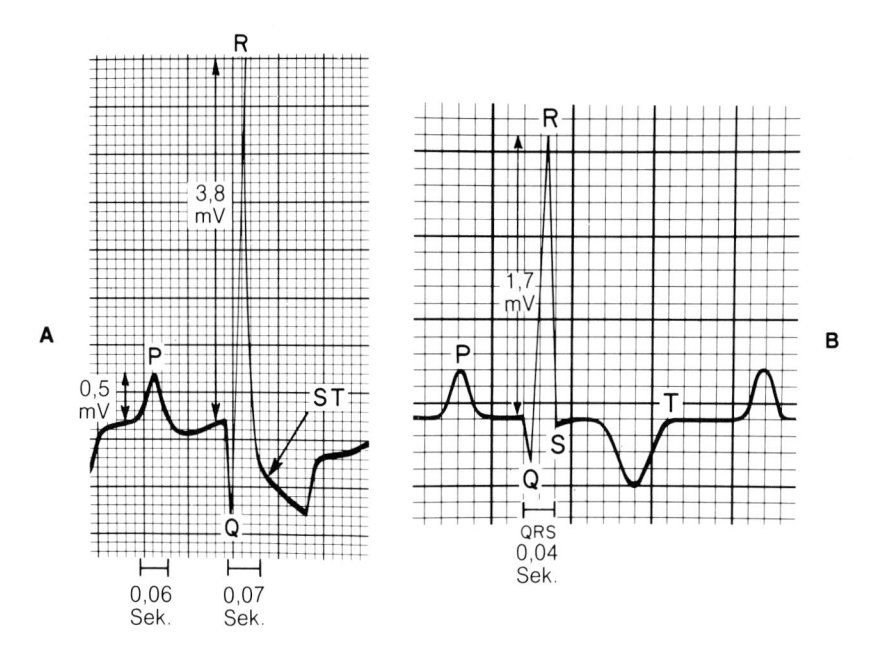

ABB. 4-27: Vergrößerung beider Ventrikel (A). Die Vergrößerung eines P-QRS-T-Komplexes der Ableitung II zeigt einen hohen und breiten QRS-Komplex, eine tiefe Q-Zacke und eine absteigend gesenkte ST-Strecke. Eine gleichzeitige Vergrößerung beider Vorhöfe (breite und hohe P-Welle) ist ebenso vorhanden. B zeigt zum Vergleich einen normalen P-QRS-T-Komplex.

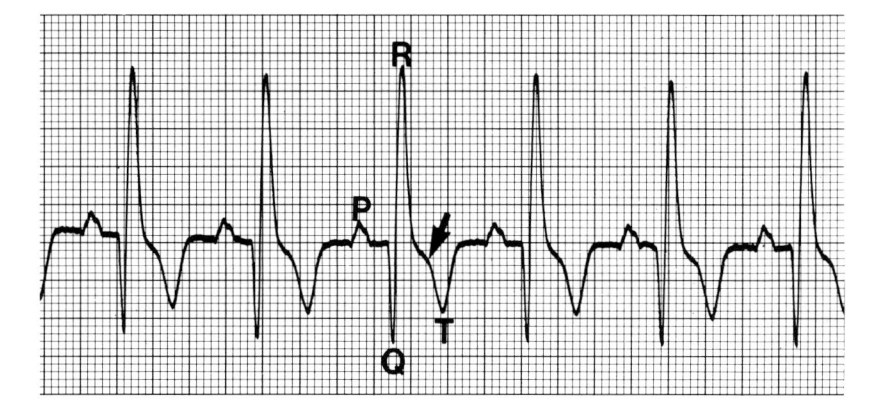

ABB. 4-28: Vergrößerung beider Ventrikel bei einem Hund mit einer primären Myokarderkrankung, 0,5 cm = 1 mV (halbe Empfindlichkeit). Die QRS-Komplexe sind hoch und breit, die Q-Zacken tief, die ST-Strecke absteigend (Pfeil). Die P-Wellen sind hoch und breit.

Die gleichzeitige Vergrößerung beider Ventrikel kann elektrokardiographisch nur schwer diagnostiziert werden. Die Diagnose der linksventrikulären Vergrößerung ist ziemlich genau zu stellen, wohingegen die elektrokardiographische Diagnose der gleichzeitigen Vergrößerung des rechten Ventrikels weniger verläßlich ist. Dieses ergibt sich aus der Tatsache, daß der linke Ventrikel durch seine Dominanz relativ leicht verstärkte elektrokardiographische Signale aus dem rechten Ventrikel überdecken kann. Ebenso kann ein normales EKG von Tieren mit biventrikulärer Vergrößerung abgeleitet werden, da die Potentiale der beiden hypertrophierten Ventrikel sich ausgleichen können.

Die zuverlässigsten Zeichen für eine biventrikuläre Vergrößerung sind Hinweise für eine linksventrikuläre Vergrößerung in den präkordialen Brustwandableitungen sowie eine Achsenverschiebung nach rechts in der Frontalebene.[9]

EKG-Veränderungen

1. Die präkordialen Brustwandableitungen sind in beide Richtungen verändert (tiefe S-Zacken in CV_6LL und CV_6LU sowie hohe R-Zacken in CV_6LL und CV_6LU).
2. Die Merkmale der linksventrikulären Vergrößerung treten gemeinsam mit einer Verschiebung der Herzachse nach rechts (mehr als +103°) auf.
3. Die durch die linksventrikuläre Vergrößerung bedingten Veränderungen gehen mit einer Erhöhung der R-Zacke und einer Verlängerung der QRS-Dauer in Ableitung CV_6LU einher. Tiefe Q-Zacken in den Ableitungen I, II, III und aVF deuten das Vorliegen einer Septumhypertrophie an.
4. Ein normales EKG bei gleichzeitig röntgenologisch diagnostizierter Kardiomegalie ist ein Anzeichen für das Vorliegen einer biventrikulären Vergrößerung; dabei müssen Perikardergüsse ausgeschlossen werden.
5. Tiefe Q-Zacken in den Ableitungen I, II, III und aVF, zusammen mit Anzeichen für eine Vergrößerung des linken Ventrikels, weisen auf eine biventrikuläre Vergrößerung hin.
6. EKG-Zeichen, die auf eine Vergrößerung des rechten und linken Vorhofes hinweisen, treten häufig gleichzeitig mit den übrigen EKG-Veränderungen auf.

Vorkommen

1. Mitral- und Trikuspidalklappeninsuffizienz.
2. Bestimmte angeborene Herzfehler, z. B. Ductus arteriosus persistens und Mitralklappeninsuffizienz.[12]
3. Primär myokardiale Erkrankungen, z. B. dilatative Form der Kardiomyopathie.[25]

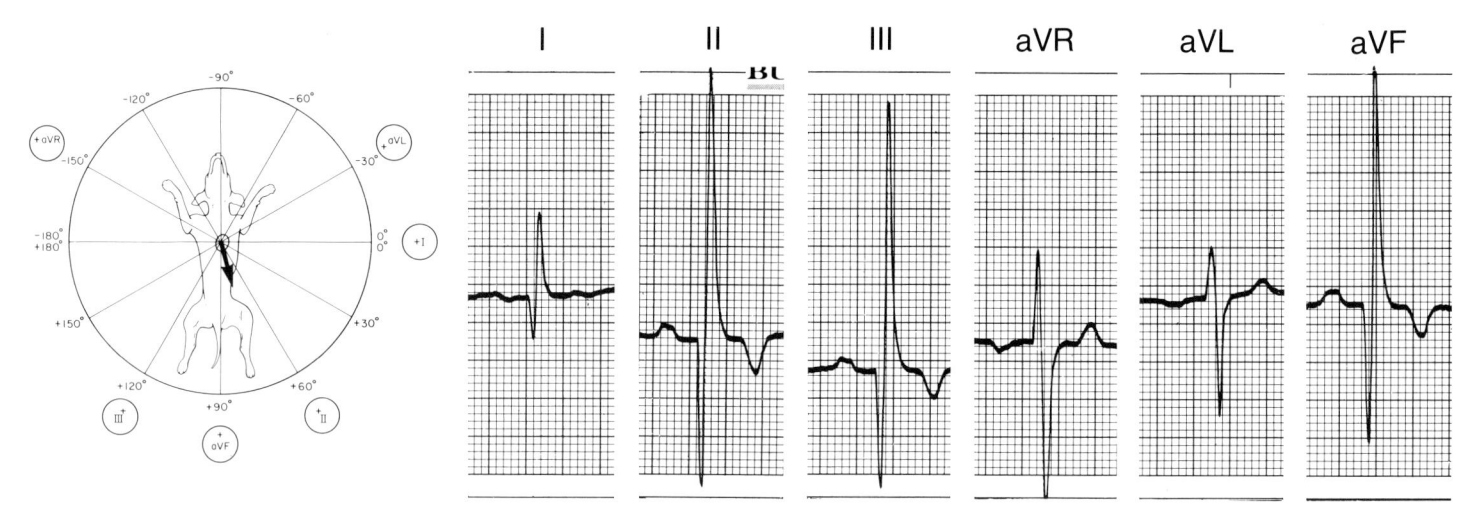

ABB. 4-29: Vergrößerung beider Ventrikel bei einem Hund mit persistierendem Ductus arteriosus. Die QRS-Komplexe sind hoch und breit und haben tiefe Q-Zacken. Die Lage der elektrischen Achse ist normal (+ 75°).

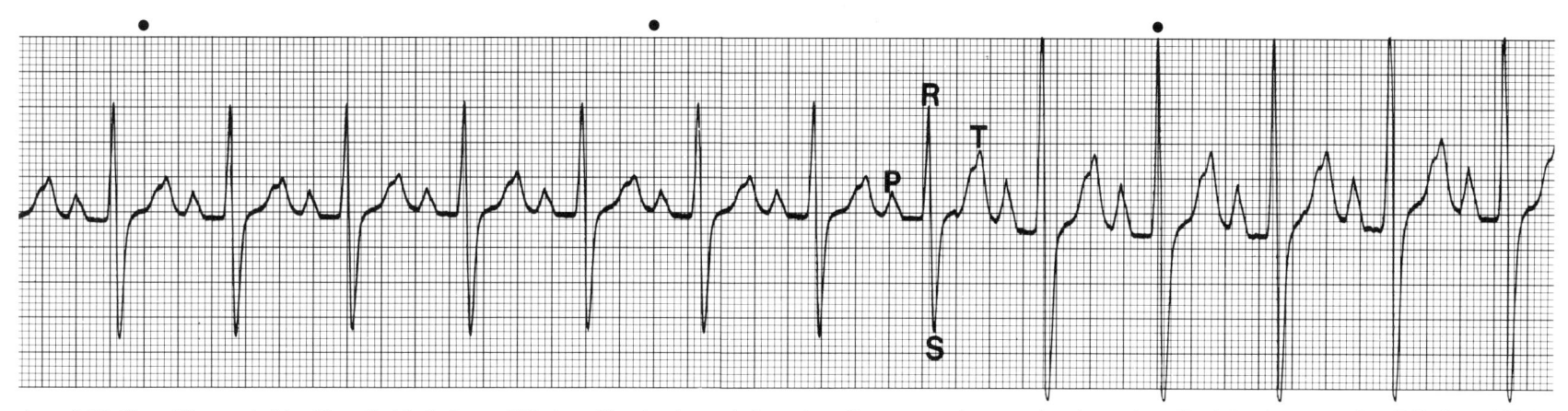

ABB. 4-30: Vergrößerung beider Ventrikel bei einem 5jährigen Hund mit persistierendem Ductus arteriosus und pulmonalem Hochdruck. Der rechte Teil dieses EKG-Streifens der Abl. II wurde mit der normalen Empfindlichkeit (1 cm = 1 mV) aufgezeichnet. Die hohen R-Zacken (3 mV) und die breiten QRS-Komplexe (0,07 Sek.) sind Zeichen der Vergrößerung des linken Ventrikels, die tiefen S-Zacken (in Abl. I, III und aVF) zeigen die Vergrößerung des rechten Ventrikels. Beachte außerdem die hohen und breiten P-Wellen.

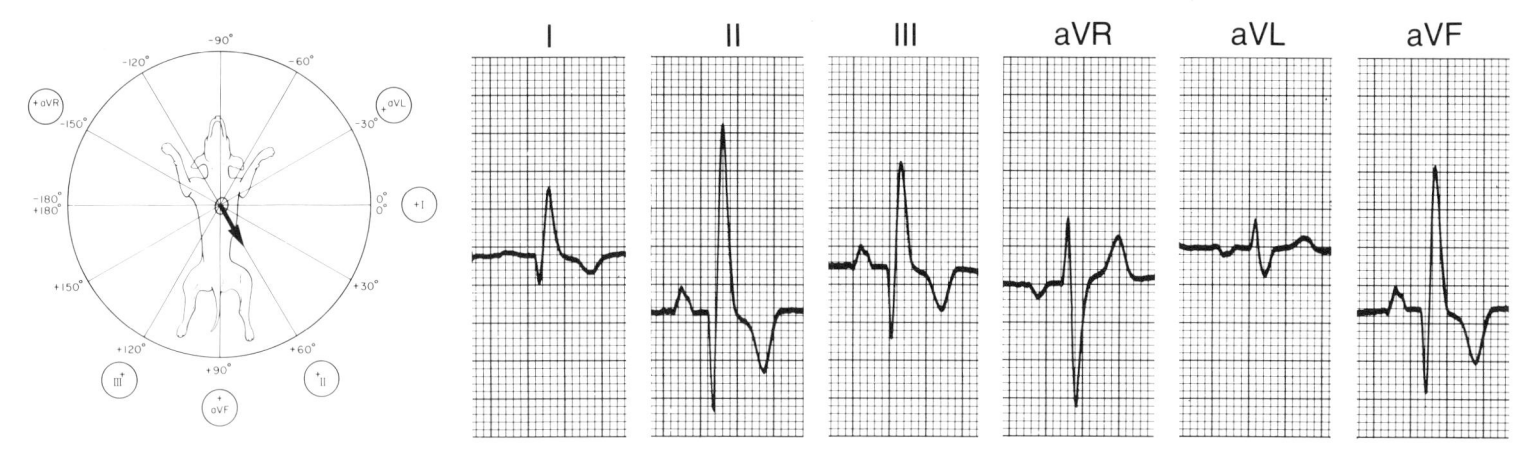

ABB. 4-31: Vergrößerung beider Ventrikel bei einem Hund mit chronischer Mitral- und Trikuspidalklappeninsuffizienz. Die Lage der elektrischen Achse ist normal (+ 60°).

Störungen der intraventrikulären Erregungsleitung

Intraventrikuläre Erregungsleitungsstörungen resultieren aus der Verzögerung oder der Blockierung in einem oder mehreren Ästen der Erregungsleitung unterhalb des Hisschen Bündels. Das intraventrikuläre Erregungsleitungssystem setzt sich aus drei Hauptästen zusammen (ABB. 4-32): 1. der rechte Tawara-Schenkel, 2. das vordere Bündel (anteriorer Faszikel) und 3. das hintere Bündel (posteriorer Faszikel) des linken Tawara-Schenkels. Eine Blockierung oder eine Verzögerung der Erregungsleitung kann in einem, zwei oder allen drei Ästen gleichzeitig auftreten.

Normalerweise erreichen die elektrischen Impulse die beiden Schenkel praktisch zur gleichen Zeit, so daß der gesamte Herzmuskel depolarisiert wird. Eine Verzögerung oder eine Blockierung der Erregungsleitung in einem der drei Hauptäste führt zur verspäteten Depolarisation der betroffenen Seite.

Aus dieser Verzögerung resultiert eine Veränderung des QRS-Komplexes, der die QRS-Dauer beim Rechts- und Linksschenkelblock abnorm verlängert. Die ersten Anteile des QRS-Komplexes drücken normalerweise das Übergewicht des linken Ventrikels aus, nur die späteren Anteile stammen von der Depolarisation des rechten Ventrikels. Aus diesem Grunde führt ein Linksschenkelblock zur Veränderung des gesamten QRS-Komplexes, wohingegen ein Rechtsschenkelblock nur die hinteren Anteile verändert.

Die Hauptformen des intraventrikulären Blocks können folgendermaßen eingeteilt werden:[9, 26, 27]

1. Schenkelblock: rechts, links (z. B. Block des linken Tawara-Schenkels oder beider Faszikel).
2. Hemiblock (Faszikelblock): linksanterior, linksposterior.
3. Kombinierter Block (bifaszikulärer Block), z. B. Rechtsschenkelblock und gleichzeitiger linksanteriorer oder linksposteriorer Hemiblock.
4. Blockierung aller drei Erregungsleitungswege, totaler AV-Block.

Viele experimentelle Untersuchungen zur elektrokardiographischen Erforschung der intraventrikulären Erregungsausbreitung sind beim Hund durchgeführt und die Ergebnisse auf den Menschen übertragen worden.[27-37] In ihrem Lehrbuch über die Formen des Hemiblocks erklären ROSENBAUM und Mitarbeiter[27] die Unterschiede zwischen den Erregungsleitungsstörungen des Hundes und klinisch manifesten Erregungsleitungsstörungen des Menschen. Diese Unterschiede sind hauptsächlich durch die Lage des Herzens in der Brusthöhle bei Hund und Mensch bedingt. Beim Hund sind rechter Vorhof und rechter Ventrikel stärker nach kranial (superior) gerichtet als beim Menschen. Um der Lage des menschlichen Herzens möglichst nahe zu kommen, veränderten die Experimentatoren die normalerweise vertikale Lage des Hundeherzens in eine mehr horizontale.

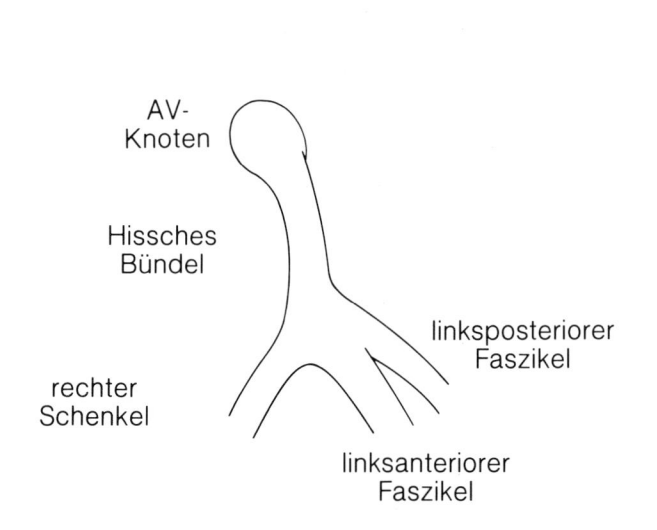

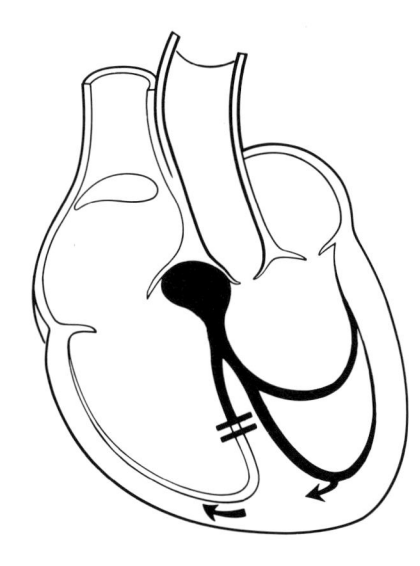

ABB. 4-32: Das intraventrikuläre Erregungsleitungssystem. Dargestellt ist die häufigste Erregungsleitungsstörung beim Hund, der Rechtsschenkelblock. Der rechte Ventrikel wird in diesem Fall erst erregt, nachdem der elektrische Impuls über den linken Tawara-Schenkel auch die unterhalb der Blockierung liegende rechte Seite des Kammerseptums erreicht. Die zeitlich verzögerte Depolarisation des rechten Ventrikels verursacht im EKG einen breiten und bizarren QRS-Komplex. (Rechte Abbildung mit Genehmigung aus: PHILLIPS, R. E., and FEENEY, M. K.: The Cardiac Rhythms. Philadelphia, W. B. Saunders, 1980.)

Linksschenkelblock

Der Linksschenkelblock stellt eine Verzögerung oder Blockierung der Erregungsleitung im linken Schenkel dar, die sich entweder im Hauptschenkel oder im vorderen bzw. hinteren Faszikel befindet. Diese beiden anatomischen Typen können elektrokardiographisch nicht differenziert werden. Ein supraventrikulärer Impuls aktiviert den rechten Ventrikel zunächst über den rechten Tawara-Schenkel. Die Depolarisation des linken Ventrikels erfolgt verspätet, so daß der QRS-Komplex breit und bizarr erscheint (ABB. 4-33).

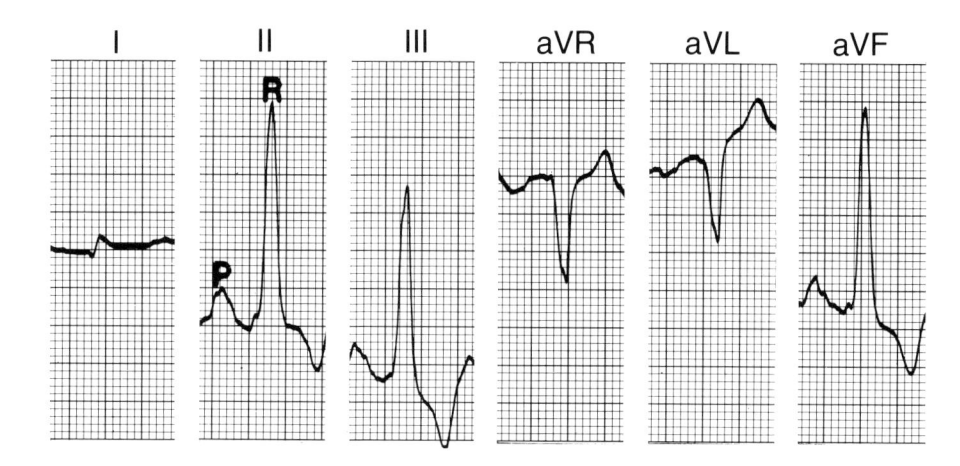

ABB. 4-34: Linksschenkelblock und Hypertrophie des linken Ventrikels eines Hundes, bei dessen Sektion eine Aortenstenose diagnostiziert wurde. Die QRS-Dauer beträgt 0,08 Sek. Linksschenkelblock und Hypertrophie des linken Ventrikels können gemeinsam auftreten. Es gibt jedoch keine verläßlichen Zeichen im EKG, beide zugleich zu diagnostizieren.

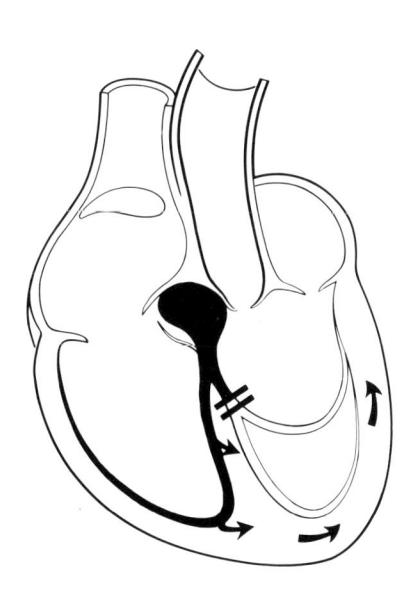

ABB. 4-33: Blockierung des linken Tawara-Schenkels vor seiner Aufzweigung in die beiden Faszikel (Linksschenkelblock). Da der elektrische Impuls nicht über den linken Faszikel an die Fasern des Septums fortgeleitet werden kann, erfolgt die Depolarisation des Septums über distale Fasern des rechten Tawara-Schenkels, was zur Folge hat, daß der Anfangsvektor nach links gerichtet ist. Durch die verzögerte Erregung des linken Ventrikels werden die QRS-Komplexe breit und deformiert. (Mit Genehmigung aus: PHILLIPS, R. E., and FEENEY, M. K.: The Cardiac Rhythms. Philadelphia, W. B. Saunders, 1980.)

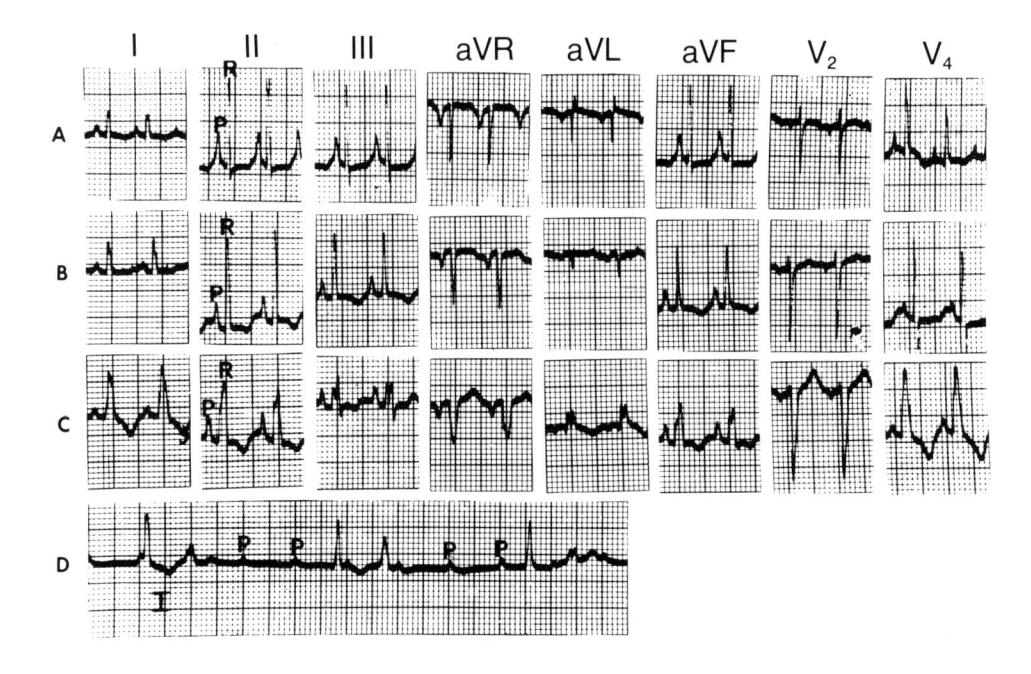

ABB. 4-35: Linksschenkelblock und totaler Block am isolierten Hundeherzen. Papiergeschwindigkeit: 25 mm/Sek. A: Kontrolle: normale QRS-Dauer. B: Nach Durchtrennung des hinteren Faszikels des linken Tawara-Schenkels. C: Nach Durchtrennung des vorderen Faszikels des linken Tawara-Schenkels: Linksschenkelblock, QRS-Dauer jetzt 0,08 Sek. D: Nach Durchtrennung des rechten Tawara-Schenkels: totaler Block. (Mit Genehmigung aus: ROSENBAUM, M., et al.: The Hemiblocks. Fla., Tampa Tracings, Inc., 1970.)

| I | II | III | aVR | aVL | aVF | CV₆LU |

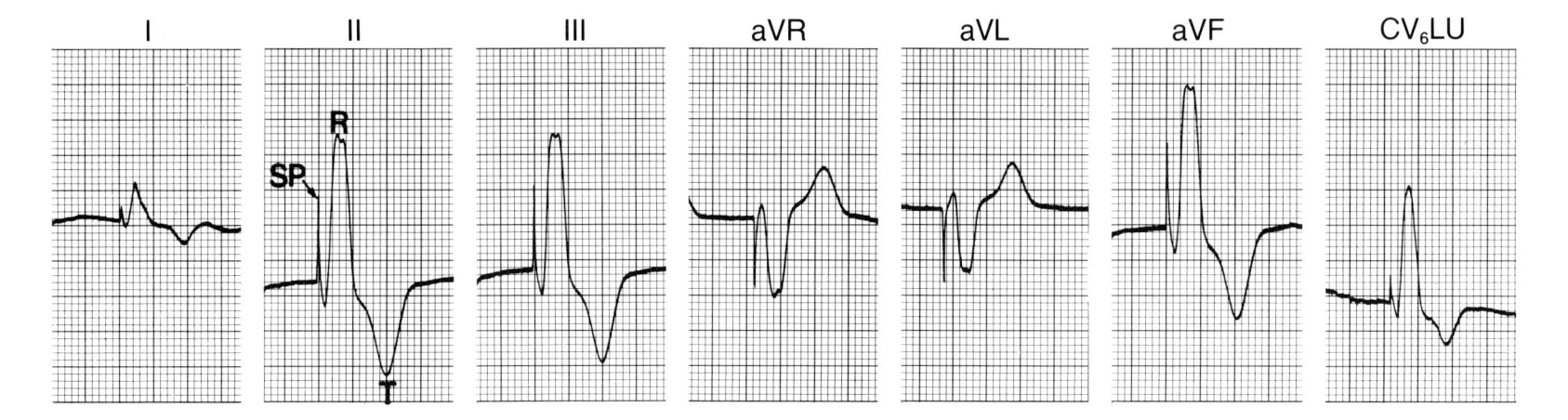

ABB. 4-36: Bild eines Linksschenkelblocks bei einem Hund mit einer transvenös geschobenen Schrittmacherelektrode im rechten Ventrikel. Bei Stimulation des rechten Ventrikels wird der linke Ventrikel zeitlich verzögert erregt. Die QRS-Dauer verlängert sich auf 0,10 Sek., und der QRS-Komplex in den Ableitungen I, II, III, aVF und CV₆LU ist positiv. Die SP-Zacke entsteht durch den Impuls der Schrittmacherelektrode.

EKG-Veränderungen[2, 27, 38–41]

1. Der QRS-Komplex ist bei allen Hunderassen breiter als 0,07 Sek.
2. Der QRS-Komplex ist breit und positiv in den Ableitungen I, II, III und aVF und in den linksseitigen Brustwandableitungen (CV₆LL und CV₆LU).
3. Die Ausschlagsrichtung des QRS-Komplexes ist in den Ableitungen aVR, aVL und CV₅RL *umgekehrt*.
4. Obwohl die frühen QRS-Kräfte entgegen den physiologischen Bedingungen von rechts nach links gehen, ist die Q-Zacke in Ableitung I und den linken präkordialen Brustwandableitungen häufig klein. Dies zeigte sich auch bei Hunden mit experimentell induziertem Linksschenkelblock.[27]
5. Das gleichzeitige Vorhandensein eines AV-Blocks I. oder II. Grades deutet eine *Mitbeteiligung* des rechten Tawara-Schenkels an (ABB. 4-38).
6. Der Linksschenkelblock muß vom EKG der linksventrikulären Vergrößerung abgegrenzt werden. Durch röntgenologischen Ausschluß einer linksventrikulären Vergrößerung kann die Diagnose »isolierter Linksschenkelblock« unterstützt werden.
7. Ein intermittierender Linksschenkelblock (tachykardie- oder bradykardieabhängig) oder alternierender Schenkelblock können in Serienregistrierungen oder manchmal auch in einer EKG-Aufzeichnung auftreten[14, 42, 43] (ABB. 4-37).

Vorkommen

1. Hochgradige Schädigung des linken Tawara-Schenkels; dies ist nur bei größeren Läsionen möglich, da der linke Tawara-Schenkel breit und kräftig ist.
2. Ischämische Kardiomyopathie (Koronarsklerose[39], Myokardinfarkt).
3. Primär myokardiale Erkrankungen (dilatative Kardiomyopathie).
4. Angeborene subvalvuläre Aortenstenose; diese Herzerkrankung kann das Septum und damit den benachbarten linken Tawara-Schenkel mitbetreffen.
5. Herzpunktion zur Blutentnahme.[38]

Behandlung

Der Linksschenkelblock führt nicht zur Beeinträchtigung der Hämodynamik. Die Behandlung richtet sich nach der Grundkrankheit.

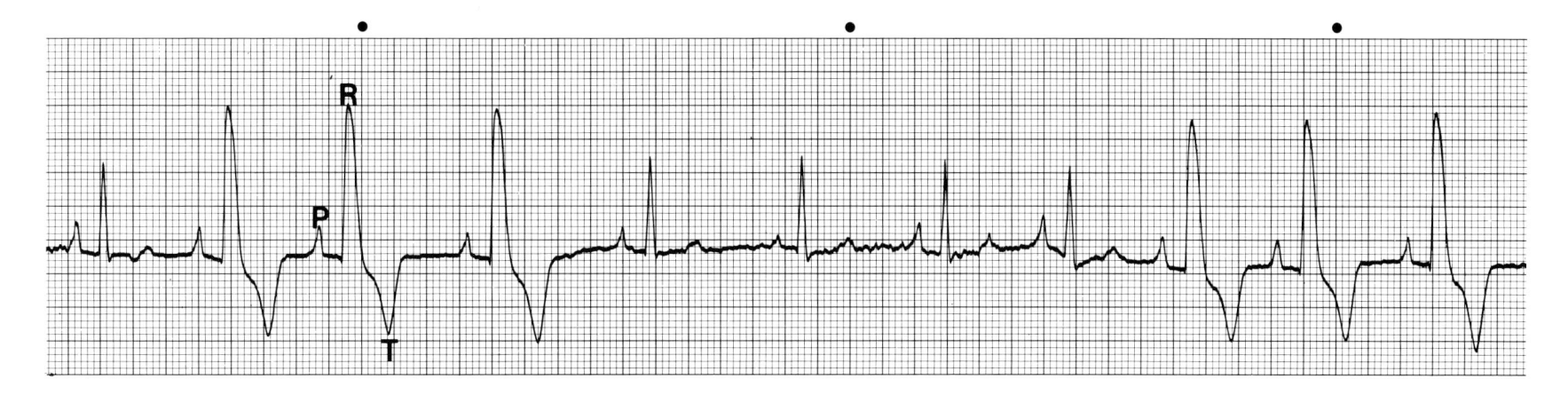

ABB. 4-37: Intermittierender Linksschenkelblock bei einem Chihuahua. Der zweite, dritte und vierte QRS-Komplex sowie die letzten drei QRS-Komplexe sind breiter (0,07 Sek. bis 0,08 Sek.).

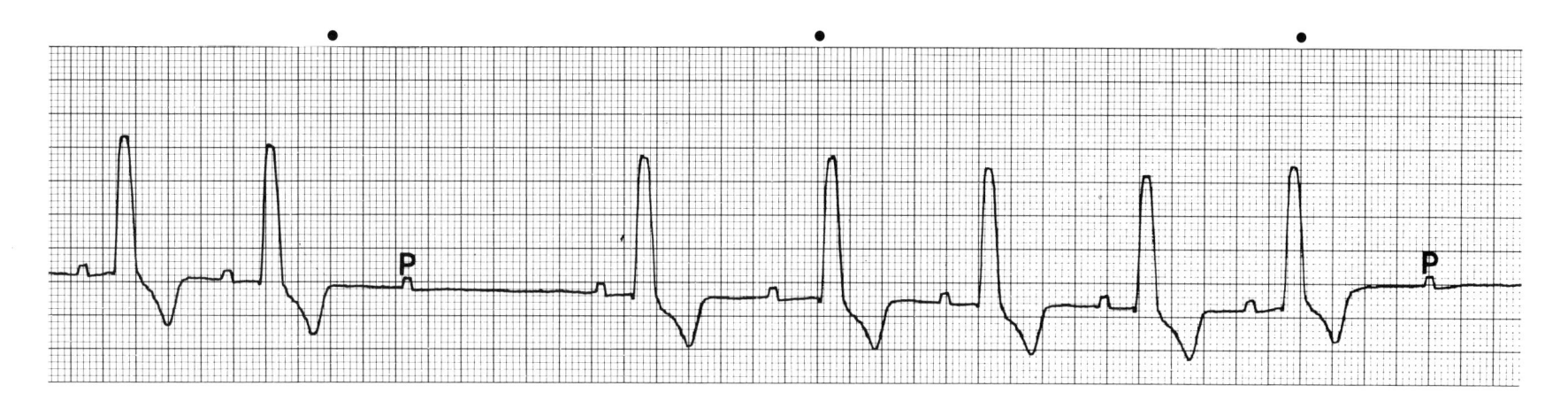

ABB. 4-38: Linksschenkelblock und AV-Block II. Grades (markierte P-Wellen). Die blockierten P-Wellen deuten einen möglichen intermittierenden Rechtsschenkelblock an. Die Implantation eines Schrittmachers sollte erwogen werden.

Rechtsschenkelblock

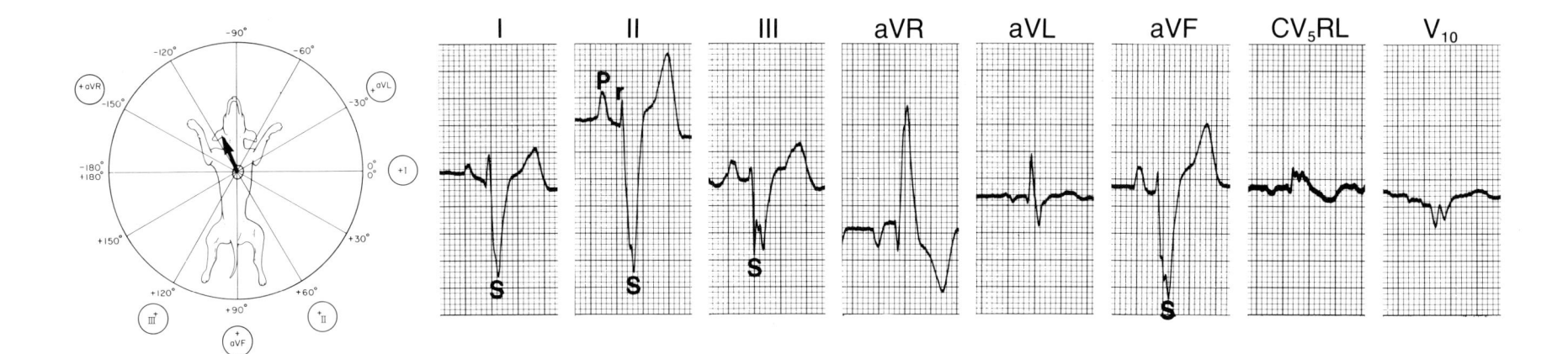

ABB. 4-39: Der QRS-Komplex in Ableitung CV₅RL zeigt ein breites »M-förmiges« rsR'-Bild, in Ableitung V₁₀ ist er »W-förmig«. Außerdem weicht die elektrische Herzachse nach rechts ab (− 110°).

Der Rechtsschenkelblock stellt eine Verzögerung oder Blockierung der Erregungsleitung im rechten Tawara-Schenkel dar. Das führt dazu, daß der rechte Ventrikel durch Weiterleitung der elektrischen Impulse des linken Tawara-Schenkels auf die rechte Seite des Kammerseptums depolarisiert wird (ABB. 4-32). Dadurch erfolgt die Depolarisation verspätet, so daß der QRS-Komplex breit und bizarr wird. Die Blockierung kann im proximalen Teil (kompletter Block) oder mehr peripher (inkompletter Block) gelegen sein.

EKG-Veränderungen[2, 28, 44, 45]

1. Beim kompletten Rechtsschenkelblock ist der QRS-Komplex bei allen Hunderassen breiter als 0,07 Sek.
2. Die elektrische Herzachse ist meist nach rechts verschoben.
3. Der QRS-Komplex ist in den Ableitungen aVR, aVL und CV₅RL positiv und hat eine breite RSR- oder rsR-Form (häufig M-förmig) in CV₅RL.
4. Der QRS-Komplex hat eine tiefe, breite S-Zacke in den Ableitungen I, II, III, aVF, CV₆LL und CV₆LU. In V₁₀ ist er meist W-förmig. Werden die Merkmale 2 bis 4 bei normaler QRS-Dauer registriert, so liegt ein inkompletter Rechtsschenkelblock vor.
5. Die Diagnose »isolierter Rechtsschenkelblock« kann durch Untersuchungen, die zur Rechtsherzvergrößerung führende Krankheiten ausschließen, unterstützt werden. In den meisten Fällen reicht beispielsweise eine Thoraxaufnahme aus, um eine Vergrößerung des rechten Ventrikels zu diagnostizieren.
6. Ein gleichzeitig vorhandener AV-Block I. oder II. Grades deutet eine Mitbeteiligung des linken Tawara-Schenkels an.
7. Ein intermittierender Rechtsschenkelblock (z. B. tachykardie- oder bradykardieabhängig) oder ein alternierender Schenkelblock können in Serienaufzeichnungen oder auch in einer EKG-Registrierung[42] bei ein und demselben Hund auftreten (ABB. 4-41).[42, 44, 46]

Vorkommen

1. Gelegentlich bei gesunden Hunden.[2, 39, 44]
2. Angeborene Herzfehler.[28, 39]
3. Chronische Klappenfibrose.[39, 44]
4. Nach chirurgischer Behandlung eines Herzfehlers.[47]
5. Herzpunktion zur Blutentnahme.[38]
6. Nach Herzstillstand.[48]
7. Herztumoren, z. B. Hämangiosarkom oder metastasierende Mammatumoren.
8. Trauma.
9. Elektrokardiographischer Zufallsbefund mit nichtkardialer Ursache.[44, 45]
10. Inkompletter Rechtsschenkelblock. (Kommt beim Beagle als genetisch determinierte, lokale Veränderung der Wandstärke des rechten Ventrikels vor[49]; es kann jedoch ebenso nur eine herdförmige Hypertrophie des rechten Ventrikels sein[50].)
11. Chronische Trypanosoma-cruzi-Infektion (Chagas-Krankheit).[51]

Behandlung

1. Der Rechtsschenkelblock führt nicht zur Beeinträchtigung der Hämodynamik. Die Therapie sollte sich nach den Grundkrankheiten richten, die den rechten Ventrikel in Mitleidenschaft ziehen.
2. Häufig liegen keine Anzeichen einer Herzerkrankung vor. Es muß jedoch berücksichtigt werden, daß der rechte Tawara-Schenkel anatomisch sehr anfällig gegen Verletzungen ist, da es sich bei ihm um einen langen, dünnen, unverzweigten Gewebsstrang handelt.
3. Die Prognose des Rechtsschenkelblocks ist vor allem davon abhängig, ob es zur Mitbeteiligung eines der beiden Faszikel des linken Tawara-Schenkels kommt. Ein daraus resultierender totaler Block macht eine Behandlung in jedem Falle notwendig.

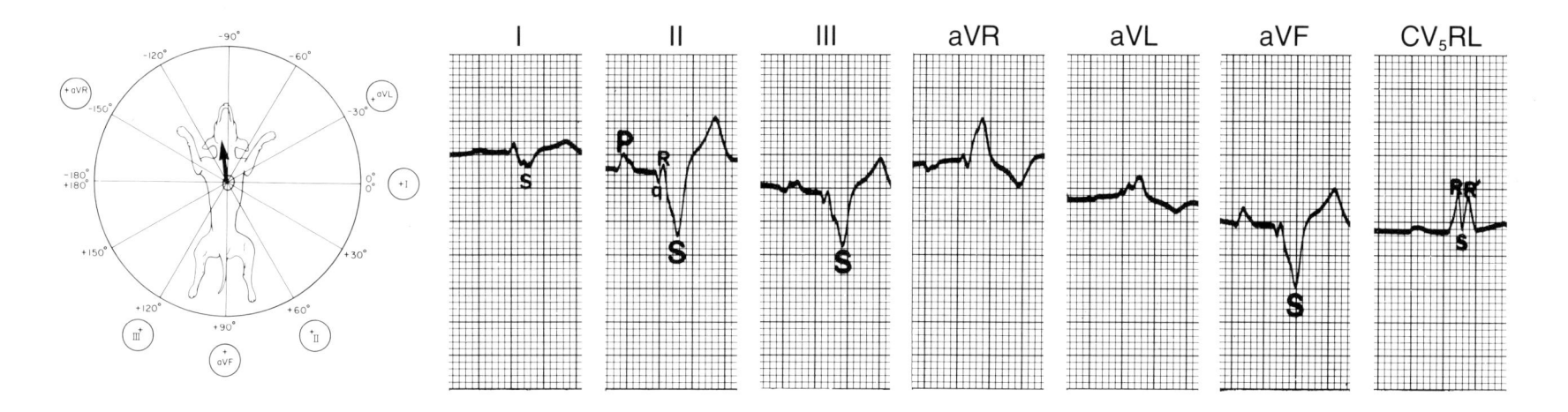

ABB. 4-40: Rechtsschenkelblock bei einem klinisch gesunden Hund. Die QRS-Dauer beträgt 0,09 Sek. In den Ableitungen I, II, III und aVF fallen die tiefen und breiten S-Zacken auf. Ein breites RSR ist in Ableitung CV$_5$RL sichtbar. Die elektrische Herzachse weicht nach rechts ab (– 100°).

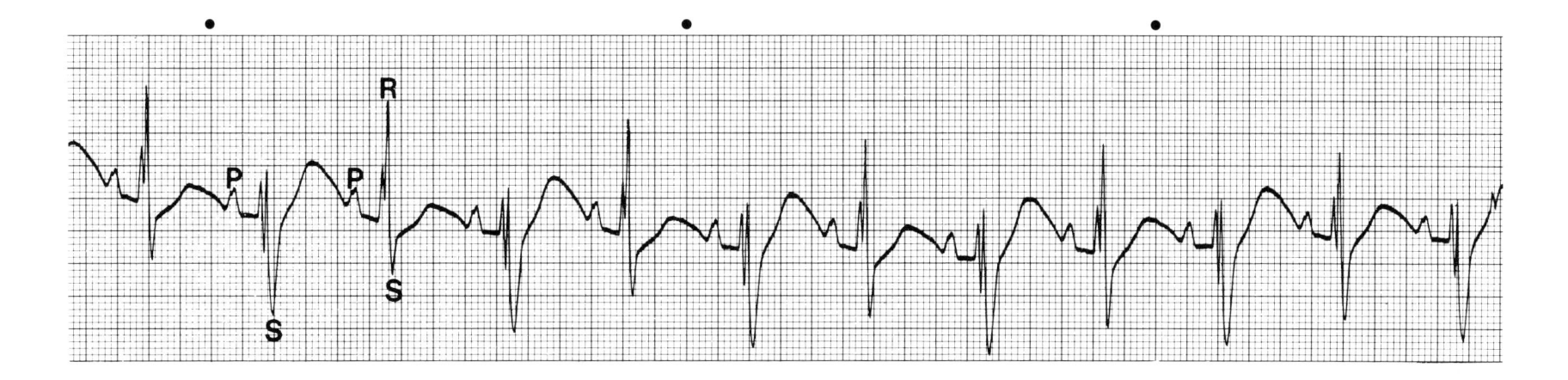

ABB. 4-41: Intermittierender Rechtsschenkelblock bei einem anästhesierten Hund. Ein Rechtsschenkelblockbild (zweiter, vierter, sechster, usw. Komplex) (0,08 Sek.) erscheint im Wechsel mit normaler Erregungsleitung (0,06 Sek.). Diese Veränderung trat nur bei einer bestimmten Herzschlagfrequenz auf.

Hemiblock (Faszikelblock)

Wie bereits ausgeführt, teilt sich der linke Tawara-Schenkel in die beiden untereinander verbundenen Äste: den anterioren und den posterioren Faszikel. Die in der Mitte des Kammerseptums gelegene Verbindung der beiden Äste wird septaler Faszikel genannt. Die Bedeutung dieser septalen Fasern bei der Entstehung des Hemiblocks ist untersucht.[29, 31]

Ein Block in einem der beiden Faszikel führt lediglich zur geringfügigen Verlängerung des Depolarisationsprozesses im linken Ventrikel. Ausgeprägter sind die Veränderungen der Depolarisationsrichtung. Der anteriore und der posteriore Faszikel münden in der Basis des korrespondierenden Papillarmuskels. Ist einer der beiden Erregungsleitungsäste blockiert, kann die Depolarisation des linken Ventrikels nur von einem Papillarmuskel ausgehen. Dadurch ist die Hauptrichtung der Depolarisation des linken Ventrikels zum blockierten Faszikel und dem dazu korrespondierenden Papillarmuskel verschoben.

Der Hemiblock beim Hund wird in der Literatur nur selten erwähnt.[2, 16, 52] Die meisten Veröffentlichungen in der veterinärmedizinischen Fachliteratur über den totalen Block beschreiben lediglich das gleichzeitige Vorliegen eines Blocks des rechten Tawara-Schenkels, des vorderen und hinteren Faszikels und des AV-Knotens oder des Hisschen Bündels. Für das seltene Vorkommen eines Hemiblocks beim Hund gibt es zwei Gründe: Zum einen führt die vertikale Lage des Hundeherzens zu weniger gravierenden elektrokardiographischen Veränderungen, als dieses bei der horizontalen Lage des menschlichen Herzens der Fall ist.[26, 27] Zum zweiten haben experimentelle Untersuchungen am Hund gezeigt, daß Veränderungen, die zum linksanterioren Hemiblock führen, mit Schädigungen sowohl der anterioren als auch der septalen Fasern einhergehen.[31] Das bedeutet, daß es sich bei den Ursachen des Hemiblocks um sehr diffuse Schädigungen handeln muß.

Beim linksanterioren Hemiblock handelt es sich um die seltenste Leitungsstörung des Menschen. Auf Grund der anatomischen Verhältnisse und der günstigeren Blutversorgung ist der linksposteriore Faszikel besser geschützt. Er ist kürzer und dicker als der linksanteriore Faszikel, er liegt nicht in der empfindlichen Ventilebene und verfügt über eine zweifache Blutversorgung.[14]

Solange verläßliche klinische Angaben nicht verfügbar sind, können die elektrokardiographischen Merkmale des Hemiblocks letztlich nur hypothetisch sein. Eine vorläufige Grundlage für eine Diagnose kann jedoch aus den Kenntnissen über das EKG des Menschen und den experimentellen Untersuchungen beim Hund abgeleitet werden.[14, 27, 29, 32, 35–37]

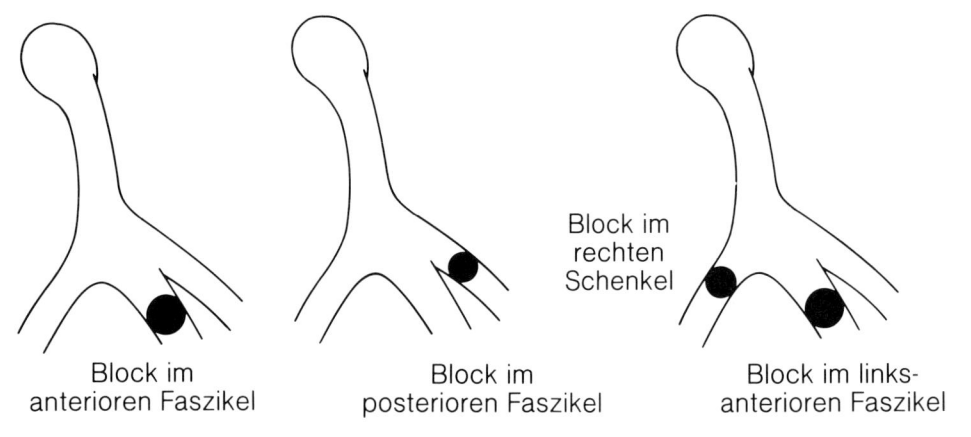

ABB. 4-42: Drei Formen des Hemiblocks.

EKG-Veränderungen

Linksanteriorer Hemiblock (ABB. 4-44): An Hand der folgenden Merkmalskombination kann der linksanteriore Hemiblock diagnostiziert werden:

1. Normal langer QRS-Komplex.
2. Linksachsenabweichung in der Frontalebene.
3. Kleine Q-Zacke und hohe R-Zacke in den Ableitungen I und aVL, die Q-Zacke ist nicht immer klein.
4. Tiefe S-Zacken in den Ableitungen II, III und aVF.

Andere Ursachen, die zu ähnlichen elektrokardiographischen Veränderungen führen, müssen ausgeschlossen werden; das gilt insbesondere für die ventrikuläre Präexzitation, Hyperkaliämie, Hypertrophie des linken Ventrikels sowie eine veränderte Lage des Herzens in der Brusthöhle.

Für den Menschen wurden mittlerweile neue elektrokardiographische Kriterien vorgeschlagen.[53] Die Benutzung dieser Kriterien macht jedoch die Verwendung eines Drei-Kanal-Elektrokardiographen notwendig, damit die Relation zwischen den QRS-Komplexen aus gleichzeitig aufgenommenen Gliedmaßenableitungen bestimmt werden kann. Die vorgeschlagenen elektrokardiographischen Kriterien fordern, daß 1. die QRS-Komplexe in den Ableitungen aVR und aVL jeweils mit einer R-Zacke enden und daß 2. die Spitze der terminalen R-Zacke in Ableitung aVR später als in Ableitung aVL erscheint.

Rechtsschenkelblock und linksanteriorer Hemiblock: Die Kombination der elektrokardiographischen Merkmale jedes einzelnen Blocks führt zu dieser Diagnose (ABB. 4-43):

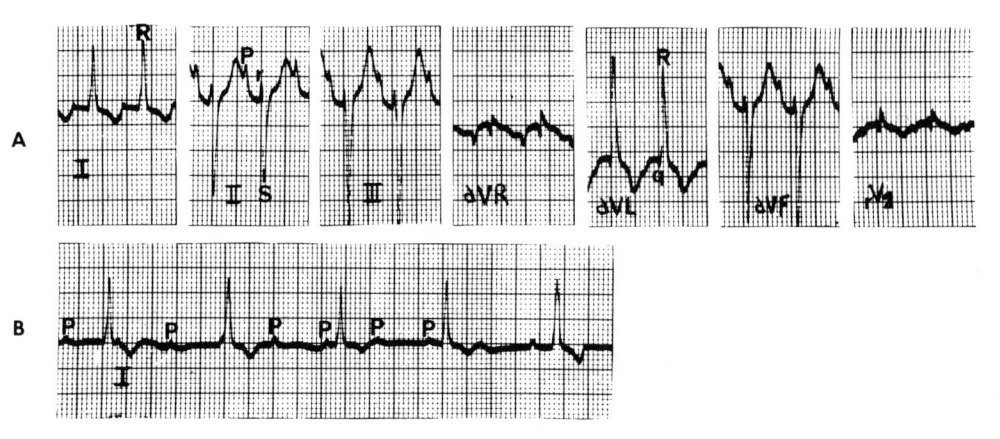

ABB. 4-43: Rechtsschenkelblock und linksanteriorer Hemiblock bei einem Hund. A: Papiergeschwindigkeit: 25 mm/Sek. Die QRS-Dauer beträgt 0,08 Sek. Tiefe S-Zacken erscheinen in den Ableitungen II, III und aVF. Eine rSR'-Form in Ableitung rV$_2$ (CV$_5$RL) vervollständigt die Merkmale des Rechtsschenkelblocks. Der linksanteriore Hemiblock ist durch eine deutliche Verschiebung der Herzachse nach links (– 60°), die qR-Form in den Ableitungen I und aVL und die rS-Ausschläge in den Ableitungen II, III und aVF gekennzeichnet. Das verlängerte PR-Intervall deutet eine gestörte Erregungsleitung im linksposterioren Faszikel an. B: Nach Durchtrennung des linksposterioren Faszikels kommt es zum totalen Block. (Mit Genehmigung aus: ROSENBAUM, M., et al.: The Hemiblocks. Fla., Tampa Tracings, Inc., 1970.)

1. Der QRS-Komplex ist länger als 0,07 Sek.
2. Deutliche Linksachsenabweichung in der Frontalebene.
3. Breite und tiefe S-Zacke in den Ableitungen I, II, III, aVF und CV₆LU.
4. Hohe R-Zacke und kleine Q-Zacke in den Ableitungen I und aVL.
5. Breite rsR- oder RSR-Form (häufig M-förmig) des QRS-Komplexes in Ableitung CV₅RL.

Vorkommen

1. Kardiomyopathie, z. B. hypertrophe Kardiomyopathie.[52]
2. Hypertrophie des linken Ventrikels; die Achsenverschiebung nach links ist nicht immer durch den hypertrophierten Muskel bedingt, da die einhergehende subendokardiale Fibrose den linksanterioren Faszikel befallen kann.[9]
3. Hyperkaliämie.[54, 55]
4. Ischämische Kardiomyopathie (Koronarsklerose), Myokardinfarkt.
5. Als Folge chirurgischer Behandlung von angeborenen Herzfehlern, z. B. Ventrikelseptumdefekte oder Aortenklappenerkrankungen.

Behandlung[56]

Hemiblöcke führen nicht zur Störung der Hämodynamik. Die Therapie richtet sich nach dem Primärleiden. Aus einem kombinierten Rechtsschenkelblock und einem linksanterioren Hemiblock kann sich ein AV-Block II. oder III. Grades entwickeln (ABB. 4-43). In diesem Falle empfiehlt sich die Implantation eines Schrittmachers, insbesondere wenn die Grundkrankheit einer Behandlung nicht zugänglich ist.

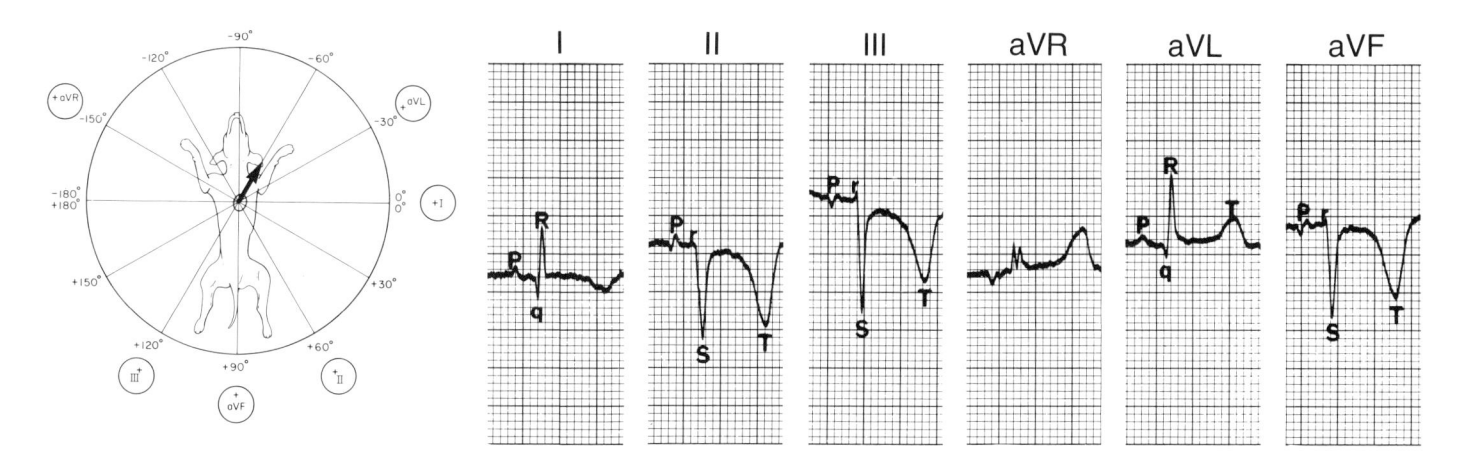

ABB. 4-44: Linksanteriorer Hemiblock bei einem Hund mit Hyperkaliämie (Kaliumgehalt des Serums: 5,3 mÄq/l). Beachte die abnorme Verschiebung der Herzachse nach links (− 60°), die qR-Form in den Ableitungen I und aVL sowie die rS-Form in den Ableitungen II, III und aVF. Die großen T-Wellen passen zu der Hyperkaliämie.

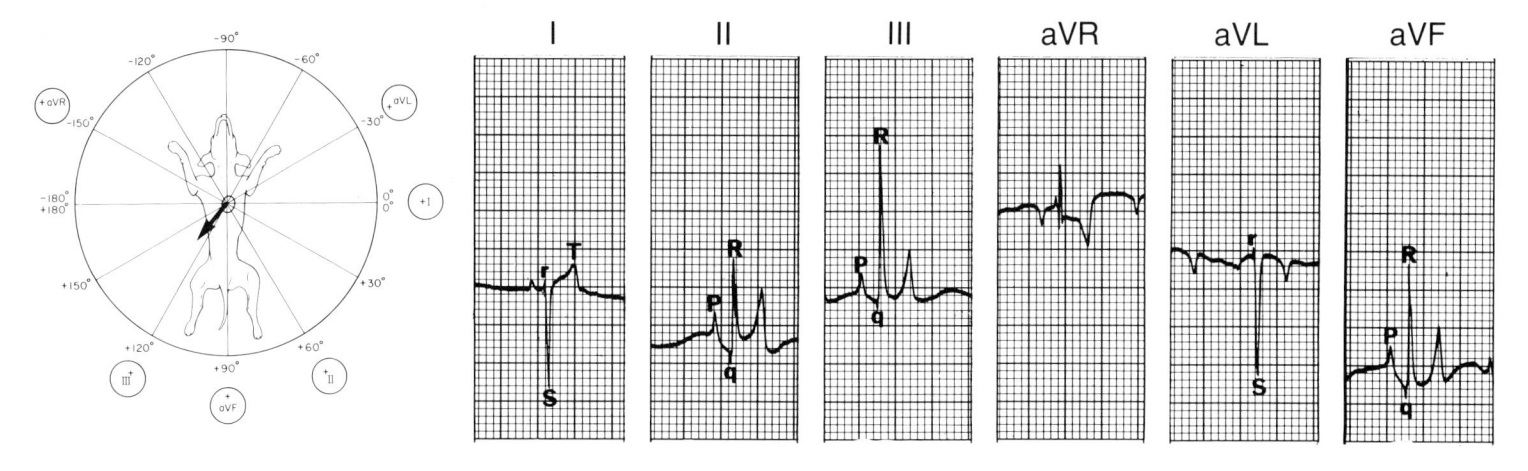

ABB. 4-45: Plötzlich aufgetretener — wahrscheinlicher — linksposteriorer Hemiblock bei einem Hund mit normalem röntgenologischen Thoraxbefund. Die Herzachse ist abnorm nach rechts verschoben (etwa + 130°). rS-Form in den Ableitungen I und aVL sowie eine qR-Form mit hohen R-Zacken in den Ableitungen II, III und aVF sind erkennbar. Können andere Ursachen, die zur Verschiebung der Herzachse nach rechts führen, ausgeschlossen werden, dann ist es möglich, die Diagnose des linksposterioren Hemiblocks auch klinisch mit großer Wahrscheinlichkeit zu stellen. Papiergeschwindigkeit: 25 mm/Sek.

Niedervoltage des QRS-Komplexes
(Perikarderguß)

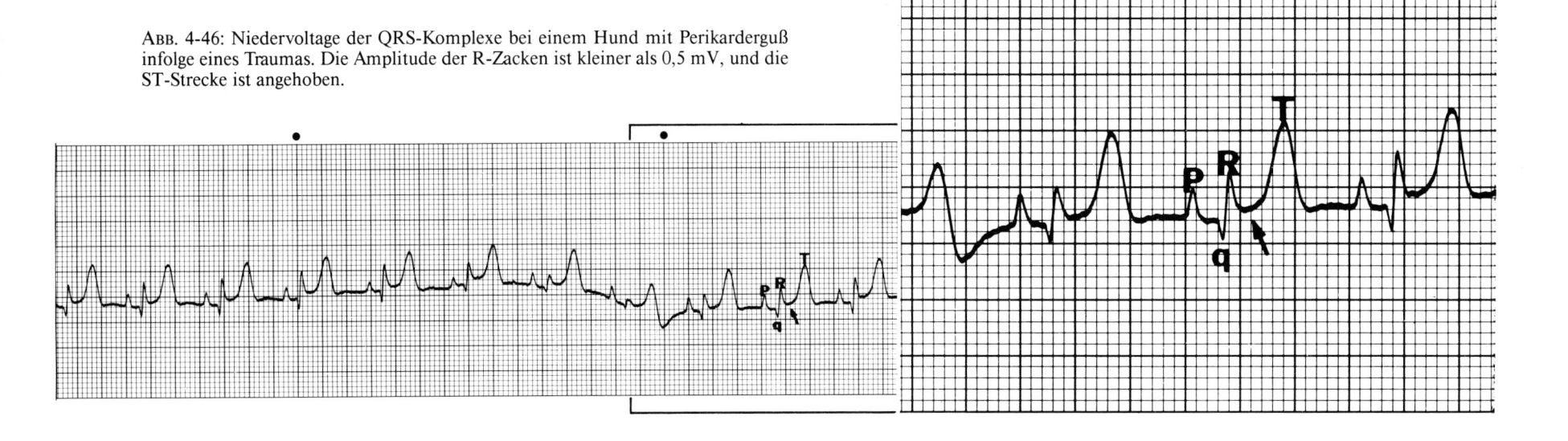

ABB. 4-46: Niedervoltage der QRS-Komplexe bei einem Hund mit Perikarderguß infolge eines Traumas. Die Amplitude der R-Zacken ist kleiner als 0,5 mV, und die ST-Strecke ist angehoben.

Die Amplitude (Voltage) des QRS-Komplexes weist unter physiologischen Verhältnissen eine große Schwankungsbreite auf, die im wesentlichen vom Alter und der Rasse des Hundes abhängt. Ebenso beeinflußt der Abstand zwischen dem Herzen und den impulsaufnehmenden Elektroden die Ausschläge des QRS-Komplexes stark. Dieser wird durch die Größe des Brustkorbes und die Dicke der Brustwand (Adipositas), aber auch von Krankheitszuständen wie Emphysem oder Pneumothorax beeinflußt. Die kardiovaskuläre Erkrankung, die häufig mit einer Niedervoltage des QRS-Komplexes einhergeht, ist der Perikarderguß.

EKG-Veränderungen

1. Die Amplitude der R-Zacke ist in den Ableitungen I, II, III und aVF[2] geringer als 0,5 mV. In allen anderen Ableitungen sollte sie nur geringe Ausschläge aufweisen.
2. Die Amplitude der Kammerkomplexe nimmt im Verlauf von Stunden oder Tagen oder auch perakut ab.
3. Beim Perikarderguß kommt es zur folgenden Kombination der elektrokardiographischen Merkmale:[57–59]
    a) Niedervoltage sämtlicher QRS-Komplexe als Folge von Kurzschlüssen über die Perikardflüssigkeit. (Die Amplitude der P-Welle ist, außer bei hochgradigen Perikardergüssen, nicht vermindert; für die unterschiedliche Wirkung eines Perikardergusses auf die P-Welle und den QRS-Komplex sind mehrere Faktoren verantwortlich, beispielsweise muß berücksichtigt werden, daß die Amplitude des QRS-Komplexes normalerweise erheblich größer ist als die der P-Welle und daß beide Ventrikel vollständig vom Herzbeutel überzogen sind, während dieses nicht für den hinteren Anteil des linken Vorhofes gilt.)
    b) In Fällen akuter Perikarditis kommt es meist zur Hebung der ST-Strecke in den Ableitungen I, II, III und aVF. (Die Hebung der ST-Strecke resultiert aus der durch den Druck der Perikardflüssigkeit bedingten Ischämie subepikardialer Muskelfasern.)
    c) Senkung der PQ-Strecke in den Ableitungen I, II, III und aVF, möglicherweise als Folge einer subepikardialen Vorhofschädigung.
    d) Elektrischer Alternans[60] (ABB. 6-121): Regelmäßig erscheinende Komplexe ändern die Höhe oder die Richtung. Die Form der einzelnen Komplexe bleibt dabei konstant.

Vorkommen[2, 61]

1. Physiologische Schwankungsbreite.
2. Falsche Eichung.
3. Verschiedene zum Perikarderguß führende Ursachen.
4. Hochgradige Myokardschädigung, z. B. Myokardinfarkt, Kardiomyopathie, ein infiltrierender Tumor, Myokardfibrose oder Muskelatrophie.
5. Lungenerkrankungen, z. B. Lungenödem, -emphysem oder -entzündung.
6. Adipositas.
7. Pneumothorax.
8. Pleuraerguß.
9. Kardiomyopathie nach Adriamycin-Therapie (Tumortherapie).

Behandlung

Die Behandlung richtet sich nach der Grundkrankheit.

| I | II | III | aVR | aVL | aVF |

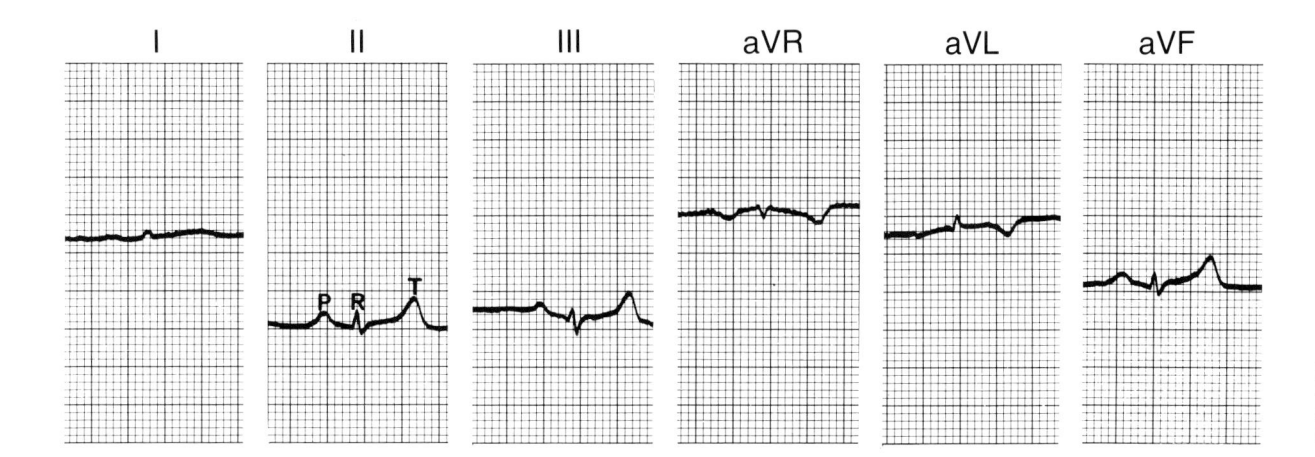

ABB. 4-47: Niedervoltage der QRS-Komplexe bei einem großen Hund mit »benignem« Perikarderguß. Die R-Zacken sind in allen Ableitungen abnorm klein.

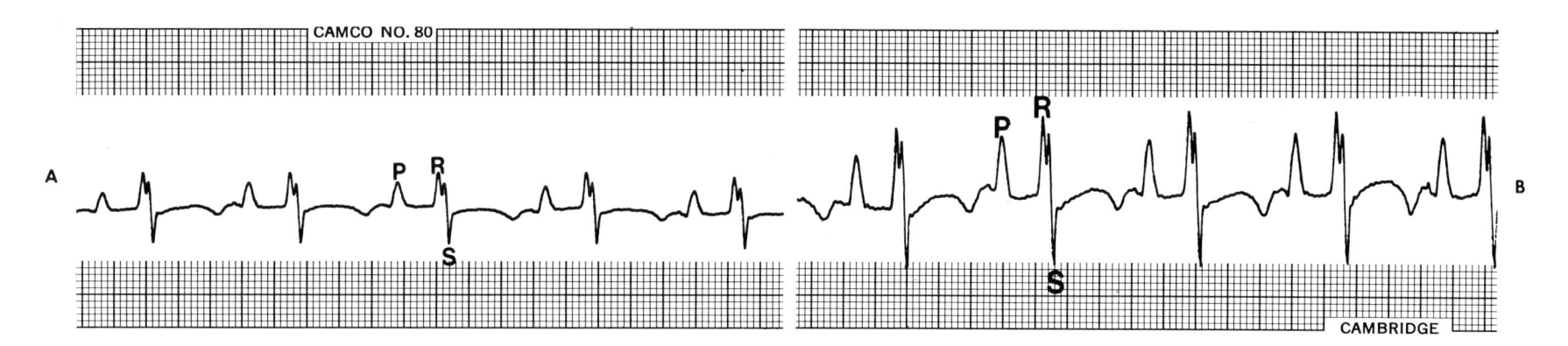

ABB. 4-48: A: Niedervoltage der QRS-Komplexe kurz vor der Durchführung einer Herzbeutelpunktion. B: Nach Entfernung von 200 ml Flüssigkeit durch Herzbeutelpunktion. Die Amplitude der QRS-Komplexe ist jetzt größer. Beachte die hohen P-Wellen (möglicherweise Vergrößerung des rechten Vorhofes). Die Kerbung der R-Zacken kann die Folge einer Erregungsleitungsstörung sein, kann aber auch normal sein.

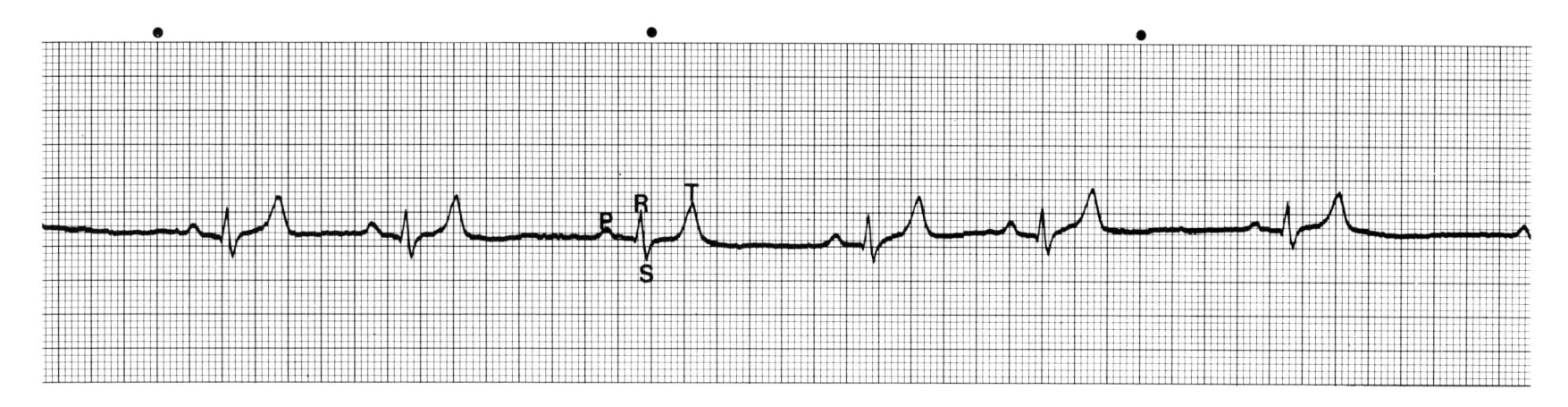

ABB. 4-49: Niedervoltage der QRS-Komplexe bei einem adipösen Hund. Die Röntgenaufnahme des Thorax ergab keine Anzeichen einer Herz- oder Lungenerkrankung. Das EKG muß bei diesem Hund noch als normal angesehen werden. Bei Hunden mit breitem Brustkorb ist die Niedervoltage der QRS-Komplexe ebenfalls normal.

Veränderung der ST-Strecke

ABB. 4-50: Senkung der ST-Strecke bei einem vom Auto angefahrenen Hund. Diese horizontale Senkung der ST-Strecke zeigt eine möglicherweise subendokardial gelegene Verletzung des Herzens an.

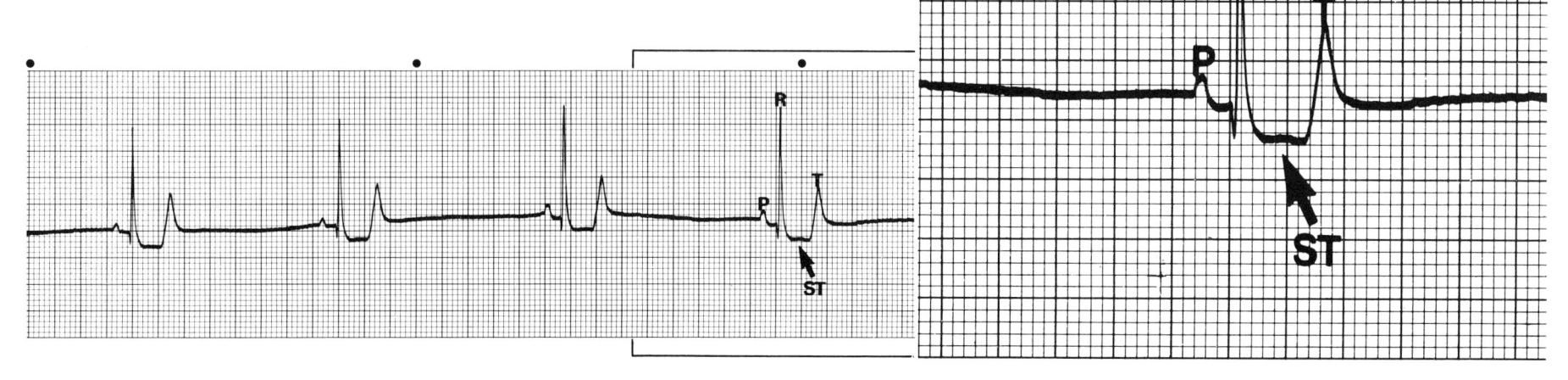

Die ST-Strecke ist die Zeit zwischen dem Ende des QRS-Komplexes und dem Beginn der T-Welle, d. h. sie kennzeichnet die frühe Phase der Ventrikelrepolarisation. Sie kann *über* (angehoben), *auf* oder *unter* (gesenkt) der Nullinie liegen. Die Nullinie oder isoelektrische Linie verläuft auf gleicher Höhe wie die TP-Strecke, die Verbindung zwischen dem Ende der T- und dem Beginn der P-Welle. Die Form der ST-Strecke ist von Bedeutung.

EKG-Veränderungen[2, 3]

1. Als pathologische Veränderung der ST-Strecke kann eine Senkung um 0,2 mV oder Anhebung um 0,15 mV in den Ableitungen I bis aVF sowie eine Senkung um 0,3 mV in Ableitung CV_6LL oder eine Anhebung um 0,3 mV in den Ableitungen CV_6LL und CV_6LU angesehen werden.
2. Die ST-Strecke geht normalerweise fließend in den Beginn der T-Welle über.
3. Aus dem Vergleich der Veränderungen verschiedener Aufzeichnungen desselben Tieres ergeben sich häufig weitere diagnostische Hinweise.

Vorkommen[2, 62, 63]

1. Physiologische Schwankungsbreite.
2. Absenkung der ST-Strecke in den Ableitungen II, III, aVF und CV_6LU oder in denjenigen mit hohen R-Zacken:
   a) Myokardiale Ischämie (Zirkulationsstörung).[14]
   b) Akuter Myokardinfarkt (subendokardial): Veränderungen in den über dem geschädigten Bereich gelegenen Ableitungen.[64]
   c) Hyperkaliämie[65], Hypokaliämie.[66, 67]
   d) Digitalis: »Durchsacken« der ST-Strecke.[68]
   e) Traumatische Schädigung des Herzens.[69]
3. Anhebung der ST-Strecke in den Ableitungen II, III, aVF und CV_6LU oder in denjenigen mit hohen R-Zacken:
   a) Herzinfarkt (transmural, d. h. die gesamte Wandstärke des linken Ventrikels ist betroffen): Veränderungen in den über dem Bereich des Infarktes gelegenen Ableitungen.[70]
   b) Perikarditis.[59.]
   c) Hypoxie des Myokards (Sauerstoffmangel).[65]
4. Sekundäre Abweichungen der ST-Strecke infolge von Veränderungen des QRS-Komplexes, z. B. Hypertrophie, Schenkelblock und Extrasystolen (die Verlagerung ist entgegengesetzt zur Hauptausschlagrichtung des QRS-Komplexes).
5. Artefakte, z. B. Schwankungen der isoelektrischen Linie.
6. Pseudosenkung der ST-Strecke, die auf eine deutliche tachykardie- oder vorhofbedingte T_a-Welle (Vorhofrepolarisation) zurückzuführen ist.

Behandlung

Die Behandlung richtet sich nach dem Primärleiden.

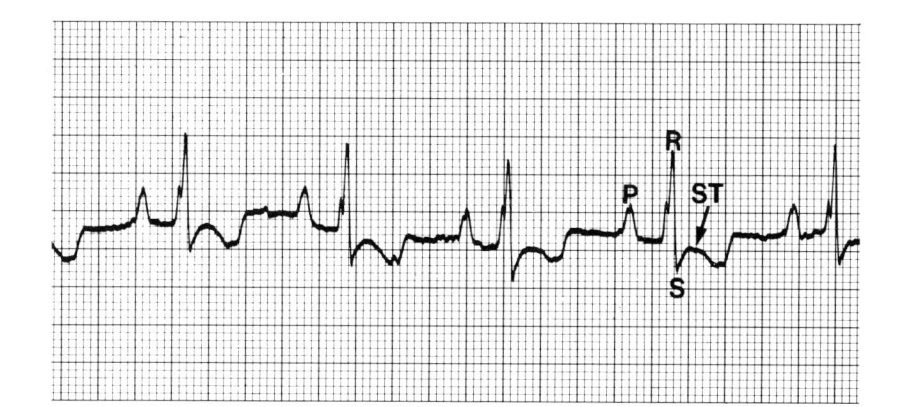

ABB. 4-51: Senkung der ST-Strecke um weniger als 0,2 mV bei einem gesunden Hund. Diese geringfügige Senkung der ST-Strecke kann noch als normal angesehen werden.

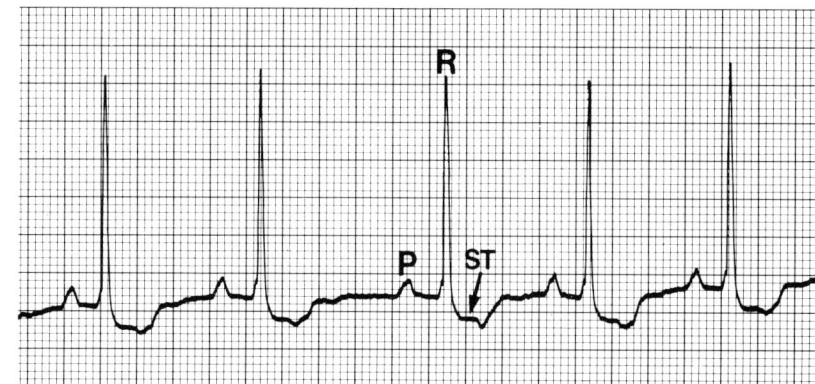

ABB. 4-52: Senkung der ST-Strecke bei einem Hund mit Aortenstenose. Die reduzierte Blutversorgung der Koronararterien kann zur Ischämie des Myokards führen.

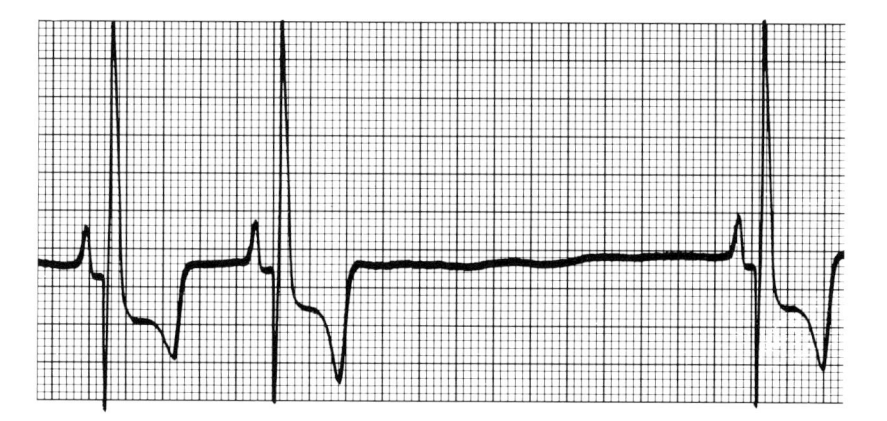

ABB. 4-53: Senkung der ST-Strecke bei einem Hund mit hochgradiger Vergrößerung des linken Ventrikels. Diese deutliche Senkung der ST-Strecke ist Ausdruck der Repolarisationsvorgänge im vergrößerten linken Ventrikel. Den tiefen Q-Zacken liegt möglicherweise eine Vergrößerung des rechten Ventrikels zugrunde.

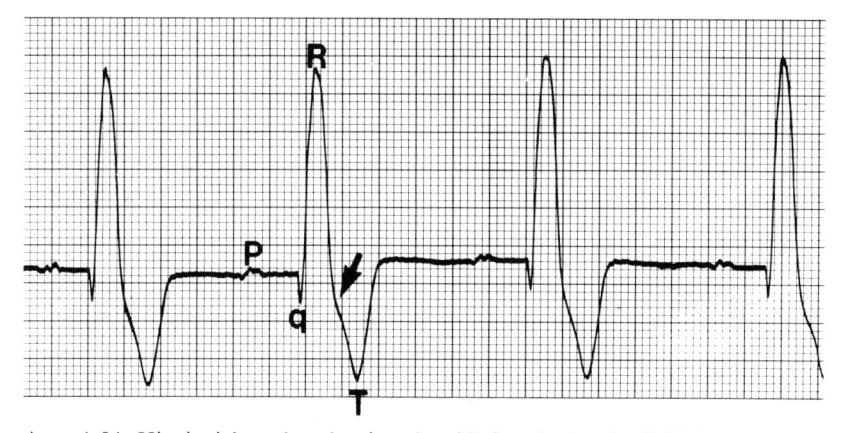

ABB. 4-54: Hineinziehen der absteigenden ST-Strecke in die T-Welle bei einem Hund mit Linksschenkelblock.

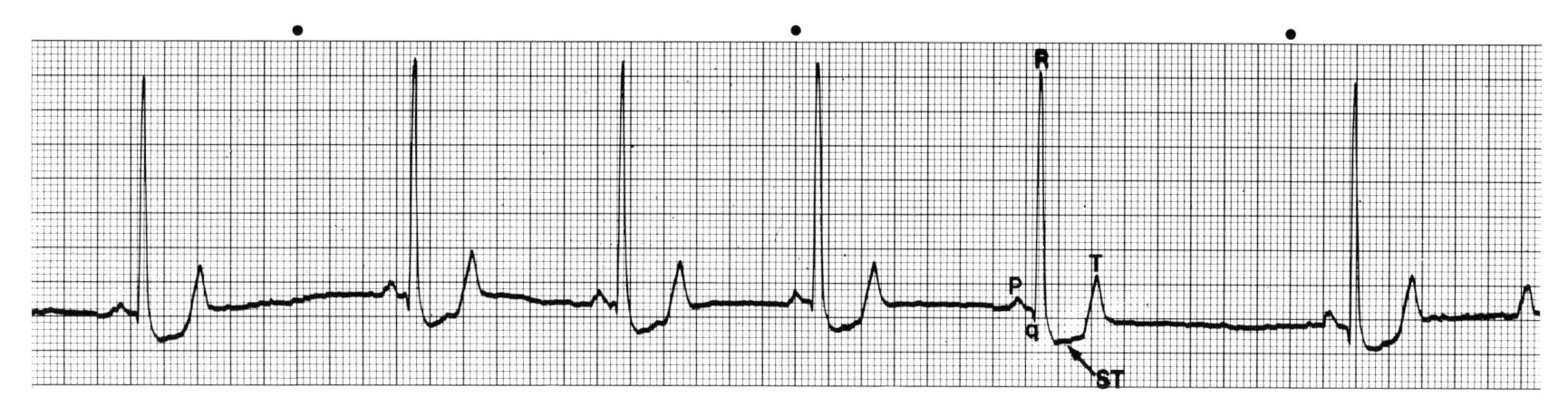

ABB. 4-55: ST-Senkung bei einem Hund mit Hypokaliämie (Kaliumgehalt des Serums 3,3 mÄq/l) als Folge einer respiratorischen Alkalose.

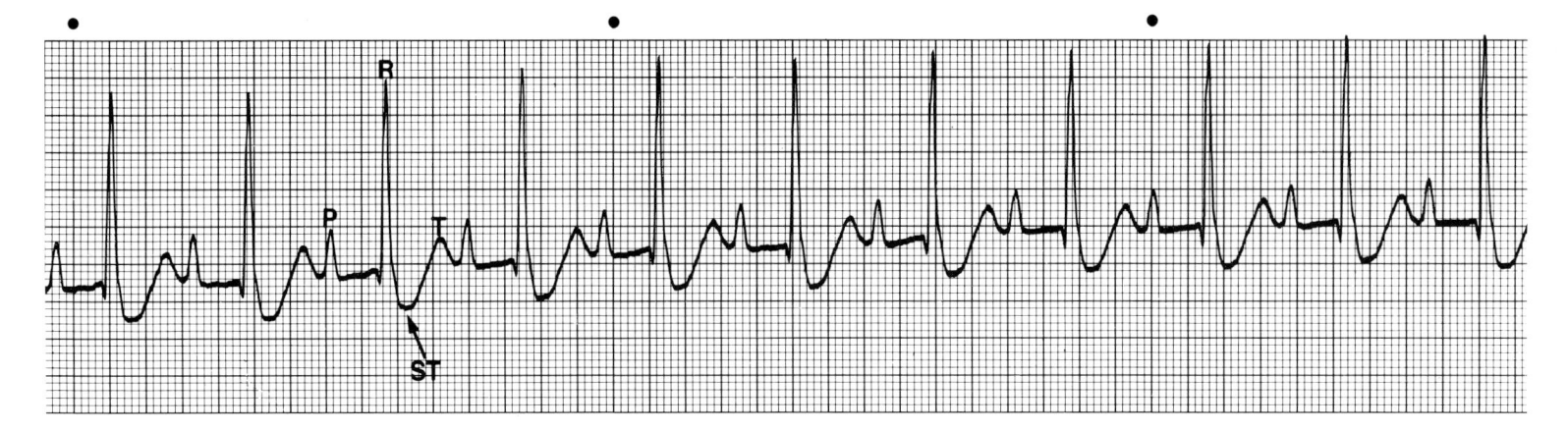

ABB. 4-56: »Muldenförmige« ST-Senkung bei einem Hund mit Digitalisintoxikation. Diese muldenförmige ST-Strecke steht häufig im Zusammenhang mit Digitalis. Die lange PR-Zeit paßt ebenfalls zu einer Digitalisintoxikation.

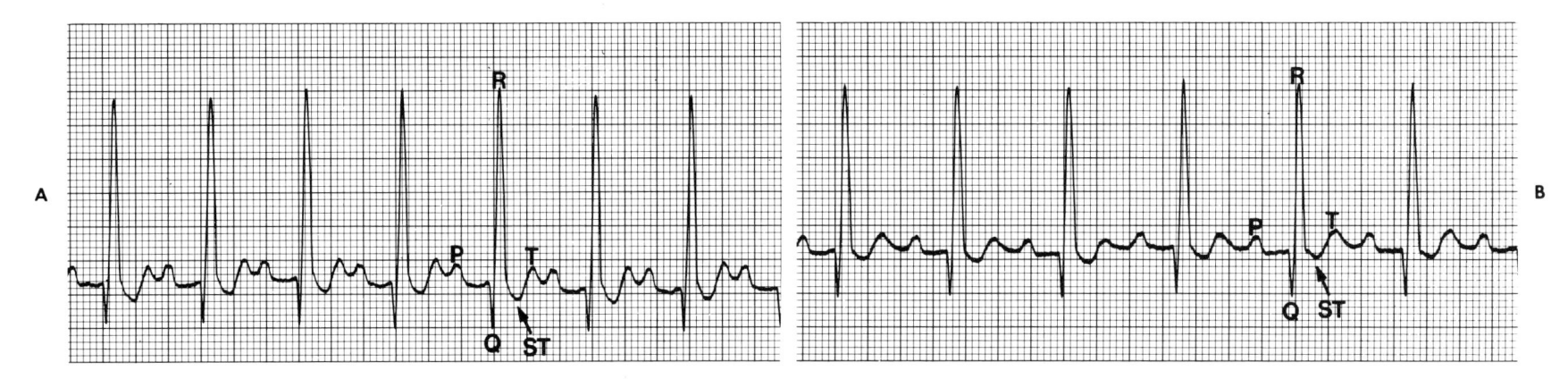

ABB. 4-57: A: Scheinbare Senkung der ST-Strecke bei einem Hund mit einer Sinustachykardie, die durch eine Senkung der PR-Strecke hervorgerufen wird. (Die isoelektrische Linie folgt auf die P-Welle.) B: Nach Verlangsamung der Herzschlagfrequenz ist die »Pseudosenkung« der ST-Strecke verschwunden.

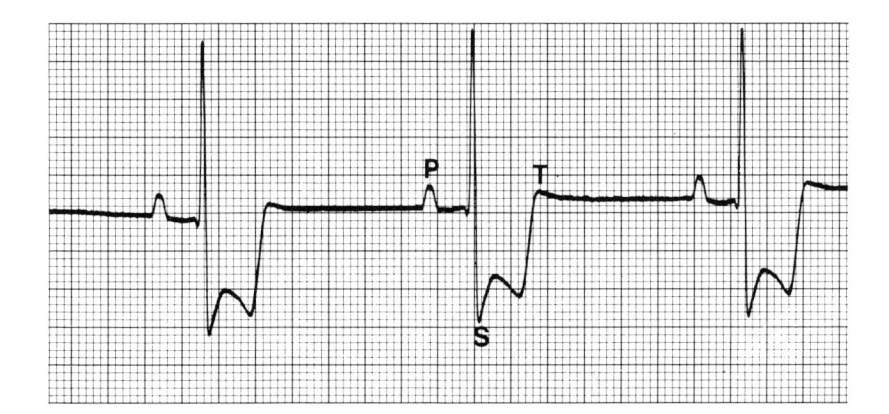

ABB. 4-58: Plötzliches Auftreten einer hochgradigen ST-Senkung bei einem Hund mit akutem Myokardinfarkt, ausgelöst durch septikämisch bedingte Embolie.

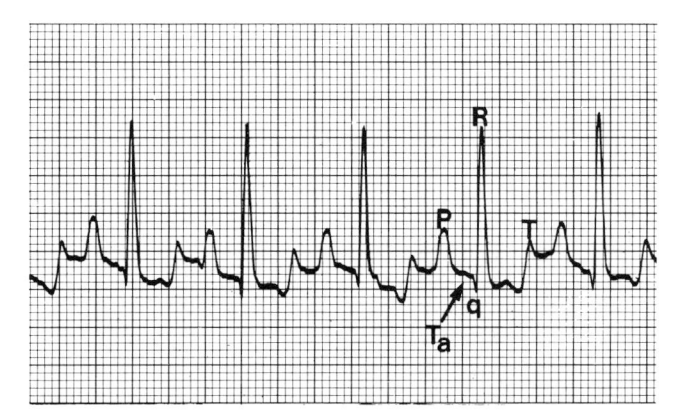

ABB. 4-59: Pseudosenkung der ST-Strecke infolge einer auffälligen T_a-Welle, welche durch eine Vergrößerung des rechten Vorhofs entstanden ist. Die Amplitude der P-Welle ist vergrößert. Diese Form der ST-Senkung sollte nicht als pathologisch angesehen werden.

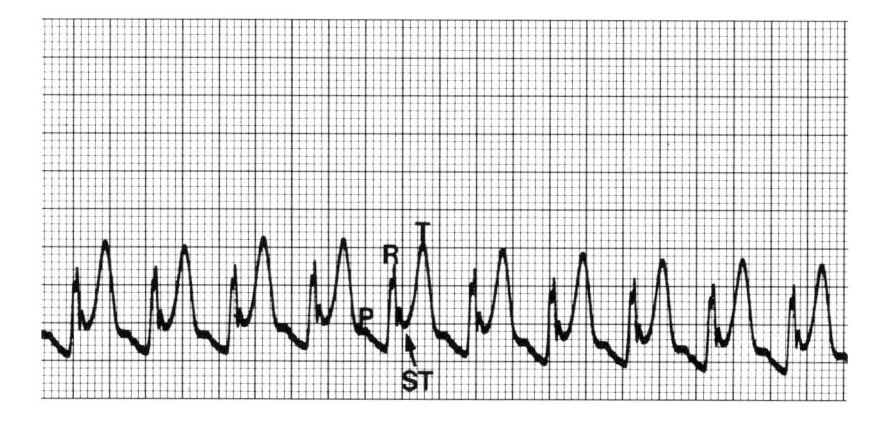

ABB. 4-60: Anhebung der ST-Strecke bei einem Hund mit Perikarderguß. Beachte außerdem die geringen Amplituden der P-Wellen und der R-Zacken. Die hohen T-Wellen können Anzeichen einer Hypoxie sein.

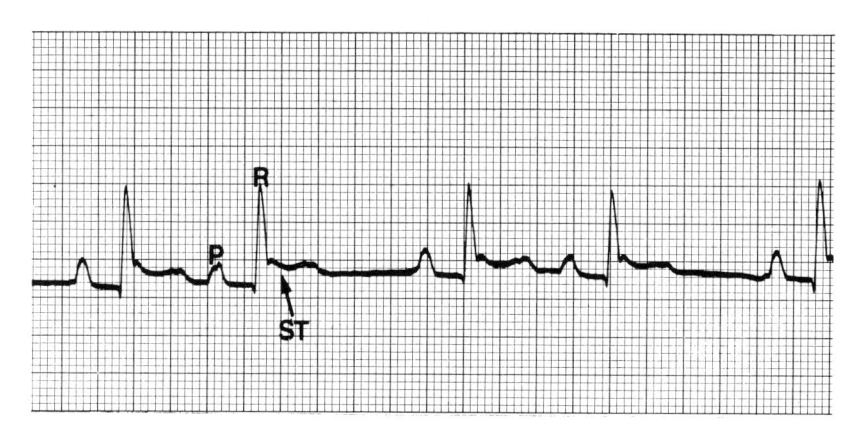

ABB. 4-61: Hebung der ST-Strecke infolge Hypoxie des Herzmuskels bei einem Hund im Verlauf einer Narkose. Der Verlauf der ST-Strecke normalisiert sich, nachdem die Narkosetiefe reduziert und die Sauerstoffzufuhr erhöht wurde.

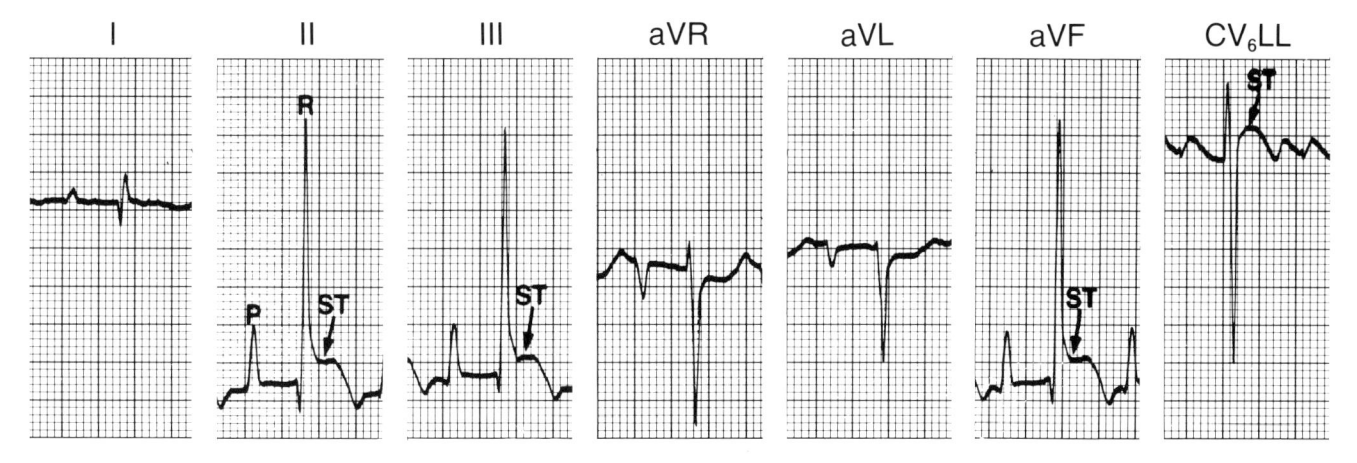

ABB. 4-62: Hochgradige Hebung der ST-Strecke (Pfeile in den Ableitungen II, III, aVF und CV_6LL) bei einem Hund mit kollabierender Trachea und Atemnot. Wahrscheinlich besteht eine schwere Hypoxie des Myokards. Die hohen P-Wellen weisen auf eine Vergrößerung des rechten Vorhofs hin.

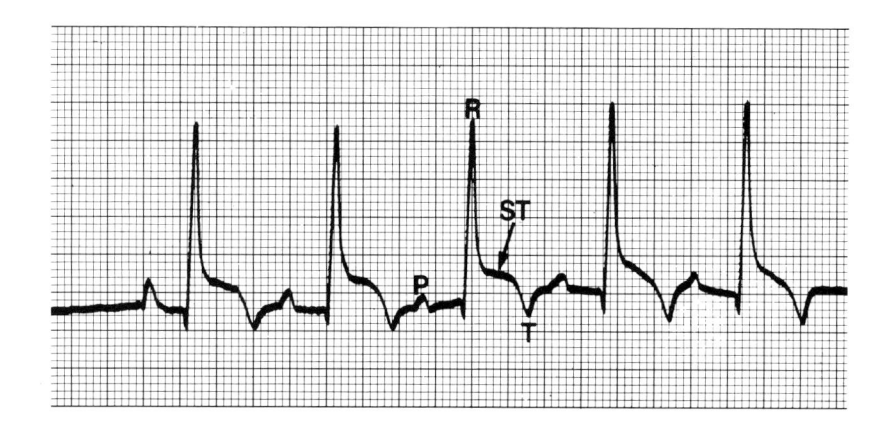

ABB. 4-63: Plötzliche Hebung der ST-Strecke bei einem Hund mit Myokardinfarkt infolge Koronarsklerose.

Veränderungen der QT-Dauer

ABB. 4-64: Verlängerung der QT-Dauer (0,48 Sek.) bei einem Hund mit schwerer Äthylenglykolvergiftung (Oxalsäuremetaboliten binden Ca++). Hochgradige Hypokalzämie (Kalziumgehalt des Serums: 2,2 mg/100 ml) und Nierenversagen sind die Folge. Die ungefähre Herzschlagfrequenz von 50/Min. kann bei einem großen Hund noch als normal gelten. Vergleicht man die Angaben in verschiedenen humanmedizinischen EKG-Büchern, so muß die QT-Dauer auch bei einem großen Hund trotz der geringen Herzschlagfrequenz als verlängert angesehen werden.

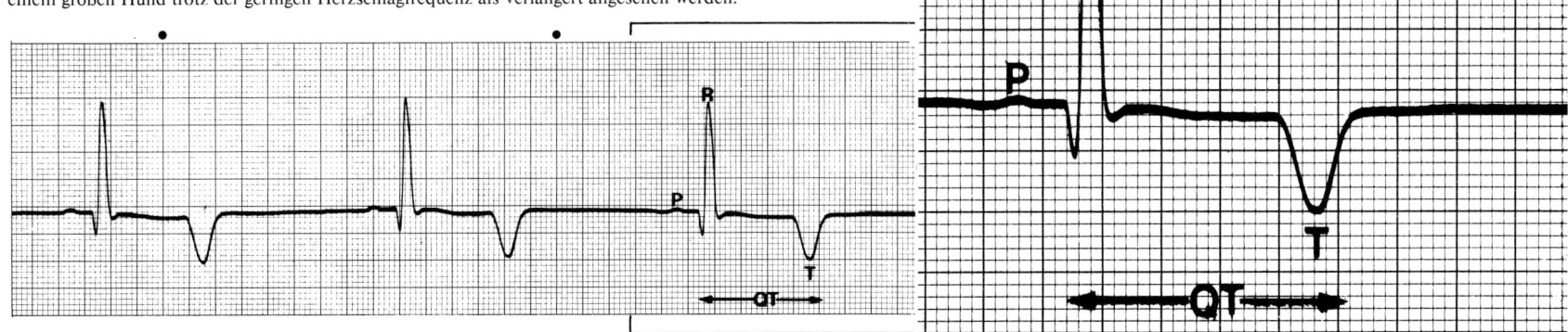

Die QT-Dauer reicht vom Beginn der Q-Zacke bis zum Ende der T-Welle. Sie stellt die elektrischen Vorgänge während der Systole dar, die aus Ventrikeldepolarisation und Ventrikelrepolarisation bestehen. Die längste in einer der Ableitungen gemessene Dauer kommt den tatsächlichen Verhältnissen am nächsten.

Die QT-Dauer hängt von der Schlagfrequenz ab. Sie nimmt bei Tachykardie ab und bei Bradykardie zu. Für den Menschen gibt es verschiedene Formeln und Tabellen, die die Beziehung der QT-Dauer zu Schlagfrequenz, Alter und Geschlecht beschreiben.[14] In der Veterinärmedizin ist die Veränderung der QT-Dauer allein kein diagnostisches Kriterium.

Das autonome Nervensystem beeinflussende Pharmaka können die QT-Dauer unmittelbar oder über die Schlagfrequenz verändern. Beim Menschen konnte die frequenzunabhängige Verkürzung der QT-Dauer durch Atropin und Propanolol nachgewiesen werden, wodurch die direkte Vaguswirkung auf die QT-Dauer bewiesen werden konnte.[71] Die Veränderung der QT-Dauer ist im wesentlichen Ausdruck der gegenseitigen Wechselwirkung verschiedener autonomer Einflüsse. Neuere Untersuchungen legen den Schluß nahe, daß unterschiedliche sympathische Neurone, die möglicherweise gleichzeitig aktiviert werden, die Schlagfrequenz und die QT-Dauer bestimmen.[71a] Belastungsbedingte Veränderungen der Schlagfrequenz sind geeignet, die QT-Dauer zu beeinflussen, während eine ausschließlich neurale Regulation (ohne Belastung) der kardiovaskulären Leistung die QT-Dauer im Bereich der Normalwerte hält.[71a]

EKG-Veränderungen

1. Die normale QT-Dauer ist 0,15 bis 0,25 Sek.
2. Als zuweilen brauchbare Regel erwies sich, daß die QT-Dauer bei normalem Sinusrhythmus (70 bis 160 Schläge/Min. beim erwachsenen Hund, nicht mehr als 220 Schläge/Min. beim Welpen) weniger als die Hälfte der vorhergehenden RR-Dauer betragen sollte.

Vorkommen

1. Verlängerte QT-Dauer:[1, 2, 14, 66, 72, 73]
   a) Hypokalzämie, bedingt durch Hypoparathyreoidismus, mit Phosphorretention einhergehendem Nierenversagen, Eklampsie der laktierenden Hündin, Alkalose oder Pankreatitis.
   b) Hypokaliämie, bedingt durch metabolische oder respiratorische Alkalose, Cushing-Syndrom, Diuretika oder Insulin-/Glukose-Therapie.
   c) Chininderivate.
   d) Intraventrikuläre Leitungsstörungen oder linksventrikuläre Hypertrophie mit verlängertem QRS-Komplex.
   e) Äthylenglykolvergiftung.
   f) Schwere körperliche Belastung.[74]
   g) Hypothermie.
   h) Hyperkaliämie und Hypokalzämie werden klinisch häufig, besonders bei Tieren mit fortgeschrittenem Nierenversagen, gleichzeitig festgestellt.
   i) Zentralnervöse Störungen.

2. Verkürzte QT-Dauer:[2, 14, 66, 75]
   a) Hyperkalzämie, bedingt durch primären Hyperparathyreoidismus, Pseudohyperparathyreoidismus mit Lymphosarkomen, multipel ausgebreitetes Myelom (Plasmazytom) oder die intravenöse Kalziumapplikation.
   b) Digitalis.
   c) Hyperkaliämie.

Behandlung

1. Die Therapie richtet sich nach der Grundkrankheit. Die Verlängerung der QT-Dauer ist bedenklicher als die Verkürzung, da sie die relative Refraktärzeit verlängert. Die relative Refraktärzeit, in welcher die Ventrikel ungeschützt sind, schließt die T-Welle ein. Aus vorzeitigen Ventrikelkontraktionen (Extrasystolen) in dieser Periode kann unter Umständen Kammerflimmern resultieren.
2. Beim Auftreten klinischer Symptome der Hypokalzämie ist die parenterale und orale Applikation eines Kalziumpräparates angezeigt. Bei akuter Äthylenglykolvergiftung fanden Äthanol und Natriumbikarbonat zusammen mit einer intravenösen Infusion Anwendung.
3. Bei Hyperkalzämie werden Kortikosteroide und bei schweren Fällen zusätzlich intravenös Kochsalzlösung und Diuretika verabreicht.

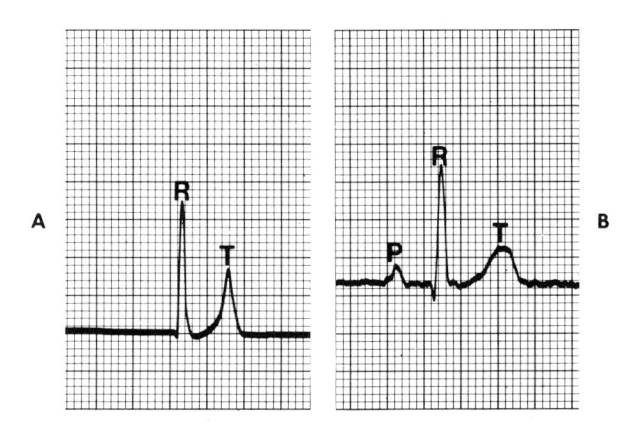

ABB. 4-65: A: Verkürzte QT-Dauer bei einem Hund mit hohem Kaliumgehalt des Serums als Folge einer Nebenniereninsuffizienz (Addisonsche Krankheit). Beachte das Fehlen einer P-Welle und die hohe, spitze T-Welle. B: Nach Behandlung. Die QT-Dauer ist jetzt länger als in Abbildung A, eine P-Welle ist vorhanden, und die T-Welle ist kleiner.

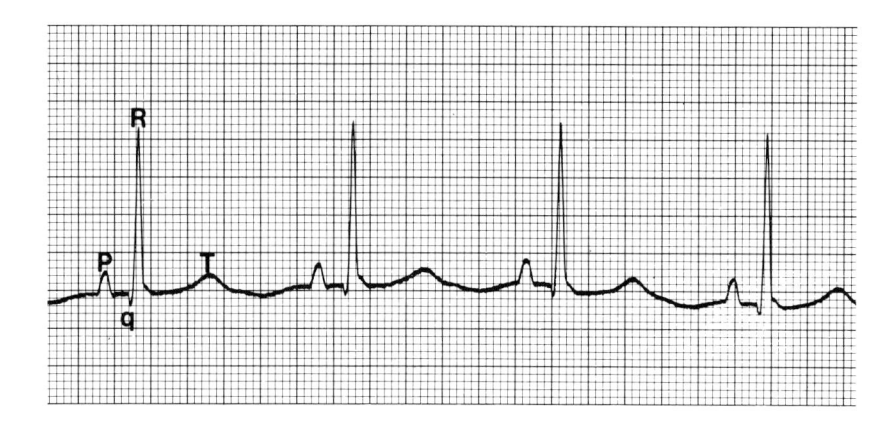

ABB. 4-66: Verlängerte QT-Dauer (0,28 Sek.) bei einem Hund mit chronischem Nierenversagen, verbunden mit einer Phosphorretention und nachfolgender Hypokalzämie.

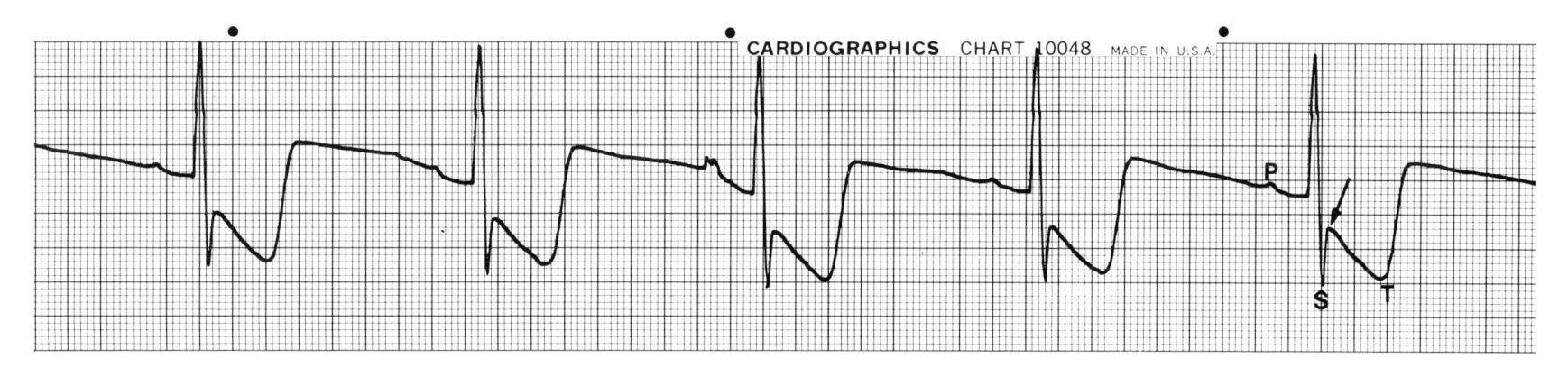

ABB. 4-67: Hypothermie während einer Operation. In dem Maße, wie die Körpertemperatur sank (bis 25°C), nahm die Herzschlagfrequenz ab, veränderte die T-Welle ihre Richtung, trat eine terminal positive Auslenkung (auch »J-Punkt« genannt, Pfeil) im QRS-Komplex auf und verlängerte sich die Dauer von PR, QRS und QT.

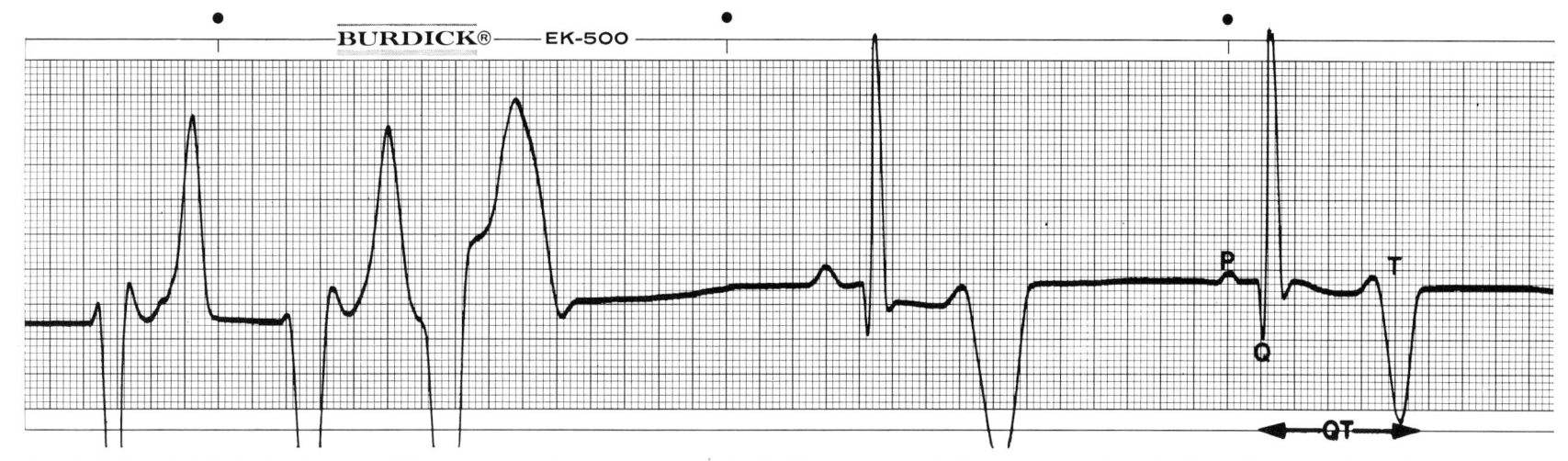

ABB. 4-68: Hypokalzämie. Bei den ersten 3 Komplexen handelt es sich um ventrikuläre Extrasystolen. Die Hypokalzämie erhöht das Schwellenpotential und dadurch die Rate autonomer Depolarisationen im Rest des Herzens. Die QT-Dauer der beiden Sinuskomplexe ist verlängert.

Myokardinfarkt

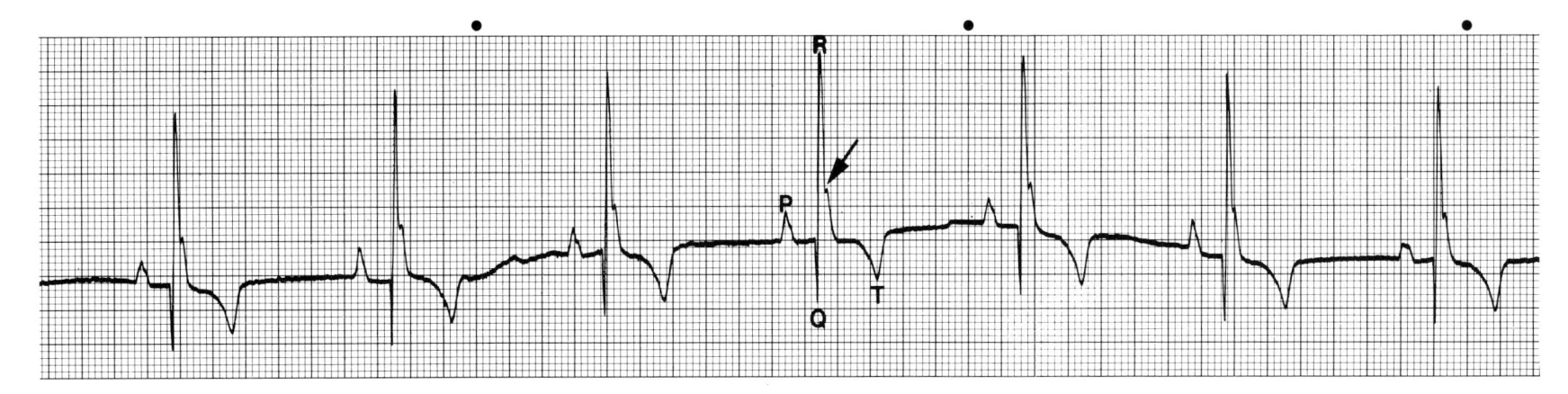

ABB. 4-69: Die in ihrem absteigenden Teil gekerbte R-Zacke kann ein Zeichen für einen *m*ikroskopischen *i*ntramuralen *M*yokard*i*nfarkt (MiMi) bei diesem alten Hund sein.

Obwohl der Myokardinfarkt unter natürlichen Bedingungen als klinisch manifeste Erkrankung beim Hund nur selten auftritt,[2, 64, 78-80] wurden Hunde häufig für experimentelle Infarktstudien verwendet.[70, 76, 77] Da in den meisten Berichten über Myokardinfarkte eine Beteiligung des linken Ventrikels vorlag, werden im folgenden Abschnitt die Infarkte des linken Ventrikels erläutert.

Mikroskopische intramurale Myokardinfarkte (MiMi) und herdförmige myokardielle Fibrosen sind häufige Befunde bei Hunden mit kardiovaskulären Erkrankungen.[81, 82] Obwohl die damit einhergehenden elektrokardiographischen Veränderungen beschrieben sind,[64, 78] existieren immer noch keine damit zu vereinbarenden elektrokardiographischen Kriterien für die sichere Diagnose und die Lagebestimmung des eigentlichen Infarktes.

EKG-Veränderungen[14, 25, 64, 83]

1. Liegen Serienaufzeichnungen mit veränderten QRS-Komplexen, ST-Strecken und T-Wellen vor, können die Diagnose und die Lokalisation des Myokardinfarktes mit größerer Genauigkeit bestimmt werden. Die Art der Veränderungen läßt Rückschlüsse auf die Lokalisation zu. Beim transmuralen Infarkt (d. h. Infarkt der gesamten Wanddicke des Myokards einschließlich des Epikards) ist der QRS-Komplex verändert, beim subendokardialen Infarkt (die dem Endokard zugewandte Seite der Ventrikelwand ist betroffen) sind es die ST-Strecke und die T-Welle.
2. Folgende Veränderungen beim Vorliegen eines Infarktes sind möglich:
   a) Plötzliche ST-Streckenabweichungen.
   b) Hohe, spitze T-Wellen (in den ersten Stunden).
   c) Plötzliches Auftreten von Q-Zacken oder Richtungsumkehr der T-Welle.
   d) Verschiebung der Herzachse in der Frontalebene.
   e) Niedervoltage des QRS-Komplexes.
   f) Plötzlicher Schenkelblock oder totaler Block.
   g) Durch die Ischämie bedingtes plötzliches Einsetzen einer ventrikulären Arrhythmie.
   h) Ventrikelarrhythmie nach 12 bis 24 Stunden durch die ischämiebedingte Schädigung der subendokardial gelegenen Purkinje-Fasern.[84]
3. Veränderungen des absteigenden Astes der R-Zacke treten bei MiMi in Erscheinung.[24, 82]

Vorkommen

1. Embolie nach bakterieller Endokarditis, durch Tumorzellen oder in Zusammenhang mit einer Septikämie.[64]
2. Intramurale Koronarsklerose bei alten Hunden,[79, 85] subvalvuläre Aortenstenose.

Behandlung

Die Behandlung richtet sich nach der Grundkrankheit, das gilt auch für eine symptomatische Therapie, z. B. treten durch Stauungszustände verursachte Herzversagen und Myokardinfarkte zusammen auf. Die Erkennung und sofortige Behandlung lebensbedrohlicher Rhythmusstörungen ist unbedingt erforderlich.

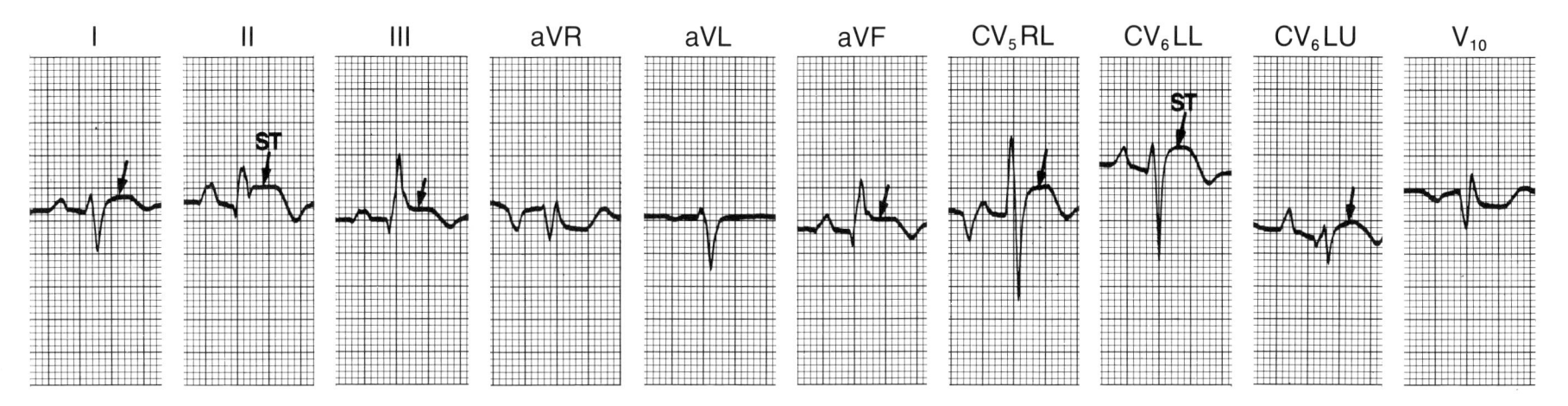

ABB. 4-70: Transmuraler Infarkt im linken Ventrikel eines Hundes, dessen linke Koronararterie durch die nach einem Herzstillstand bei eröffnetem Brustkorb durchgeführte Herzmassage verletzt wurde. Bedingt durch den Infarkt ist die ST-Strecke angehoben (Pfeile), die Amplitude des QRS-Komplexes verringert und die Herzachse nach rechts verschoben (+ 120°, möglicherweise als Folge eines linksposterioren Hemiblocks). Diese Veränderungen bestanden zwei Tage lang.

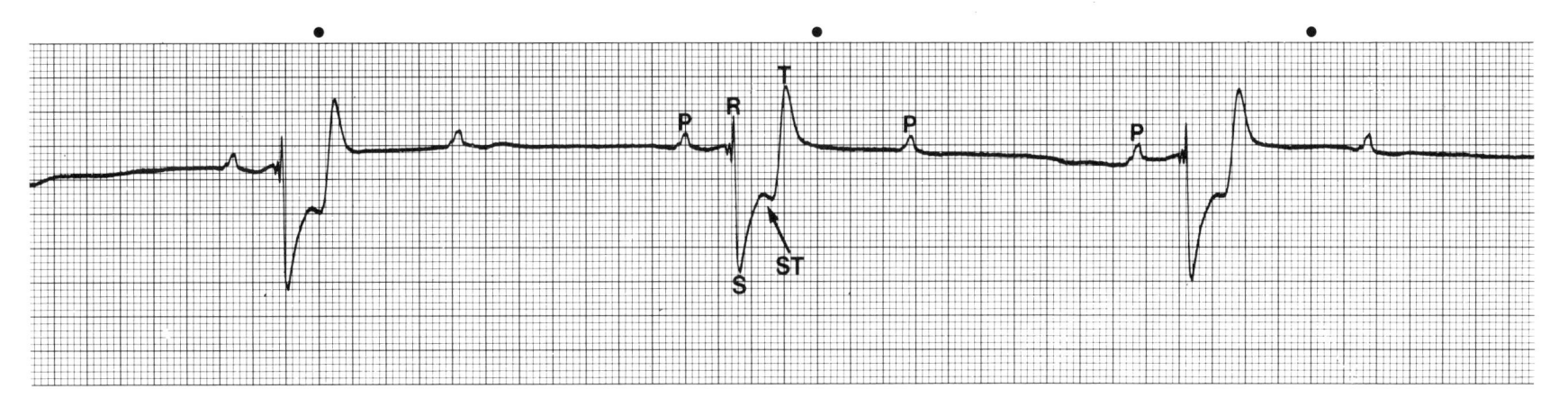

ABB. 4-71: Plötzliches Auftreten von ST-Senkung und AV-Block II. Grades bei einem Hund mit Myokardinfarkt und disseminierter intravasaler Gerinnung (Grunderkrankung war eine hämorrhagische Pankreatitis). Eine intraventrikuläre Erregungsleitungsstörung ist ebenfalls erkennbar.

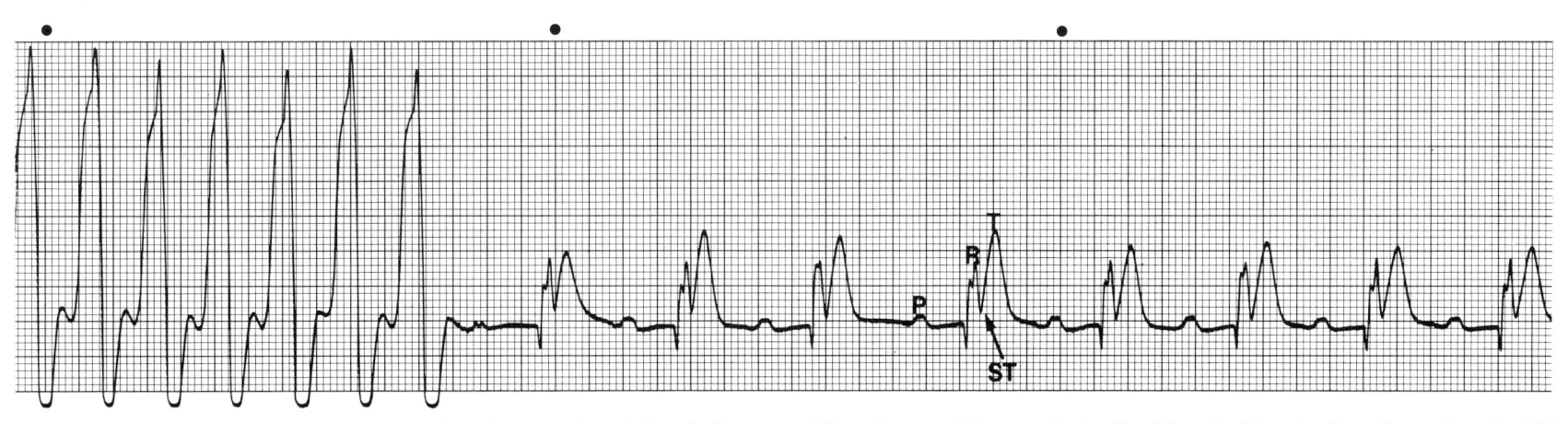

ABB. 4-72: Transmuraler Infarkt im linken Ventrikel eines Hundes mit Arteriosklerose und Hypothyreose. Die ersten 7 schnell aufeinanderfolgenden Komplexe zeigen das Bild einer ventrikulären Tachykardie. Der darauffolgende Sinusrhythmus ist durch kleine Komplexe, eine deutlich angehobene ST-Strecke und einen AV-Block I. Grades (verlängerte PR-Dauer) gekennzeichnet.

Veränderungen der T-Welle

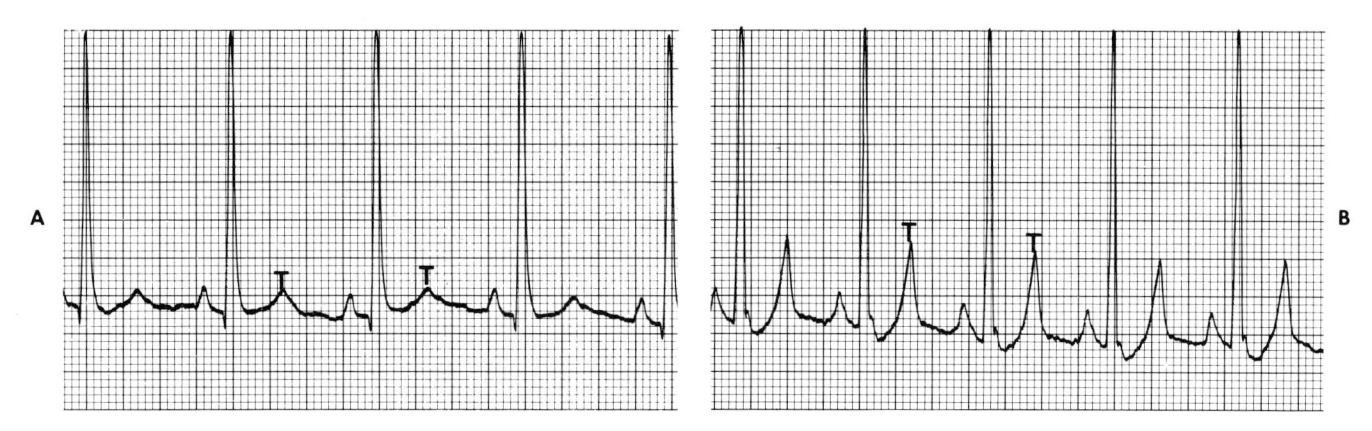

ABB. 4-73: A: Normale T-Wellen bei einer Hündin mit Pyometraverdacht. B: Hohe, spitze T-Wellen nach Ruptur der Pyometra. Nach operativer Behandlung normalisierten sich die T-Wellen allmählich wieder.

Die T-Welle ist der erste größere, dem QRS-Komplex folgende EKG-Ausschlag. Sie ist Ausdruck der Repolarisation der Ventrikel und kann positiv, negativ, gekerbt oder biphasisch sein. Ihre exakte Analyse wird durch die vergleichende Betrachtung verschiedener T-Wellen, z. B. aus vorhergehenden EKG-Registrierungen oder aus Narkose-EKG, erreicht.

Die T-Welle kann in der Amplitude, der Form oder der Richtung (Polarität) pathologisch verändert sein. Diese Veränderungen können folgendermaßen eingeteilt werden:[14] 1. Primäre, von der Depolarisation unabhängige Veränderungen und 2. Sekundäre, direkt vom Depolarisationsprozeß abhängige Veränderungen.

Beim Menschen beeinflussen Abweichungen in der Reihenfolge der Ventrikelaktivierung (z. B. durch Linksschenkelblock) die Ventrikelrepolarisation und führen dadurch zu primären Veränderungen der T-Welle. Auch nach Normalisierung der Aktivierungsfolge (d. h. Aufhebung des Linksschenkelblocks) kann elektrokardiographisch noch nach Tagen und Wochen eine pathologische T-Welle registriert werden. Die pathologische T-Welle hat die gleiche Polarität wie der QRS-Komplex derselben Aufzeichnung. Diese vorübergehenden Veränderungen können auf eine Erkrankung des Myokards hinweisen, bisweilen treten sie aber auch ohne klinisch erkennbare Herzerkrankungen auf.[86]

EKG-Veränderungen

1. Die T-Welle sollte normalerweise nicht größer als 25 Prozent der R-Zacke sein (oder Q-Zacke, wenn diese größer ist).[2]
2. Die T-Welle ist unter physiologischen Verhältnissen leicht asymmetrisch. Besonders spitzen oder eingekerbten T-Wellen können Elektrolytimbalancen zugrunde liegen. Deutliche Formveränderungen der T-Welle in Serienelektrokardiogrammen sind meist pathologisch.
3. Die Polarität bei sekundären Veränderungen der T-Welle stimmt — im Gegensatz zu den Erfahrungen der humanmedizinischen Elektrokardiographie — nicht immer mit der des QRS-Komplexes überein. Die T-Welle sollte bei über 2 Monate alten Hunden in Ableitung CV_5RL positiv sein. Eine biphasische Gestalt kann normal sein, jedoch sollte sie außer beim Chihuahua in Ableitung V_{10} bei allen Rassen negativ sein.[87] Eine Umkehr der Polarität in Serienelektrokardiogrammen ist meistens pathologisch.
4. Isolierter Polaritätswechsel der T-Welle ist möglich (ABB. 4-78). Dieses Phänomen stellt sich als rhythmischer Wechsel der Gestalt der T-Welle ohne einhergehende Veränderungen des QRS-Komplexes dar.[88, 89]

Vorkommen

1. Myokardiale Hypoxie (Sauerstoffmangel),[65] bei Narkosezwischenfällen, nach Hypoventilation und Hitzschlag sowie bei Tieren mit pathologischer Bradykardie (T-Welle größer) und Herzinfarkt (T-Welle länger und mit Polaritätswechsel[1, 64]). Diese Veränderungen sind Ausdruck primärer, depolarisationsunabhängiger Störungen.
2. Intraventrikuläre Leitungsstörungen: Rechts- oder Linksschenkelblock, Ventrikelvergrößerung (T-Welle wird sekundär nach Veränderungen des QRS-Komplexes größer).
3. Elektrolytimbalancen (T-Welle wird bei Hyperkaliämie größer und spitzer, bei Hypokaliämie hingegen kleiner und biphasisch[65, 66]).
4. Metabolische Erkrankungen, z. B. Anämie, Schock, Urämie, Ketose, Hypoglykämie und Fieber (unspezifische Veränderungen der T-Welle).
5. Toxizität verschiedener Pharmaka, z. B. Digitalis, Chininderivate und Procainamid (unspezifische Veränderungen der T-Welle).
6. Bestimmte physiologische Faktoren, z. B. nach Respirationsstörungen, und autonome neurale Kontrollmechanismen (diese Veränderungen der T-Welle können auch bei gesunden Hunden beobachtet werden).
7. Polaritätswechsel der T-Welle: im Zusammenhang mit dem Verschluß einer Koronararterie, Katecholaminausschüttung, Hypokalzämie und der Zunahme sympathischer Impulse (»langes QT-Syndrom«).[88, 89]

Behandlung

1. Die Behandlung richtet sich nach dem Primärleiden.
2. Normalisiert sich die T-Welle nach Pharmakotherapie (z. B. Glukose bei Hypoglykämie, Atropin bei Sinusbradykardie oder Sauerstoffzufuhr bei Narkosezwischenfällen), so ist dies ein deutlicher Hinweis darauf, daß die Veränderungen der T-Welle physiologischen Charakters sind.

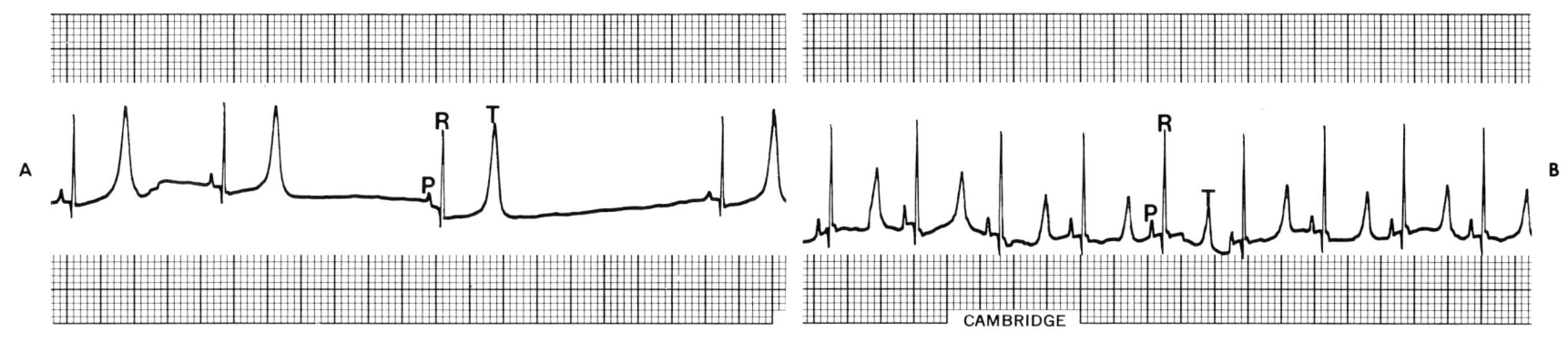

ABB. 4-74: A: Hohe T-Wellen und langsame Herzschlagfrequenz bei einem Hund mit wahrscheinlicher Hypoxie des Myokards während der Narkose. B: Nach Unterbrechung der Narkose und Gabe von Sauerstoff wurden die T-Wellen kleiner, und die Herzschlagfrequenz stieg an. Ein Herzstillstand wurde so möglicherweise verhindert.

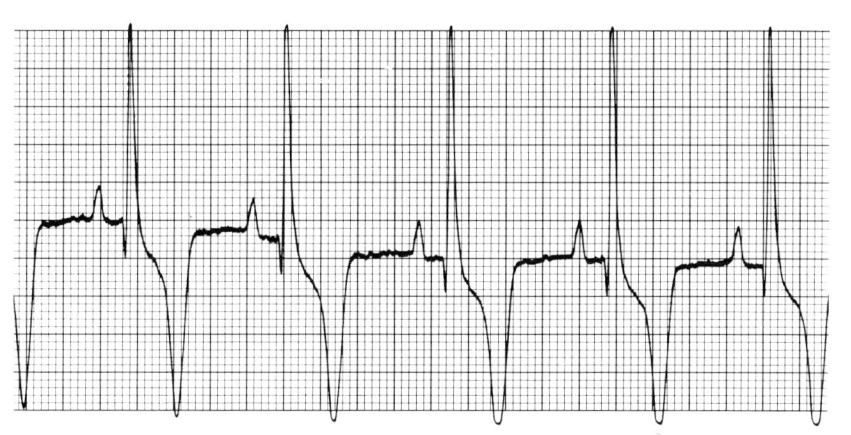

ABB. 4-75: Große negative T-Wellen bei einem Pudel mit linksseitiger Stauungsinsuffizienz. Sowohl die Hypoxie des Myokards als auch die Vergrößerung des linken Ventrikels (hohe R-Zacken) dürften diese ausgeprägte Veränderung der T-Welle verursacht haben.

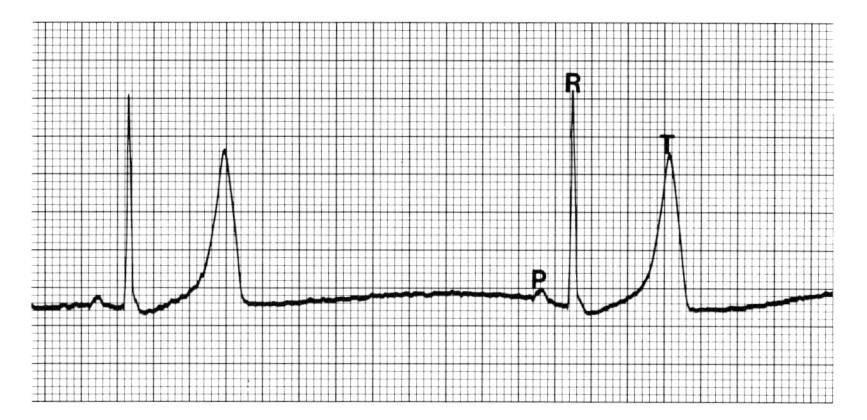

ABB. 4-76: Hyperkaliämie bei einem Hund (Kaliumgehalt des Serums: 6,2 mÄq/l) mit charakteristischen hohen, schmalen und spitzen T-Wellen. Beachte auch die kleinen Amplituden der P-Wellen.

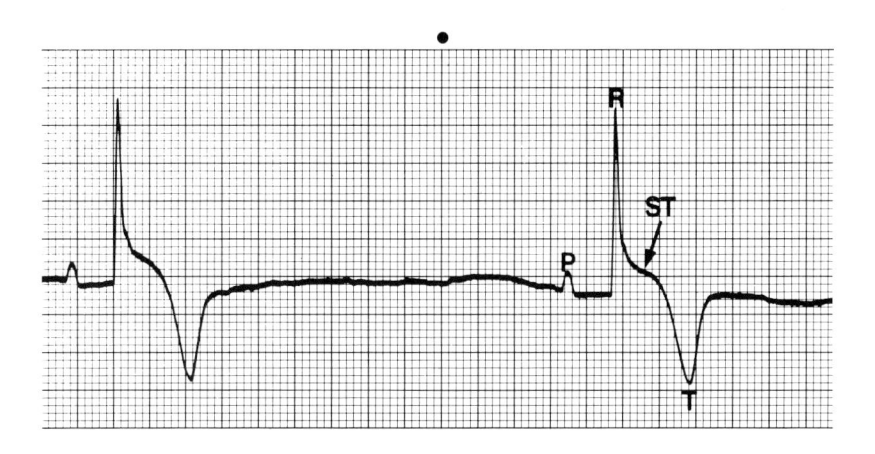

ABB. 4-77: Große negative T-Wellen und Anhebung der ST-Strecke bei einem Hund mit akutem Myokardinfarkt.

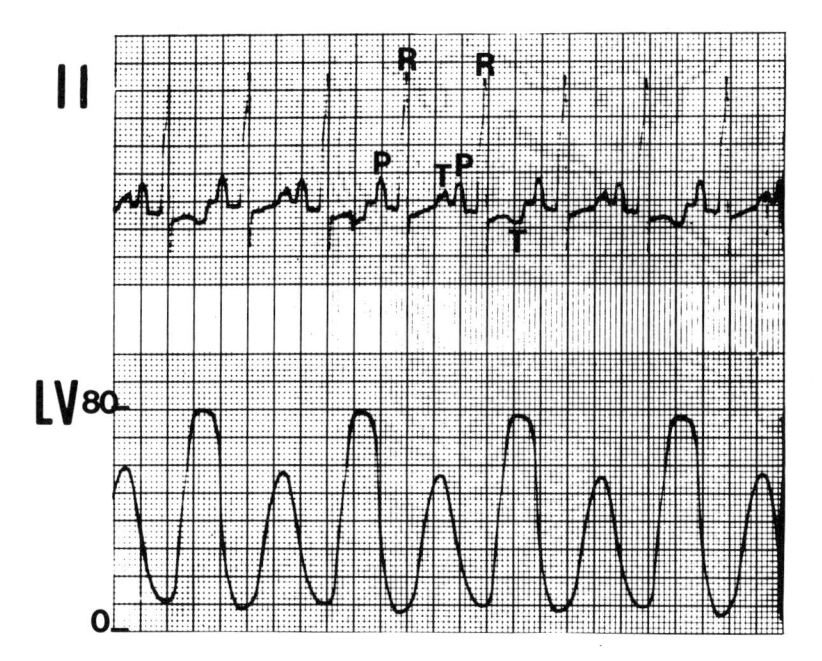

ABB. 4-78: Elektrischer Alternans der T-Welle bei einem Hund, der zur Auslösung einer Hypokalzämie eine EDTA-Infusion erhielt (Ableitung II und korrespondierende Druckkurve des linken Ventrikels LV). Beachte, wie sich der Alternans auch auf die Druckverhältnisse im linken Ventrikel auswirkt. Dies steht im Einklang mit intrazellulären Untersuchungen: Veränderungen der Kontraktilität gehen mit Veränderungen der Aktionspotentialdauer (Repolarisation) einher. (Mit Genehmigung aus: NAVARRO-LOPEZ, F., et al.: Isolated T wave alternans elicited by hypocalcemia in dogs. J. Electrocardiol. 11 : 103, 1978.)

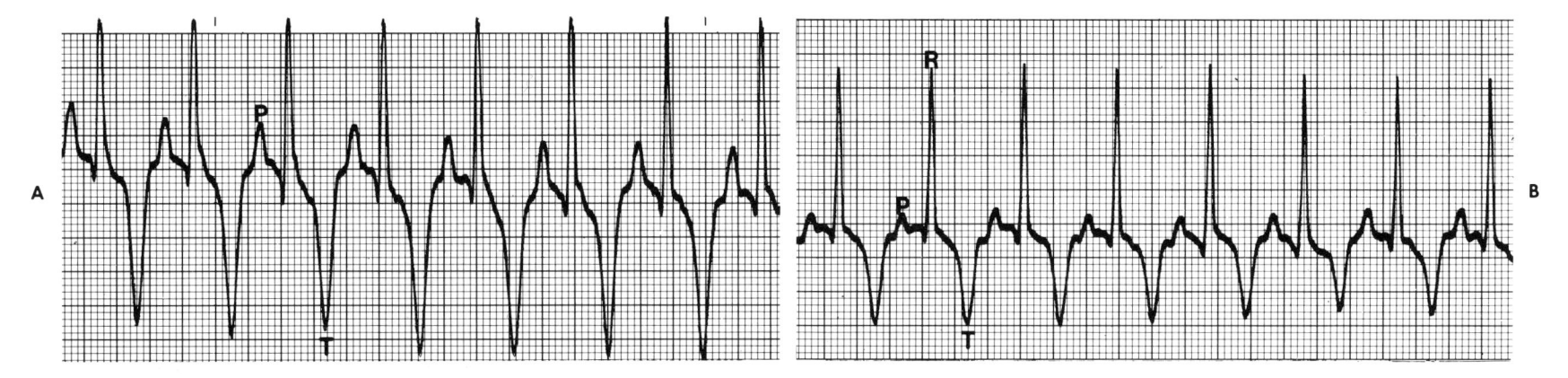

ABB. 4-79: A: Große negative T-Wellen bei einem Hund mit rechts- und linksherzbedingter Stauungsinsuffizienz. Sowohl die Vergrößerung des linken Ventrikels (hohe R-Zacken) als auch die Hypoxie des Myokards haben wahrscheinlich diese Veränderung der T-Welle verursacht. B: Gleiches Bild, jedoch mit halber Empfindlichkeit registriert (0,5 cm = 1 mV), so daß die EKG-Komplexe vollständig auf dem Registrierpapier abgebildet sind.

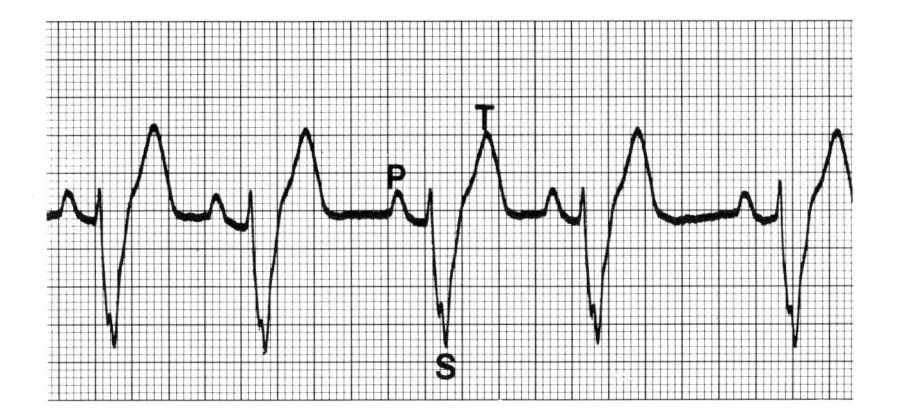

ABB. 4-80: Rechtsschenkelblock mit hohen T-Wellen als Folge stark veränderter QRS-Komplexe.

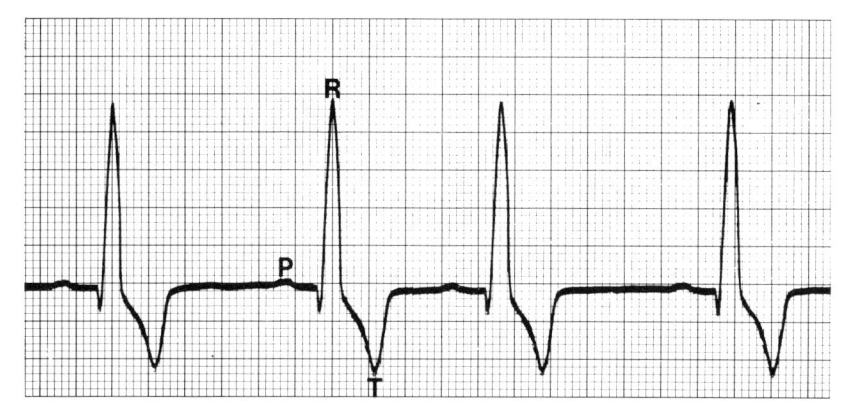

ABB. 4-81: Große negative T-Wellen bei einem Hund mit Vergrößerung des linken Ventrikels. Eine solche sekundäre Veränderung der T-Welle ist auch beim Linksschenkelblock zu beobachten; 0,5 cm = 1 mV.

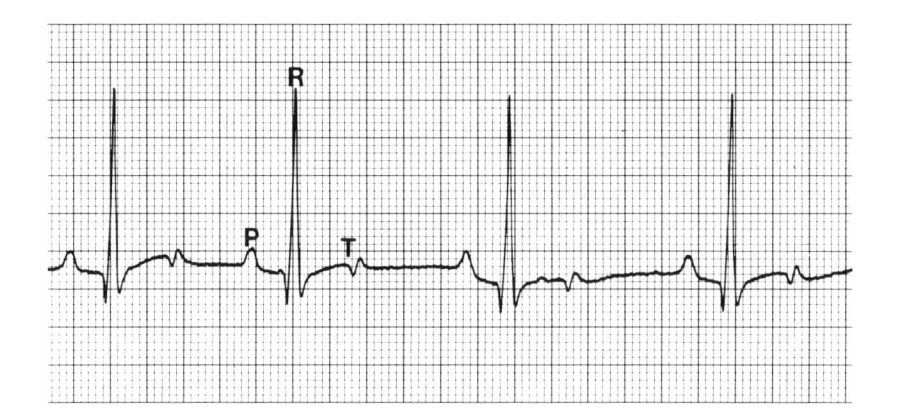

ABB. 4-82: Die T-Welle bei diesem Hund mit anhaltendem Erbrechen wurde biphasisch und flach, als der Kaliumgehalt des Serums (2,8 mÄq/l) absank. Die QT-Dauer ist an der oberen Grenze der Normalwerte (0,24 Sek.). Eine biphasische T-Welle kann auch als normal angesehen werden und sollte nicht mit einer U-Welle (beim Menschen bei Hypokaliämie beobachtet), einer kleinen, der T-Welle folgenden Auslenkung, verwechselt werden.

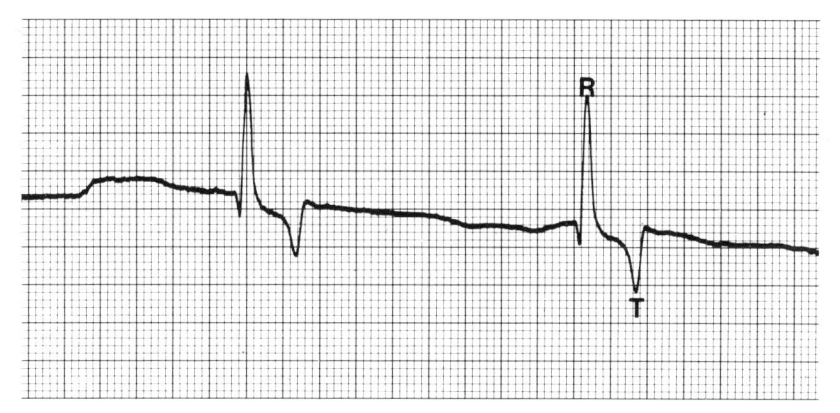

ABB. 4-83: Hyperkaliämie (Kaliumgehalt des Serums: 6,5 mÄq/l) bei einem Hund mit Morbus Addison. Beachte die geringe Herzschlagfrequenz, das Fehlen der B-Wellen und die großen, abnorm geformten T-Wellen. Die Veränderung der isoelektrischen Linie ist durch Atmungsbewegungen bedingt.

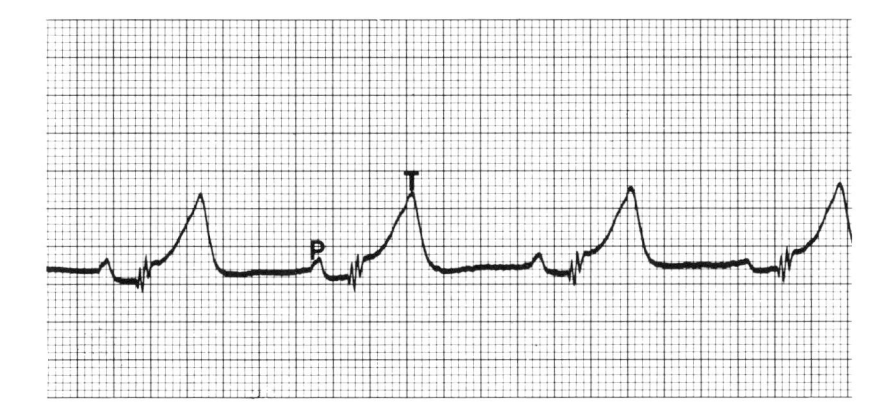

ABB. 4-84: Hohe positive T-Wellen, Hebung der ST-Strecke und kleine QRS-Komplexe bei einem Hund mit Perikarderguß. Die Veränderungen der T-Welle sind möglicherweise durch eine Entzündung des Epikards verursacht.

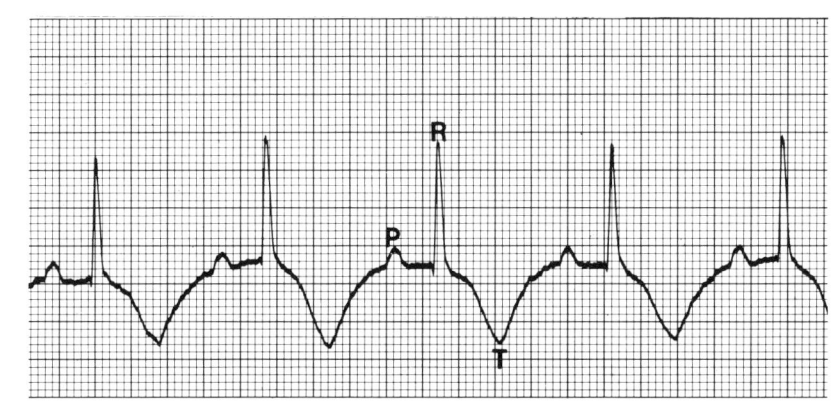

ABB. 4-85: Tiefe, breite und negative T-Wellen bei einem Hund mit einer zentralnervösen Erkrankung. Beachte außerdem die verlängerte QT-Dauer. Diese beiden Befunde treten beim Menschen häufig bei subarachnoidalen Blutungen auf.

Die Anwendung der präkordialen Brustwandableitungen

Die präkordialen Brustwandableitungen registrieren die elektrische Aktivität der dorsalen und ventralen Herzoberfläche. Wenn der Schalter für die EKG-Ableitungen auf »V« gelegt wird, werden die bipolaren Extremitätenableitungen über einen hochohmigen Widerstand im sogenannten Herzmassenmittelpunkt (»central terminal«, Minuspol) zusammengeschaltet. Die Brustwandelektrode ist dann die differente (explorierende) Elektrode (Pluspol). Zur Registrierung werden Brustwandelektroden an den vorgesehenen Stellen angelegt. Bei der Verwendung von Einkanalgeräten muß die V-Elektrode zwischen den einzelnen Registrierungen versetzt werden.

Um die Nomenklatur im Einklang mit der der Humanmedizin zu halten, wird für die präkordialen Brustwandableitungen beim Hund die folgende Terminologie empfohlen:[3, 90] $rV_2 = CV_5RL$, $V_2 = CV_6LL$, $V_4 = CV_6LU$ und V_{10}. Es ist bedauerlich, daß die unipolaren Brustwandableitungen bis jetzt noch nicht vollständig in die Elektrokardiographie von Hund und Katze Eingang gefunden haben, da sie für die Diagnose einiger Herzerkrankungen ausgezeichnet geeignet sind:[2, 5, 16, 17, 24, 30, 39, 87, 90]

1. Rechts- und linksventrikuläre Vergrößerung.
2. Verschiedene Formen des Schenkelblocks.
3. Myokardinfarkte.
4. Herzarrhythmien (die P-Welle stellt sich in den Brustwandableitungen häufig deutlicher dar).
5. Bestätigung der aus den drei bipolaren und den drei unipolaren Standardableitungen erhaltenen Diagnosen.

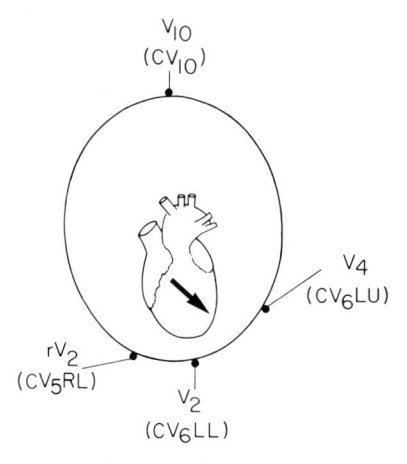

ABB. 4-86: Die Lage der verschiedenen unipolaren präkordialen Brustwandableitungen an einem Querschnitt durch die Brusthöhle.

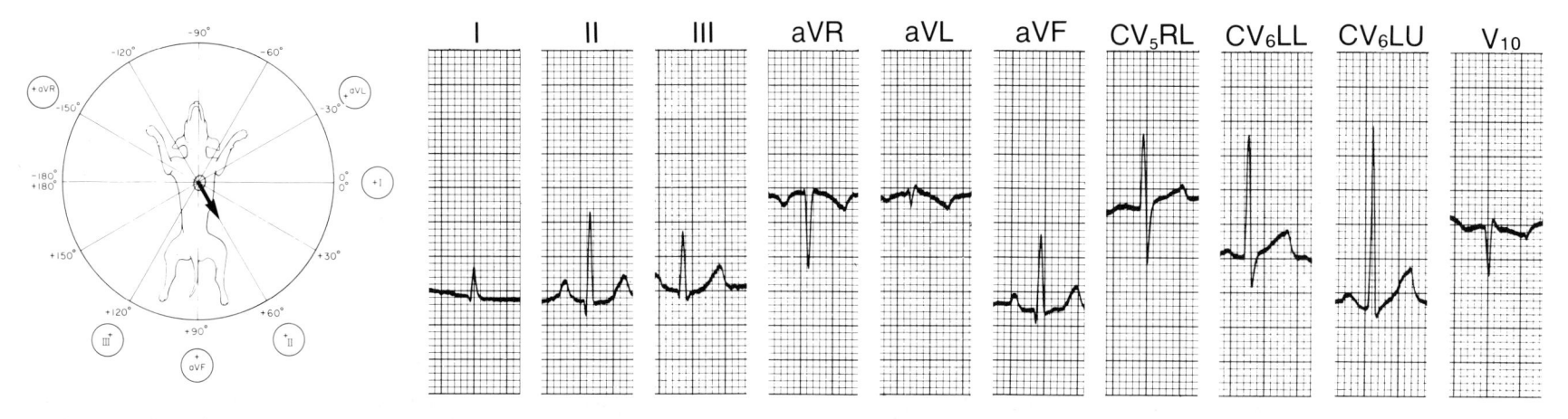

ABB. 4-87: Normales Elektrokardiogramm des Hundes mit den unipolaren Brustwandableitungen CV_5RL, CV_6LL, CV_6LU und V_{10}.

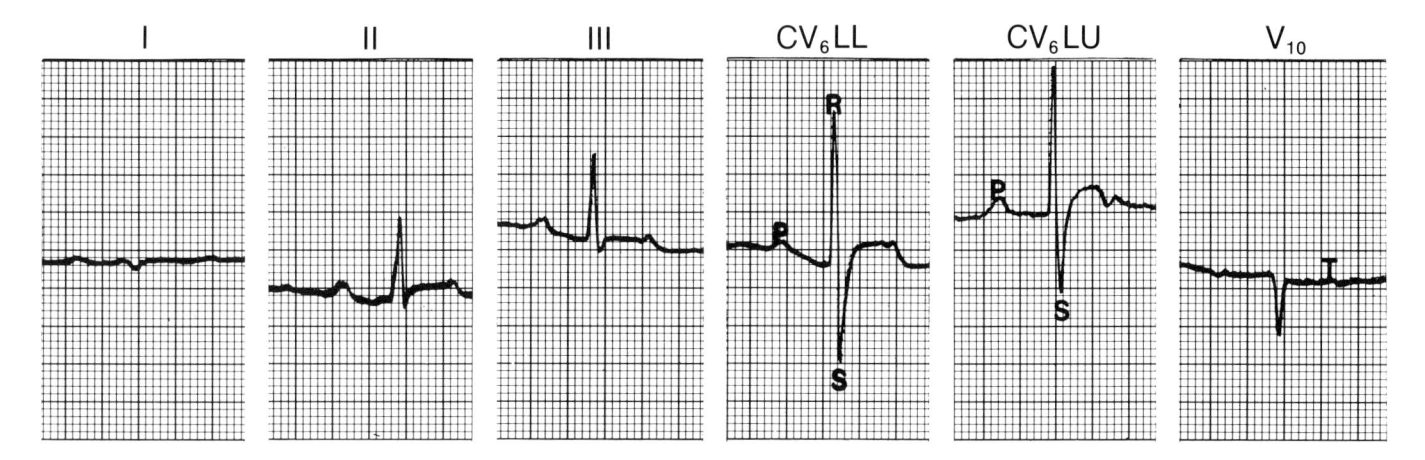

ABB. 4-88: Durch Vergrößerung des rechten Ventrikels hervorgerufene Veränderungen in den Brustwandableitungen bei einem Hund mit Dirofilariose. Auffällig sind die tiefen S-Zacken in CV₆LL (mehr als 0,8 mV) und CV₆LU (mehr als 0,7 mV) und die kleine positive T-Welle in Ableitung V₁₀. In den 3 bipolaren Extremitätenableitungen ist die Vergrößerung des rechten Ventrikels nicht zu erkennen.

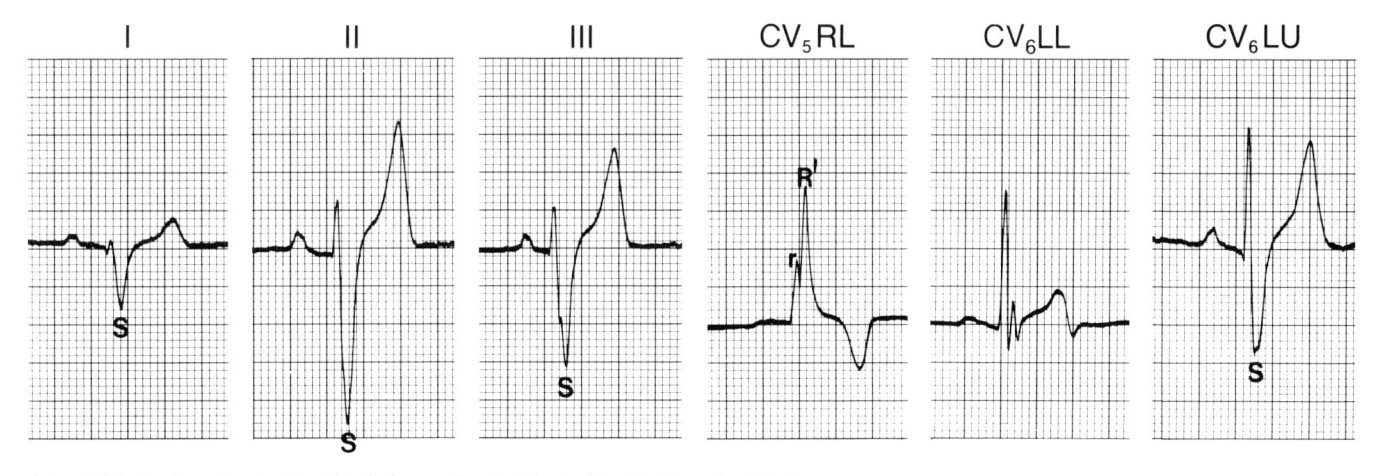

ABB. 4-89: Rechtsschenkelblock bei einem Hund. Die breite rR'-Form in Ableitung CV₆RL ist zusammen mit einer großen, breiten S-Zacke in den Ableitungen I, II, III und CV₆LU ein wichtiges Merkmal des Rechtsschenkelblocks.

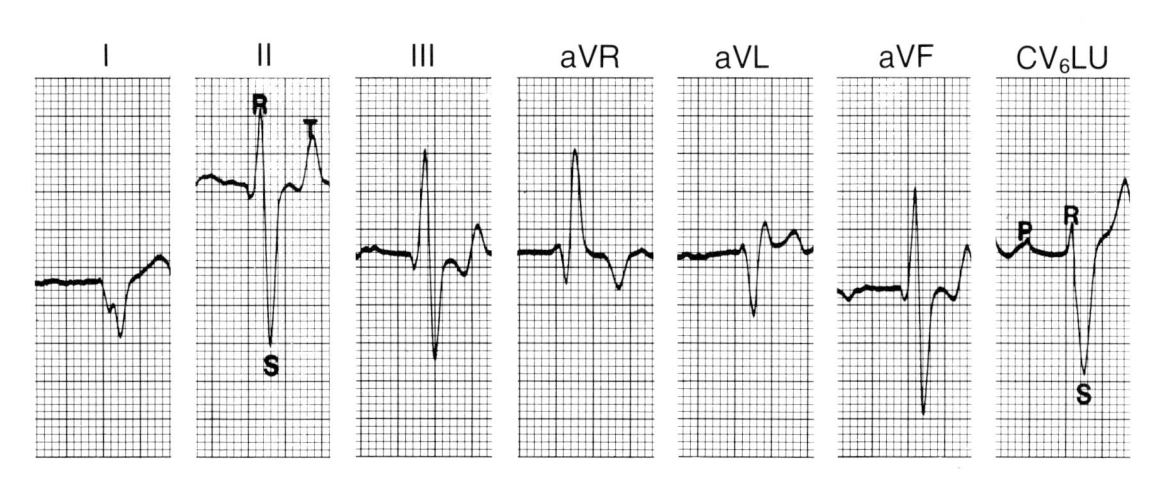

ABB. 4-90: In den 6 Extremitätenableitungen ist bei diesem Hund die P-Welle nicht zu erkennen. Zieht man die Brustwandableitung CV₆LU hinzu, ist die P-Welle leicht zu erkennen. Die Zeichen für eine hochgradige Vergrößerung des rechten Ventrikels als Folge der Pulmonalstenose dieses Hundes sind ebenfalls zu erkennen.

Literatur

1. Bolton, G.R.: *Handbook of Canine Electrocardiography.* Philadelphia, W.B. Saunders, 1975.
2. Ettinger, S.J., and Suter, P.F.: *Canine Cardiology.* Philadelphia, W.B. Saunders, 1970.
3. Hahn, A.W. (chairman), Hamlin, R.L., and Patterson, D.F.: Standards for canine electrocardiography. The Academy of Veterinary Cardiology Committee Report, 1977.
4. Hill, J.D.: The electrocardiogram in dogs with standardized body and limb positions. J. Electrocardiol., *1*:175, 1968.
5. Lannek, N.: A clinical and experimental study of the electrocardiogram in dogs. Thesis, Stockholm, 1949.
6. Eckenfels, A., and Trieb, G.: The normal electrocardiogram of the conscious Beagle dog. Toxicol. Appl. Pharmacol., *47*:567, 1979.
6a. Bonagura, J.D.: M-mode echocardiography: basic principles. Vet. Clin. North Am., *13*:299, 1983.
7. Simonson, E.: *Differentiation between Normal and Abnormal in Electrocardiography.* St. Louis, C.V. Mosby, 1961.
8. Surawicz, B. (chairman), et al.: Task Force 1: Standardization of terminology and interpretation. Am. J. Cardiol., *41*:130, 1978.
9. Goldman, M.J.: *Principles of Clinical Electrocardiography.* 11th Edition. Los Altos, Calif., Lange Medical Publications, 1982.
10. Johnson, J.C., Horan, L.G., and Flowers, N.C.: Diagnostic accuracy of the electrocardiogram. In *Clinical-electrocardiographic Correlations.* Edited by A.N. Brest. Philadelphia, F.A. Davis, 1979.
11. Tranchesi, J., Adelardi, V., and deOliveira, J.M.: Atrial repolarization—its importance in clinical electrocardiography. Circulation, *22*:635, 1960.
12. Edwards, N.J., and Tilley, L.P.: Congenital heart defects. In *Pathophysiology of Small Animal Surgery.* Edited by M.J. Bojrab. Philadelphia, Lea & Febiger, 1981.
13. Liu, S.-K., and Tilley, L.P.: Dysplasia of the tricuspid valve in the dog and cat. J. Am. Vet. Med. Assoc., *169*:623, 1976.
13a. Scott, C.S., et al.: The effect of left atrial histology and dimension on P wave morphology. J. Electrocardiol., *16*:363, 1983.
14. Friedman, H.H.: *Diagnostic Electrocardiography and Vectorcardiography.* 2nd Edition. New York, McGraw-Hill, 1977.
15. Brown, F.K., Brown, W.J., Ellison, R.G., and Hamilton, W.F.: Electrocardiographic changes during development of right ventricular hypertrophy in the dog. Am. J. Cardiol., *21*:223, 1968.
16. Hamlin, R.L.: Electrocardiographic detection of ventricular enlargement in the dog. J. Am. Vet. Med. Assoc., *153*:1461, 1968.
17. Hill, J.D.: Electrocardiographic diagnosis of right ventricular enlargement in dogs. J. Electrocardiol., *4*:347, 1971.
18. Knight, D.H.: Heartworm heart disease. Adv. Vet. Sci. Comp. Med., *21*:107, 1977.
19. Rawlings, C.A., and Lewis, R.E.: Right ventricular enlargement in heartworm disease. Am. J. Vet. Res., *38*:1801, 1977.
20. Pyle, R.L., et al.: Patent ductus arteriosus with pulmonary hypertension in the dog. J. Am. Vet. Med. Assoc., *178*:565, 1981.
20a. Lombard, C.W., and Buergelt, C.D.: Echocardiographic and clinical findings in dogs with heartworm-induced cor pulmonale. Compend. Contin. Educ. Small Anim. Pract., *12*:971, 1984.
21. Harpster, N.K.: Pulmonary vascular disease in the dog. In *Current Veterinary Therapy: Small Animal Practice.* Volume 6. Edited by R.W. Kirk. Philadelphia, W.B. Saunders, 1977.
22. Slauson, D.O., and Gribble, D.H.: Thrombosis complicating renal amyloidosis in dogs. Vet. Pathol., *8*:352, 1971.
23. Battler, A., et al.: Effects of changes in ventricular size on regional and surface QRS amplitudes in the conscious dog. Circulation, *62*:174, 1980.
24. Harpster, N.K.: Chronic valvular myocardial heart disease in dogs. In *Current Veterinary Therapy: Small Animal Practice.* Volume 5. Edited by R.W. Kirk. Philadelphia, W.B. Saunders, 1974.
25. Tilley, L.P., Liu, S.-K., Fox, P.R.: Myocardial disease. In *Textbook of Veterinary Internal Medicine.* Edited by S.J. Ettinger. 2nd Edition. Philadelphia, W.B. Saunders, 1983.
26. Rosenbaum, M.B.: The hemiblocks: diagnostic criteria and clinical significance. Mod. Concepts Cardiovasc. Dis., *39*:141, 1970.
27. Rosenbaum, M.B., Elizari, M.V., and Lazzari, J.O.: The hemiblocks. Oldsmar, Fla., Tampa Tracings, 1970.
28. Hill, J.D., Moore, E.N., and Patterson, D.F.: Ventricular epicardial activation studies in experimental and spontaneous right bundle branch block in the dog. Am. J. Cardiol., *21*:232, 1968.
29. Kulbertus, H.E., and DeMoulin, J.C.: Pathological basis of concept of left hemiblock. In *The Conduction System of the Heart.* Edited by H.J.J. Wellens, K.I. Lie, and M.J. Janse. Philadelphia, Lea & Febiger, 1976.
30. Moore, E.N., Hoffman, D.F., Patterson, D.F., and Stuckey, J.H.: Electrocardiographic changes due to delayed activation of the wall of the right ventricle. Am. Heart J., *68*:347, 1964.
31. Myerberg, R.J., Nilsson, K., and Gelband, H.: Physiology of canine intraventricular conduction and endocardial excitation. Circ. Res., *30*:217, 1972.
32. Okuma, K.: ECG and VCG changes in experimental hemiblock and bifascicular block. Am. Heart J., *92*:473, 1976.
33. Pruitt, R.D., and Watt, T.B.: Experimental intraventricular block. Bull. N.Y. Acad. Med., *47*:931, 1971.
34. Van Dam, R.T.: Ventricular activation in human and canine bundle branch block. In *The Conduction System of the Heart.* Edited by H.J.J. Wellens, K.I. Lie, and M.J. Janse. Philadelphia, Lea & Febiger, 1976.
35. Watt, T.B.: Features of fascicular block imposed upon existing right bundle branch block in the dog and baboon. Am. J. Cardiol., *39*:1000, 1977.
36. Watt, T.B., et al.: Left anterior arborization block combined with right bundle branch block in canine and primate hearts. Circ. Res., *22*:57, 1968.
37. Watt, T.B., and Pruitt, R.D.: Electrocardiographic findings associated with experimental arborization block in dogs. Am. Heart J., *69*:642, 1965.
38. Buchanan, J.W., and Botts, R.P.: Clinical effects of repeated cardiac punctures in dogs. J. Am. Vet. Med. Assoc., *161*:814, 1972.
39. Patterson, D.F., Detweiler, D.K., Hubben, K., and Botts, R.P.: Spontaneous abnormal cardiac arrhythmias and conduction disturbances in the dog (a clinical and pathological study of 3000 dogs). Am. J. Vet. Res., *22*:355, 1961.
40. Romagnoli, A.: Su di un caso di Blocco di Branca nel Cane. An. Fac. Med. Vet. Pisa, *6*:3, 1953.
41. Tilley, L.P.: Feline cardiology. In *Katzen Krankheiten, Klinik und Therapie.* Edited by W.K. Herausgeger and U.M. Durr. Hannover, Germany, Verlag M. & H. Schaper, 1978.
42. Cohen, H.C., et al.: Tachycardia- and bradycardia-dependent bundle branch block alternans. Circulation, *55*:242, 1977.
43. Elizari, M.V., Lazzari, J.O., and Rosenbaum, M.B.: Phase-3 and phase-4 intermittent left bundle branch block occurring spontaneously in a dog. Eur. J. Cardiol., *1*:95, 1973.
44. Bolton, G.R., and Ettinger, S.J.: Right bundle branch block in the dog. J. Am. Vet. Med. Assoc., *160*:1104, 1972.
45. Zannetti, G.: Clinical aspects of RBBB in a dog. Clinica Vet., *97*:313, 1974.
46. Rosenbaum, M.B., and Elizari, M.V.: Mechanism of intermittent bundle-branch block and paroxysmal atrioventricular block. Postgrad. Med., *53*(5):87, 1973.
47. Breznock, E.M., Hilwig, R.W., Vasko, J.S., and Hamlin, R.L.: Surgical correction of an interventricular septal defect in the dog. J. Am. Vet. Med. Assoc., *157*:1343, 1970.
48. Silber, E.N., and Katz, L.N.: *Heart Disease.* New York, Macmillan, 1975.
49. Patterson, D.F.: Congenital defects of the cardiovascular system of dogs: studies in comparative cardiology. Adv. Vet. Sci. Comp. Med., *20*:1, 1976.
50. Moore, E.N., Boineau, J.P., and Patterson, D.F.: Incomplete right bundle branch block: an electrocardiographic enigma and possible misnomer. Circulation, *44*:678, 1971.
51. Andrade, Z.A., et al.: Experimental Chagas' disease in dogs. Arch. Pathol. Lab. Med., *105*:460, 1981.
52. Liu, S.-K., Maron, B.J., and Tilley, L.P.: Canine hypertrophic cardiomyopathy. J. Am. Vet. Med. Assoc., *174*:708, 1979.
53. Warner, R.A., Hill, N.E., Mookherjee, S., and Smulyan, H.: Improved electrocardiographic criteria for the diagnosis of left anterior hemiblock. Am. J. Cardiol., *51*:723, 1983.
54. Bashour, T., et al.: Atrioventricular and intraventricular conduction in hyperkalemia. Am. J. Cardiol., *35*:199, 1975.
55. Ewy, G.A., Karliner, J., and Bednyer, J.: Electrocardiographic QRS axis as a manifestation of hyperkalemia. JAMA, *215*:429, 1971.
56. Merideth, J., and Pruitt, R.D.: Symposium on cardiac arrhythmias. Disturbances in cardiac conduction and their management. Circulation, *47*:1098, 1973.

57. Friedman, H.S., et al.: Electrocardiographic features of experimental cardiac tamponade in closed-chest dogs. Eur. J. Cardiol., 6:311, 1977.
58. Suarwicz, B., and Lasseter, K.C.: Electrocardiogram in pericarditis. Am. J. Cardiol., 26:471, 1970.
59. Tilley, L.P., and Wilkins, R.J.: Pericardial disease. In *Current Veterinary Therapy: Small Animal Practice*. Volume 5. Edited by R.W. Kirk. Philadelphia, W.B. Saunders, 1974.
60. Sbarbaro, J.A., and Brooks, H.L.: Pericardial effusion and electrical alternans, echocardiographic assessment. Postgrad. Med., 63(3):105, 1978.
61. Marriott, H.J.L.: *Practical Electrocardiography*. 6th Edition. Baltimore, Williams & Wilkins, 1977.
62. Goldberger, E.: *Textbook of Clinical Cardiology*. St. Louis, C.V. Mosby, 1983.
63. Rothfeld, E.L.: The itinerant ST-T segment. Heart Lung, 6:857, 1977.
64. Fregin, G.F., Luginbuhl, H., and Guarda, F.: Myocardial infarction in a dog with bacterial endocarditis. J. Am. Vet. Med. Assoc., 160:956, 1972.
65. Coulter, D.B., Duncan, R.J., and Sander, P.D.: Effects of asphyxia and potassium on canine and feline electrocardiograms. Can. J. Comp. Med., 39:442, 1975.
66. Feldman, E.C., and Ettinger, S.J.: Electrocardiographic changes associated with electrolyte disturbances. Vet. Clin. North Am., 7:487, 1977.
67. Ono, I., Hukuoka, T., and Onodera, I.: The effects of varying dietary potassium on the electrocardiogram and blood electrolytes in young dogs. Jpn. Heart J., 5:272, 1964.
68. Hahn, A.W.: Digitalis glycosides in canine medicine. In *Current Veterinary Therapy: Small Animal Practice*. Volume 5. Edited by R.W. Kirk. Philadelphia, W.B. Saunders, 1974.
69. Alexander, J.W., Bolton, G.R., and Koslow, G.L.: Electrocardiographic changes in nonpenetrating trauma to the chest. J. Am. Anim. Hosp. Assoc., 11:160, 1975.
70. Irvin, R.G., and Cobb, F.R.: Relationship between epicardial ST-segment elevation, regional myocardial blood flow, and extent of myocardial infarction in awake dogs. Circulation, 55:825, 1977.
71. Browne, K.F., et al.: Influence of the autonomic nervous system on the Q-T interval in man. Am. J. Cardiol., 50:1099. 1982.
71a.Davidowski, T.A., and Wolf, S.: The QT interval during reflex cardiovascular adaptation. Circulation, 69:22, 1984.
72. Musselman, E.E., and Hartsfield, S.M.: Complete atrioventricular heart block due to hypokalemia following ovariohysterectomy. Vet. Med. Small Anim. Clin., 71:155, 1976.
73. Vincent, M.G., Abildskov, J.A., and Burgess, J.J.: Q-T interval syndromes. Prog. Cardiovasc. Dis., 16:523, 1974.
74. Schwartz, P.J., Periti, M., and Malliani, A.: The long Q-T syndrome. Am. Heart J., 89:378, 1975.
75. Drazner, F.H.: Hypercalcemia in the dog and cat. J. Am. Vet. Med. Assoc., 178:1252, 1981.
76. Harris, A.S.: Delayed development of ventricular ectopic rhythms following experimental coronary occlusion. Circulation, 1:1318, 1950.
77. Langer, P.H., DeMott, T., and Hussey, M.: High fidelity electrocardiography: effects of induced localized myocardial injury in the dog. Am. Heart J., 71:790, 1966.
78. Jaffe, K.R., and Bolton, G.R.: Myocardial infarction in a dog with complete heart block. Vet. Med. Small Anim. Clin., 69:197, 1974.
79. Luginbuhl, J., and Detweiler, D.K.: Cardiovascular lesions in dogs. Ann. N.Y. Acad. Sci., 127:517, 1965.
80. Wierich, W.E., Bisgard, G.E., Will, I.A., and Rowe, G.G.: Myocardial infarction and pulmonic stenosis in a dog. J. Am. Vet. Med. Assoc., 159:315, 1971.
81. Detweiler, D.K., et al.: Diseases of the cardiovascular system. In *Canine Medicine*. Edited by E.J. Catcott. Santa Barbara, Calif., American Veterinary Publications, 1968.
82. Ogburn, P.N.: Myocardial diseases in the dog. In *Current Veterinary Therapy: Small Animal Practice*. Volume 6. Edited by R.W. Kirk. Philadelphia, W.B. Saunders, 1977.
83. Pietsch, G.E.: ECG of the month. J. Am. Vet. Med. Assoc., 172:1394, 1978.
84. Wit, A.L., and Bigger, T.J.: Possible electrophysiological mechanisms for lethal arrhythmias accompanying myocardial ischemia and infarction. Circulation, 52(Suppl. III):96, 1975.
85. Lindsay, S., Chaikoff, I.L., and Dilmore, J.W.: Arteriosclerosis in the dog. I. Spontaneous lesions in the aorta and the coronary arteries. Arch. Pathol., 53:281, 1952.
86. Rosenbaum, M.B., et al.: Electronic modulation of the T wave and cardiac memory. Am. J. Cardiol., 50:213, 1982.
87. Detweiler, D.K., and Patterson, D.F.: The prevalence and types of heart disease in dogs. Ann. N.Y. Acad. Sci., 127:481, 1965.
88. Navarro-Lopez, F., et al.: Isolated T wave alternans elicited by hypocalcemia in dogs. J. Electrocardiol., 11:103, 1978.
89. Schwartz, P.J., and Malliani, A.: Electrical alternation of the T-wave: Clinical and experimental evidence of its relationship with the sympathetic nervous system and with the long Q-T syndrome. Am. Heart J., 89:45, 1975.
90. Hellerstein, H.K., and Hamlin, R.: QRS component of the spatial vectorcardiogram and of the spatial magnitude and velocity of electrocardiograms of the normal dog. Am. J. Cardiol., 6:1049, 1960.

5 Analyse der P-, QRS- und T-Ausschläge des Katzenelektrokardiogramms

Das normale Elektrokardiogramm der Katze

Ist das EKG, wie in Kapitel 3 beschrieben, einer systematischen Beurteilung unterzogen worden, können die erhaltenen Werte mit den Normalwerten verglichen werden. Für die Festsetzung von elektrokardiographischen Normalwerten sollten die folgenden Voraussetzungen erfüllt sein: 1. die ausreichende Größe der Versuchspopulation, 2. die Zusammensetzung der Population als repräsentative Stichprobe der durchschnittlichen gesunden Population und 3. die adäquate statistische Auswertung.[1,2] In den meisten EKG-Untersuchungen bei der Katze wurde zumindest eines dieser Prinzipien vernachlässigt. Die in der Fachliteratur aufgeführten elektrokardiographischen Normalwerte stammen häufig aus Untersuchungen an anästhesierten Katzen.[3–5]

Nachfolgend sind die zur Bestimmung von Normalwerten bei nichtanästhesierten Katzen zu beachtenden Kriterien zusammengefaßt.[6–10] Die verwendeten Normalwerte entstammen im wesentlichen den Untersuchungen von GOMPF und TILLEY:[6,8]

Die Messungen wurden an 48 nichtanästhesierten, gesunden Katzen verschiedener Rassen, Altersklassen und Geschlechter durchgeführt. Bei keiner Katze fanden sich anamnestisch, durch klinische Untersuchung und durch Röntgenaufnahmen vom Thorax Anzeichen einer Herzerkrankung.

In der verfügbaren Literatur werden Amplitude und Dauer der Normalwerte meist als Minimum, Maximum und Mittelwert angegeben. Diese Art der Darstellung ist jedoch auf Grund der häufig auftretenden deutlichen Überschneidung mit pathologischen Werten ungeeignet. Ein genaueres Bild der erhobenen Daten gibt, wenn die Werte einer Normalverteilung folgen, die Angabe von Mittelwert und Standardabweichung.

Die in den Untersuchungen von GOMPF und TILLEY[6,8] ermittelten Normalwerte wurden mit Standardabweichungen angegeben, da eine Normalverteilung vorlag. Diese Untersuchungen wurden sowohl in rechter Seitenlage als auch in Brustlage durchgeführt. Die auf diese beiden Weisen ermittelten Werte stimmen weitgehend überein. In Brustlage weicht lediglich die P-Welle mit 0,3 mV, die Höhe des QRS-Komplexes mit 1,0 mV und eine zwischen −10° und +150° gelegene Herzachse geringfügig von den in rechter Seitenlage gemessenen Werten ab. Die Brustlage scheint zur Zeit die Methode der Wahl zu sein, da Katzen diese am besten dulden und die Aufzeichnungen sehr genau sind. Damit sie sich jedoch als Standardmethode durchsetzen kann, sind weitere Untersuchungen notwendig. Die in diesem Lehrbuch aufgeführten Normalwerte und elektrokardiographischen Beispiele entstammen hauptsächlich Aufzeichnungen in rechter Seitenlage.

Die Bestimmung von Normalwerten ist für die exakte elektrokardiographische Beurteilung von Herzerkrankungen bei Katzen notwendig. Es ist zu hoffen, daß die folgenden Werte als solide Grundlage zur Erreichung dieses Zieles dienen. Weitere Untersuchungen werden jedoch folgen müssen.[1]
Durch Elektrokardiographie ermittelte Abweichungen der Herzgröße müssen durch Röntgenaufnahmen vom Thorax oder Angiokardiographie eingehender untersucht werden. Die Echokardiographie hat sich unlängst auch in der Veterinärmedizin als nützliche Methode zur nichtinvasiven Untersuchung von Bau und Funktion der intrakardialen Strukturen, wie der Herzklappen, des linken Vorhofs, der rechten und linken AV-Klappen und der Aortenklappen, erwiesen.[8a]

Wie bereits in Kapitel 4 erwähnt, ist es der Sinn dieses Buches, insbesondere den Kliniker mit den für eine elektrokardiographische Diagnose notwendigen Kenntnissen vertraut zu machen. Basierend auf den zahlreichen Publikationen über die Elektrokardiographie (siehe Literaturverzeichnis) sowie meiner eigenen klinischen Erfahrung, werden für jede Erkrankung die Veränderungen im EKG (typische EKG-Kriterien), die damit in Zusammenhang stehenden Ursachen bzw. das Vorkommen solcher Veränderungen und die Therapie abgehandelt. Näher diskutiert werden nur solche EKG-Veränderungen, die für die klinische Erfahrung eine wichtige Grundlage bilden.

Die Elektrokardiographie hat sich als wichtige Methode für die diagnostische und prognostische Beurteilung von Herzerkrankungen bei der Katze erwiesen.[8, 11–17] Die allgemeinen, bereits im Kapitel über das EKG des Hundes beschriebenen Prinzipien können ohne weiteres auf die Interpretation des EKG der Katze übertragen werden.[4]

Übersicht über die elektrokardiographischen Normalwerte

Herzschlagfrequenz
160 bis 240 Schläge/Min., Mittelwert: 197 Schläge/Min.

Rhythmus
Normaler Sinusrhythmus
Sinustachykardie (physiologische Anpassung an Erregungszustände)

Messungen (Ableitung II, 50 mm/Sek., 1 cm = 1 mV)*
P-Welle
  Breite: maximal 0,04 Sek.
  Höhe: maximal 0,2 mV
PQ-(PR-)Intervall
  Breite: 0,05 Sek. bis 0,09 Sek.
QRS-Komplex
  Breite: maximal 0,04 Sek.
  Höhe der R-Zacke: maximal 0,9 mV
ST-Strecke
  Keine sichtbare Senkung oder Hebung
T-Welle
  Kann positiv, negativ oder biphasisch sein, meist jedoch positiv
QT-Intervall
  Breite: 0,12 Sek. bis 0,18 Sek. bei normaler Herzschlagfrequenz (variiert zwischen 0,07 Sek. und 0,20 Sek.); Breite der T-Welle ist von der Herzschlagfrequenz abhängig (eine höhere Frequenz verkürzt das QT-Intervall und umgekehrt)

Elektrische Herzachse Frontalebene
0° bis +160°

Präkordiale Brustwandableitungen
Noch nicht ausreichend untersucht, um Normalwerte festsetzen zu können.
CV_6LU (V_4): R-Zacke nicht größer als 1,0 mV

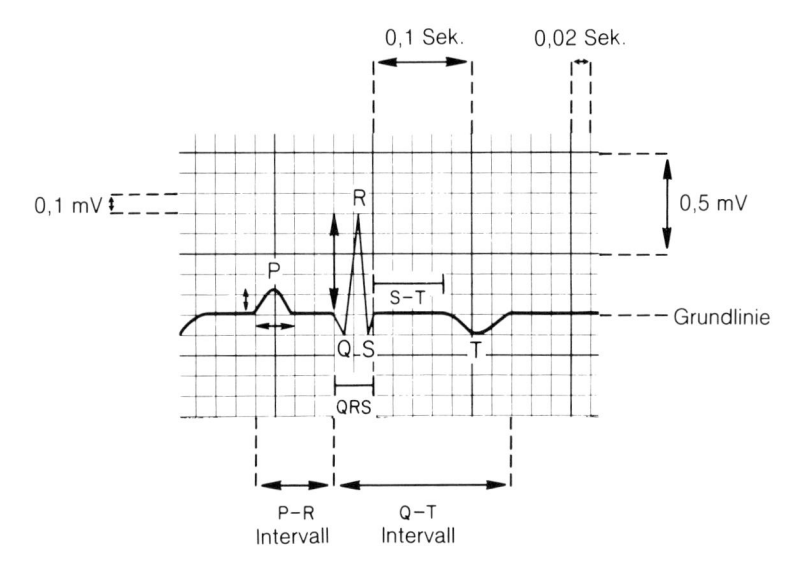

ABB. 5-1: Vergrößerung eines normalen P-QRS-T-Komplexes der Katze aus Ableitung II.

---

* Aus dem »Animal Medical Center«.[6] Errechnet durch Addition und Subtraktion von 1,96 Standardabweichungen vom Mittelwert bei der Herzachsenmessung ($p < 0,05$ bzw. 95 % aller Messungen) und 1,645 Standardabweichungen vom Mittelwert bei der Höhe der Amplituden und der Dauer der Zeiten ($p < 0,10$ bzw. 90 % aller Messungen). Die errechneten Werte sind gerundet.

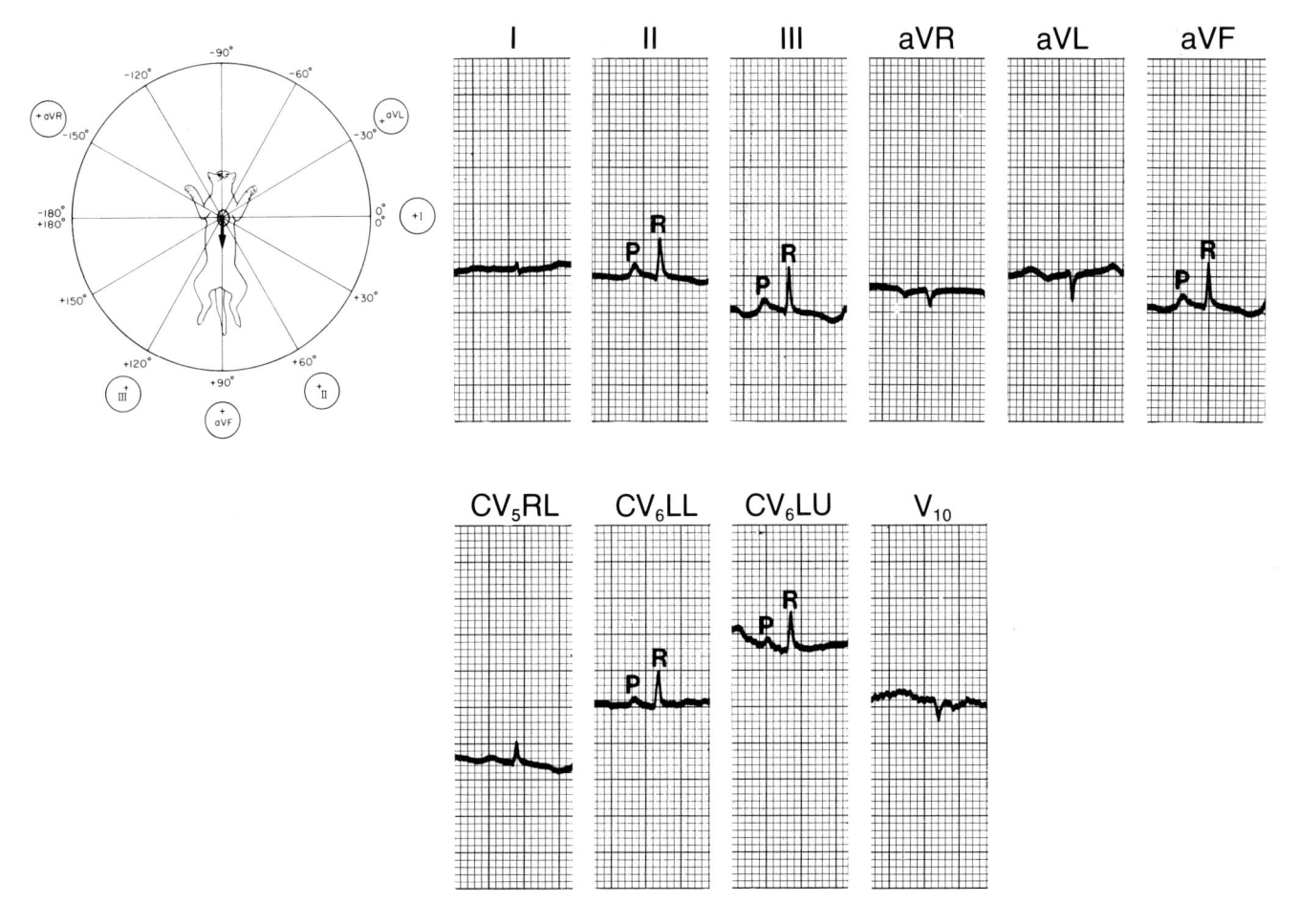

ABB. 5-2: Normales Elektrokardiogramm der Katze mit den bipolaren Standardableitungen (I, II, III), den unipolaren Gliedmaßenableitungen (aVR, aVL, aVF) und den unipolaren Brustwandableitungen (CV$_5$RL, CV$_6$LL, CV$_6$LU und V$_{10}$). Elektrische Herzachse: + 90°. Beachte die geringen Ausschläge in allen Ableitungen.

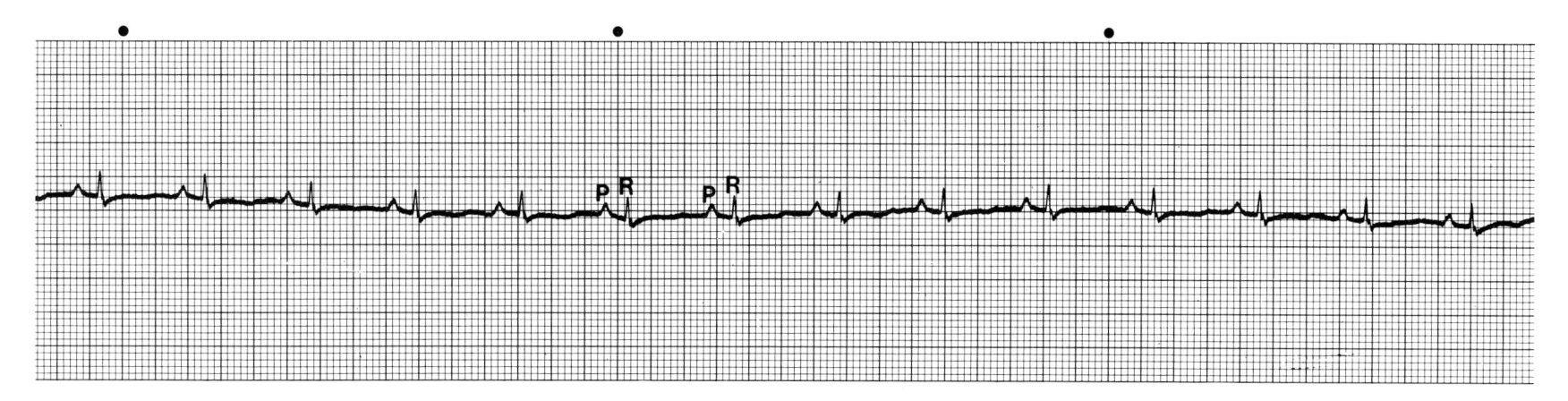

ABB. 5-3: Normaler Sinusrhythmus (Ableitung II) mit einer Herzschlagfrequenz von 188/Min. Die Herzschlagfrequenz ist bei Katzen üblicherweise beschleunigt, da die Aufregung während der Untersuchung zu einer Sympathikusreizung führt.

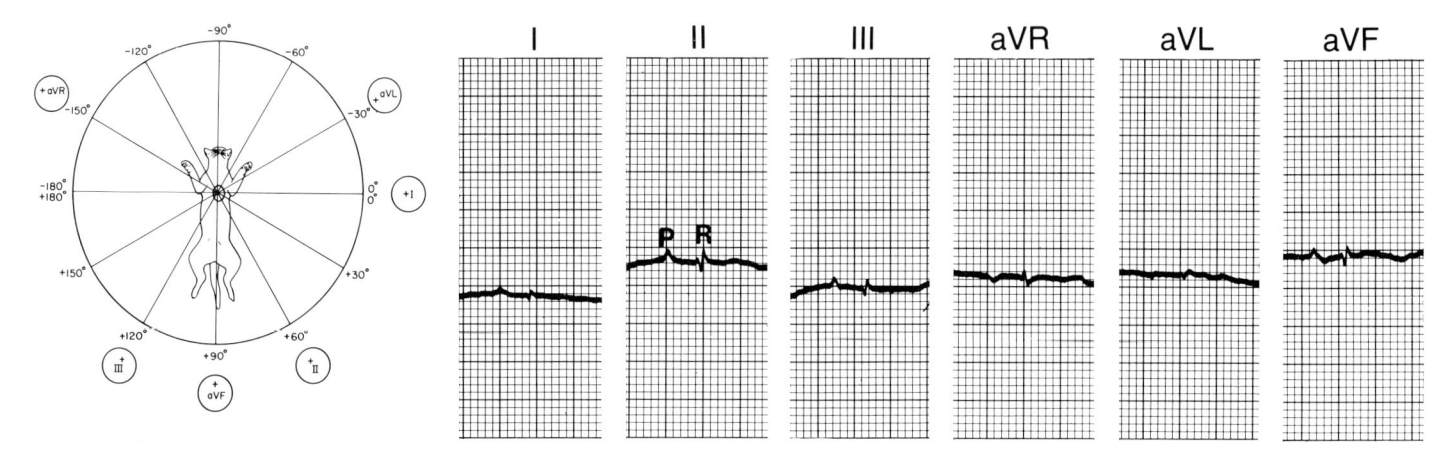

ABB. 5-4: Normale bipolare und unipolare Standardableitungen. Die Komplexe sind klein, alle Ableitungen sind annähernd isoelektrisch. Dadurch wird die Bestimmung der elektrischen Herzachse unmöglich.

Vergrößerung der Vorhöfe

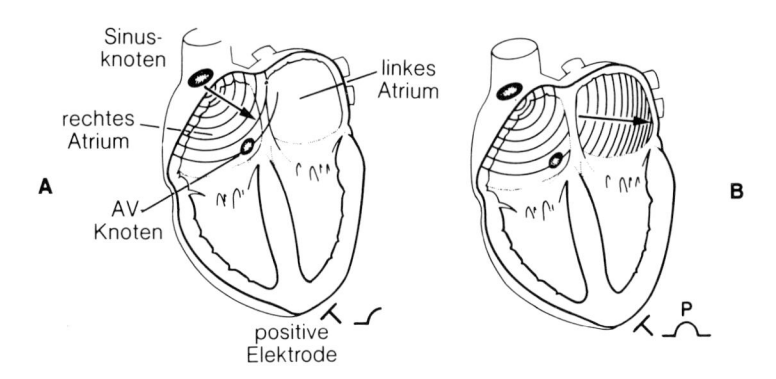

ABB. 5-5: A: Das Ausstrahlen der Depolarisationswelle vom SA-Knoten in den rechten Vorhof führt zum Beginn der P-Welle. Die P-Welle ist positiv, da die Depolarisationswelle in die Richtung der positiven Elektrode wandert. B: Die Depolarisation des linken Vorhofes beendet die P-Welle.

Die P-Welle ist Ausdruck der Vorhofdepolarisation. Der erste Teil der P-Welle wird hauptsächlich durch die Depolarisation des rechten Vorhofes hervorgerufen (ABB. 5-5), während der letzte Teil die Depolarisation des linken Vorhofes repräsentiert. Die Vergrößerung des rechten Vorhofes führt zur Amplitudenzunahme der P-Welle in den Ableitungen II, III und aVF, wohingegen die Vergrößerung des linken Vorhofes die P-Welle verlängert. Bei beidseitiger Vergrößerung treten diese Veränderungen kombiniert auf. Die Bezeichnung »Vergrößerung« wird verwendet, da die beschriebenen elektrokardiographischen Veränderungen sowohl bei Hypertrophie als auch bei Dilatation der Vorhöfe beobachtet werden können.

Die Diagnose der Vergrößerung der Vorhöfe ist elektrokardiographisch nicht immer exakt zu stellen, denn Spannung, Dauer, Form und Richtung der P-Welle variieren erheblich. Auch können intraatriale oder interatriale Leitungsstörungen für Veränderungen der P-Welle verantwortlich sein. Daher mag die allgemeine Bezeichnung »pathologisches P« geeigneter sein, solche Veränderungen der P-Welle zu charakterisieren.[18]

Untersuchungen aus der Humanmedizin haben gezeigt, daß die Form der P-Welle gut mit der Zellgröße im linken Herzohr, dem Grad der Vorhoffibrose und der echokardiographischen Messung des linken Vorhoflumens korreliert. Durch die Schlußunfähigkeit der Mitralklappen entstehen hämodynamisch bedingte Insulte im linken Vorhof, die zur Schädigung und schließlich zur Zerstörung von Myokardzellen führen. Druck- und/oder Volumenbelastung haben Zellhypertrophie und Vorhofdilatation zur Folge, die mit dem Absterben einiger Vorhofzellen und der nachfolgenden bindegewebigen Substitution einhergehen. Der Prozentsatz der Vorhoffibrose korreliert mäßig mit der Dauer der P-Welle.[18a]

EKG-Veränderungen

Vergrößerung des rechten Vorhofes (ABB. 5-6)
1. Die P-Welle ist höher als 0,2 mV, schmalbasig und spitz.
2. Gelegentlich tritt eine der P-Welle folgende Senkung der isoelektrischen Linie auf. Sie ist Ausdruck der Vorhofrepolarisation und wird T_a-Welle genannt.

Vergrößerung des linken Vorhofes (ABB. 5-7)
1. Die P-Welle ist breiter als 0,04 Sek. Bei einer Verbreiterung der P-Welle auftretende Kerbungen sind als pathologisch anzusehen.

Vergrößerung beider Vorhöfe (ABB. 5-8)
1. Die P-Welle ist höher als 0,2 mV und breiter als 0,04 Sek.

Vorkommen[11-13, 16, 19, 20]

1. Vergrößerung des rechten Vorhofes: hochgradige, chronische respiratorische Krankheiten, Trikuspidalklappendysplasien,[21] gelegentlich nach hypertropher Kardiomyopathie.
2. Vergrößerung des linken Vorhofes: Kardiomyopathie (sowohl hypertroph als auch dilatativ), verschiedene angeborene Herzanomalien (z. B.: Mitralklappeninsuffizienz, Aortenstenose, Ventrikelseptumdefekte und Ductus arteriosus persistens), erworbene Mitralklappeninsuffizienz.
3. Vergrößerung beider Vorhöfe: am häufigsten nach hypertrophen Kardiomyopathien; als mögliche Ursachen für die Veränderungen der P-Welle kommen in Frage: a) Erhöhung des enddiastolischen Drucks nach Störung der Vorhofentleerung, b) verzogene AV-Klappen durch Hypertrophie des Ventrikelseptums und c) intraatriale Leitungsstörungen nach diffuser Myokardfibrose. Die Vergrößerung beider Vorhöfe bei Katzen mit hypertropher Kardiomyopathie tritt normalerweise nur im fortgeschrittenen Stadium der Krankheit auf. Als weitere Ursachen der beidseitigen Vorhofvergrößerung sind ein Canalis atrioventricularis, ein Ventrikelseptumdefekt und eine dilatative Kardiomyopathie möglich.

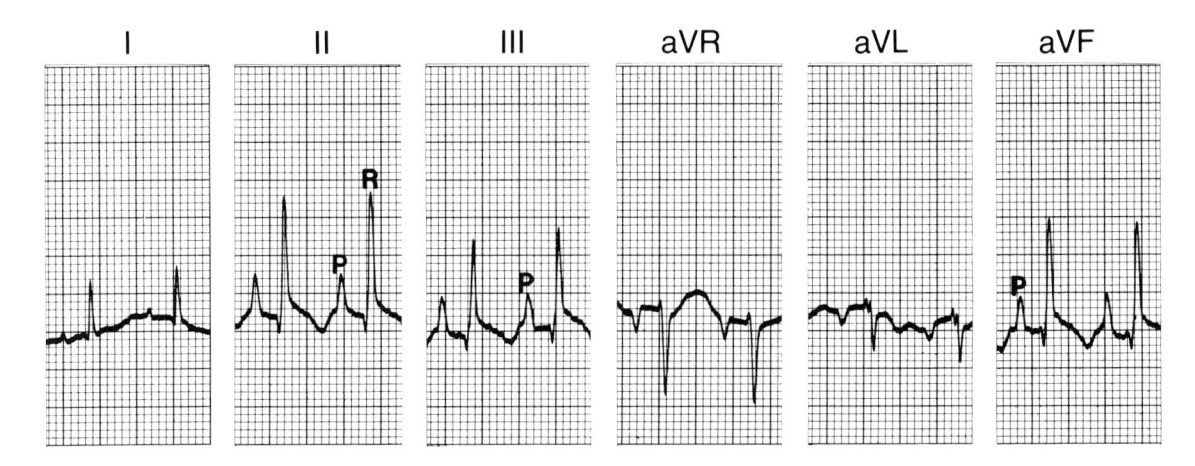

Abb. 5-6: Vergrößerung des rechten Vorhofes bei einer Katze mit hypertropher Kardiomyopathie. Die P-Wellen in den Ableitungen II, III und aVF sind hoch.

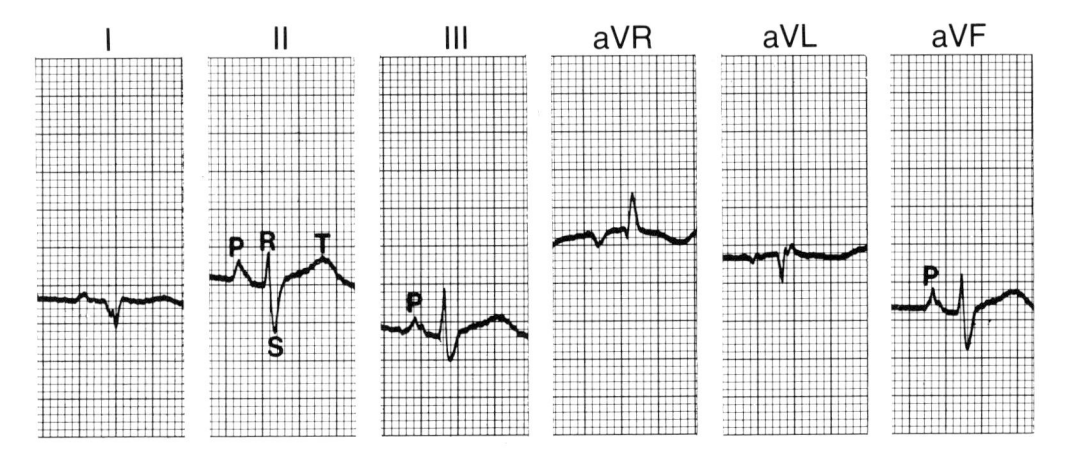

Abb. 5-7: Vergrößerung des linken Vorhofes. Die P-Wellen sind in den Ableitungen II, III und aVF breit (0,05 Sek.). In den Ableitungen III und aVF ist die P-Welle deutlich gekerbt.

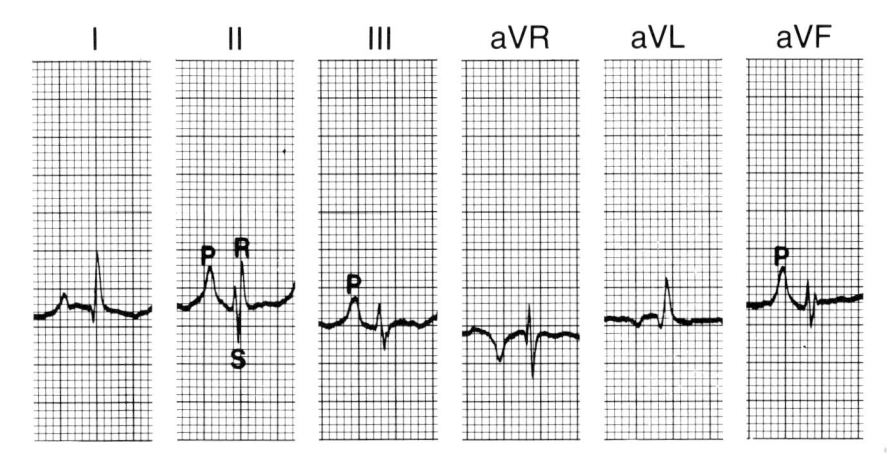

Abb. 5-8: Vergrößerung beider Vorhöfe bei einem Kätzchen mit Ostium atrioventriculare commune (Septumdefekt). Die P-Wellen in den Ableitungen II, III und aVF sind abnorm breit und hoch.

Vergrößerung des rechten Ventrikels

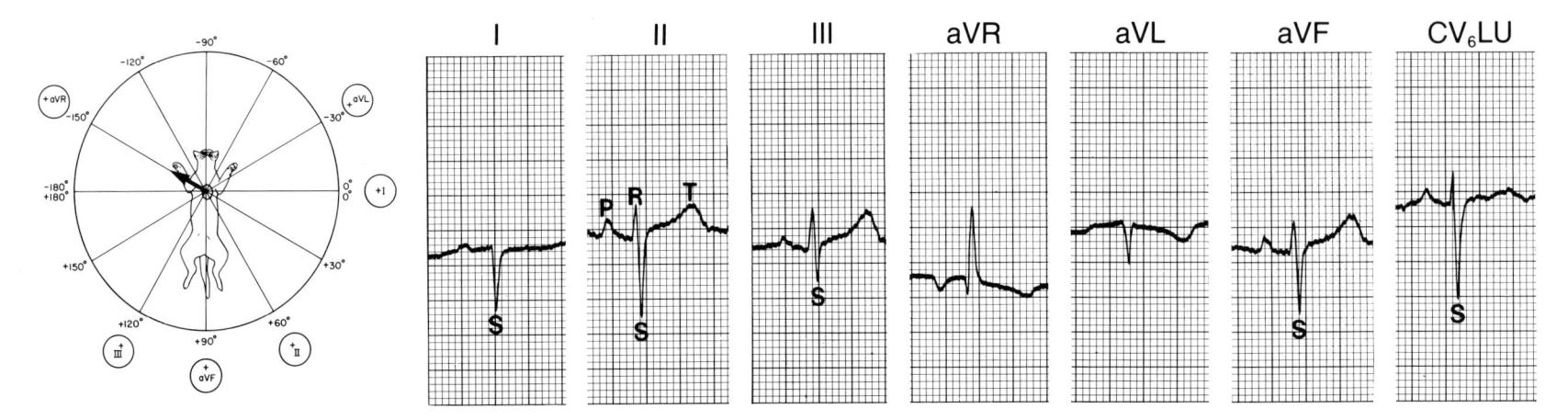

ABB. 5-9: Hochgradige Vergrößerung des rechten Ventrikels bei einer Katze mit Pulmonalstenose. Die Herzachse ist nach rechts auf ungefähr −150° verschoben. Beachte die tiefen S-Zacken in den Ableitungen I, II, III, aVF und CV$_6$LU.

Normalerweise ist es nicht möglich, zwischen Ventrikelhypertrophie und -dilatation im EKG zu unterscheiden, deshalb ist der Ausdruck »Vergrößerung« vorzuziehen. Rein quantitativ stellt der linke Ventrikel den größten Anteil des Herzens dar. Auf Grund der Depolarisationsfolge und der Dominanz des linken Ventrikels muß der rechte Ventrikel deutlich vergrößert sein, um Veränderungen im EKG auszulösen. Geringere Vergrößerungen des rechten Ventrikels werden daher im EKG oft nicht erkannt. Zur Verlängerung des QRS-Komplexes kommt es bei rechtsventrikulärer Vergrößerung nur, wenn gleichzeitig eine Erregungsleitungsverzögerung im rechten Tawara-Schenkel vorliegt. Selbst bei hochgradiger Vergrößerung des rechten Ventrikels dauert die Depolarisation des rechten Ventrikels nicht länger als die des linken.[18]

EKG-Veränderungen[8, 12]

1. Die elektrokardiographischen Merkmale für die Diagnose der Vergrößerung des rechten Ventrikels sind für die Katze noch nicht so exakt festgelegt. Bei hochgradiger rechtsventrikulärer Vergrößerung treten einige der beim Hund bekannten Merkmale auf. Dazu gehören:
   a) S-Zacken in den Ableitungen I, II, III und aVF (in der Regel 0,5 mV oder mehr).
   b) Mittlere elektrische Achse des QRS-Komplexes in der Frontalebene +160° und rechts davon, besonders deutlich sichtbar im Vergleich von Serienelektrokardiogrammen desselben Tieres.
   c) Tiefe S-Zacken in den Ableitungen CV$_6$LL und CV$_6$LU (in der Regel größer als 0,7 mV).
   d) Positive T-Welle in V$_{10}$.
   e) Vergrößerung des rechten Vorhofes (hohe P-Wellen).
2. Die Unterscheidung zwischen Rechtsschenkelblock und Vergrößerung des rechten Ventrikels ist häufig schwierig. Die Diagnose des Rechtsschenkelblocks kann jedoch röntgenologisch durch den Ausschluß einer rechtsventrikulären Vergrößerung unterstützt werden.

Vorkommen

1. Bestimmte angeborene Herzanomalien, z. B.: Pulmonalstenosen, Fallotsche Tetralogie, Ductus arteriosus persistens mit pulmonalem Hochdruck und Canalis atrioventricularis.[11, 19, 20, 22, 23]
2. Dirofilariose.[24]

Vergrößerungen des rechten Ventrikels sind bei Katzen mit Kardiomyopathien selten. Im Gegensatz dazu fanden sich bei Menschen, die an der restriktiven Form der Kardiomyopathie erkrankt waren, häufig elektrokardiographische Hinweise auf eine rechtsventrikuläre Vergrößerung.[25] In einer Untersuchung an 28 Katzen mit restriktiver Kardiomyopathie am »Animal Medical Center« wurden Vergrößerungen des rechten Ventrikels elektrokardiographisch lediglich bei zwei Katzen festgestellt. Weitere kasuistische Untersuchungen sind zur Beschreibung eines genaueren klinischen Bildes notwendig.

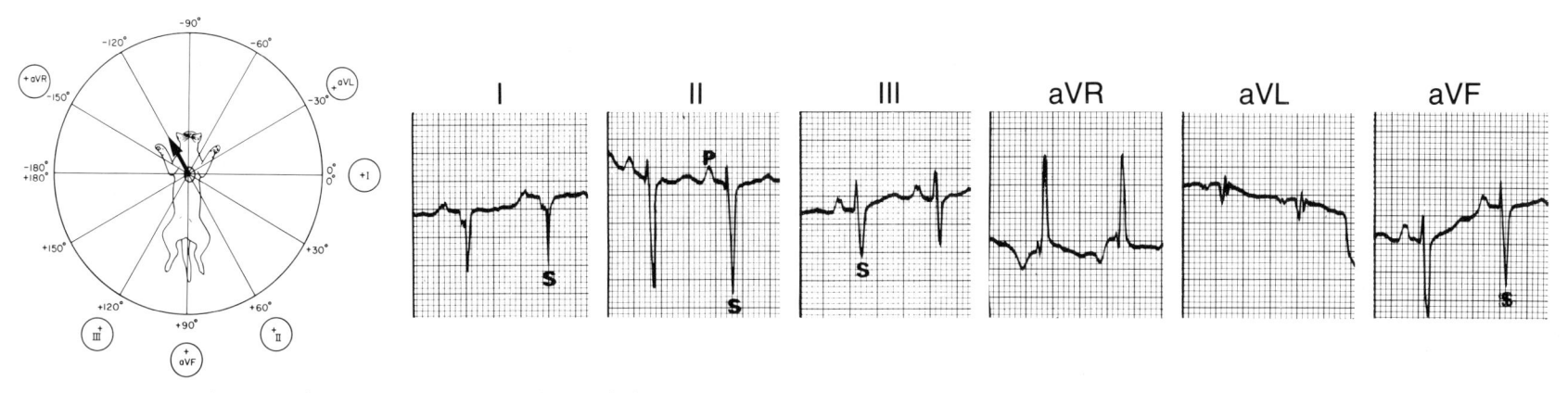

ABB. 5-10: Hochgradige Vergrößerung des rechten Ventrikels bei einer Katze mit Fallotscher Tetralogie. Es liegt eine abnorme Rechtsverschiebung der Herzachse vor (−120°). Die S-Zacken in den Ableitungen I, II, III und aVF sind tief.

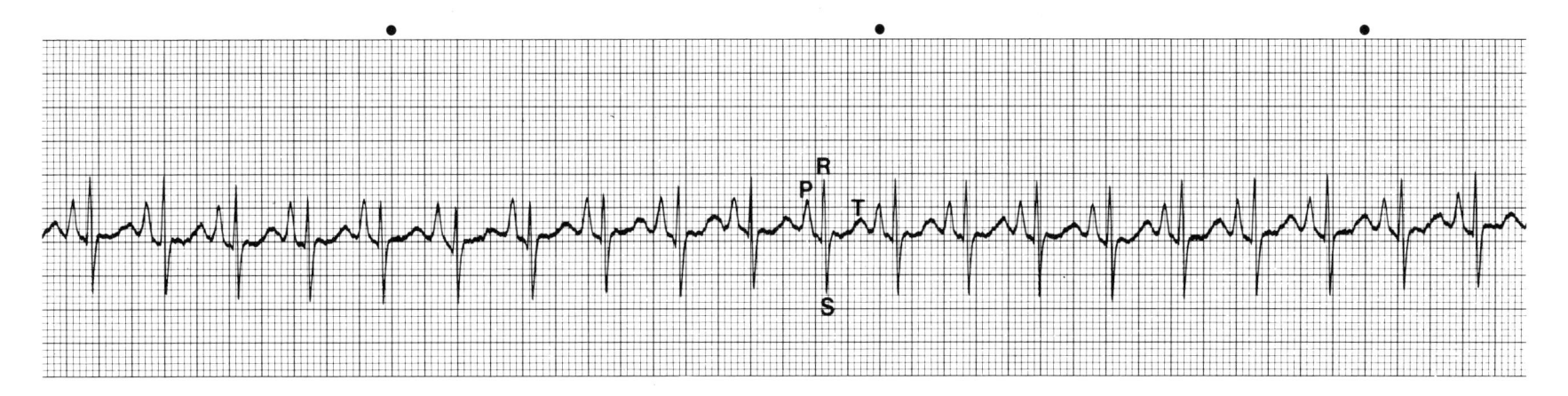

ABB. 5-11: Vergrößerung des rechten Ventrikels (tiefe S-Zacken) und Vergrößerung des rechten Vorhofes (hohe, spitze P-Wellen) bei einer Katze mit Ventrikelseptumdefekt. Diese Veränderungen traten auch in den Ableitungen III und aVF auf.

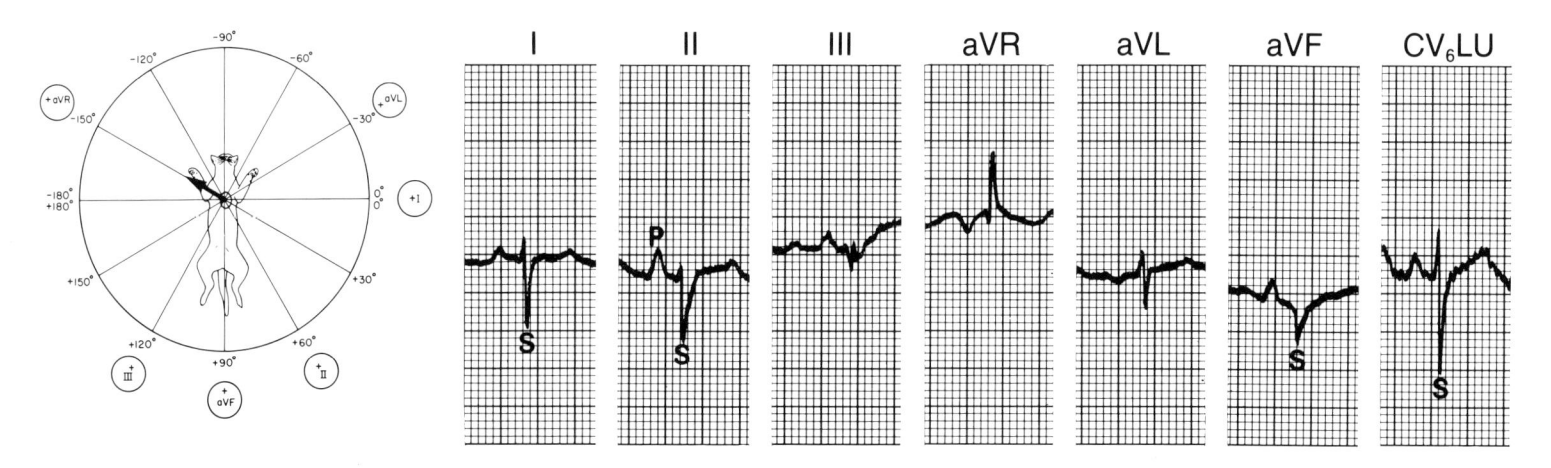

ABB. 5-12: Vergrößerung des rechten Ventrikels bei einer Katze mit restriktiver Form der Kardiomyopathie. Die Herzachse ist nach rechts auf −150° verschoben. Die S-Zacken in den Ableitungen I, II, aVF und CV$_6$LU sind tief.

105

Vergrößerung des linken Ventrikels

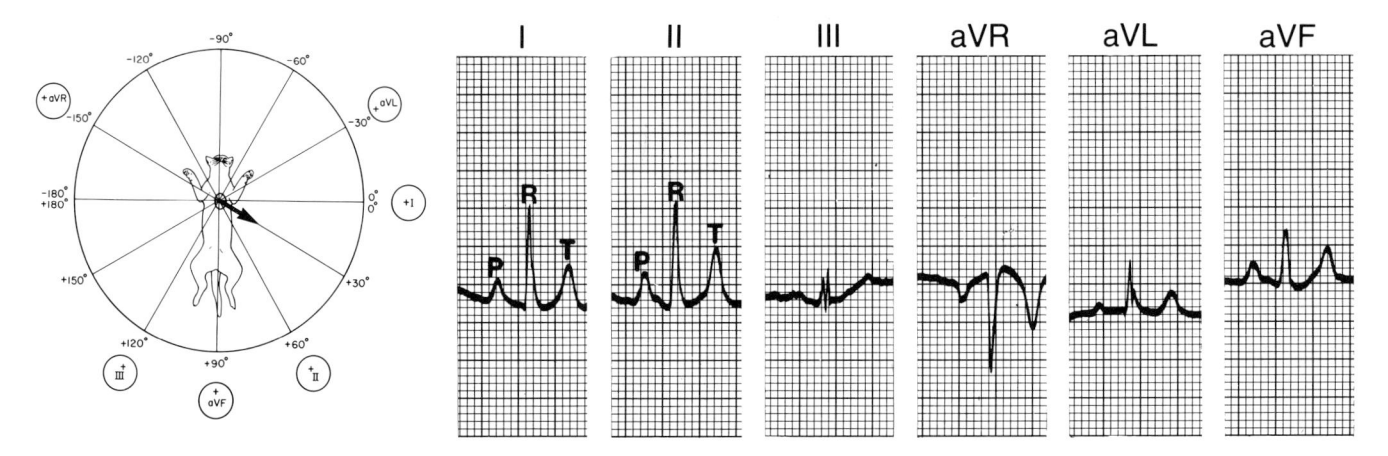

ABB. 5-13: Vergrößerung des linken Ventrikels bei einer Katze mit Aortenstenose. Die R-Zacken in den Ableitungen I und II sind auffällig hoch (1,3 mV). Die elektrische Herzachse beträgt + 30°. Die vergrößerte Amplitude der T-Wellen ist eine häufige Begleiterscheinung hoher R-Zacken (sekundäre Veränderung).

Die Vergrößerung des linken Ventrikels kann Folge einer Dilatation und/oder einer Hypertrophie sein. Sie tritt elektrokardiographisch häufig bei Katzen mit Kardiomyopathien auf, insbesondere bei der hypertrophen Form. In einer Untersuchung zeigten 17 von 59 Katzen (29 Prozent) mit Kardiomyopathien elektrokardiographisch Anzeichen einer linksventrikulären Vergrößerung.[11]

Durch die hypertrophiebedingte Zunahme der Muskelmasse ist die R-Zacke erhöht, der QRS-Komplex ist verspätet oder ist in sich verändert, die ST-Strecke ist gesenkt, und die T-Welle ist verändert. Die Diagnose »Vergrößerung des linken Ventrikels« stützt sich im wesentlichen auf die vergrößerte Amplitude der QRS-Komplexe, und zwar vor allem in Ableitung II und in den linken präkordialen Ableitungen. Die höheren Potentiale beim vergrößerten Ventrikel sind auf die vergrößerte Oberfläche und die verdickte Wand zurückzuführen. Außerdem liegt das Herz durch die Vergrößerung näher an der Brustwand, so daß insbesondere die Ausschläge in den Brustwandableitungen zunehmen.[18]

EKG-Veränderungen

1. Die R-Zacke in Ableitung II ist größer als 0,9 mV. In Ableitung CV_6LU sollte sie nicht größer als 1,0 mV sein.
2. Die maximal zulässige Breite des QRS-Komplexes beträgt 0,04 Sek.
3. Die ST-Strecke ist entgegengesetzt zur Hauptausschlagsrichtung des QRS-Komplexes verschoben, sie ist diskordant. Das führt zum Hineinziehen der ST-Strecke in die T-Welle.
4. Veränderungen während der Repolarisation erhöhen die T-Welle (in Ableitung II meist größer als 0,3 mV).
5. Die Lage der mittleren elektrischen Achse kann auf Werte um 0° und links davon verschoben sein.
6. Andere EKG-Formen, die bei einer Vergrößerung des linken Ventrikels häufig vorkommen:
   a) Vergrößerung des linken Vorhofes (breite P-Welle) und/oder Vergrößerung des rechten Vorhofes (oft bei hypertropher Kardiomyopathie).[26]
   b) Intraventrikuläre Erregungsleitungsdefekte möglicherweise zusammen mit einer Vergrößerung des linken Ventrikels. Beispielsweise kann eine Hypertrophie des linken Ventrikels nach hypertropher Kardiomyopathie auch zur subendokardialen Fibrose und damit gleichzeitig zu einer Schädigung des linksanterioren Faszikels führen.
   c) Tiefe Q-Zacken in den Ableitungen I und aVL (Normalwerte nicht exakt definiert, in der Regel jedoch nicht tiefer als 0,5 mV). Diese Veränderung kann eine asymmetrische Hypertrophie des Septums andeuten (ABB. 5-15). Die veränderte Q-Zacke ist möglicherweise Ausdruck eines verschobenen Depolarisationsvektors im verdickten Septum.[27, 28]

Vorkommen

1. Bestimmte angeborene Herzanomalien, z. B. Aortenstenose, Ductus arteriosus persistens und Ventrikelseptumdefekte.[11, 20, 29]
2. Primär myokardiale Krankheiten: Sowohl hypertrophe als auch dilatative Form der Kardiomyopathie.[16, 17, 30]
3. Chronische Anämie, chronische Nierenkrankheiten (z. B. infolge einer Hypertonie).[31]
4. Hyperthyreoidismus (bei 22 von 45 Katzen durch funktionelle Schilddrüsenadenome[32]). Bei 131 am »Animal Medical Center« beobachteten Fällen war bei 29 Prozent die Amplitude der R-Zacke vergrößert, während bei 23 Prozent die QRS-Komplexe verbreitert waren.[32 a]

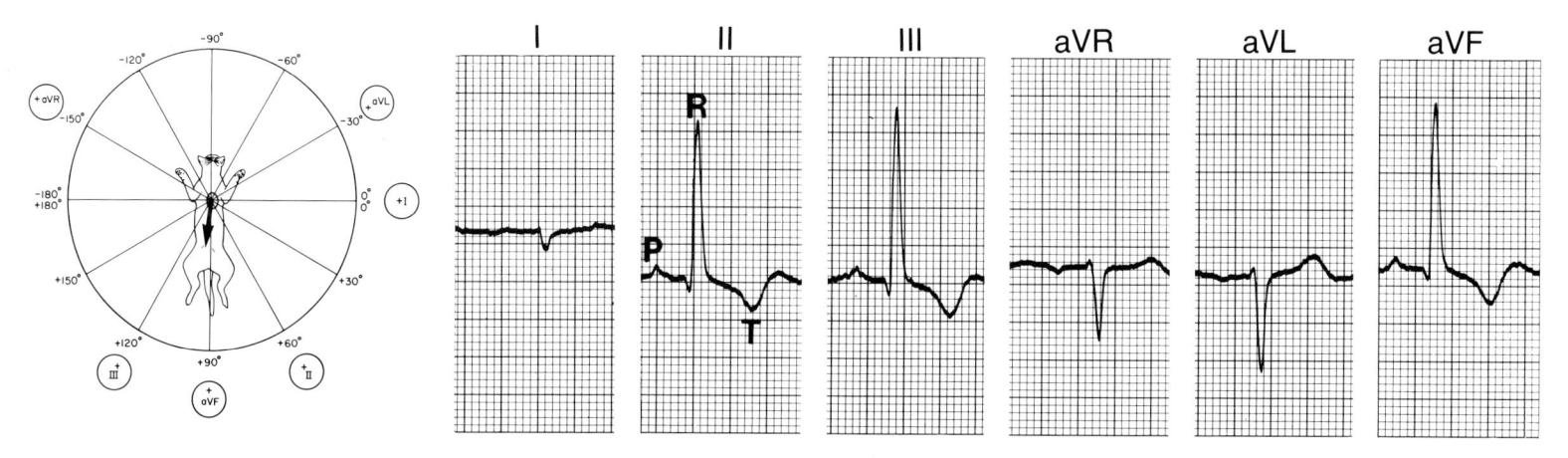

ABB. 5-14: Vergrößerung des linken Ventrikels bei einer 16 Jahre alten Katze mit chronischer Nierenerkrankung. Möglicherweise besteht eine Beziehung zwischen Nierenerkrankung und Bluthochdruck; die Hypertrophie des linken Ventrikels wäre dann eine Folge. Die R-Zacken in den Ableitungen II, III und aVF sind auffallend hoch. Der QRS-Komplex ist breit (0,06 Sek.). Die Lage der Herzachse ist normal (+ 100°).

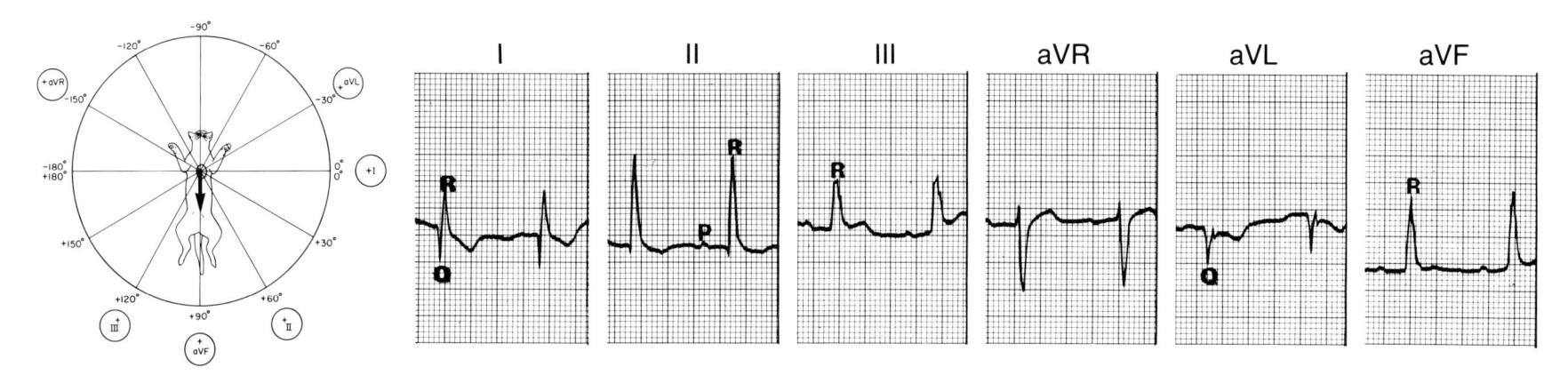

ABB. 5-15: Vergrößerung des linken Ventrikels. Beachte die Zunahme der Höhe und der Breite der QRS-Komplexe in den Ableitungen II und aVF. Beachte außerdem die tiefen Q-Zacken in den Ableitungen I und aVL. Bei der Sektion des Tieres zeigte sich eine asymmetrische Hypertrophie des Septums, die zu einer hochgradigen Obstruktion des linken Ausflußtraktes geführt hatte. (Mit Genehmigung aus: TILLEY, L. P., et al.: Am. J. Pathol. 87 : 493, 1977.)

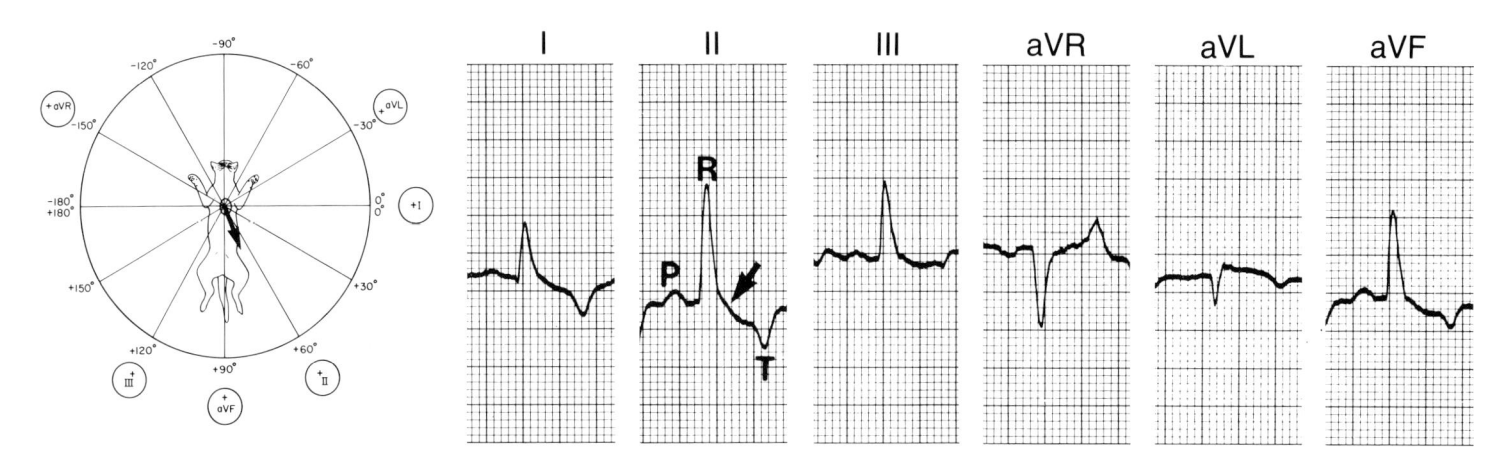

ABB. 5-16: Vergrößerung des linken Ventrikels bei einer Katze mit hypertropher Kardiomyopathie. Die R-Zacken in den Ableitungen II, III und aVF sind abnorm hoch. Die QRS-Komplexe sind breit (0,05 Sek.). Das Hineinziehen der ST-Strecke in die T-Welle (Pfeil) untermauert die Diagnose. Die Vergrößerung des linken Vorhofs ist ebenfalls sichtbar (P-Welle = 0,06 Sek.).

Intraventrikuläre Erregungsleitungsdefekte

Intraventrikuläre Erregungsleitungsdefekte entwickeln sich aus der Verzögerung oder dem Block in einem oder mehreren Ästen der Erregungsleitung unterhalb des Hisschen Bündels. Das intraventrikuläre Erregungsleitungssystem setzt sich aus drei Hauptästen zusammen (ABB. 5-17): 1. der rechte Tawara-Schenkel, 2. das vordere Bündel (anteriorer Faszikel) und 3. das hintere Bündel (posteriorer Faszikel) des linken Tawara-Schenkels. Ein Block oder eine Verzögerung der Erregungsleitung kann in einem, zwei oder allen drei Ästen gleichzeitig auftreten.

Intraventrikuläre Erregungsleitungsdefekte sind bei Katzen mit Kardiomyopathien häufig, insbesondere bei der hypertrophen Form. In einer Untersuchung wurden bei 5 von 27 Katzen mit hypertropher Kardiomyopathie Erregungsleitungsstörungen registriert (bei 4 Tieren linksanteriorer Hemiblock und bei einem Linksschenkelblock).[28] Dementsprechend konnten bei 63 Katzen mit Kardiomyopathie degenerative und fibrosierende Veränderungen an AV-Knoten und Tawara-Schenkeln beobachtet werden, die mit endokardialen und myokardialen Fibrosen einhergingen.[33] Schädigungen des linken Tawara-Schenkels wurden bei 54 Katzen festgestellt, während eine Beteiligung des rechten Tawara-Schenkels bei 20 Katzen vorlag. 10 gesunde, als Kontrolltiere untersuchte Katzen wiesen keine Schädigungen auf.

Die Hauptformen des intraventrikulären Blocks können folgendermaßen eingeteilt werden:[34-36]

1. Schenkelblock: rechts, links, z. B. Block des linken Tawara-Schenkels oder beider Faszikel.
2. Hemiblock (Faszikelblock): linksanterior, linksposterior.
3. Kombinierter Block (bifaszikulärer Block): z. B. Rechtsschenkelblock und gleichzeitiger linksanteriorer oder linksposteriorer Hemiblock.
4. Block aller drei Leitungswege (trifaszikulärer Block).

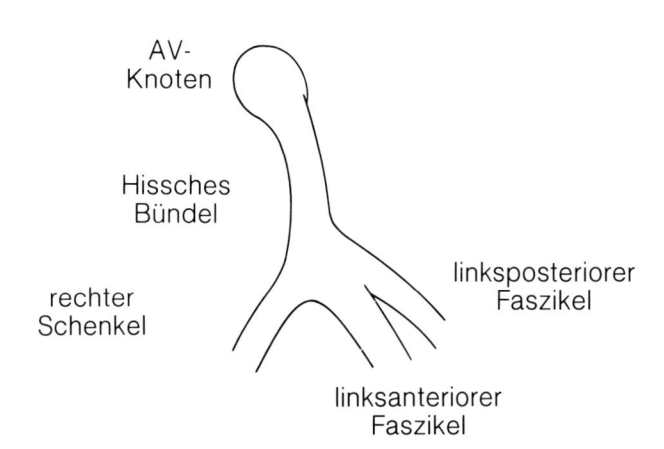

Eine Verzögerung oder ein Block der Erregungsleitung in einem der drei Hauptäste führt zur verspäteten Depolarisation des vom jeweiligen Ast innervierten Bereiches (ABB. 5-18 und 5-19). Aus dieser Verspätung resultiert sowohl beim Rechts- als auch beim Linksschenkelblock eine Verlängerung der QRS-Dauer. Allerdings sind wirklich verläßliche Werte der QRS-Dauer für die Diagnose des Schenkelblocks weder für den Menschen noch für den Hund oder die Katze festgesetzt.

Zur exakten Festlegung solcher Werte müssen eine ganze Anzahl von physiologischen und pathologischen Faktoren berücksichtigt werden. So ist es beispielsweise immer noch nicht möglich, die elektrokardiographischen Vorgänge am Ende des QRS-Komplexes zweifelsfrei physiologischen Funktionsabläufen zuzuordnen. Die QRS-Dauer verlängert sich während des Heranwachsens der Jungtiere und durch physiologische Alterungsprozesse des Erregungsleitungssystems bei älteren Tieren.[37] Ebenso hängt die QRS-Dauer von der absoluten Herzmasse ab. Das erklärt die Beeinflussung durch Geschlecht, Rasse und Gewicht. Eine offensichtlich physiologische Verlängerung des QRS-Komplexes wurde auch bei einigen gesunden Katzen beobachtet. Aus all diesen Gründen sollte eine Erregungsleitung nicht ausschließlich auf Grund der Verlängerung des QRS-Komplexes diagnostiziert werden. Ferner sollte berücksichtigt werden, daß intraventrikuläre Leitungsstörungen auch bei klinisch gesunden Tieren vorkommen.

Solange exakte Kriterien für die Diagnose und Einteilung der verschiedenen Erregungsleitungsstörungen fehlen, sollte der Ausdruck »Block« in der Elektrokardiographie der Katze zurückhaltend verwendet werden.[38] Da genaue Angaben über die Entstehung des QRS-Komplexes bei der Katze fehlen, können die Merkmale für die elektrokardiographische Diagnose der Erregungsleitungsstörungen lediglich als Vorschlag auf der Grundlage der EKG-Kenntnisse von Mensch und Hund angesehen werden.[18]

ABB. 5-17: Das intraventrikuläre Erregungsleitungssystem.

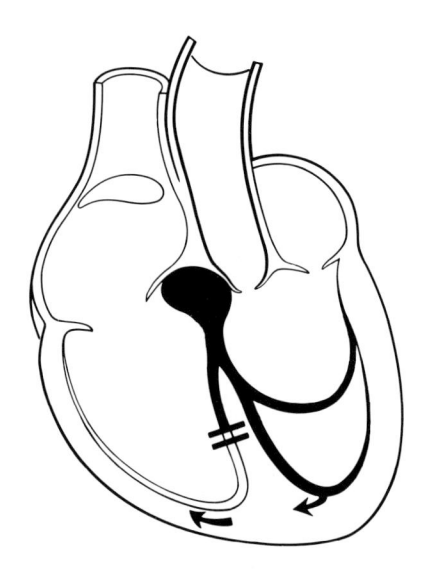

ABB. 5-18: Rechtsschenkelblock. Der rechte Ventrikel wird erst erregt, nachdem der elektrische Impuls über den linken Tawara-Schenkel auch die unterhalb der Blockierung liegende rechte Seite des Kammerseptums erreicht. Die zeitlich verzögerte Depolarisation des rechten Ventrikels verursacht im EKG einen breiten und bizarren QRS-Komplex. (Mit Genehmigung aus: PHILLIPS, R. E., and FEENEY, M. K.: The Cardiac Rhythms. Philadelphia, W. B. Saunders, 1980.)

Linksschenkelblock

Ein Linksschenkelblock wird durch eine Verzögerung oder einen Block der Erregungsleitung im linken Schenkel, entweder im Hauptschenkel (ABB. 5-19) oder auf der Ebene des vorderen oder hinteren Faszikels, verursacht. Diese beiden anatomischen Typen können elektrokardiographisch nicht differenziert werden. Ein supraventrikulärer Impuls aktiviert den rechten Ventrikel zunächst über den rechten Tawara-Schenkel. Die Depolarisation des linken Ventrikels erfolgt verspätet, so daß der QRS-Komplex breit und bizarr wird.

Ein Linksschenkelblock ist bei der Katze eine seltene Erregungsleitungsstörung. Da der linke Tawara-Schenkel ein umfangreiches Leitungsnetz bildet (anteriorer und posteriorer Faszikel sowie septale Verbindungsfasern), ist ein Block nur bei hochgradigen Schädigungen möglich.

EKG-Veränderungen

1. Der QRS-Komplex mißt 0,06 Sek. oder länger. Dieser Wert kann sich aber in Zukunft noch ändern. Definitionsgemäß liegt derzeit ein Schenkelblock bei Werten über 0,07 Sek. vor.[12]
2. Der QRS-Komplex ist breit und positiv in den Ableitungen I, II, III und aVF sowie in den Ableitungen über dem linken Präkordium (CV_6LL und CV_6LU).
3. Der QRS-Komplex ist in den Ableitungen aVR und CV_5RL überwiegend negativ.
4. Bei einem Linksschenkelblock ist durch die Störung der Anfangsphase der Depolarisation insbesondere der erste Teil des QRS-Komplexes verändert. Das führt zum Fehlen der Q-Zacke auch in den Ableitungen, in denen sie normalerweise (bei fast 60 Prozent aller Katzen) registriert wird (Ableitungen I und CV_6LU).[6]
5. Das gleichzeitige Vorhandensein eines AV-Blockes III. Grades deutet eine Mitbeteiligung des rechten Tawara-Schenkels an (ABB. 5-20).
6. Der Linksschenkelblock muß differentialdiagnostisch von der Vergrößerung des linken Ventrikels abgegrenzt werden. Durch röntgenologischen Ausschluß einer linksventrikulären Vergrößerung kann die Diagnose »isolierter Linksschenkelblock« gestützt werden. Ventrikelhypertrophie und Linksschenkelblock können jedoch auch gleichzeitig vorliegen. Die Myokardhypertrophie führt häufig zur subendokardialen Fibrose.[33]
7. Intermittierender Linksschenkelblock (tachykardie- oder bradykardieabhängig) oder alternierender Schenkelblock können durch Serien-EKG oder bisweilen auch mit einer Registrierung diagnostiziert werden.[18, 39, 40]

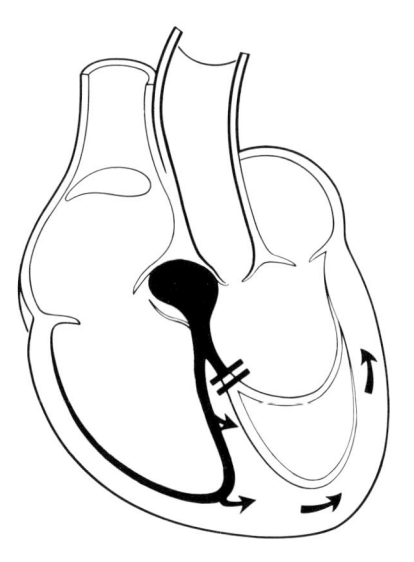

Vorkommen

1. Hochgradige Herzschädigungen (nur bei umfangreichen Herzschädigungen, da der linke Tawara-Schenkel breit und kräftig ausgeprägt ist).
2. Primär myokardiale Erkrankungen (Linksschenkelblock wurde bei der hypertrophen Form der Kardiomyopathie beobachtet[28]).

Behandlung

Der Linksschenkelblock führt nicht zur Beeinträchtigung der Hämodynamik. Eine Behandlung ist nur beim gleichzeitigen Vorliegen eines Rechtsschenkelblocks erforderlich, da der Block beider Schenkel zum totalen AV-Block führen kann (ABB. 5-20).

ABB. 5-19: Blockierung des linken Tawara-Schenkels vor seiner Aufzweigung in die beiden Faszikel (Linksschenkelblock). Eine Blockierung kann natürlich auch im anterioren oder posterioren Faszikel auftreten. Da der elektrische Impuls nicht über den linken Faszikel an die Fasern des Septums fortgeleitet werden kann, erfolgt die Depolarisation des Septums über distale Fasern des rechten Tawara-Schenkels, was zur Folge hat, daß der Anfangsvektor nach links gerichtet ist. Durch die verzögerte Erregung des linken Ventrikels werden die QRS-Komplexe breit und deformiert. (Mit Genehmigung aus: PHILLIPS, R. E., and FEENEY, M. K.: The Cardiac Rhythms. Philadelphia, W. B. Saunders, 1980.)

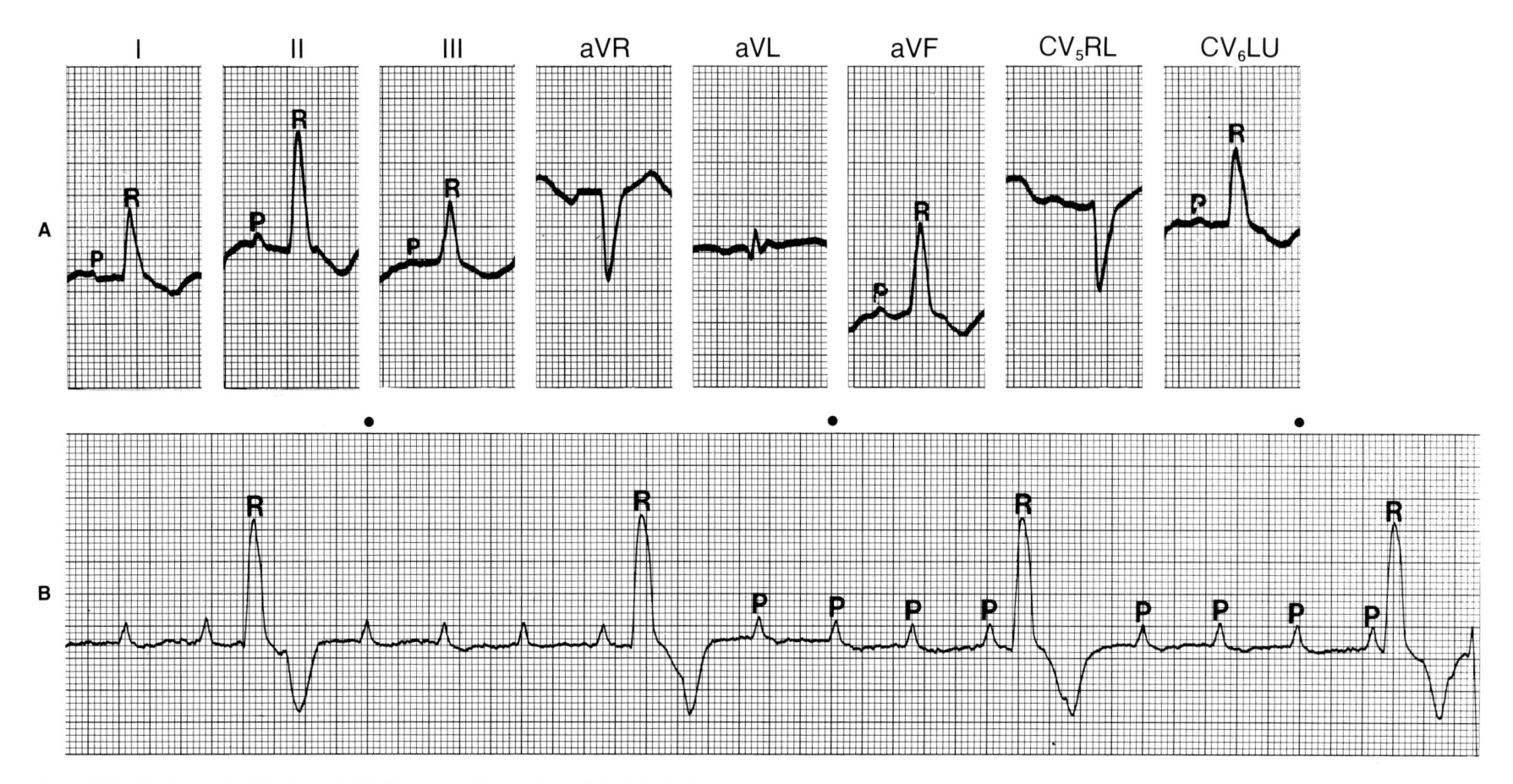

ABB. 5-20: Linksschenkelblock und AV-Block. A: Linksschenkelblock bei einer Katze mit hochgradiger hypertropher Kardiomyopathie. Der QRS-Komplex ist breit (0,07 Sek.) und positiv in den Ableitungen I, II, III, aVF und CV$_6$LU. In diesen Ableitungen ist jedoch weder eine Q-Zacke noch eine S-Zacke vorhanden. In den Ableitungen aVR und CV$_5$RL ist der QRS-Komplex negativ. Der Verlängerung des PR-Intervalls (0,12 Sek.) liegt möglicherweise eine Mitbeteiligung des rechten Tawara-Schenkels oder eine Störung der AV-Überleitung zugrunde. B: Kompletter Herzblock bei einer Katze mit hypertropher Kardiomyopathie. Die P-Wellen stehen in keinem Zusammenhang mit den R-Zacken. Die Konfiguration des QRS-Komplexes entspricht der eines Linksschenkelblocks. Der QRS-Komplex ist breit (0,08 Sek.) und positiv. Für eine zusätzliche Beteiligung des rechten Tawara-Schenkels spricht, daß 2 Wochen vor der Registrierung dieser Aufzeichnung ein Sinusrhythmus mit AV-Block I. Grades und Linksschenkelblock beobachtet wurden. Das ventrikuläre Automatiezentrum muß im His-Purkinje-System vermutet werden. Ein künstlicher Schrittmacher sollte implantiert werden.

| I | II | III | aVR | aVL | aVF | CV$_6$LU |

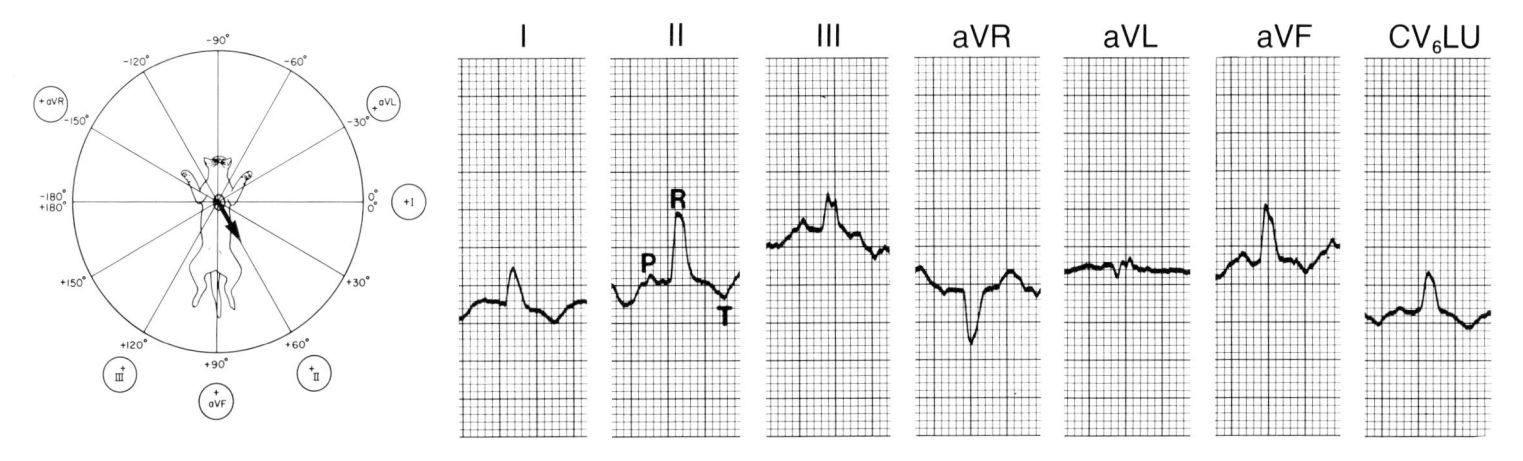

ABB. 5-21: Linksschenkelblock bei einer Katze mit hypertropher Kardiomyopathie. Die QRS-Dauer beträgt 0,06 Sek. Das Fehlen von Q-Zacken unterstützt die Diagnose. Die Lage der elektrischen Herzachse ist + 60°.

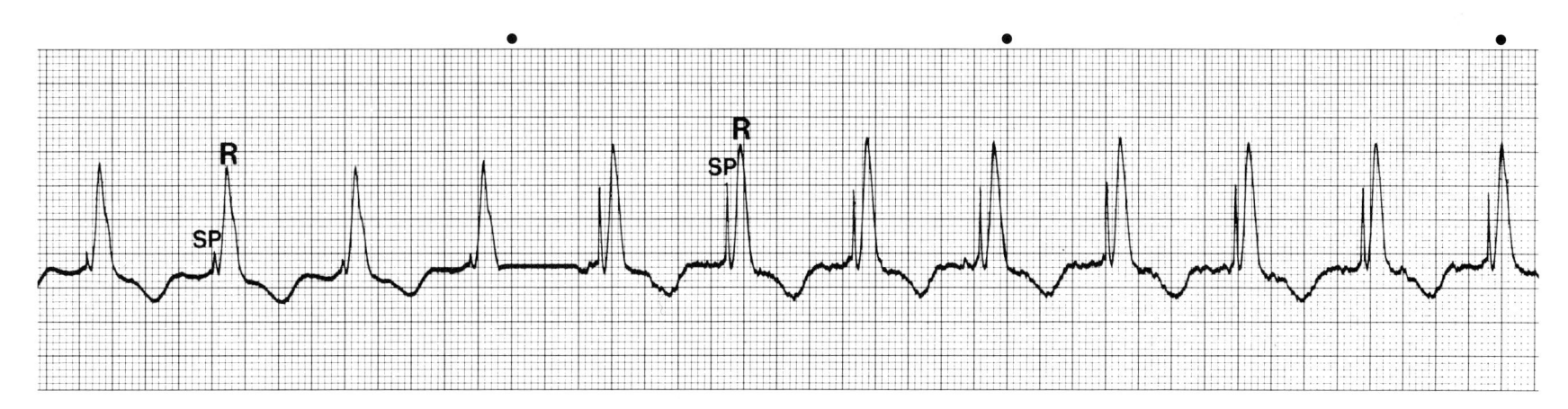

ABB. 5-22: Form des Linksschenkelblocks bei einer Katze, der transvenös eine Elektrode in den rechten Ventrikel gelegt wurde. Durch künstliche Stimulation des rechten Ventrikels wird der linke Ventrikel verspätet aktiviert. Der QRS-Komplex ist auf 0,06 Sek. verbreitert und positiv. Die ersten vier Komplexe entstammen der Ableitung I; der Rest des Streifens entstammt Ableitung II. Die SP-Zacke ist Ausdruck der elektrischen Impulse des künstlichen Schrittmachers.

Rechtsschenkelblock

Ein Rechtsschenkelblock resultiert aus der Verzögerung oder der Blockierung der Erregungsleitung im rechten Tawara-Schenkel (ABB. 5-18). Das führt zur Depolarisation des rechten Ventrikels durch Weiterleitung der elektrischen Impulse des linken Tawara-Schenkels, wodurch der QRS-Komplex breit und bizarr wird.

EKG-Veränderungen[8, 11]

1. Die QRS-Dauer beträgt 0,06 Sek. oder mehr.
2. Die elektrische Herzachse ist meist nach rechts verschoben.
3. Der QRS-Komplex ist in den Ableitungen aVR und CV_5RL positiv und hat eine breite rsR- oder RSR-Form (häufig M-förmig) in CV_5RL.
4. Der QRS-Komplex hat eine hohe, breite S-Zacke in den Ableitungen I, II, III, aVF, CV_6LL und CV_6LU. Eine S-Zacke oder eine W-Form kann in Ableitung V_{10} auftreten.
5. Die Diagnose »isolierter Rechtsschenkelblock« kann durch Labortests gestützt werden, die Krankheiten mit Rechtsherzvergrößerung ausschließen. In den meisten Fällen reicht das Röntgen des Thorax aus, um eine rechtsventrikuläre Vergrößerung zu diagnostizieren.
6. Intermittierender Schenkelblock (tachykardie- oder bradykardieabhängig) kann durch Serien-EKG oder bisweilen auch mit einer einzelnen Registrierung diagnostiziert werden.[41]
7. Das gleichzeitige Vorhandensein eines AV-Blocks deutet eine Mitbeteiligung des linken Tawara-Schenkels an (ABB. 5-29).

Vorkommen

1. Gelegentlich bei gesunden Katzen.
2. Angeborene Herzanomalien, z. B. Canalis atrioventricularis communis.[11, 19]
3. Herztumoren, z. B. Lymphosarkome oder metastasierende Mammatumoren.[43]
4. Primäre myokardiale Erkrankungen. Ein Rechtsschenkelblock konnte bei drei Katzen mit dilatativer Kardiomyopathie, bei fünf Katzen mit hypertropher Kardiomyopathie und bei sechs Katzen mit restriktiver Kardiomyopathie diagnostiziert werden.[16, 42] Rechtsschenkelblöcke sind nicht so häufig wie Linksschenkelblöcke. Dieser Unterschied läßt sich möglicherweise darauf zurückführen, daß die endomyokardiale Fibrose überwiegend den linken Ventrikel befällt.[17, 33]
5. Als Folge einer Hyperkaliämie, insbesondere bei Harnröhrenobstruktionen[8] (ABB. 5-25).

Behandlung

1. Der Rechtsschenkelblock führt nicht zur Beeinträchtigung der Hämodynamik. Die Therapie richtet sich nach der Primärerkrankung des rechten Ventrikels.
2. Die Prognose des Rechtsschenkelblocks ist vor allem davon abhängig, ob es zur Mitbeteiligung von Anteilen des linken Tawara-Schenkels kommt. Ein daraus eventuell resultierender totaler Block macht eine Behandlung in jedem Fall notwendig.

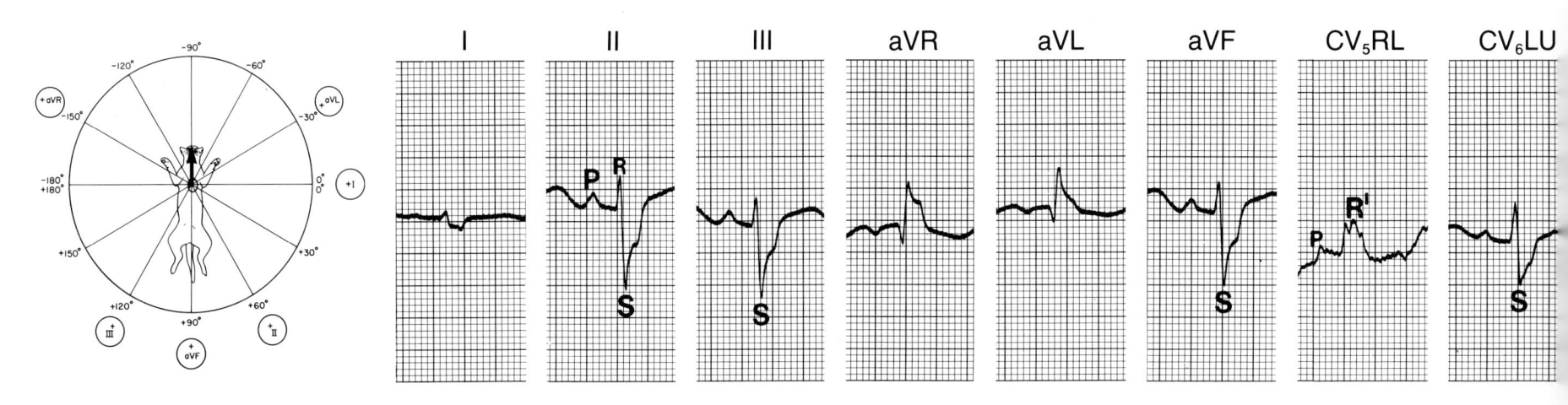

ABB. 5-23: Rechtsschenkelblock bei einer Katze mit dilatativer Kardiomyopathie. Die QRS-Dauer beträgt 0,08 Sek. In den Ableitungen I, II, III, aVF und CV_6LU fallen tiefe, breite S-Zacken auf. Der QRS-Komplex in Ableitung CV_5RL hat eine breite (M-förmige) R-Zacke. Die elektrische Herzachse ist deutlich verschoben (ungefähr −90°).

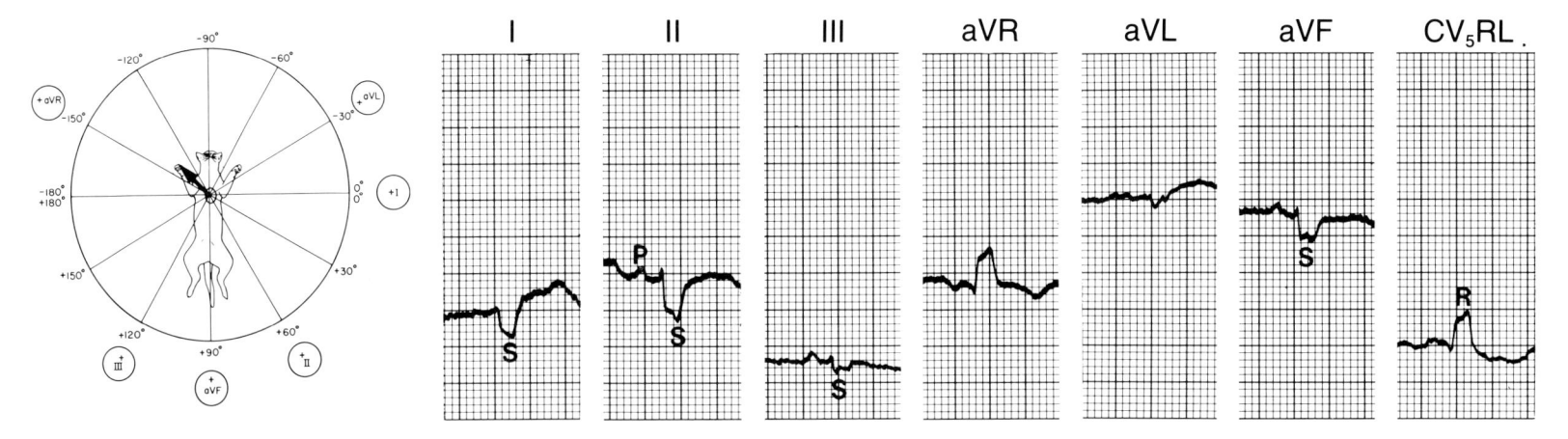

ABB. 5-24: Rechtsschenkelblock bei einer Katze mit Canalis atrioventricularis communis. Die QRS-Dauer beträgt 0,07 Sek. In den Ableitungen I, II, III und aVF fallen tiefe und breite S-Zacken auf. Die R-Zacke in Ableitung CV₅RL ist auffällig breit. Die elektrische Herzachse ist nach rechts verschoben (– 135°).

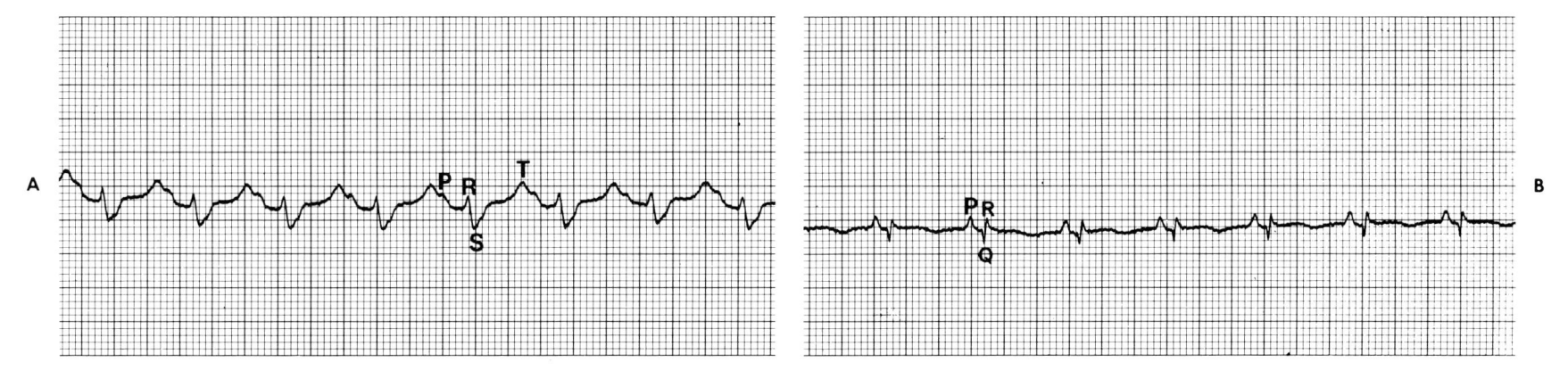

ABB. 5-25: A: Rechtsschenkelblock bei einer Katze mit Hyperkaliämie (Serumkaliumgehalt: 7,5 mÄq/l) als Folge einer Harnröhrenobstruktion. Der QRS-Komplex ist 0,07 Sek. breit und hat eine tiefe S-Zacke (ebenso in den nicht abgebildeten Ableitungen I, III und aVF). Die P-Welle wird von der vorangehenden T-Welle überlagert. Die Dauer des PQ-Intervalls beträgt 0,08 Sek. B: Fünf Stunden nach Einleitung der Therapie ist die Überleitungsstörung verschwunden, die AV-Überleitung ist wieder normal, ebenso die QRS-T-Komplexe.

Hemiblock (Faszikelblock)

Wie bereits in Kapitel 1 ausgeführt, teilt sich der linke Tawara-Schenkel in den anterioren, den posterioren und septalen Faszikel (letzterer ist die Verbindung der ersten beiden im Bereich des Septums). Eine Blockierung in einem der beiden Faszikel (ABB. 5-26) führt lediglich zur geringfügigen Verlängerung des Depolarisationsprozesses im linken Ventrikel. Deutlicher sind die Veränderungen der Depolarisationsrichtung. Die Hauptdepolarisationsrichtung des linken Ventrikels ist in Richtung auf den blockierten Faszikel verschoben.

Hemiblöcke bei der Katze sind in der Fachliteratur häufig beschrieben.[8, 12, 16, 28, 44] Das gilt insbesondere für den linksanterioren Hemiblock, dessen elektrokardiographisches Erscheinungsbild meist in Zusammenhang mit der hypertrophen Form der Kardiomyopathie auftritt.[28, 45] Tatsächlich liegen bei der hypertrophen Form der Kardiomyopathie meist ein Reizleitungsdefekt und/oder eine Hypertrophie des linken Ventrikels vor. Untersuchungen von ROSENBAUM[35] zeigten, daß der linksanteriore Faszikel gefährdeter ist als der linksposteriore, da er 1. über eine andere Blutversorgung verfügt (beim Menschen hat der linksanteriore Faszikel nur eine einfache Blutversorgung), 2. länger und dünner ist und 3. in der empfindlichen Ventilebene des linken Ventrikels liegt. Sowohl myokardiale Fibrosen als auch Störungen der Auswurfleistung des linken Ventrikels sind häufige Begleiterscheinungen der hypertrophen Form der Kardiomyopathie.

EKG-Veränderungen

Linksanteriorer Hemiblock (ABB. 5-27): An Hand der folgenden Merkmalskombination kann der linksanteriore Hemiblock diagnostiziert werden:
1. Normale QRS-Dauer (selbst bei Verbreiterung nicht länger als 0,06 Sek.).
2. Deutliche Linksachsenabweichung in der Frontalebene oder zumindest eine Verschiebung nach links im Vergleich mit dem vor dem Auftreten des Blocks aufgezeichneten EKG (meist um − 60°).
3. Kleine Q-Zacke und hohe R-Zacke in den Ableitungen I und aVL. (Die Q-Zacke ist nicht immer klein.[46])
4. Tiefe S-Zacke in den Ableitungen II, III und aVF (Amplitude größer als die R-Zacke).

Andere Ursachen, die zu ähnlichen elektrokardiographischen Veränderungen führen, müssen ausgeschlossen werden, das gilt insbesondere für Hyperkaliämie, Hypertrophie des linken Ventrikels sowie Veränderungen der Herzlage in der Brusthöhle.

Für den Menschen wurden mittlerweile neue elektrokardiographische Kriterien vorgeschlagen. Die Benutzung dieser Kriterien macht jedoch die Verwendung eines 3-Kanal-Elektrokardiographen notwendig, damit die Relationen zwischen den QRS-Komplexen aus gleichzeitig aufgezeichneten Gliedmaßenableitungen bestimmt werden können. Die vorgeschlagenen elektrokardiographischen Kriterien fordern, daß 1. die QRS-Komplexe in den Ableitungen aVR und aVL jeweils mit einer R-Zacke enden und daß 2. die Spitze der terminalen R-Zacke in Ableitung aVR später als in Ableitung aVL erscheint.

Rechtsschenkelblock und linksanteriorer Hemiblock. Die Kombination der elektrokardiographischen Merkmale jedes einzelnen Blocks führt zu dieser Diagnose[8, 44] (ABB. 5-28):
1. Der QRS-Komplex dauert 0,06 Sek. oder länger.
2. Deutliche Linksachsenabweichung in der Frontalebene, normalerweise stärker als − 60°.
3. Breite, tiefe S-Zacke in den Ableitungen I, II, III, aVF und CV_6LU.
4. Hohe R-Zacke und kleine q-Zacke in den Ableitungen I und aVL.
5. Breite rsR'- oder RSR'-Form (häufig M-förmig) des QRS-Komplexes in Ableitung CV_5RL.

Vorkommen

1. Hypertrophe Kardiomyopathie.[26, 28, 44, 48]
2. Restriktive Kardiomyopathie.[16, 42]
3. Hypertrophie des linken Ventrikels, z. B. als Folge einer Aortenstenose.[19]
4. Hyperkaliämie.[49, 50]

Behandlung

1. Hemiblöcke führen nicht zur Störung der Hämodynamik. Die Therapie richtet sich nach dem zugrunde liegenden Primärleiden (z. B. Pharmaka zur Senkung des Serumkaliumspiegels bei Hyperkaliämie).
2. Aus der Kombination von Rechtsschenkelblock und linksanteriorem Hemiblock kann sich ein AV-Block II. oder III. Grades entwickeln, wodurch eine Behandlung notwendig wird (ABB. 5-29).

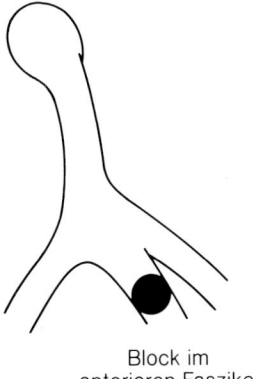

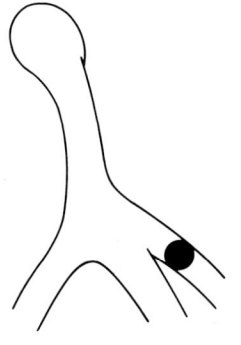

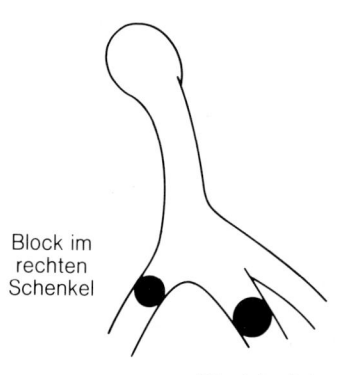

ABB. 5-26: Drei Formen des Hemiblocks.

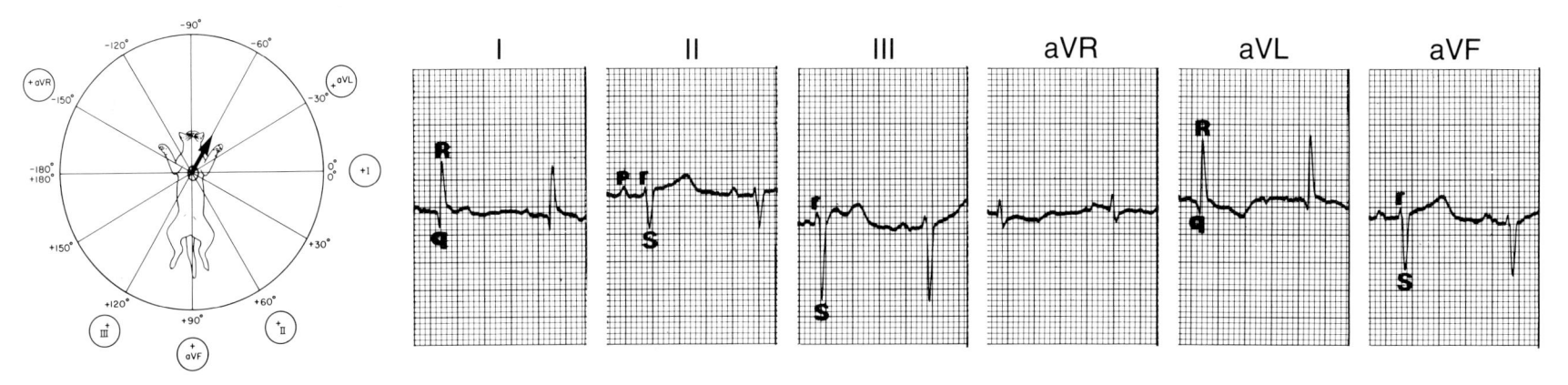

ABB. 5-27: Linksanteriorer Hemiblock bei einer Katze mit hypertropher Kardiomyopathie. Die elektrische Herzachse ist deutlich nach links verschoben (– 60°), in den Ableitungen I und aVL fällt die qR-Form, in den Ableitungen II, III und aVF die rS-Form auf. Die QRS-Komplexe sind nicht verbreitert. (Mit Genehmigung aus: TILLEY, L. P.: Vet. Clin. North Am. 7 : 257, 1977.)

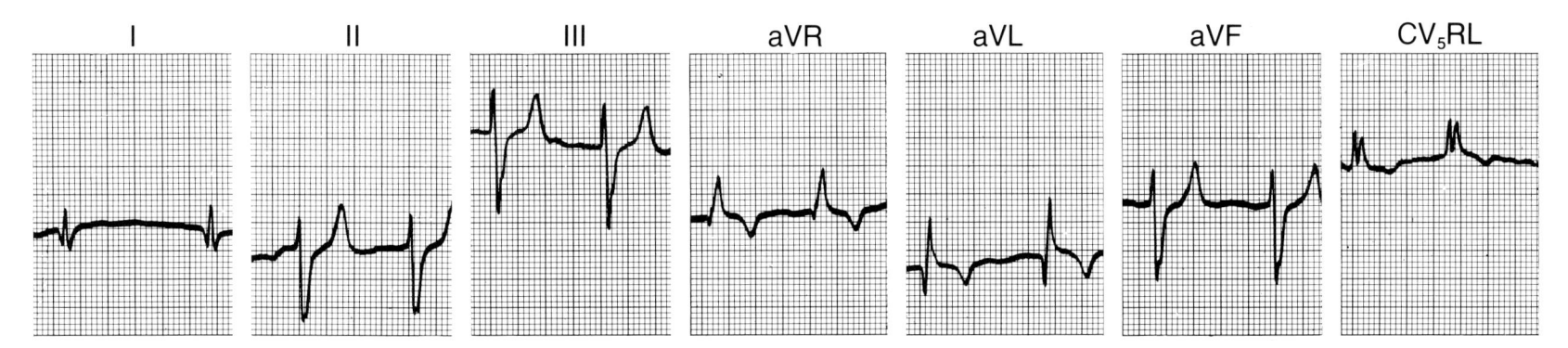

ABB. 5-28: Rechtsschenkelblock und linksanteriorer Hemiblock bei einer Katze mit hypertropher Kardiomyopathie. Kombination der Merkmale eines jeden einzelnen Blocks: Breite QRS-Komplexe (0,06 Sek.); tiefe S-Zacken in den Ableitungen I, II, III und aVF; kleine q- und große R-Zacken in den Ableitungen I und aVL; sowie eine deutliche Achsenverschiebung nach links (– 90°). Ein breiter, M-förmiger QRS-Komplex (RsR') in Ableitung CV$_5$RL vervollständigt diese Merkmale. Zusätzlich besteht ein Vorhofflimmern, so daß P-Wellen nicht zu erkennen sind.

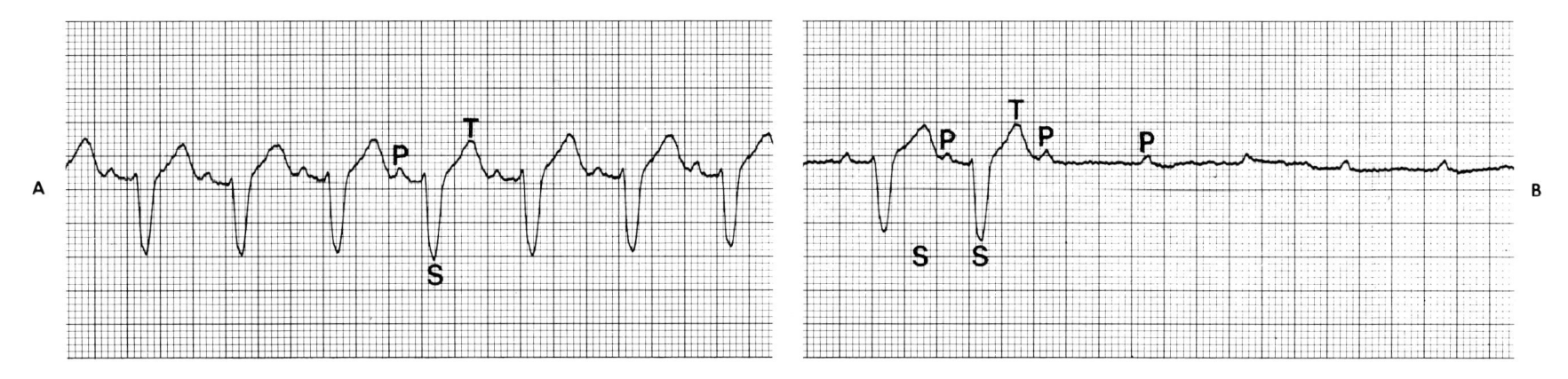

ABB. 5-29: Rechtsschenkelblock, linksanteriorer Hemiblock und intermittierender AV-Block im EKG einer Katze mit hypertropher Kardiomyopathie. A: Normaler Sinusrhythmus mit einer auf 0,07 Sek. verlängerten QRS-Dauer und tiefen S-Zacken. Die anderen, nicht abgebildeten Ableitungen zeigen die beiden Überleitungsdefekte. B: Minuten später erscheinen nach 2 Sinuskomplexen nur noch P-Wellen (AV-Block III. Grades). Der AV-Block ist möglicherweise durch eine zusätzliche Blockierung im posterioren Faszikel ausgelöst worden.

Veränderungen der ST-Strecke

ABB. 5-30: Senkung der ST-Strecke bei einer Katze mit hypertropher obstruktiver Kardiomyopathie. Die verminderte koronare Durchblutung kann zur Ischämie des Myokards führen. (Mit Genehmigung aus: TILLEY, L. P.: Vet. Clin. North Am. 7 : 273, 1977.)

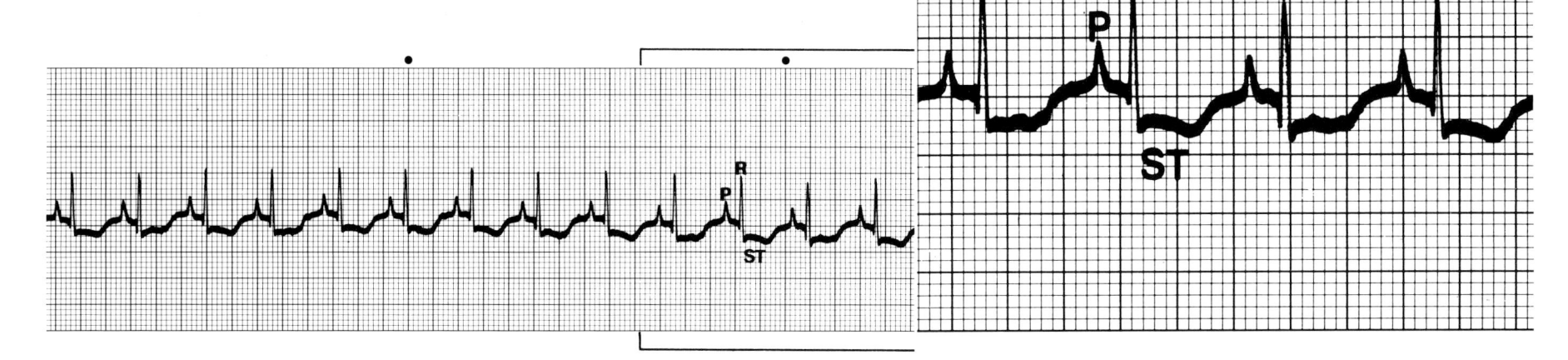

Die ST-Strecke ist die Zeit zwischen dem Ende des QRS-Komplexes und dem Beginn der T-Welle, d. h. sie kennzeichnet die frühe Phase der Repolarisation. Sie kann über (angehoben), auf oder unter (gesenkt) der Nullinie liegen. Die Nullinie oder isoelektrische Linie verläuft auf gleicher Höhe wie die TP-Strecke, die Verbindung von T- und P-Welle.

EKG-Veränderungen[8, 12]

1. Als pathologische Veränderung kann eine Verschiebung der ST-Strecke um mindestens 0,1 mV angesehen werden.
2. Die ST-Strecke geht normalerweise fließend in den Beginn der T-Welle über.
3. Aus dem Vergleich der Veränderungen verschiedener EKG-Aufzeichnungen desselben Tieres ergeben sich häufig weitere diagnostische Hinweise.

Vorkommen

1. Physiologische Variation.
2. Senkung der ST-Strecke in den Ableitungen II, III, aVF und CV$_6$LU oder in denjenigen mit hoher R-Zacke:
   a) Myokardiale Ischämie (Zirkulationsstörung).[12]
   b) Hyperkaliämie.[51, 52]
   c) Hypokaliämie.[51]
   d) Digitalis: muldenförmige ST-Streckenveränderung.
3. Hebungen der ST-Strecke in den Ableitungen II, III, aVF und CV$_6$LU oder in denjenigen mit hoher R-Zacke:
   a) Herzinfarkt (transmural, d. h. die gesamte Wandstärke des linken Ventrikels ist betroffen): Veränderungen in den über dem Bereich des Infarktes gelegenen Ableitungen.[53]
   b) Perikarditis.[54, 55]
   c) Hypoxie des Myokards (Sauerstoffmangel).[51]
   d) Eine Hebung der ST-Strecke ist außerdem Anzeichen einer Digoxinintoxikation.[56]
4. Auf Veränderungen des QRS-Komplexes folgende sekundäre Abweichungen der ST-Strecke, z. B. Hypertrophie, Schenkelblock und ventrikuläre Extrasystolen. (Die Verlagerung ist entgegengesetzt zur Hauptausschlagrichtung des QRS-Komplexes.)
5. Artefakte, z. B. Schwankungen der isoelektrischen Linie.
6. Pseudosenkung der ST-Strecke, die auf eine deutliche tachykardie- oder vorhofbedingte T$_a$-Welle (Vorhofrepolarisation) zurückzuführen ist.

Behandlung

Die Behandlung richtet sich nach dem Primärleiden.

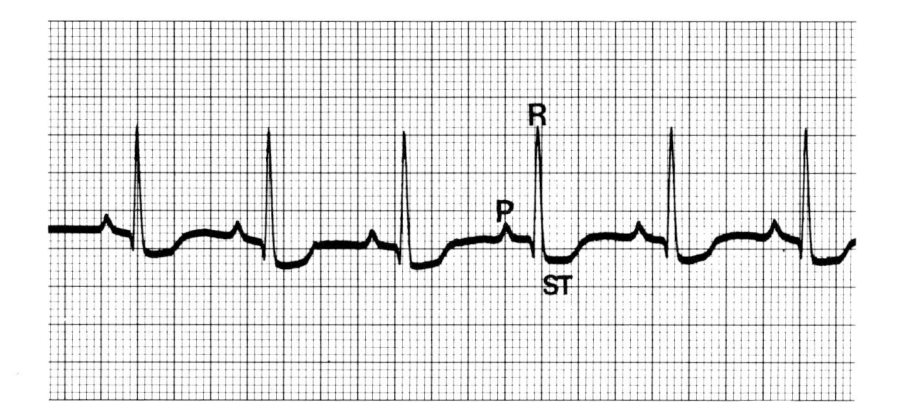

ABB. 5-31: Eine muldenförmige ST-Strecke als Zeichen einer Digoxin-Intoxikation bei einer Katze. Die Wölbung der ST-Strecke verschwand nach dem Absetzen der Digoxineingabe: Die hohen R-Zacken sind Zeichen der Vergrößerung des linken Ventrikels als Folge einer dilatativen Kardiomyopathie.

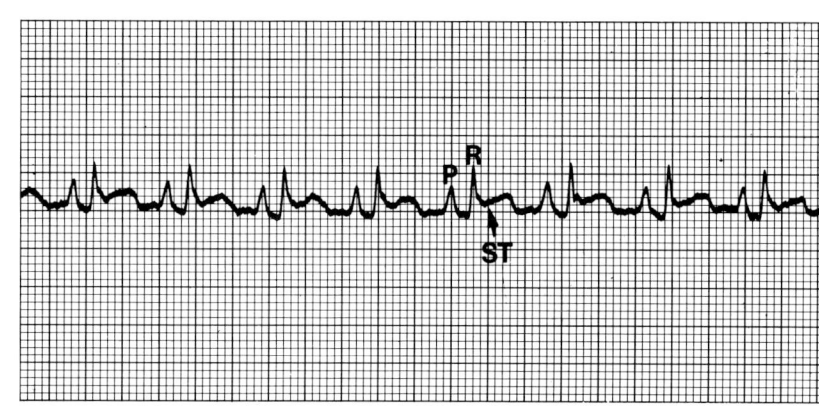

ABB. 5-32: Hebung der ST-Strecke bei einer Katze mit Perikarderguß. Die Amplitude der R-Zacke erhöhte sich nach Herzbeutelpunktion (nicht abgebildet). Der Senkung der PR-Strecke liegt möglicherweise eine subepikardiale Vorhofschädigung zugrunde.

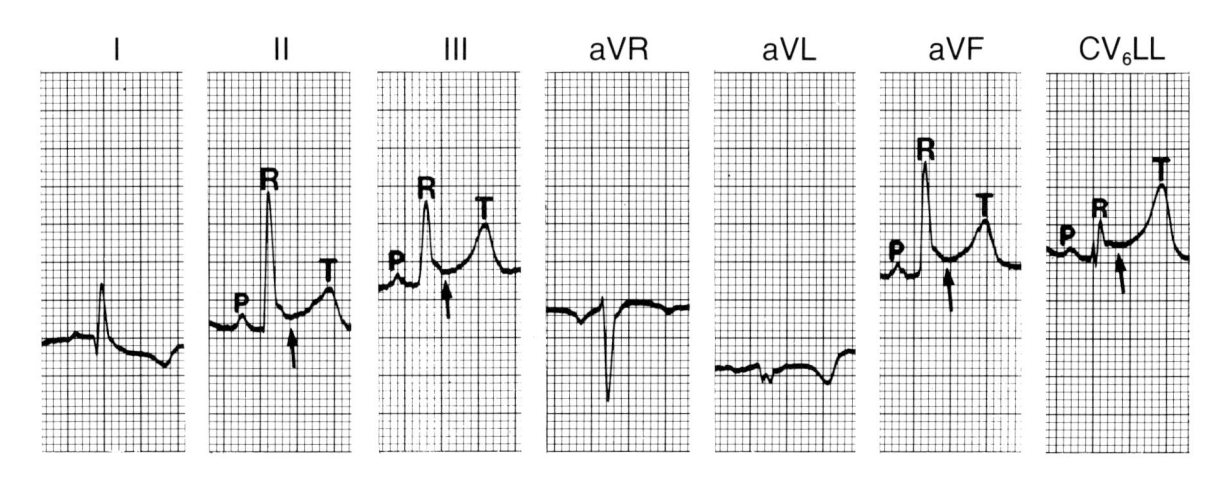

ABB. 5-33: Hebung der ST-Strecke (Pfeile) (Ableitungen II, III, aVF und CV₆LL) bei einer Katze mit hochgradigem Lungenödem infolge hypertropher Kardiomyopathie. Wahrscheinlich liegt bereits eine starke Hypoxie des Myokards vor. Nach Behandlung verschwanden die Hebung der ST-Strecke und die hohen T-Wellen (nicht abgebildet).

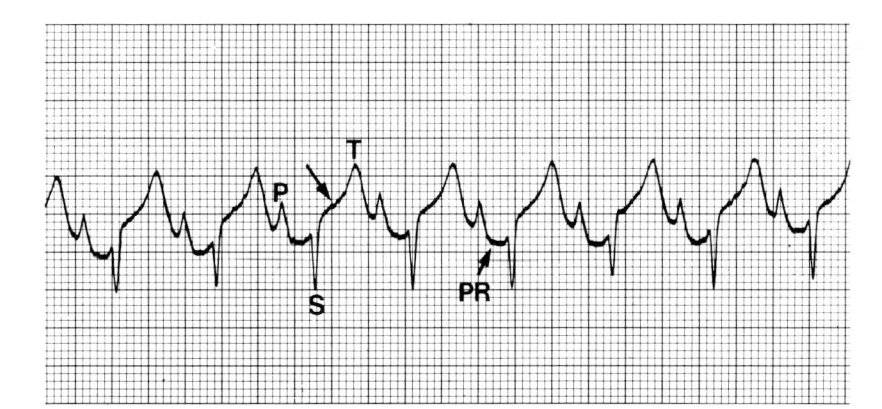

ABB. 5-34: Hebung der ST-Strecke (oberer Pfeil) bei einer Katze mit Vergrößerung des rechten Ventrikels (die tiefen S-Zacken finden sich auch in den nicht abgebildeten Ableitungen I, II, III und aVF). Die angehobene ST-Strecke spiegelt den Repolarisationsvorgang im vergrößerten rechten Ventrikel wider. Auffällig ist auch die Senkung der PR-Strecke als Folge der hohen P-Wellen und/oder der Sinustachykardie.

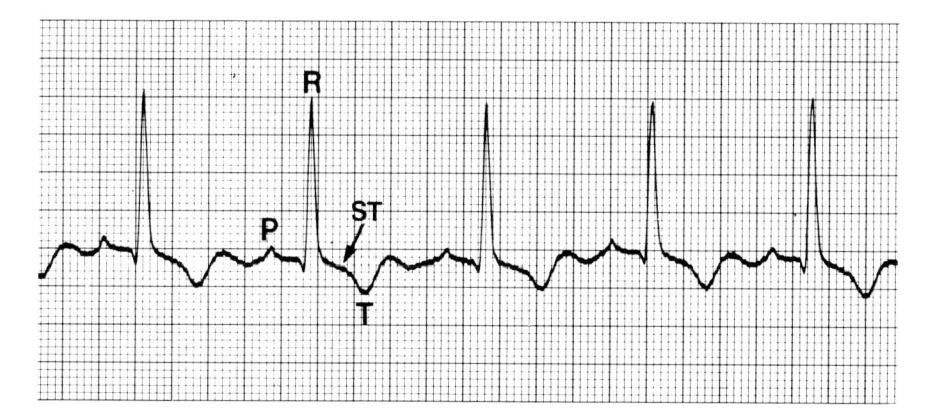

ABB. 5-35: Senkung der ST-Strecke bei einer Katze mit hochgradiger Vergrößerung des linken Ventrikels. Diese Form der Senkung der ST-Strecke (Hineinziehen in die T-Welle, deszendierende Senkung) ist eine Folge der hohen Amplitude der R-Zacke.

Veränderungen der T-Welle

ABB. 5-36: Hohe und spitze T-Wellen als Ausdruck einer Hyperkaliämie (Serumkaliumgehalt 6,8 mÄq/l) bei einer Katze mit Harnwegsobstruktion. Die auf 0,23 Sek. verlängerte QT-Strecke (oberer Grenzwert 0,2 Sek.) wird ebenfalls im Zusammenhang mit einer Hyperkaliämie gesehen.

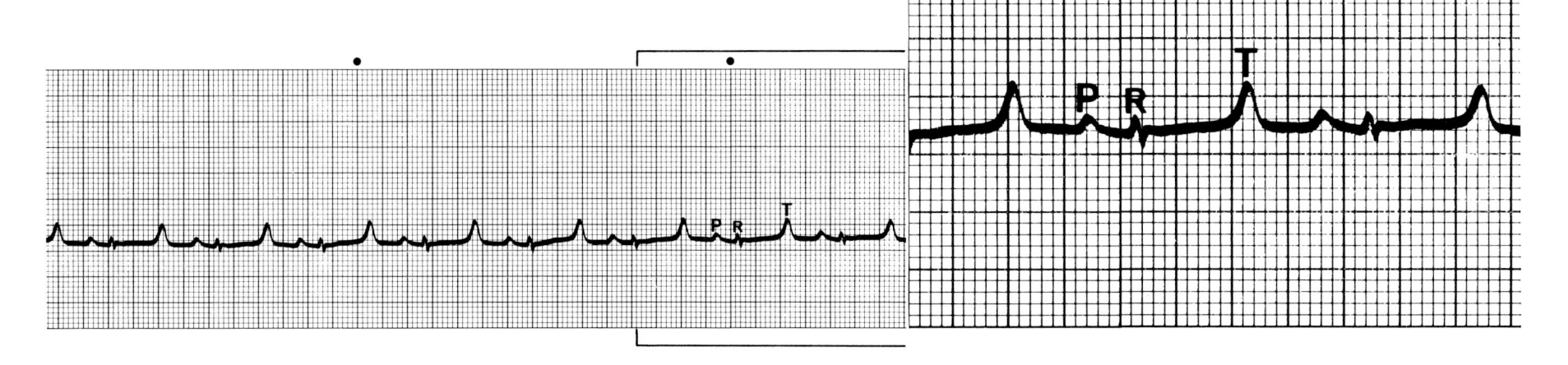

Die T-Welle ist der erste größere dem QRS-Komplex folgende EKG-Ausschlag. Sie stellt die Repolarisation der Ventrikel dar und kann positiv, negativ, gekerbt oder biphasisch sein. Ihre genaueste Analyse ermöglicht die vergleichende Betrachtung verschiedener, nacheinander aufgezeichneter T-Wellen, zu deren Registrierung die Katze eventuell anästhesiert werden sollte.

Die Amplitude, die Form oder die Richtung (Polarität) der T-Welle können pathologisch verändert sein. Diese Veränderungen können folgendermaßen eingeteilt werden.[18] 1. Primäre, von der Depolarisation unabhängige Veränderungen und 2. sekundäre, direkt vom Depolarisationsprozeß abhängige Veränderungen.

Beim Menschen beeinflussen Abweichungen in der Reihenfolge der Ventrikelaktivierung (z. B. durch Linksschenkelblock) die Ventrikelrepolarisation und führen dadurch zu primären Veränderungen der T-Welle. Auch nach Normalisierung der Aktivierungsreihenfolge (d. h. der Aufhebung des Linksschenkelblocks) kann elektrokardiographisch noch nach Tagen und Wochen eine pathologische T-Welle registriert werden. Die pathologische T-Welle hat die gleiche Polarität wie der QRS-Komplex derselben Aufzeichnung. Diese vorübergehenden Veränderungen können auf eine Erkrankung des Myokards hinweisen, bisweilen treten sie aber auch ohne klinisch erkennbare Herzerkrankungen auf.[57]

EKG-Veränderungen

1. Die T-Welle ist selten größer als 0,3 mV.[12] Der Vergleich von Serienaufzeichnungen ermöglicht eine genauere Diagnose.
2. Die T-Welle ist geringfügig asymmetrisch. Spitzen oder gekerbten T-Wellen können Elektrolytimbalancen zugrunde liegen. Deutliche Formveränderungen der T-Welle im Serienelektrokardiogramm sind meist Ausdruck pathologischer Veränderungen.
3. Die Polarität der T-Welle bei sekundären Veränderungen ist in der Regel entgegengesetzt zu der des QRS-Komplexes. Eine Umkehr der Polarität der T-Welle im Serienelektrokardiogramm ist fast immer pathologischen Ursprungs.
4. Isolierter Polaritätswechsel der T-Welle ist möglich (ABB. 5-40). Diese Erscheinung stellt sich als rhythmischer Wechsel der Polarität der T-Welle ohne damit einhergehende Veränderungen des QRS-Komplexes dar.[58]

Vorkommen

1. Myokardiale Hypoxie (Sauerstoffmangel),[51] bei Narkosezwischenfällen, nach Hypoventilation und Hitzschlag sowie bei Tieren mit pathologischer Bradykardie (T-Welle größer) und Herzinfarkt (T-Welle länger und mit Polaritätswechsel[53]). Diese Veränderungen sind Ausdruck primärer depolarisationsunabhängiger Störungen.
2. Intraventrikuläre Erregungsleitungsstörungen: Vergrößerung der Ventrikel und ventrikuläre Extrasystolen. Die T-Welle wird sekundär nach Veränderungen des QRS-Komplexes größer. Ihre Polarität ist entgegengesetzt zur Richtung des QRS-Komplexes, also diskordant.
3. Elektrolytimbalancen (T-Welle wird bei Hyperkaliämie größer und spitzer[51, 52]).

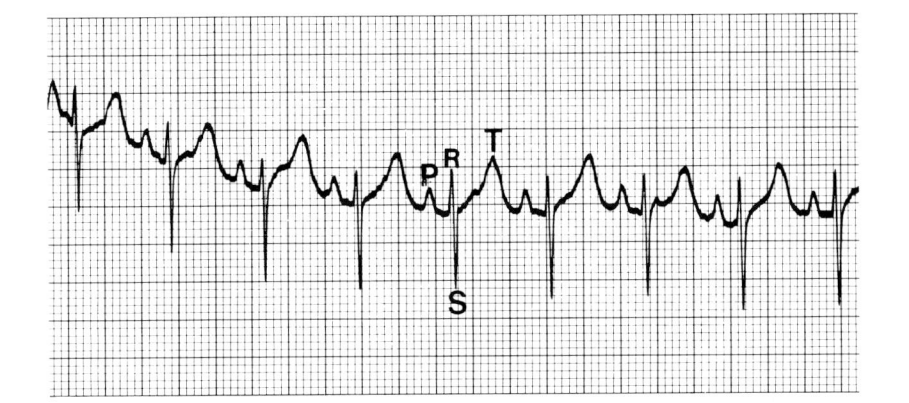

ABB. 5-37: Linksanteriorer Hemiblock (die anderen Ableitungen bestätigen diese Diagnose) mit hohen positiven T-Wellen als Folge der veränderten QRS-Ausschläge.

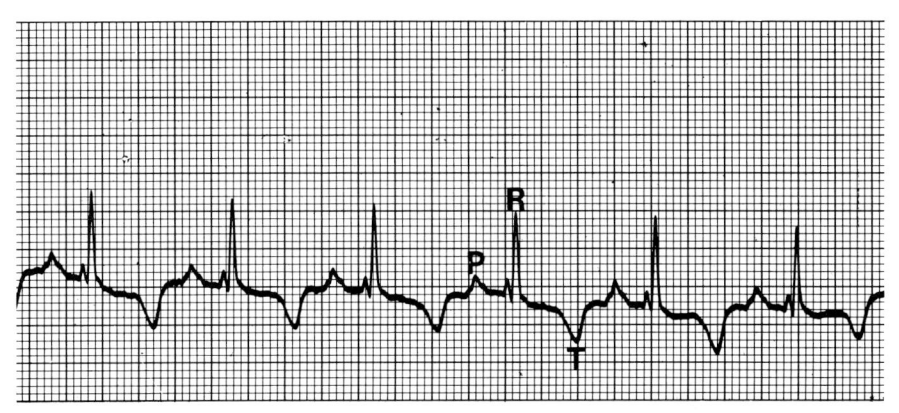

ABB. 5-38: Große negative T-Wellen und Verlängerung des QT-Intervalls (0,23 Sek.) bei einer Katze mit chronischem Nierenversagen und dadurch bedingter Hypokalzämie und Hyperkaliämie.

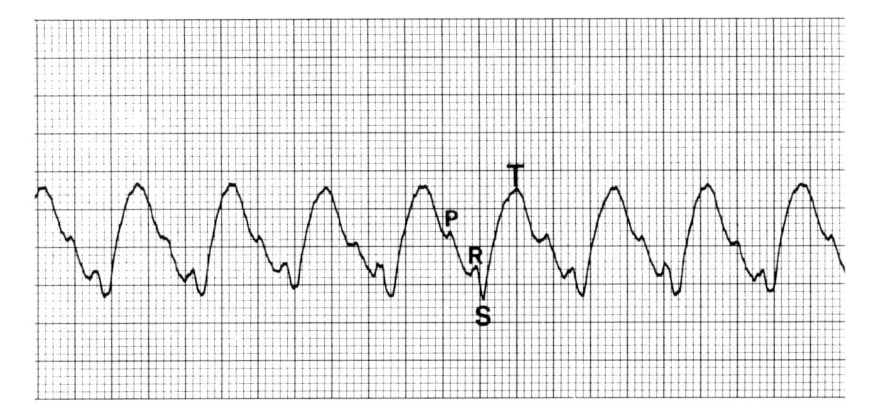

ABB. 5-39: Hohe positive T-Wellen bei einer Katze mit einem Pleuraerguß infolge rechtsherzbedingter Stauungsinsuffizienz. Die Herzschlagfrequenz von 230/Min. und die hohen T-Wellen sind wahrscheinlich Ausdruck der myokardialen Hypoxie. An Artefakte als Folge von Atembewegungen sollte gedacht werden, obwohl dies in diesem Fall nicht gegeben war.

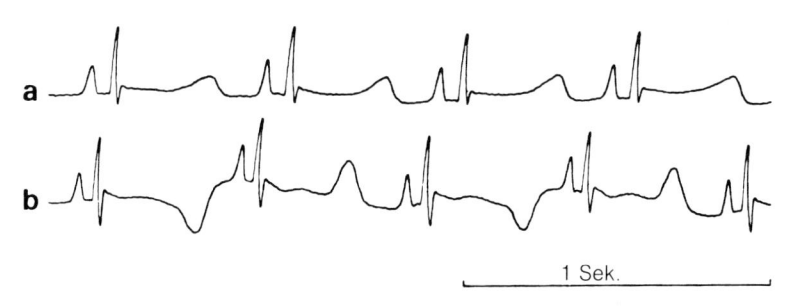

ABB. 5-40: EKG einer anästhesierten Katze. A: Kontrollaufzeichnung; B: 5 Sekunden nach Beendigung einer 30 Sekunden dauernden elektrischen Reizung beider Ganglia stellata. Die T-Welle hat ihre Polarität geändert. (Mit Genehmigung aus: SCHWARTZ, P. J., and MALLIANI, A.: Electrical alternation of the T wave. Am. Heart J. 89 : 45, 1975.)

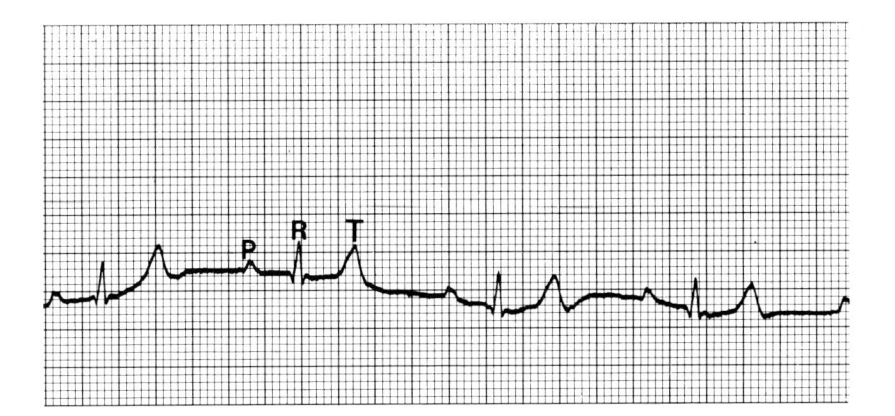

ABB. 5-41: Hyperkaliämie (Serumkaliumgehalt: 6,5 mÄq/l) bei einer Katze mit Harnröhrenobstruktion. Die T-Wellen sind hoch und spitz; das PR-Intervall ist verlängert (0,12 Sek.).

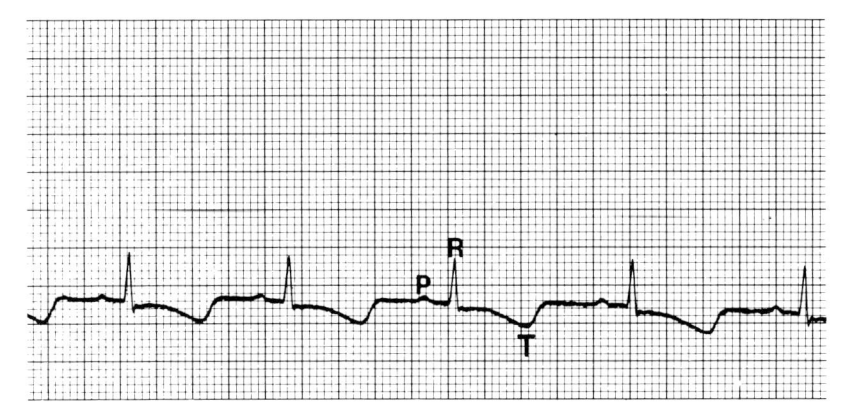

ABB. 5-42: Große negative T-Wellen bei einer Katze mit dilatativer Kardiomyopathie. Die geringe Herzschlagfrequenz von 120/Min. in Verbindung mit der Herzerkrankung führte wahrscheinlich zu einer Hypoxie des Myokards. Nach Steigerung der Herzschlagfrequenz verloren die T-Wellen an Höhe.

4. Metabolische Erkrankungen, z. B. Anämie, Schock, Urämie, Ketose, Hypoglykämie und Fieber. (Nichtspezifische Veränderungen der T-Welle. Der Vergleich mit früheren Aufzeichnungen gibt weitere diagnostische Hinweise.)
5. Intoxikationen durch verschiedene Pharmaka, z. B. Digitalis und Propranolol (nichtspezifische Veränderungen der T-Welle).
6. Bestimmte physiologische Faktoren, z. B. nach Respirationsstörungen und durch autonome neurale Kontrollmechanismen. Diese Veränderungen der T-Welle können auch bei gesunden Tieren beobachtet werden.
7. Polaritätswechsel der T-Welle: nach Katecholaminausschüttung, Hypokalzämie und der Zunahme sympathischer Impulse.[58]

Behandlung

Die Behandlung richtet sich nach dem Primärleiden.

Literatur

1. Simonson, E.: *Differentiation between Normal and Abnormal in Electrocardiography.* St. Louis, C.V. Mosby, 1961.
2. Tilley, L.P. (chairman), Gompf, R.E., Bolton, G., and Harpster, N.: Criteria for the normal feline electrocardiogram. The Academy of Veterinary Cardiology Committee Report, 1977.
3. Blok, J., and Boeles, J.T.F.: The electrocardiogram of the normal cat. Acta Physiol. Pharmacol., 6:95, 1957.
4. Hamlin, R.L., Smetzer, D.L., and Smith, C.R.: The electrocardiogram, phonocardiogram and derived ventricular activation process of domestic cats. Am. J. Vet. Res., 24:792, 1963.
5. Rogers, W.A., and Bishop, S.P.: Electrocardiographic parameters of the normal domestic cat. A comparison of standard limb leads and an orthogonal system. J. Electrocardiol., 4:315, 1971.
6. Gompf, R.E., and Tilley, L.P.: Comparison of lateral and sternal recumbent position for electrocardiography of the cat. Am. J. Vet. Res., 40:1483, 1979.
7. Robertson, B.T., Figg, F.A., and Ewell, W.M.: Normal values for the electrocardiogram in the cat. Feline Pract., 2:20, 1976.
8. Tilley, L.P., and Gompf, R.E.: Feline electrocardiography. Vet. Clin. North Am., 7:257, 1977.
8a. Soderberg, S.F., et al.: M-mode echocardiography as a diagnostic aid for feline cardiomyopathy. Vet. Radiol., 24:66, 1983.
9. Rousselot, J.F.: The normal electrocardiogram in the cat. Rec. Med. Vet., 156:439, 1980.
10. Coulter, D.B., and Calvert, C.A.: Orientation and configuration of vectorcardiographic QRS loops from normal cats. Am. J. Vet. Res., 42:282, 1981.
11. Harpster, N.K.: Cardiovascular diseases of the cat. Adv. Vet. Sci. Comp. Med., 21:39, 1977.
12. Harris, S.G., and Ogburn, P.N.: The cardiovascular system. In *Feline Medicine and Surgery.* Edited by E.J. Catcott. 2nd Edition. Santa Barbara, Calif., American Veterinary Publications, 1975.
13. Tilley, L.P.: Feline cardiology. Proc. Am. Anim. Hosp. Assoc., 43:79, 1976.
14. Tilley, L.P.: Feline cardiac arrhythmias. Vet. Clin. North Am., 7:273, 1977.
15. Tilley, L.P.: Feline cardiology. In *Katzen Krankheiten, Klinik und Therapie.* Edited by W.K. Herausgeber and U.M. Durr. Hannover, Germany, Verlag M. & H. Schaper, 1978.
16. Tilley, L.P., Liu, S.-K., and Fox, P.R.: Myocardial disease. In *Textbook of Veterinary Internal Medicine.* Edited by S.J. Ettinger. 2nd Edition. Philadelphia, W.B. Saunders, 1983.
17. Bond, B., and Tilley, L.P.: Cardiomyopathy in the dog and cat. In *Current Veterinary Therapy VII. Small Animal Practice.* Edited by R.W. Kirk. Philadelphia, W.B. Saunders, 1980.
18. Friedman, H.H.: *Diagnostic Electrocardiography and Vectorcardiography.* 2nd Edition. New York, McGraw-Hill, 1977.
18a. Scott, C.S., et al.: The effect of left atrial histology and dimension on P-wave morphology. J. Electrocardiol., 16:363, 1983.
19. Bolton, G.R., and Liu, S.-K.: Congenital heart diseases of the cat. Vet. Clin. North Am., 7:341, 1977.
20. Edwards, N.J., and Tilley, L.P.: Congenital heart defects. In *Pathophysiology of Small Animal Surgery.* Edited by M.J. Bojrab. Philadelphia, Lea & Febiger, 1981.
21. Liu, S.-K., and Tilley, L.P.: Dysplasia of the tricuspid valve in the dog and cat. J. Am. Vet. Med. Assoc., 169:623, 1976.
22. Bolton, G.R., Ettinger, S.J., and Liu, S.-K.: Tetralogy of Fallot in three cats. J. Am. Vet. Med. Assoc., 160:1622, 1972.
23. Jeraj, K., Ogburn, P., Lord, P.F., and Wilson, J.W.: Patent ductus arteriosus with pulmonary hypertension in a cat. J. Am. Vet. Med. Assoc., 172:1432, 1978.
24. Calvert, C.A., Mandell, C.P.: Diagnosis and management of feline heartworm disease. J. Am. Vet. Med. Assoc., 180:550, 1982.
25. Hollister, R.M., and Goodwin, J.F.: The electrocardiogram in cardiomyopathy. Br. Heart J., 25:357, 1963.
26. Savage, D.D., et al.: Electrocardiographic findings in patients with obstructive and nonobstructive hypertrophic cardiomyopathy. Circulation, 58:402, 1978.
27. Spodick, D.H.: Hypertrophic obstructive cardiomyopathy of the left ventricle (idiopathic hypertrophic subaortic stenosis). Cardiovasc. Clin., 4:133, 1972.
28. Tilley, L.P., et al.: Primary myocardial disease in the cat. Am. J. Pathol., 87:493, 1977.
29. Cohen, J.S., Tilley, L.P., Liu, S.-K., and DeHoff, W.D.: Patent ductus arteriosus in five cats. J. Am. Anim. Hosp. Assoc., 11:95, 1975.
30. Liu, S.-K., and Tilley, L.P.: Animal models of primary myocardial disease. Yale J. Biol. Med., 53:191, 1980.
31. Harpster, N.K.: Feline cardiomyopathy. Vet. Clin. North Am., 7:355, 1977.
32. Peterson, M.E., et al.: Electrocardiographic findings in 45 cats with hyperthyroidism. J. Am. Vet. Med. Assoc., 180:934, 1982.
32a. Peterson, M.E., et al.: Feline hyperthyroidism: pretreatment clinical and laboratory evaluation of 131 cases. J. Am. Vet. Med. Assoc., 183:103, 1983.
33. Liu, S.-K., Tilley, L.P., and Tashjian, R.J.: Lesions of the conduction system in the cat with cardiomyopathy. Recent Adv. Stud. Cardiac Struct. Metab., 10:681, 1975.
34. Goldman, M.J.: *Principles of Clinical Electrocardiography.* 11th Edition. Los Altos, Calif., Lange Medical Publications, 1982.
35. Rosenbaum, M.B.: The hemiblocks: diagnostic criteria and clinical significance. Mod. Concepts Cardiovasc. Dis., 39:141, 1970.
36. Rosenbaum, M.B., Elizari, M.V., and Lazzari, J.O.: *The Hemiblocks.* Oldsmar, Fla., Tampa Tracings, 1970.
37. Lepeschkin, E., and Surawicz, B.: The measurement of the duration of the QRS interval. Am. Heart J., 44:80, 1952.
38. Sung, R.J., Castellanos, A., and Gelband, H.: ECG criteria for BBB (Letters to the editor). Circulation, 56:127, 1977.
39. Cohen, H.C., et al.: Tachycardia and bradycardia-dependent bundle branch block alternans. Circulation, 55:242, 1977.
40. Elizari, M.V., Lazzari, J.O., and Rosenbaum, M.B.: Phase-3 and phase-4 intermittent left bundle branch block occurring spontaneously in a dog. Eur. J. Cardiol., 1:95, 1973.
41. Rosenbaum, M.B., and Elizari, M.V.: Mechanism of intermittent bundle branch block and paroxysmal atrioventricular block. Postgrad. Med., 53(5):87, 1973.
42. Liu, S.-K., Fox, P.R., and Tilley, L.P.: Excessive moderator bands in the left ventricle of 21 cats. J. Am. Vet. Med. Assoc., 180:1215, 1981.
43. Tilley, L.P., Bond, B., Patnaik, A.K., and Liu, S.-K.: Cardiovascular tumors in the cat. J. Am. Anim. Hosp. Assoc., 17:1009, 1981.
44. Reinhard, D.W., and Bolton, G.R.: ECG of the month. J. Am. Vet. Med. Assoc., 172:142, 1978.
45. Tilley, L.P.: Feline cardiomyopathy. In *Current Veterinary Therapy VI. Small Animal Practice.* Edited by R.W. Kirk. Philadelphia, W.B. Saunders, 1977.
46. Jacobsen, L.B., La Folette, L., and Cohn, K.: An appraisal of initial QRS forces in left anterior fascicular block. Am. Heart J., 94:407, 1977.
47. Warner, R.A., Hill, N.E., Mookherjee, S., and Smulyan, H.: Improved electrocardiographic criteria for the diagnosis of left anterior hemiblock. Am. J. Cardiol., 51:723, 1983.
48. Hamby, R.I., and Raia, F.: Electrocardiographic aspects of primary myocardial disease in 60 patients. Am. Heart J., 76:316, 1968.
49. Ewy, G.A., Karliner, J., and Bednyer, J.: Electrocardiographic QRS axis as a manifestation of hyperkalemia. JAMA, 215:429, 1971.
50. Schaer, M.: Hyperkalemia in cats with urethral obstruction: electrocardiographic abnormalities and treatment. Vet. Clin. North Am., 7:407, 1977.
51. Coulter, D.B., Duncan, R.J., and Sander, P.D.: Effects of asphyxia and potassium on canine and feline electrocardiograms. Can. J. Comp. Med., 39:442, 1975.
52. Parks, J.: Electrocardiographic abnormalities from serum electrolyte imbalance due to feline urethral obstruction. J. Am. Anim. Hosp. Assoc., 11:102, 1975.
53. Colcolough, H.L.: A comparative study of acute myocardial infarction in the rabbit, cat and man. Comp. Biochem. Physiol., 49A:121, 1974.
54. Owens, J.M.: Pericardial effusion in the cat. Vet. Clin. North Am., 7:373, 1977.
55. Tilley, L.P., Owens, J.M., Wilkins, R.J., and Patnaik, A.K.: Pericardial mesothelioma with effusion in a cat. J. Am. Anim. Hosp. Assoc., 11:60, 1975.
56. Bolton, G.R., and Powell, A.A.: Plasma kinetics of digoxin in the cat. Am. J. Vet. Res., 43:1994, 1982.
57. Rosenbaum, M.B., et al.: Electronic modulation of the T wave and cardiac memory. Am. J. Cardiol., 50:213, 1982.
58. Schwartz, P.J., and Malliani, A.: Electrical alternation of the T-wave: clinical and experimental evidence of its relationship with the sympathetic nervous system and with the long Q-T syndrome. Am. Heart J., 89:45, 1975.
59. Corr, P.B., Witkowski, F.X., and Sobel, B.E.: Mechanisms contributing to malignant dysrhythmias induced by ischemia in the cat. J. Clin. Invest., 61:109, 1978.

TEIL III

Herzrhythmusstörungen

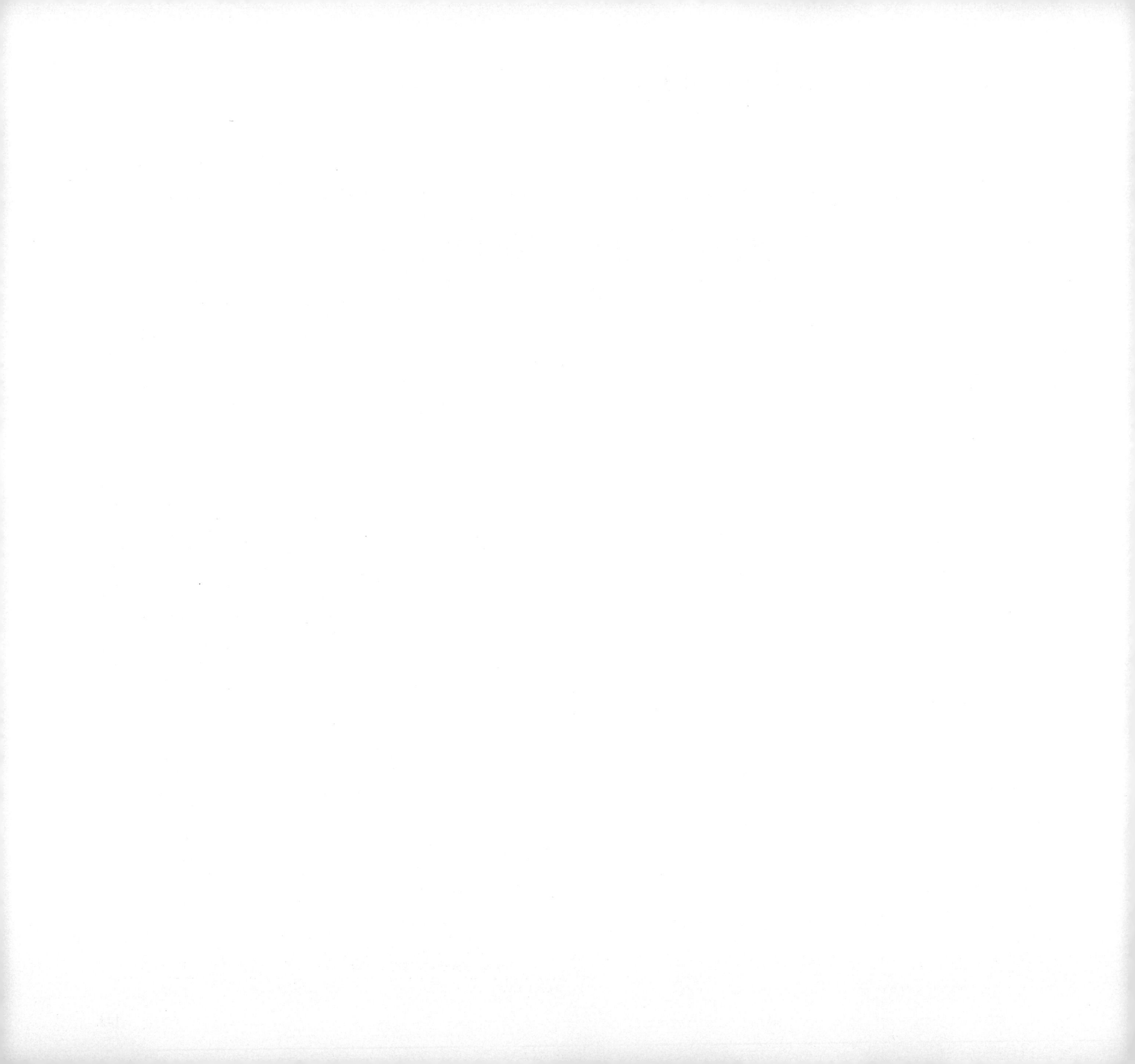

6 Analyse der Rhythmusstörungen des Hundes

Eine Arrhythmie ist gekennzeichnet durch eine pathologische Abweichung der Herzschlagfrequenz, der Regelmäßigkeit oder Herkunft der elektrischen Impulse und/oder durch eine Erregungsleitungsstörung, die zu einer Veränderung der Depolarisationsfolge in den Vorhöfen und Kammern führt.[1] Der normale Herzrhythmus ist der Sinusrhythmus, dessen Impulse im Sinusknoten entstehen und von dort die Vorhöfe sowie, nach Weiterleitung zum AV-Knoten und dem His-Purkinje-System, die Kammern depolarisieren. Störungen der Erregungsbildung oder -leitung sind für die verschiedenen Arrhythmien verantwortlich und dienen als Grundlage für die folgende Systematik. Aus elektrophysiologischer Sicht können Arrhythmien als Störungen der Automatie oder der Leitfähigkeit — oder auch beider zusammen — angesehen werden. Tabelle 9-1 in Kapitel 9 zeigt die derzeitige Einteilung für die Entstehungsmechanismen der Arrhythmien. Diese wesentlichen Mechanismen werden in Kapitel 9 näher erläutert.

Sinusrhythmus

Normaler Sinusrhythmus
Sinustachykardie
Sinusbradykardie
Sinusarrhythmie
Wandernder Schrittmacher

Störungen der Impulsbildung

Supraventrikulär
 Sinusstillstand
 Vorhofextrasystolen
 Vorhoftachykardie
 Vorhofflattern
 Vorhofflimmern
Auf der Ebene des AV-Knotens
 AV-Extrasystolen
 AV-Tachykardie
 AV-Ersatzrhythmus (sekundäre Arrhythmie)
Ventrikulär
 Ventrikuläre Extrasystolen
 Kammertachykardie
 Kammerflattern, -flimmern
 Asystolie
 Kammerersatzrhythmus (sekundäre Arrhythmie)

Störungen der Erregungsleitung

Sinuatrialer Block
Persistierender Vorhofstillstand (»stummer« Vorhof)
Vorhofstillstand (Hyperkaliämie, sinuventrikulärer Rhythmus)
AV-Block
 I. Grades
 II. Grades
 III. Grades (totaler AV-Block)

Kombinierte Störungen von Impulsbildung und Erregungsleitung

Präexzitations- oder Wolff-Parkinson-White-Syndrom, reziproker Rhythmus (Re-entry)
Parasystolie
Andere komplexe Rhythmen (s. Kap. 12)

Den in diesem Buch in Zusammenhang mit Herzrhythmusstörungen verwendeten Fachausdrücken liegen die jüngsten, standardisierten Terminologieempfehlungen der WHO und der International Society of Cardiology Task Force zugrunde.[2,3] Unter den möglichen Termini wurde in Abhängigkeit von der wissenschaftlichen Exaktheit, der Verständlichkeit, der Einfachheit und dem üblichen Gebrauch (in dieser Reihenfolge der Gewichtung) ausgewählt. Damit bemüht sich dieses Lehrbuch, den internationalen Standardisierungsbestrebungen zu entsprechen. Die zunehmende Bedeutung der Elektrokardiographie in der Veterinärmedizin macht eine einheitliche Fachsprache notwendig.

Tabelle 6-1 gibt die Häufigkeit von Arrhythmien und Erregungsleitungsstörungen bei 3000 an einer Tierklinik in einem Zeitraum von 18 Monaten untersuchten Hunden wieder.[4] An einer tierärztlichen Hochschule konnten bei 48 (42 Prozent) von 115 Hunden mit Magendilatation Herzarrhythmien festgestellt werden. 33 dieser 48 hatten ventrikuläre Arrhythmien.[5] An einer anderen Veterinärhochschule wurden 19 Dobermannrüden mit einer kongestiven Kardiomyopathie untersucht. Bei 4 von ihnen wurde Vorhofflimmern als primäre Arrhythmie festgestellt, während bei den anderen 15 ventrikuläre Arrhythmien vorlagen.[6] Die Häufigkeit der verschiedenen Arrhythmien ist am »Animal Medical Center« noch nicht detailliert untersucht worden. Allerdings liefert eine Untersuchung aus dieser Institution gute Anhaltspunkte für die Häufigkeiten der ermittelten Arrhythmien.[7] In den drei Jahren von September 1972 bis September 1975 konnte bei 148 der etwa 17 000 stationär behandelten Hunde Vorhofflimmern diagnostiziert werden.

Tabelle 6-1: **Häufigkeit spontaner Arrhythmien bei 95 von 3000 untersuchten Hunden.**

Arrhythmie	Anzahl
Ventrikuläre Extrasystolen	43
Vorhofextrasystolen	14
Vorhofflimmern	13
AV-Block I. Grades	12
AV-Block II. Grades	12
Kammertachykardie	8
AV-Extrasystolen	3
AV-Dissoziation	3
Vorhoftachykardie	3
Vorhofflattern	2
Totaler AV-Block (AV-Block III. Grades)	2
Wolff-Parkinson-White-Syndrom	1

Aus: PATTERSON, D. F., et al.: Am. J. Vet. Res. 22: 355, 1961.

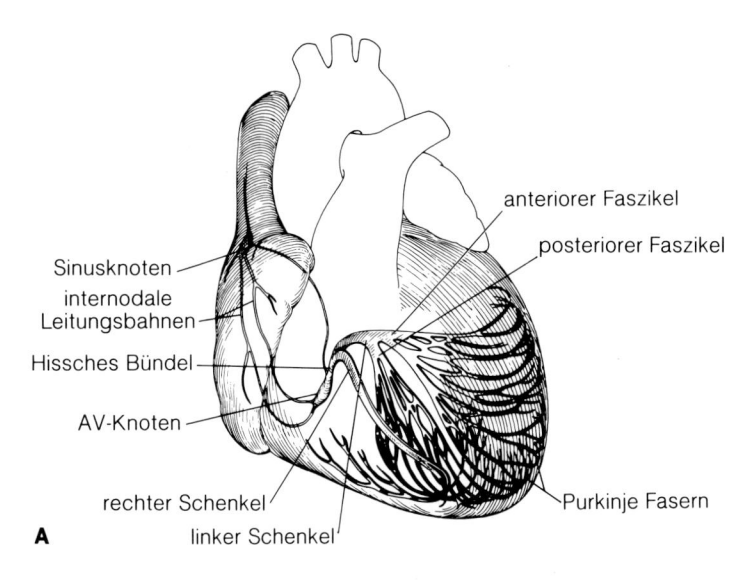

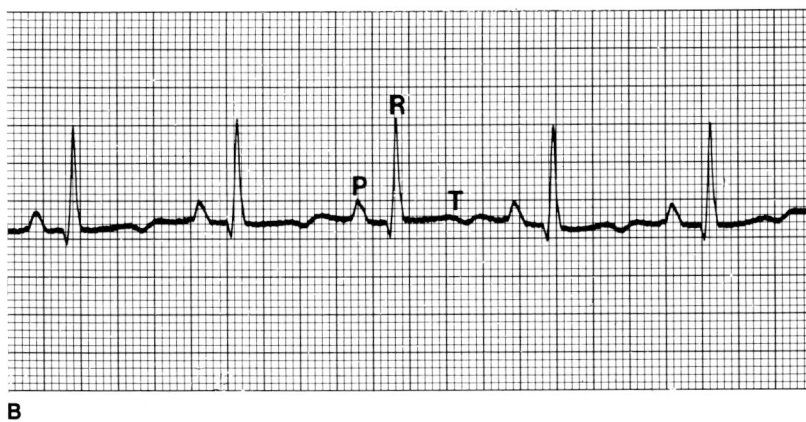

ABB. 6-1: A: Impulsbildungs- und Erregungsleitungssystem des Herzens. (Mit Genehmigung aus: DE SANCTIS, R. W.: Disturbances of cardiac rhythm and conduction. Scientific American Medicine. Herausgegeben von E. Rubenstein. New York, Scientific American, 1982). B: Das normale EKG (Ableitung II) zeigt einen physiologischen Herzrhythmus, der sinuatrial oder Sinusrhythmus genannt wird.

Für eine meiner Untersuchungen zur Diagnose der Herzarrhythmien und der Erregungsleitungsstörungen wurden 2000 Elektrokardiogramme telefonisch nach New York übermittelt.[8] Sie stammten aus 42 Staaten der USA sowie aus Kanada und England (2 aus England, 32 aus Kanada). Die telefonische EKG-Übermittlung hatte verschiedene Gründe: 1. als Teil einer routinemäßigen Herz-Kreislauf-Untersuchung, 2. zur Beurteilung einer antiarrhythmischen Therapie und 3. zur Bestätigung von Arrhythmie-Verdachtsdiagnosen.

Achtzehn verschiedene Arrhythmieformen konnten bei insgesamt 396 Hunden (20 Prozent) festgestellt werden. Zwanzig Elektrokardiogramme enthielten Anzeichen für mehrere gleichzeitig vorliegende Arrhythmien. Vorhofarrhythmien, die häufigsten Arrhythmien beim Hund, wurden bei 190 Hunden (9,6 Prozent) registriert. Dazu gehören Vorhofextrasystolen (113 Hunde), Vorhoftachykardie (13 Hunde), Vorhofflimmern (63 Hunde) und Vorhofflattern (1 Hund). Ventrikuläre Arrhythmien wurden bei insgesamt 114 Hunden (5,75 Prozent) festgestellt (bei 101 Hunden ventrikuläre Extrasystolen, bei 11 Hunden Kammertachykardie und bei 2 Hunden Kammerflimmern). Störungen der Erregungsleitung konnten in 72 Fällen (3,65 Prozent) ermittelt werden (30mal AV-Block I. Grades, 35mal AV-Block II. Grades und 15mal AV-Block III. Grades). Ferner wurde in 27 Fällen (1,3 Prozent) ein Sinusstillstand und/oder ein sinuatrialer Block diagnostiziert. Bei jeweils einem Patienten lag ein persistierender Vorhofstillstand, ein sinuatrialer Stillstand sowie ein Wolff-Parkinson-White-Syndrom vor. Der hohe Prozentsatz pathologischer EKG in dieser Untersuchung ist ohne Bedeutung, da die meisten EKG wegen des Verdachts einer Arrhythmie übermittelt wurden.

Genaue Kenntnisse der anatomischen und physiologischen Verhältnisse des erregungsbildenden und erregungsleitenden Systems von Vorhöfen, AV-Knoten und Ventrikeln sind zur exakten Analyse der Herzarrhythmien notwendig (ABB. 6-1):

Die Aktivierung des Herzmuskels ist Folge der plötzlichen Entladung eines Schrittmachers und der zellulären Weiterleitung dieses Impulses. Der physiologische Schrittmacher liegt im Sinusknoten. Schlagfrequenz und Rhythmus des Herzens werden vom Sinusknoten kontrolliert; daher wird der normale Herzrhythmus sinuatrial bzw. Sinusrhythmus genannt (ABB. 6-1). Der Impuls breitet sich über die Arbeitsmuskulatur beider Vorhöfe aus und erreicht den AV-Knoten. Dort erfolgt eine Verzögerung, die verhindert, daß sich die Kammern bereits kontrahieren, während sie noch durch die Vorhofsystole gefüllt werden. Schließlich erreicht der Impuls über das Hissche Bündel, die beiden Tawara-Schenkel und die Purkinjeschen Fasern das Kammermyokard. Das Herz verfügt über eine ganze Anzahl potentieller Schrittmacherzellen. Der Sinusschrittmacher hat die höchste Entladungsfrequenz, damit fungiert er als primärer Schrittmacher. Je weiter distal der potentielle Schrittmacher vom Sinusknoten liegt, um so geringer ist seine Entladungsfrequenz. Der primäre Schrittmacher steht unter dem Einfluß des autonomen Nervensystems, wodurch seine Impulsfrequenz ständig dem Bedarf angepaßt wird.

Erkennung von Arrhythmien durch systematisches Vorgehen

Mit Hilfe der vorher beschriebenen Grundkenntnisse der normalen anatomischen und physiologischen Verhältnisse der Erregungsbildung und Erregungsleitung (ABB. 6-1) sowie durch strikte Einhaltung einer systematischen EKG-Interpretation kann die Arrhythmiediagnostik stark vereinfacht werden. Eine solche EKG-Analyse (meistens Ableitung II) sollte sich an nachfolgendem Schema orientieren.[9-11]

Schritt 1: Allgemeine Untersuchung des EKG

Dabei sollte ermittelt werden, ob die Arrhythmie gelegentlich, häufig oder ununterbrochen, regelmäßig oder unregelmäßig auftritt und ob sie sich wiederholt oder in wechselnden Kombinationen manifestiert. Das heißt, es soll festgestellt werden, ob der Rhythmus ein normaler Sinusrhythmus ist oder ob er durch charakteristische Veränderungen auf eine der Herzarrhythmien hinweist. Gleichzeitig wird bestimmt, ob die Herzschlagfrequenz normal, schnell (Tachykardie) oder langsam (Bradykardie) ist.

Schritt 2: Beurteilung der P-Wellen

Identifizierung und Analyse der P-Wellen sind die entscheidenden Schritte bei der elektrokardiographischen Untersuchung. Dabei soll festgestellt werden, ob die Vorhofaktivität einheitlich und regelmäßig ist. Nicht in allen Ableitungen treten die P-Wellen deutlich in Erscheinung. In der Regel eignen sich insbesondere die Ableitung II sowie die präkordialen Brustwandableitungen zur Beurteilung der P-Wellen. Auch kann eine Verdoppelung der Verstärkung (Eichung, 1 mV = 2 cm) erwogen werden, um die Ausschläge zu vergrößern. Ausschlagrichtung und Form der P-Welle sind wichtige Kriterien zur Diagnose einer Arrhythmie. Eine normale P-Welle (positiv und abgerundet, wie in Ableitung II) zeigt in den meisten Fällen an, daß der Impuls seinen Ursprung im Sinusknoten hat. Einer formveränderten, steilen P-Welle kann ein im Vorhof verlagerter Schrittmacher zugrunde liegen. Sind die P-Wellen in den Ableitungen I, II, III und aVF negativ, stammt der Impuls fast immer aus dem Bereich des AV-Knotens. Das Fehlen von P-Wellen weist normalerweise auf Vorhofflimmern, Vorhofstillstand, Niedervoltage der P-Welle in der entsprechenden Ableitung oder die Überlagerung der P-Wellen durch QRS-Komplexe beim AV-Rhythmus hin. Bei verschiedenen supraventrikulären Tachykardien kann die P-Welle durch Anteile des QRS-Komplexes, der ST-Strecke oder der T-Welle der vorangegangenen Herzaktion überlagert sein.

Schritt 3: Beurteilung der QRS-Komplexe

Form, Gleichmäßigkeit und Regelmäßigkeit der QRS-Komplexe sollten bestimmt werden. Haben die QRS-Komplexe normale Form und Breite und sind identisch mit den vor dem Auftreten einer Arrhythmie registrierten QRS-Komplexen, so sind sie wahrscheinlich Ausdruck einer physiologischen Ventrikelaktivierung. Solche Komplexe sind Abbild eines Impulses, der entweder aus dem Sinusknoten stammt oder in pathologischer Weise irgendwo proximal vom Hisschen Bündel entstanden ist. Solche normal erscheinenden QRS-Komplexe können daher als »supraventrikulär« bezeichnet werden. Breite, vielgestaltige QRS-Komplexe können dagegen die Folge eines nach distal vom Hisschen Bündel verlagerten ventrikulären Schrittmachers oder einer Schädigung des intraventrikulären Erregungsleitungssystems sein.

Darüber hinaus können aberrante Ventrikelaktivierung und Fusionskomplexe zu Formveränderungen des QRS-Komplexes führen. Bei aberranter Ventrikelaktivierung trifft ein proximal vom Hisschen Bündel entspringender Impuls auf einen Bereich des intraventrikulären Erregungsleitungssystems, der noch in der Refraktärzeit ist. Ein häufiges Beispiel von Fusionskomplexen ist die gleichzeitige Aktivierung der Ventrikel durch zwei Impulse. Dabei stammt ein Impuls aus dem Sinusknoten und ein zweiter aus einem ektopen ventrikulären Schrittmacherzentrum. Diese Veränderungen werden später in diesem Kapitel sowie in Kapitel 12 eingehender beschrieben.

Schritt 4: Beziehung zwischen P-Wellen und QRS-Komplexen
Die Zeit vom Beginn der P-Welle bis zum Beginn des QRS-Komplexes wird PQ-Intervall genannt (beim Fehlen der Q-Zacke: PR-Intervall). Sie ist ein Maß für die atrioventrikuläre Überleitung. Bei einem normalen Sinusrhythmus müßten die PQ-Intervalle konstant sein, tatsächlich können sie jedoch variieren. Bei abnormer Verlängerung des PQ-Intervalls ist meistens die atrioventrikuläre Überleitung verzögert (AV-Block I. Grades). Durch akzessorische Erregungsleitung unter Umgehung des AV-Knotens oder bei AV-Rhythmen, bei denen die P-Welle in die Nähe des QRS-Komplexes rückt, kann das PQ-Intervall abnorm verkürzt sein. Folgt nicht jeder P-Welle ein QRS-Komplex, so liegt ein AV-Block II. Grades vor. Das PQ-Intervall kann auch allmählich länger werden, bis schließlich eine P-Welle ohne nachfolgenden QRS-Komplex auftritt (Wenckebachsche Periodik). Variiert das PQ-Intervall, sollten die Beziehungen zwischen den Vorhöfen und den Ventrikeln im Laufe einer Herzaktion näher untersucht werden. Beim totalen AV-Block ist die Überleitung von den Vorhöfen zu den Kammern vollständig unterbrochen. Ein Impulsbildungszentrum liegt im Sinusknoten, ein zweites führt zur unabhängigen Bildung ventrikulärer Ersatzkomplexe.

Durch die Bestimmung der Beziehungen zwischen P-Welle und QRS-Komplex kann der vorherrschende Rhythmus festgestellt werden. Wie bereits ausgeführt (Kapitel 1, Tabelle 1-1), sind die vier wesentlichen Bereiche des Herzens, in denen Schrittmacherzellen lokalisiert sind, der Sinusknoten, das erregungsleitende Gewebe der Vorhöfe (Arbeitsmuskulatur), die atrioventrikuläre Verbindung (Bereich von AV-Knoten und Hisschem Bündel) und das erregungsleitende Gewebe der Ventrikel (Tawara-Schenkel und Purkinjesche Fasern).

Die in diesen Bereichen entstehenden Impulse können mit höherer, niedrigerer oder gleicher Frequenz wie beim normalen Sinusrhythmus freigesetzt werden. Arrhythmien mit geringerer als der normalen Sinusfrequenz sind meist Folge einer Aktivitätsbeeinträchtigung des Sinusknotens. Durch die damit einhergehende Störung der hierarchischen Kontrolle des erregungsbildenden und erregungsleitenden Systems werden andere Schrittmacherzellen aktiv. Diese langsameren Rhythmen werden Ersatzrhythmen oder passive Rhythmen genannt. Im Gegensatz dazu ist ein normal arbeitender Sinusknoten nicht in der Lage, die Schrittmacherfunktion zu übernehmen, wenn andere Schrittmacherzellen Impulse mit höherer Frequenz freisetzen. Diese Arrhythmien können analog als »aktiv« bezeichnet werden. Beide Formen abweichender Impulsbildung können vorübergehend oder dauerhaft, wiederholend oder in wechselnden Kombinationen auftreten.

Schritt 5: Zusammenfassung der Befunde und Diagnosestellung
Hält man den beschriebenen Untersuchungsgang systematisch ein, so ist es dem Kliniker möglich, nach zusammenfassender Beurteilung eine Diagnose zu stellen.

a) Welches ist der Grundrhythmus? Der dominierende Grundrhythmus bei den meisten einfacheren Arrhythmien ist der Sinusrhythmus, dessen Impulse im Sinusknoten entstehen. Es kann jedoch auch ein ektoper Rhythmus bestimmend sein, wie beispielsweise bei der Vorhoftachykardie. Gelegentlich wechselt der Grundrhythmus in einer Aufzeichnung vom Sinusknoten zu einem ektopen Schrittmacher (in den Vorhöfen, im AV-Knoten oder in den Ventrikeln). Auch ist es durchaus nicht ungewöhnlich, wenn der Grundrhythmus von einem ektopen Rhythmus zu einem anderen wechselt (z. B. vom Vorhofflimmern zur Kammertachykardie).

b) Stellt die Arrhythmie eine Störung der Impulsbildung oder -leitung dar, oder treten beide Störungen zusammen auf? Wo ist die Arrythmie lokalisiert?

Sind diese Fragen beantwortet, kann die Arrhythmie klassifiziert werden.[12] Die Terminologie ist im wesentlichen einheitlich aufgebaut. Die gestörte Erregungsbildung wird nach Entstehungsort des Grundrhythmus (Sinus-, Vorhof-, AV-, Kammer-), gefolgt von der Bezeichnung des Rhythmus oder der Frequenz (z. B. »Vorhoftachykardie«), benannt. Bei der Nomenklatur der Störungen der Erregungsleitung folgt der Angabe der Lokalisation die Charakterisierung des Leitungsdefektes (z. B. »Sinuatrialer Block«).

Aufbauend auf diese Systematik, wird in diesem Kapitel jede Arrhythmie diskutiert und wie nachfolgend beschrieben. Auf einer Seite wird die jeweilige Arrhythmie erläutert. Die dann folgende Seite zeigt repräsentative EKG-Beispiele für diese Arrhythmie:

EKG-Veränderungen

Allgemeine Beurteilung: Herzschlagfrequenz und Rhythmus.
P-Wellen: vorhanden oder fehlend; falls vorhanden: Gestalt, Gleichförmigkeit und Regelmäßigkeit.
QRS-Komplexe: Gestalt, Gleichförmigkeit und Regelmäßigkeit.
Beziehungen zwischen P-Welle und QRS-Komplex: Bestimmung des PQ-Intervalls sowie des Grundrhythmus.

Vorkommen

Behandlung

Die pathophysiologischen Grundlagen der Arrhythmien werden in Kapitel 8 näher erläutert. Eine detaillierte Darstellung für die Anwendung antiarrhythmischer Pharmaka bei Hund und Katze findet sich in Kapitel 10. Die Tabellen 10-10 und 10-12 enthalten eine Übersicht der Pharmaka, die zur Therapie der Arrhythmien eingesetzt werden. Tabelle 11-2 führt die zur Wiederbelebung verwendeten Medikamente auf.

Basierend auf der genauen EKG-Diagnose und der Bestimmung der Ursache, können Arrhythmien mehrheitlich mit den in Kapitel 10 aufgeführten Pharmaka beherrscht werden. In jedem Falle sollte erfragt werden, ob das Tier bereits mit Medikamenten, die die Herzaktivität beeinflussen, behandelt wurde; das gilt in besonderem Maße für Digitalispräparate. Digitalis kann annähernd jede bekannte Arrhythmie hervorrufen. Die Behandlung der Ursache einer Arrhythmie führt häufig zu besserer Wirkung der spezifischen Antiarrhythmika. Beispielsweise kann allein die Behandlung einer Hypoxie oder einer Störung des Säure-Basen-Haushalts und/oder einer Elektrolytimbalance die Beseitigung einer dadurch verursachten Arrhythmie bewirken oder den therapeutischen Effekt spezifischer Antiarrhythmika verbessern. Die Behandlung einer Herzinsuffizienz mit den üblichen Mitteln wird häufig eine vorher bestehende Arrhythmie beenden. Die zentralnervös angreifenden Pharmaka Phenytoin (Diphenylhydantoin) und Diazepam sind zur Behandlung von digitalis- und exzitationsinduzierten Arrhythmien geeignet.[13] Neurogene Arrhythmien, die sekundär durch erhöhte Sympathikusaktivität bei Aufregung hervorgerufen werden, sollen auf Propranolol ansprechen.[14]

Normaler Sinusrhythmus

ABB. 6-2: Normaler Sinusrhythmus mit einer Herzschlagfrequenz von annähernd 120 Schlägen/Min. Die Form der P-Welle verändert sich nicht, der Abstand zwischen dem längsten und dem kürzesten RR-Intervall schwankt geringfügig (weniger als 0,12 Sek.).

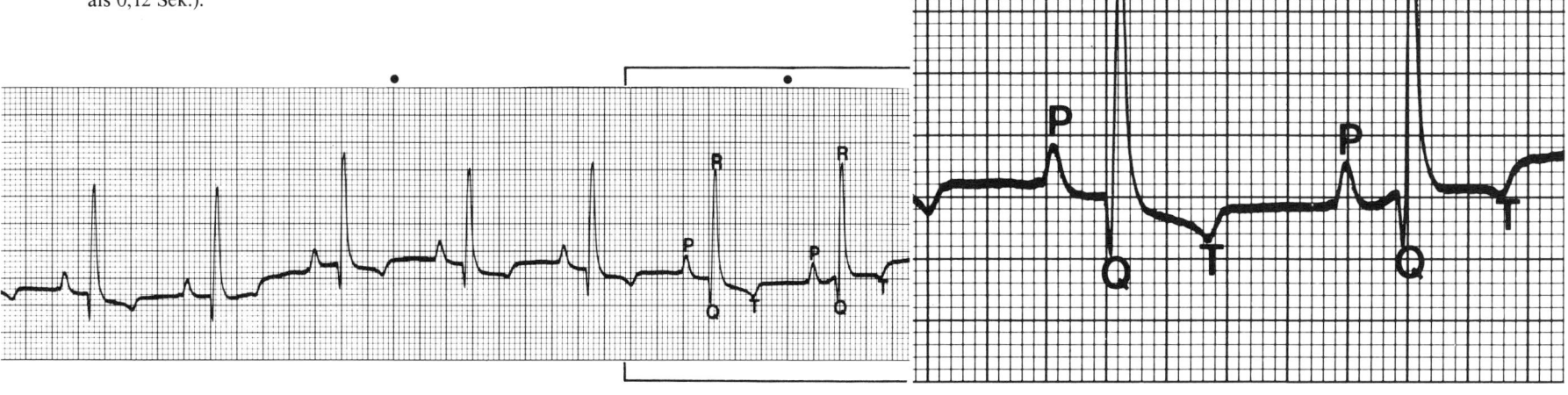

Dem Sinusrhythmus liegt die normale Impulsbildung zugrunde, die zur Systole des Herzens führt. Die elektrischen Impulse entstehen dabei im Sinusknoten und werden über die Vorhöfe, den AV-Knoten und die Kammern weitergeleitet. Die dem Sinusknoten eigene Schrittmacherfrequenz liegt beim erwachsenen Hund zwischen 70 und 160 Schlägen/Min., kann aber bei kleinen Rassen auch bis zu 180 Schlägen/Min. und bei Welpen sogar bis zu 220 Schlägen/Min. gehen. Die normale Herzschlagfrequenz kann regelmäßig oder unregelmäßig sein. Ein regelmäßiger Sinusrhythmus unterhalb des Normbereichs ist eine Sinusbradykardie, wohingegen ein regelmäßiger Sinusrhythmus oberhalb des Normbereichs eine Sinustachykardie ist. Ein unregelmäßiger Sinusrhythmus wird Sinusarrhythmie genannt.

EKG-Merkmale

1. Der regelmäßige Rhythmus hat eine Frequenz von 70 bis 160 Schlägen/Min. (bis zu 220/Min. bei kleineren Rassen und Welpen). Die Differenz zwischen längstem und kürzestem RR-Intervall beträgt weniger als 0,12 Sek., bzw. die RR-Intervalle variieren nicht stärker als 10 Prozent.[15]
2. Die P-Wellen in Ableitung II sind positiv (außer bei Dextrokardie) und gleichförmig.[16]
3. Die QRS-Komplexe sind normal, können beim Vorliegen eines intraventrikulären Erregungsleitungsdefekts aber auch breit und bizarr werden.
4. Die Dauer des PQ-Intervalls ist konstant (zwischen 0,06 Sek. und 0,13 Sek.).

Entspricht der vorliegende Rhythmus nicht diesen Kriterien, liegt möglicherweise eine Störung der Erregungsbildung oder der Erregungsleitung, d. h. eine Arrhythmie vor.

Physiologische Variation

1. Der Sinusrhythmus variiert gewöhnlich in Abhängigkeit von der Atmung (Belastung führt zum Ansteigen der Frequenz des Sinusrhythmus, vagale Reize senken die Frequenz).

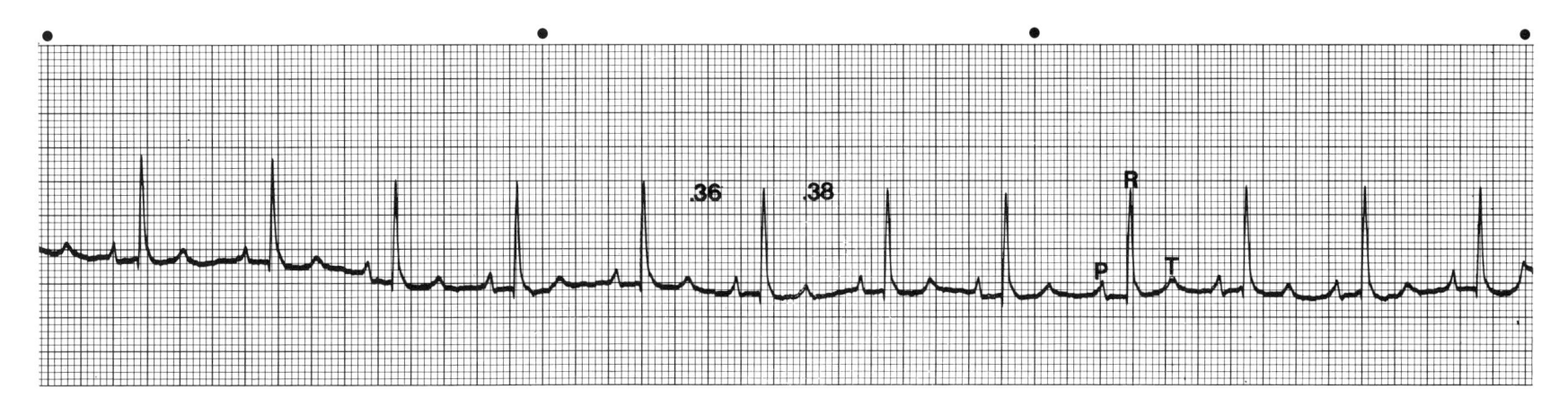

ABB. 6-3: Regelmäßiger, normaler Sinusrhythmus mit einer Frequenz von 160 Schlägen/Min. Die Rhythmusschwankung ist minimal (0,02 Sek.).

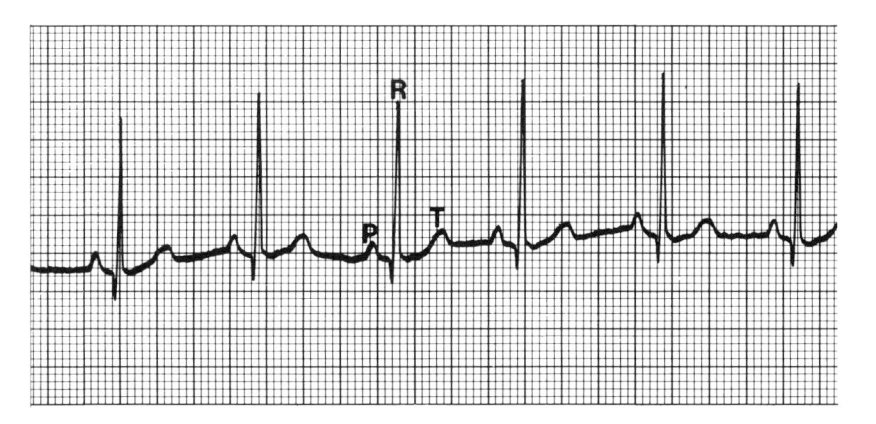

ABB. 6-4: Regelmäßiger normaler Sinusrhythmus mit einer Frequenz von 160 Schlägen/Min.

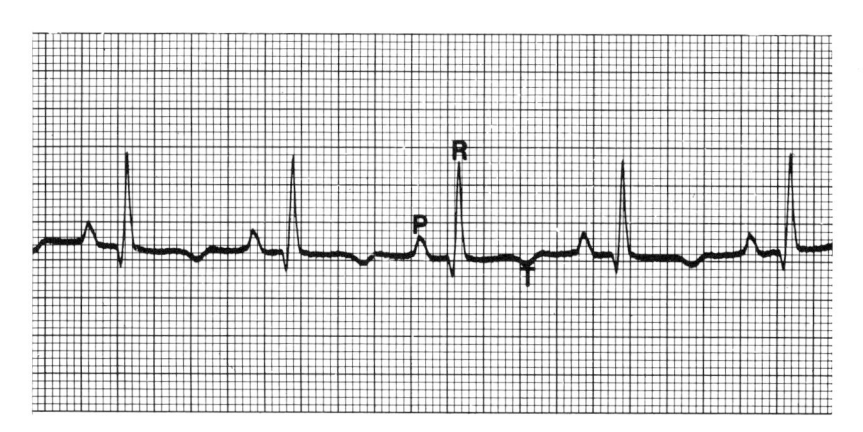

ABB. 6-5: Regelmäßiger, normaler Sinusrhythmus mit einer Frequenz von 130 Schlägen/Min. In diesem Beispiel sind die RR-Intervalle konstant.

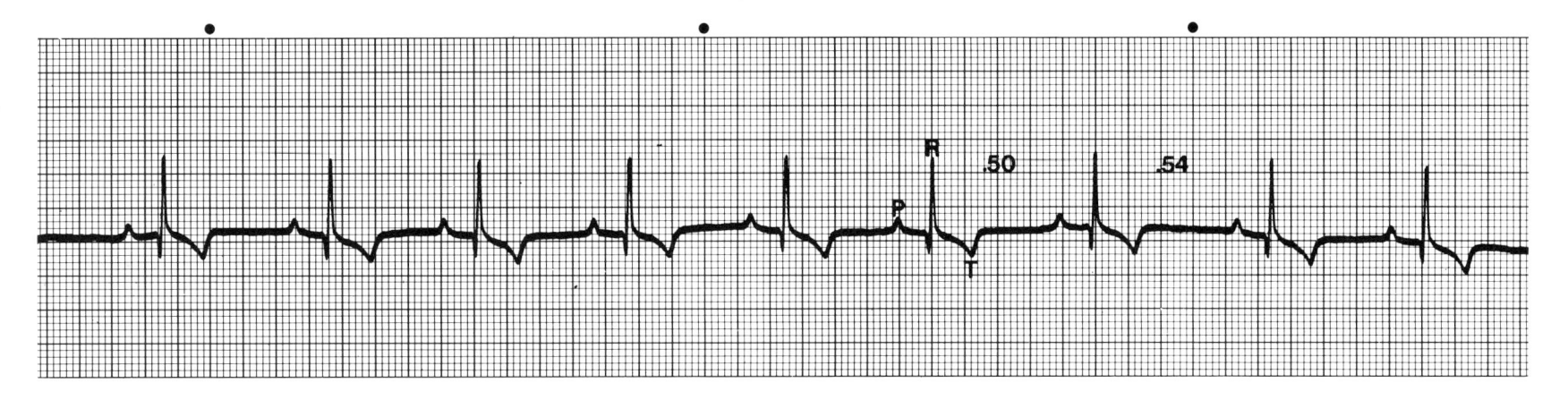

ABB. 6-6: Normaler Sinusrhythmus mit einer Frequenz von 120 Schlägen/Min. Alle P-Wellen weisen eine normale Form auf.

Sinusrhythmen bei verschiedenen Frequenzen

ABB. 6-7: Sinustachykardie mit einer Frequenz von 200 Schlägen/Min. bei einem erwachsenen Hund. Die Form der P-Wellen ist konstant, der Rhythmus ist regelmäßig.

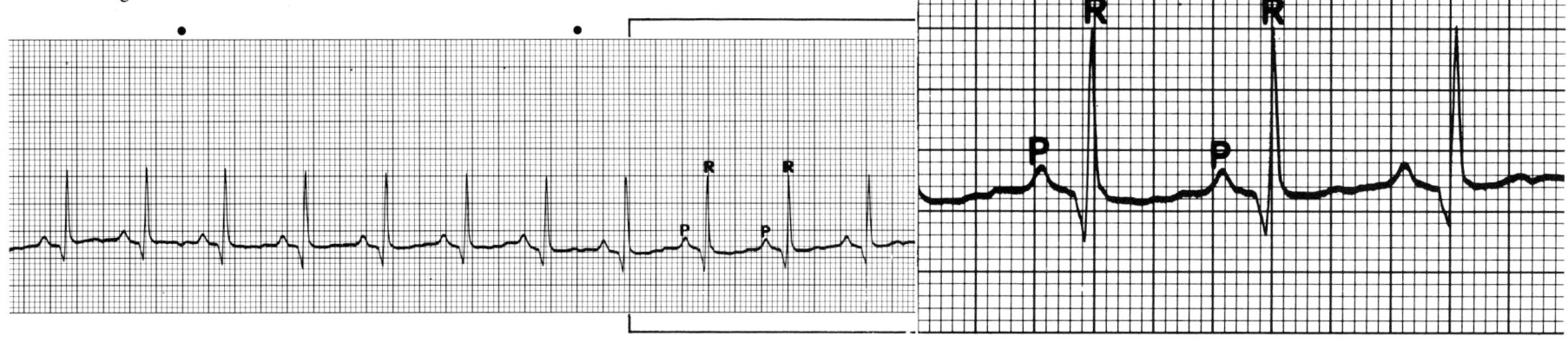

Sinustachykardie

Von einer Sinustachykardie spricht man bei einem regelmäßigen Sinusrhythmus mit einer Frequenz von 160 Schlägen/Min. (über 180/Min. bei kleinen Rassen und über 220/Min. bei Welpen). Es ist die häufigste Arrhythmie beim Hund.

EKG-Veränderungen

1. Außer der auf Werte über 160/Min. erhöhten Herzschlagfrequenz (über 180/Min. bei kleinen Rassen und über 220/Min. bei Welpen) entsprechen alle Kriterien denen eines normalen Sinusrhythmus.
2. Der Rhythmus ist regelmäßig mit geringfügiger Variation der RR-Intervalle und einem konstanten PQ-Intervall. Druck auf den Augapfel verursacht — wenn überhaupt — nur eine geringfügige, vorübergehende Senkung der Herzschlagfrequenz.

Vorkommen

1. Physiologisch: Belastung, Schmerz oder Zwangsmaßnahmen (z. B. anläßlich einer EKG-Aufzeichnung).
2. Pathologisch: Fieber, Hyperthyreoidismus, Schock, Anämie, Infektionen, Stauungsinsuffizienz, Hypoxie.
3. Medikamente: Atropin, Adrenalin (Epinephrin), Vasodilatatoren (Hypotonie).
4. Hexachlorophen-Vergiftung, Elektroschock.[17]

Behandlung

Eine Sinustachykardie wird häufig falsch behandelt. Die Behandlung beschränkt sich auf die Bestimmung und die Beseitigung der Ursache. Liegt beispielsweise der Tachykardie eine Aufregung zugrunde, ist ein Tranquilizer indiziert, oder wenn sie Folge einer Stauungsinsuffizienz ist, sollte Digoxin zur Beseitigung der Herzinsuffizienz appliziert werden.

Sinusbradykardie

Eine Sinusbradykardie ist ein regelmäßiger Sinusrhythmus mit einer Frequenz unter 70 Schlägen/Min. (weniger als 60/Min. bei großen Rassen).

EKG-Veränderungen

1. Außer der Herzschlagfrequenz, die auf Werte unter 70/Min. erniedrigt ist, entsprechen alle Kriterien denen eines normalen Sinusrhythmus.
2. Der Rhythmus ist normalerweise regelmäßig mit einer geringfügigen Variation der RR-Intervalle und konstantem PQ-Intervall.

Vorkommen

1. Physiologisch: Durch Druck auf den Carotissinus bedingter Vagotonus, Druck auf den Augapfel oder erhöhter intrakranialer Druck, Hypothermie, Hypothyreoidismus.
2. Pathologisch: Systemische Erkrankungen nach Intoxikationen (z. B. Nierenversagen), Herzstillstand (eine Sinusbradykardie während einer Operation kann eine Warnung für einen bevorstehenden Herzstillstand sein).
3. Medikamente: Tranquilizer (besonders Phenothiazine), Propranolol, Digitalis, Chinidin, Morphium, Anästhesie.
4. Schädigungen des ZNS.

Die Bradykardie kann auch Ausdruck der physiologischen Schwankungsbreite sein, da insbesondere viele große Rassen einen Ruhepuls von 60/Min. bis 70/Min. haben können.

Behandlung

Eine Behandlung ist nur selten erforderlich. Zeigen sich klinische Symptome von Schwäche oder eines bevorstehenden Kreislaufversagens, sollte Atropin oder Glykopyrrolat i. v. appliziert werden, oder falls Atropin keine ausreichende Wirkung zeigt, sollte Isoproterenol intravenös als Dauertropf verabreicht werden. Auch die elektrische Stimulierung mit einer transvenös in den rechten Vorhof vorgeschobenen Schrittmacherelektrode kann zur Besserung führen (»atrial pacing«).[18]

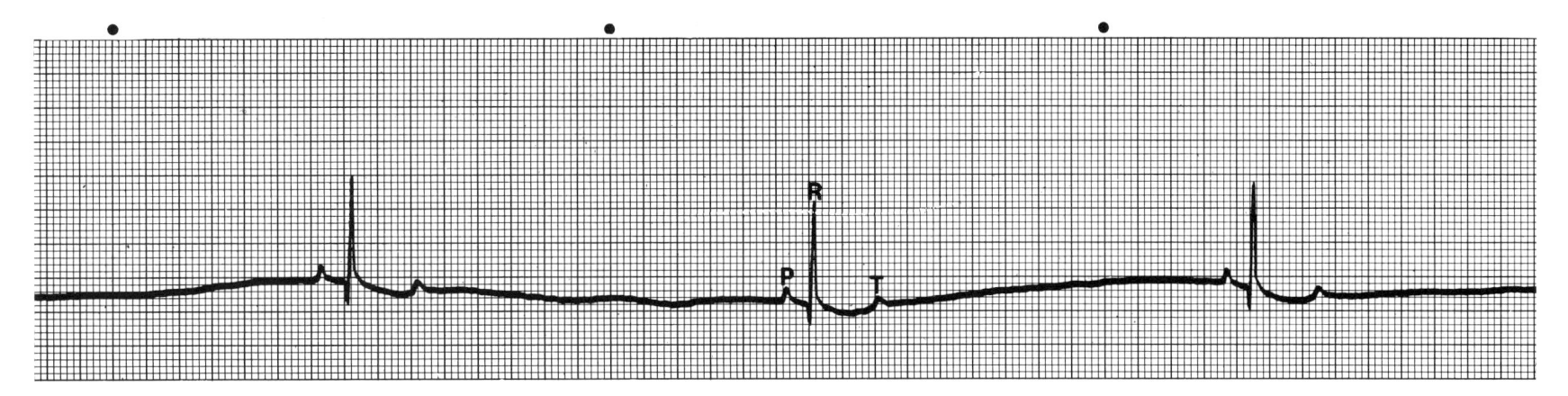

ABB. 6-8: Sinusbradykardie mit einer Frequenz von 40 Schlägen/Min. bei einem Hund mit akutem Nierenversagen. Der Rhythmus ist regelmäßig, die RR-Intervalle variieren nur geringfügig.

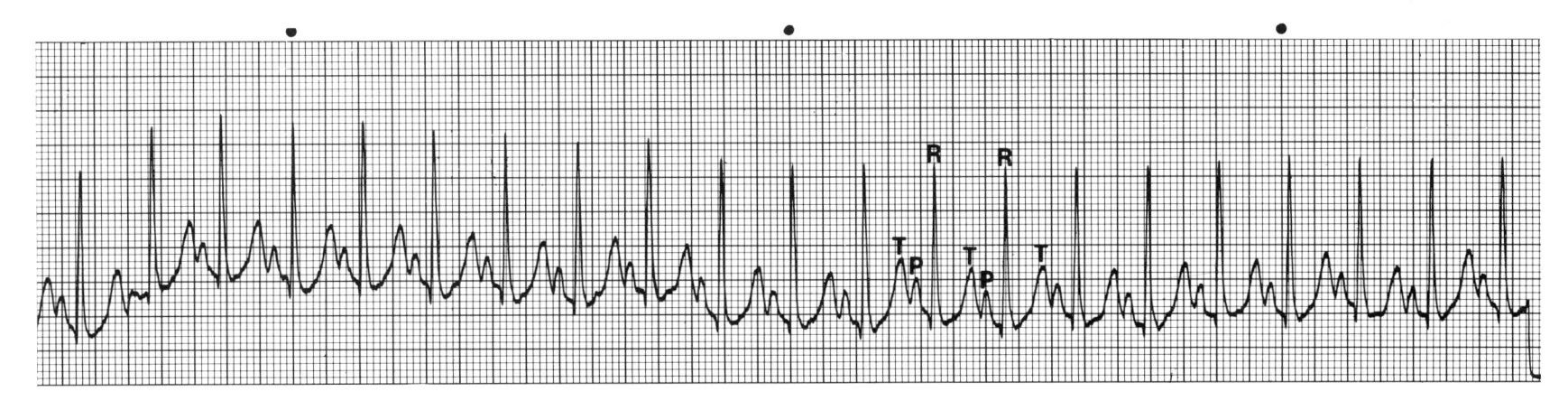

ABB. 6-9: Sinustachykardie mit einer Frequenz von 272 Schlägen/Min. bei einem Hund im Schock. Die normalen P-Wellen, das normale PQ-Verhältnis und die Regelmäßigkeit des Rhythmus sind Kriterien des Sinusursprungs des Rhythmus. Die P-Welle stößt an die T-Welle des vorhergehenden Komplexes.

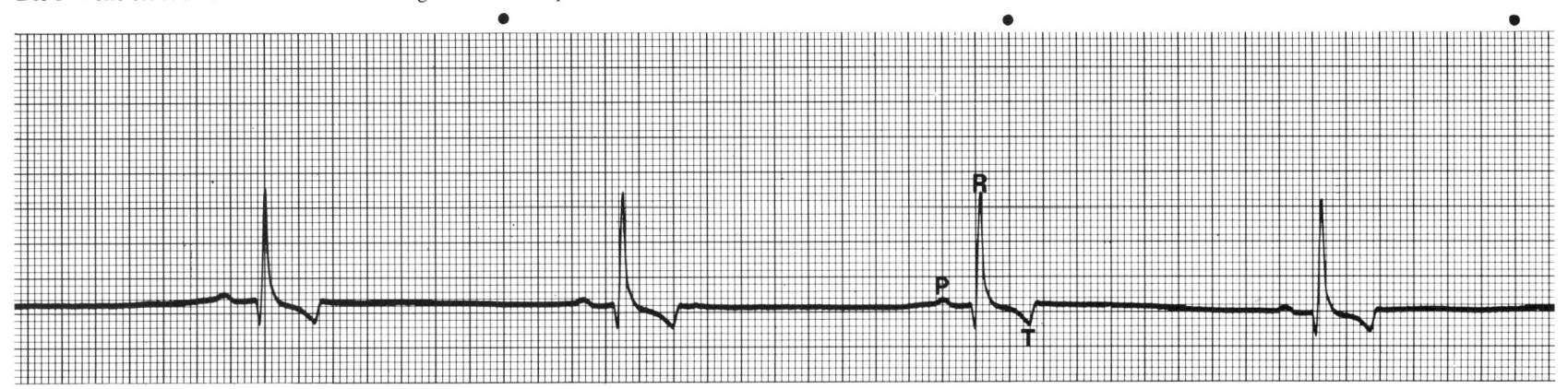

ABB. 6-10: Sinusbradykardie mit einer Frequenz von ungefähr 60 Schlägen/Min. bei einem anästhesierten Hund. Eine sorgfältige Überwachung des Patienten mittels permanenter EKG-Aufzeichnung und die Gabe von Atropin können helfen, das Auftreten von Narkosezwischenfällen zu verhindern.

Sinusarrhythmie

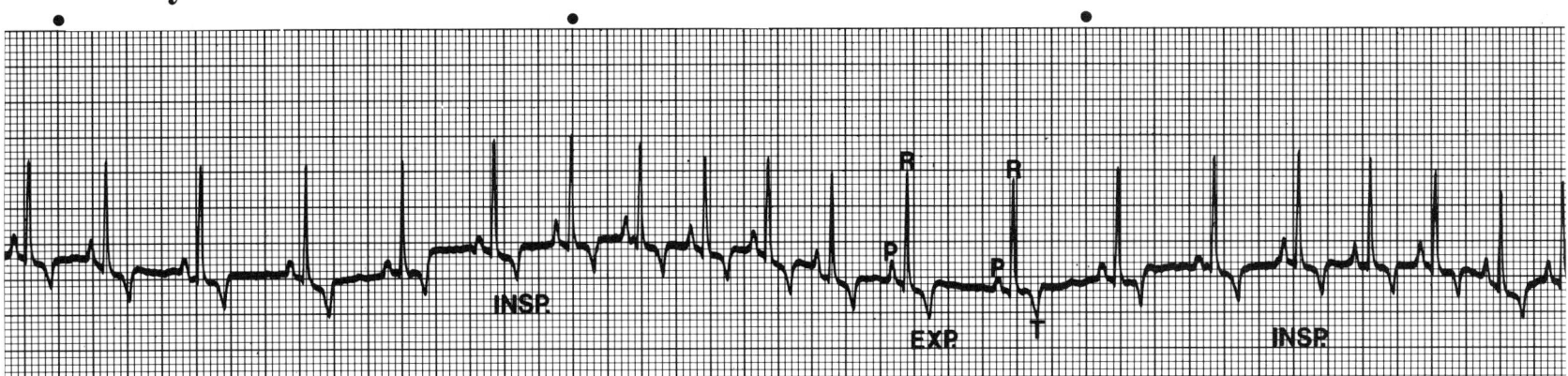

ABB. 6-11: Respiratorische Sinusarrhythmie mit einer durchschnittlichen Frequenz von 120 Schlägen/Min. (Papiergeschwindigkeit: 25 mm/Sek., 6 R-Zacken zwischen 2 Zeitmarkierungen × 20). Die Frequenz steigt während der Inspiration (INSP) an und fällt während der Exspiration (EXP) ab. Die Schwankung der Nullinie korreliert mit den atmungsabhängigen Elektrodenbewegungen.

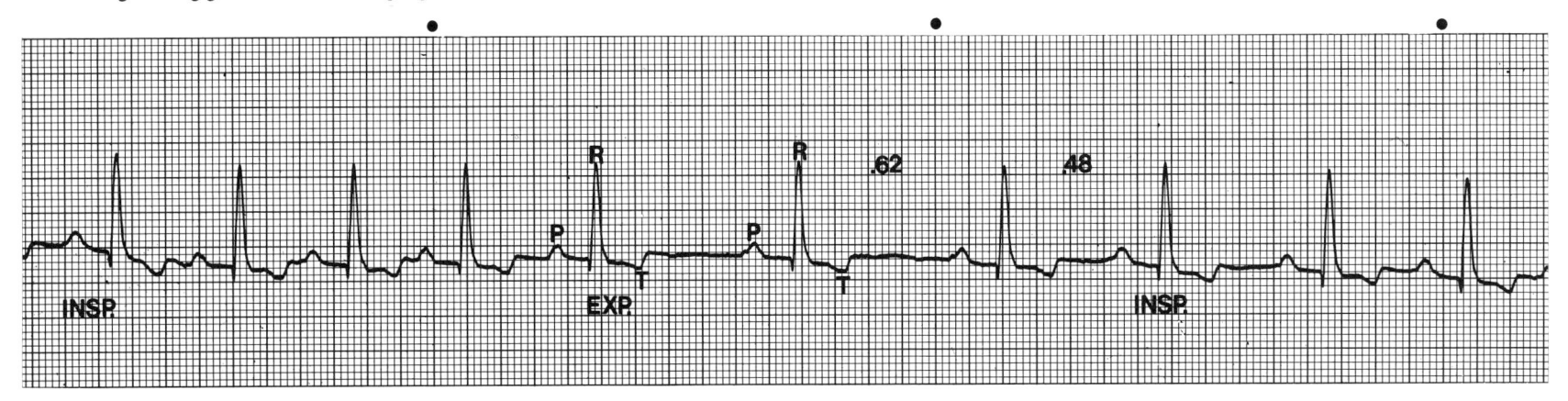

ABB. 6-12: Respiratorische Sinusarrhythmie mit einer durchschnittlichen Frequenz von 120 Schlägen/Min. Durch die inspirations- (INSP) und exspirationsbedingten (EXP) Schwankungen der Frequenz variieren die RR-Intervalle stärker als 0,12 Sek.

Eine Sinusarrhythmie ist ein unregelmäßiger, aus dem Sinusknoten stammender Sinusrhythmus. Sie ist durch wechselnde, normalerweise atmungsabhängige Schwankungen der Herzschlagfrequenz gekennzeichnet, d. h. die Herzschlagfrequenz steigt während der Inspiration und sinkt während der Exspiration. Alle nicht atmungsunabhängigen Sinusarrhythmien stehen dementsprechend nicht in Beziehung zu den Respirationsphasen. Eine respiratorische Sinusarrhythmie ist ein häufiger Normalbefund bei Hunden. Die Verwendung des Ausdrucks »Sinusarrhythmie« ist umstritten, da »Arrhythmie« nicht als Synonym für eine unregelmäßige normale Erregungsbildung verwendet werden sollte.

EKG-Veränderungen

1. Die Schwankungsbreite des Abstandes zweier aufeinanderfolgender P-Wellen ist auf Werte von 0,12 Sek. oder darüber erhöht (bzw. Schwankung der RR-Intervalle größer als 10 Prozent).[15] Alle anderen Kriterien entsprechen denen eines normalen Sinusrhythmus. Bei einer respiratorischen Sinusarrhythmie steigt die Herzschlagfrequenz während der Inspiration und sinkt während der Exspiration.
2. Die P-Wellen, die QRS-Komplexe und die PQ-Intervalle sind normal.
3. Häufig ist ein wandernder Schrittmacher vorhanden (vielgestaltige P-Wellen).

Vorkommen

Die respiratorische Sinusarrhythmie ist eine bei Hunden physiologische Erscheinung. Sie tritt insbesondere bei brachycephalen Rassen häufig auf, da bei ihnen der Vagotonus durch eine Einengung des oberen Atmungstraktes erhöht ist. Druck auf den Carotissinus oder den Augapfel sowie Digitaliswirkung können durch Beeinflussung des Vagus an der Entstehung einer Sinusarrhythmie beteiligt sein. Daß der Sinusarrhythmie eine Vaguswirkung zugrunde liegt, zeigt die Aufhebung der beschriebenen Effekte durch Atropin. Eine Sinusarrhythmie bei gleichzeitiger Sinusbradykardie kann Folge einer Digitalisintoxikation sein.

Eine Sinusarrhythmie muß unbedingt von anderen, gefährlichen Arrhythmien abgegrenzt werden.

Behandlung

Eine Therapie ist nicht erforderlich.

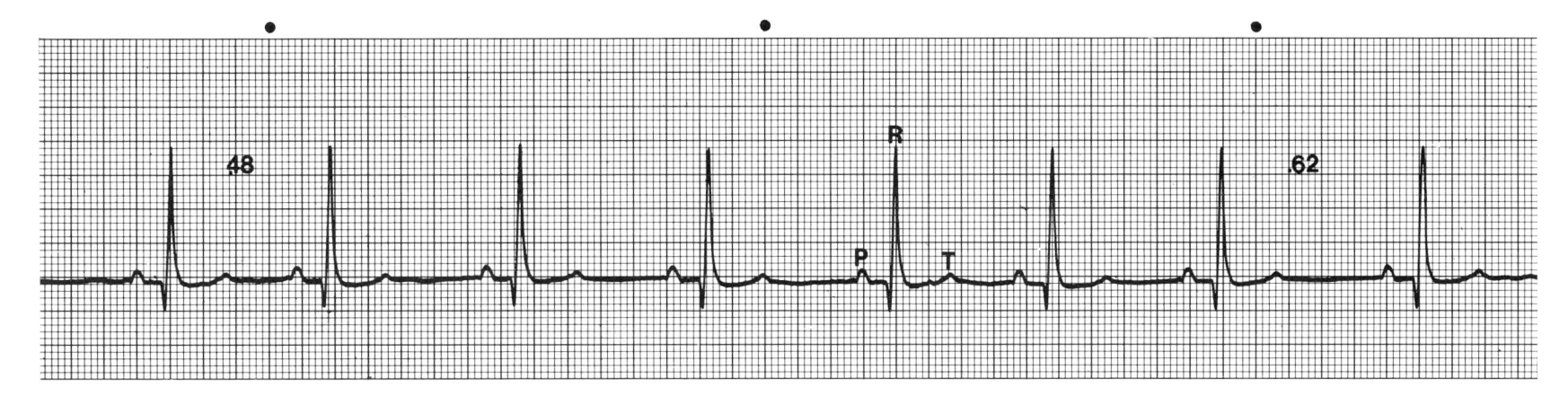

ABB. 6-13: Sinusarrhythmie, bei der der Rhythmus weniger schwankt als in ABB. 6-11 und 6-12.

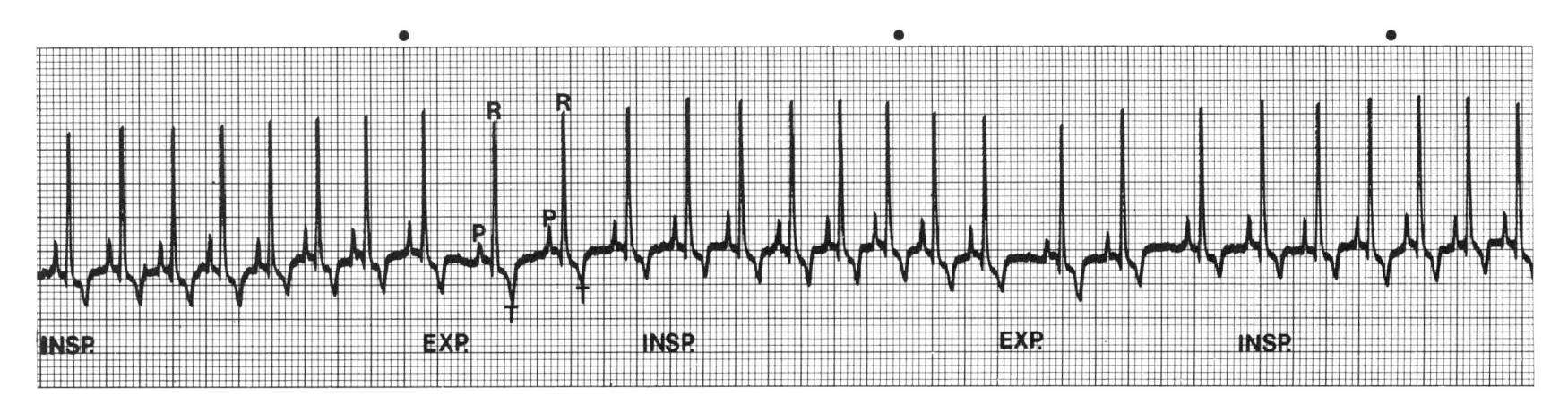

ABB. 6-14: Respiratorische Sinusarrhythmie mit einer durchschnittlichen Frequenz von 180 Schlägen/Min. Die Gestalt der P-Welle verändert sich in Abhängigkeit von der Atmungsphase. Diese Form des im Sinusknoten wandernden Schrittmachers tritt häufig auf (Papiervorschub: 25 mm/Sek.).

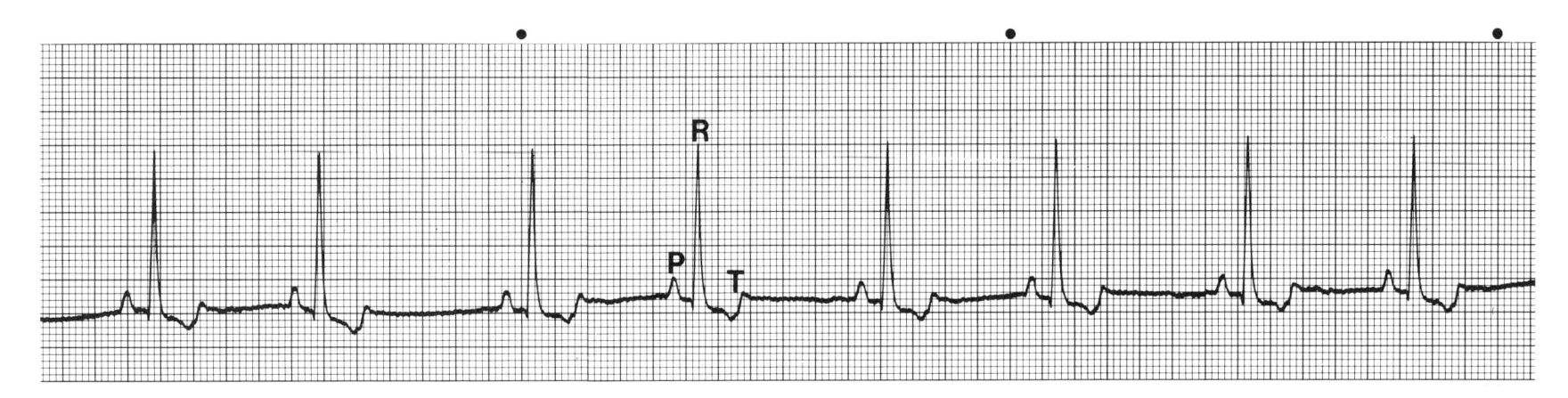

ABB. 6-15: Sinusarrhythmie mit nicht sehr unregelmäßigem Rhythmus. Die Einflüsse der Atmung auf den Vagotonus sind nicht sehr ausgeprägt.

Wandernder Schrittmacher

ABB. 6-16: Im Sinusknoten wandernder Schrittmacher. Die wechselnde Form der sinusalen P-Wellen steht im Zusammenhang mit der wechselnden Frequenz der Sinusarrhythmie. Die P-Wellen sind immer positiv, die Dauer des PQ-Intervalls ist nahezu konstant.

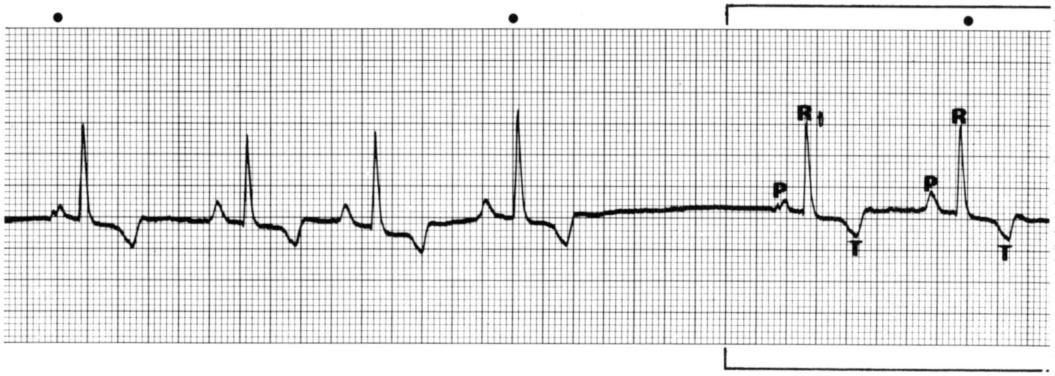

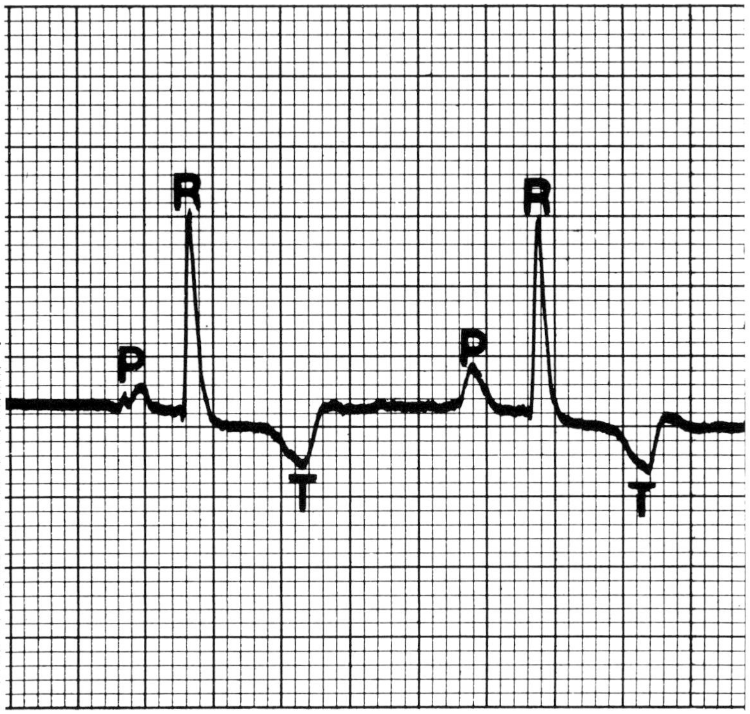

Beim wandernden Schrittmacher, einer Variante der Sinusarrhythmie, wechselt das Schrittmacherzentrum innerhalb des Sinusknotens oder sogar vom Sinusknoten bis zum AV-Knoten. Diese Veränderung ist bei Hunden ein häufiger Normalbefund.

Der Ausdruck »wandernd« ist umstritten, da er einen Mechanismus impliziert, der noch nicht bekannt ist. Ein wandernder Schrittmacher führt zu einem unregelmäßigen, supraventrikulären Rhythmus, wodurch sich die Form der P-Welle ständig verändert.

EKG-Veränderungen

1. Durch das Wandern des Schrittmacherzentrums innerhalb des Sinusknotens wird die P-Welle kontinuierlich verändert, ohne daß sie jedoch negativ wird. Das im wesentlichen konstante PQ-Intervall ist in keinem Falle kürzer als 0,06 Sek. Die QRS-Komplexe sind wie beim Sinusrhythmus geformt.
2. Durch das Wandern des Schrittmacherzentrums zwischen Sinus- und AV-Knoten (häufig zyklisch) wird die P-Welle kontinuierlich verändert, wodurch sie positiv, biphasisch, isoelektrisch oder negativ wird. Diese Veränderungen sind vorübergehend. Die PQ-Intervalle schwanken zwischen verkürzten und normalen Zeiten. Die P-Welle geht manchmal dem QRS-Komplex voraus, wird von ihm überdeckt oder erscheint sogar später. Die QRS-Komplexe sind wie beim normalen Sinusrhythmus geformt. Es muß berücksichtigt werden, daß die Aktivierung der Vorhöfe aus Bereichen distal vom rechten Vorhof nicht immer zu negativen P-Wellen in den Ableitungen I, II, III und aVF führt, sondern daß diese auch biphasisch oder positiv sein können. Daher sollte sich die Diagnose der Vorhofarrhythmien nicht ausschließlich auf die Polarität der P-Welle stützen. Untersuchungen am Hund und aus der Humanmedizin[19, 20] weisen darauf hin, daß spezielle atriale Leitungsbahnen (internodale Leitungsfasern) die Reihenfolge der Vorhofaktivierung bestimmen. Ein Impuls kann sehr schnell durch eine dieser internodalen Leitungsfasern (einschließlich des Bachmannschen Bündels, einer Verbindung zum linken Vorhof) aufwärts (retrograd) zum Sinusknoten wandern und von dort die Vorhöfe in einer ähnlichen Reihenfolge wie beim Sinusrhythmus depolarisieren.

Vorkommen

1. Wandernder Schrittmacher (häufig bei Hunden).
2. Sinusarrhythmie.

Ein wandernder Schrittmacher muß unbedingt von anderen, gefährlichen Arrhythmien wie Vorhofextrasystolen oder einem AV-Rhythmus abgegrenzt werden.

Behandlung

Eine Behandlung ist nicht erforderlich.

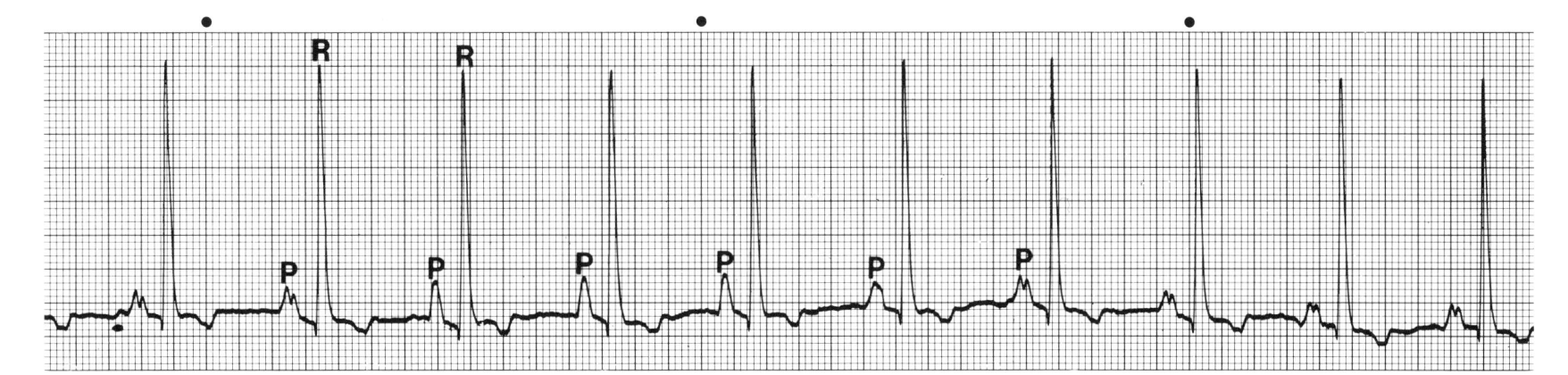

ABB. 6-17: Im Sinusknoten wandernder Schrittmacher. Beachte den vorübergehenden, stufenweise fortschreitenden Wechsel in der Konfiguration der P-Wellen. Die P-Wellen sind sowohl hoch als auch breit, was auf eine Vergrößerung beider Vorhöfe hindeutet.

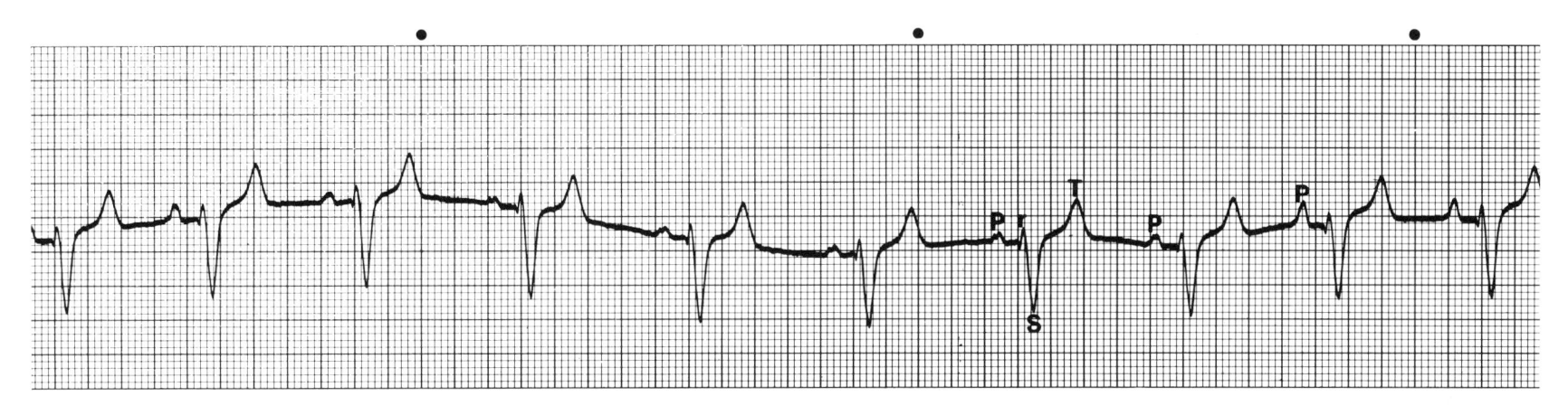

ABB. 6-18: Im Sinusknoten wandernder Schrittmacher bei einem Hund mit Rechtsschenkelblock (breite S-Zacken). Die sinusalen P-Wellen verändern fortlaufend ihre Gestalt.

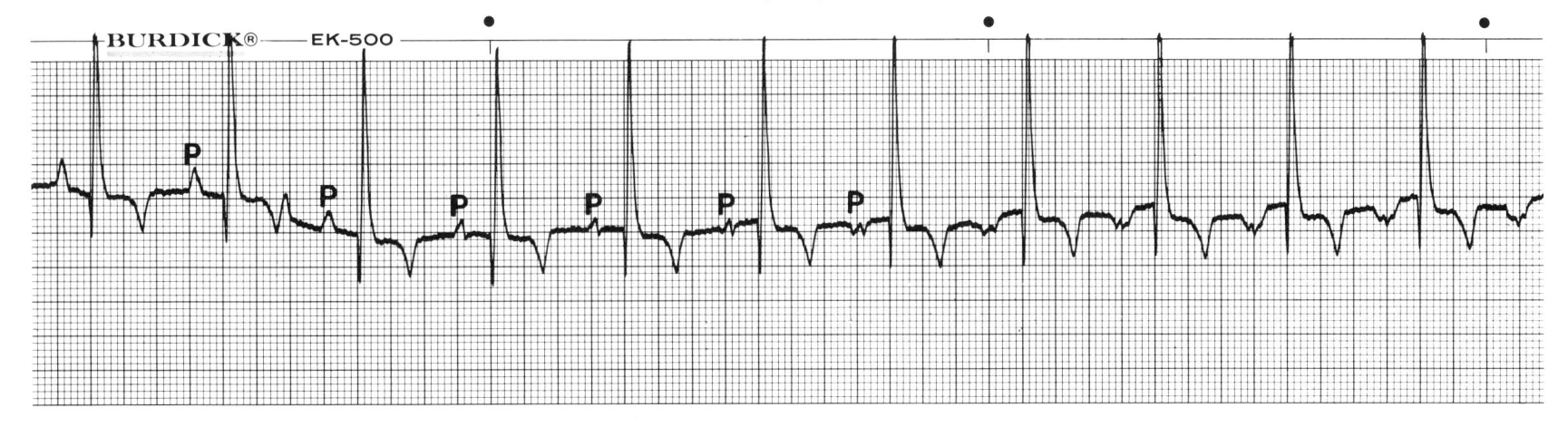

ABB. 6-19: Wahrscheinlich zwischen Sinusknoten und AV-Knoten wandernder Schrittmacher. Die Form der P-Welle verändert sich schrittweise von positiv nach negativ.

Vorhofextrasystolen

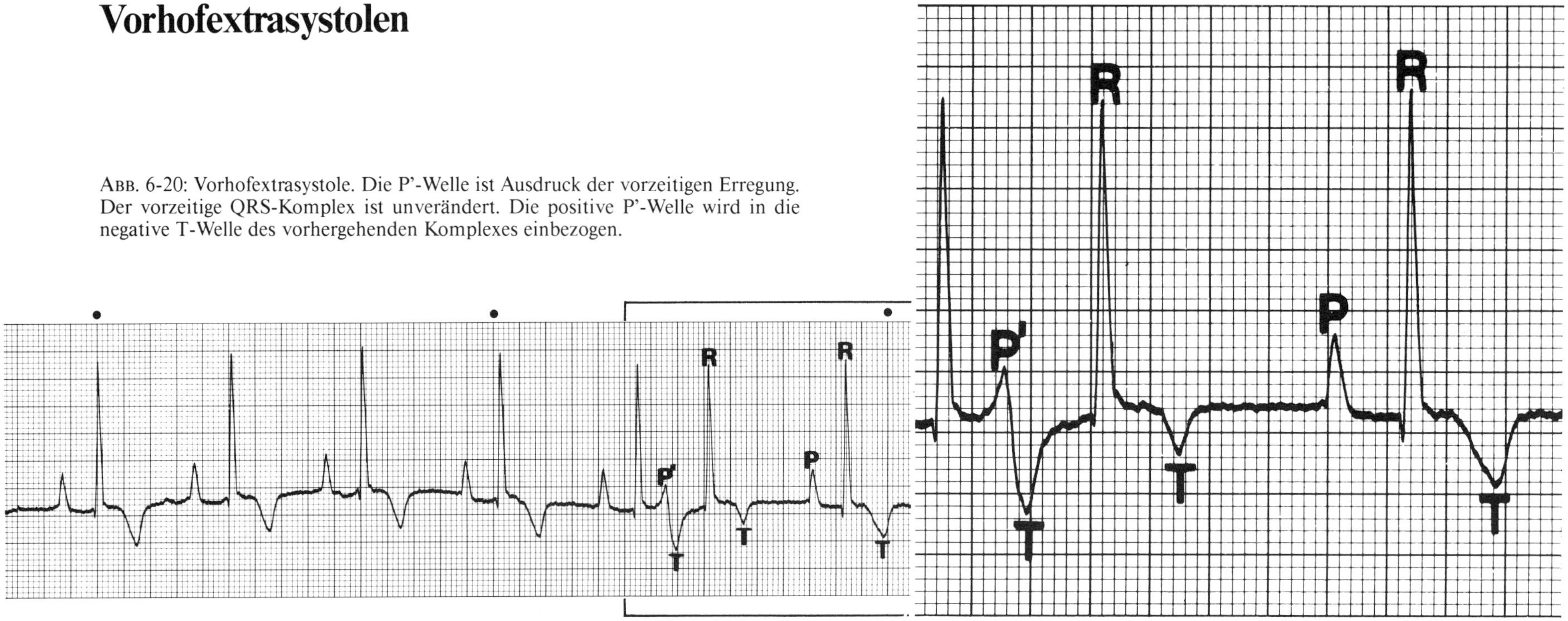

ABB. 6-20: Vorhofextrasystole. Die P'-Welle ist Ausdruck der vorzeitigen Erregung. Der vorzeitige QRS-Komplex ist unverändert. Die positive P'-Welle wird in die negative T-Welle des vorhergehenden Komplexes einbezogen.

Vorhofextrasystolen entstehen durch autonome Impulsbildung ektoper Schrittmacherzentren innerhalb der Vorhöfe. Meist liegen ihnen Herzerkrankungen zugrunde. Vorhofextrasystolen können zu Vorhoftachykardie, Vorhofflattern oder auch Vorhofflimmern führen. Bei sehr alten Hunden können Vorhofextrasystolen physiologisch sein. Die Impulse verbreiten sich über die Vorhöfe bis zum AV-Knoten und können unter Umständen auch die Ventrikel erreichen.

EKG-Veränderungen

1. Die Herzschlagfrequenz ist normal, bedingt durch die zusätzlichen P-Wellen (P'-Wellen genannt), die den P-Wellen-Rhythmus unterbrechen, ist der Rhythmus unregelmäßig.
2. Die ektope P'-Welle erscheint verfrüht und weicht von der Form einer sinusalen P-Welle ab. Sie kann negativ, positiv, biphasisch oder auch von der vorhergehenden T-Welle überlagert sein. Wie bereits beim wandernden Schrittmacher ausgeführt, kann von der Polarität der P'-Welle nicht unbedingt auf die Lage des dazugehörigen Schrittmacherzentrums geschlossen werden.
3. Der QRS-Komplex erscheint verfrüht, ist jedoch in der Regel normal geformt (wie beim Sinusrhythmus). Er fehlt, wenn die P'-Welle sehr früh erscheint, da in diesem Falle der AV-Knoten noch nicht vollständig repolarisiert ist (Refraktärzeit), so daß die Erregung nicht auf die Ventrikel übergeleitet werden kann (eine nicht übergeleitete P'-Welle). In der relativen Refraktärzeit der Ventrikel kann die Erregung übergeleitet werden, das P'Q-Intervall ist dann jedoch verlängert, unter Umständen ist sogar der QRS-Komplex verändert (aberrante Überleitung). Je eher die P'-Welle erscheint, desto deutlicher sind die Veränderungen des QRS-Komplexes.
4. Das P'Q-Intervall ist in der Regel gleich lang oder länger als das sinusale PQ-Intervall.
5. Gewöhnlich folgt einer Vorhofextrasystole eine nicht voll kompensierte Pause, d. h. das RR-Intervall zweier normaler Sinuskomplexe, die eine Vorhofextrasystole einschließen, ist kürzer als das RR-Intervall dreier aufeinanderfolgender Sinuskomplexe. Der ektope Vorhofimpuls entlädt den Sinusknoten, wodurch dessen Zyklus wieder reguliert wird. Bei einer Sinusarrhythmie kann es schwierig sein, die RR-Intervalle genau zu bestimmen.

Vorkommen

1. Vergrößerung der Vorhöfe nach chronischer AV-Klappeninsuffizienz.[21]
2. Jede Erkrankung der Vorhöfe: Hämangiosarkom im rechten Vorhof, angeborene Herzanomalien (z. B. Trikuspidalklappendysplasie, Mitralklappeninsuffizienz oder Ductus arteriosus persistens).[22, 23]
3. Medikamente: Digitalisintoxikation, allgemeine Anästhesie, Diuretika (Hypokaliämie).

Behandlung (siehe Kapitel 10)

1. Digoxinapplikation ist bei Vorhofextrasystolen die Therapie der Wahl, da sie gleichzeitig die meist damit einhergehende Dekompensation des Herzens beseitigt. Propranolol verfügt über eine ähnlich günstige Wirkung, sollte aber nur bei voller Kompensation des Herzens angewendet werden.
2. Behandlung der Grundkrankheit.

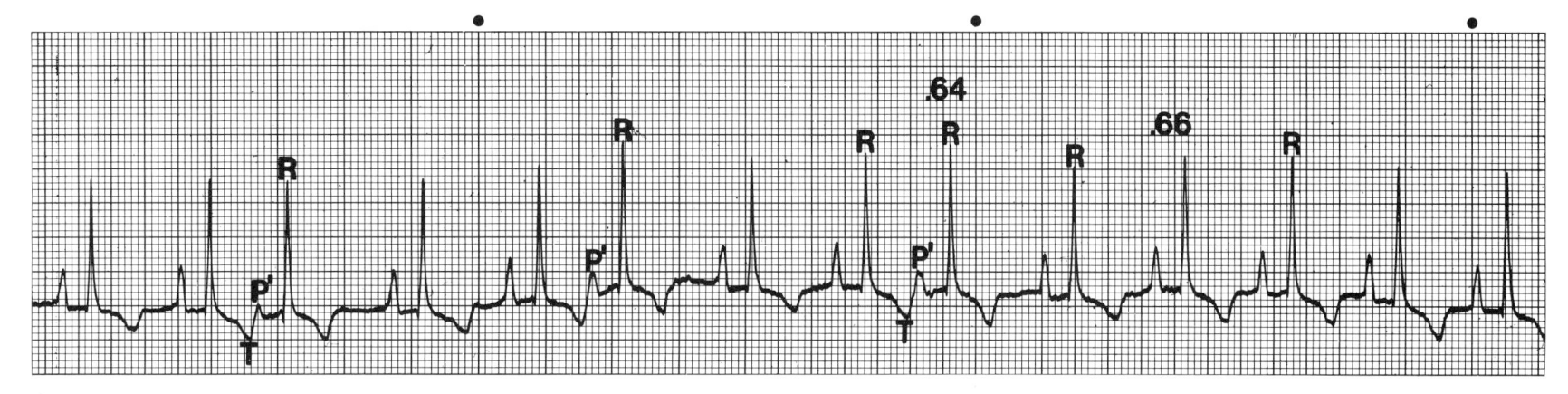

ABB. 6-21: Vorhofextrasystolen. Die vorzeitigen, positiven P'-Wellen liegen auf bzw. in den T-Wellen der vorhergehenden Komplexe. Jeder Extrasystole folgt eine nicht kompensatorische Pause, d. h. das RR-Intervall von drei Sinuskomplexen (0,66 Sek.) ist länger als das RR-Intervall zweier Sinuskomplexe, die eine Extrasystole einschließen (0,64 Sek.).

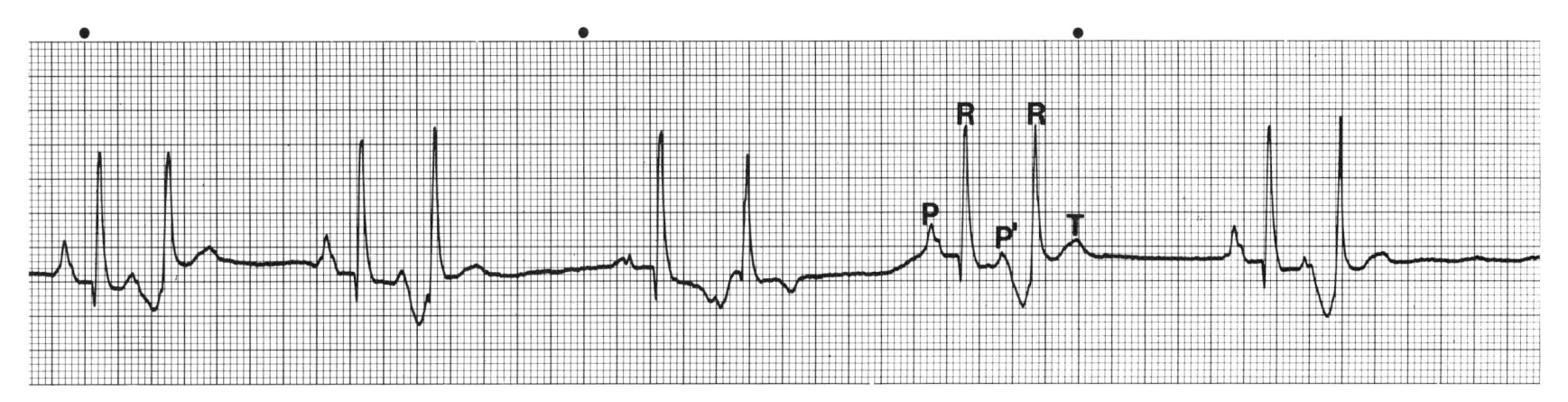

ABB. 6-22: Vorhofextrasystolen in Form einer Bigeminie bei einem Hund mit Digoxinintoxikation. Von den paarweise auftretenden Komplexen ist jeweils der erste ein Sinuskomplex und der zweite eine Vorhofextrasystole.

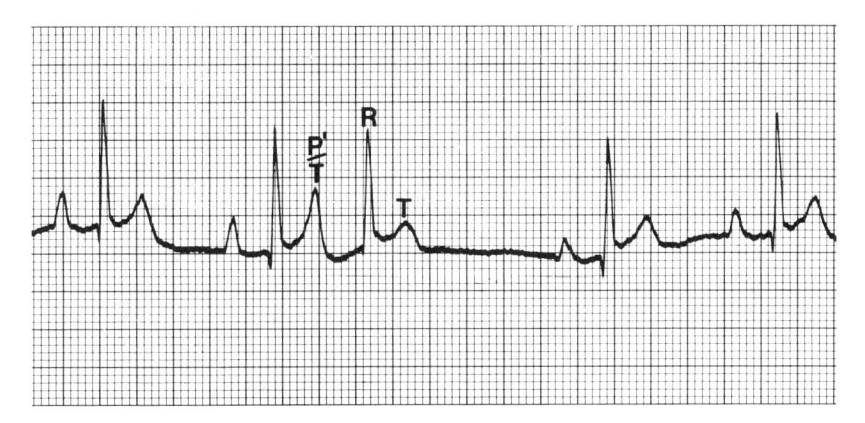

ABB. 6-23: Vorhofextrasystole bei einem Hund mit einem Hämangiosarkom im rechten Vorhof. Die positive P-Welle überlagert die vorhergehende T-Welle. Dadurch wird diese T-Welle höher und spitzer als die anderen.

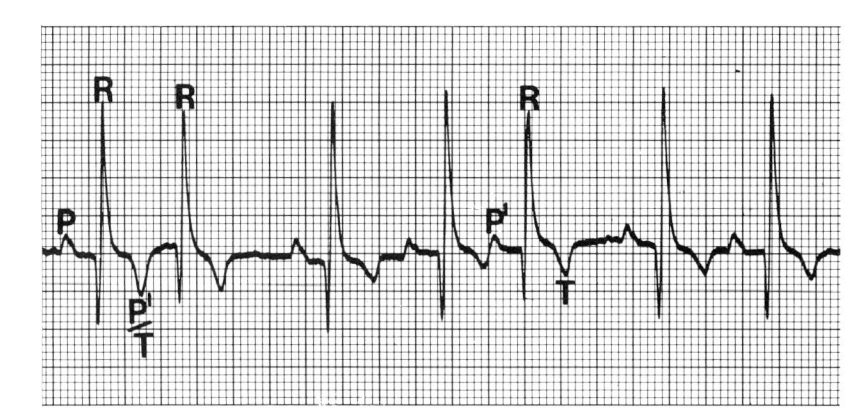

ABB. 6-24: Zwei supraventrikuläre Extrasystolen (der zweite und der fünfte Komplex). Die vorzeitige P'-Welle des fünften Komplexes ist positiv, ein Anzeichen dafür, daß der ektope Schrittmacher in den Vorhöfen liegt. Die vorzeitige P'-Welle des zweiten Komplexes dagegen wird vollständig von der T-Welle verschluckt. Dadurch kann der Ursprung dieser Extrasystole nicht genauer bestimmt werden. Da er sowohl in den Vorhöfen als auch im AV-Knoten liegen kann, ist die Bezeichnung »supraventrikuläre Extrasystole« zu wählen.

Vorhoftachykardie

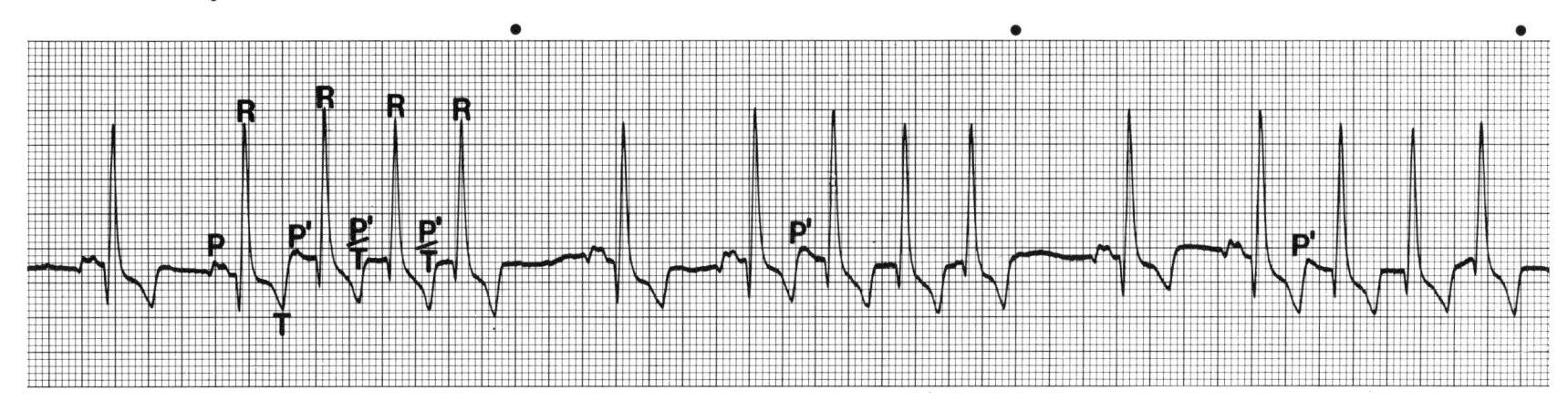

ABB. 6-25: Paroxysmale Vorhoftachykardie bei einem Hund mit hochgradiger Vergrößerung des linken Vorhofes infolge Mitralklappeninsuffizienz. Einen Hinweis auf eine P'-Welle gibt die T-Welle vor dem Beginn jeder kurzen Tachykardiephase. Die anderen vorzeitigen P'-Wellen (P'/T) werden von den vorhergehenden T-Wellen verdeckt.

Eine Vorhoftachykardie ist ein schneller, regelmäßiger Rhythmus, der seinen Ursprung in einem Schrittmacherzentrum in den Vorhöfen außerhalb des Sinusknotens hat. Drei oder mehr aufeinanderfolgende Vorhofextrasystolen können als Vorhoftachykardie angesehen werden. Neuere Untersuchungen machen zwei Mechanismen für die Entstehung von Vorhoftachykardien verantwortlich: 1. eine beschleunigte Automatie eines ektopen Schrittmacherzentrums und 2. ein Re-entry-Mechanismus[24, 25] (ausführliche Erläuterung in den Kapiteln 9 und 12).

EKG-Veränderungen

1. Die Herzschlagfrequenz ist höher als 160/Min. (über 180/Min. bei kleinen Rassen). Der Rhythmus ist in den meisten Fällen regelmäßig, kann bisweilen aber auch unregelmäßig sein. Die Vorhoftachykardie tritt entweder anfallsweise (paroxysmal) oder ständig auf.
2. Die P'-Wellen in Ableitung II sind meistens positiv, die P'P'-Intervalle sind regelmäßig. Wegen der hohen Schlagfrequenz der Ventrikel oder der Verlängerung des P'Q-Intervalls sind die P'-Wellen teilweise nur schwer zu erkennen. Im allgemeinen unterscheidet sich die Form der P'-Wellen etwas von der der Sinus-P'-Wellen. Haben die P'-Wellen bei einem unregelmäßigen Vorhofrhythmus wechselnde Gestalt, so spricht man von einer multifokalen Vorhoftachykardie. Der Rhythmus ist dann Ausdruck der schnellen Impulsbildung zweier oder mehrerer Schrittmacherzentren in den Vorhöfen.
3. Der QRS-Komplex ist meistens normal geformt (wie beim Sinusrhythmus), durch einen Schenkelblock, aberrante Ventrikelerregung oder ventrikuläre Präexzitation kann er jedoch breit und bizarr werden.
4. Das P'Q-Intervall ist in der Regel konstant (1:1-Überleitung). Bei extrem hohen Frequenzen kann es zu verschiedenen Graden des AV-Blockes kommen (2 : 1, d. h. die Schlagfrequenz der Vorhöfe ist doppelt so hoch wie die der Ventrikel, auch 3 : 1, 4 : 1 usw.).

Vorkommen

1. Die gleichen Grundkrankheiten, die Vorhofextrasystolen verursachen, am häufigsten nach Vergrößerung der Vorhöfe.
2. Ventrikuläre Präexzitation (Wolff-Parkinson-White-Syndrom).
3. Vorhoftachykardie mit gleichzeitigem AV-Block, häufig nach Digitalisintoxikation.[26]

Behandlung (siehe auch Kapitel 10 und ABB. 10-9)

1. Zunächst müssen Vorhoftachykardie und Sinustachykardie zweifelsfrei voneinander unterschieden werden. Eine Vorhoftachykardie kann in der Regel durch Druck auf die Augen beseitigt werden. P'-Wellen unterscheiden sich von sinusalen P'-Wellen und treten im allgemeinen im Zusammenhang mit einer zugrunde liegenden Herzerkrankung auf.[26]
2. Digoxin ist das Medikament der Wahl zur Beseitigung einer Vorhoftachykardie.
3. Ein systematischer Behandlungsplan richtet sich nach folgendem Schema: a) Druck auf den Carotissinus oder die Augen während der Aufzeichnung von Ableitung II. b) Rasche intravenöse Digitalisierung bei gleichzeitigem Druck auf die Augen. Zeigt sich danach keine Besserung, sollte c) eine elektrische Kardioversion (nach Beendigung der Digoxinapplikation) oder eine intrakardiale Stimulierung mit einer transvenös gelegten Schrittmacherelektrode (insbesondere bei kritischem Zustand des Patienten, und zwar beginnend mit geringen Stromstößen) durchgeführt werden. d) Schließlich kann auch die Propranololapplikation zur Besserung führen.
4. Zeigt diese Therapie keine Wirkung, kann Edrophoniumchlorid (wegen seiner Vaguswirkung) vorsichtig intravenös appliziert werden.
5. Ein Schlag gegen den Brustkorb führt häufig zur Beseitigung einer Sinustachykardie. Diese Maßnahme ist insbesondere in Notfallsituationen, wenn wiederbelebende Pharmaka und Gerätschaften nicht verfügbar sind, indiziert[27] (vergleiche Kap. 11).
6. Andere antiarrhythmische Medikamente: Lidocain und Procainamid sind manchmal wirksam. In der Humanmedizin werden häufig und mit Erfolg Kalziumantagonisten eingesetzt. Diese therapeutische Möglichkeit wird mittlerweile auch beim Hund untersucht.[28, 29]

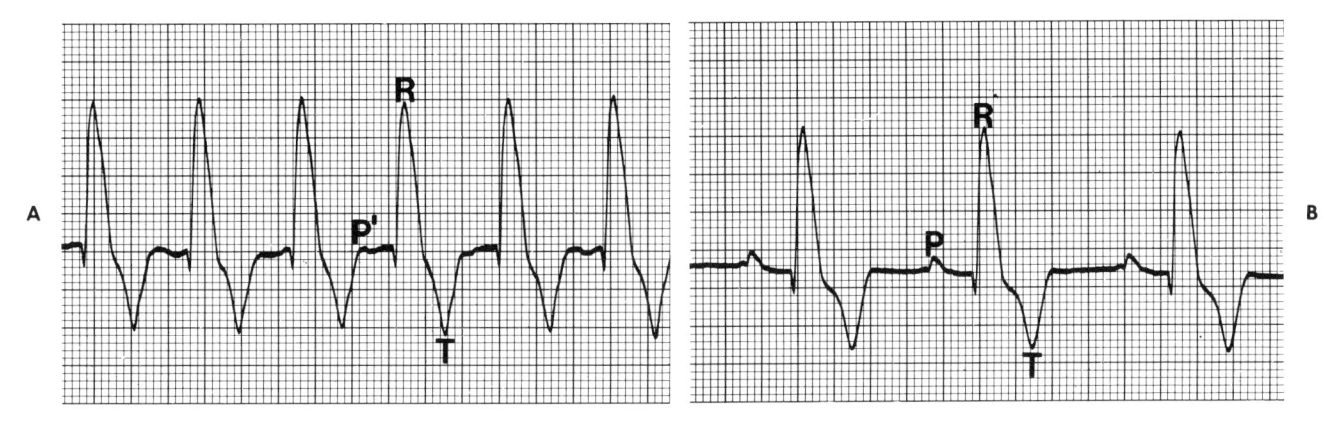

ABB. 6-26: A: Supraventrikuläre Tachykardie, möglicherweise Vorhoftachykardie. Die genaue Lage des Schrittmachers kann mit dieser Aufzeichnung nicht bestimmt werden. B: Durch Druck auf den Augapfel konnte die Tachykardie beseitigt werden. Die Sinus-QRS-Komplexe haben die gleiche Gestalt wie in ABB. A.

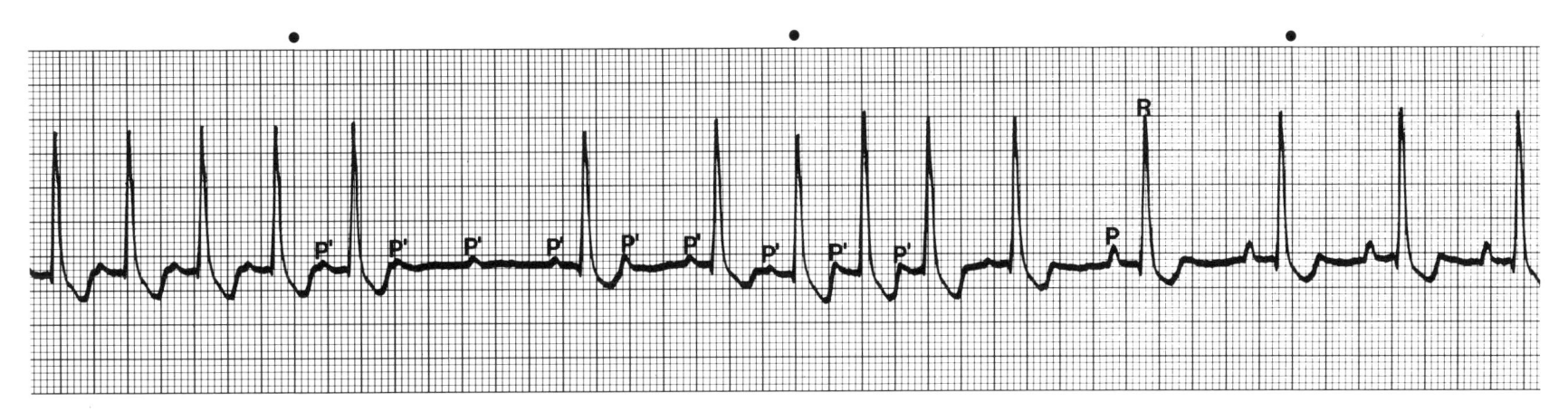

ABB. 6-27: Paroxysmale Vorhoftachykardie mit verschiedenen Graden des AV-Blocks bei einem Hund mit Digoxinintoxikation. Die letzten vier Komplexe haben einen normalen Sinusursprung. Die Schlagfrequenz der Vorhöfe (P') beträgt durchschnittlich 280/Min. Die P'-Wellen unterscheiden sich von den sinusalen P-Wellen.

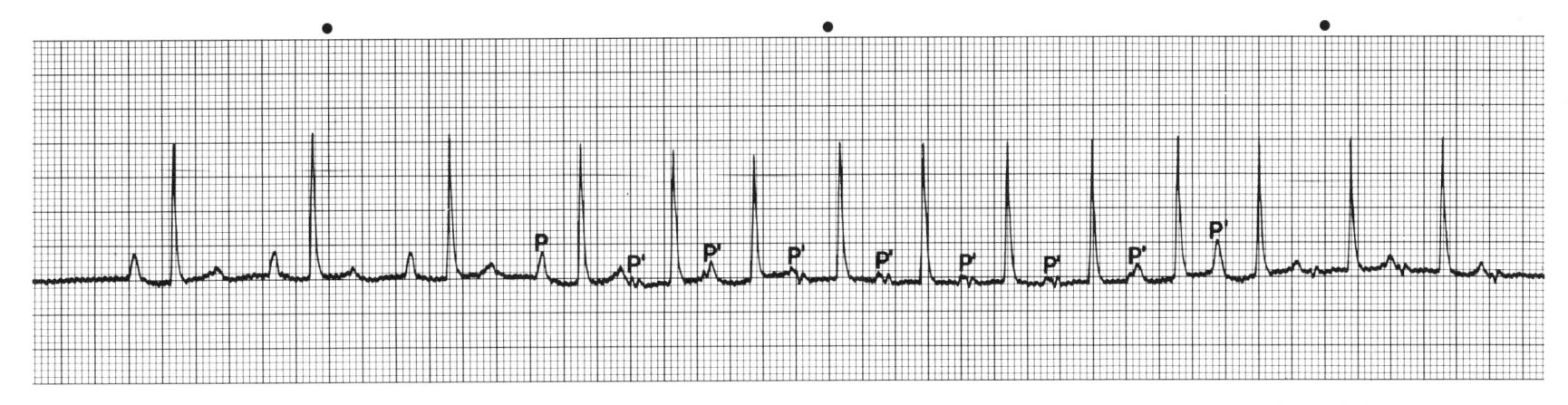

ABB. 6-28: Multifokale Vorhoftachykardie mit einer durchschnittlichen Schlagfrequenz der Vorhöfe von 230/Min. bei einem Hund mit Digitalisintoxikation. Die ersten vier Komplexe haben einen normalen Sinusursprung. Beachte den unregelmäßigen Vorhofrhythmus, die wechselnde Gestalt der P'-Wellen und die unterschiedlichen P'R-Intervalle.

Vorhofflattern

ABB. 6-29: Vorhofflattern (F-Wellen) mit einer Frequenz über 450 Schläge/Min. und inkonstanter AV-Überleitung. Die Schlagfrequenz der Ventrikel beträgt lediglich 120/Min.

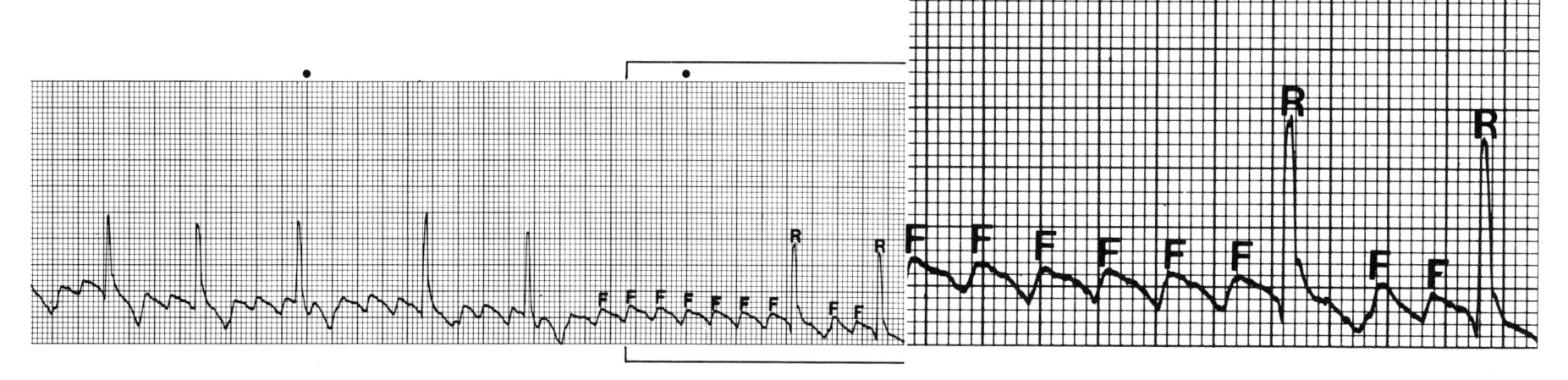

Vorhofflattern ist ein schneller, regelmäßiger Vorhofrhythmus. Flatterwellen treten mit einer Frequenz zwischen 300 und 500/Min. auf. Typische und atypische Formen können unterschieden werden. Das typische Erscheinungsbild ist ein regelmäßiger Rhythmus, bei dem die P-Wellen sägeblattartig geformt sind (F-Wellen genannt). Diese sägeblattartigen Flatterwellen treten bei der atypischen Form nicht in Erscheinung, wodurch diese nur schwierig von der Vorhoftachykardie unterschieden werden kann. Der Anteil atrioventrikulär übertragener Erregungen variiert stark.[21, 30] Vier mögliche Mechanismen der Entstehung von Vorhofflattern werden diskutiert: 1. das ringförmige Kreisen der elektrischen Impulse im Gewebe zwischen den beiden Venae cavae, 2. unifokale Impulsbildung in den Vorhöfen, 3. multipler Re-entry-Mechanismus und 4. multifokale Impulsbildung in den Vorhöfen.[11, 31] Einer dieser Mechanismen oder eine Kombination derselben ist wahrscheinlich für die Entstehung des Vorhofflatterns verantwortlich.

EKG-Veränderungen

1. Der Vorhofrhythmus (F-Wellen) ist regelmäßig und hat eine Frequenz von über 300/Min. Der Rhythmus und die Schlagfrequenz der Ventrikel sind von der Schlagfrequenz der Vorhöfe sowie dem Maß der atrioventrikulären Überleitung abhängig (sind Schlagfrequenz der Vorhöfe und der Ventrikel identisch: 1 : 1-Überleitung; bei der Hälfte der Schlagfrequenz der Vorhöfe: 2 : 1; analog: 3 : 1; 4 : 1 usw.).
2. Die normalen P-Wellen sind durch sägezahnartige Flatterwellen (F-Wellen) ersetzt, die eine Kombination der sehr schnellen Depolarisations- und Repolarisationswellen darstellen. Die isoelektrische Linie kann zwischen den Flatterwellen nicht mehr ausgemacht werden. Am deutlichsten sind die Flatterwellen in den Ableitungen II und CV$_5$RL zu erkennen. In einigen Ableitungen können sie auch fehlen.
3. Die QRS-Komplexe sind meistens normal geformt (wie beim Sinusrhythmus), durch Schenkelblock, aberrante Ventrikelerregung oder ventrikuläre Präexzitation können sie jedoch breit und bizarr werden.
4. Die Anzahl übergeleiteter Vorhoferregungen bestimmt das Überleitungsverhältnis. Ist es konstant, so sind die Abstände zwischen den QRS-Komplexen ebenfalls konstant. Es kann jedoch auch variieren, wodurch ein unregelmäßiger Puls entsteht.

Vorkommen

1. Bei den gleichen Grundkrankheiten, die die anderen Vorhofarrhythmien verursachen, am häufigsten nach Vergrößerung der Vorhöfe.
2. Andere Ursachen: Ruptur der Chordae tendineae[21], Chinidintherapie bei Vorhofflimmern, Vorhofseptumdefekte[22], Trikuspidalklappendysplasie, chronische Mitralklappenfibrose[21], ventrikuläre Präexzitation (Wolff-Parkinson-White-Syndrom).[22]

Vorhofflattern tritt häufig bei Hunden mit großem rechten Vorhof während einer Herzkatheterisierung auf.

Behandlung[31] (siehe auch Kapitel 10 und ABB. 10-9)

1. Die Dringlichkeit der Therapie ist von der Schlagfrequenz der Ventrikel abhängig, da eine hohe Ventrikelfrequenz gewöhnlich zur Herzinsuffizienz führt. Digoxin ist in der Regel das Medikament der Wahl zur Behandlung des Vorhofflatterns.
2. Druck auf die Augen oder den Carotissinus senkt die Pulsfrequenz durch eine Reduzierung des Überleitungsverhältnisses.
3. Präkordiale Elektroschocks von geringer Stromstärke beseitigen in der Regel Vorhofflattern. Zeigt Digoxin keine Wirkung und ist der Zustand des Patienten weiterhin bedrohlich, ist eine Elektroschocktherapie indiziert. Digoxin ist 24 Stunden vorher abzusetzen. Chinidin kann die Elektroschocktherapie unterstützen, sollte allerdings nur angewendet werden, wenn Digoxin keine Wirkung zeigt. Bei kritischen Zuständen können auch Propranolol und Verapamil Anwendung finden.
4. Ein Schlag gegen den Brustkorb kann, insbesondere in Notfallsituationen, zur Beseitigung des Vorhofflatterns führen (ABB. 12-17).
5. Hat sich der Zustand des Patienten normalisiert, können Chinidin und/oder Propranolol die Rezidivgefahr herabsetzen.

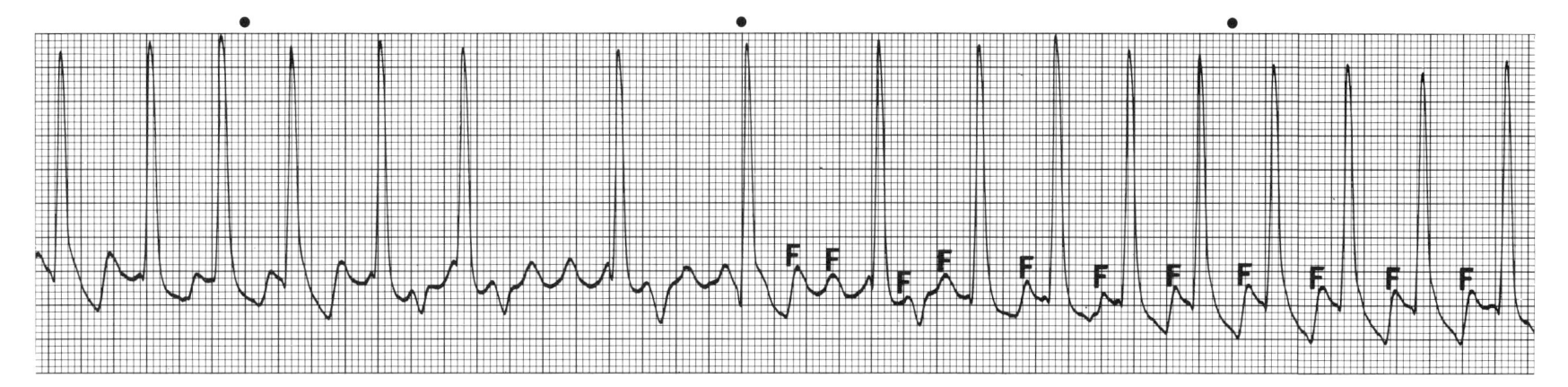

ABB. 6-30: Vorhofflattern mit einer Frequenz von 500 Schlägen/Min. und inkonstanter AV-Überleitung. So besteht zum Beispiel in den letzten acht Komplexen eine 2 : 1-Überleitung (eine F-Welle wird jeweils von einem QRS-Komplex überlagert). Dieser Hund hatte eine Trikuspidalklappendysplasie und eine Vergrößerung des rechten Vorhofes.

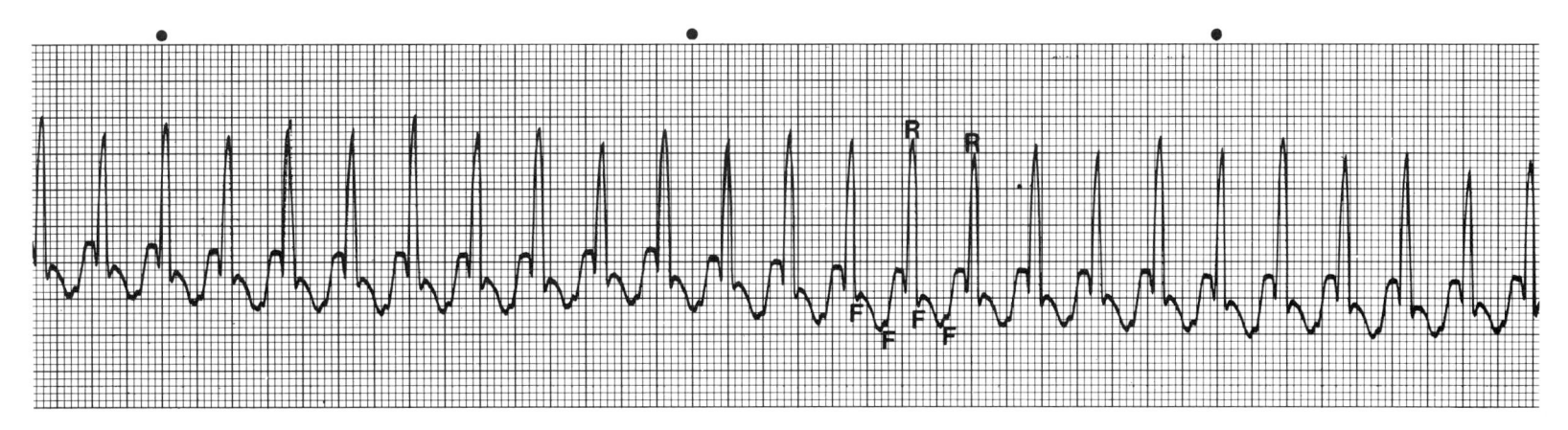

ABB. 6-31: Vorhofflattern mit 2 : 1-Überleitung und einer Ventrikelschlagfrequenz von 330/Min. bei einem Hund mit Vorhofseptumdefekt. Diese supraventrikuläre Tachykardie geht gleichzeitig mit dem elektrokardiographischen Erscheinungsbild des Wolff-Parkinson-White-Syndroms einher.

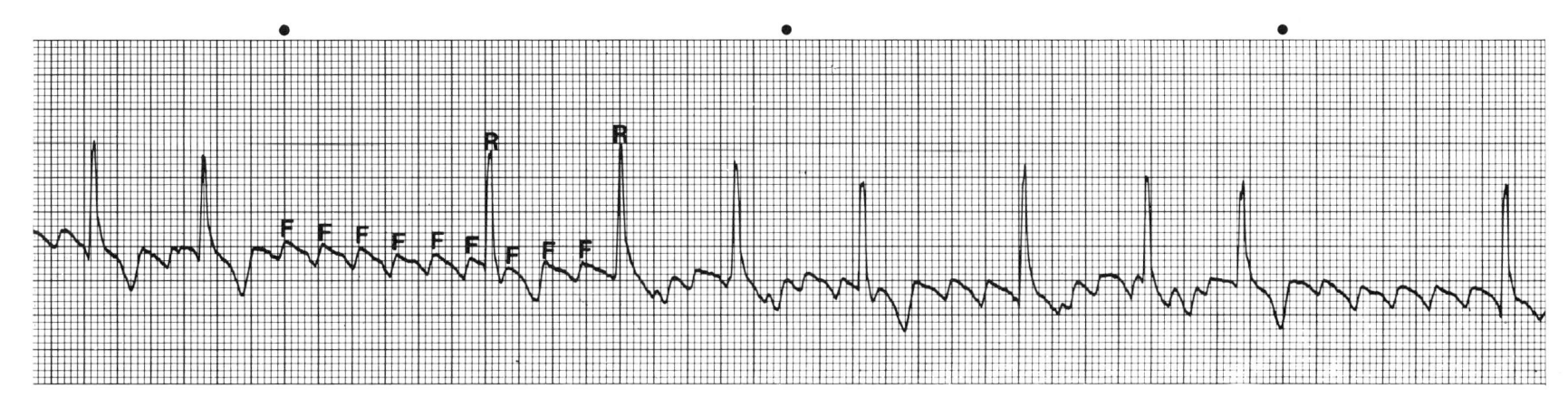

ABB. 6-32: Vorhofflattern mit einer Frequenz über 450 Schläge/Min. und inkonstanter AV-Überleitung. Diese ausgeprägte AV-Blockierung trat nach der Eingabe von Digoxin zur Behandlung einer Kammertachykardie auf.

Vorhofflimmern

ABB. 6-33: »Feines« Vorhofflimmern mit einer durchschnittlichen Ventrikelschlagfrequenz von 200/Min. bei einem Hund mit hochgradiger Mitralklappeninsuffizienz. Beachte die vollständige Unregelmäßigkeit von R-Zacken und f-Wellen.

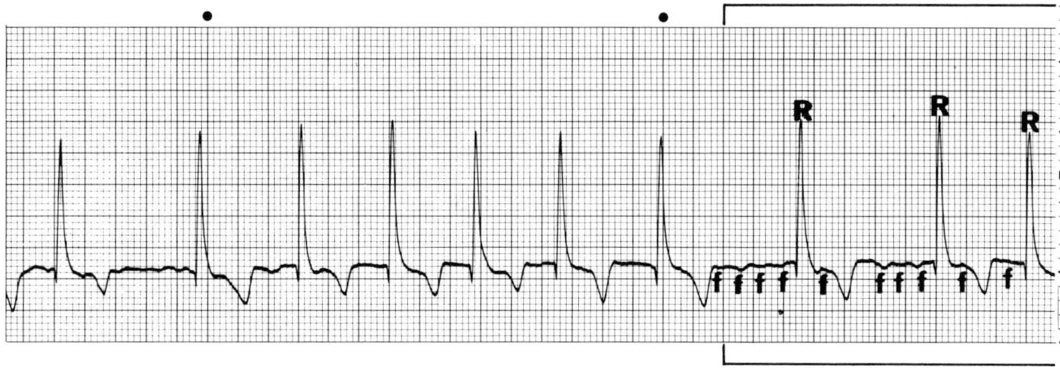

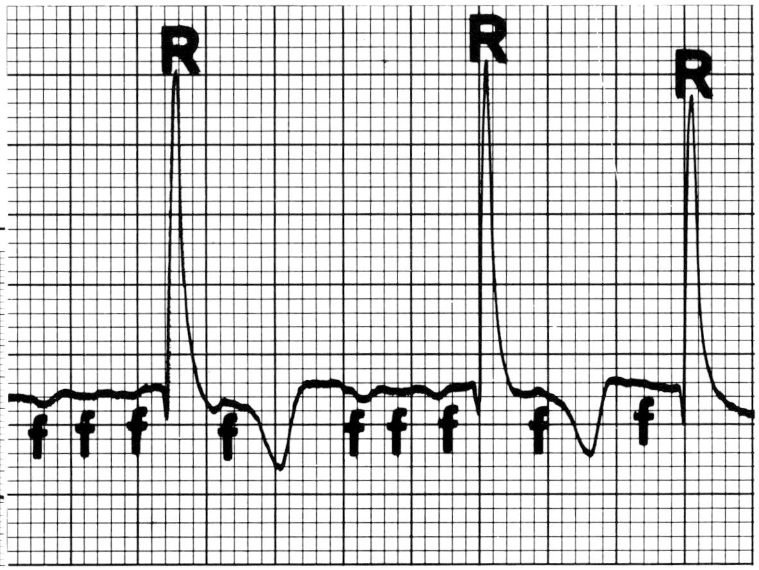

Die gleichen Mechanismen, die im Zusammenhang mit dem Vorhofflattern genannt wurden, können auch zum Vorhofflimmern führen.[11] Insbesondere bei schweren Herzerkrankungen ist es beim Hund relativ häufig. Es kann paroxysmal auftreten.[32] Da einerseits die Vorhöfe ihre aktive Förderleistung praktisch verlieren, andererseits die Herzschlagfrequenz sehr hoch ist, sinkt die Auswurfleistung des Herzens stark, woraus eine Stauungsinsuffizienz resultieren kann. Meist besteht ein Pulsdefizit.

EKG-Veränderungen

1. Die Schlagfrequenzen der Vorhöfe und der Kammern sind sehr hoch und unregelmäßig. Bei sehr hohen Schlagfrequenzen der Ventrikel wirkt der Rhythmus jedoch weniger unregelmäßig.
2. Bei »grobem« Vorhofflimmern ersetzen große Ausschläge (f-Wellen) mit wechselnden Amplituden die normalen sinusalen P-Wellen. Bisweilen ähneln diese f-Wellen den F-Wellen beim Vorhofflattern. Diese Form kann als atriales Flimmerflattern bezeichnet werden.[33] Bei »feinem« Vorhofflimmern sind die f-Wellen sehr klein, teilweise heben sie sich kaum von der isoelektrischen Linie ab.
3. Die QRS-Komplexe sind normal, durch Schenkelblock oder ventrikuläre Präexzitation können sie jedoch breit und bizarr werden. Die Amplitude der QRS-Komplexe kann, insbesondere bei hohen Pulsfrequenzen, variieren, da zahlreiche supraventrikuläre Impulse, die auch auf noch nicht vollständig repolarisierte Bereiche treffen können, in rascher Folge die Ventrikel erreichen.
4. Die Schlagfrequenz der Ventrikel ist unregelmäßig, da nur eine begrenzte Anzahl der Flimmerwellen über den AV-Knoten zu den Ventrikeln übergeleitet werden kann. Digoxin und Propranolol verlängern die Refraktärzeit des AV-Knotens, wodurch die Schlagfrequenz der Ventrikel herabgesetzt werden kann.

Vorkommen

1. Bei den gleichen Grundkrankheiten, die die anderen Vorhofarrhythmien verursachen, am häufigsten nach starker Vergrößerung der Vorhöfe. In unseren Untersuchungen an Hunden[7] ging diese Arrhythmie meistens mit einer chronischen AV-Klappeninsuffizienz einher. Die dilatative Form der Kardiomyopathie trat jedoch, insbesondere bei großen Hunden, ähnlich häufig auf.[34–36]
2. Angeborene Herzanomalien: Ductus arteriosus persistens, Mitralklappeninsuffizienz, Trikuspidalklappendysplasie, Pulmonalstenosen, doppelkammeriger rechter Ventrikel und Ventrikelseptumdefekte.[7, 17, 22, 23, 37, 38]
3. Verschiedene andere Ursachen: Digitalisintoxikation, Anästhesie, Dirofilariose, traumatische Herzschädigungen, hypertrophe Form der Kardiomyopathie.[37, 39]

Selten tritt Vorhofflimmern ohne klinische Symptome auch bei herzgesunden Tieren auf.[7, 17]

Behandlung (siehe auch Kapitel 10 und ABB. 10-12)

1. In der Regel sterben erkrankte Tiere innerhalb von drei Monaten bis einem Jahr nach Diagnosestellung.
2. Um die Herzschlagfrequenz auf Werte unter 160/Min. zu reduzieren, ist die Applikation von Digoxin indiziert. Soll die Schlagfrequenz darüber hinaus gesenkt werden, kann Propranolol oder Verapamil verwendet werden.[40, 41] Wegen des negativ inotropen Effekts von Propranolol sollte Digoxin zuerst verabreicht werden. Von Kardioversion durch präkordiale Elektroschocktherapie sollte nur Gebrauch gemacht werden, wenn Pharmaka keine Wirkung zeigen und weiterhin klinische Symptome vorhanden sind.[42] Chinidin kann bei Tieren mit gerade aufgetretenem Vorhofflimmern ohne andere Anzeichen einer Herzerkrankung wieder zum normalen Sinusrhythmus führen.
3. Eine angeborene Anomalie sollte, wenn möglich, beseitigt werden. Beispielsweise kann die chirurgische Korrektur eines Vorhofflimmern bedingenden Ductus arteriosus persistens bisweilen wieder zum normalen Sinusrhythmus führen.

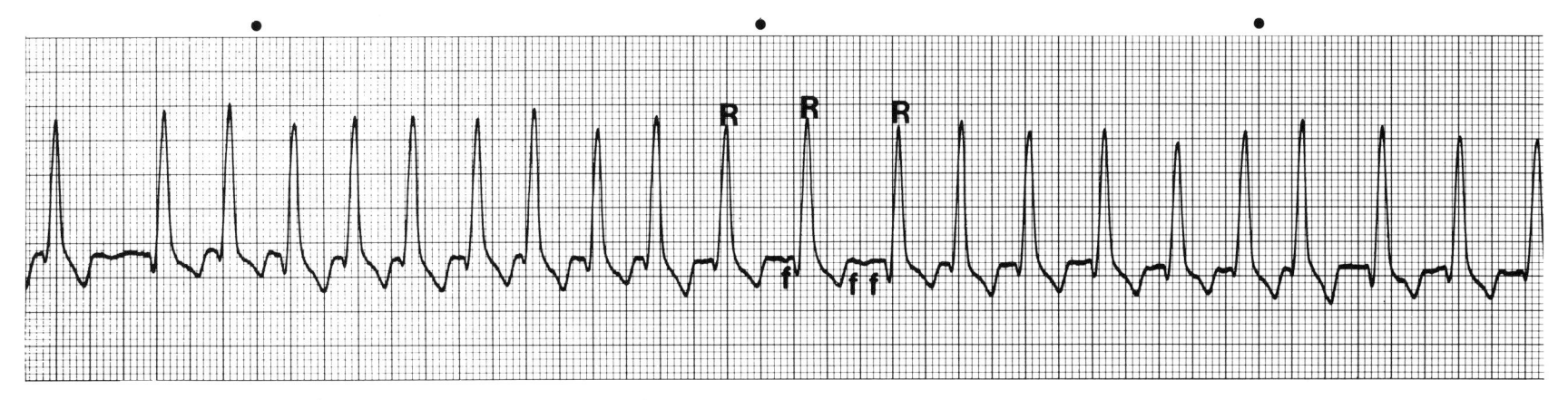

ABB. 6-34: Vorhofflimmern mit einer hohen Ventrikelschlagfrequenz von ungefähr 300/Min. bei einem Hund mit dilatativer Kardiomyopathie. In einigen Abschnitten des EKG ist der unregelmäßige Ventrikelrhythmus nicht sehr deutlich zu erkennen.

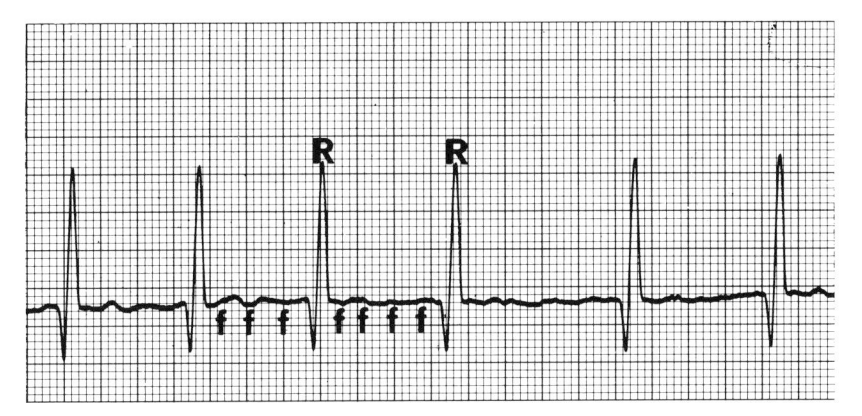

ABB. 6-35: »Feines« Vorhofflimmern bei einem Hund mit chronischer Mitralklappeninsuffizienz. Beachte den unregelmäßigen Ventrikelrhythmus sowie das Fehlen von P-Wellen.

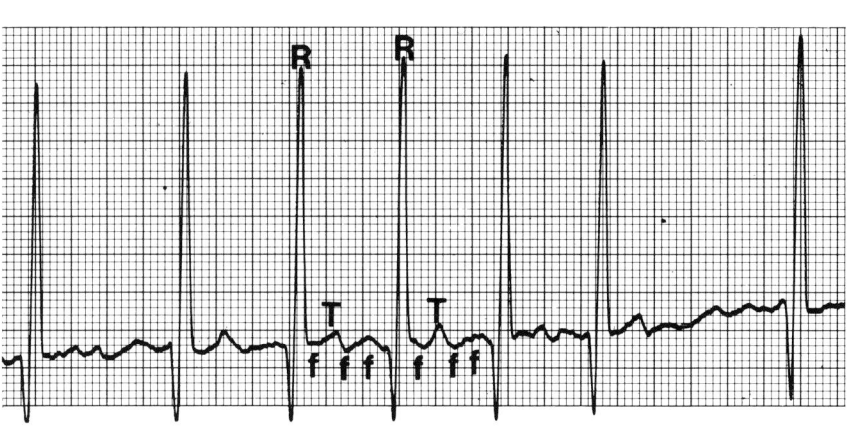

ABB. 6-36: »Grobes« Vorhofflimmern bei einem Hund mit Ductus arteriosus persistens. Die f-Wellen sind deutlich zu erkennen.

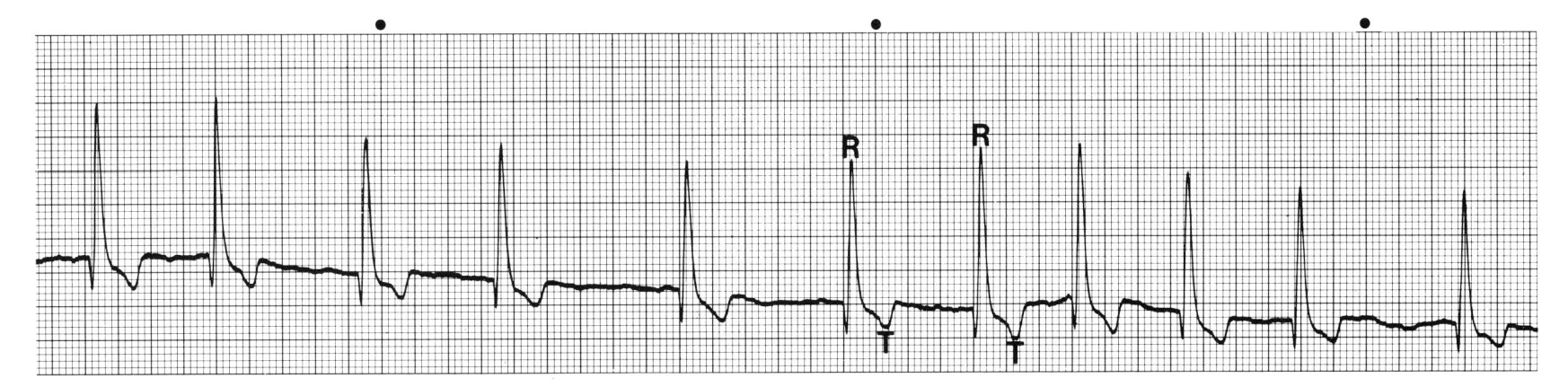

ABB. 6-37: »Feines« Vorhofflimmern bei einem großwüchsigen Hund mit dilatativer Kardiomyopathie. Durch Digoxinapplikation konnte die durchschnittliche Ventrikelschlagfrequenz auf 160/Min. reduziert werden.

145

AV-Extrasystolen

ABB. 6-38: AV-Extrasystole bei einem Hund mit Mitralklappeninsuffizienz. Die P'-Welle ist negativ und erscheint vor dem vorzeitigen QRS-Komplex. Der Ursprung dieses ektopen Schrittmachers liegt entweder im Bereich des AV-Knotens oder in unteren Abschnitten des rechten oder linken Vorhofes.

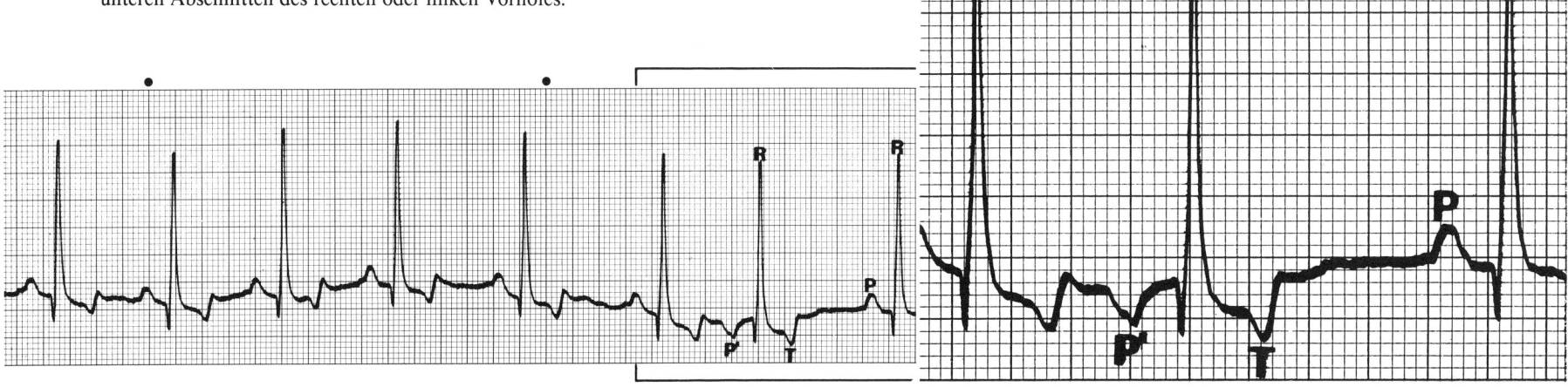

AV-Extrasystolen entstehen durch die vorzeitige Impulsbildung in einem ektopen Schrittmacherzentrum im AV-Knoten. Die Impulse wandern rückwärts (retrograd) zu den Vorhöfen und vorwärts (anterograd) zu den Ventrikeln. Der AV-Knoten besteht aus einem Fasernetz ohne eigentliche Schrittmacherzellen im Hauptkörper.[43] Daher ist der Terminus »junktional« eigentlich genauer, um Rhythmen zu kennzeichnen, die ihren Ursprung im Bereich zwischen Vorhöfen, AV-Knoten und Hisschem Bündel haben. Auch die Verwendung der früheren Bezeichnung »AV-nodal« wird neuerdings wieder erwogen. Erst vor kurzem wurde dieser Begriff ohne die klinische Unterteilung in obere, mittlere und untere Abschnitte des AV-Knotens zur Kennzeichnung von Rhythmen, die ihren Ursprung im AV-Knoten haben, empfohlen.[43a] In diesem Buch findet der im Deutschen gängige Begriff »AV-Extrasystolen« Anwendung.

EKG-Veränderungen

1. Die Herzschlagfrequenz ist gewöhnlich innerhalb des Normbereichs. Die vorzeitigen P'-Wellen unterbrechen den normalen P-Wellen-Rhythmus, wodurch der Rhythmus unregelmäßig wird.
2. Die P'-Welle in Ableitung II ist fast immer negativ. Wie allerdings bereits im Abschnitt über den wandernden Schrittmacher ausgeführt, ist die Polarität der P-Welle nicht immer ein verläßliches Kriterium für die Diagnose von AV-Komplexen.
3. Der QRS-Komplex erscheint vorzeitig. Seine Gestalt ist meistens normal (wie beim Sinusrhythmus), durch Schenkelblock, aberrante ventrikuläre Erregungsleitung oder ventrikuläre Präexzitation kann er jedoch breit und bizarr werden.
4. Die P'-Welle kann dem QRS-Komplex in Abhängigkeit von der Lage des ektopen Schrittmachers und der Erregungsleitungsgeschwindigkeit über und unter dem AV-Knoten vorangehen, von ihm überlagert werden oder später erscheinen. Beispielsweise geht die negative P'-Welle dem QRS-Komplex voran, wenn die retrograde Erregungsleitung schneller als die anterograde ist. Eine AV-Extrasystole, deren Ursprung im oberen Bereich des AV-Knotens liegt, kann ein normales oder verkürztes P'Q-Intervall haben und dadurch nicht von einem nach unten verlagerten ektopen Vorhofschrittmacher unterscheidbar sein. In diesem Falle sollte der Terminus »supraventrikuläre Extrasystole« verwendet werden.
5. Meist folgt eine nicht voll kompensierte Pause, mit anderen Worten, das RR-Intervall zwischen zwei normalen Komplexen zu jeder Seite der Extrasystole ist kürzer als die Dauer zweier normaler RR-Intervalle.

Vorkommen

1. Digitalisintoxikation.
2. Die gleichen Grundkrankheiten, die zu Vorhofextrasystolen führen.

Behandlung (siehe auch Kapitel 10)

1. Bei einer Digitalisintoxikation sollte die weitere Digitalisapplikation unterbunden werden.
2. Ansonsten ist — insbesondere beim dekompensierten Herzen — die gleiche Behandlung wie bei Vorhofextrasystolen — also Digitalis — zu wählen, auch Propranolol kann angewendet werden.

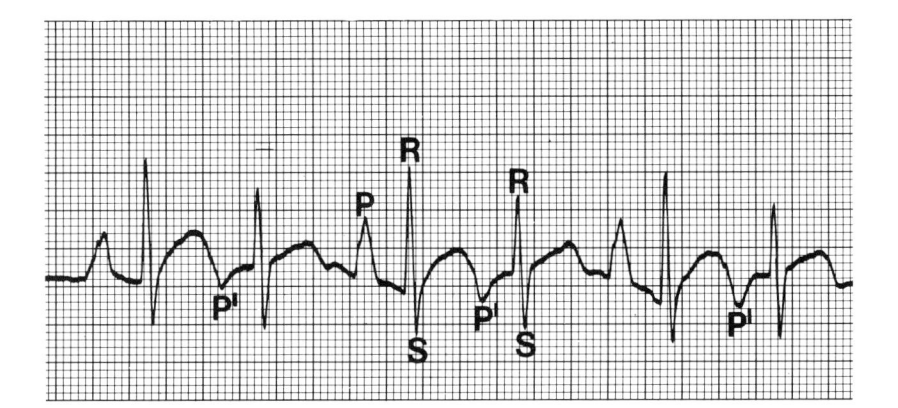

ABB. 6-39: Drei supraventrikuläre Extrasystolen bei einem Hund mit Digitalisintoxikation. Der zweite, vierte und sechste vorzeitige QRS-Komplex ähneln einem sinusalen QRS-Komplex. Die P'-Wellen sind negativ und gehen den QRS-Komplexen voraus. Der ektope Schrittmacher ist wahrscheinlich im Bereich des AV-Knotens zu lokalisieren. Die hohen, breiten sinusalen P-Wellen weisen auf eine beidseitige Vergrößerung der Vorhöfe hin.

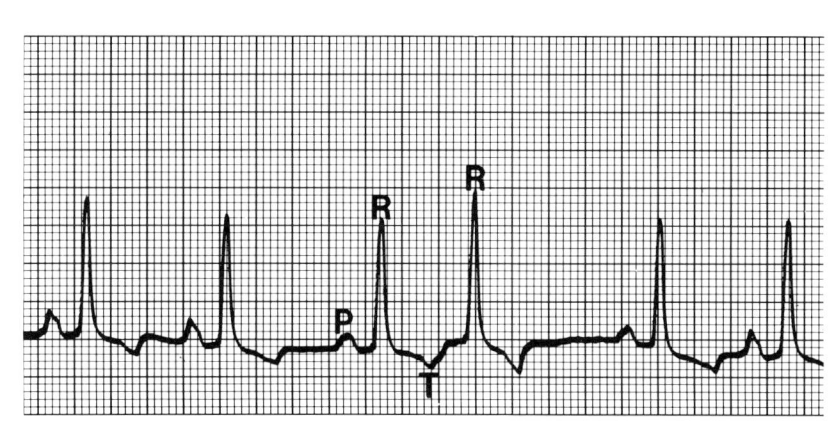

ABB. 6-40: Sinusrhythmus mit einer supraventrikulären Extrasystole (der vierte QRS-Komplex); die P'-Welle wird von der vorangehenden T-Welle verdeckt. Auf die Extrasystole folgt eine nicht kompensatorische Pause.

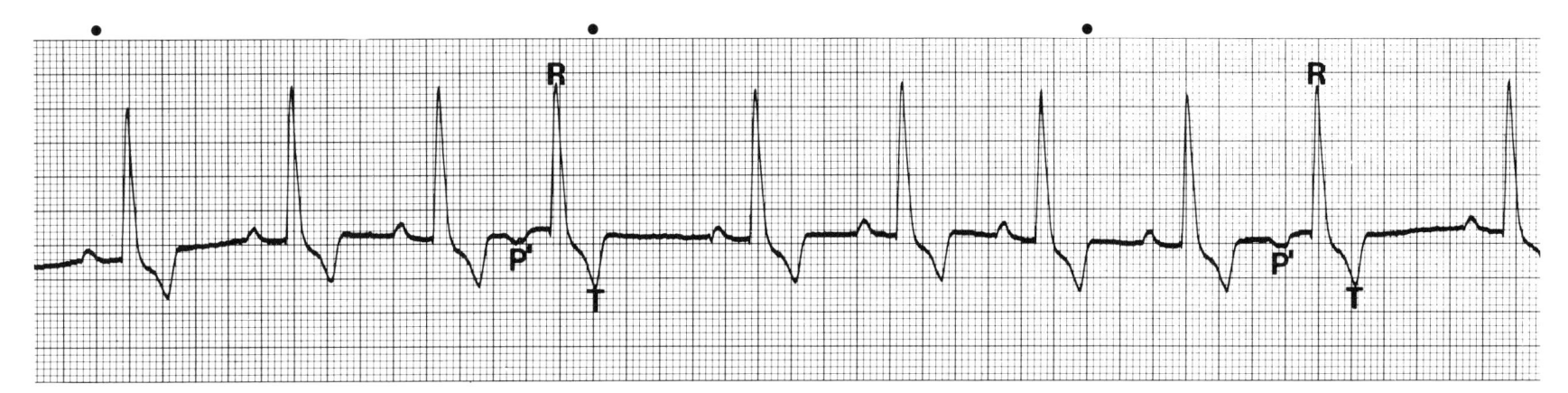

ABB. 6-41: Zwei möglicherweise im Bereich des AV-Knotens entstandene Extrasystolen (der vierte und der neunte Komplex). Die Vorhöfe werden vor der Depolarisierung der Ventrikel retrograd aktiviert. Dadurch entsteht ein normales P'R-Intervall. Diese Komplexe können nicht von Extrasystolen aus unteren Abschnitten der Vorhöfe unterschieden werden und sollten daher als supraventrikuläre Extrasystolen oder AV-(Knoten-)Extrasystolen bezeichnet werden.

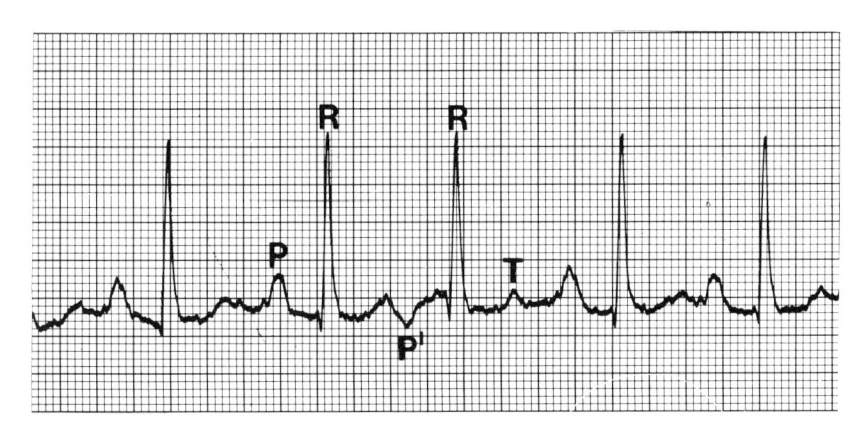

ABB. 6-42: Eine wahrscheinlich im Bereich des AV-Knotens entstandene Extrasystole (der dritte Komplex) bei einem Hund mit chronischer Mitralklappeninsuffizienz. Das lange P'R-Intervall deutet eine mögliche Verzögerung der Erregungsleitung unterhalb des AV-Schrittmachers an.

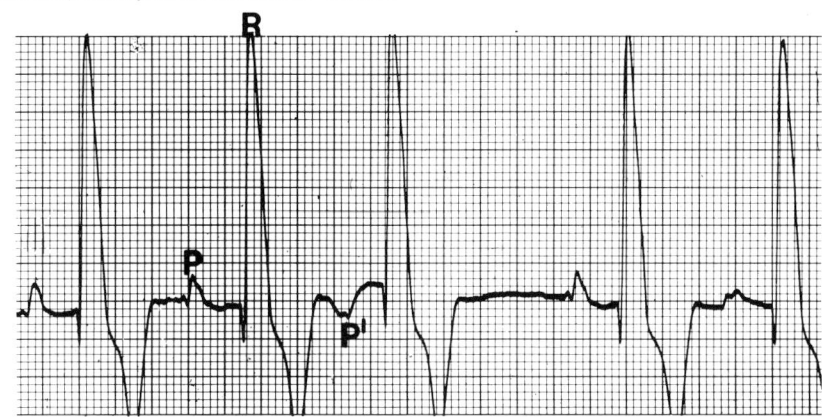

ABB. 6-43: AV-Extrasystolen (der dritte Komplex) bei einem Hund mit Digoxinintoxikation. Die negative P'-Welle geht dem QRS-Komplex voraus.

AV-Tachykardie

ABB. 6-44: Supraventrikuläre Tachykardie mit einer Frequenz von 165 Schlägen/Min. Es ist unmöglich zu unterscheiden, ob die Tachykardie ihren Ursprung in den Vorhöfen oder im AV-Knoten hat oder Folge eines Re-entry-Mechanismus ist. Ist sie im AV-Knoten entstanden, so ist gleichzeitig die Überleitung zu den Ventrikeln verzögert.

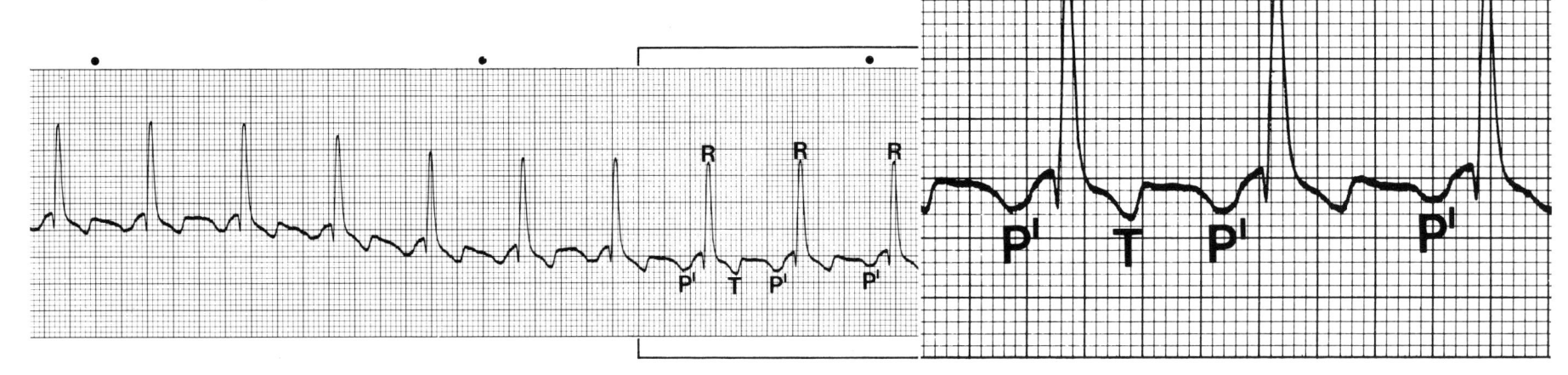

Bei der AV-Tachykardie arbeitet ein ektopes Impulsbildungszentrum in der AV-Knotenregion als primärer Schrittmacher. Die Herzschlagfrequenz ist höher als die dem AV-Knoten eigene Schrittmacherfrequenz von 40 bis 60 Schlägen/Min. Der Terminus »beschleunigter AV-Rhythmus« wird für Frequenzen zwischen 60/Min. und 100/Min. verwendet. Ursächlich dürfte der AV-Tachykardie in den meisten Fällen — wie bei der Vorhoftachykardie — ein Re-entry-Mechanismus zugrunde liegen.[24, 25] (Zur genauen Erklärung siehe Kap. 9 und 12.)

Eine Vorhoftachykardie kann in der Regel nicht von einer AV-Tachykardie unterschieden werden, da die negativen P-Wellen von den QRS-Komplexen überlagert werden. Da die beiden Arrhythmien prinzipiell identisch sind — die pathogenetischen Mechanismen sind ähnlich —, kann für beide auch der einheitliche Terminus »supraventrikuläre Tachykardie« gewählt werden.

EKG-Veränderungen

1. Die Herzschlagfrequenz ist höher als 60/Min. Der Rhythmus ist meistens regelmäßig. Eine AV-Tachykardie kann anhaltend oder anfallsweise (paroxysmal) auftreten.
2. Die P'-Wellen in Ableitung II sind negativ und können den QRS-Komplexen vorangehen, von ihnen überlagert werden oder später erscheinen.
3. Die Gestalt des QRS-Komplexes ist in der Regel normal (wie beim Sinusrhythmus), durch Schenkelblock, aberrante ventrikuläre Erregungsleitung oder ventrikuläre Präexzitation kann er jedoch auch breit und bizarr werden.
4. Das P'Q-Intervall ist konstant (1 : 1-Überleitung). Liegt der Schrittmacher im oberen Bereich des AV-Knotens, so ist das P'Q-Intervall normal (weniger als 0,13 Sek.); durch eine Leitungsverzögerung unterhalb des AV-Schrittmachers kann es jedoch auch verlängert sein. Bei höheren Frequenzen sind verschiedene Grade des AV-Blocks möglich (2 : 1-Überleitung, d. h. die Schlagfrequenz der Ventrikel ist halb so groß wie die der Vorhöfe; analog 3 : 1, 4 : 1 usw.). Die Dauer des P'Q-Intervalls ist abhängig von der Leitungsverzögerung oberhalb des Schrittmachers.

Vorkommen

1. Digitalisintoxikation (die Frequenz ist meistens geringer als 160/Min., sie steigt allmählich an und fällt wieder ab). Durch Carotissinus- oder Bulbusdruck kann sie vorübergehend verringert werden.[44]
2. AV-Tachykardie mit einer Frequenz über 160/Min. tritt bisweilen spontan auf und kann durch Carotissinus- oder Bulbusdruck beseitigt werden.[44] (Dieser Zustand ist meistens Begleiterscheinung einer Herzerkrankung.)

Behandlung (siehe auch Kapitel 10 und ABB. 10-9)

1. Eine eventuelle Digitalistherapie sollte abgebrochen werden. Bei niedrigem Serumkaliumspiegel sollte eine Kaliumlösung i. v. gegeben werden. Eine Phenytointherapie (Diphenylhydantoin) führt unter Umständen wieder zum normalen Sinusrhythmus. Atropin erhöht die Frequenz des Sinusschrittmachers, wodurch dieser manchmal schneller als der AV-Rhythmus wird. Ist der Rhythmus unter Kontrolle, sollte die Erhaltungsdosis Digitalis reduziert werden.
2. Carotissinus- oder Augapfeldruck kann bisweilen zur Beendigung einer AV-Tachykardie führen. Ist die Tachykardie nicht durch eine Digitalisintoxikation verursacht, gilt Digitalis als Medikament der Wahl, insbesondere wenn die Tachykardie durch einen Re-entry-Mechanismus verursacht ist. Digitalis verändert die Überleitung in den Leitungsbahnen des AV-Knotens. Propranolol hat ebenfalls eine Wirkung auf das Erregungsleitungssystem und kann angewendet werden, wenn Digitalis keine Wirkung zeigt.[31]

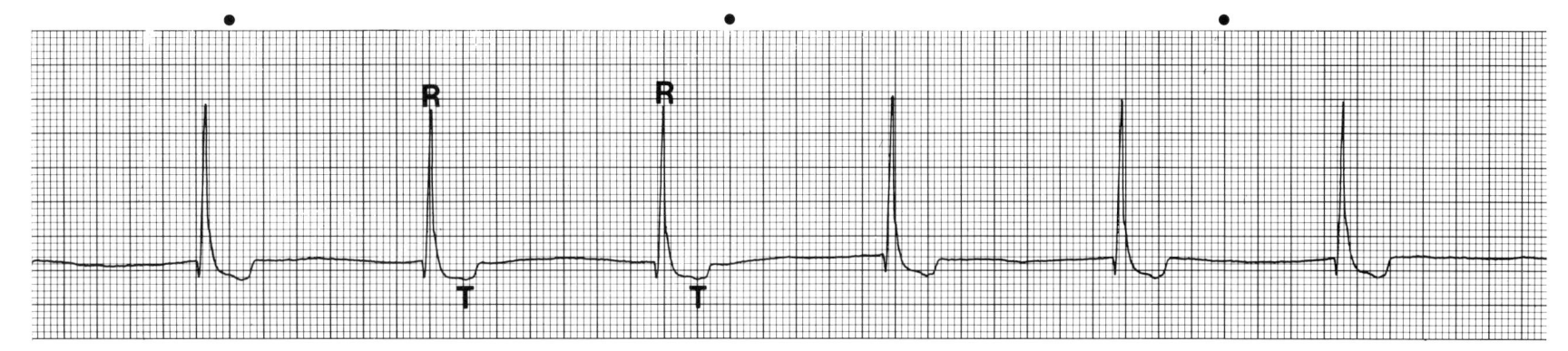

ABB. 6-45: Beschleunigter AV-Rhythmus mit einer Frequenz über 85 Schläge/Min. bei einem Hund mit Digitalisintoxikation. Die P'-Wellen sind in den QRS-Komplexen verborgen.

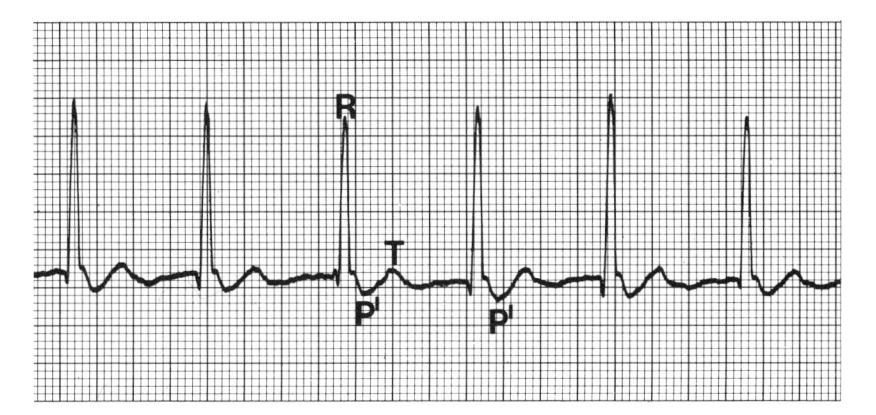

ABB. 6-46: AV-Knoten-Tachykardie mit einer Frequenz über 165 Schläge/Min. Die negativen P'-Wellen scheinen unmittelbar auf die QRS-Komplexe zu folgen. Auf (nicht abgebildeten) späteren Aufzeichnungen gingen die negativen P-Wellen den QRS-Komplexen voraus.

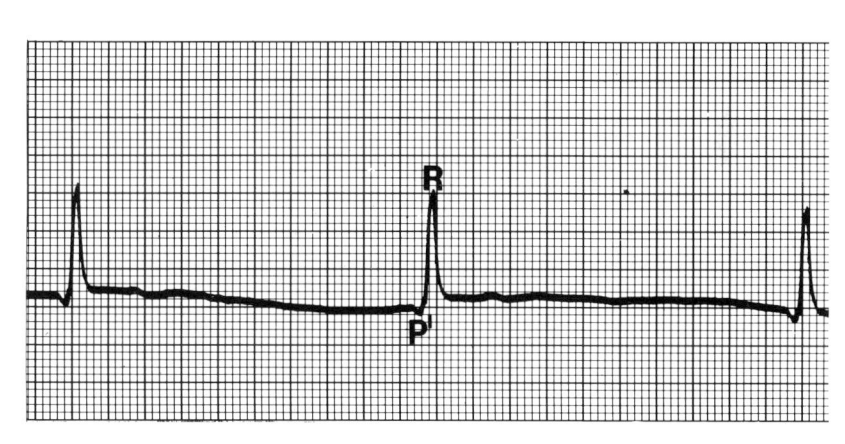

ABB. 6-47: AV-Rhythmus mit einer Frequenz von 60 Schlägen/Min. (der dem AV-Knoten eigenen Frequenz). Der Sinusknoten ist als Schrittmacher ausgefallen, die AV-Region bestimmt nun die Herzschlagfrequenz.

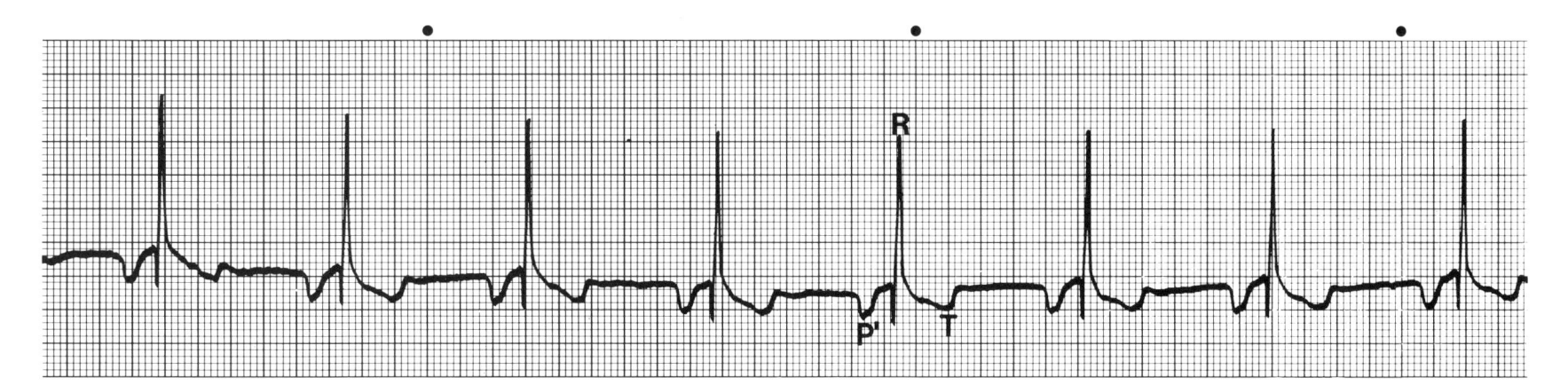

ABB. 6-48: AV-Tachykardie mit einer Frequenz von 100 Schlägen/Min. bei einem Hund mit Digitalisintoxikation.

Ersatzrhythmen (escape-Rhythmus)

ABB. 6-49: Ein Ersatzrhythmus bei einem Hund mit totalem AV-Block infolge Digitalisintoxikation. Der letzte Komplex ist ventrikulären Ursprungs, wohingegen die anderen wahrscheinlich aus dem Bereich direkt unterhalb der AV-Blockierung stammen.

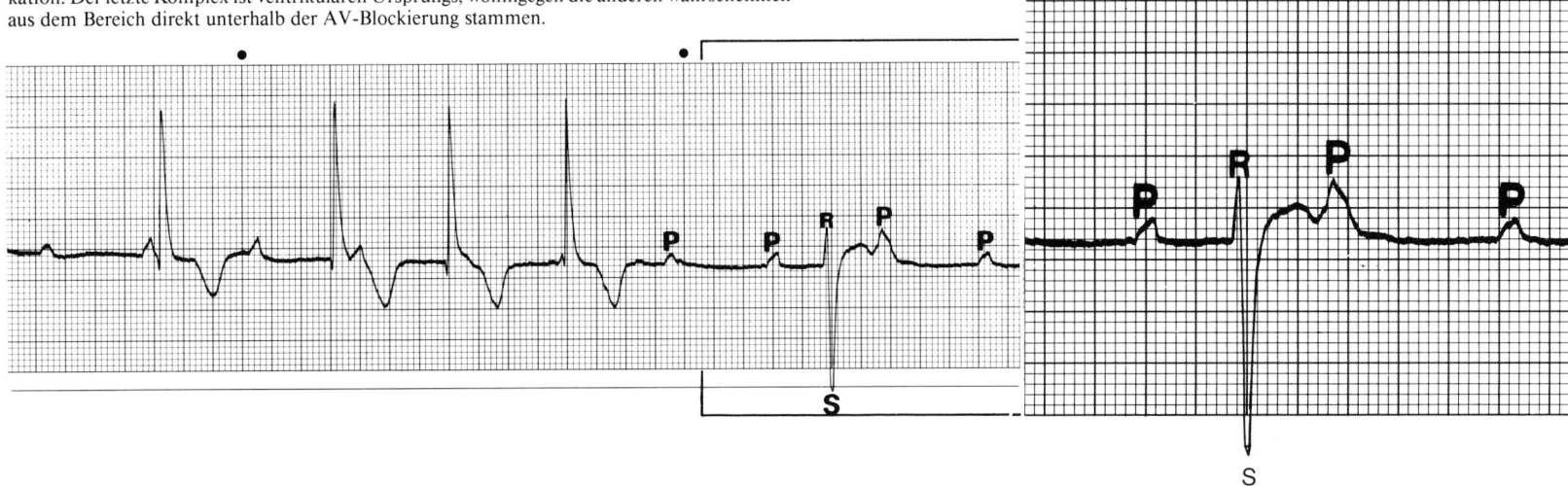

Wird das Schrittmacherzentrum mit der höchsten Impulsbildungsfrequenz (in der Regel der Sinusknoten) langsamer oder fällt ganz aus, übernehmen Ersatzrhythmen nachgeschalteter Schrittmacherzentren die Funktion des primären Schrittmachers. Nach einer Unterbrechung des Grundrhythmus erhält ein nachgeschaltetes Schrittmacherzentrum (meistens im Bereich des AV-Knotens) dadurch die Herztätigkeit aufrecht. Ein einzelner spontaner Impuls eines nachgeschalteten Schrittmacherzentrums nach einer Unterbrechung des Grundrhythmus wird Ersatzsystole genannt. Übernimmt ein solches Ersatzzentrum vorübergehend die Funktion des Herzschrittmachers, spricht man von einem Ersatzrhythmus (drei oder mehr aufeinanderfolgende Systolen).[26] Ersatzsystolen stammen meist aus der AV-Knotenregion oder sind ventrikulären Ursprungs. Bestimmen ventrikuläre Ersatzsystolen den Rhythmus, so wird an Stelle des Terminus »ventrikulärer Ersatzrhythmus« die Bezeichnung »idioventrikulärer Rhythmus« gewählt.

EKG-Veränderungen

AV-Ersatzrhythmus

1. Die Herzschlagfrequenz ist normalerweise niedrig. Ersatzsystolen folgen einer Pause, die länger als die Dauer eines normalen Herzzyklus (RR-Intervall) ist. Ersatzrhythmen auf der Ebene des AV-Knotens sind regelmäßig, solange sich die Lage des Schrittmacherzentrums nicht ändert. Die dem AV-Knoten eigene Schrittmacherfrequenz ist häufig geringer als 60/Min. Schnellere AV-Rhythmen werden »beschleunigte AV-Rhythmen« genannt.
2. Die P-Welle ist meistens negativ.
3. Die Gestalt des QRS-Komplexes ist normal.
4. Die P-Welle kann dem QRS-Komplex vorangehen, von ihm überlagert werden oder später erscheinen.

Ventrikulärer Ersatzrhythmus (Idioventrikulärer Rhythmus)

1. Die Herzschlagfrequenz ist normalerweise niedrig. Ersatzsystolen folgen einer Pause, die länger ist als die Dauer eines normalen Sinuskomplexes. Ein idioventrikulärer Rhythmus (eine Folge mehrerer ventrikulärer Ersatzsystolen) ist im allgemeinen regelmäßig und hat eine Frequenz unter 40/Min.
2. P-Wellen sind in der Regel nicht vorhanden, es sei denn, es liegt ein totaler AV-Block oder ein AV-Block II. Grades vor (eine häufige Ursache ventrikulärer Ersatzrhythmen). In diesem Falle erscheint die P-Welle ohne Bezug zum Kammerrhythmus und kann dem QRS-Komplex vorangehen, von ihm überlagert werden oder später erscheinen.
3. Die QRS-Komplexe sind breit und bizarr geformt (ähnlich wie bei ventrikulären Extrasystolen).
4. P-Welle und QRS-Komplex stehen nicht in Beziehung zueinander.

Vorkommen

Ersatzrhythmen sind immer eine Folge einer Störung der Erregungsbildung oder -leitung, treten also niemals ohne Primärkrankheit auf. In Frage kommen:
1. Alle Ursachen einer Sinusbradykardie, eines Sinusstillstands (Block) und eines AV-Blocks (ein totaler AV-Block ist die häufigste Ursache, da in diesem Falle keine Impulse im Bereich des AV-Knotens gebildet werden können).
2. Digitalisintoxikation, erhöhter Vagotonus, Sinusknotenerkrankungen/Sinusknotensyndrom (»sick sinus syndrome«).[15]

Behandlung (siehe auch Kapitel 10 und ABB. 10-18)

1. Behandlung der Arrhythmieursache, da der Ersatzrhythmus selbst nur ein sekundäres Phänomen ist. Eine momentane Ersatzsystole oder ein Ersatzrhythmus sollten auf keinen Fall unterdrückt werden (z. B. durch Chinidinapplikation bei ventrikulären Ersatzsystolen). Ein Ersatzrhythmus ist ein Schutzmechanismus zur Aufrechterhaltung einer minimalen Herztätigkeit.
2. Atropin, Glykopyrrolat oder Isoproterenol sind häufig indiziert. Zeigt die Pharmakotherapie keine befriedigende Wirkung, muß die elektrische Stimulierung des Herzens erwogen werden.

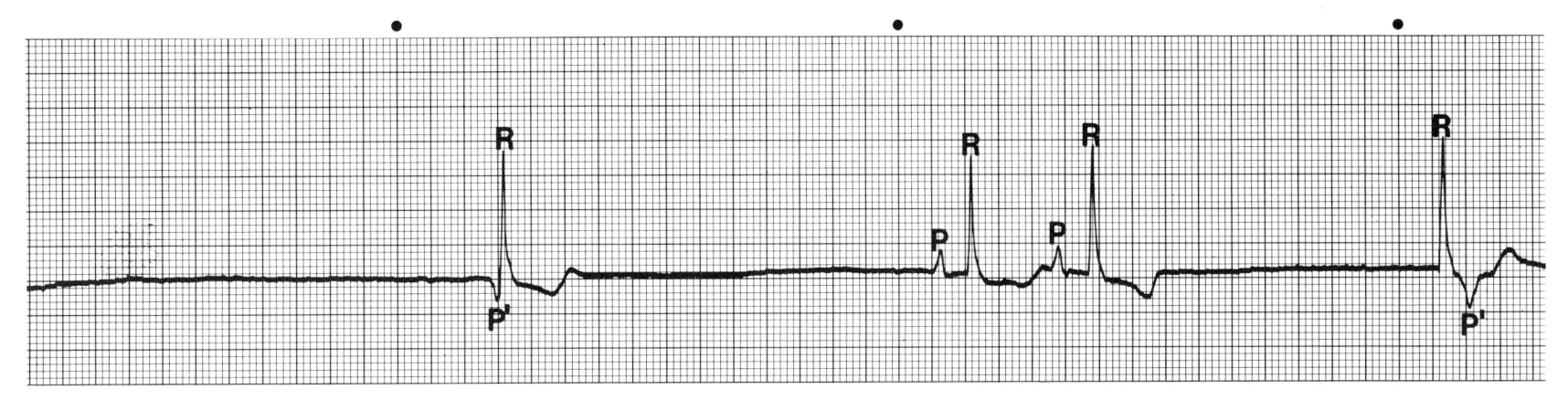

ABB. 6-50: AV-Ersatzsystolen bei ausgeprägter Sinusbradykardie und Sinusknotenstillstand bei einem Hund mit schwerer Digitalisintoxikation. Der ersten Ersatzsystole geht eine negative P-Welle voraus, wohingegen bei der anderen Ersatzsystole (letzter Komplex) eine negative P-Welle auf den QRS-Komplex folgt.

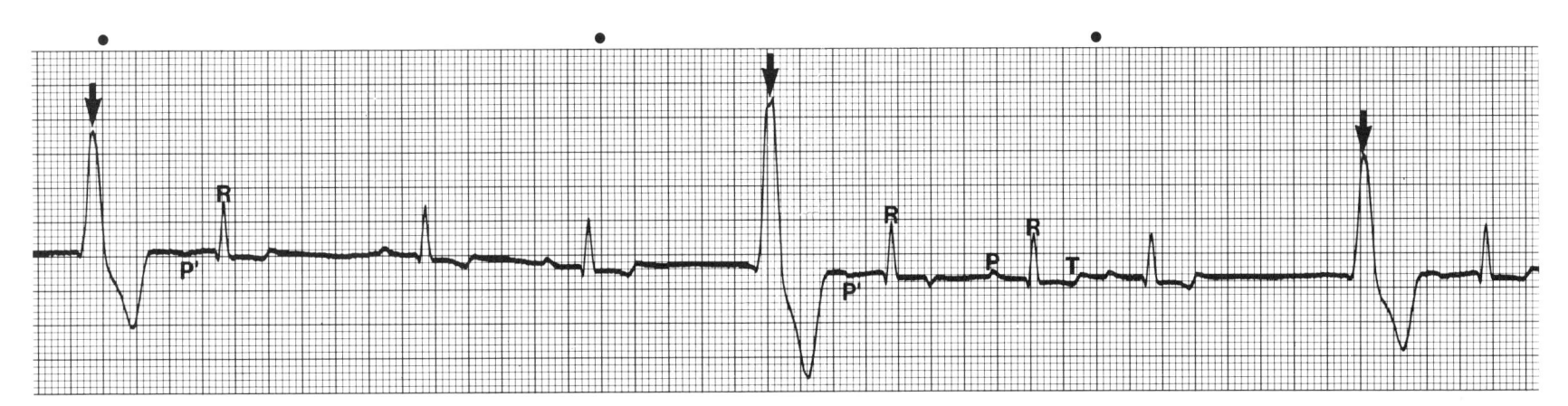

ABB. 6-51: Ventrikuläre Ersatzsystolen (Pfeile) während verschiedener Phasen des vorherrschenden Sinusrhythmus bei einem anästhesierten Hund. Auf jede ventrikuläre Extrasystole scheint eine AV-Ersatzsystole zu folgen. Eine negative P-Welle geht diesen QRS-Komplexen voraus. Die Sinusschlagfrequenz stieg an (nicht abgebildet), nachdem die Anästhesie beendet wurde. 0,5 cm = 1 mV.

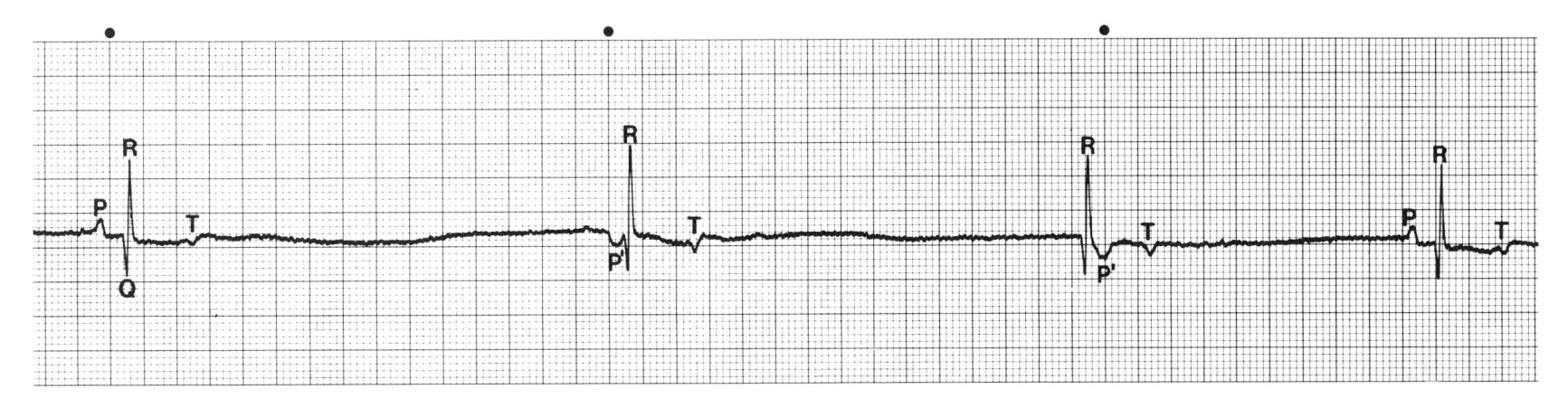

ABB. 6-52: AV-Extrasystolen bei einem Hund mit einer ausgeprägten Sinusbradykardie. Die negativen P-Wellen gehen den QRS-Komplexen voraus oder folgen ihnen. Durch die Gabe von Atropin konnten sowohl die Sinusbradykardie als auch die AV-Knoten-Extrasystolen beseitigt werden.

Ventrikuläre Extrasystolen

ABB. 6-53: Ventrikuläre Bigeminie. Jeder zweite Komplex ist eine ventrikuläre Extrasystole (VES).

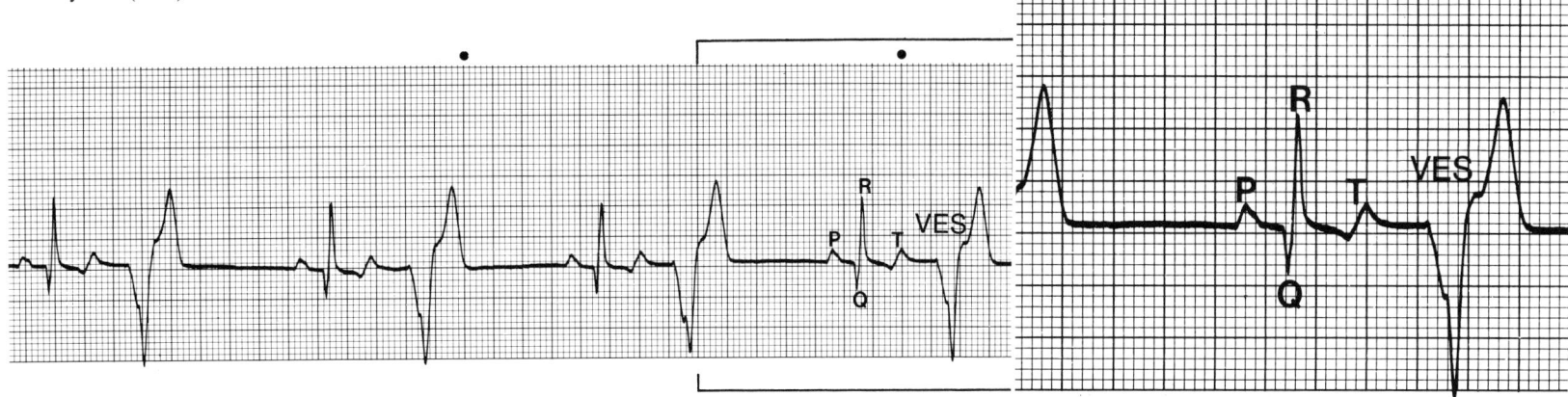

Ventrikuläre Extrasystolen (auch vorzeitige ventrikuläre Kontraktionen genannt) entstehen durch die vorzeitige Impulsbildung in einem ektopen Schrittmacherzentrum in den Ventrikeln. Sie werden nicht über die speziellen Fasern des Erregungsleitungssystems weitergeleitet, sondern über die Arbeitsmuskulatur, wodurch die Ventrikel langsamer depolarisiert werden. Daraus resultiert ein verbreiterter, bizarrer QRS-Komplex. Ventrikuläre Extrasystolen sind die häufigsten Rhythmusstörungen bei Hunden.

EKG-Veränderungen

1. Die Herzschlagfrequenz ist in der Regel normal. Der vorzeitige QRS-Komplex unterbricht den normalen Ventrikelrhythmus, wodurch ein unregelmäßiger Rhythmus entsteht.
2. Die vorhandenen P-Wellen sind normal geformt.
3. Der QRS-Komplex erscheint vorzeitig, ist deformiert und hat häufig eine große Amplitude.
   In den meisten Fällen kann bestimmt werden, ob der Ursprung der ventrikulären Extrasystole im linken oder rechten Ventrikel lokalisiert ist: Ist die Hauptausschlagrichtung des QRS-Komplexes in Ableitung II negativ, liegt der ektope Schrittmacher im linken Ventrikel; ist sie positiv, so liegt er im rechten Ventrikel. Extrasystolen mit schmalem QRS-Komplex entstammen einem der proximal gelegenen Schenkel des intraventrikulären Erregungsleitungssystems. Sind die QRS-Komplexe verschiedener Extrasystolen identisch, so spricht man von »unifokalen« ventrikulären Extrasystolen. Vorzeitige Komplexe mit wechselnder Gestalt werden analog »multifokal« genannt. Das Intervall zwischen dem Beginn einer ventrikulären Extrasystole und dem Beginn des vorangehenden QRS-Komplexes ist bei unifokalen Extrasystolen konstant, während es bei multifokalen variiert.
4. Ventrikuläre Extrasystolen stehen nicht in Beziehung zur P-Welle. Die unabhängige, normale P-Welle kann dem QRS-Komplex vorangehen, von ihm überlagert werden oder später erscheinen.
5. In der Regel folgt einer ventrikulären Extrasystole eine kompensatorische Pause. Der ektope Impuls kann nicht retrograd über den AV-Knoten zurückspringen, so daß der normale Sinusrhythmus unbeeinflußt bleibt. Andererseits löst der Sinusimpuls keine Ventrikelkontraktion aus, da er auf ein refraktäres Myokard trifft. Der nächste Sinusimpuls kann jedoch wieder normal übergeleitet werden.

Vorkommen[40]

Es gibt eine ganze Anzahl verschiedener Ursachen für ventrikuläre Extrasystolen (die tatsächlichen Ursachen sind jedoch häufig nicht zu ermitteln): primäre Herzerkrankungen, sekundäre Herzerkrankungen und Medikamentenwirkung. Extrasystolen können auch bei herzgesunden Hunden ohne eigentliche Ursache auftreten.

1. Primäre kardiale Störungen: Stauungsinsuffizienz, Myokardinfarkt, Tumoren, Perikarditis, Kardiomyopathien, traumatische Myokarditis, idiopathische Myokarditis bei Boxern (in einer Untersuchung an 63 Boxern traten bei 45 gelegentlich bis häufig Extrasystolen auf)[40a] und beim Dobermann.[6]
2. Sekundäre kardiale Störungen: Veränderungen der Automatie (Aufregung!), Hypoxie, Anämie, Urämie, Pyometra, Magendilatation, Volvulus, Pankreatitis, Parvovirose.[47]
3. Medikamente: Digitalis, Adrenalin (Epinephrin), Anästhetika, Atropin.[36, 46]

Behandlung[31, 40, 41, 48] (siehe auch Kapitel 10)

1. Behandlung der Primärkrankheit.
2. Bei mehr als 16 Extrasystolen pro Minute, bei einer Folge von zwei oder mehr Extrasystolen, bei multiformen Extrasystolen (wechselnde Gestalt der QRS-Komplexe) und beim R- auf T-Phänomen (die R-Zacke der Extrasystole trifft auf die Spitze der vorangehenden T-Welle, d. h. in die vulnerable Phase) ist eine intensive Behandlung (intravenöse Applikation von Antiarrhythmika) erforderlich. Das R- auf T-Phänomen ist besonders gefährlich, da es leicht zu tachykarden ventrikulären Störungen (Kammertachykardie, ABB. 6-66) oder Kammerflimmern (ABB. 6-68) führt, wodurch die Hämodynamik sehr verschlechtert werden kann.
3. Zunächst sollte Lidocain appliziert werden, da es ausgesprochen wirksam und sehr sicher in der Anwendung ist. Bei Herzinsuffizien können Extrasystolen mit Digoxin beseitigt werden. Außerdem können Procainamid, Chinidin, Propranolol, Diazepam, Phenytoin, Aprindin und Disopyramid[49] eingesetzt werden.
4. Unterstützende Maßnahmen sollten eingeleitet werden; Entgleisungen des Elektrolyt- und Säure-Basen-Haushalts müssen korrigiert werden.

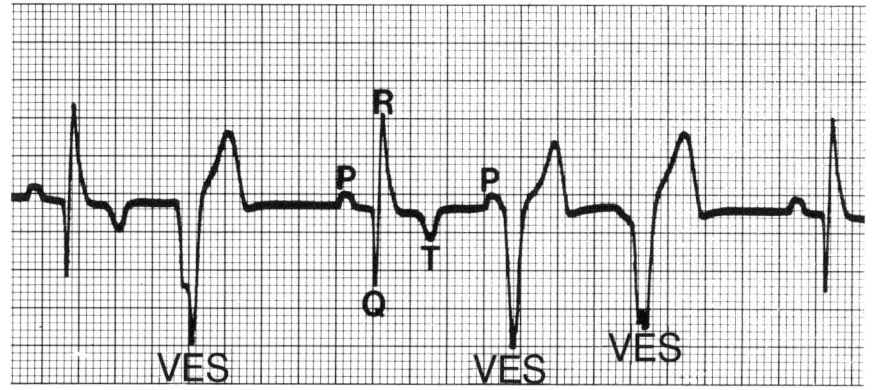

ABB. 6-54: Multiforme (polymorphe) ventrikuläre Extrasystolen (VES). Der zweite, vierte und fünfte Komplex weisen eine unterschiedliche Form auf. Dies deutet immer auf einen ernsten Zustand hin. Eine sinusale P-Welle scheint zufällig der zweiten ventrikulären Extrasystole voranzugehen.

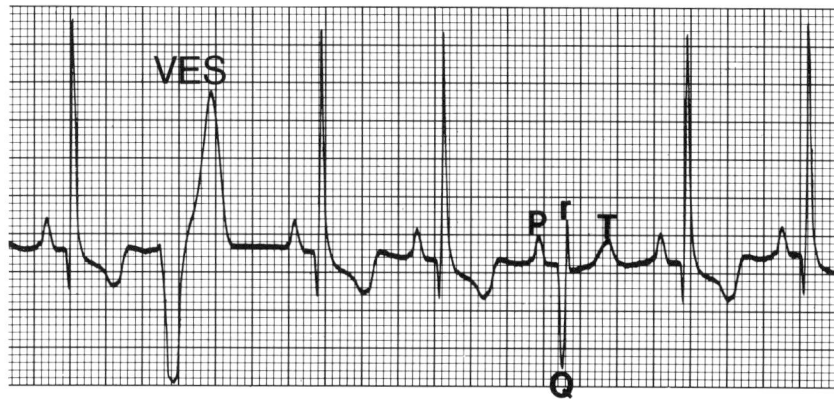

ABB. 6-55: Ventrikuläre Extrasystole und Fusionskomplex (5. Komplex) bei einem Hund mit einer Myokarditis infolge einer Pankreatitis. Ein Fusionskomplex entsteht durch die gleichzeitige Erregung des Ventrikels durch Impulse aus dem Sinusknoten und einem ektopen, ventrikulären Schrittmacher. Die Form des QRS-Komplexes ist dadurch verändert (Zwischenform).

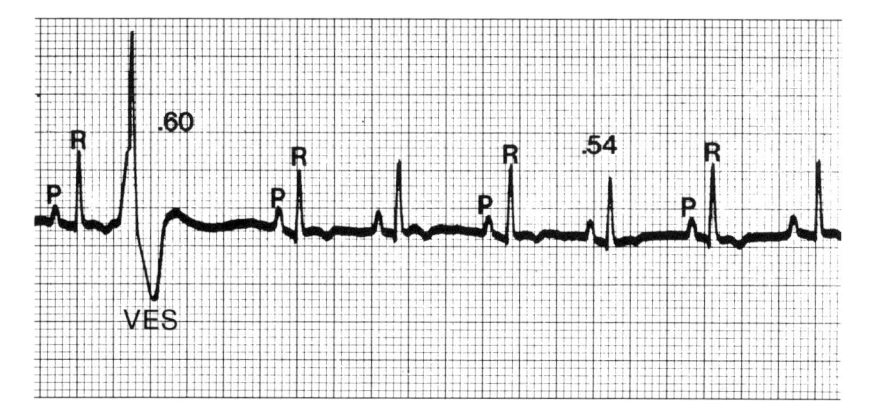

ABB. 6-56: Ventrikuläre Extrasystole, die ihren Ursprung wahrscheinlich im rechten Ventrikel hat. Eine kompensatorische Pause ist vorhanden. Das RR-Intervall (0,60 Sek.) zwischen den beiden die Extrasystole einschließenden Sinuskomplexen ist etwas größer als das RR-Intervall (0,54 Sek.) zwischen drei Sinuskomplexen.

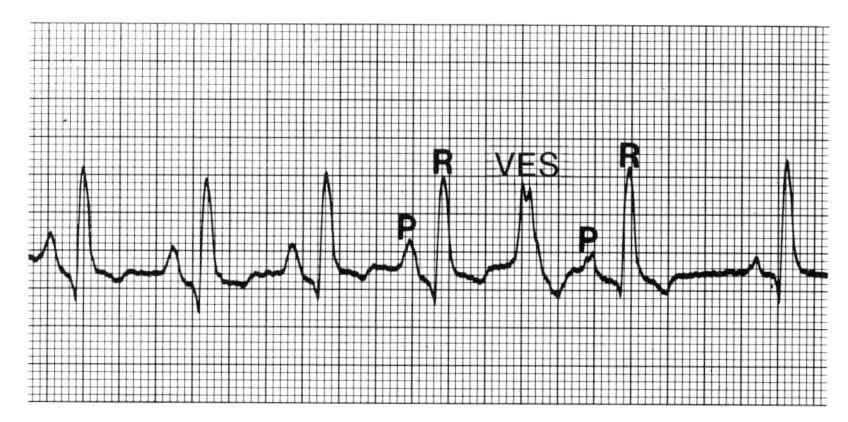

ABB. 6-57: Interponierte ventrikuläre Extrasystole (VES) aus dem rechten Ventrikel. Die ventrikuläre Extrasystole erscheint zwischen zwei normalen Sinuskomplexen, ohne den Grundrhythmus zu stören. Das auf die ventrikuläre Extrasystole folgende PQ-Intervall ist geringgradig verlängert, die Erregungswelle der ventrikulären Extrasystole wurde retrograd in die AV-Knotenregion geleitet.

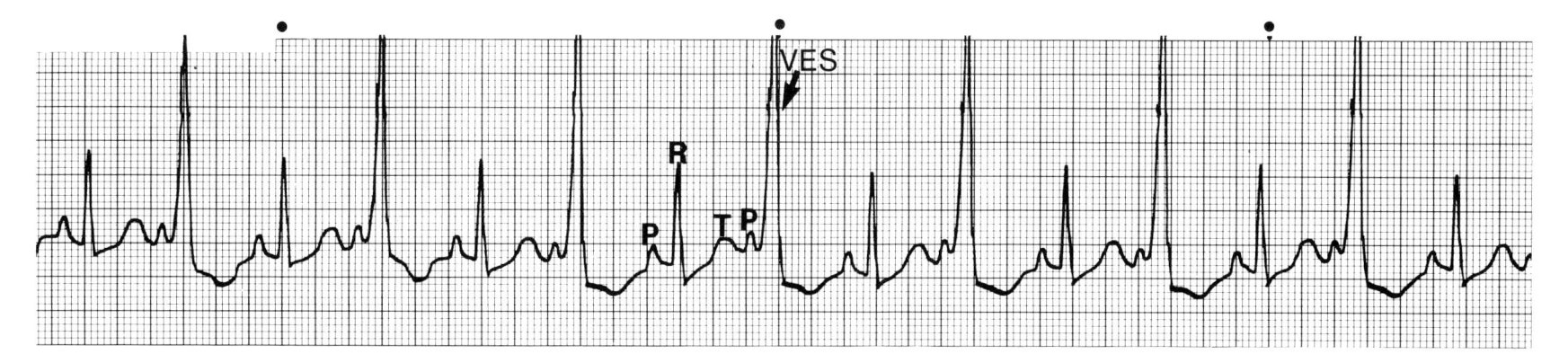

ABB. 6-58: Ventrikuläre Bigeminie bei einem Hund in Thiobarbituratnarkose. Der Rhythmus wechselt zwischen normalem Sinuskomplex und ventrikulärer Extrasystole. Das Kopplungsintervall ist konstant. Die normalen, unabhängigen sinusalen P-Wellen scheinen jeder ventrikulären Extrasystole voranzugehen. Sie sind aber nicht die Ursache der Ventrikelaktivierung.

Kammertachykardie

ABB. 6-59: Intermittierende ventrikuläre Tachykardie; drei oder mehr ventrikuläre Extrasystolen in Folge. Dieser Rhythmus wird durch übergeleitete Sinuskomplexe unterbrochen; 0,5 cm = 1 mV.

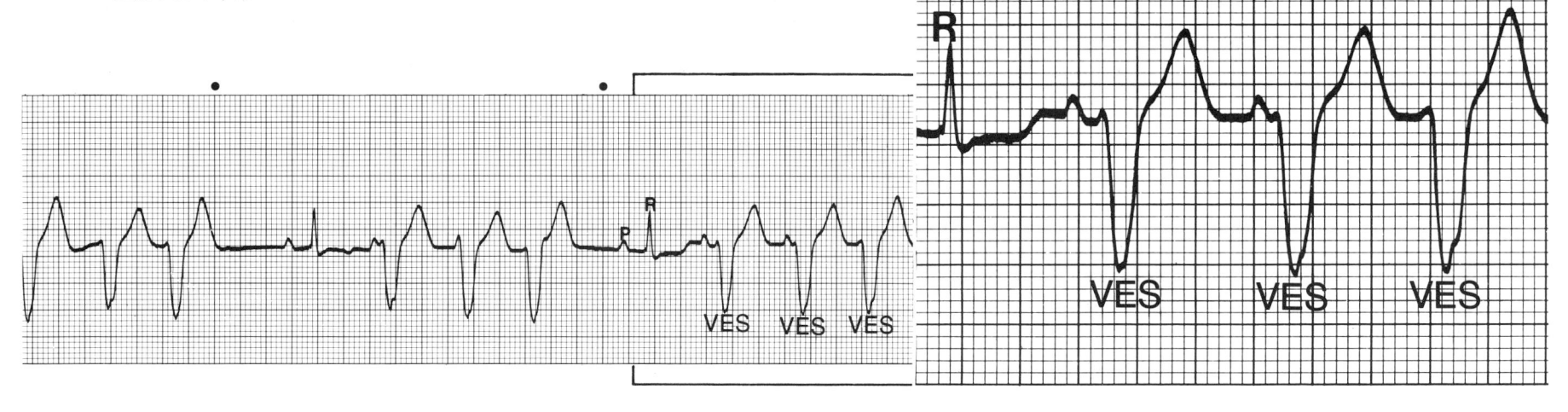

Eine Kammertachykardie kann als Folge ventrikulärer Extrasystolen durch Impulsbildung in einem ektopen ventrikulären Schrittmacher angesehen werden. Sie kann vorübergehend (drei oder mehr Extrasystolen) oder ständig (alle Komplexe haben ihren Ursprung in den Ventrikeln) auftreten. Im allgemeinen sind Kammertachykardien die gefährlichsten aller Tachyarrhythmien, da ihnen meistens schwere Herzerkrankungen zugrunde liegen. Bei Hunden mit Kammertachykardie sind Hypotonie und Stauungsinsuffizienz häufig.

EKG-Veränderungen[21, 40]

1. Der im übrigen regelmäßige Rhythmus hat eine ventrikuläre Schlagfrequenz über 100/Min. Eine Kammertachykardie mit einer Frequenz zwischen 60/Min. und 100/Min. wird »idioventrikuläre Tachykardie« (oder auch »beschleunigter Ventrikelrhythmus«) genannt.
2. Die vorhandenen P-Wellen sind normal geformt.
3. Die QRS-Komplexe sind breit und bizarr. Fusionskomplexe (gleichzeitige Aktivierung der Ventrikel durch einen Sinusimpuls und durch einen ektopen ventrikulären Schrittmacher) und normale Sinuskomplexe (Überleitung einzelner Sinusimpulse) sind relativ häufig.
4. P-Wellen und QRS-Komplexe stehen nicht in Beziehung zueinander, d. h. die P-Welle kann dem QRS-Komplex vorangehen, von ihm überlagert werden oder später erscheinen.

Vorkommen[50]

Bei den gleichen Veränderungen, die ventrikuläre Extrasystolen verursachen; eine Kammertachykardie ist in der Regel Ausdruck einer schweren Herzerkrankung.

Klinische Untersuchungen weisen darauf hin, daß eine ektope Ventrikelaktivität nicht in den ersten 12 bis 36 Stunden nach einer Ischämie des Myokards (z. B. nach Magendilatation, Volvulus, Myokardinfarkt oder traumatischer Myokarditis) in Erscheinung tritt.[39, 48, 50, 51]

Behandlung[31, 41, 48] (siehe auch Kapitel 10 und ABB. 10-16)

1. Therapeutische Maßnahmen sollten so schnell wie möglich eingeleitet werden.
2. Unterstützende Maßnahmen sind durchzuführen, Störungen des Elektrolyt- und Säure-Basen-Haushalts müssen reguliert werden.
3. Behandlung der Wahl ist die intravenöse Lidocainapplikation, die zunächst als Bolusinjektion eingeleitet und dann als Dauertropf fortgesetzt wird. Auch Procainamid kann als Bolusinjektion und als Dauertropf eingesetzt werden. Chinidin, Propranolol und Digitalis (bei Stauungsinsuffizienz) finden ebenfalls Anwendung. Liegt der Kammertachykardie eine Digitalisintoxikation zugrunde, kommen Phenytoin (Diphenylhydantoin) und Propranolol in Frage.
4. Eine mit niedrigen Stromstößen beginnende elektrische Kardioversion ist in hämodynamischen Krisensituationen, die auf Lidocainapplikation nicht reagieren, indiziert (siehe Kap. 11).
5. Insbesondere in Notfallsituationen, wenn wiederbelebende Medikamente und entsprechende Ausrüstungsgegenstände nicht zur Verfügung stehen, ist ein Schlag mit der Faust gegen die Brustwand häufig die einzig mögliche lebensrettende Maßnahme (siehe auch Kap. 11).
6. Zeigen die üblichen Antiarrhythmika keine Wirkung, kann das Medikament Aprindin versucht werden.[50] Dabei muß wegen der geringen therapeutischen Breite von Aprindin jedoch mit unerwünschten Nebenwirkungen gerechnet werden.

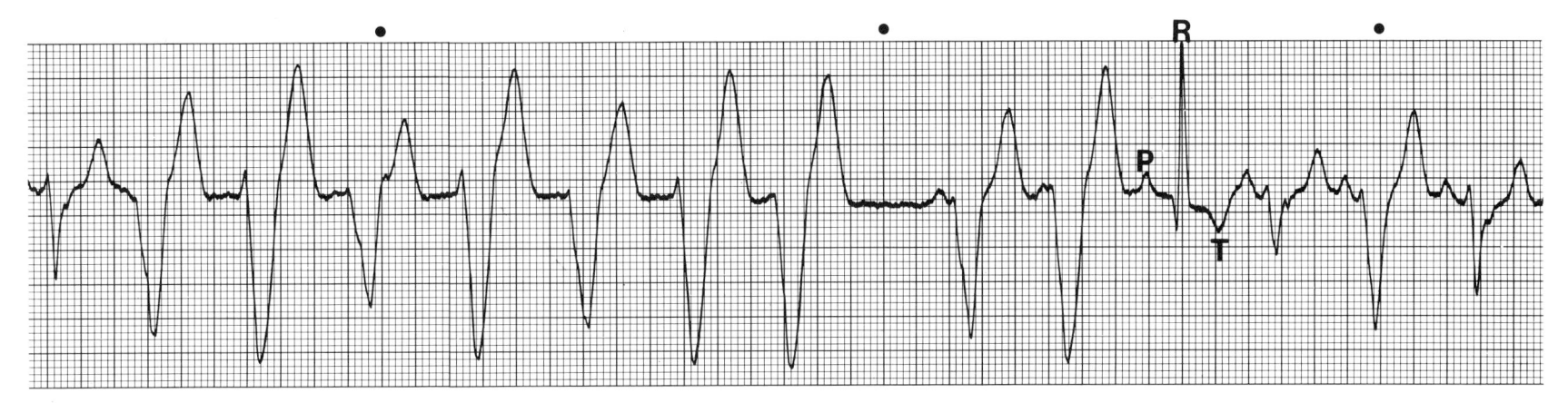

ABB. 6-60: Polymorphe ventrikuläre Tachykardie (Unterschiedliche Konfiguration der ventrikulären Extrasystolen) mit einer durchschnittlichen Frequenz von 180 Schlägen/Min. bei einem Hund mit Magendilatation. Der viertletzte Komplex ist ein Sinuskomplex. Ein Sinusimpuls hat den repolarisierten AV-Knoten erreicht und die Ventrikel depolarisiert. Die drei folgenden Komplexe stellen verschiedene Grade von Fusionskomplexen dar, die aus der gleichzeitigen Aktivierung der Ventrikel durch einen Sinusimpuls (eine P-Welle geht den Komplexen voraus) und durch einen ektopen ventrikulären Schrittmacher resultieren.

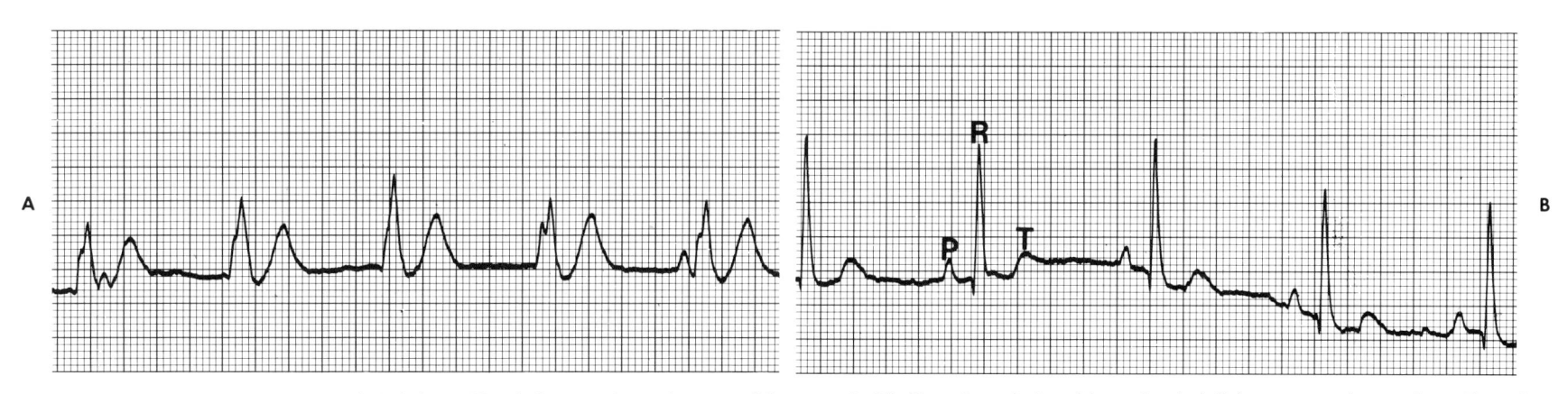

ABB. 6-61: A: Ventrikuläre Tachykardie bei einem Hund, der von einem Auto angefahren wurde (die Komplexe sind positiv, wahrscheinlich stammen sie von einem Focus im rechten Ventrikel). B: Normaler Sinusrhythmus bereits wenige Minuten nach intravenöser Lidocain-Injektion.

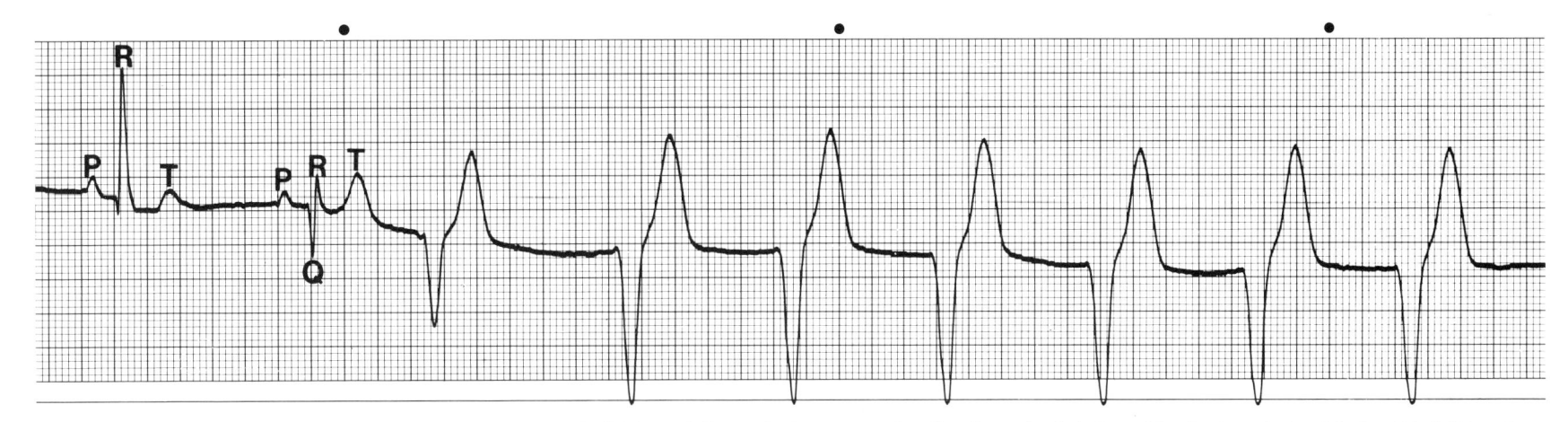

ABB. 6-62: Ventrikuläre Tachykardie mit einer Frequenz von 125 Schlägen/Min. nach einem normalen Sinuskomplex bei einem Hund mit toxischer Myokarditis infolge einer Pyometra. Der zweite Komplex stellt einen Fusionskomplex dar, der aus der gleichzeitigen Aktivierung der Ventrikel durch einen Sinusimpuls (die zweite P-Welle) und durch einen ektopen ventrikulären Schrittmacher (eine spätdiastolische Extrasystole) resultiert. Der QRS-Komplex entsteht durch die Überlagerung der beiden Impulse.

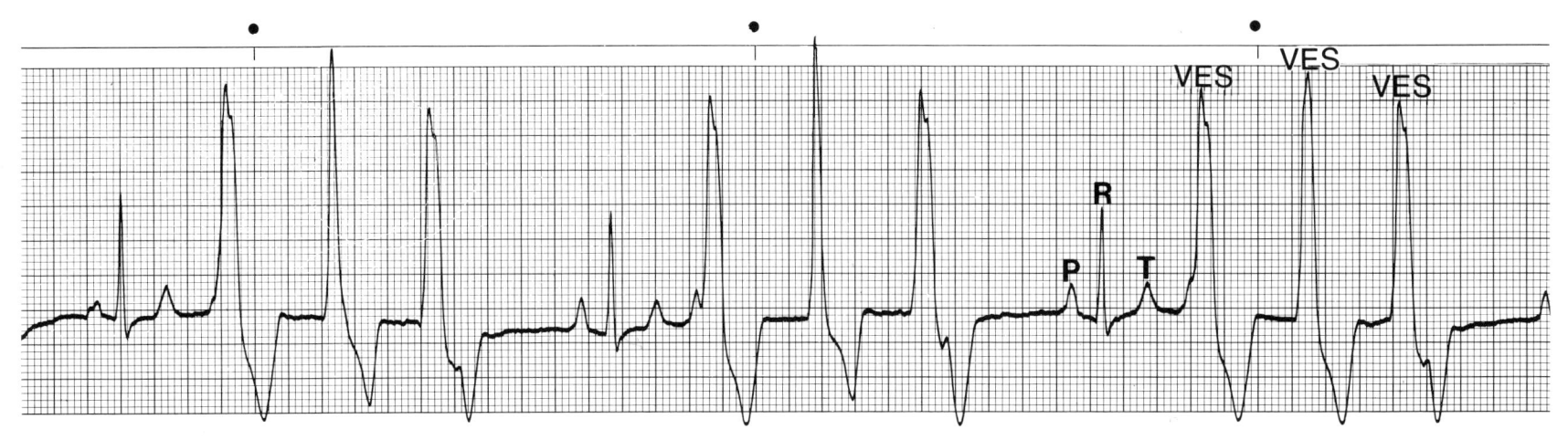

ABB. 6-63: Intermittierende ventrikuläre Tachykardie; jeweils drei ventrikuläre Extrasystolen (VES) in Folge werden von einem normalen Sinuskomplex unterbrochen. Dieser Hund hatte Metastasen aus einem Mammatumor im Myokard.

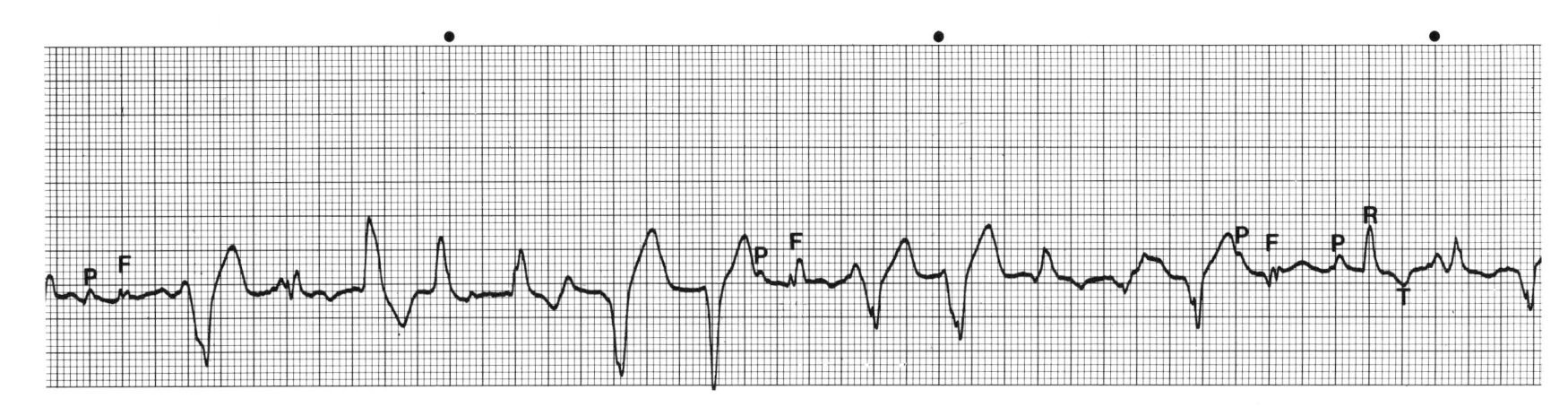

ABB. 6-64: Polymorphe ventrikuläre Tachykardie mit einer durchschnittlichen Frequenz von 220 Schlägen/Min. bei einem Hund mit hochgradiger Digitalisintoxikation. Der Rhythmus wird am Ende des Streifens durch einen übergeleiteten Sinusimpuls unterbrochen, der die Ventrikel depolarisiert. Beachte außerdem die zahlreichen Fusionskomplexe (F), die aus der gleichzeitigen Aktivierung der Ventrikel durch zwei (gegenläufige) Impulse resultieren.

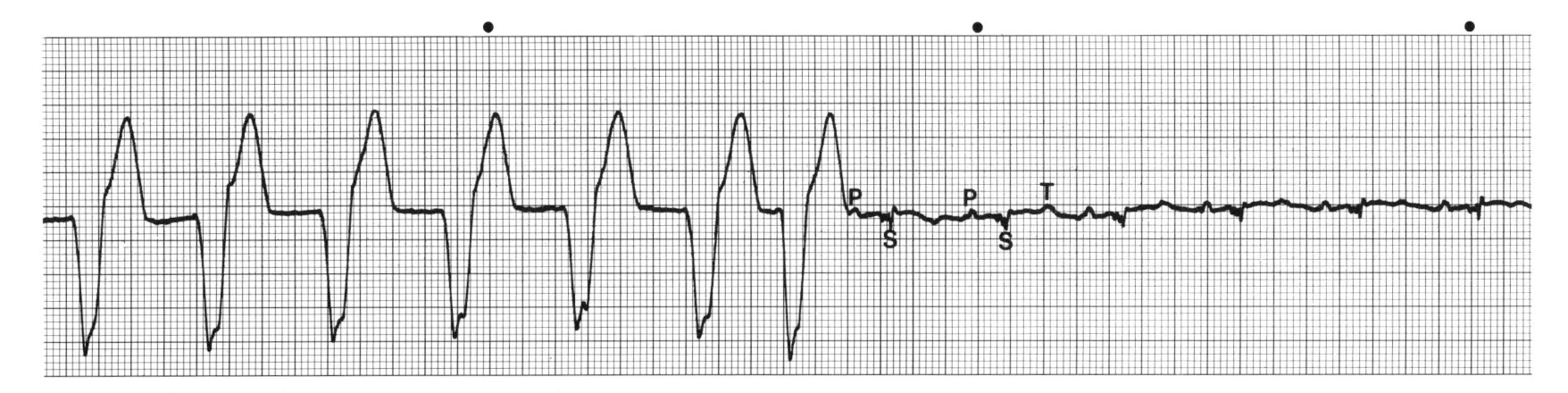

ABB. 6-65: Ventrikuläre Tachykardie mit einer Frequenz von 155 Schlägen/Min. bei einem Hund mit Perikarderguß. Beachte die kleinen P-QRS-T-Sinuskomplexe, die schließlich den Rhythmus bestimmen.

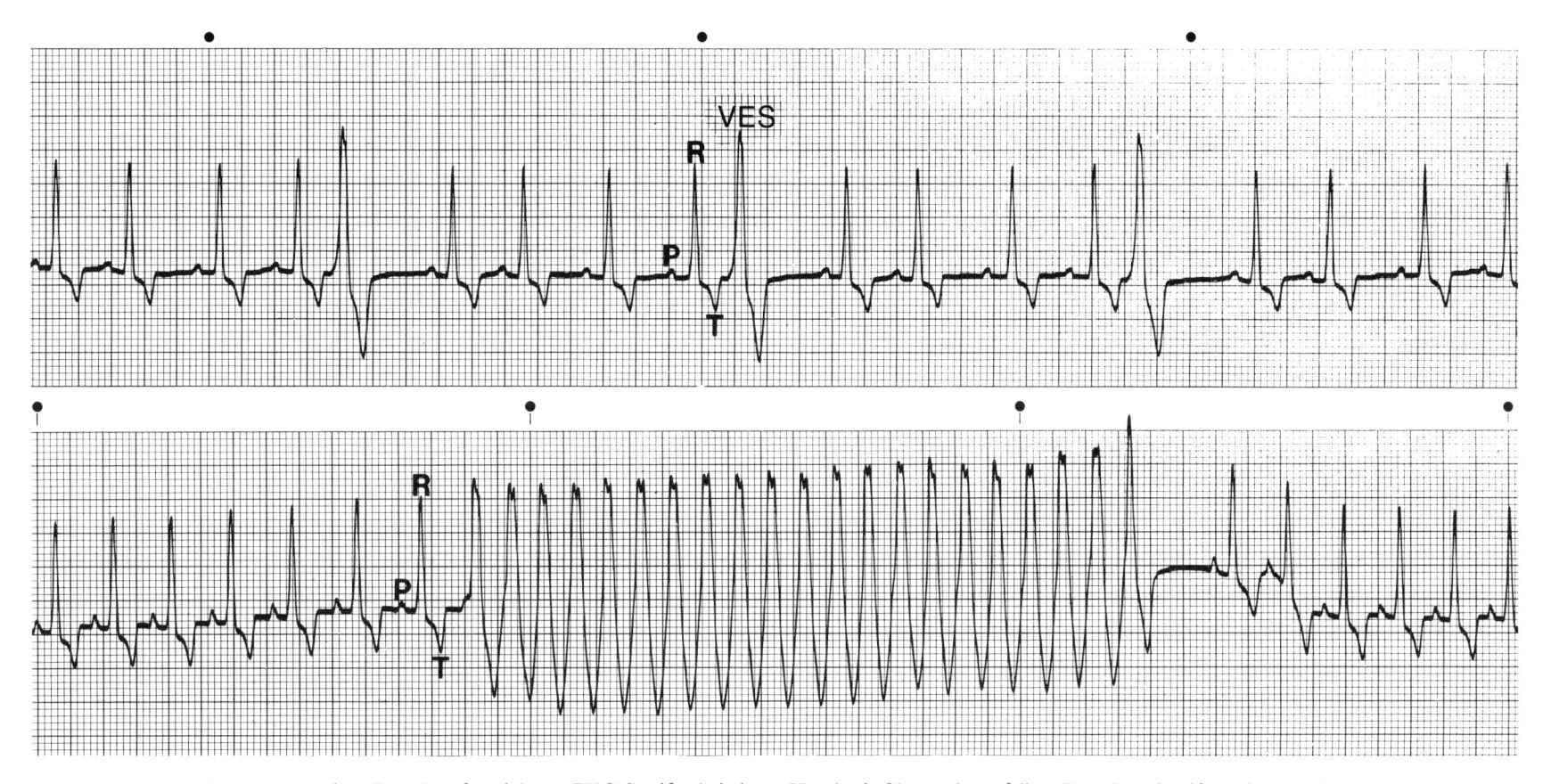

ABB. 6-66: Zwei im Abstand von einer Stunde aufgezeichnete EKG-Streifen bei einem Hund mit Ohnmachtsanfällen. Der obere Streifen zeigt ventrikuläre Extrasystolen (VES) mit dem R-auf-T-Phänomen. Die R-Zacke der Extrasystole trifft auf die T-Welle der vorangegangenen Herzaktion, d. h. in die vulnerable Phase. Ventrikuläre Extrasystolen in der vulnerablen Phase können eine ventrikuläre Tachykardie (wie auf dem unteren Streifen zu sehen) oder auch Kammerflimmern auslösen. Papiergeschwindigkeit: 25 mm/Sek.

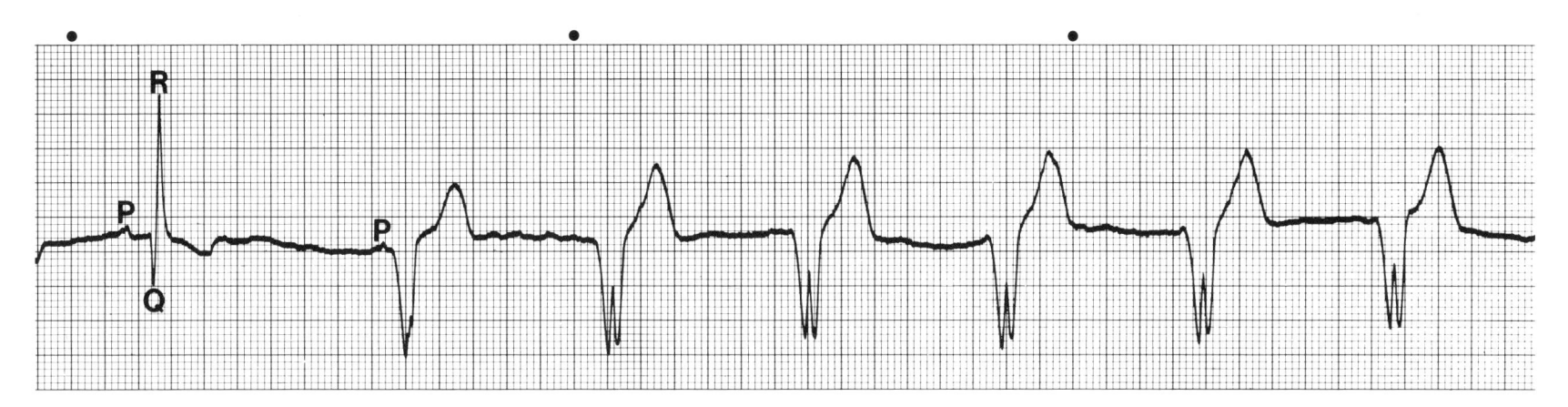

ABB. 6-67: Beschleunigter idioventrikulärer Rhythmus mit einer Frequenz von 103 Schlägen/Min. Der Rhythmus ist Folge einer ektopen spätdiastolischen ventrikulären Impulsbildung (der erste Komplex nach der zweiten Sinus-P-Welle) nach Verlangsamung des Sinusschrittmachers. Dieser erste abweichende Komplex könnte auch als ventrikuläre Ersatzsystole bezeichnet werden.

Kammerflimmern

ABB. 6-68: Kammerflimmern. Nach den drei Sinuskomplexen fällt ein ektoper ventrikulärer Impuls in die T-Welle, d. h. in die vulnerable Phase. Das führt zu »grobem« Kammerflimmern.

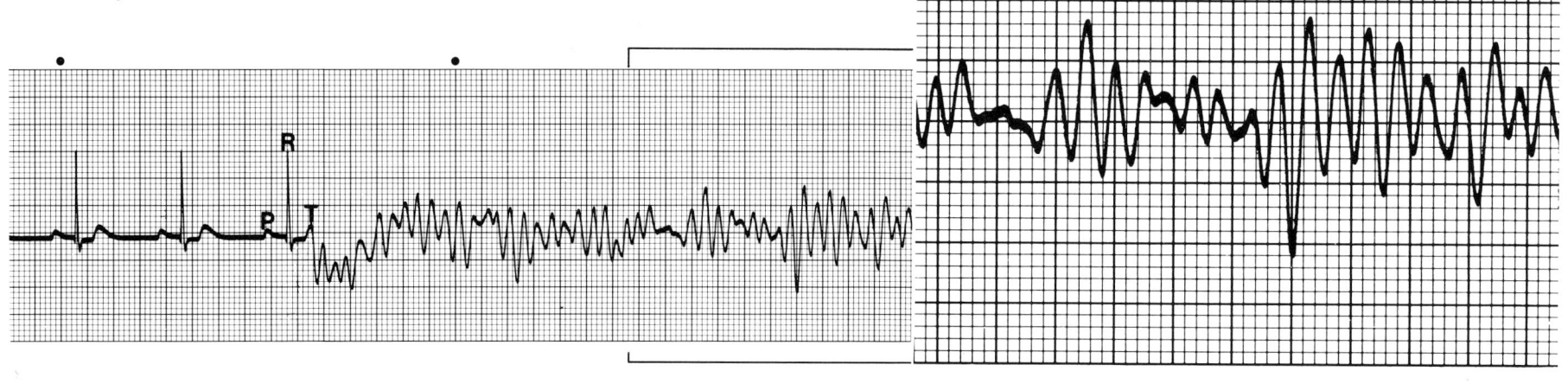

Kammerflimmern führt zum Herzstillstand und stellt daher häufig eine terminale Rhythmusstörung dar! Die Ventrikelkontraktionen sind schwach und unkoordiniert, wodurch die Förderleistung des Herzens praktisch vollkommen zusammenbricht. Im EKG erscheinen unregelmäßige, »chaotische«, deformierte Ausschläge mit wechselnder Amplitude, Breite und Form. Große (grobes Kammerflimmern) und kleine (feines Kammerflimmern) Oszillationen können unterschieden werden.

EKG-Veränderungen

1. Die Schlagfrequenz ist sehr hoch. Im EKG erscheinen unregelmäßige, »chaotische« und bizarre Wellen.
2. Weder P-Wellen noch QRS-Komplexe und T-Wellen können identifiziert werden.
3. Zwei Formen des Kammerflimmerns können unterschieden werden: Grobes Kammerflimmern mit großen Oszillationen und feines Kammerflimmern mit kleinen Oszillationen.

Vorkommen

1. Schock.
2. Anoxie.
3. Myokardschädigungen: Myokardinfarkt, Trauma.
4. Störungen des Elektrolyt- und Säure-Basen-Haushalts: Hypokaliämie, Hypokalzämie, Alkalose.
5. Aortenstenose.
6. Pharmakawirkung:[52, 53] Anästhetika, insbesondere Halothan und Ultrakurzzeitbarbiturate, Digitalisintoxikation.
7. Während einer Herzoperation.
8. Nach Elektroschock.
9. Autonome Einflüsse, insbesondere ein erhöhter neuraler Tonus des Sympathikus oder Katecholaminapplikation.[54]
10. Myokarditis, ventrikuläre Extrasystolen (in die Spitze der T-Welle der vorangehenden Herzaktion einfallende Extrasystolen [R- auf T-Phänomen]).
11. Hypothermie.[55]

Behandlung[31, 52] (siehe auch Kapitel 11, ABB. 11-50 und Tabelle 11-2)

1. Durchführung einer systematischen kardialen Wiederbelebung (ABCDE der kardialen Wiederbelebung s. S. 349).
2. Defibrillation mit Elektroschock. Falls erforderlich, ist sie zweimal zu wiederholen.
3. Bei feinem Kammerflimmern kann die intrakardiale Adrenalin-(Epinephrin-) oder Kalziumchloridapplikation zu grobem Kammerflimmern führen, wodurch eine erfolgreiche Defibrillation ermöglicht wird.
4. Führen diese Maßnahmen nicht zur Beseitigung des Kammerflimmerns, sollten Lidocain und Natriumbikarbonat verabreicht werden und danach nochmals defibrilliert werden.
5. Kann auf diese Weise die momentane kardiale Krise beendet werden, sollten als nächstes der Serumelektrolytstatus und die Blutgaswerte bestimmt werden; die genaue Ursache des Stillstands muß ermittelt und behandelt werden.
6. Vor kurzem wurde auch die chemische Kardioversion des Kammerflimmerns erprobt: Zu diesem Zweck wird eine Mischung aus 1,0 mÄq Kalzium pro Kilogramm Körpergewicht und 6,0 mg Acetylcholin pro Kilogramm Körpergewicht intrakardial injiziert.[56]

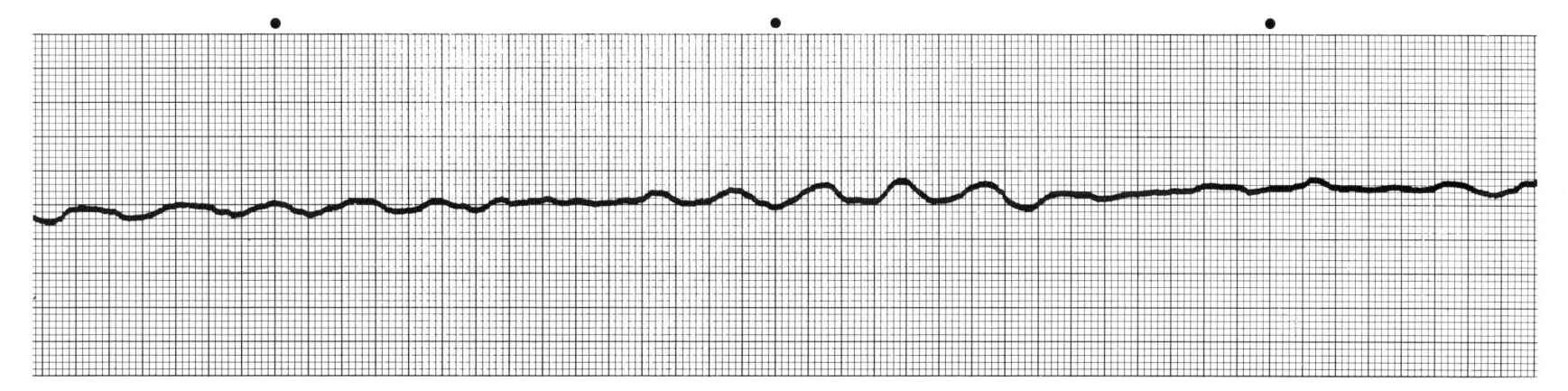

ABB. 6-69: »Feines« Kammerflimmern.

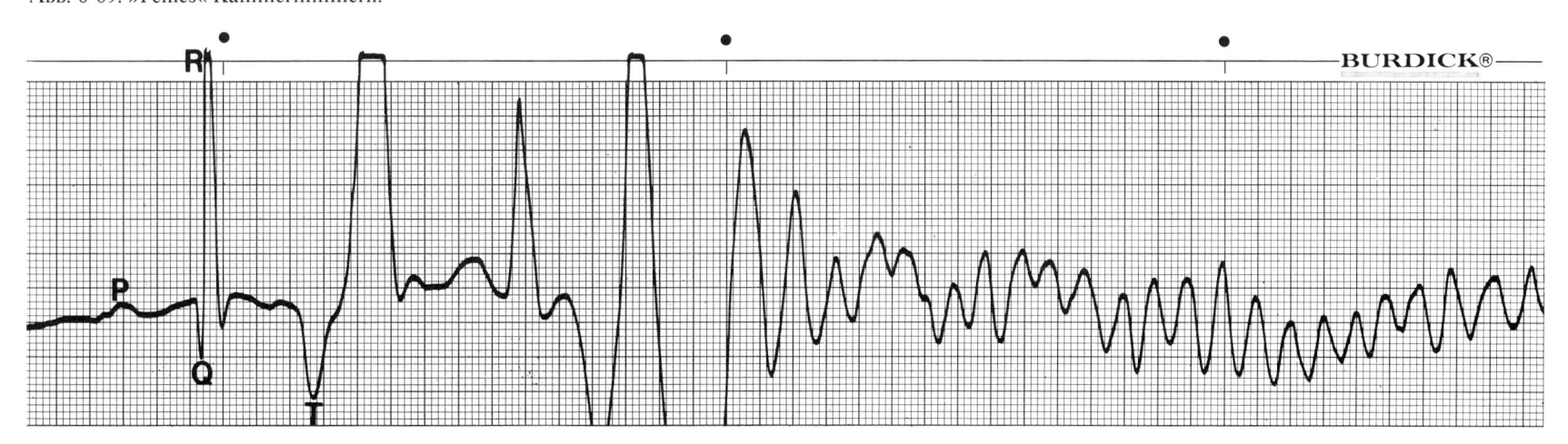

ABB. 6-70: Kammerflattern und -flimmern bei einem Hund mit Hypokalzämie. Beachte das lange QT-Intervall. Nach einem Sinuskomplex (der erste Komplex) fällt ein ektoper ventrikulärer Impuls in die vulnerable Phase der T-Welle. Das führt vorübergehend zum Kammerflattern. Die Komplexe erscheinen in schneller Folge und sind breit, bizarr und groß. Kammerflattern ist im Grunde genommen eine sehr schnelle ventrikuläre Tachykardie. Nach wenigen Aktionen geht das Kammerflattern in Kammerflimmern über. Insbesondere wenn wieder Sinuskomplexe auftauchen, sollte allerdings auch an »Torsades de pointes« gedacht werden (siehe Kap. 12).

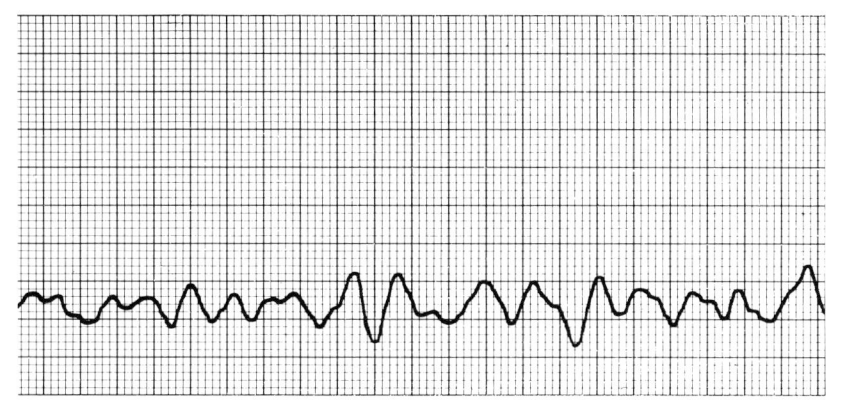

ABB. 6-71: »Grobes« Kammerflimmern.

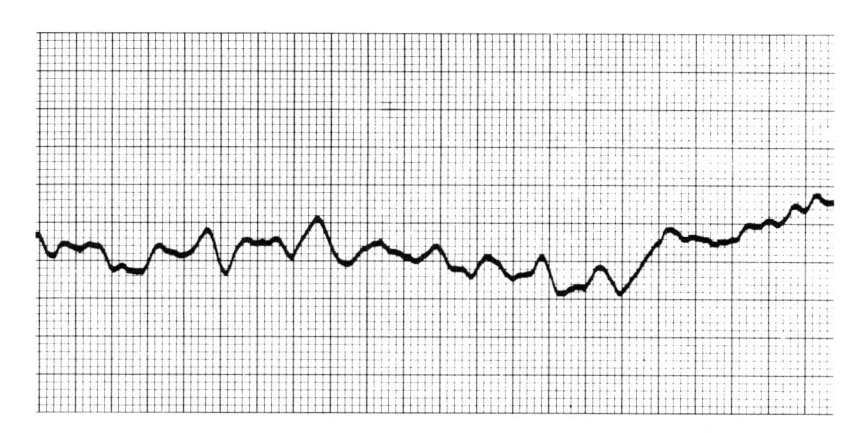

ABB. 6-72: »Grobes« Kammerflimmern.

Asystolie

ABB. 6-73: Ventrikuläre Asystolie bei einem Hund mit hochgradiger Hyperkaliämie. Ein einzelner Sinuskomplex (beachte die hohe T-Welle) unterbricht den Herzstillstand.

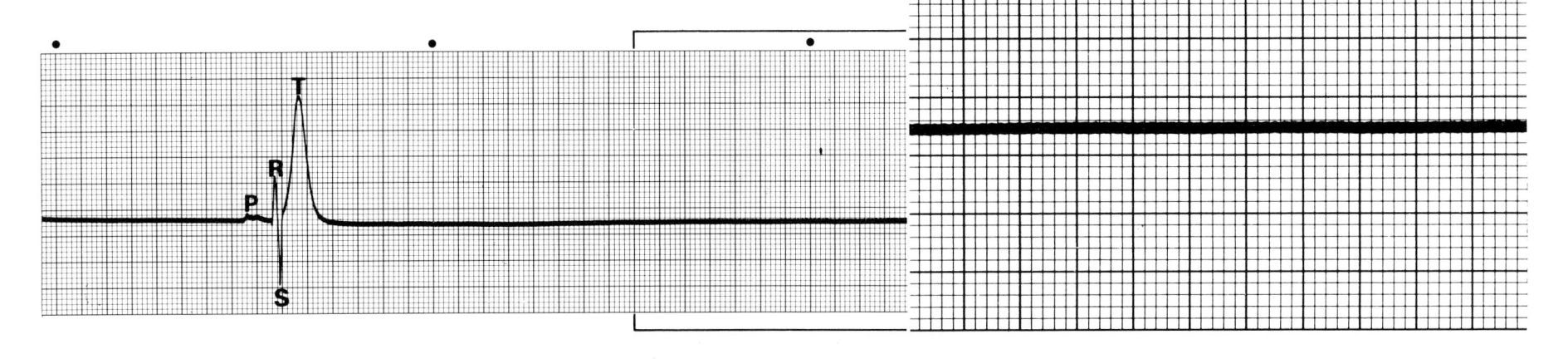

Als Asystolie wird das vollständige Fehlen von Ventrikelkomplexen bezeichnet. Wie beim Kammerflimmern ist dieses elektrokardiographische Phänomen Ausdruck eines Herzstillstands. Ist es nicht möglich, in drei bis vier Minuten für eine zumindest minimale Kreislauffunktion zu sorgen, ist mit irreversiblen Gehirnschäden zu rechnen. Ein Herzstillstand bei vorhandenen EKG-Ausschlägen ist auch durch die Entkopplung der mechanischen Herztätigkeit von den elektrischen Erregungsleitungsvorgängen möglich. Diese Form des Förderversagens wird »elektromechanische Dissoziation« genannt.

Ein palpierbarer Pulsschlag fehlt sowohl beim Kammerflimmern als auch bei Asystolie und elektromechanischer Dissoziation. Diese drei Formen können nur elektrokardiographisch differenziert werden.

EKG-Veränderungen

Schwere Formen des Blocks oder Sinusstillstands und AV-Block III. Grades (ohne einen Ersatzrhythmus) können zur Asystolie führen.
1. Ein Ventrikelrhythmus fehlt. Bei totalem AV-Block sind P-Wellen mit regelmäßigem Rhythmus vorhanden. Bei SA-Block oder Sinusstillstand ist die Dauer der Asystolie von der Frequenz des ursprünglichen Rhythmus abhängig (je höher die Frequenz, desto länger die Asystolie).[45, 57]
2. Die beim totalen AV-Block auftretenden P-Wellen sind normal geformt.
3. QRS-Komplexe fehlen.

Eine elektromechanische Dissoziation wird durch das Fehlen eines palpierbaren Femoralispulses oder einer rhythmuskonformen Blutdruckregistrierung bei gleichzeitig vorhandenem Herzrhythmus (P-QRS-T-Komplexe) im EKG diagnostiziert.

Vorkommen

Eine Asystolie hat eine äußerst ungünstige Prognose. Das EKG ist Ausdruck eines »sterbenden Herzens« (finaler Herzstillstand), solange die kardiale Wiederbelebung nicht zum Erfolg führt.
1. Kammerflimmern und totaler AV-Block.
2. Hochgradige, zur Asystolie führende Störungen des Elektrolyt- und Säure-Basen-Haushalts (z. B. hochgradige Azidose und Hyperkaliämie; cave: Nach erfolgreicher Defibrillation ist eine elektromechanische Dissoziation relativ häufig!).

Behandlung[31] (siehe auch Kapitel 11, ABB. 11-50 und Tabelle 11-2)

1. Durchführung einer systematischen kardialen Wiederbelebung.
2. Zu den medikamentellen Maßnahmen gehört die intrakardiale Adrenalin- und Natriumbikarbonatapplikation sowie die intravenöse oder intrakardiale Verabreichung von Kalziumchlorid (je nach Bedarf wiederholen). Die primäre Ursache des Herzstillstands sollte bestimmt werden; zu diesem Zweck werden die Blutgaswerte und die Serumelektrolyte untersucht.
3. Bei hochgradiger Sinusbradykardie (längere Phasen eines SA-Blocks oder eines Sinusstillstands) oder Bradykardie mit AV-Block ist Atropinsulfat i. v. oder Isoproterenol i. v. indiziert.
4. Ist das mechanische Reaktionsvermögen des Myokards auf elektrische Reize erhalten, kann das Herz auch künstlich mit einer transvenös verlegten Schrittmacherelektrode stimuliert werden.
5. Bei elektromechanischer Dissoziation kann Dopaminhydrochlorid recht erfolgreich angewendet werden.

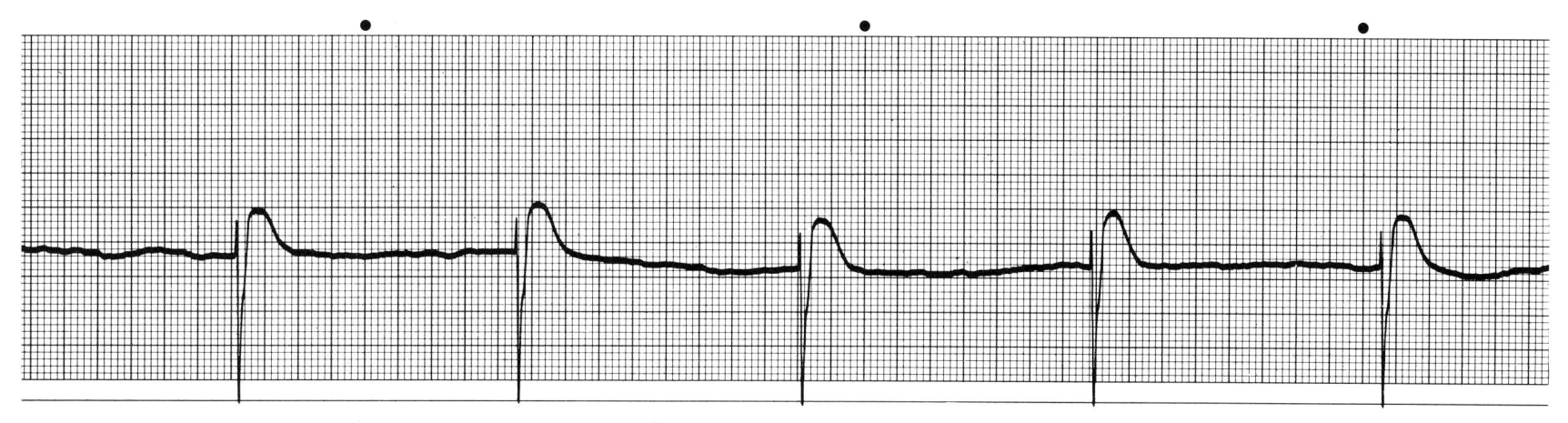

ABB. 6-74: Elektromechanische Dissoziation, d. h. einem registrierbaren EKG steht keine mechanische Förderleistung des Herzens gegenüber. Um dieses »Pumpversagen« zu diagnostizieren, müssen Femoralispuls, Blutdruck oder die Herztätigkeit selbst kontrolliert werden.

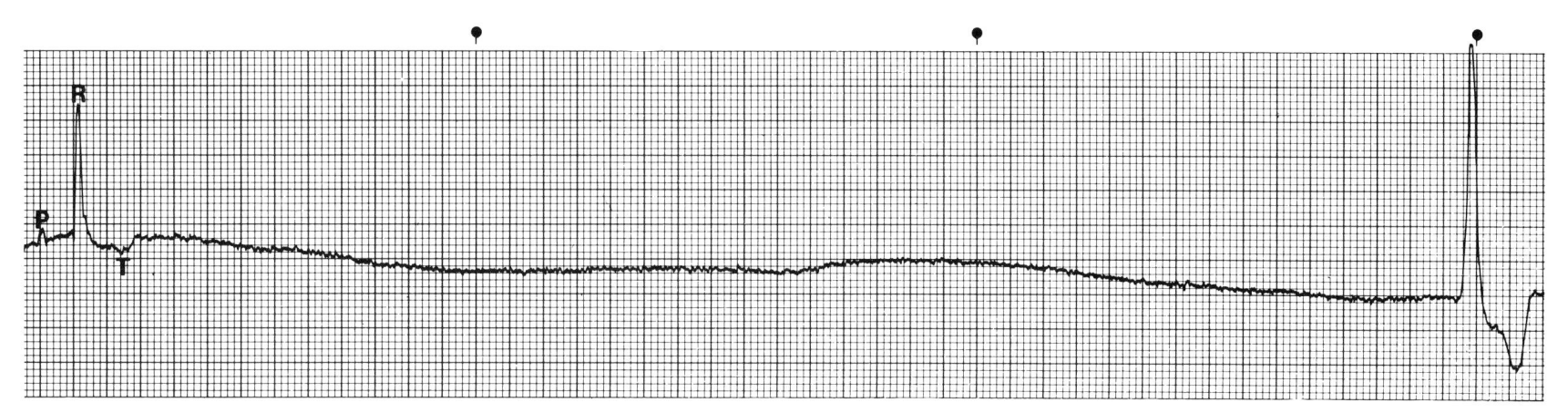

ABB. 6-75: Durch Sinusstillstand verursachte ventrikuläre Asystolie bei einem Hund mit Sinusknotenerkrankung. 4,5 Sek. lang treten keine P-Wellen oder QRS-Komplexe auf. Am Ende setzt eine ventrikuläre Extrasystole (Ersatzsystole) ein.

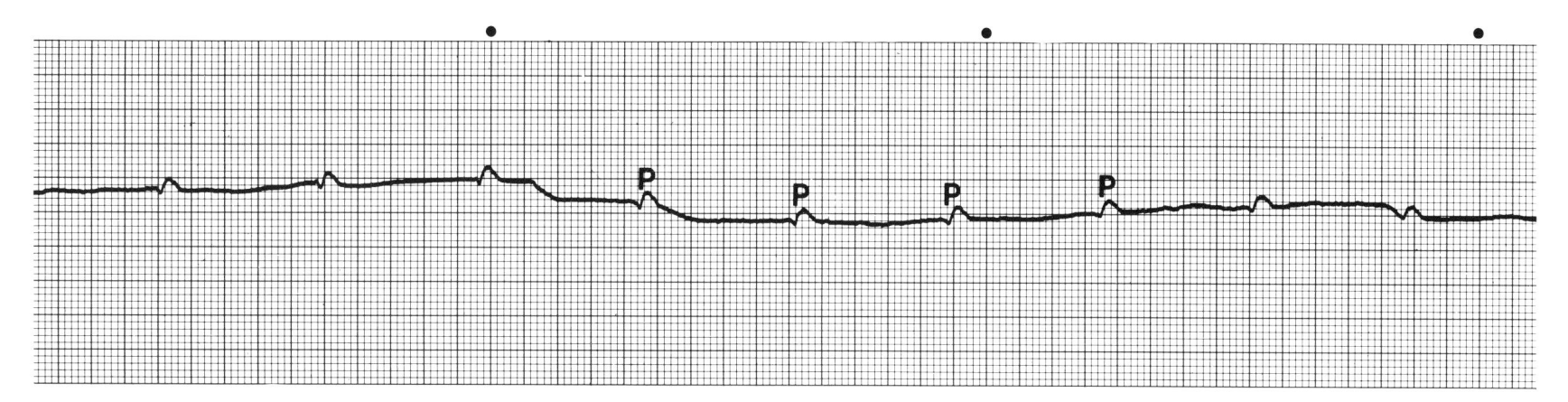

ABB. 6-76: Ventrikuläre Asystolie bei einem Hund mit totalem AV-Block. Es treten nur P-Wellen (Vorhofaktivität) auf; eine Ventrikelaktivität ist nicht vorhanden.

Sinuatrialer Block (Sinusstillstand)

ABB. 6-77: Sinuatrialer Block oder Sinusstillstand bei einem Hund mit Digitalisintoxikation. Nach dem vierten Sinuskomplex tritt für 1,5 Sek. kein P-QRS-T-Komplex auf, wodurch eine Pause entsteht.

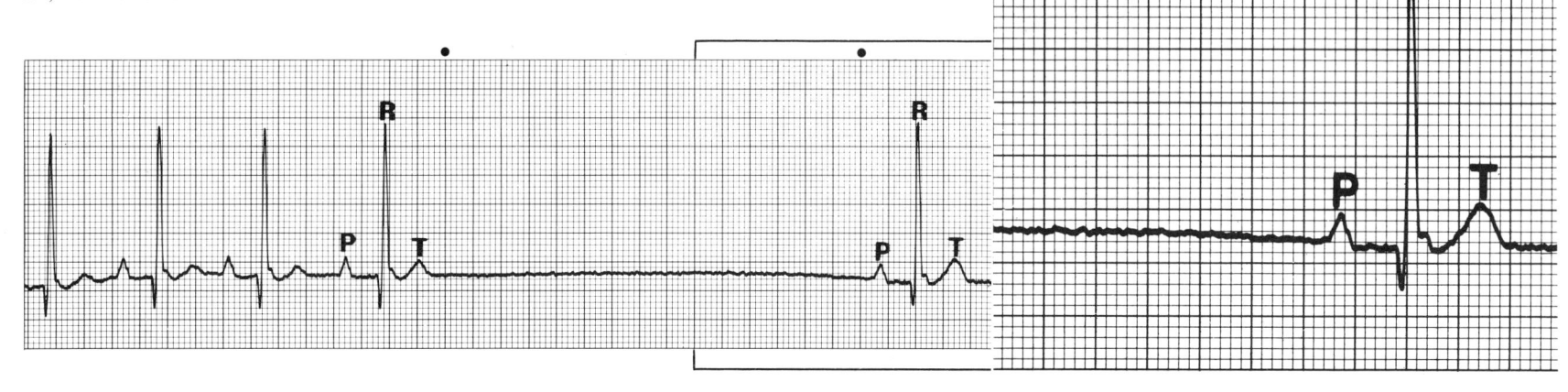

Als Sinusstillstand bezeichnet man den Ausfall der Impulsbildung im Sinusknoten als Folge der Unterdrückung der dem Sinusknoten eigenen Automatie. Der sinuatriale Block, der zur gleichen EKG-Form führt, entsteht durch die gestörte Fortleitung regelmäßiger Sinusknotenimpulse. Diese beiden Formen lassen sich nur schwer unterscheiden. Die Unfähigkeit des Sinusknotens zur Impulsbildung kann, insbesondere wenn untergeordnete Schrittmacherzentren nicht in der Lage sind, eine minimale Herzfunktion aufrechtzuerhalten, zu Bewußtlosigkeit oder sogar plötzlichem Tod führen.[58]

EKG-Veränderungen

1. Die Herzschlagfrequenz kann in Abhängigkeit von der zugrunde liegenden Ursache variieren. Der Rhythmus ist normalerweise unregelmäßig (eine deutliche Sinusarrhythmie) oder unregelmäßig mit Pausen, die durch das Fehlen der P-QRS-T-Komplexe entstehen. Die Pausen sind mindestens doppelt so lang wie das normale RR-Intervall. Sind die Pausen ein Vielfaches normaler RR-Intervalle, ist ein sinuatrialer Block wahrscheinlich. Ein längerer Sinusstillstand kann zu AV- oder ventrikulären Ersatzsystolen führen.
2. Die P-Wellen sind in der Regel normal geformt. Bei einem wandernden Schrittmacher kann ihre Gestalt jedoch variieren.
3. Die QRS-Komplexe sind normal geformt, sofern keine intraventrikulären Erregungsleitungsstörungen vorliegen.
4. Das PQ-Intervall ist im wesentlichen konstant.

Vorkommen

Intermittierender Sinusstillstand kann bei brachycephalen Rassen ein normaler Zufallsbefund sein. Die Inspiration kann bei diesen Rassen einen reflektorischen Anstieg des Vagotonus bewirken, wodurch es zu einer ausgeprägten Sinusarrhythmie kommt. Durch Druck auf den Augapfel oder den Carotissinus wird häufig ein Sinusstillstand hervorgerufen.

1. Vagusreizung, z. B. durch chirurgische Eingriffe, Tumoren des Hals- oder Brustbereiches (Tumoren des Glomus caroticum) oder Schilddrüsenkarzinome.[59, 60]
2. Pathologische Veränderungen an den Vorhöfen: Dilatation, Fibrose, Kardiomyopathie, Hämangiosarkom, Arzneimittelintoxikation (Chinidin, Propranolol und insbesondere Digitalis) sowie Elektrolytimbalancen.
3. Sinusknotenerkrankung[45] (es sind zwei Ursachen für den Sinusblock bekannt, nämlich 1. der Ausfall der Sinusknotenimpulse ohne Einsetzen eines ektopen AV-Rhythmus und 2. eine vorausgegangene, die Sinusknotenaktivität unterdrückende Tachykardie).

Eine reinrassige Mopslinie ist beschrieben, in der gehäuft Stenosen des Hisschen Bündels und mit länger andauerndem Sinusstillstand einhergehende Anfälle von Synkopen auftraten.[61, 62] Der AV-Knoten ist möglicherweise an der Stabilisierung des Sinusknotens beteiligt.[63] Bei taub geborenen Dalmatinern sind der Sinusknoten sowie zahlreiche Vorhofarterien häufig verändert, wodurch ein sinuatrialer Block entstehen kann.[64]

Behandlung[41, 65] (siehe auch Kapitel 10)

1. Ein symptomloser Sinusstillstand oder sinuatrialer Block bedarf keiner Therapie. Kommt es jedoch zu klinischen Symptomen, so sollten die zugrunde liegenden Ursachen behandelt, das auslösende Arzneimittel abgesetzt und Atropin, Glykopyrrolat oder Isoproterenol verabreicht werden. Auch Isopropamidpräparate können eingesetzt werden.[40]
2. In besonderen Fällen kann die Implantation eines Demand-Schrittmachers erforderlich werden. Ein permanenter Schrittmacher findet in chronischen Fällen Anwendung, wenn der Patient auf keine andere Therapie anspricht (siehe Kap. 11).

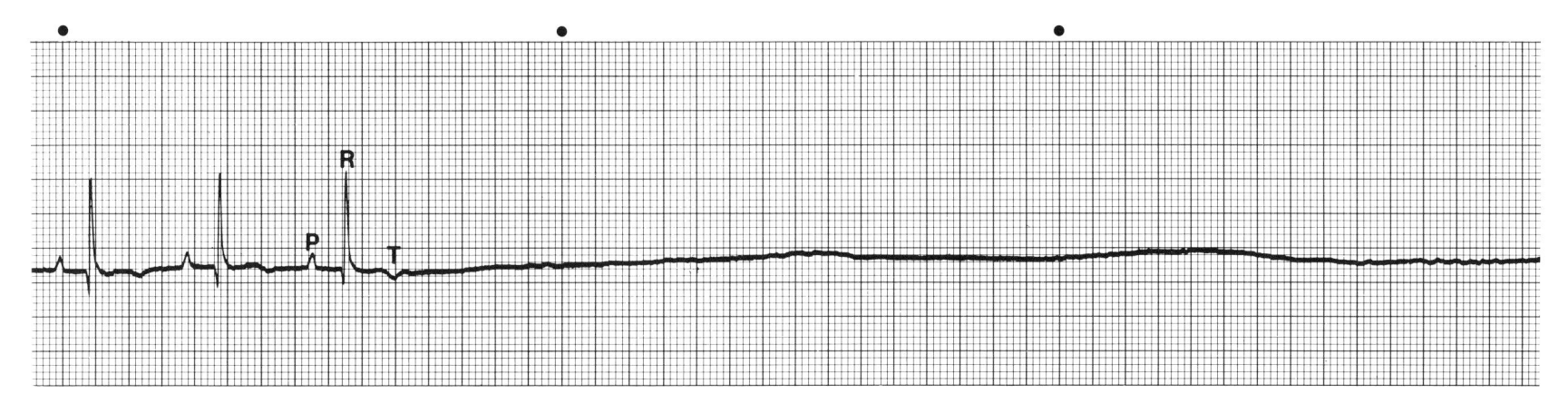

ABB. 6-78: Hochgradiger sinuatrialer Block oder Sinusstillstand bei einem Hund mit einer Störung im Sinus- und AV-Knoten. Nach drei normalen Sinuskomplexen entsteht eine Pause von mindestens 3,5 Sek. (ventrikuläre Asystolie), in der auch in untergeordneten Schrittmacherzentren keine Impulsbildung stattfindet.

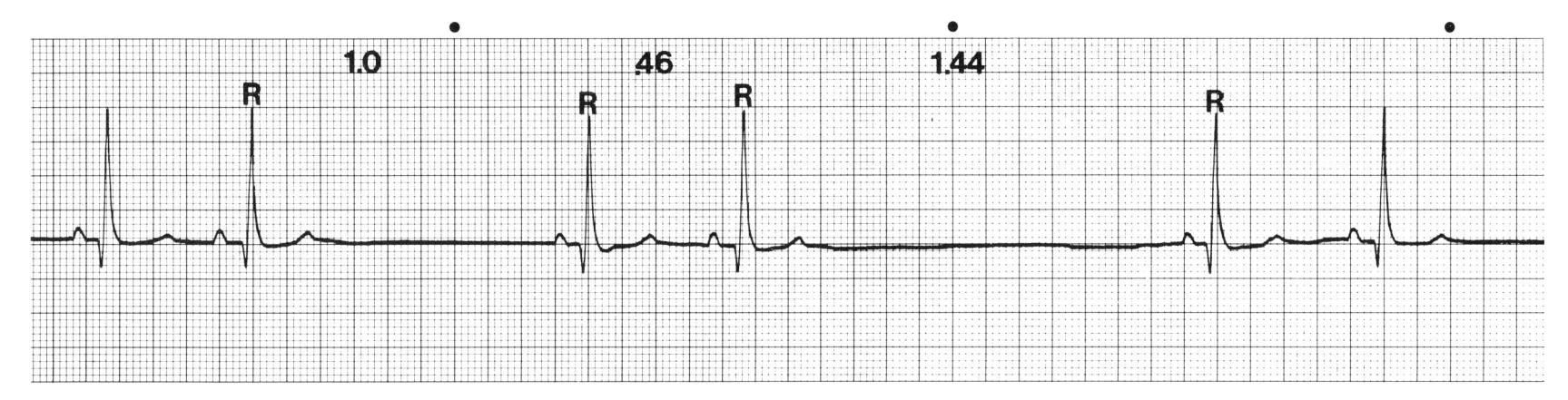

ABB. 6-79: Intermittierender Sinusstillstand bei einem brachycephalen Hund mit einer Erkrankung der oberen Atemwege und zeitweiliger Bewußtlosigkeit. Die Pausen (hier 1,0 bzw. 1,44 Sek.) sind länger als zwei normale RR-Intervalle (2 × 0,46 Sek. = 0,86 Sek.)

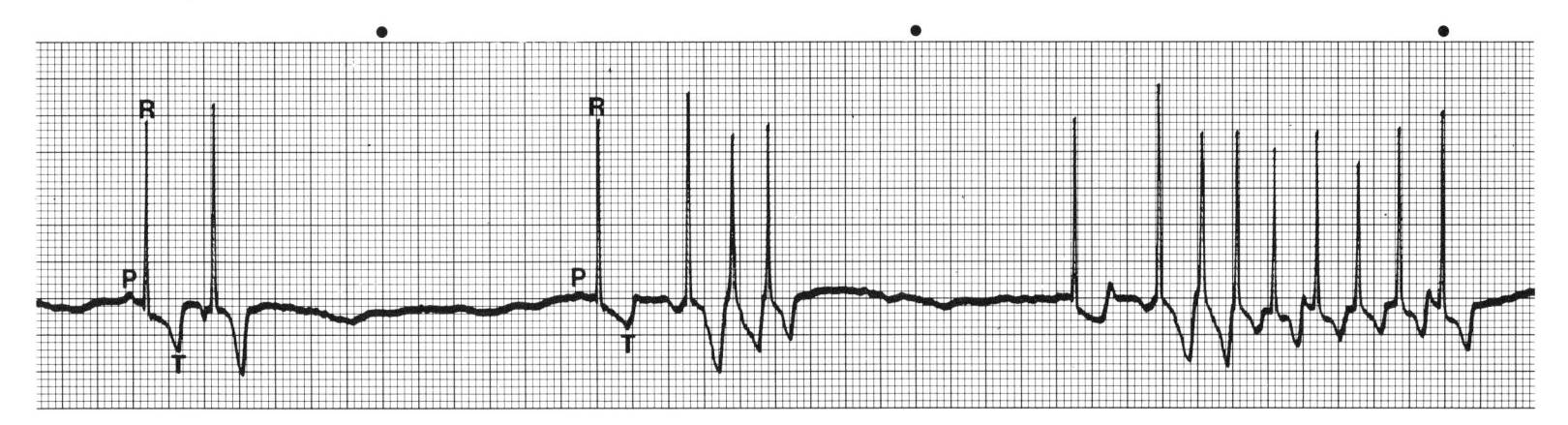

ABB. 6-80: Sinuatrialer Block bei einer Zwergschnauzerhündin mit zahlreichen Synkopen. Zu beachten sind die langen Pausen zwischen den QRS-Komplexen und den Phasen einer supraventrikulären Tachykardie (Vorhof- oder AV-Tachykardie). Die Papiergeschwindigkeit beträgt 25 mm/Sek.

Persistierender Vorhofstillstand (»stummer Vorhof«)

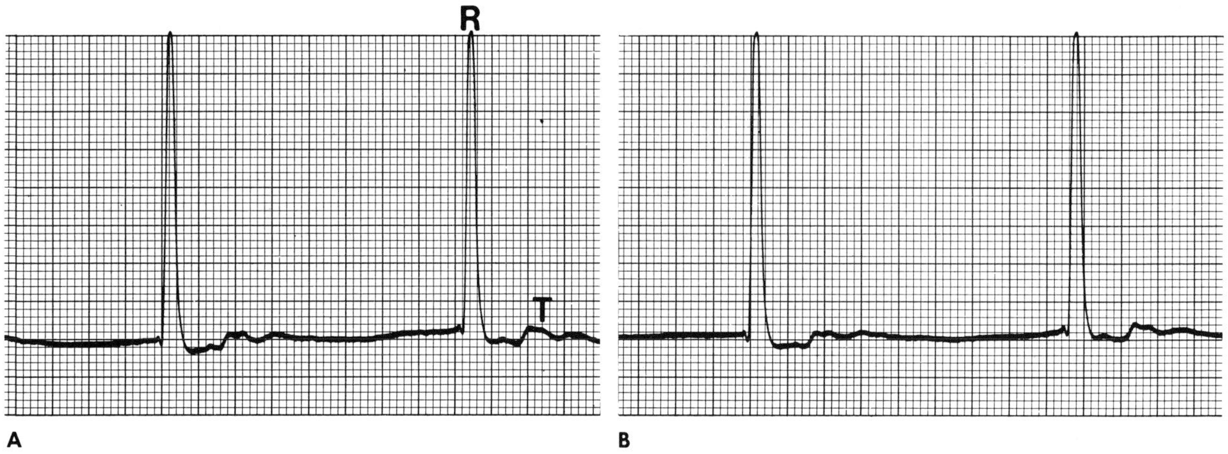

ABB. 6-81: Anhaltender Vorhofstillstand bei einem Englischen Springer Spaniel mit normalem Serumkaliumspiegel. A: Es sind keine P-Wellen vorhanden, die Herzschlagfrequenz beträgt 70/Min., die QRS-Komplexe stammen wahrscheinlich aus einem Schrittmacher im AV-Knoten. B: Auch nach Atropinapplikation sind keine P-Wellen vorhanden, und die Herzschlagfrequenz ist nicht höher als 70/Min.

Der Vorhofstillstand ist durch das Fehlen von P-Wellen und das Auftreten regelmäßiger Ersatzrhythmen mit QRS-Komplexen vom supraventrikulären Typ charakterisiert.[66] Er kann temporär, terminal oder aber persistierend sein. Temporärer Vorhofstillstand tritt bei Digitalisintoxikation und Hyperkaliämie auf. Terminaler Vorhofstillstand kommt in Verbindung mit dem »sterbenden Herzen« oder bei hochgradiger Hyperkaliämie vor.

Die Krankheit tritt beim Menschen als Begleiterscheinung verschiedener Formen der Muskeldystrophie mit häufiger Beteiligung der facioscapulohumeralen Muskeln, bei Amyloidose, familiär gehäuften Herzerkrankungen, Erkrankungen der Koronargefäße sowie chronischen Herzerkrankungen auf.[67]

Bei drei von vier im Animal Medical Center behandelten Hunden mit persistierendem Vorhofstillstand (zwei englische Springer und ein Shi Tsu) konnte der facioscapulohumerale Typ der Muskeldystrophie, der auch beim Menschen auftritt, diagnostiziert werden.[68] Ein Bobtail hatte einen persistierenden Stillstand nur des linken Vorhofs ohne Skelettmuskelbeteiligung. Das klinische Bild war bei diesem Tier durch Schwäche, Ohnmachtsanfälle und Stauungsinsuffizienz gekennzeichnet.

Seit Erscheinen der ersten Auflage dieses Buches konnten im Animal Medical Center weitere 16 Fälle (12 bei Springer-Spaniels und 4 bei Mischlingen) registriert werden.[68a] Von anderen Autoren wurden zwei weitere Springer-Spaniels mit dieser Krankheit beschrieben.[69, 69a]

EKG-Veränderungen[66, 67]

1. Die Herzschlagfrequenz ist niedrig, normalerweise liegt sie bei 60/Min. oder sogar noch niedriger; der Rhythmus ist regelmäßig.
2. P-Wellen fehlen in allen Ableitungen (einschließlich der intrakardialen Elektrogramme). Bei dem bereits erwähnten Bobtail mit linksseitigem Vorhofstillstand konnten sehr kleine P-Wellen registriert werden.
3. Die supraventrikulären Ersatz-QRS-Komplexe sind annähernd normal geformt. Ein Schenkelblock kann jedoch zur Verlängerung der QRS-Komplexe führen.
4. Injektion von Atropin oder verstärkte Bewegung führt weder zur Erhöhung der Herzschlagfrequenz noch zur Bildung von P-Wellen.
5. Eine »a-Welle« fehlt bei Druckmessung im rechten Vorhof.
6. Auch mit dem Durchleuchtungsgerät kann ein Vorhofstillstand diagnostiziert werden.
7. Die Konzentrationen der Serumelektrolyte sind normal.

Vorkommen

1. Im Zusammenhang mit Erkrankungen des Herzens. In drei der vier geschilderten Fälle wurde ein Krankheitsbild festgestellt, das dem der Muskeldystrophie vom facioscapulohumeralen Typ ähnelt. Die drei Hunde zeigten deutlich Muskelschwund im proximalen Bereich der Vordergliedmaßen und im Bereich der Scapula. Von allen drei Hunden wurde eine Muskelbiopsie untersucht.[68] Bei der Sektion wurden stark vergrößerte, papierdünne Vorhöfe festgestellt. Bei einem der Hunde waren nur linker Vorhof und Vorhofseptum beteiligt. Die gleichen Veränderungen der Vorhöfe wurden auch bei dem vierten Hund während einer Thoraxoperation zur Implantation eines permanenten Schrittmachers ermittelt. Bei der mikroskopischen Untersuchung stellte sich heraus, daß kaum Vorhofmyokard vorhanden war. Die Mutter des in dieser Studie untersuchten Shi Tsus wurde in die Untersuchung einbezogen. Dabei wurde elektrokardiographisch ebenfalls ein persistierender Vorhofstillstand festgestellt. Das Vorkommen von Muskeldystrophie bei Hunden ist in der Literatur beschrieben worden.[71] Beim Menschen ist die facioscapulohumerale Muskeldystrophie eine Erbkrankheit.[70] Vor kurzem wurde auch beim Hund ein Fall einer Hypoplasie des Vorhofmyokards beobachtet.[72]
2. Neuromuskuläre Erkrankungen, die beim Menschen mit Kardiomyopathien einhergehen:[67] Duchennesche Krankheit, Myasthenia gravis.

Beim persistierenden Vorhofstillstand kann es sich auch um eine erworbene Erkrankung handeln. Eine diffuse Einbeziehung der Vorhöfe in das Krankheitsgeschehen (als Folge der erhöhten Volumenbelastung bei hämodynamischen Störungen im Zusammenhang mit Mitralklappenerkrankungen oder entzündlichen Prozessen) kann zu bindegewebigem Ersatz normaler Vorhofmuskelzellen führen.[73] Bei systemischem Lupus erythematodes können sowohl Herz- als auch Skelettmuskulatur beteiligt sein.

Behandlung (siehe Kapitel 10)

Führt die Erkrankung zu klinischen Symptomen, ist die Implantation eines permanenten ventrikulären Schrittmachers indiziert (siehe Kap. 11). Die Folgen des Herzversagens sind symptomatisch zu behandeln.

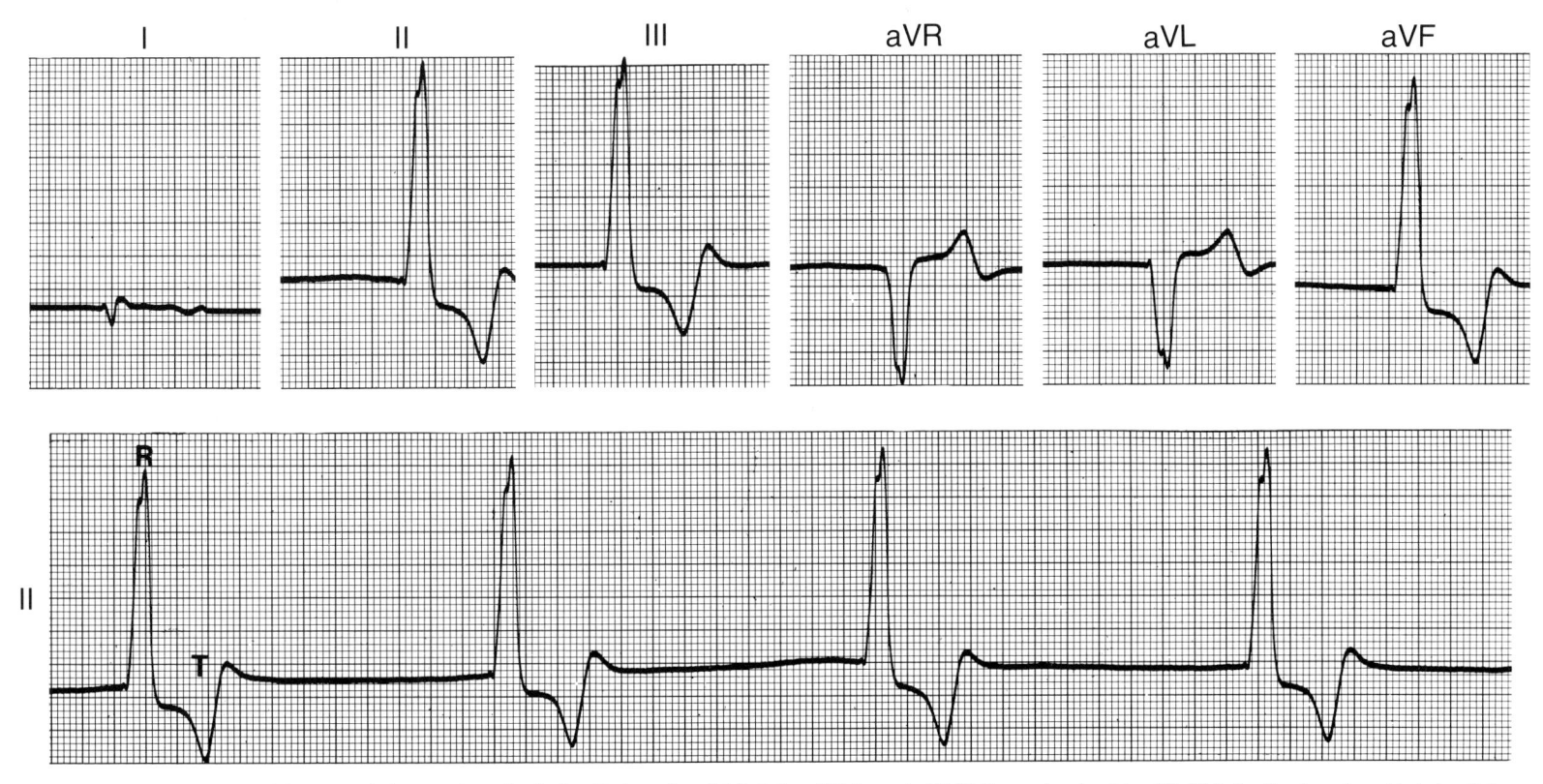

ABB. 6-82: Anhaltender Vorhofstillstand bei einem anderen Englischen Springer Spaniel. In keiner Ableitung sind P-Wellen vorhanden (einschließlich der Brustwand- und intrakardialen Ableitungen, die hier nicht abgebildet sind). Die regelmäßige Bradykardie ist entweder Folge einer Impulsbildung im AV-Knoten bei gleichzeitigem Vorliegen eines Linksschenkelblocks (breite, positive QRS-Komplexe), oder sie resultiert aus einer ventrikulären Impulsbildung.

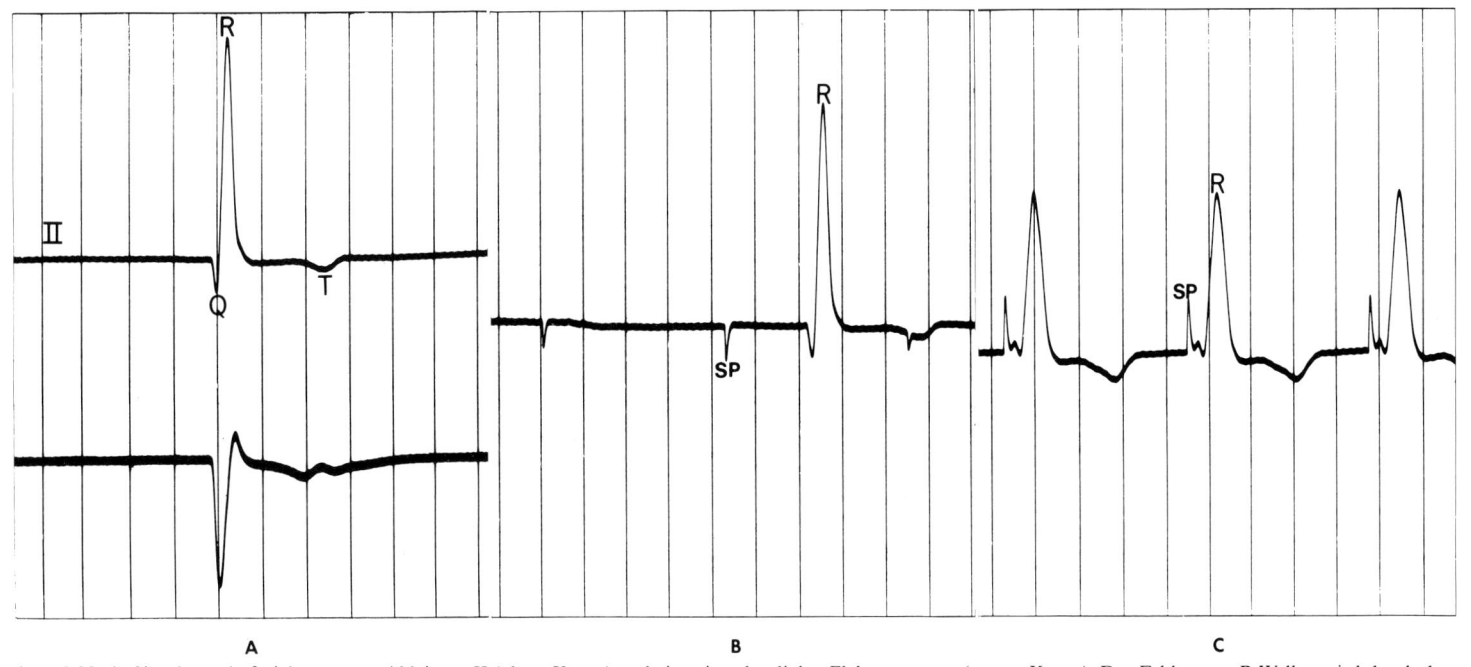

ABB. 6-83: A: Simultane Aufzeichnung von Ableitung II (obere Kurve) und eines intrakardialen Elektrogramms (untere Kurve). Das Fehlen von P-Wellen wird durch das Elektrogramm bestätigt; die Spitze der Katheterelektrode liegt im rechten Vorhof. B: Auch ein starker elektrischer Reiz an verschiedenen Stellen des rechten Vorhofes unter Röntgensichtkontrolle (SP = Schrittmacherzacke) führt nicht zur Erregung der Vorhöfe oder der Kammern. C: Im Gegensatz zu B folgt der elektrischen Reizung innerhalb des rechten Ventrikels unmittelbar eine Kammererregung.

AV-Block I. Grades

ABB. 6-84: AV-Block I. Grades bei einem Hund mit Mitralklappeninsuffizienz und Digoxinitoxikation. Das PR-Intervall ist auf 0,26 Sek. verlängert. Die Länge des PR-Intervalls ist allerdings auch eine Folge der Verbreiterung der P-Welle.

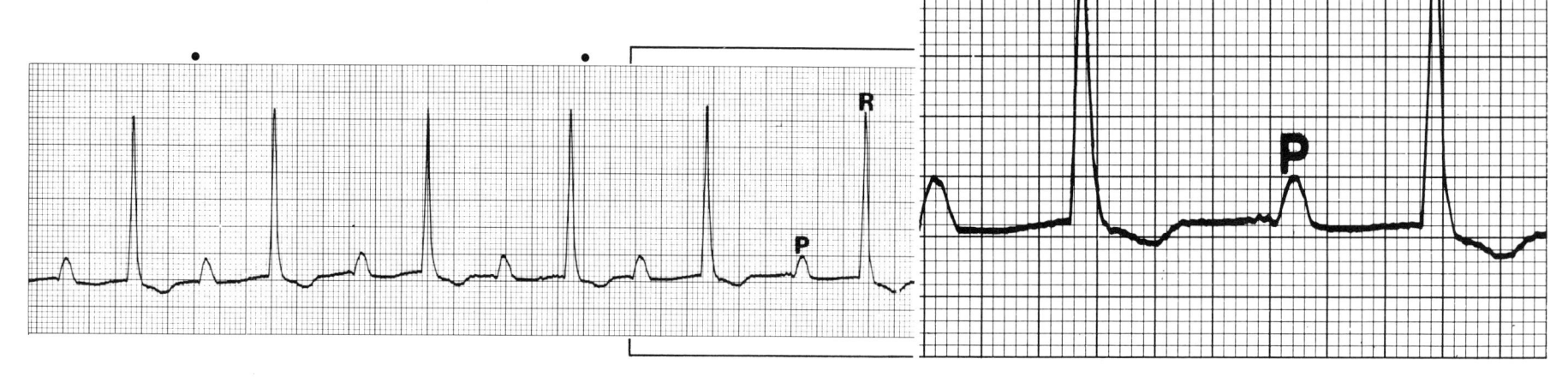

Die Verzögerung oder Unterbrechung der Überleitung supraventrikulärer Impulse durch den AV-Knoten oder das Hissche Bündel wird AV-Block genannt. Der Begriff »Block« sollte nicht verwendet werden, wenn eine zu frühe Erregungswelle verzögert oder überhaupt nicht übergeleitet wird, weil sich der AV-Knoten oder das Hissche Bündel noch in der Refraktärphase befindet. Diese Situation wird besser durch den Begriff »nicht übergeleitet« charakterisiert, denn die Bezeichnung »Block« impliziert einen pathologischen Vorgang. Dennoch wird er häufig zur Beschreibung beider Situationen verwendet. Es gibt drei Typen bzw. Grade des AV-Blocks: I. Grades, eine Überleitungsverzögerung, II. Grades, vorübergehende Unterbrechungen der Überleitung und III. Grades, die totale oder dauernde Unterbrechung der Überleitung.

EKG-Veränderungen[17]

1. Frequenz und Rhythmus hängen vom Vorhandensein anderer Arrhythmien ab, die Frequenz ist jedoch in der Regel normal.
2. Die P-Welle ist normal geformt.
3. Der QRS-Komplex ist normalerweise unverändert. Beim Vorliegen eines Schenkelblocks dürfte der AV-Block I. Grades eher eine Folge der Erregungsleitungsverzögerung im anderen Schenkel als einer Erregungsleitungsstörung im AV-Knoten sein.
4. Das PQ-Intervall ist bei einem regelmäßigen Sinusrhythmus länger als 0,13 Sek. Allerdings darf die Verlängerung des PQ-Intervalls bei Vorhofextrasystolen nicht mit einem AV-Block I. Grades verwechselt werden.

Vorkommen

Ein AV-Block I. Grades kann bei klinisch unverdächtigen und gesunden Hunden auftreten. Häufig ist ein verlängertes PQ-Intervall eine Folge altersbedingter degenerativer Veränderungen im Überleitungssystem des AV-Knotens (besonders häufig beim Cockerspaniel und Teckel). Allgemein kann festgestellt werden, daß das PQ-Intervall mit zunehmendem Alter länger und mit zunehmender Herzschlagfrequenz kürzer wird.
1. Mittel- bis hochgradige Digitalisintoxikation (die Verlängerung des PQ-Intervalls sollte nicht als Maß für den Grad der Digitalisierung verwendet werden, denn nur bei 50 Prozent der digitalisierten Hunde wurde in einer Untersuchung ein verlängertes PQ-Intervall festgestellt.[74]
2. Propranolol, Chinidin, Procainamid und alle Ursachen von Hyper- und Hypokaliämie.

Niedrige Dosen intravenös verabreichten Atropins verlängern nach anfänglicher Erhöhung der Herzschlagfrequenz das PQ-Intervall vorübergehend.[46] Reflektorische Vagusreizung, die mit respiratorischer Sinusarrhythmie oder mit Reizzuständen, die den Vagus betreffen, einhergeht, kann zu einer zyklischen Verlängerung des PQ-Intervalls führen.[75] Auch bei chronischer Mitralklappeninsuffizienz kann das PQ-Intervall als Folge der Verbreiterung der P-Welle durch Vergrößerung des linken Vorhofs verlängert sein. Verzögerungen der atrioventrikulären Erregungsleitung können durch protozoenbedingte Myokarditis (Trypanosomiasis) verursacht werden.[76]

Behandlung

1. Behandlung der Grundkrankheit.
2. Der AV-Block I. Grades mit Schenkelblock muß auf seine Tendenz zur Entwicklung höherer Grade des AV-Blocks beobachtet werden.[77]

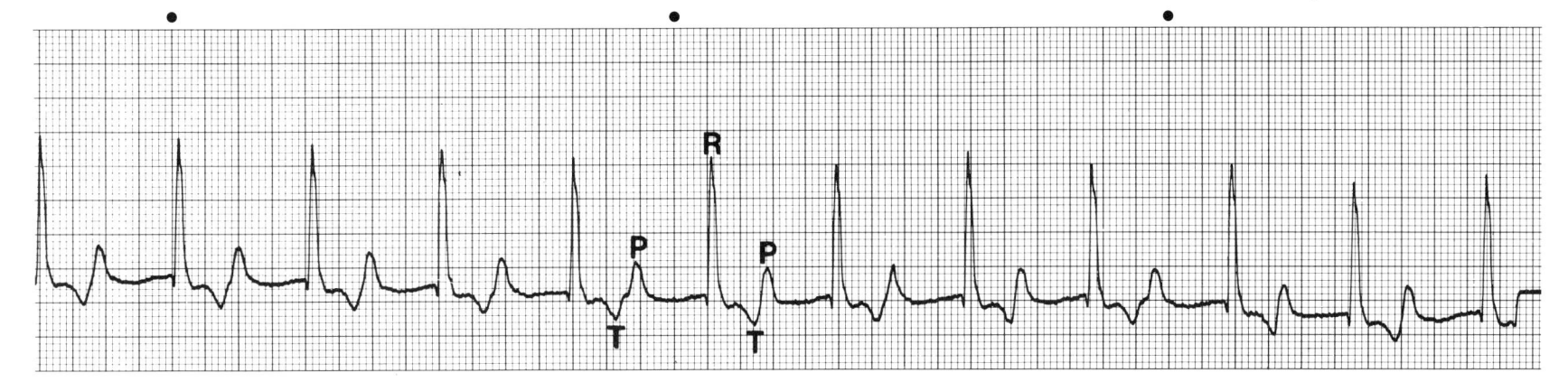

ABB. 6-85: AV-Block I. Grades bei einem Hund mit Digoxinitoxikation. Das PQ-Intervall beträgt 0,22 Sek. Die P-Welle folgt der vorangehenden T-Welle unmittelbar. Der QRS-Komplex ist normal geformt, ein Hinweis darauf, daß die Erregungsleitungsstörung wahrscheinlich oberhalb der Bifurkation des Hisschen Bündels lokalisiert ist.

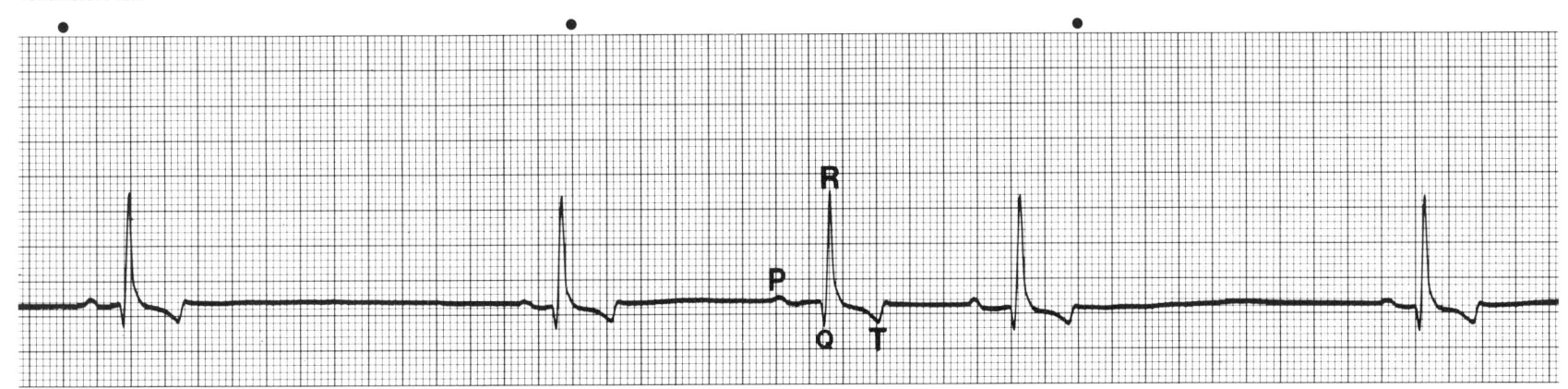

ABB. 6-86: Deutliche atmungsabhängige Sinusarrhythmie (Sinusstillstand) als Folge reflektorischer Vagusreizung. Das PQ-Intervall ist variabel, im dritten P-QRS-Komplex ist es verlängert (auf 0,14 Sek.). Veränderungen des PQ-Intervalls in Abhängigkeit von Schwankungen des Vagotonus sind in der Regel ein physiologischer Befund.

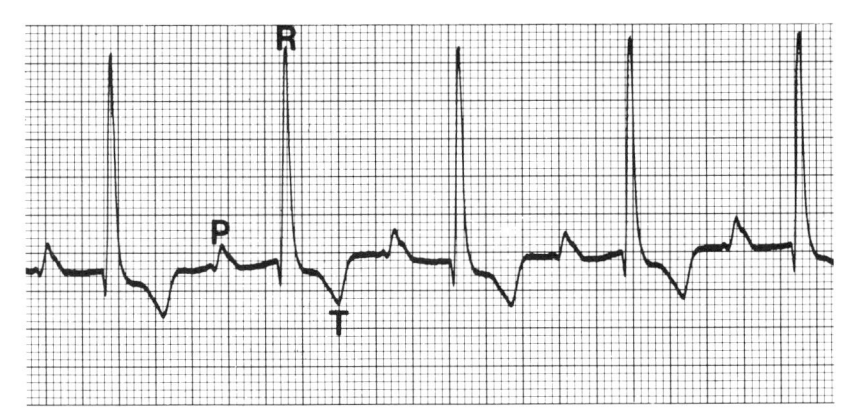

ABB. 6-87: AV-Block I. Grades. Das PQ-Intervall beträgt 0,18 Sek. Die P-Welle ist verbreitert und gekerbt. Dieser Hund hatte eine Vergrößerung des linken Vorhofes. Bei der Auskultation ist häufig ein leiser erster Herzton zu hören.

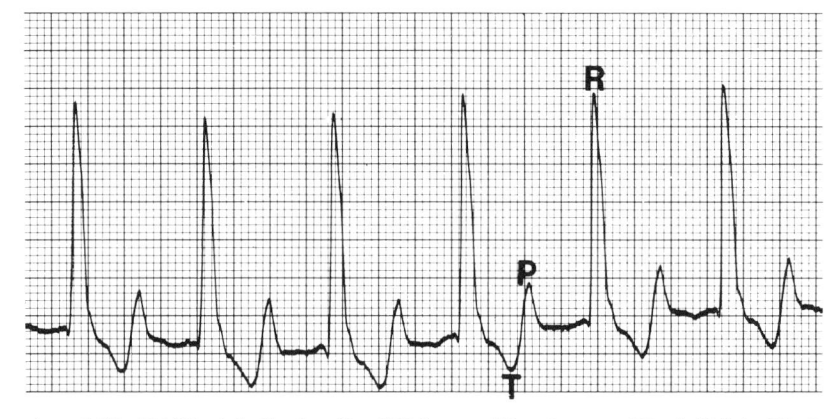

ABB. 6-88: AV-Block I. Grades. Das PQ-Intervall beträgt ungefähr 0,18 Sek. Die P-Welle überlagert teilweise die vorangehende T-Welle, eine Folge des langen PQ-Intervalls und der hohen Herzschlagfrequenz.

AV-Block II. Grades

Abb. 6-89: AV-Block II. Grades (partieller AV-Block mit QRS-Ausfall) mit einem Überleitungsverhältnis von 2 : 1, d. h. jeder zweite Vorhofimpuls (P-Welle) wird übergeleitet. Die Pfeile bezeichnen die blockierten P-Wellen. Die unveränderten QRS-Komplexe sind ein Hinweis auf einen Block vom Typ A.

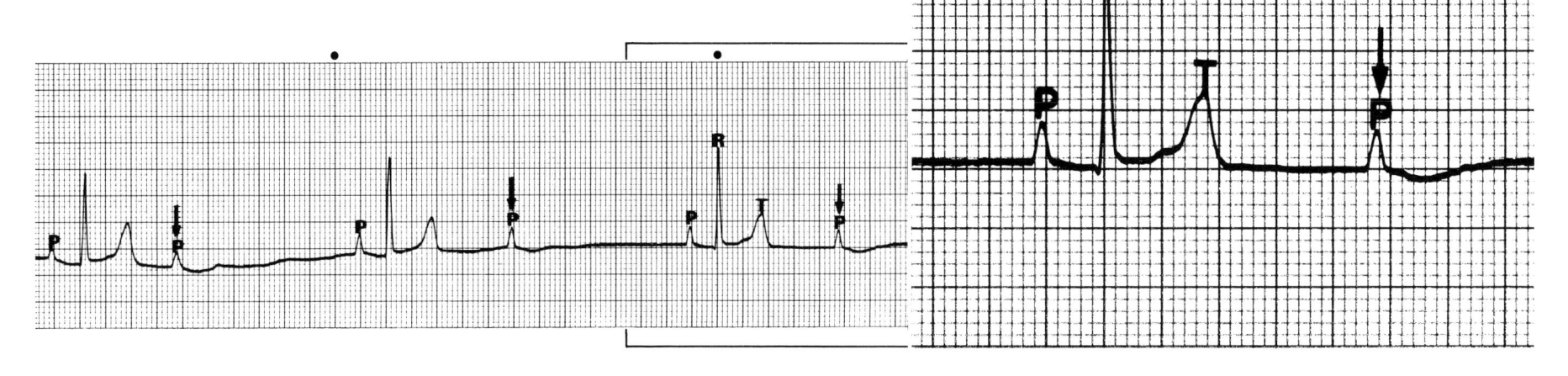

Der AV-Block II. Grades ist dadurch gekennzeichnet, daß nicht alle Vorhoferregungen zu einer Kammererregung führen. Dabei folgt einzelnen oder mehreren P-Wellen kein QRS-T-Komplex. Es werden zwei Typen des AV-Blocks II. Grades unterschieden. Mobitz Typ I (Wenckebachsche Periodik) und Mobitz Typ II. In einer neueren Empfehlung zur systematischen Klassifizierung wird die Breite des QRS-Komplexes als Einteilungskriterium zugrunde gelegt:[78] Block vom Typ A mit normaler QRS-Dauer und Block vom Typ B mit verbreitertem QRS-Komplex. Beim Block vom Typ A wird der Sitz der Überleitungsstörung oberhalb der Bifurkation des Hisschen Bündels (meistens im AV-Knoten) vermutet. Beim Block vom Typ B hingegen nimmt man an, die Lokalisation der Störung läge unterhalb der Bifurkation. Um diese beiden Typen beim Hund unterscheiden zu können, ist die Elektrokardiographie des Hisschen Bündels erforderlich. Die versuchsweise Verwendung dieser Klassifizierung hat sich als klinisch nützlich erwiesen.

EKG-Veränderungen

Mobitz Typ I (Wenckebachsche Periodik), meist Typ A

1. Die Schlagfrequenz der Kammern ist wegen der blockierten P-Wellen niedriger als die der Vorhöfe. Der Rhythmus ist bei der Wenckebachschen Periodik in typischer Weise unregelmäßig. Bei fortlaufend kürzer werdendem RR-Intervall wird das PQ-Intervall immer länger, bis schließlich eine P-Welle nicht mehr übergeleitet wird.
2. Die P-Welle ist in der Regel normal geformt.
3. Der QRS-Komplex ist meistens unverändert, ein Hinweis darauf, daß die Erregungsleitung in den Tawara-Schenkeln nicht gestört ist.
4. Bei einer typischen Wenckebachschen Periodik wird das PQ-Intervall fortlaufend länger, bis schließlich eine P-Welle nicht mehr übergeleitet wird. Meistens erscheint ein Mobitz-Typ-I-Block allerdings nicht in dieser klassischen Form. Bisweilen hat das PQ-Intervall des letzten übergeleiteten Komplexes die längste Dauer. In vielen Fällen, vor allem bei Hunden mit Sinusarrhythmie, variiert das PQ-Intervall.[75]

Mobitz Typ II, meist Typ B

1. Die Schlagfrequenz der Kammern ist wegen der blockierten P-Wellen niedriger als die der Vorhöfe. Der Rhythmus wird durch das Fehlen eines oder mehrerer QRS-Komplexe unterbrochen.
2. Die P-Welle ist in der Regel normal geformt.
3. Die Gestalt der QRS-Komplexe ist häufig verändert, ein Hinweis für die Beteiligung des Hisschen Bündels oder proximaler Anteile der Tawara-Schenkel an der Erregungsleitungsstörung.[62] In den von uns registrierten Fällen entwickelte sich aus einem Mobitz-Typ-II-Block (Typ B) häufig ein höherer Grad der AV-Blockierung.
4. Es besteht ein festes Verhältnis zwischen der Schlagfrequenz der Vorhöfe und der der Kammern, nämlich 2 : 1 (d. h. zwei P-Wellen kommen auf einen QRS-Komplex), 3 : 1, 4 : 1 usw. Das PQ-Intervall ist immer konstant, es kann entweder von normaler Dauer oder verlängert sein.

Vorkommen

Neuere Arbeiten weisen darauf hin, daß ein AV-Block II. Grades insbesondere bei jungen Hunden ein physiologischer Befund sein kann.[75] Allerdings wird er häufig im Zusammenhang mit Sinusarrhythmien oder anderen Ursachen eines erhöhten Vagotonus beobachtet.
1. Supraventrikuläre Tachykardie, z. B. Vorhoftachykardie oder -flattern (dieser Block ist physiologisch).
2. Idiopathische mikroskopische Fibrose (bei älteren Hunden, vor allem Cockerspaniels und Dackeln).
3. Angeborene Stenose des Hisschen Bündels bei Möpsen.[62]
4. Digitalisintoxikation, niedrige Dosen intravenös verabreichten Atropins, Xylazin als Anästhetikum,[21, 79] Chinidinintoxikation oder Elektrolytstörungen.

Behandlung (siehe Kapitel 10 und ABB. 10-18)

1. Da ein Mobitz-Typ-I-Block (Typ A) häufig ein physiologischer Befund ist, ist eine Behandlung normalerweise nicht erforderlich. Ist jedoch eine Digitalisintoxikation die Ursache der Erregungsleitungsstörung, ist die Digitalisierung zu unterbrechen.
2. Bei verbreiterten QRS-Komplexen im Zusammenhang mit einem AV-Block II. Grades (Typ B) kann eine Behandlung erforderlich sein. In diesen Fällen besteht nämlich häufig die Tendenz zur Weiterentwicklung zum AV-Block III. Grades und allen ihn begleitenden klinischen Symptomen. Therapeutisch kommen Atropin-, Glykopyrrolat- und Isoproterenolapplikation oder die Implantation eines Schrittmachers in Frage (siehe Kap. 11).

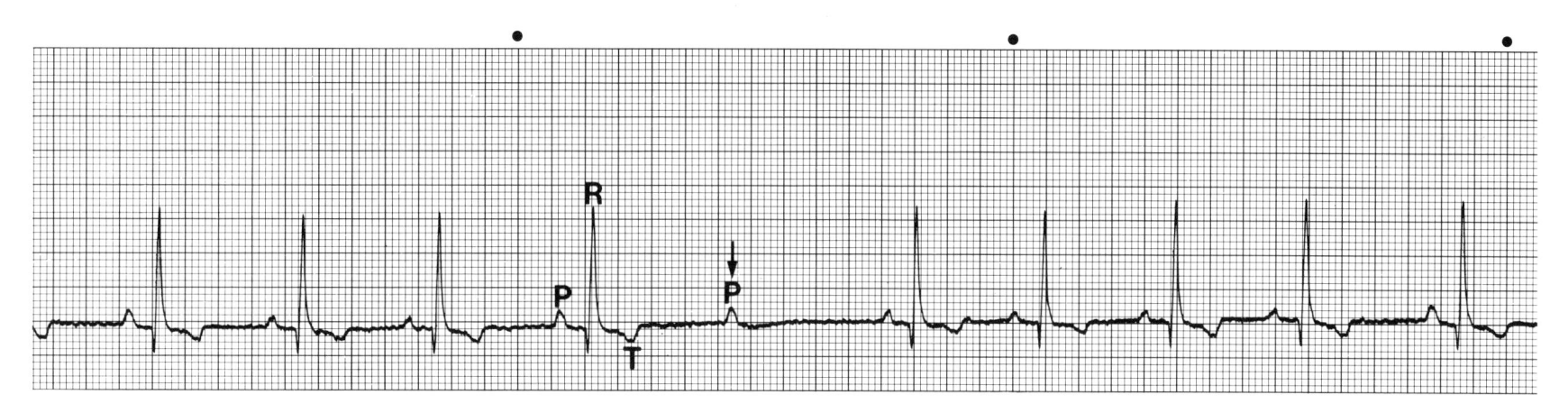

ABB. 6-90: AV-Block II. Grades und Sinusarrhythmie (variierende RR-Intervalle) bei einem gesunden Hund. An einer Stelle (Pfeil) wird eine P-Welle nicht auf die Ventrikel übergeleitet. Das PQ-Intervall ist konstant.

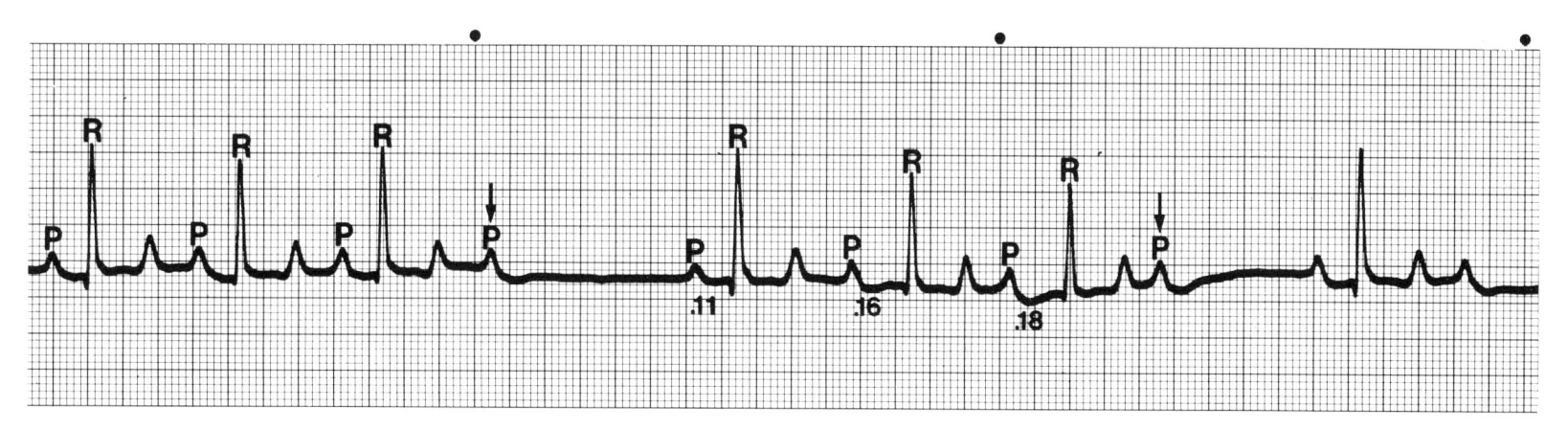

ABB. 6-91: AV-Block II. Grades vom Typ Mobitz I (Wenckebachsche Periodik) bei einem Hund mit Digoxinintoxikation. Zu beachten ist hier die zunehmende Verlängerung der PQ-Intervalle vom ersten bis zum dritten Komplex. Die darauf folgende P-Welle ist blockiert (Pfeil). Das RR-Intervall wird kürzer.

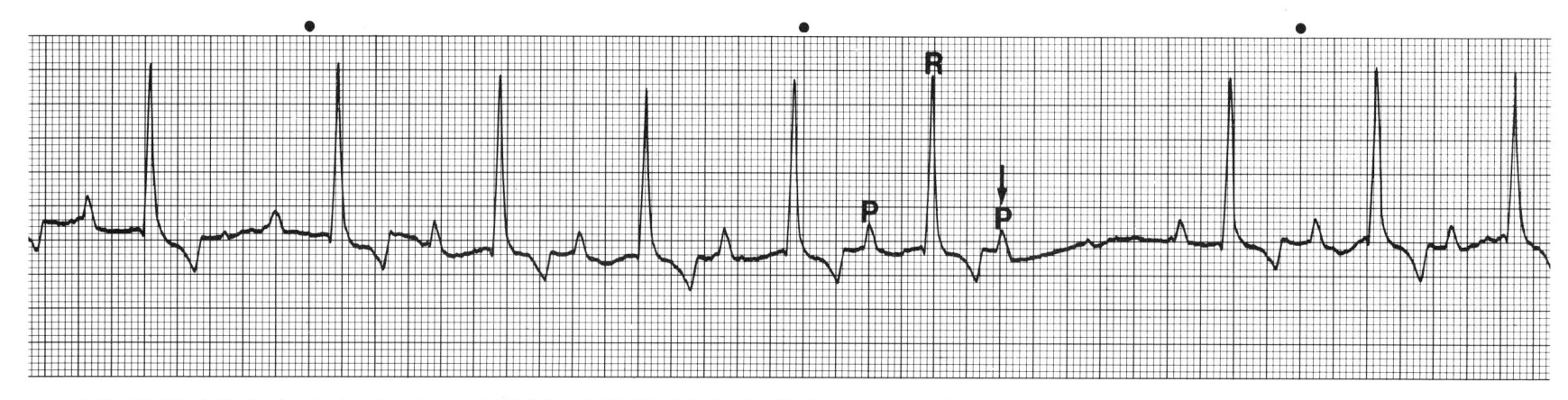

ABB. 6-92: AV-Block II. Grades (nicht übergeleitete P-Welle) und AV-Block I. Grades (Verlängerung des PQ-Intervalls auf 0,20 Sek.) bei einem Hund mit Digoxinintoxikation. Außer bei den letzten drei Komplexen ist das PQ-Intervall konstant.

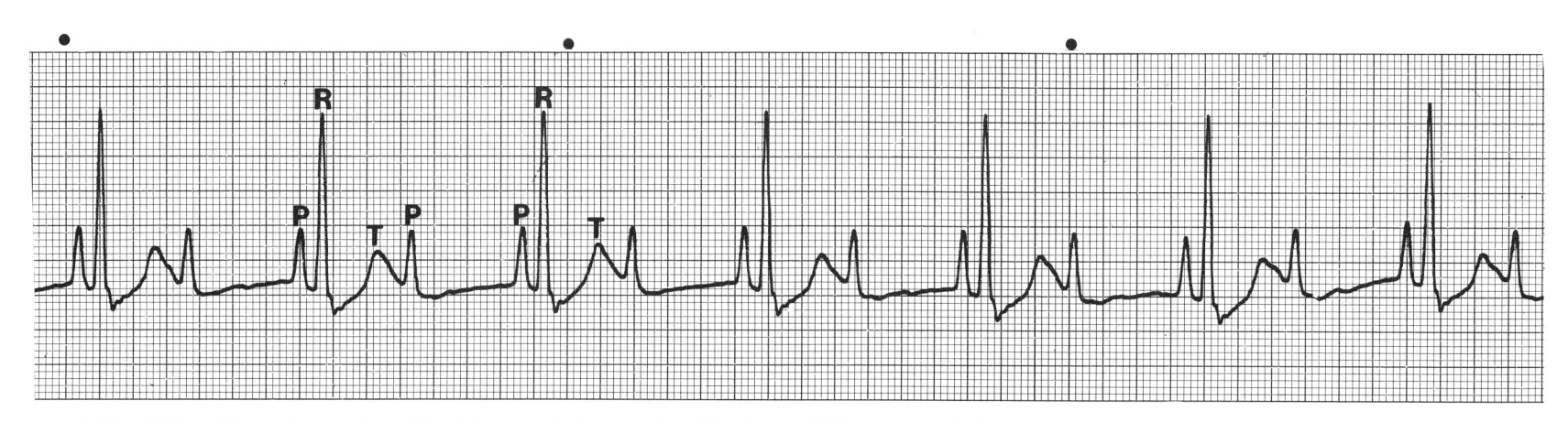

ABB. 6-93: AV-Block II. Grades mit einem Überleitungsverhältnis von 2:1 (Mobitz Typ II) bei wahrscheinlich gleichzeitig bestehender Vergrößerung des rechten Vorhofes (P-Wellenamplitude: 0,8 mV). Die unveränderten QRS-Komplexe lassen vermuten, daß die Überleitungsstörung im AV-Knoten lokalisiert ist.

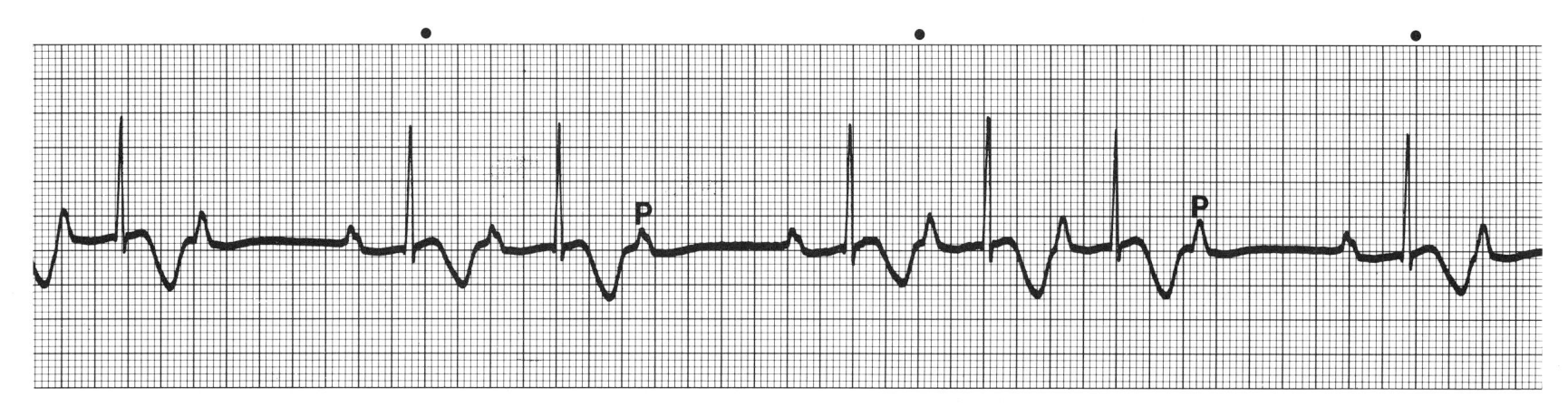

ABB. 6-94: Typische Wenckebachsche Periodik (partieller AV-Block, Mobitz Typ I) vor der ersten markierten P-Welle, die nicht übergeleitet wurde. Das längste PQ-Intervall ist das der nicht übergeleiteten P-Welle vorausgehende. Die der zweiten markierten und nicht übergeleiteten P-Welle vorausgehenden PQ-Intervalle sind variabel, es liegt eine atypische Form des Mobitz Typ I vor.

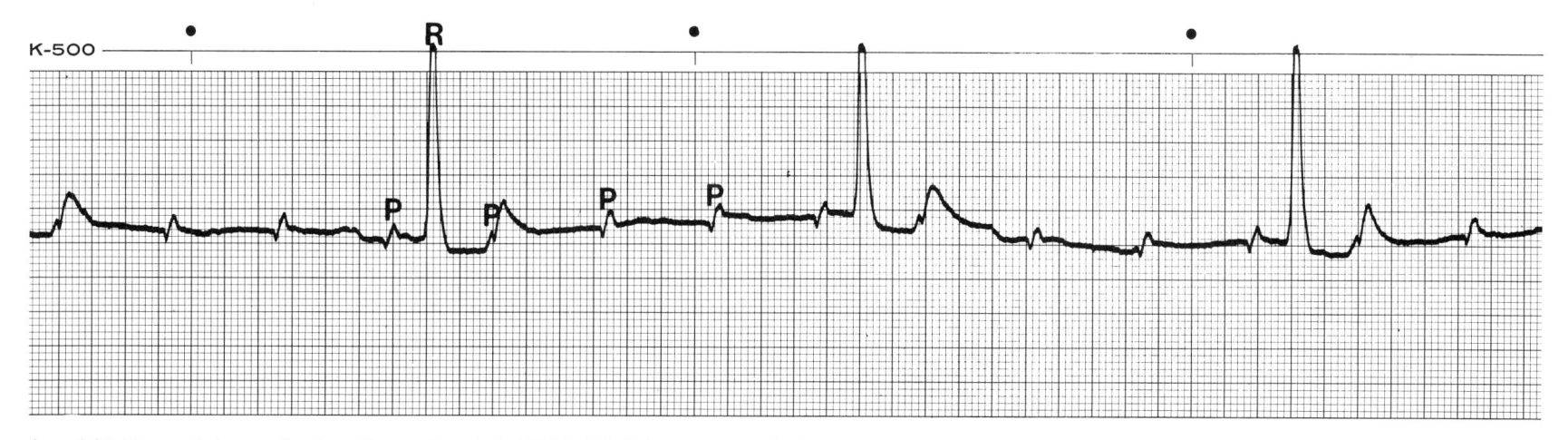

ABB. 6-95: Fortgeschrittener (hochgradiger, subtotaler) AV-Block bei einem Hund mit einer Kardiomyopathie als Folge einer infiltrativen Schädigung durch Metastasen aus einem Mammatumor. Von einem fortgeschrittenen AV-Block spricht man, wenn mindestens zwei aufeinanderfolgende P-Wellen blockiert werden und das PQ-Intervall bei den übergeleiteten Komplexen konstant ist. In diesem Falle kann die Verbreiterung des QRS-Komplexes als ein Hinweis für eine Beteiligung des linken Tawara-Schenkels oder einer AV-Erregungsleitungsstörung unterhalb des Hisschen Bündels gewertet werden. Am folgenden Tag trat ein totaler Herzblock auf.

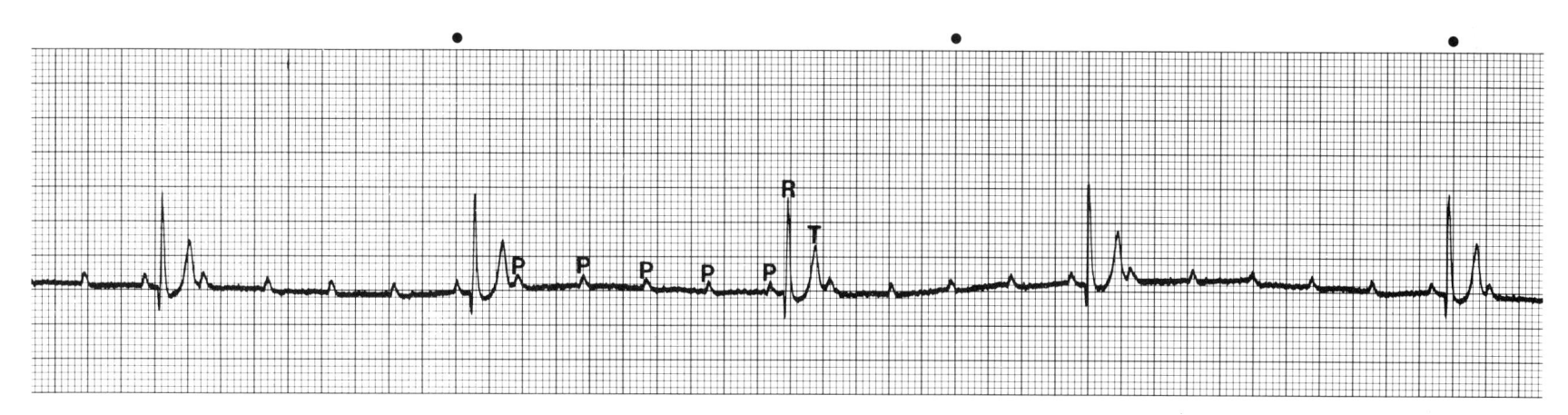

ABB. 6-96: Fortgeschrittener AV-Block bei einer Vorhofschlagfrequenz von 160/Min. (die Papiergeschwindigkeit beträgt 25 mm/Sek.). Das PQ-Intervall ist bei den übergeleiteten P-QRS-Komplexen konstant. Die normale QRS-Dauer spricht dafür, daß die Überleitungsstörung im AV-Knoten lokalisiert ist.

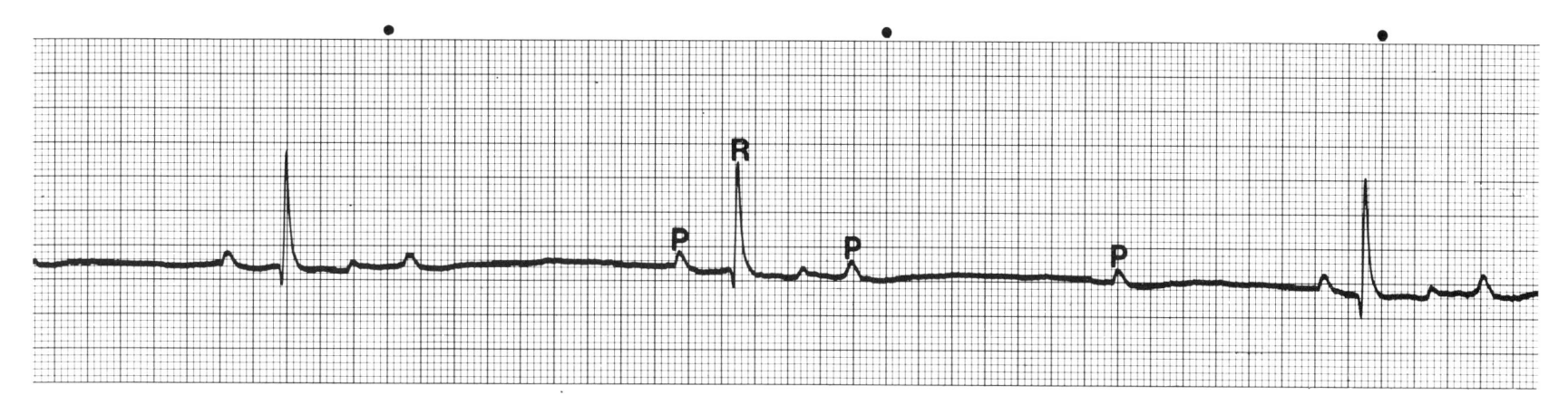

ABB. 6-97: AV-Block II. Grades (stellenweise I. Grades). Die variierenden PQ-Intervalle sind möglicherweise eine Folge einer besonders stark ausgeprägten Sinusarrhythmie. Durch die intravenöse Verabreichung von Atropin konnte später wieder eine ungestörte Erregungsleitung herbeigeführt werden.

AV-Block III. Grades (totaler AV-Block)

Abb. 6-98: Totaler Herzblock mit idioventrikulärem Ersatzrhythmus. Die P-Wellen erscheinen regelmäßig mit einer Frequenz von 200 Schlägen/Min. Der davon unabhängige Kammerrhythmus hat eine Frequenz von 55 Schlägen/Min. Das PQ-Intervall ist zufälligerweise konstant.

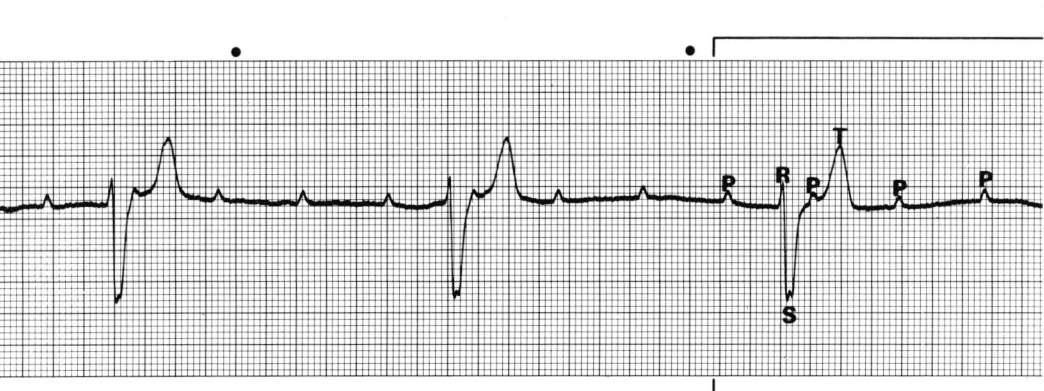

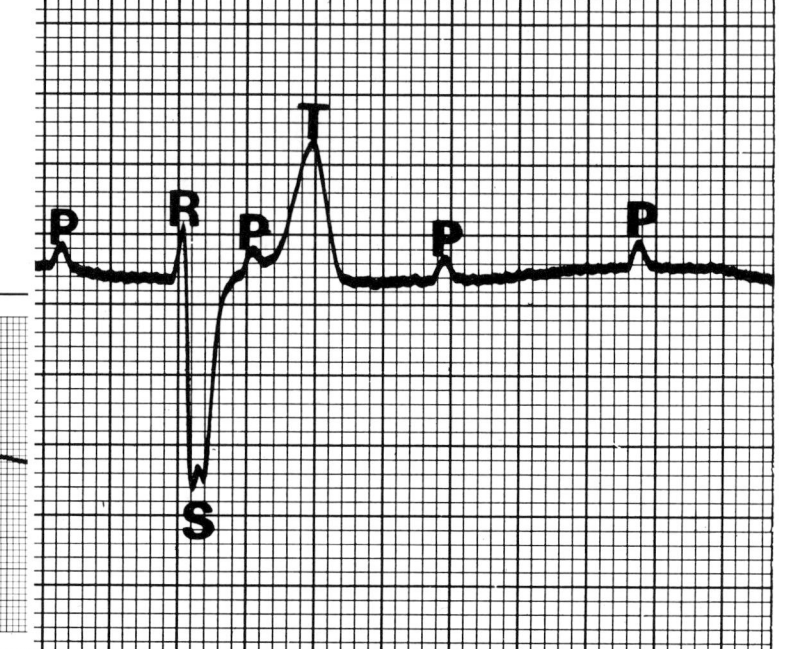

Der totale AV-Block ist durch die vollständige Unterbrechung der atrioventrikulären Überleitung gekennzeichnet. Distal vom Block gelegene Schrittmacherzentren müssen dann die Kontrolle über die Ventrikelaktivität übernehmen, um die Herzfunktion aufrechtzuerhalten. Dadurch werden Vorhöfe und Kammern von unterschiedlichen Schrittmacherzentren erregt. Zwischen den P-Wellen und den QRS-Komplexen besteht kein Zusammenhang mehr. Funktionell kommt es zur völligen Dissoziation zwischen Vorhof- und Kammeraktivität.

Die klinischen Symptome, die mit dem totalen Block einhergehen, sind Synkopen und gelegentlich Stauungsinsuffizienz. Die dabei auftretenden Ohnmachtsanfälle werden entweder durch plötzliche Asystolie oder das Auftreten ventrikulärer Tachyarrhythmien, die zum Kreislaufstillstand führen, hervorgerufen. Kann eine ausreichende Hirndurchblutung sofort wieder herbeigeführt werden, erlangt das Tier schnell sein Bewußtsein zurück und ist fast augenblicklich in der Lage, sich zu orientieren. Diese Reaktion steht in krassem Gegensatz zu dem orientierungslosen Zustand, der nach einer durch zentralnervöse Störungen ausgelösten Ohnmacht eintritt. Bei der klinischen Untersuchung lassen sich die wechselnde Intensität des ersten Herztones und veränderliche dritte und vierte Herztöne feststellen. Der Venendruck ist erhöht, ein deutlich positiver Jugularvenenpuls läßt sich feststellen, wenn die P-Welle zwischen den QRS-Komplex und die T-Welle fällt, d. h. sich das rechte Atrium gegen die geschlossene Trikuspidalklappe kontrahiert.[11]

EKG-Veränderungen

1. Die Schlagfrequenz der Kammern ist niedriger als die der Vorhöfe (es erscheinen mehr P-Wellen als QRS-Komplexe). Der ventrikuläre Ersatzrhythmus (idioventrikulär) hat normalerweise eine Frequenz von weniger als 40 Schlägen/Min., während die Frequenz beim AV-Ersatzrhythmus zwischen 40 und 60 Schlägen/Min. liegt.
2. Die P-Wellen sind im allgemeinen normal geformt.
3. Der QRS-Komplex ist verbreitert und bizarr geformt, wenn der Ersatzschrittmacher im Ventrikel oder bei gleichzeitigem Vorliegen eines Schenkelblocks in unteren Abschnitten des AV-Knotens lokalisiert ist. Normal geformt ist er, wenn der Ersatzschrittmacher in unteren Abschnitten des AV-Knotens (oberhalb der Bifurkation des Hisschen Bündels) lokalisiert ist und kein Schenkelblock vorliegt. Beim angeborenen AV-Block des Menschen liegt der Block immer im AV-Knoten. Dabei ist die Funktion der Tawara-Schenkel nicht beeinträchtigt.[78]
4. Die Überleitung von den Vorhöfen zu den Kammern ist unterbrochen. P-Wellen und QRS-Komplexe erscheinen unabhängig voneinander. Allerdings sind die RR- sowie die PP-Intervalle außer bei einer Sinusarrhythmie relativ konstant.

Vorkommen

Die Auswertung von 38 Fällen mit totalem AV-Block im Animal Medical Center ergab folgende Krankheitsursachen:[4, 17, 77, 80–89]

1. Angeborener AV-Block.
2. Andere kongenitale Defekte: Aortenstenose, Ventrikelseptumdefekt.
3. Hochgradige Digitalisintoxikation (meistens im Zusammenhang mit einer Herzerkrankung).
4. Infiltrative Kardiomyopathie: Amyloidose, Tumoren.
5. Idiopathische Fibrose bei älteren Hunden, insbesondere bei Cockerspaniels.
6. Hypertrophe Form der Kardiomyopathie.
7. Bakteriell bedingte Endokarditis.
8. Hyperkaliämie.

Außerdem wird in der Literatur vom AV-Block im Zusammenhang mit Arteriosklerose,[72] wiederholten Herzpunktionen,[90] Hypokaliämie[91] und Tumoren der Aorta[4] berichtet. Das Auftreten von Synkopen und plötzlichem Tod wurde mit AV-Überleitungsstörungen in ursächlichen Zusammenhang gebracht: Läsionen direkt im Hisschen Bündel bei Dobermännern[92] und Möpsen[62]. Bei zahlreichen anderen Rassen (5 von 12 Hunden waren Dobermänner) wurden in einer Untersuchung im Animal Medical Center ebenfalls Läsionen des AV-Knotens in Zusammenhang mit plötzlichem Tod gebracht.[93] Bei einigen dieser Hunde wurden leider keine EKG aufgezeichnet. Trotzdem darf auch bei diesen Tieren angenommen werden, daß der Tod auf die Schädigungen des AV-Knotens zurückzuführen ist. Bei Menschen mit totalem Herzblock sind häufig ventrikuläre Arrhythmien die Ursache für Synkopen und plötzlichen Tod.[44]

Behandlung[17, 41, 83] (siehe auch Kapitel 10 und ABB. 10-18)

1. Die medikamentelle Behandlung führt in den meisten Fällen nicht zur Besserung. Das gilt auch für Therapieversuche mit Atropin, Isoproterenol und Kortikosteroiden (falls eine Entzündung vermutet wird). In den meisten Fällen, insbesondere bei Tieren mit hochgradigen klinischen Symptomen, ist die Implantation eines Herzschrittmachers erforderlich.[80, 94] Bei Hunden mit sehr niedriger Ventrikelschlagfrequenz können überbrückend bis zur Implantation eines Schrittmachers Sympathikomimetika (Isoproterenol oder Adrenalin) verabreicht werden.
2. Langzeittherapie des AV-Blocks mit klinischen Symptomen ist die Implantation eines permanenten Herzschrittmachers (siehe Kap. 11).
3. Solange kein Herzschrittmacher implantiert ist, sind Antiarrhythmika kontraindiziert. Solche Medikamente müssen als außerordentlich gefährlich angesehen werden, da sie distaler gelegene Ersatzschrittmacherzentren hemmen.

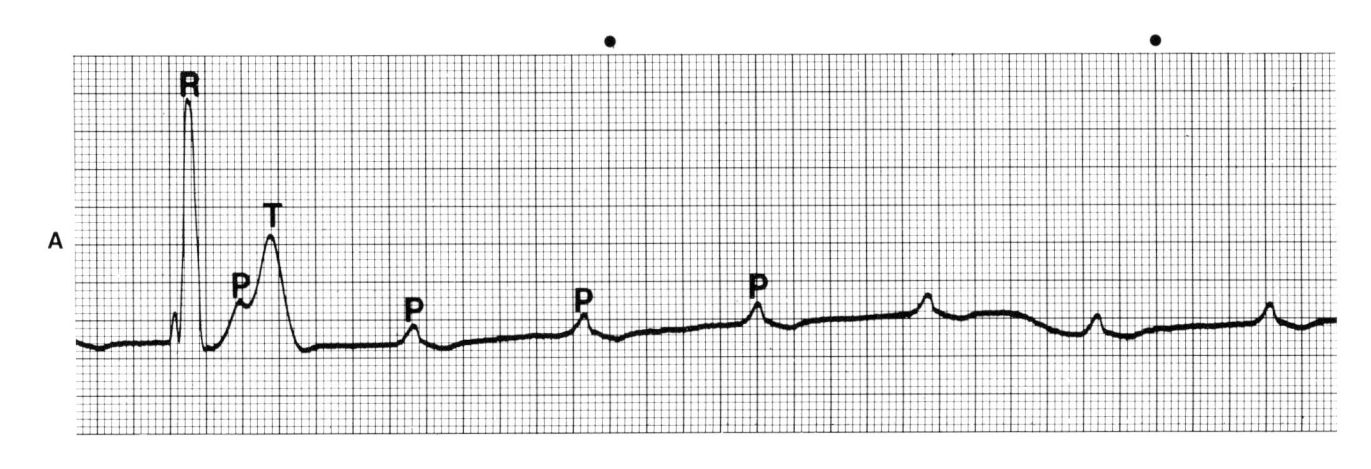

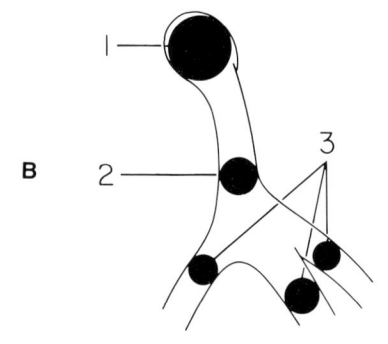

ABB. 6-99: A: Totaler Herzblock ohne Einsetzen eines ventrikulären Ersatzrhythmus. Die Folge ist eine ventrikuläre Asystolie. Der eine, sehr breite und bizarre QRS-Komplex stammt von einem Schrittmacherzentrum unterhalb der Bifurkation des Hisschen Bündels. B: Die drei bei einem totalen Herzblock möglicherweise geschädigten Stellen: 1. der AV-Knoten, 2. das Hissche Bündel und 3. der rechte Tawara-Schenkel und die beiden Faszikel des linken Tawara-Schenkels.

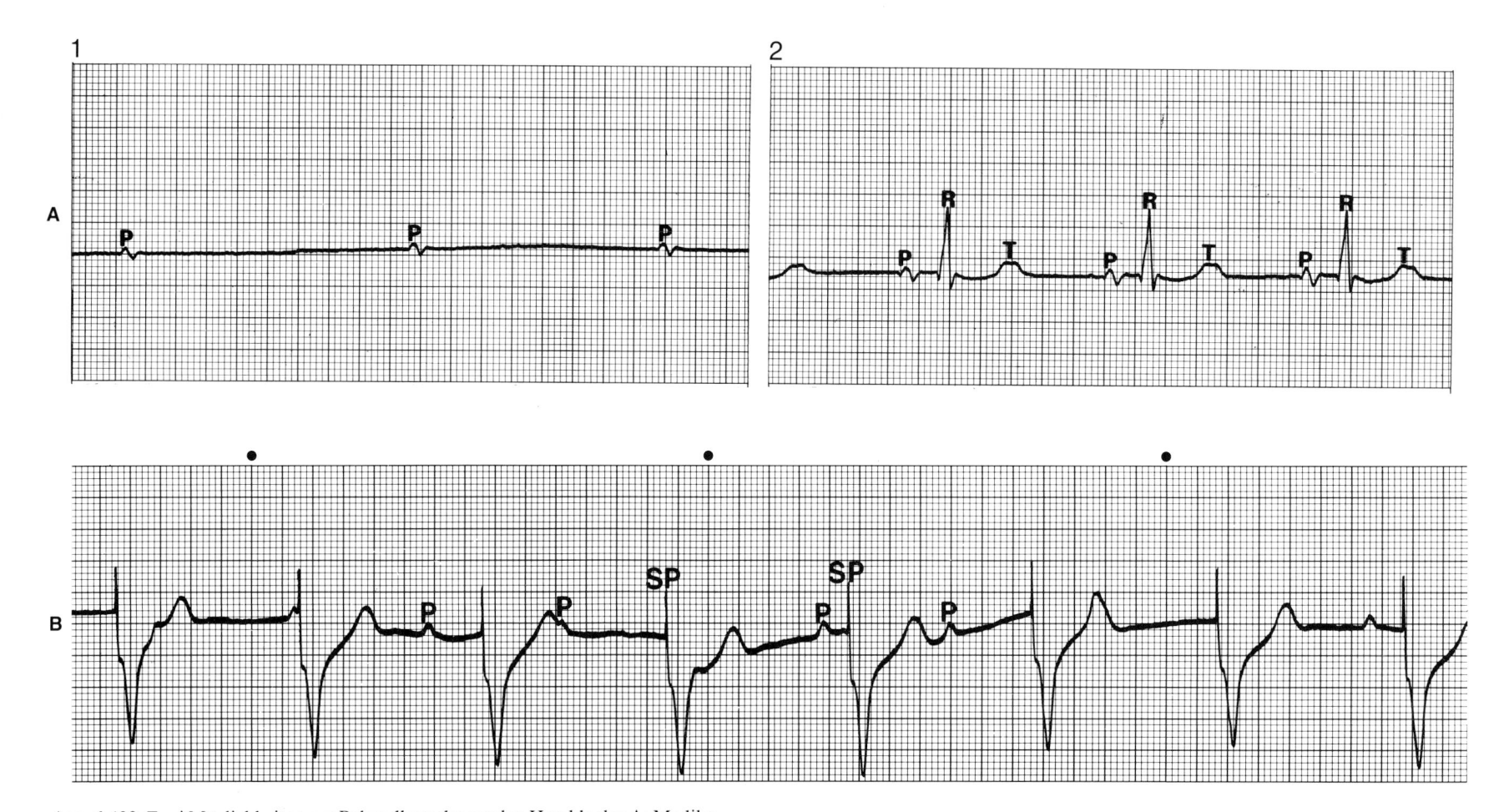

ABB. 6-100: Zwei Möglichkeiten zur Behandlung des totalen Herzblocks: A: Medikamentelle Therapie. 1. (links) Totaler Herzblock ohne Einsetzen eines ventrikulären Ersatzrhythmus; die Folge ist eine ventrikuläre Asystolie. 2. (rechts) Durch intravenöse Isoproterenolapplikation kommt es wieder zu einem normalen Sinusrhythmus. Jeder P-Welle folgt ein normaler QRS-Komplex. Auch Atropin und Kortikosteroide können in einem solchen Falle zur Besserung führen. Der wesentliche Nachteil der medikamentellen Therapie ist allerdings ihre unsichere Wirkung in lebensbedrohlichen Situationen. In diesem Falle war Isoproterenol als Notfalltherapeutikum wirksam. Das Hauptproblem bei der Verwendung von Isoproterenol liegt aber darin, daß keine ununterbrochene Wirkung aufrechterhalten werden kann. Die dauernde Anwendung von Isoproterenol ist somit in der Regel für die fortgesetzte Behandlung eines totalen Herzblocks nicht geeignet. B: Konstanter, künstlicher Schrittmacherrhythmus bei einem Hund mit totalem Herzblock, bei dem die Reizelektrode epikardial am linken Ventrikel befestigt wurde. Die blockierten P-Wellen sind weiterhin deutlich zu erkennen. Die Erhöhung der Ventrikelschlagfrequenz durch den künstlichen Schrittmacher konnte die Ohnmachtsanfälle des Hundes beseitigen. Die SP-Zacke ist Ausdruck der elektrischen Impulse des Schrittmachers. Jeder SP-Zacke folgt ein verbreiterter, bizarrer QRS-Komplex als Folge der künstlichen Ventrikelaktivierung.

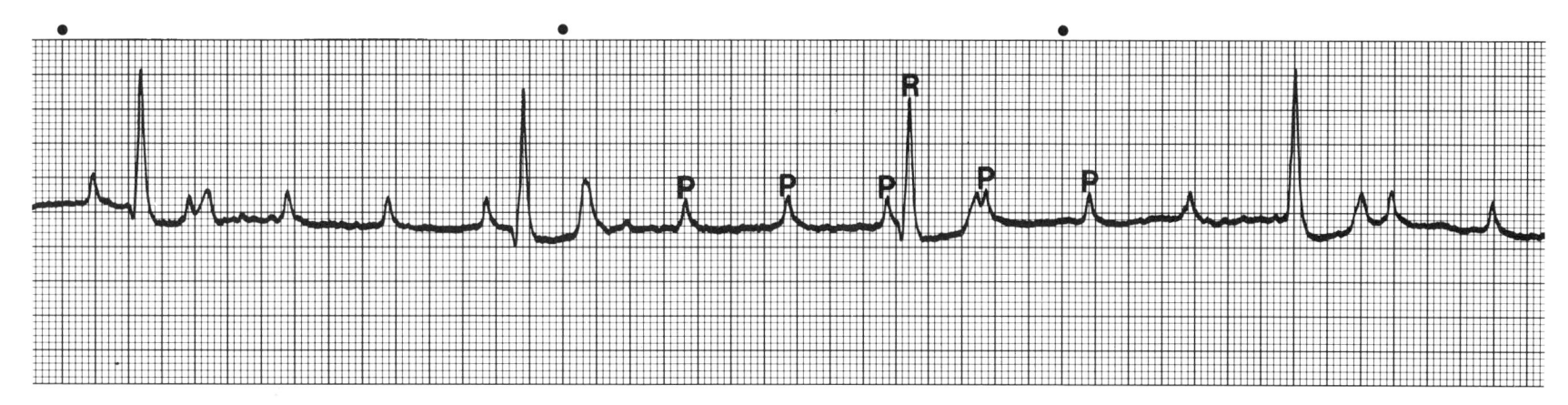

ABB. 6-101: Totaler Herzblock bei einem Hund mit angeborenem AV-Block. Die P-Wellen erscheinen regelmäßig mit einer Frequenz von 200 Schlägen/Min. Der davon unabhängige Kammerrhythmus hat eine Frequenz von 50 Schlägen/Min. Die unveränderten QRS-Komplexe sprechen dafür, daß die Impulse für die Erregung der Ventrikel oberhalb der Bifurkation des Hisschen Bündels entstehen.

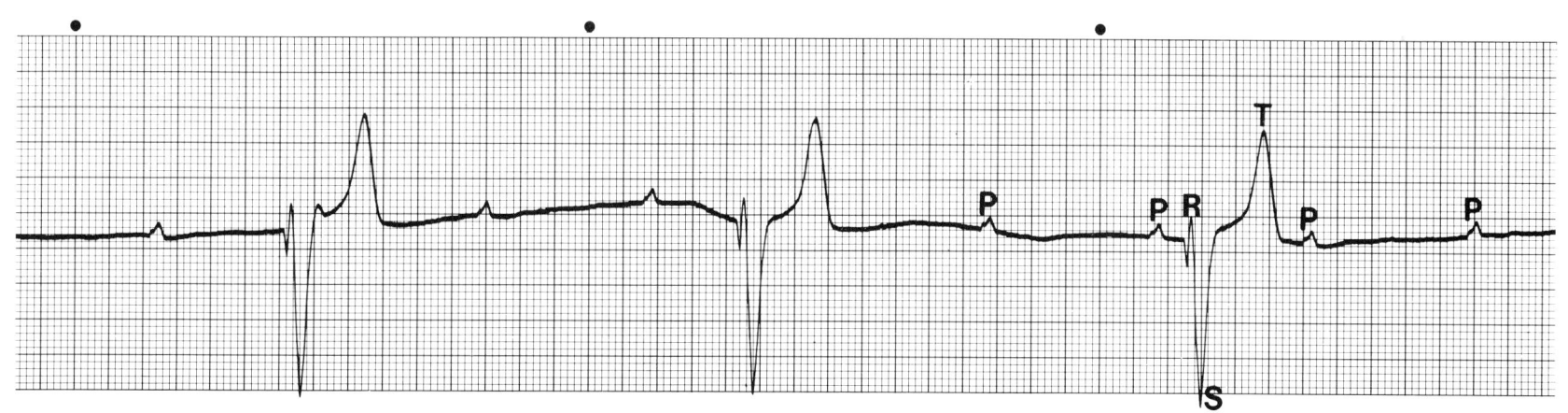

ABB. 6-102: Totaler Herzblock. Die P-Wellen erscheinen mit einer Frequenz von 120 Schlägen/Min. Der davon unabhängige Kammerrhythmus hat eine Frequenz von 50 Schlägen/Min. Die QRS-Komplexe sind wie bei einem Rechtsschenkelblock geformt. Die regelmäßigen, gleichförmigen QRS-Komplexe weisen darauf hin, daß der Ersatzschrittmacher in der Nähe des AV-Knotens lokalisiert ist.

Ventrikuläres Präexzitationssyndrom/Wolff-Parkinson-White-Syndrom

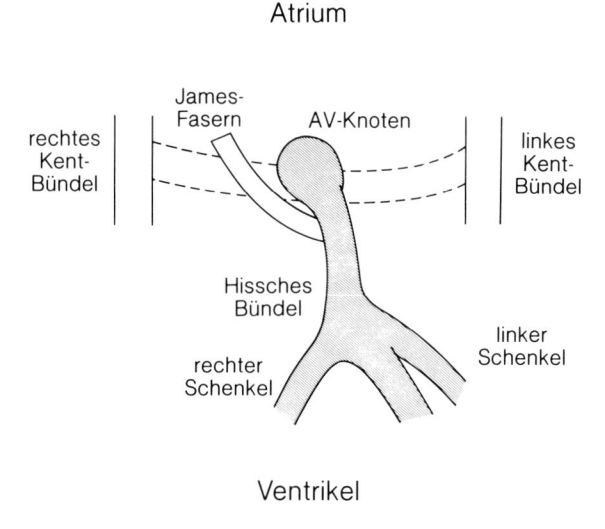

ABB. 6-103: Verschiedene akzessorische Leitungsbahnen, die vermutlich für das ventrikuläre Präexzitationssyndrom verantwortlich sind.

Ventrikuläre Präexzitation entsteht durch vorzeitige Aktivierung eines Teiles der Kammern über akzessorische Leitungsbahnen durch Impulse, die aus dem Sinusknoten oder den Vorhöfen stammen. Dadurch können Sinusimpulse die Kammern erreichen, ohne den AV-Knoten zu passieren. Das Wolff-Parkinson-White-(WPW-)Syndrom besteht aus ventrikulärer Präexzitation (Antesystolie) mit Phasen einer paroxysmalen Tachykardie.[44]

Die anatomischen Grundlagen der Entstehung einer ventrikulären Präexzitation sind umstritten. Es werden drei akzessorische Leitungsbahnen postuliert: das rechte und linke Kent-Bündel (akzessorische AV-Verbindungen), das James-Bündel (Umgehung des AV-Knotens) und das Mahaim-Bündel (Verbindung zwischen dem AV-Knoten und den Ventrikeln). Am bedeutsamsten sind die Kent-Bündel, die beim Hund eingehender untersucht sind.[95, 96]

Die Sinus- oder Vorhofimpulse, die über die akzessorischen Bahnen geleitet werden, aktivieren einen Teil der Ventrikel, ohne das Hissche Bündel zu passieren; die übrigen Teile der Ventrikel werden über das normale Erregungsleitungssystem aktiviert. Die akzessorische Erregungsleitung kann Teile des linken Ventrikels (linksseitiger Typ, auch Typ A genannt) oder Teile des rechten Ventrikels (rechtsseitiger Typ oder Typ B) aktivieren.[97] Diese Einteilung ist allerdings willkürlich, da manche Fälle nicht eindeutig dem Typ A oder B zugeordnet werden können. Da die physiologische Erregungsleitungsverzögerung im AV-Knoten bei ventrikulärer Präexzitation zumindestens teilweise fehlt, wird das PQ-Intervall verkürzt. Der QRS-Komplex ist verbreitert, weil der Impuls einer Präexzitation ohne Unterstützung durch das spezialisierte Erregungsleitungssystem durch das normale Kammermyokard weitergeleitet werden muß. Darüber hinaus findet sich häufig zu Beginn des QRS-Komplexes eine deutlich abgesetzte Vorschwankung (Delta-Welle). Umgehung des AV-Knotens durch Erregungsleitung über das James-Bündel führt zur Verkürzung des PQ-Intervalls und normaler QRS-Dauer (Lown-Ganong-Levine-[LGL-]Syndrom).[98]

Die im Zusammenhang mit dem ventrikulären Präexzitationssyndrom (WPW-Syndrom) auftretenden paroxysmalen Tachykardien können mit dem Re-entry-Mechanismus erklärt werden (Kap. 9 und 12). Eine Erregung, die die Ventrikel über den AV-Knoten erreicht, kann retrograd über die akzessorischen Leitungsbahnen wieder die Vorhöfe erreichen. Auf diese Weise kann eine kreisende Erregung (»electric circuit«) entstehen.[99]

EKG-Veränderungen[44, 96, 99, 100]

1. Herzschlagfrequenz und Rhythmus sind bei ventrikulärer Präexzitation unverändert. Beim WPW-Syndrom ist die Herzschlagfrequenz extrem hoch, häufig höher als 300 Schläge/Min.
2. Die Sinus-P-Wellen sind bei ventrikulärer Präexzitation normal, beim WPW-Syndrom sind sie jedoch schwierig zu erkennen.
3. Beim ventrikulären Präexzitationssyndrom ist der QRS-Komplex verbreitert mit Sockel- oder Kerbenbildung vor Beginn der R-Zacke (Delta-Welle). Der linksseitige Typ (Typ A) zeigt überwiegend positive QRS-Komplexe in der rechten Brustwandableitung (CV$_5$RL), während der rechtsseitige Typ (Typ B) überwiegend negative QRS-Komplexe in dieser Ableitung aufweist. Beim WPW-Syndrom können die QRS-Komplexe normal geformt, verbreitert mit Delta-Welle oder stark verbreitert und bizarr sein.
4. Das PQ-Intervall ist bei ventrikulärer Präexzitation verkürzt. Beim WPW-Syndrom erfolgt meistens eine 1 : 1-Überleitung (d. h. jeder P-Welle folgte ein QRS-Komplex).

Vorkommen[4, 21, 96]

1. Angeboren ohne organische Herzerkrankung.
2. Angeboren mit organischer Herzerkrankung: Je ein Hund mit Vorhofseptumdefekt, mit Mitralklappenfibrose und mit Trikuspidalklappendysplasie wurde im Animal Medical Center registriert.

Wechsel zwischen normaler Erregungsleitung und ventrikulärer Präexzitation darf nicht mit ventrikulärer Bigeminie verwechselt werden, die häufiger während einer Thiobarbituratnarkose und nach Atropinapplikation vorkommt.[46, 101, 102]

Behandlung[103, 103 a, b] (siehe auch Kapitel 10 und 12)

1. Ventrikuläre Präexzitation ohne Tachykardie bedarf keiner Therapie.
2. Sofortmaßnahme zur Behandlung der supraventrikulären Tachykardien im Zusammenhang mit dem WPW-Syndrom (Vorhoftachykardie, Vorhofflattern oder -flimmern) ist der mechanische Druck auf den Augapfel oder den Carotissinus. Pharmakotherapeutisch gelangen Propranolol, Chinidin, Digitalis und Lidocain zur Anwendung. Die wirksamste Therapiemöglichkeit dürfte jedoch die elektrische Kardioversion sein. Das erste Mittel der Wahl ist Lidocain, gefolgt von Procainamid. Auch kalziumblockierende Substanzen können wirksam sein.[29] Digitalis kann in gefährlicher Weise die anterograde Erregungsleitung beschleunigen und sollte daher beim Präexzitationssyndrom nicht verwendet werden.[103 a]

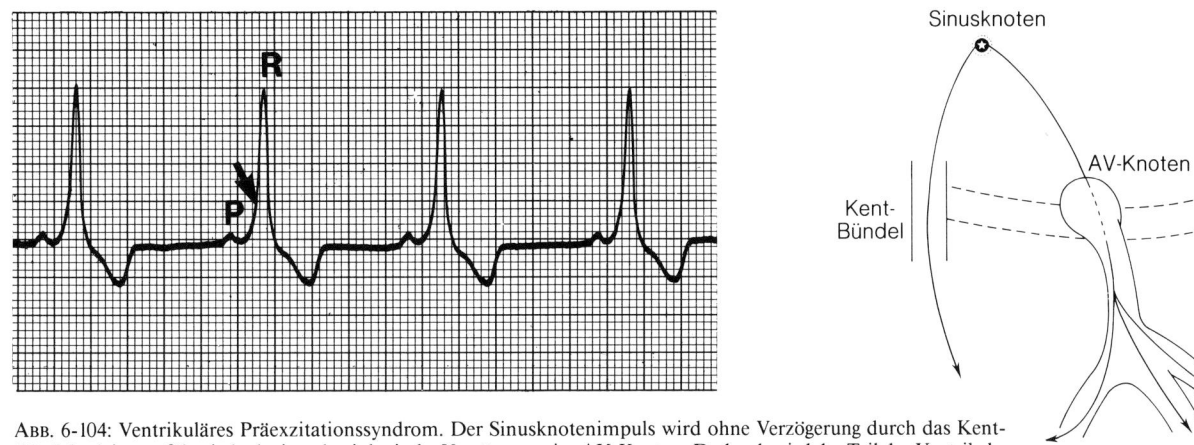

ABB. 6-104: Ventrikuläres Präexzitationssyndrom. Der Sinusknotenimpuls wird ohne Verzögerung durch das Kent-Bündel geleitet, erfährt jedoch eine physiologische Verzögerung im AV-Knoten. Dadurch wird der Teil des Ventrikels, der dem Kent-Bündel direkt benachbart ist, vorzeitig aktiviert, wodurch im EKG eine Deltawelle erscheint (Pfeil). Der Rest der Ventrikel wird dann sowohl durch die normale als auch durch die akzessorische Leitungsbahn aktiviert. Im EKG ist das Vorhandensein einer akzessorischen Leitungsbahn nicht immer zu erkennen. Die Gestalt des EKG wird beim WPW-Syndrom durch die Lage der akzessorischen Leitungsbahn, die intraatriale Erregungsleitungszeit, die Zeit zur Überwindung des Weges zwischen dem AV-Knoten und der Bifurkation des Hisschen Bündels (James-Fasern) und die Zeit für das Durchwandern der akzessorischen Leitungsbahn bestimmt.

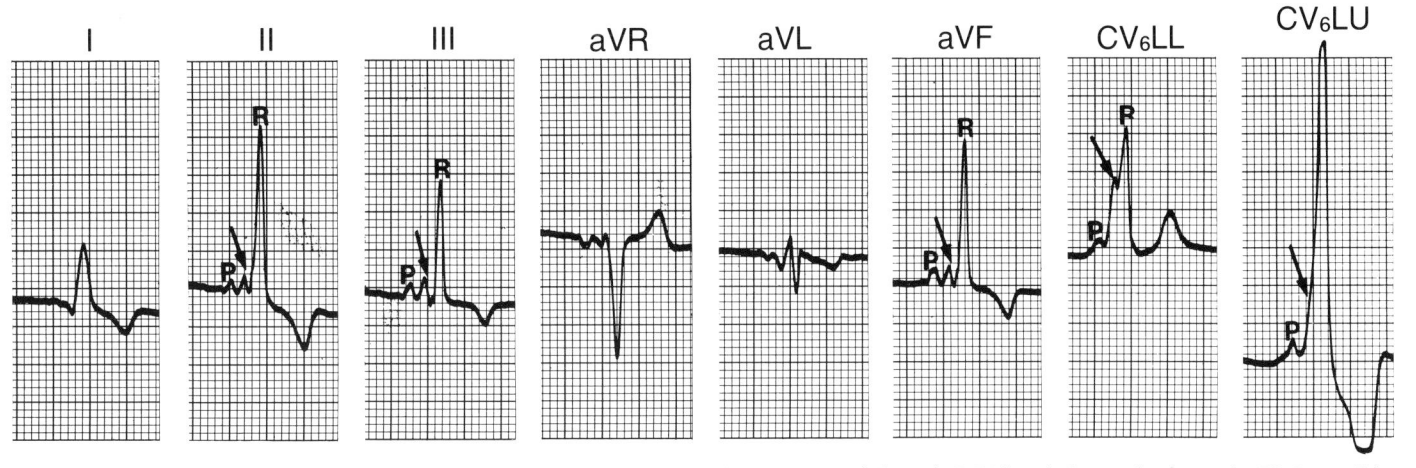

ABB. 6-105: Ventrikuläre Präexzitation (möglicherweise Typ A) bei einem Hund mit Ohnmachtsanfällen. Die P-Wellen sind normal geformt, das PR-Intervall ist kurz, der QRS-Komplex ist verbreitert, Deltawellen (Pfeile) sind vorhanden.

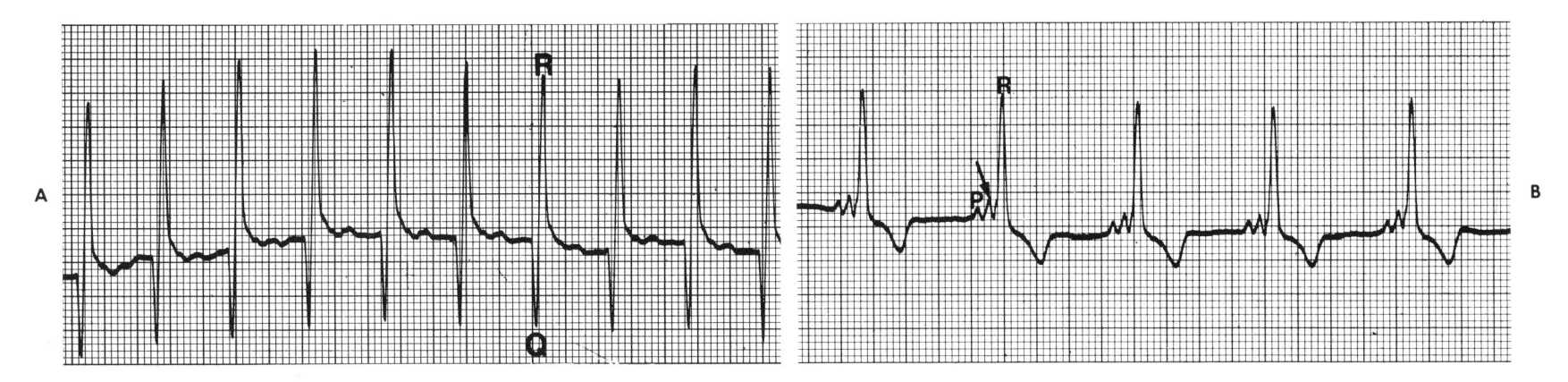

ABB. 6-106: Wolff-Parkinson-White-Syndrom bei demselben Hund wie in ABB. 6-105. A: Supraventrikuläre Tachykardie (möglicherweise Vorhoftachykardie) mit einer Frequenz von 260 Schlägen/Min. B: Vorübergehende Konversion in einen Sinusrhythmus durch Druck auf den Augapfel; eine ventrikuläre Präexzitation ist jetzt erkennbar. Die Gestalt der QRS-Komplexe unterscheidet sich deutlich von den QRS-Komplexen in Streifen A. Die QRS-Komplexe beim WPW-Syndrom können manchmal denen einer ventrikulären Tachykardie ähnlich sein.

Hyperkaliämie (Vorhofstillstand)

ABB. 6-107: Vorhofstillstand durch Hyperkaliämie bei einem Hund mit Morbus Addison. Die Herzschlagfrequenz ist niedrig (45/Min.). P-Wellen fehlen; die Dauer des QRS-Komplexes und des QT-Intervalls ist verlängert. Der Serumkaliumspiegel lag bei 8,6 mÄq/l.

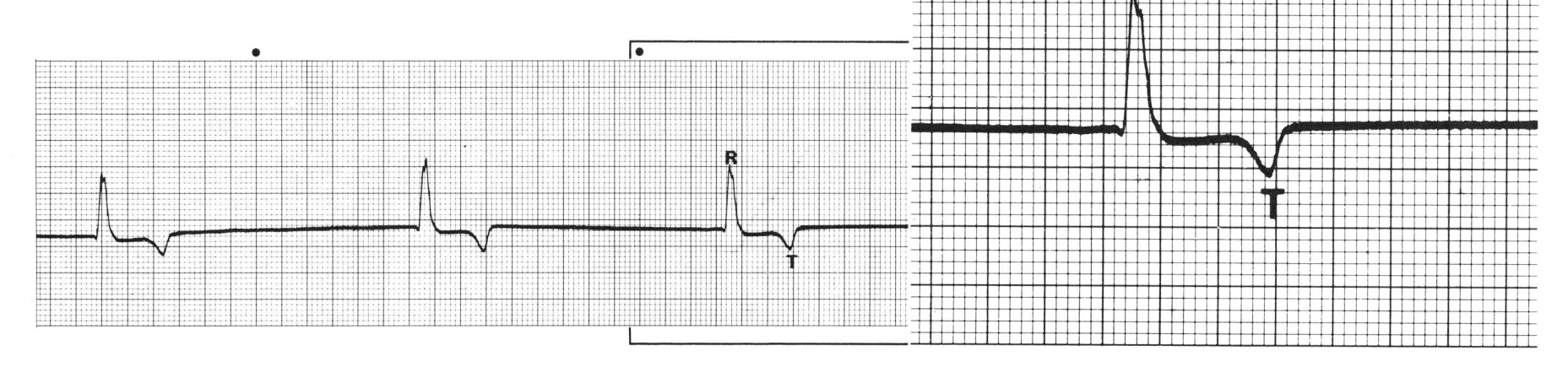

Eine Hyperkaliämie, d. h. ein Anstieg der Serumkaliumkonzentration, ist bei Hunden durchaus kein ungewöhnlicher Befund. Die Auswirkungen einer Hyperkaliämie auf den Herzrhythmus sind schwerwiegend und enden nicht selten tödlich. Häufig kommt es dabei zu Störungen des intraventrikulären Erregungsleitungssystems.[104] Die verbreiterten und verzerrten QRS-Komplexe täuschen einen idioventrikulären Rhythmus vor. Experimentelle Untersuchungen haben jedoch ergeben, daß der Sinusknoten Impulse aussendet und daß diese Impulse auch über die internodalen Leitungsbahnen zum AV-Knoten und zu den Ventrikeln weitergeleitet werden. Daher sollte dieser Rhythmus als »sinoventrikulär« bezeichnet werden. Eine P-Welle wird nicht registriert, weil das Vorhofmyokard nicht aktiviert wird.[26] EKG-Veränderungen sind allerdings erst bei einer starken Erhöhung des Serumkaliumgehalts zu erwarten.[105]

EKG-Veränderungen[106–108]

1. Serumkaliumgehalt höher als 5,5 mÄq/l: Erste EKG-Veränderungen: Schmale, spitze T-Welle, Zunahme der Amplitude der T-Welle.
2. Serumkaliumgehalt höher als 6,5 mÄq/l: Abnahme der Amplitude der R-Zacke, Verlängerung des PQ-Intervalls und der QRS-Dauer, Senkung der ST-Strecke.
3. Serumkaliumgehalt höher als 7,0 mÄq/l: Verringerung der Amplitude und Verbreiterung der P-Welle, Verlängerung des PQ-Intervalls, der QRS-Dauer und der QT-Dauer.
4. Serumkaliumgehalt höher als 8,5 mÄq/l: Verschwinden der P-Wellen (Vorhofstillstand), langsamer sinoventrikulärer Rhythmus (in der Regel unter 40 Schlägen/Min.).
5. Serumkaliumgehalt höher als 10,0 mÄq/l: Starke Verbreiterung des QRS-Komplexes, unter Umständen Ersatz des QRS-Komplexes durch eine flache, biphasische Kurve; im letzten Stadium Kammerflattern, -flimmern oder Asystolie.

Vorkommen[107]

1. Morbus Addison (Nebennierenrindeninsuffizienz), Niereninsuffizienz (meist bedingt durch Nierenversagen mit Oligurie oder Obstruktion der ableitenden Harnwege).
2. Andere Ursachen: nicht behandelte diabetische Ketoazidose, Transfusion einer gelagerten Blutkonserve, übermäßige Kaliuminfusion, Schock, Verabreichung von Diuretika, die zur Kaliumretention führen, metabolische Azidose.

Behandlung[109]

1. Als erstes muß der Serumkaliumgehalt gesenkt werden, vor allem, wenn er höher als 8,0 mÄq/l ist. Das Na-K-Verhältnis kann bei Addisonismus unter 25 : 1 liegen (normalerweise 33 : 1). Als nächstes muß die Ursache behandelt werden, beispielsweise müssen bei Addisonismus Mineralokortikoide (Desoxycorticosteronazetat (DOCA)) verabreicht werden.
2. Der Serumkaliumgehalt wird durch Infusionen (Kochsalzlösung bei Addisonismus) sowie die Verabreichung von Natriumbikarbonat (1 bis 2 mÄq/kg KGW), Glukokortikoiden (Hydrocortison), Insulin zur Notfallbehandlung (0,5 bis 1 Einheit/kg KGW mit 2,0 g Glukose/Einheit Insulin) und Mineralokortikoiden gesenkt. Bei Morbus Addison kann auch das synthetische Mineralokortikoid Fludrocortison in einer Dosierung von 0,1 bis 0,6 mg/Tag verabreicht werden. Kalziumglukonat (0,5 ml/kg KGW) hebt die kardiotoxische Wirkung des Kaliums auf.
3. Das EKG sollte während der Behandlung fortlaufend überwacht werden. Die Überwachung des Elektrolytstatus alle vier bis acht Stunden ist empfehlenswert.

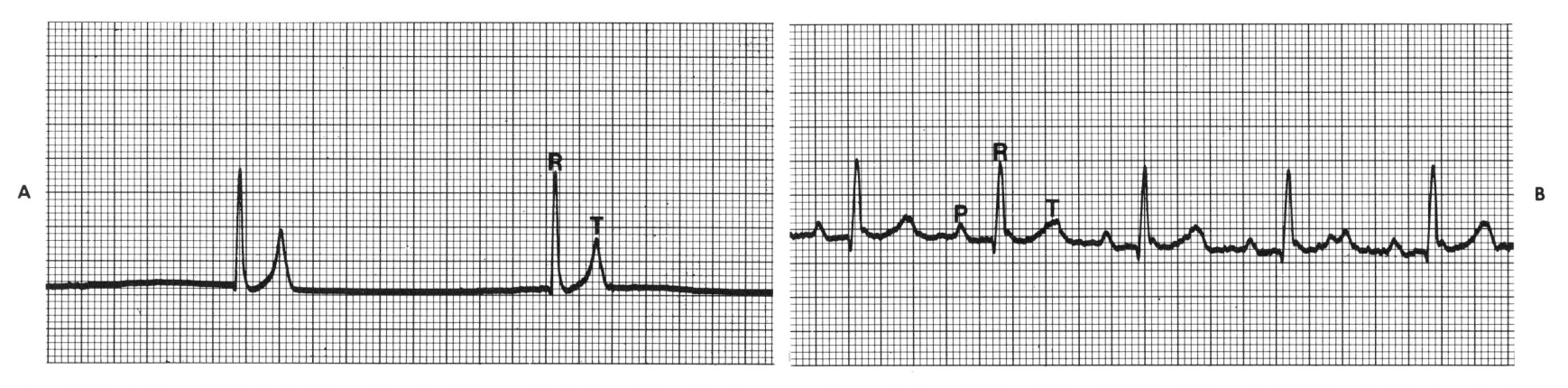

ABB. 6-108: A: Hyperkaliämie bei einem Hund mit hypovolämischem Schock im Zusammenhang mit einer Addison-Krise. P-Wellen fehlen, die T-Wellen sind hoch und spitz. Der Serumkaliumgehalt lag bei 8,4 mÄq/l. B: Nach dem Beginn der Therapie. P-Wellen sind wieder vorhanden, die Amplitude des QRS-T-Komplexes ist niedriger. Der Serumkaliumgehalt konnte auf 4,8 mÄq/l gesenkt werden.

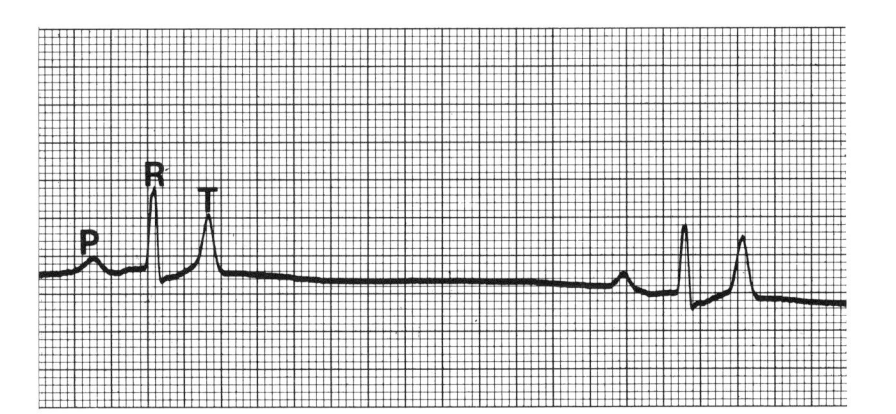

ABB. 6-109: Erste Anzeichen einer Hyperkaliämie im EKG bei einem Hund mit Niereninsuffizienz (Serumkaliumgehalt 6,0 mÄq/l): Verlängerung der P-Welle, verlängertes PR-Intervall, kleiner QRS-Komplex, Senkung der ST-Strecke und eine hohe, spitze T-Welle.

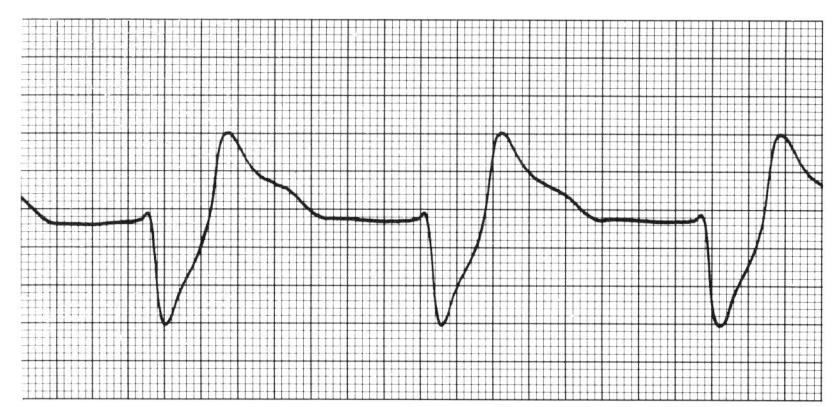

ABB. 6-110: Hochgradige Hyperkaliämie (Serumkaliumgehalt: 9,9 mÄq/l). P-Wellen fehlen. Die QRS-Komplexe sind deutlich verbreitert. Der Rhythmus ist sinoventrikulär.

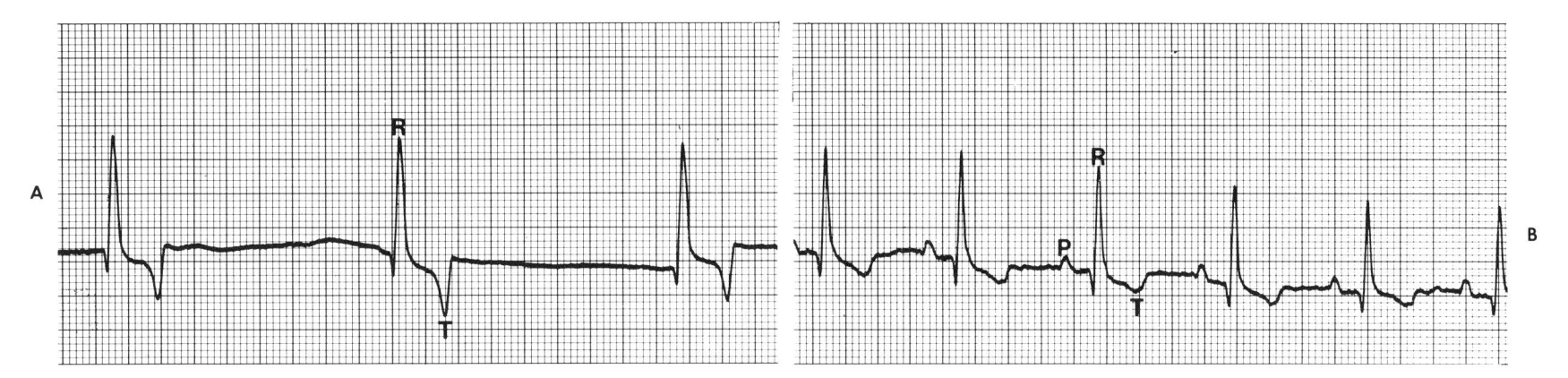

ABB. 6-111: A: Hyperkaliämie bei einem Hund in Addison-Krise (Serumkaliumgehalt: 8,6 mÄq/l). Es liegt ein Vorhofstillstand vor (P-Wellen fehlen). Die T-Wellen haben eine hohe Amplitude und eine negative Auslenkung. B: Nach der Behandlung. Der Hund ist nur noch in ambulanter Behandlung und nimmt Anteil an der Umgebung.

Sinusknotenerkrankung/ Sinusknotensyndrom (sick sinus syndrome)

Der Begriff »Sinusknotenerkrankung« wird für eine Reihe elektrokardiographischer Abweichungen verwendet, die im Sinusknoten auftreten, u. a. auch für hochgradige Sinusbradykardie, SA-Block und/oder Sinusstillstand (sowohl bei Hunden als auch bei Menschen). In vielen dieser Fälle kommen neben dem langsamen Sinusrhythmus noch rezidivierende Phasen supraventrikulärer Tachykardien vor. Diese Form der Sinusknotenerkrankungen wird als »Bradykardie-Tachykardie-Syndrom« bezeichnet.[110]

Die Mehrzahl der Hunde, die an der Sinusknotenerkrankung leiden, weist außerdem noch Veränderungen am AV-Knoten und/oder den Tawara-Schenkeln auf. Während der langen Phasen des AV-Blocks übernimmt auch der untergeordnete AV-Schrittmacher nicht die Impulsbildung, wodurch dann ein Herzstillstand entsteht.[45, 111] Unter normalen Bedingungen sollte das Einsetzen eines Ersatzrhythmus dazu führen, daß solche langen Pausen nicht auftreten. Zur Kennzeichnung dieser Störung wird manchmal auch der Begriff »Syndrom des gestörten Ersatzrhythmus« (sick escape pacemaker syndrome) verwendet.[112] Die Störung im Sinusknoten ist aber in jedem Fall das primäre Problem. Bei einem unveränderten Sinusknoten käme es nicht zu verzögerten AV-Komplexen.

Die klinischen Erscheinungsformen der Sinusknotenerkrankung sind außerordentlich vielfältig. Die Herzschlagfrequenz kann dabei so stark absinken, daß das Herzminutenvolumen sich verringert und es zum Herzversagen kommt, oder so hoch ansteigen, daß eine ausreichende Füllung des Herzens von vornherein ausgeschlossen ist. Oftmals resultieren die klinischen Symptome aus einer mangelhaften Durchblutung lebenswichtiger Organe. Die am häufigsten beobachteten klinischen Anzeichen sind Synkopen und Schwächezustände.

Merkmale des EKG[45, 111, 113, 114, 114 a, b]

1. Hochgradige persistierende Sinusbradykardie, die nicht medikamentellen Ursprungs ist.
2. Kurze oder lange SA-Blockphasen mit oder ohne Ersatzrhythmus.
3. Nach elektrischer Kardioversion einer Tachykardie, die durch eine organische Erkrankung oder einen elektrischen Schrittmacher hervorgerufen wurde, setzt der Sinusrhythmus nicht wieder ein.
4. Vorhofflimmern mit geringer Ventrikelschlagfrequenz bei Abwesenheit von Medikamenten entsteht meist durch eine gleichzeitig bestehende Erkrankung des AV-Knotens.
5. Beim Bradykardie-Tachykardie-Syndrom treten Phasen hochgradiger Sinusbradykardie im Wechsel mit Phasen ektoper supraventrikulärer Tachykardie (Vorhoftachykardie, Vorhofflimmern oder -flattern) auf.
6. Der Vorhofextrasystole folgt eine lange (kompensatorische) Pause.
7. AV-Ersatzrhythmus (mit oder ohne langsame und unregelmäßige Sinusknotenaktivität).
8. Alle möglichen Kombinationen aus oben Genanntem.

Überprüfung der Sinusknotenfunktion[110, 111, 113, 115]

1. Durch Bulbus- oder Carotissinus-Druck können Phasen des Sinusstillstands ausgelöst werden, die mehr als drei Sekunden lang andauern. Ein erhöhter Vagotonus kann teilweise für dieses Syndrom verantwortlich sein.
2. Intravenös verabreichtes Atropin (0,015 mg/kg KGW) verursacht keine feststellbare Erhöhung der Herzschlagfrequenz (zu erwarten wäre eine Erhöhung um mindestens 50 Prozent), was besagt, daß die Dysfunktion des Sinusknotens nicht auf einem erhöhten Vagotonus beruht. Außerdem erhöht sich die Frequenz bei körperlicher Belastung nicht.
3. Simultane automatische Aufzeichnung mit Telemetrie und Videoaufnahmen im Zeitraffer wurden bei Hunden dazu verwendet, um Synkopen und EKG zu korrelieren.[61]
4. Nach Einwirkung eines hochfrequent arbeitenden Schrittmachers auf den rechten Vorhof kann es vorkommen, daß der Vorhof bis zu 15 Sekunden lang nicht depolarisiert wird (die normale Dauer bei einem Hund beträgt 1,5 Sek.).[116]

Vorkommen

Meine eigenen Erfahrungen erstrecken sich auf 42 Hunde mit Sinusknotenerkrankung; die Diagnose stützte sich auf vorausgegangene EKG-Aufzeichnungen. Die Prognose war für die meisten dieser Hunde als günstig anzusehen, manche Fälle wurden bis zu sechs Jahre lang verfolgt. Bis auf zwei Ausnahmen waren alle diese Hunde Zwergschnauzer (die beiden anderen waren Dackel), alle waren weiblich und mindestens sechs Jahre alt, bei allen waren Synkopen aufgetreten. Unter anderem konnten folgende Ursachen festgestellt werden:
1. Erkrankung der Sinusknotenarterie.
2. Bindegewebige Induration des Sinusknotens (eventuell sind auch andere Teile des Erregungsleitungssystems mitbetroffen); möglicherweise ist diese Veränderung als eine Form der Kardiomyopathie aufzufassen.
3. Hohe Wahrscheinlichkeit einer erblichen Disposition (da die Krankheit häufig bei weiblichen Zwergschnauzern auftritt).

Durch Digitalisintoxikation können Veränderungen hervorgerufen werden, die mit denen der Sinusknotenerkrankung übereinstimmen.

Behandlung[114 a] (siehe auch Kapitel 10 und ABB. 10-7)

1. Falls das Tier keine oder nur leichte Symptome zeigt, ist keine Behandlung erforderlich. Diese sollte aber eingeleitet werden, wenn eine Sinusknotenerkrankung im fortgeschrittenen Stadium vorliegt, die elektrokardiographisch und/oder elektrophysiologisch diagnostiziert wird. Dies gilt auch dann, wenn keine typischen Symptome vorhanden sind.
2. Eine rein medikamentelle Behandlung (z. B. mit Atropin oder Digitalis) ist meistens erfolglos, da a) das Mittel zur Behandlung der Tachyarrhythmie die Bradyarrhythmie fördert und umgekehrt, b) es keine pharmakologische Substanz mit Langzeitwirkung auf Bradyarrhythmien gibt (z. B. Atropin oder Isoproterenol) und c) eventuell schwere Nebenwirkungen durch das verwendete Medikament auftreten können.
3. Die Behandlung der Wahl ist die Implantation eines Schrittmachers (Demand-Schrittmacher) (siehe Kap. 11). Danach können Antiarrhythmika ohne Bedenken eingesetzt werden (ABB. 6-118). Die hierfür geeigneten Medikamente sind denen ähnlich, die bei anderen, nicht auf eine Sinusknotenerkrankung zurückzuführenden Tachyarrhythmien empfohlen werden.

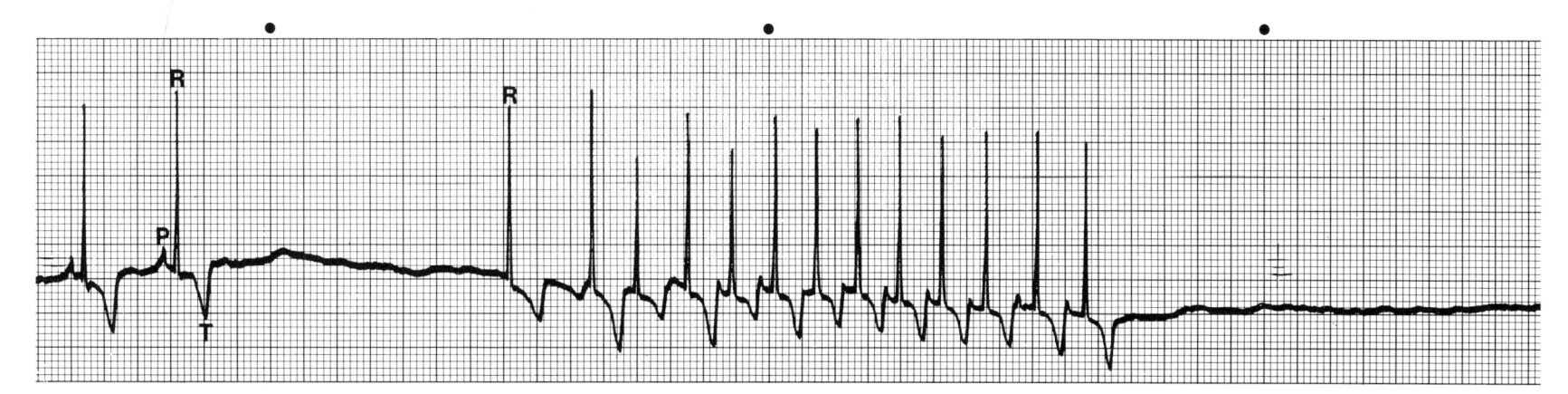

ABB. 6-112: Sinusknotenerkrankung/Sinusknotensyndrom (sick-sinus-syndrome); Tachykardie-Bradykardie-Syndrom (Papiergeschwindigkeit 25 mm/Sek.). Beachte die beiden langen Perioden der sinuatrialen Blockierung (SA-Block). Der ersten Periode folgen eine AV-Ersatzsystole und eine schnelle supraventrikuläre Tachykardie. Die anhaltende Impulsüberflutung des Sinusknotens unterdrückt seine Automatie, wodurch eine weitere lange Pause entsteht.

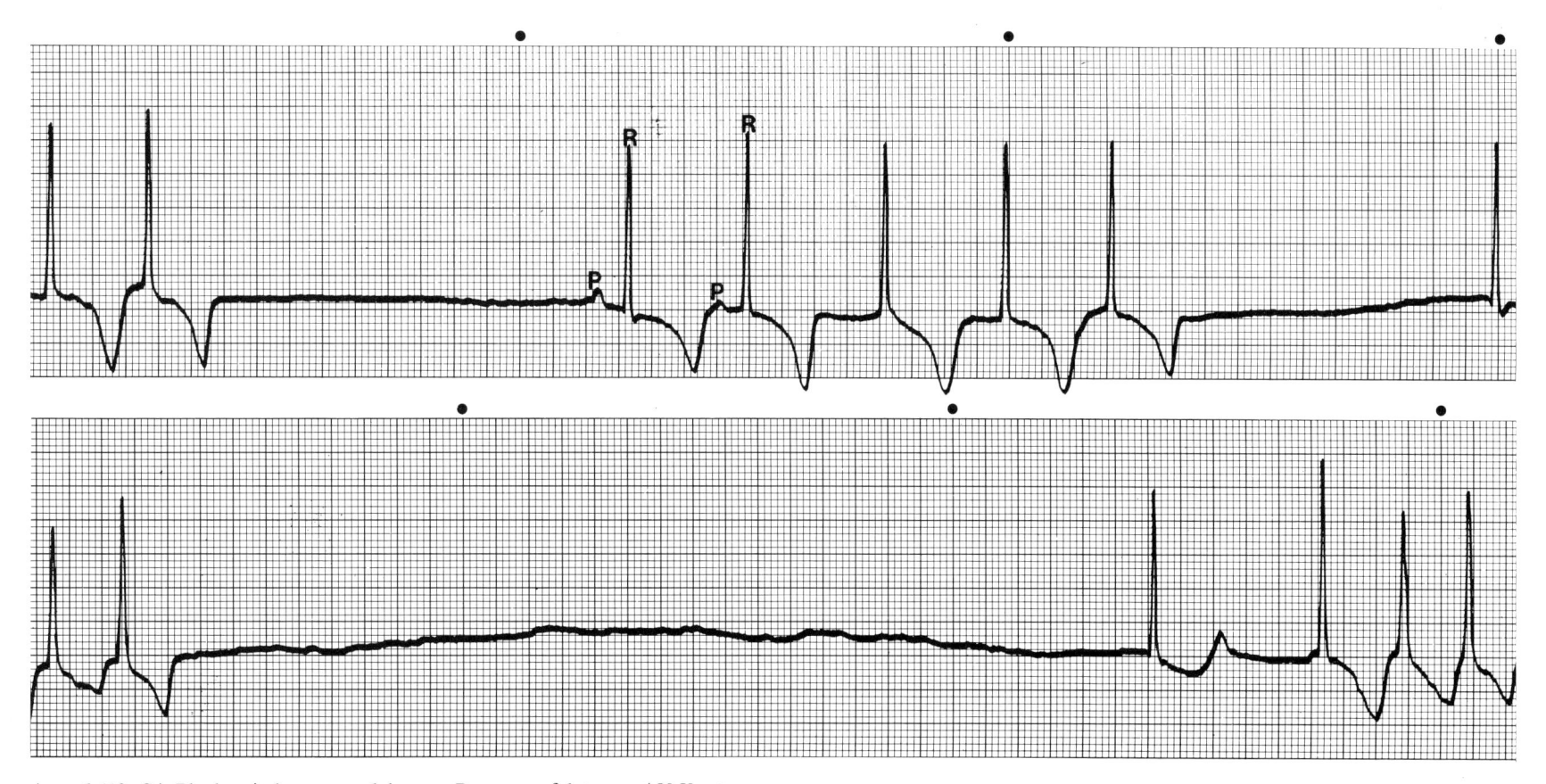

ABB. 6-113: SA-Block mit kurzen und langen Pausen, gefolgt von AV-Knoten-Ersatzsystolen in zwei aufeinanderfolgenden Aufzeichnungen. Eine sinuatriale Blokkierung (ventrikuläre Asystolie) in der unteren Aufzeichnung dauert bis zu 3 Sekunden an. Zwei Sinuskomplexe beenden die erste Pause in der oberen Aufzeichnung.

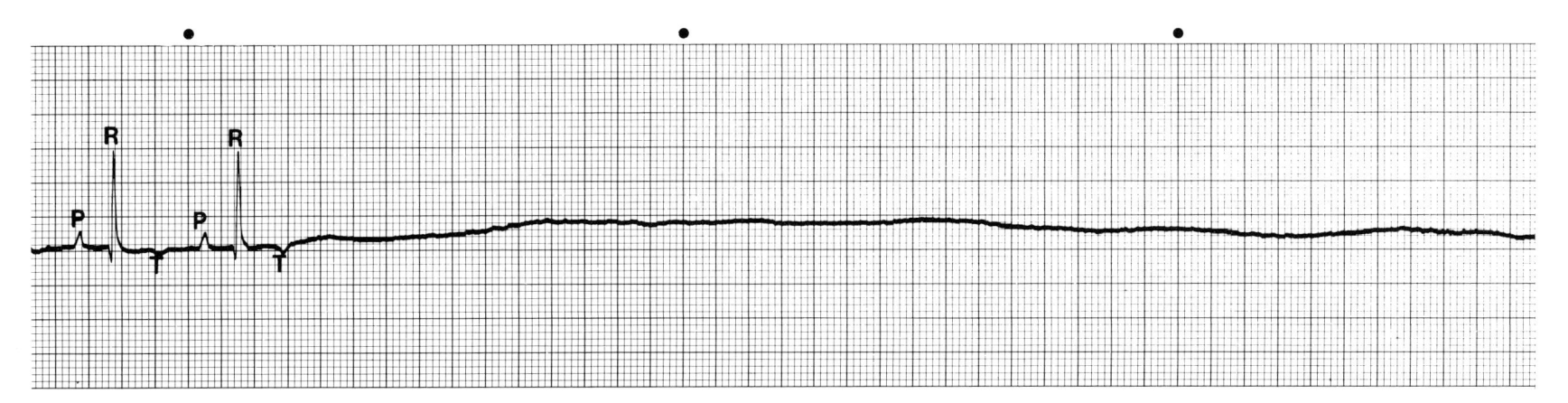

ABB. 6-114: Hochgradiger, mehr als 5 Sekunden dauernder Sinusstillstand nach Druck auf den Augapfel bei einem Hund mit Sinusknotenerkrankung. Nach einer so langen Pause sollte normalerweise eine AV-Ersatzsystole bzw. ein AV-Ersatzrhythmus einsetzen. Deshalb liegt der Verdacht einer Impulsbildungsstörung im AV-Knoten nahe. Das hieße, daß sowohl der Sinus- als auch der AV-Knoten pathologisch verändert sind.

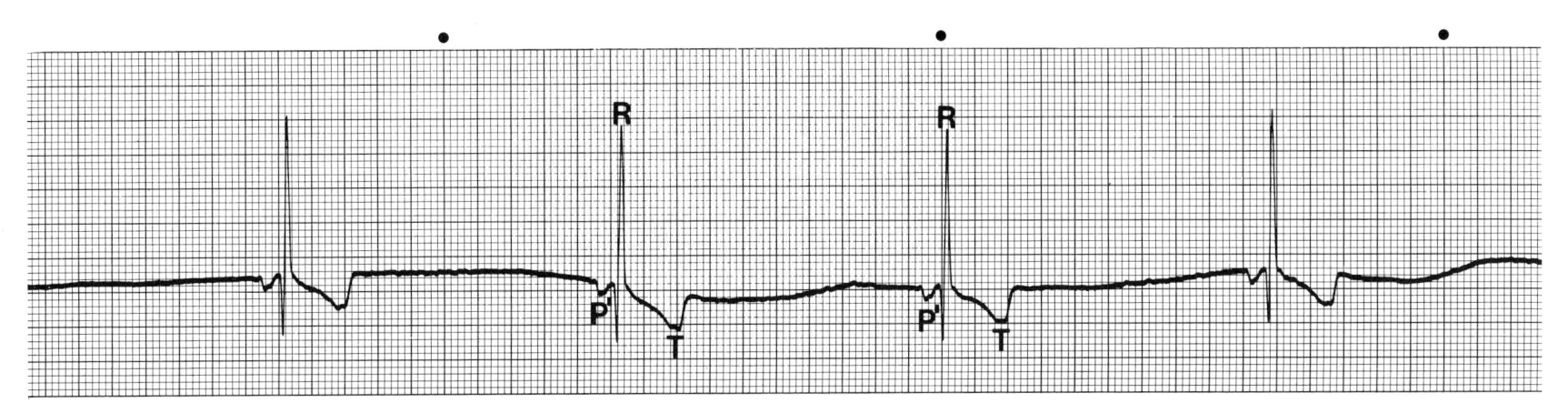

ABB. 6-115: Mehrere Tage anhaltender, aus oberen Bereichen der AV-Knotenregion stammender AV-Ersatzrhythmus bei einem Hund mit Sinusknotenerkrankung. Bei der Sektion wurden im Sinusknoten und im Vorhofmyokard bindegewebige Veränderungen festgestellt.

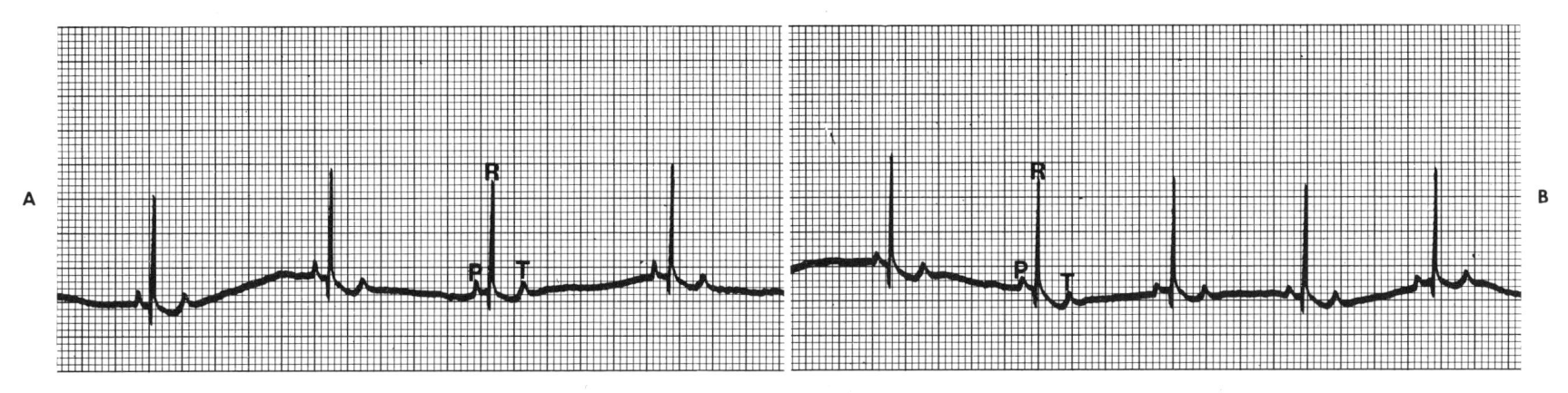

ABB. 6-116: A: Sinusbradykardie mit einer Frequenz von 55 Schlägen/Min. bei einem Hund mit Sinusknotenerkrankung. B: Nach intravenöser Atropinapplikation kam es lediglich zu einer Erhöhung der Herzschlagfrequenz auf 68/Min. Auch nach körperlicher Belastung stieg die Herzschlagfrequenz nicht deutlich an. Die Papiergeschwindigkeit beträgt 25 mm/Sek.

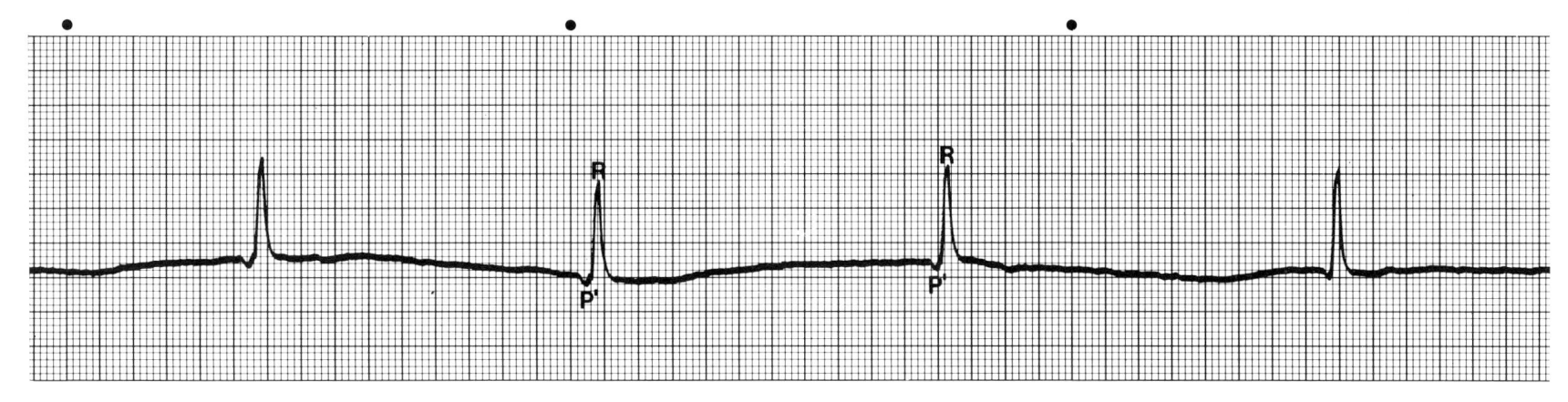

ABB. 6-117: AV-Ersatzrhythmus mit einer Frequenz von 50 Schlägen/Min. Dieser Zustand hielt bei einem Zwergschnauzer mit dem Vorbericht »Schwäche« einige Minuten an. Die Verabreichung von Atropin hatte keinen Einfluß auf den Rhythmus.

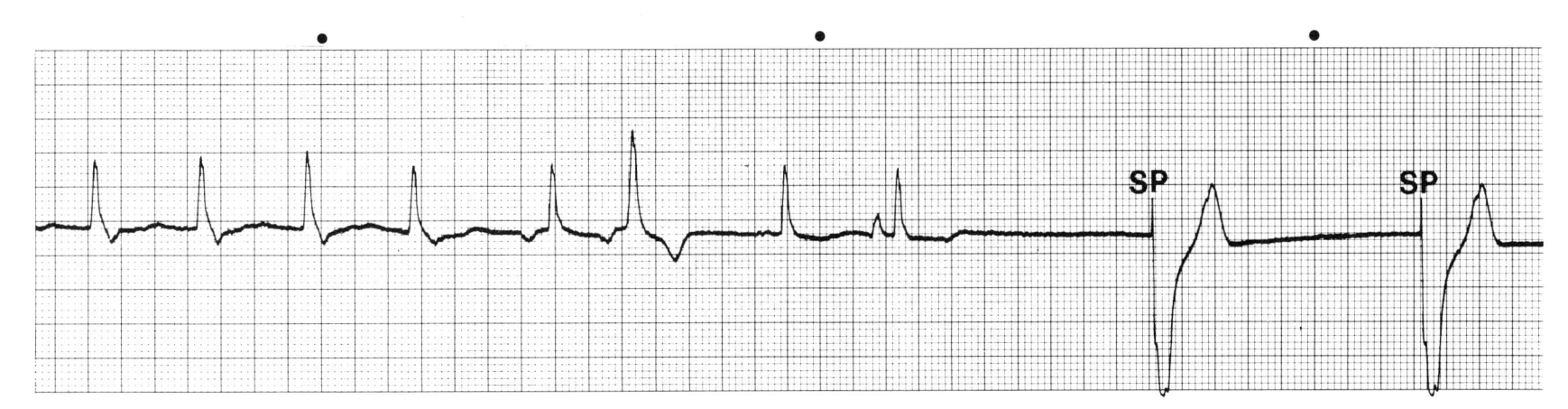

ABB. 6-118: Ein künstlicher Schrittmacher (Demand-Schrittmacher) bei einem Hund mit Sinusknotenerkrankung. Die supraventrikuläre Tachykardie und die Ersatzsystolen am Beginn des Streifens hemmen zeitweilig die elektrischen Impulse des künstlichen Schrittmachers. Das Gerät setzt nur bei Bedarf ein, d. h. es sendet nur dann Impulse aus, wenn die Herzschlagfrequenz unter einen bestimmten Wert fällt. Auf diese Weise können Ohnmachtsanfälle während eines Sinusblocks verhindert werden. Später wurde Digoxin zur Beseitigung der paroxysmalen Tachykardie verabreicht. Die SP-Zacke ist Ausdruck der elektrischen Aktivität des künstlichen Schrittmachers.

Elektrischer Alternans

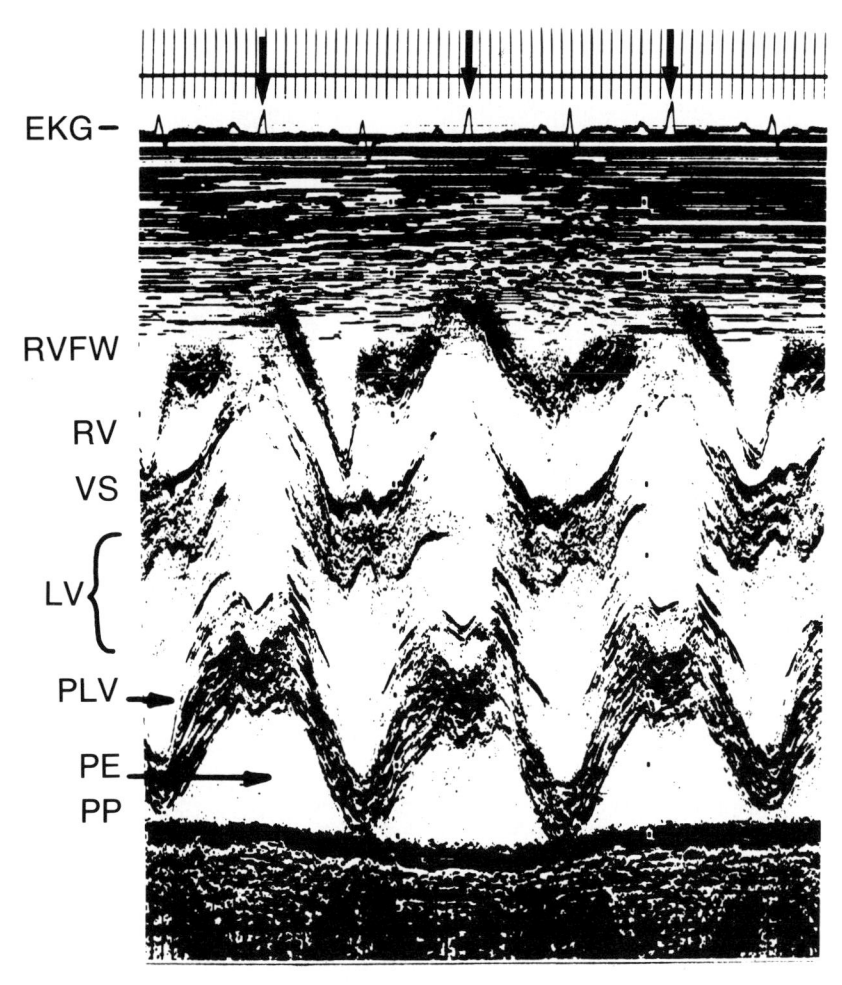

ABB. 6-119: Echokardiogramm auf der Ebene der Ventrikel (apikal); sichtbar werden hier Elektrischer Alternans, Perikarderguß und hochgradige unphysiologische Schwingungen des Herzens (swinging heart). Die Frequenz dieser Schwingungen (vertikale Pfeile), also die Zeit, die das Herz benötigt, um aus seiner ursprünglichen Lage heraus- und wieder zurückzuschwingen, beträgt genau die Hälfte der Herzschlagfrequenz. Jede zweite Herzaktion fällt in den Moment der maximalen kranioventralen Verlagerung des Herzens. RVFW = rechte freie Ventrikelwand; RV = rechter Ventrikel; VS = Ventrikelseptum; LV = linker Ventrikel; PLV = hintere Wand des linken Ventrikels; PE = Perikarderguß; PP = hinterer Teil des Perikards. (Mit Genehmigung aus: BONAGURA, J. D.: Electrical alternans associates with pericardial effusion in the dog. J. Am. Vet. Med. Ass. 178 : 574, 1981).

Die Diagnose »Elektrischer Alternans« wird immer dann gestellt, wenn P-, QRS- oder T-Komplexe (oder eine Kombination daraus) ihre Gestalt an jedem zweiten, dritten oder vierten usw. Komplex ändern, wobei aber alle Komplexe vom selben Erregungsbildungszentrum ausgehen müssen.[117, 118] Am häufigsten ist die Veränderung jedes zweiten Komplexes (d. h. ein Elektrischer Alternans von 2 : 1). Meistens ist nur der QRS-Komplex betroffen.

Um den Mechanismus des Elektrischen Alternans zu erklären, sind zwei verschiedene Theorien entwickelt worden: Die Bewegung des gesamten Herzens in der Brusthöhle und die konstante Variation der Erregungsleitung innerhab des Myokards.[117, 118] Bei einem Elektrischen Alternans, der bei Perikarderguß auftritt, ist die Herzbewegung als Ursache anerkannt worden.[119] Durch Echokardiographie wurde sichtbar gemacht, daß das Herz seine Lage während jedes zweiten Schlages verändert. Das führt zur Veränderung der anatomischen Lagebeziehung des Herzens zu einer beliebig gelegten Elektrode. Diese Theorie wird in ABB. 6-119, welche einen ausgedehnten Perikarderguß und unphysiologische Herzbewegungen bei einem Hund zeigt, dargestellt. Bei sehr hoher Herzschlagfrequenz oder bestimmten Formen des Schenkelblocks resultiert der Elektrische Alternans aus den unterschiedlich langen Refraktärzeiten der einzelnen Fasern; auch kann die Refraktärzeit des Herzens alternierend verlängert sein. Oftmals ist die Herzschlagfrequenz der bestimmende Faktor für den Elektrischen Alternans.[120, 121] Beim Menschen ist das Vorkommen alternierender QRS-Komplexe bei anhaltender supraventrikulärer Tachykardie mit kurzer QRS-Dauer ein sicheres Zeichen für eine retrograd verlaufende akzessorische AV-Leitungsbahn.[121 a]

Merkmale des EKG

Die drei von mir ermittelten Ursachen für Elektrischen Alternans sind: Perikarderguß, alternierender Schenkelblock und supraventrikuläre Tachykardie. Ein echter Elektrischer Alternans sollte nicht mit ventrikulärer Bigeminie oder den atmungsbedingten Veränderungen verwechselt werden.
1. Die Herzschlagfrequenz ist bei einem Perikarderguß in der Regel unverändert. Ein Elektrischer Alternans wurde bei vier Hunden mit vergrößertem Perikardvolumen nach Atropinapplikation beobachtet.[122]
2. Die P-Wellen können wechselnde Amplituden haben und durch die supraventrikuläre Tachykardie verdeckt sein.
3. Die QRS-Komplexe können in Gestalt und Amplitude variieren.
4. Die P-Wellen stehen immer in Beziehung zu den QRS-Komplexen; alle Komplexe gehen von demselben Schrittmacher aus. Zwischen den alternierenden Komplexen liegt ein konstantes Intervall.

Vorkommen[10, 117, 121, 122]

Die Daten von 38 Hunden, die Elektrischen Alternans zeigten, wurden von mir ausgewertet. Der Mehrzahl dieser Fälle lag ein Perikarderguß zugrunde.
1. Ursachen des Perikardergusses:[123] Neoplasien (Herzbasistumoren, metastatische Karzinome), Rechtsherzversagen, benigner idiopathischer Perikarderguß.
2. Ursachen des Schenkelblocks und der supraventrikulären Tachykardie.

In einer Fallstudie konnte bei sieben von elf Hunden mit Perikarderguß (64 Prozent) ein Elektrischer Alternans diagnostiziert werden.[124] Experimentell induzierte hochgradige Hypokalzämie kann bei Hunden zu einem Alternans der T-Welle führen.[125]

Behandlung

1. Das Auftreten eines Elektrischen Alternans bei einem Perikarderguß ist meistens Zeichen eines umfangreichen Ergusses, der möglicherweise zur Herztamponade führen kann. Dieser Verdacht kann durch klinische Untersuchung und eine Röntgenaufnahme des Thorax bestätig werden. Auch eine Perikardiozentese ist häufig indiziert.
2. Ein Elektrischer Alternans bei Schenkelblock und supraventrikulärer Tachykardie ist in der Regel ohne klinische Bedeutung.

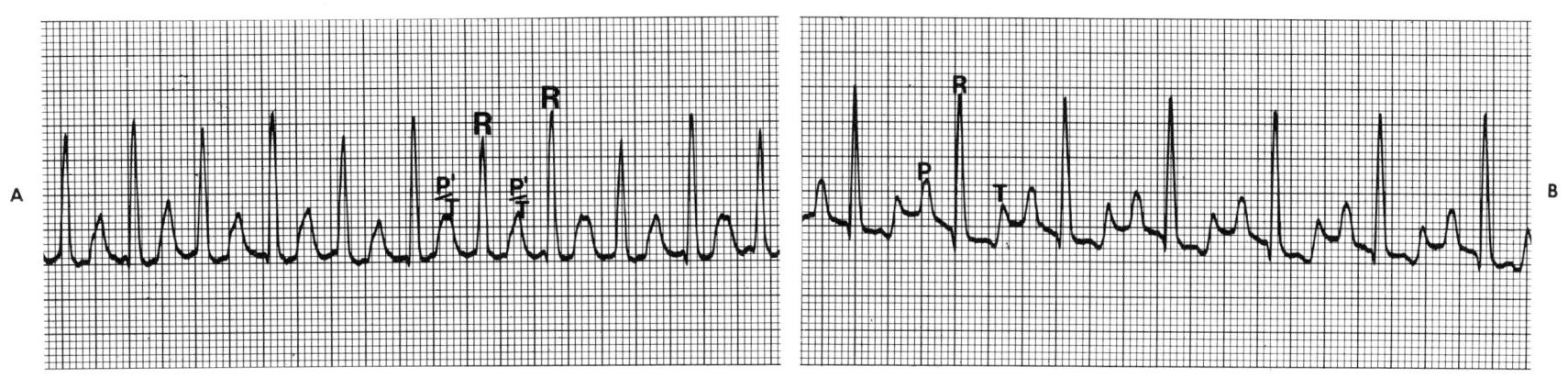

ABB. 6-120: A: Vorhoftachykardie mit veränderlicher Amplitude der R-Zacken als Folge unterschiedlicher Refraktärzeiten der einzelnen Fasern (aberrante ventrikuläre Erregungsleitung). B: Druck auf den Augapfel führt zur Beendigung der Tachykardie und des Elektrischen Alternans.

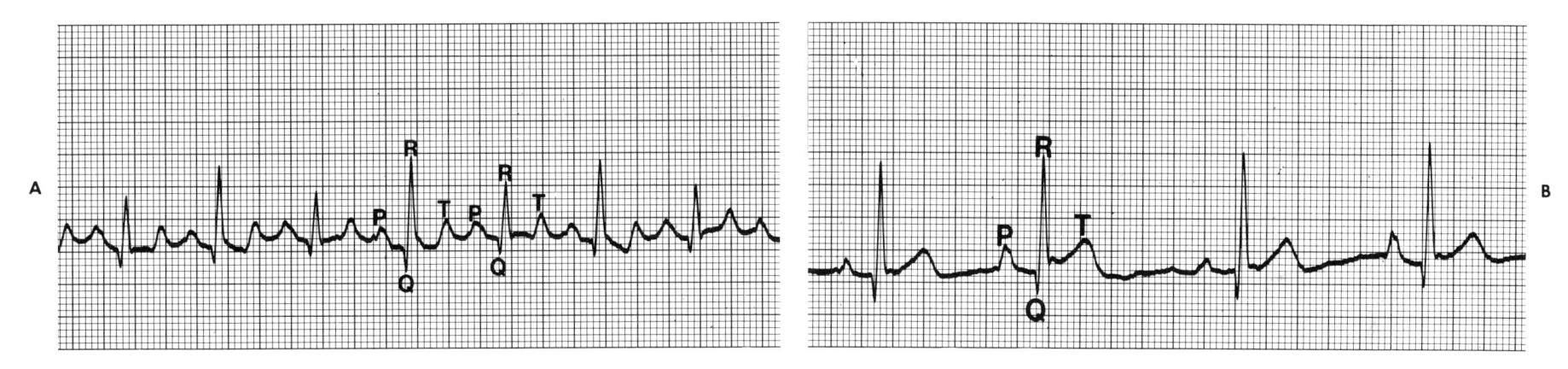

ABB. 6-121: A: Elektrischer Alternans bei einem Hund mit Perikarderguß: B: Nach Perikardiozentese sind die Ausschläge größer, der Elektrische Alternans ist verschwunden.

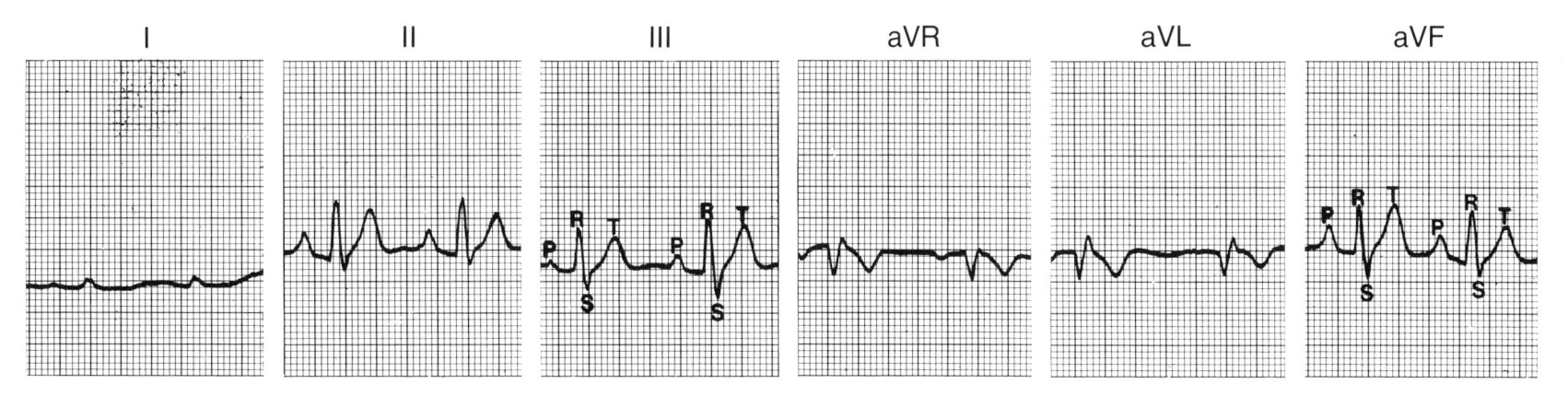

ABB. 6-122: Elektrischer Alternans bei einem Hund mit Perikarderguß, deutlich sichtbar in den Ableitungen III und aVF.

Durch Medikamente verursachte Arrhythmien

Die Nebenwirkungen, die von Medikamenten auf das Herz ausgeübt werden, können unter Umständen von klinischer Bedeutung sein. Einige der häufig verwendeten Pharmaka, die Arrhythmien auslösen, werden in diesem Abschnitt zusammengefaßt. Die Auswirkungen dieser Pharmaka auf das EKG sind in der Literatur diskutiert worden.[21, 44, 79, 126-128] Die toxischen Wirkungen der verschiedenen Antiarrhythmika werden im einzelnen in Kapitel 10 behandelt.

Auf Grund der Zunahme operativer Eingriffe bei älteren Hunden muß auf die Bedeutung von Arrhythmien beim anästhesierten Tier hingewiesen werden. Entscheidende Faktoren, die an der Entstehung einer Arrhythmie beteiligt sein können, sind sowohl Abweichungen des Vago- oder Sympathikotonus als auch Elektrolytveränderungen oder Störungen im Säure-Basen-Haushalt, die während der Anästhesie und der Operation auftreten. Außerdem können Arrhythmien durch unmittelbare Arzneimittelwirkungen der Anästhetika, Intubation und operative Eingriffe ausgelöst werden. Des weiteren können sich schon vorher bestehende Erkrankungen des Herzens und des Atmungsapparates auf die Häufigkeit von Arrhythmien während der Operation auswirken. Solche intraoperativen Arrhythmien treten häufig auf, die meisten von ihnen sind aber klinisch *inapparent*.[11] Außerdem sind Arrhythmien während der Erholungsphase nach einer Vollnarkose relativ häufig, in einer Untersuchung bei 15 der 50 untersuchten Hunde (30 Prozent).[129]

Zur Vermeidung von Arrhythmien während einer Narkose sollten folgende Prinzipien beachtet werden: Vermeidung von Streß bei der Einleitung der Narkose, sachgemäße Beatmung des Patienten, Überwachung der Narkose, schonender chirurgischer Eingriff, ausgewogene Flüssigkeits- und Elektrolytgaben während der Operation und Erhaltung der physiologischen Körpertemperatur. Falls während der Anästhesie eine Arrhythmie auftritt, sollte zuerst die Konzentration des Anästhetikums verringert und der Patient mit mehr Sauerstoff versorgt werden. Die meisten Arrhythmien können durch Einhaltung dieser Vorsichtsmaßnahmen vermieden werden.

Im folgenden werden die Medikamente zur Narkoseprämedikation sowie die Injektions- und Inhalationsanästhetika, die zu Arrhythmien führen können, zusammengefaßt:[127, 128]

Acetylpromazin: Alle Phenothiazinderivate führen zur Hemmung der α-adrenergen Rezeptoren, wodurch häufig eine Sinusbradykardie hervorgerufen wird (ABB. 6-126). Acetylpromazin kann die Kontraktilität und Erregbarkeit des Myokards herabsetzen und die Erregungsleitung verlangsamen. Eine Untersuchung kam zu dem Ergebnis, daß Acetylpromazin einen protektiven Effekt gegen adrenalinbedingte Arrhythmien ausübt.[53]

Xylazin: Xylazin erhöht den Vagotonus und beeinflußt das Erregungsleitungssystem des Herzens. Es kann Sinusbradykardie, SA-Block und die verschiedenen Grade des AV-Blocks auslösen (ABB. 6-123).[130] Deshalb sollte ein Anticholinergikum wie Atropin oder Glykopyrrolat verabreicht werden. Xylazin kann bei gleichzeitiger Anwendung von Adrenalin und Halothan auch eine Reihe von Kammertachykardien hervorrufen. Außerdem können sowohl der Blutdruck als auch der Sympathikotonus mitverändert sein.

Ketamin: Ketamin, ein Analogon zu Phenzyklidin, verursacht eine Erhöhung der Herzschlagfrequenz, der Auswurfleistung des Herzens und des arteriellen Blutdrucks. Außerdem scheint das Mittel antiarrhythmische Eigenschaften zu besitzen. Adrenalininduzierte ventrikuläre Arrhythmien können durch Ketamingaben beseitigt werden.[131]

Atropin: Wird Atropin in Konzentrationen von mehr als 0,015 mg/kg KGW intravenös verabreicht, tritt zunächst eine Bradykardie, dann eine Tachykardie auf. Geringere Dosen können Extrasystolen der Kammern oder der Vorhöfe, AV-Block II. Grades und schließlich eine Sinustachykardie hervorrufen (ABB. 6-125)[46]. Es ist empfehlenswert, Hunden mit einer Herzschlagfrequenz von weniger als 140/Min. vor der Anästhesie Atropin zu geben. Meistens werden hierdurch potentiell gefährliche Arrhythmien verhindert, die während der Einleitung der Anästhesie bzw. während der frühen Anästhesiephasen auftreten.

Glykopyrrolat: Dieses Anticholinergikum weist gegenüber Atropin einige Vorteile auf. Die Vagusfunktion wird länger gehemmt, außerdem treten seltener ventrikuläre Extrasystolen auf.[132]

Barbiturate und Thiobarbiturate: Zu dieser Gruppe gehören Thiopental, Thiamylal, Methohexital und Pentobarbital. Bei ihrer Anwendung können Kammerarrhythmien bis in die Anästhesiephase hinein bestehenbleiben. Ventrikuläre Bigeminie tritt nach der Verwendung von Thiamylal und Thiopental häufig auf, muß aber nicht behandelt werden, sofern die Herzschlagfrequenz nicht unter 70/Min. liegt (ABB. 6-124). Die Arrhythmie ist meist vorübergehend.[102, 126] Als Ursache für die Arrhythmien werden der erhöhte arterielle Druck und ein Ungleichgewicht zwischen dem sympathischen und dem parasympathischen Tonus angesehen. Bei der Kombination von Thiopental und Lidocain treten keine Arrhythmien auf. Auch eine Beeinträchtigung der Herz-Lungen-Funktion ist nicht so deutlich wie bei alleiniger Thiopentalanwendung.[133]

Inhalationsanästhetika: Zu dieser Gruppe gehören Halothan, Methoxyfluran, Isofluran und Stickoxid. Halothan und Methoxyfluran verursachen eine dosisabhängige Herabsetzung der Sinusautomatie.[128] Halothan sensibilisiert das Myokard für Katecholamie, wodurch es zu bedrohlichen Kammerarrhythmien kommen kann. Dieser Umstand ist unter normalen Bedingungen von geringer Bedeutung und erst dann wichtig, wenn eine kardiale Notfallsituation auftritt, in der Adrenalin verwendet wird. Besondere Vorsicht sollte bei der Palpation der Nebennieren (Druck und Zug minimal halten!) und der Verwendung von Adrenalin zur Hämostase walten.[134] Eine gute Prophylaxe gegen solche Arrhythmien stellt die Prämedikation mit Acetylpromazin dar.[53] Bei der Anwendung von Methoxyfluran treten selten Arrhythmien auf, und die Empfindlichkeit gegenüber Katecholaminen ist geringer als bei Verwendung von Halothan. Wenn Arrhythmien während der Vollnarkose zu erwarten sind, ist Isofluran zu empfehlen.[134a] Die durch Inhalationsanästhetika hervorgerufenen Arrhythmien sind dosisabhängig; die meisten können durch Herabsetzen der Konzentration unter Kontrolle gebracht werden. Stickoxid verursacht nur selten Arrhythmien.

Noradrenalin und Isoproterenol: Diese Sympathikomimetika stimulieren die β-Rezeptoren, wodurch es zu ventrikulärer Übererregbarkeit und erhöhter Schrittmacherautomatie kommt (z. B. Sinus- oder Vorhoftachykardie).

Doxorubicin: Dieses Mittel ist ein sehr wirksames Zytostatikum. Bei Dosierungen über 240 mg/m² Körperoberfläche wird stets eine Kardiomyopathie erzeugt.[135] Die arrhythmogene Wirkung des Doxorubicin beruht auf einer Erholung der Aktivität latenter Schrittmacherzellen des His-Purkinje-Systems, einer Veränderung der Refraktärzeit der Purkinje-Zellen, einer Re-entry-Erregungsleitung und einer Beeinträchtigung der Myokardfunktion.[136, 137] Zu den daraus resultierenden Arrhythmien und Erregungsleitungsstörungen gehören Vorhofextrasystolen, Vorhofflimmern, ventrikuläre Extrasystolen, Kammertachykardie und AV-Block.[138]

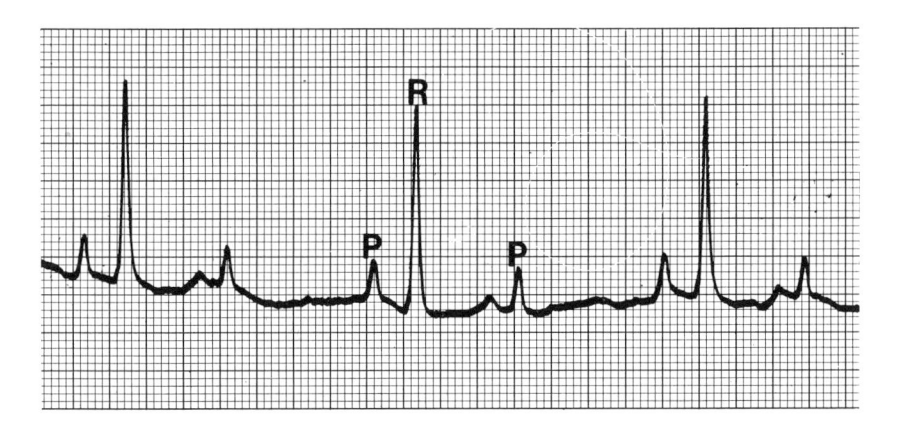

ABB. 6-123: AV-Block II. Grades mit einem Überleitungsverhältnis von 2 : 1 nach Verabreichung von Xylazin (Rompun®) zur Sedierung. Wäre Atropin oder Glykopyrrolat vorsorglich zusammen mit diesem Mittel verabreicht worden, hätte die Arrhythmie wahrscheinlich verhindert werden können.

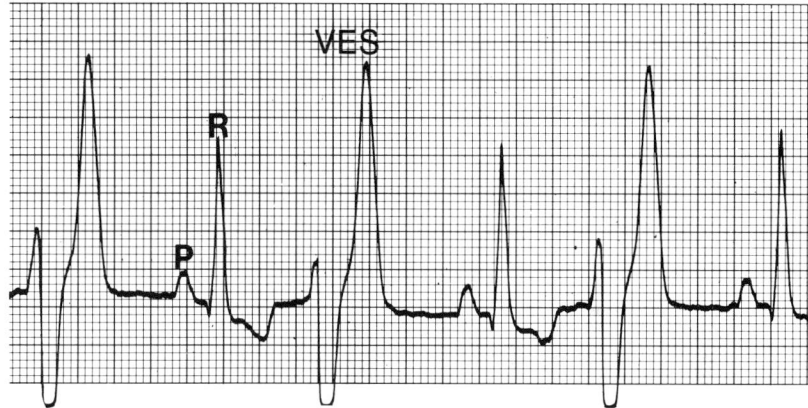

ABB. 6-124: Ventrikuläre Bigeminie im Anschluß an die intravenöse Verabreichung eines Barbiturats. Ventrikuläre Extrasystolen stehen in ständigem Wechsel mit normalen Sinuskomplexen.

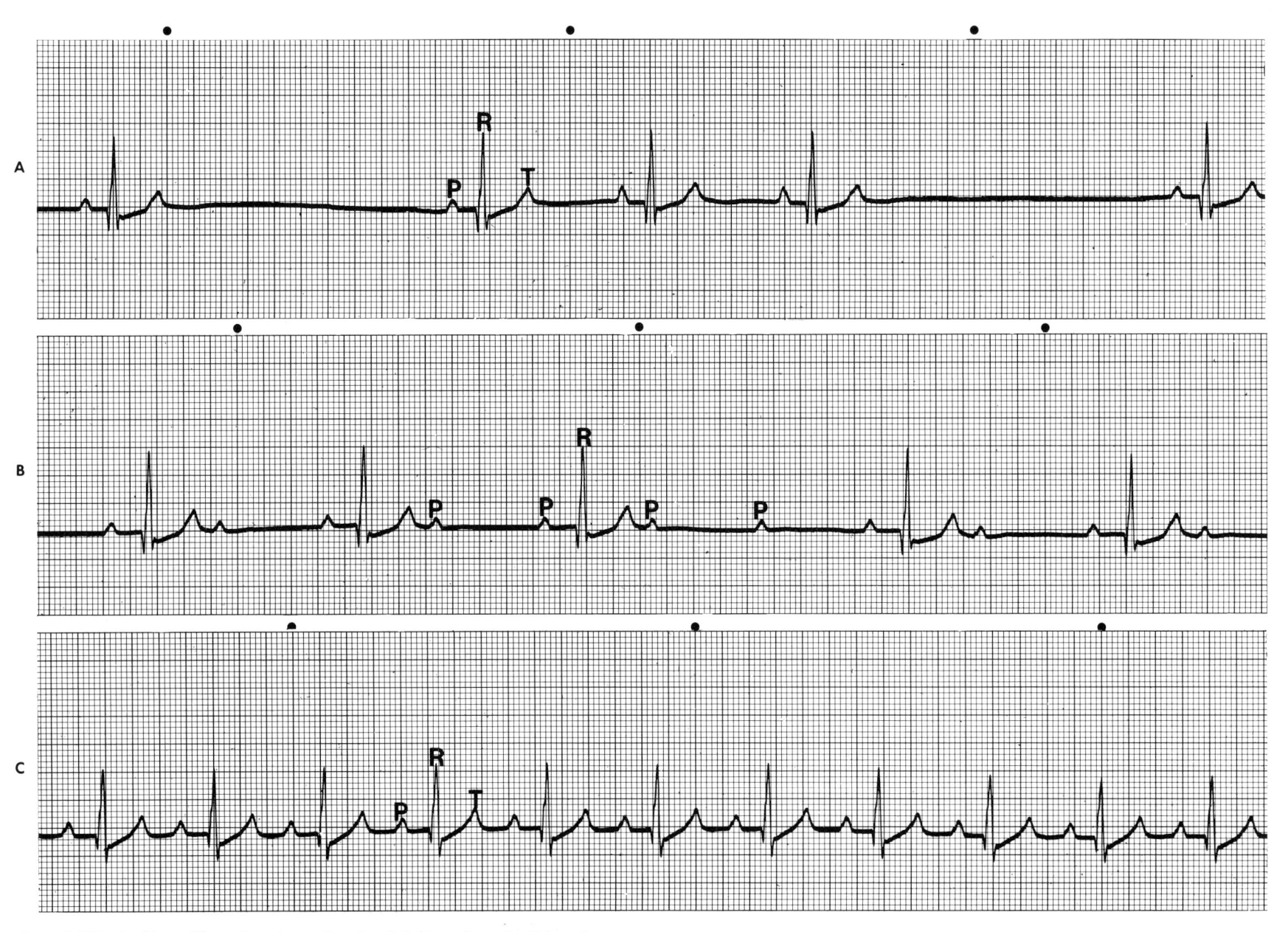

ABB. 6-125: A: Sinusstillstand und wandernder Schrittmacher als Folge eines erhöhten Vagotonus. B: Nach intravenöser Atropinapplikation entsteht ein AV-Block II. Grades. Zu diesem Zeitpunkt werden auch häufig ventrikuläre Extrasystolen beobachtet. C: Innerhalb von 5 Minuten kann eine Herzschlagfrequenz von 150/Min. herbeigeführt werden. Trotz dieser Ergebnisse ist die Atropinprämedikation wahrscheinlich nicht bei jeder chirurgischen Intervention indiziert.

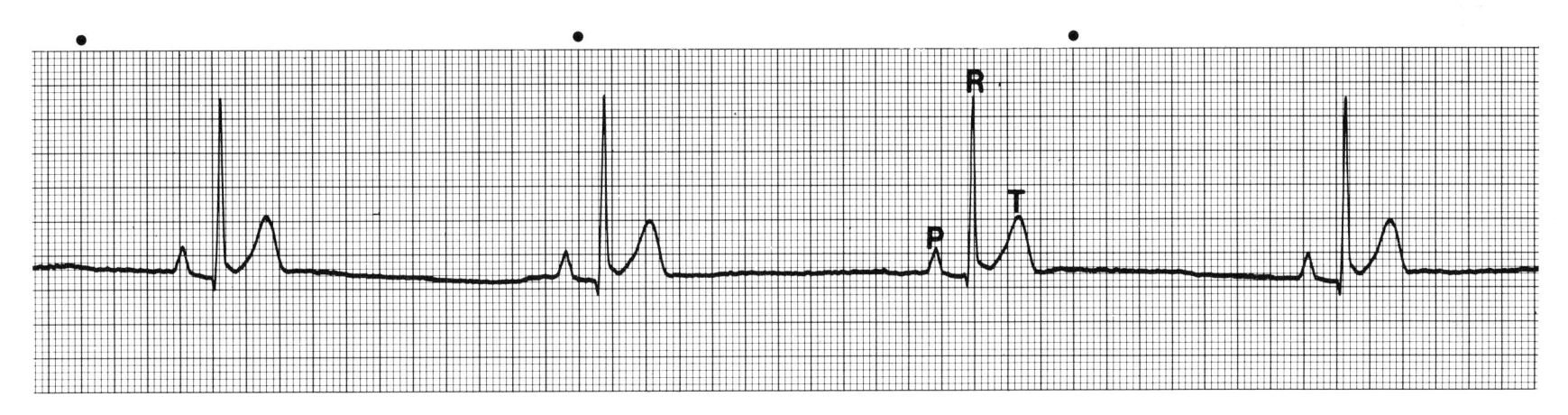

ABB. 6-126: Sinusbradykardie mit einer Frequenz von 55 Schlägen/Min. nach Verabreichung von Acetylpromazin. Die Hebung der ST-Strecke und die hohen T-Wellen sind möglicherweise Ausdruck der Hypoxie des Myokards.

Durch Digitalis verursachte Arrhythmien

ABB. 6-127: Digitalisintoxikation. Charakteristisch für die Digitalisintoxikation ist das Hineinziehen der ST-Strecke in die T-Welle (auch Hängemattenform/ Grabenform genannt). Eine weitere Folge der Digitalisintoxikation ist die Verlängerung des PQ-Intervalls auf 0,14 Sek.

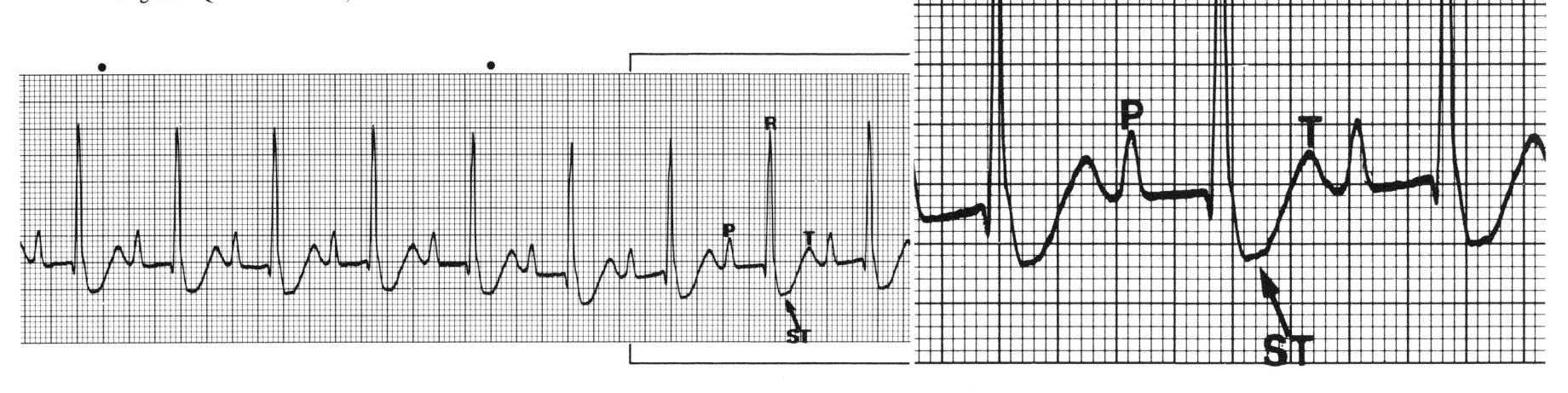

Die Digitalisintoxikation kommt in der klinischen Praxis häufig vor.[139] Daher sollte der Kliniker über genaue Kenntnisse der Pharmakokinetik, der Dosierung und der zu Digitalishypersensibilität führenden Faktoren verfügen.[140] Digitalis wirkt direkt auf das Myokard, den Vagus und den AV-Knoten. Die Symptome einer Digitalisintoxikation werden in Kapitel 10 besprochen. Die klinischen Manifestationen sind gewöhnlich gastrointestinaler oder kardialer Natur. Zu den gastrointestinalen Symptomen, die in der Regel vor den kardialen in Erscheinung treten, gehören Anorexie, Erbrechen und Durchfall. Diese extrakardialen Symptome beeinträchtigen das Tier zwar erheblich, sind aber nicht lebensbedrohlich. Letal hingegen können die durch die Digitalisintoxikation verursachten Herzarrhythmien sein.

Digitalis kann jede Arrhythmieform auslösen![141]

Folgende Arrhythmien legen einen Verdacht auf eine Digitalisintoxikation nahe:
1. Störungen der Erregungsbildung: Beschleunigter AV-Ersatzrhythmus, ventrikuläre Extrasystolen, Kammertachykardie, Sinusbradykardie und Sinusstillstand.
2. Störungen der Erregungsleitung (Beeinträchtigung der Schrittmacherzellen im Sinus- und im AV-Knoten): SA-Block, AV-Block I. Grades, hochgradige Herabsetzung der Herzschlagfrequenz bei Vorhofflimmern, totaler Herzblock.
3. Kombination beider Mechanismen: AV-Dissoziation, paroxysmale Vorhoftachykardie mit Block.
4. Vorhofflimmern mit einem langsamen, regelmäßigen Kammerrhythmus und/oder ventrikulärer Bigeminie weist zu fast 100 Prozent auf eine Digitalisintoxikation hin. Diese durch Digitalis verursachten Arrhythmien werden oft durch die fälschliche Annahme erzeugt, das PQ-Intervall müsse bei korrekter Digitalisierung verlängert sein. Es ist ausreichend dokumentiert, daß das PQ-Intervall durch sachgerechte Digitalisierung häufig nicht verlängert wird.[74] Tatsächlich kann die Verlängerung des PQ-Intervalls das erste Anzeichen einer Intoxikation sein.

Behandlung[17, 140]

1. Digitalis muß selbst in Zweifelsfällen abgesetzt werden.
2. Da die Arrhythmien oft intermittierend auftreten, sollte während der Intoxikation mindestens drei- bis viermal täglich ein EKG aufgezeichnet werden.
3. Diuretika sollten abgesetzt werden, da die aus ihrer Anwendung resultierende Erniedrigung des extrazellulären Kaliumspiegels die Digitalisintoxikation verstärkt. Dasselbe gilt für intravenös applizierte Glukoselösungen, die ebenfalls den extrazellulären Kaliumspiegel senken.
4. Falls Digitoxin verabreicht wurde, sollten Leberfunktionsprüfungen durchgeführt werden. Nierenfunktionsprüfungen sind bei Digoxinapplikation angezeigt. Da diese Organe Digitalis eliminieren, führt ihre Dysfunktion häufig zu Digitalisanreicherung (und dadurch zur Intoxikation).

5. Zur spezifischen Therapie lebensbedrohlicher Arrhythmien gehören die intravenöse Kaliumapplikation, Lidocain (Mittel der Wahl bei Kammerarrhythmien), Propranolol, Phenytoin sowie die vorübergehende transvenöse Verlegung eines künstlichen Schrittmachers oder Atropinapplikation bei symptomatischer Bradykardie.
6. Nachfolgend einige Ratschläge für den Einsatz von Digitalis:[142]

a) Generische Herzglykoside sollten möglichst nicht verwendet werden, da bezüglich ihrer Äquivalenz und Bioverfügbarkeit eine große Variationsbreite besteht. Es ist ratsam, Herzglykoside der Markenfirmen zu verwenden, z. B. *Lanoxin* (Digoxin) und *Foxalin* (Digitoxin). Weitergehende pharmakokinetische Untersuchungen anderer Glykosidpräparate müssen noch durchgeführt werden.

b) Die Digoxindosierung sollte sich nach dem Körpergewicht abzüglich des Fettes (normalerweise 10 bis 15 Prozent des KGW) richten. Bei adipösen Hunden oder solchen mit vermehrter Körperflüssigkeit (z. B. Aszites) muß das eigentliche Gewicht entsprechend errechnet werden.

c) Es sollte die minimale Dosis zur Erzielung des größtmöglichen therapeutischen Effektes verabreicht werden.

d) Beim Vorliegen von Nierenerkrankungen ist es ratsam, die Digoxindosis zu reduzieren (häufig um 50 Prozent) und die Tagesdosis in kleineren Mengen über den Tag verteilt zu verabreichen, z. B. 3mal am Tag.

e) Soweit es sich nicht um einen Notfall handelt, sollte lediglich die Erhaltungsdosis oral und ohne Initialdosis verabreicht werden.

f) Von der Burroughs-Wellcome Co., North Carolina (USA), wurden neue Formeln für die tägliche Erhaltungsdosis erarbeitet. Folgende Formel ist nur auf Digoxin (Lanoxin) anwendbar:

Lösung: 75 Prozent × Gesamtkörpergewicht × 0,01 mg = Gesamtdosis
Tablette: 85 Prozent × Gesamtkörpergewicht × 0,01 mg = Gesamtdosis

Die Lösung weist die höhere Bioverfügbarkeit als die Tabletten auf, deshalb wird die Dosis für das Gesamtkörpergewicht um weitere 10 Prozent gesenkt.[143] In der Relation Milligramm pro Kilo Körpergewicht müssen die Dosierungen für große Hunde proportional niedriger gewählt werden als für kleine (mehr als 0,75 bis 1,0 mg Digoxin pro Tag wird aber in toto selten nötig sein).

g) Falls Digoxin gemeinsam mit Chinidin verabreicht wird, muß die Digoxindosis reduziert werden, da sonst mit hoher Wahrscheinlichkeit eine Digoxinintoxikation eintritt.[144]

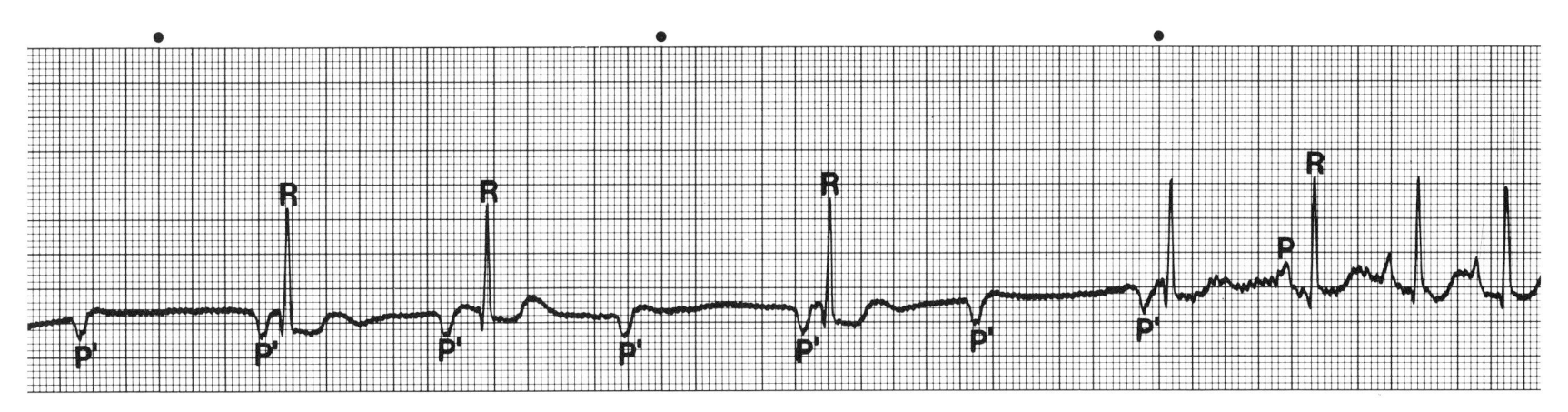

ABB. 6-128: Digitalisintoxikation mit AV-Block II. Grades und AV-Ersatzrhythmus. Diese Rhythmusstörung tritt nur intermittierend auf, am Ende des EKG-Streifens hat sich ein normaler Sinusrhythmus eingestellt.

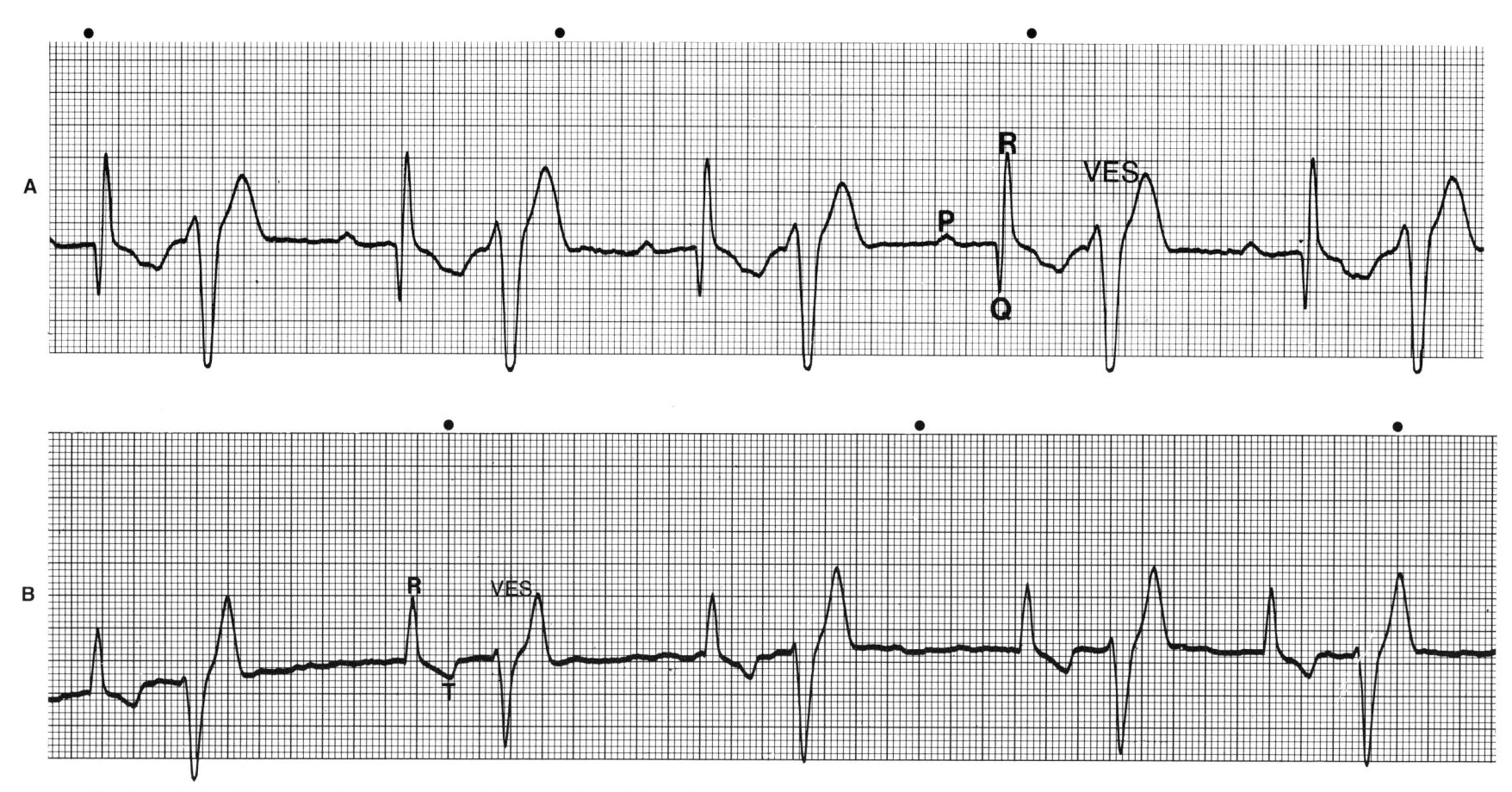

ABB. 6-129: Ventrikuläre Bigeminie, eine nicht seltene Folge einer Digitalisintoxikation. A: Im Zusammenhang mit einem AV-Block I. Grades (das PQ-Intervall beträgt 0,18 Sek.). Der Rhythmus wechselt zwischen regelmäßigem Sinusrhythmus und ventrikulären Extrasystolen (VES). B: Im Zusammenhang mit Vorhofflimmern bei einem anderen Hund mit Digitalisintoxikation. Der Kammerrhythmus ist regelmäßig; die Frequenz ohne die ventrikulären Extrasystolen beträgt im Durchschnitt 65 Schläge/Min. Die niedrige, regelmäßige Ventrikelschlagfrequenz weist möglicherweise auch auf einen Block im AV-Knoten hin (0,5 cm = 1 mV).

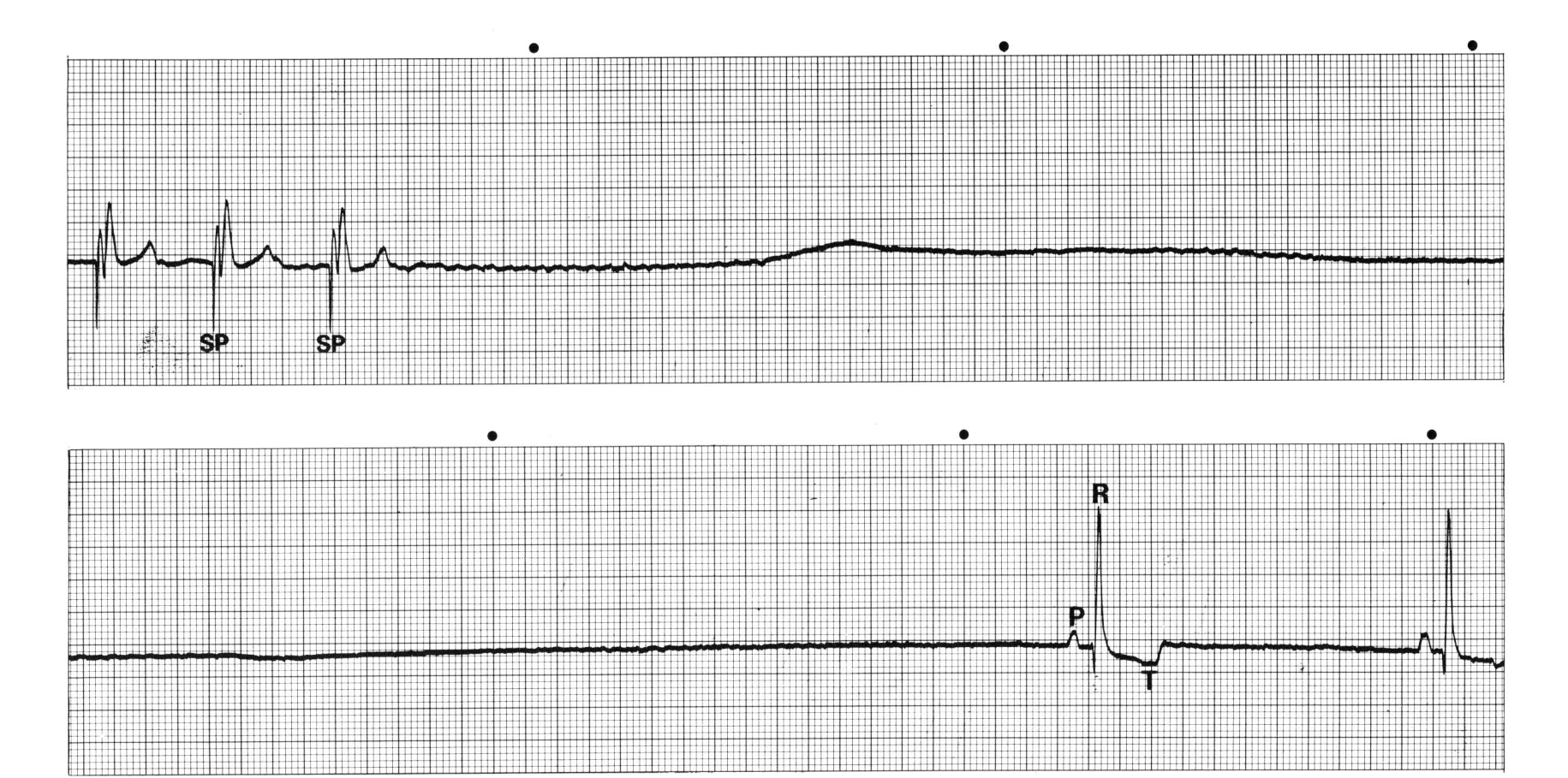

ABB. 6-130: Toxische Wirkungen einer durchschnittlichen Digoxindosis bei einem Hund mit Sinusknotenerkrankung. Der Hund wurde zuerst mit den Symptomen einer Stauungsinsuffizienz und einer Sinusbradykardie vorgestellt. Atropinapplikation führte nicht zu einer Erhöhung der Herzschlagfrequenz. Darüber hinaus waren zu diesem Zeitpunkt keine Veränderungen feststellbar. Nach Verabreichung von Diuretika und der halben Erhaltungsdosis Digoxin traten Synkopen auf. Um die mit den Synkopen einhergehenden langen Sinuspausen zu beseitigen, wurde vorübergehend ein künstlicher Herzschrittmacher implantiert. Dieser fortlaufende EKG-Streifen zeigt eine 6,5 Sek. andauernde Sinuspause, die nach Abschalten des Schrittmachers einsetzte. Schließlich setzt der Sinusschrittmacher mit einem eigenen Rhythmus niedriger Form wieder ein. Durch Absetzen des Digoxins konnten die langen Rhythmuspausen eliminiert werden. Da Digoxin einen hemmenden Effekt auf die Aktivität des Sinusknotens haben kann, ist die Applikation in Fällen mit hochgradiger Sinusbradykardie ohne die Implantation eines Schrittmachers vermutlich nicht ratsam.

Artefakte

Da es sich bei einem EKG um eine mechanische Registrierung handelt, können während seiner Aufzeichnung eine Reihe technischer oder mechanischer Probleme auftreten. Durch die Überlagerung dieser Störungen mit den durch die Herzaktion ausgelösten Ausschlägen entstehen Artefakte. Diese können es erschweren, die einzelnen Ausschläge auszumessen, oft täuschen sie auch Unregelmäßigkeiten des Herzrhythmus und/oder der Erregungsleitung vor.[145] EKG-Beispiele werden in ihren Ursachen in diesem Abschnitt besprochen. In Kapitel 2 sind Vorschläge für das Aufzeichnen technisch guter EKG-Kurven zu finden.

Die Ursachen für die Artefakte können in zwei Kategorien eingeteilt werden: 1. Technische Fehler (Fehler des Klinikers, des Gerätes, der Elektroden oder des Kabels) und 2. durch das Tier verursachte Artefakte.

Technische Fehler

1. Ein häufiger Fehler ist die falsche Polung. Der häufigste Fehler dürfte das Vertauschen der Elektroden beider Vordergliedmaßen sein, wodurch im EKG eine Dextrokardie mit negativen P-Wellen in den Ableitungen I und aVL vorgetäuscht wird. Andere EKG, die auf fehlerhafte Plazierung der Elektroden zurückzuführen sind, sind in ABB. 6-132 dargestellt.
2. Auffallend niedrige oder hohe Amplituden können ihre Ursache in einer fehlerhaften Eichung haben.
3. Für Hunde wird eine Papiergeschwindigkeit von 50 mm/Sek. verwendet. Falls diese unterschritten wird, z. B. 25 mm/Sek., können die Meßergebnisse verfälscht werden.
4. Elektrische Interferenz, auch als Wechselstromartefakt bezeichnet, tritt durch falsche Erdung auf.
5. Eine undeutliche Grundlinie ist meistens auf einen verschmutzten oder zu wenig erwärmten Schreiber zurückzuführen. Meist ist es empfehlenswert, die Amplitude großer Komplexe auf die Hälfte zu reduzieren.
6. Die Befestigung des Schreibers kann zu fest oder zu locker sein, woraus ein Überschießen oder ein zu langsames Erreichen der Grundlinie resultiert.
7. Oftmals sind Elektroden oder Kabel die Ursache für die Artefakte. Häufig handelt es sich dabei um gebrochene Kabel, verschmutzte Kabelenden, schlechten Kontakt zwischen Krokodilklemme und Kabelstecker, Kabeldrähte, die auf die Elektroden Zug ausüben, oder ein Kabel, das über die Tischkante hängt und sich bewegt.

Durch das Tier verursachte Artefakte

1. Artefakte können durch Muskelzittern oder plötzliche Bewegungen des Tieres entstehen.
2. Eine schwankende Grundlinie entsteht oft durch Atembewegungen, Husten oder willkürliche Bewegungen des Tieres oder des Festhaltenden, wodurch Vorhof- oder Kammerarrhythmien vorgetäuscht werden können.

Unter Berücksichtigung der Tatsache, daß Artefakte den Vorhof- und Kammerrhythmus nicht beeinflussen, können sie durch ihren Rhythmus (meistens unregelmäßig) und ihre Häufigkeit (meistens schwankend) von solchen EKG-Ausschlägen, die Ausdruck der Herzaktivität sind, unterschieden werden.

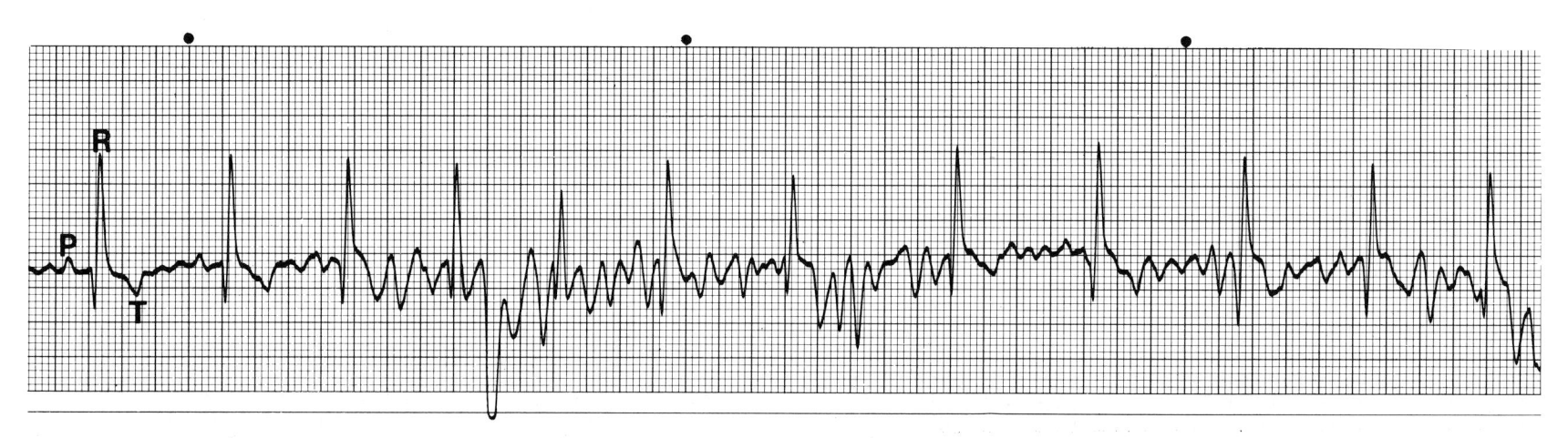

ABB. 6-131: Artefakte, die eine Vorhof- und/oder Kammertachykardie vortäuschen. Der EKG-Streifen stammt von einem zitternden Hund.

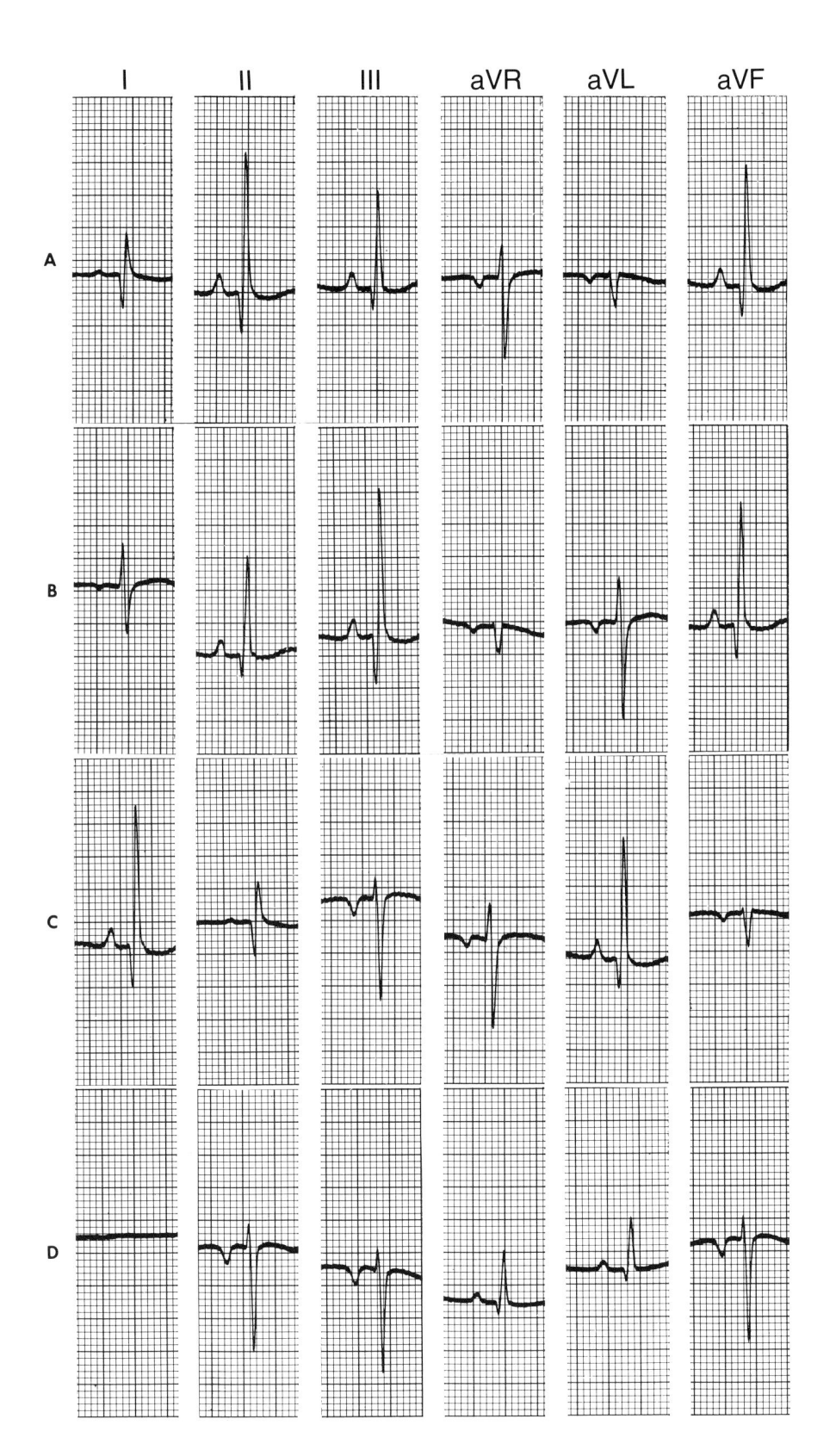

ABB. 6-132: Fehler beim Anlegen der Elektroden. A: Hier sind die Elektroden richtig angelegt worden. Die Aufzeichnungen B, C und D können mit diesem normalen EKG verglichen werden. B: Die Elektroden an den Vorderbeinen sind vertauscht worden. Die Ableitung I ist spiegelbildlich zu Ableitung I in A, Ableitung II ist Ableitung III und umgekehrt, in gleicher Weise sind die Ableitungen aVR und aVL miteinander vertauscht. C: Verwechslung der vorderen und hinteren linken Elektroden. Die Ableitung III ist spiegelbildlich zu Ableitung III in A, I und II sind miteinander zu vertauschen, ebenso aVL und aVF. D: Hier liegt eine Vertauschung der Elektroden der Vorder- und Hintergliedmaßen vor. Die Aufzeichnung ist, verglichen mit der unter A, deutlich verändert, besonders die Ableitung I (keine Ausschläge).

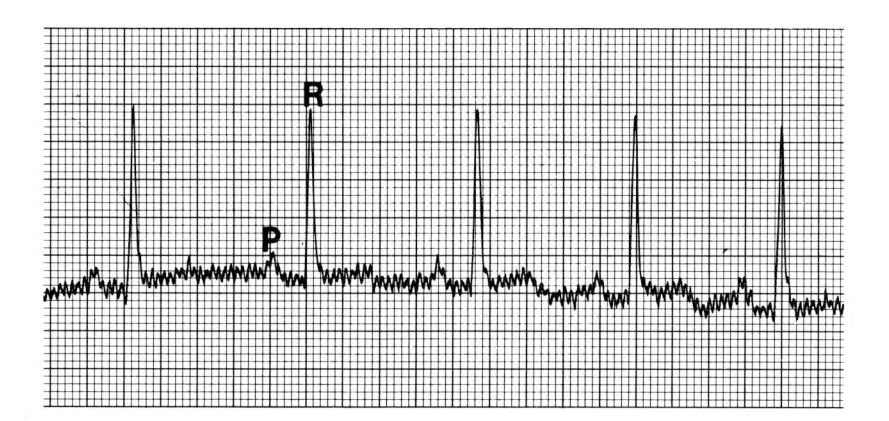

ABB. 6-133: Elektrische Interferenz (Wechselstromartefakt). Das EKG-Gerät war nicht ordnungsgemäß geerdet. Dadurch sind die Komplexe schwierig auszumessen.

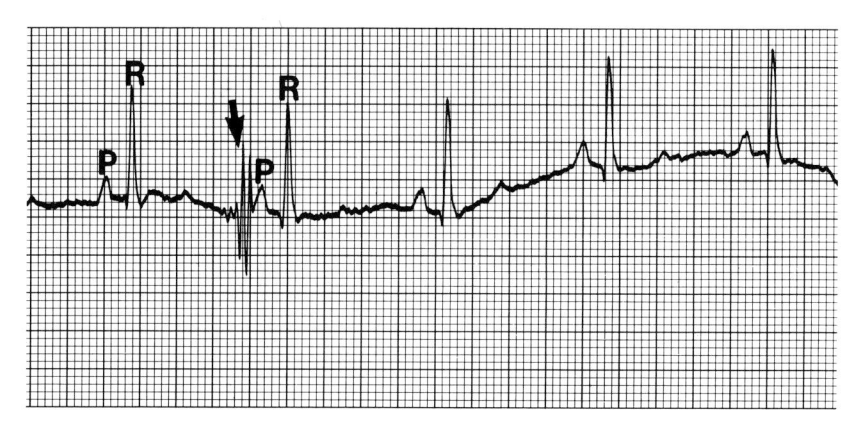

ABB. 6-134: Artefakt als Folge einer kurzzeitigen Berührung einer der Klemmelektroden durch die Hilfsperson.

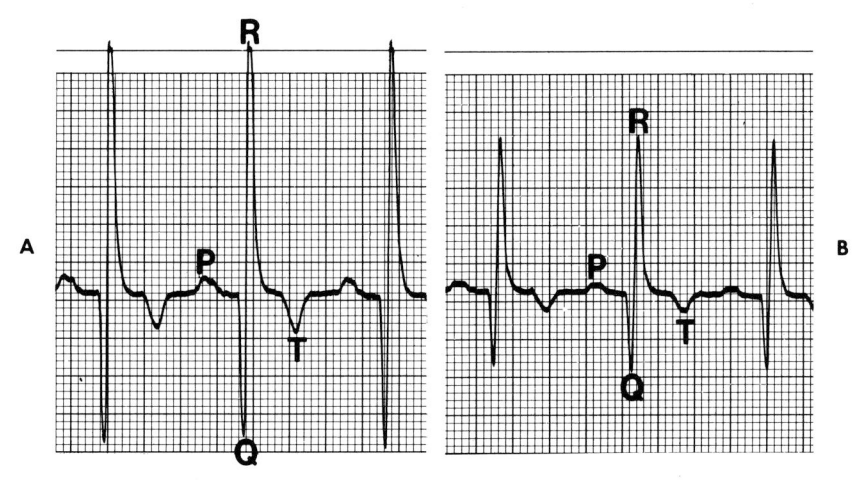

ABB. 6-135: Auswirkung der Eichung. A: Der Schalter für die Empfindlichkeitsstufen steht auf 1 (1 cm = 1 mV), dies ist die Standardempfindlichkeit. B: Der Schalter steht auf ½, die Aufzeichnung ist die gleiche wie unter A. Ein Wechsel der Empfindlichkeit sollte immer markiert werden.

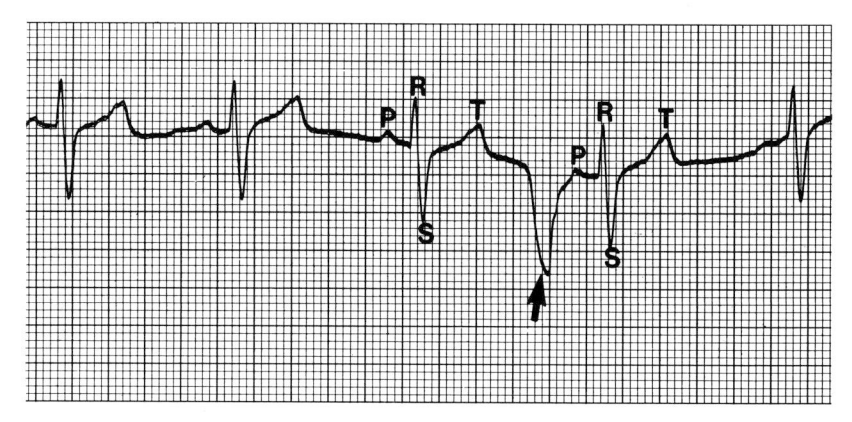

ABB. 6-136: Artefakt als Folge einer ruckartigen Beinbewegung des Hundes. Es wird eine ventrikuläre Extrasystole vorgetäuscht, allerdings wird der normale P-QRS-T-Sinusrhythmus nicht unterbrochen.

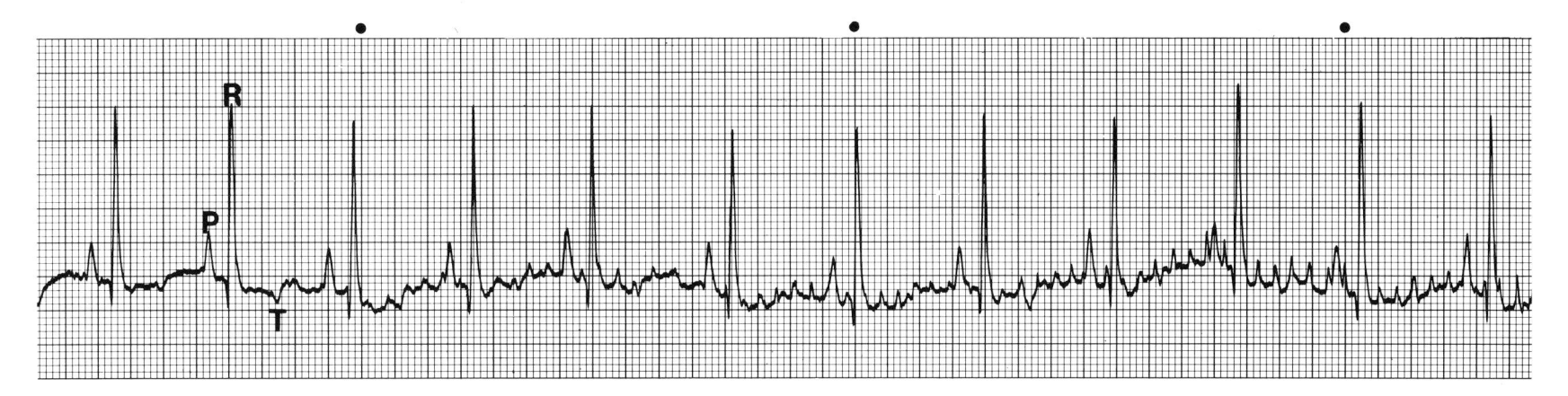

ABB. 6-137: Dieses EKG stammt von einem nervösen Hund, der nach dem zweiten QRS-Komplex zu zittern begann. Die schnellen, unregelmäßigen Schwankungen der Grundlinie täuschen eine ektope Vorhofaktivität vor.

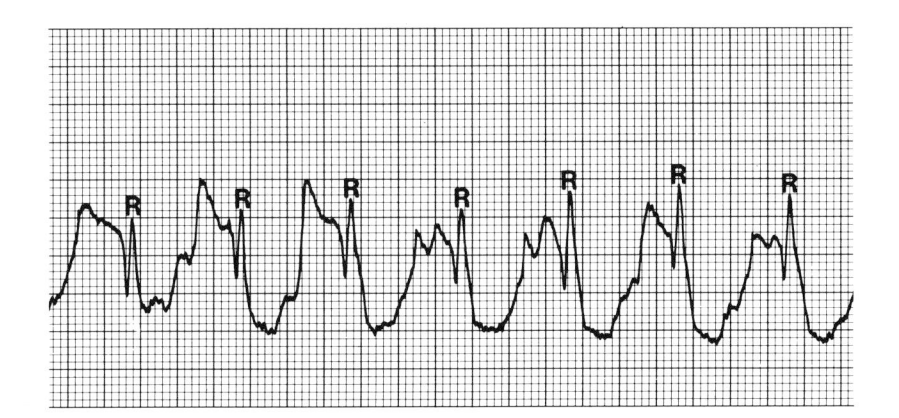

ABB. 6-138: EKG eines hechelnden Hundes mit starken Schwankungen der Grundlinie. Sobald die Elektroden die Thoraxwand nicht mehr berühren konnten, verbesserte sich die Qualität der Aufzeichnung.

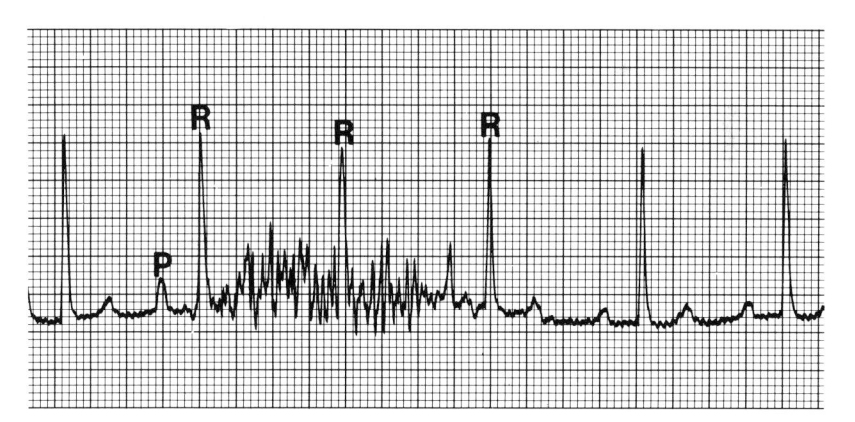

ABB. 6-139: Elektrische Interferenz (Wechselstromartefakt). Dieser Artefakt entstand durch die versehentliche Berührung der Klemmelektroden durch die Hilfsperson.

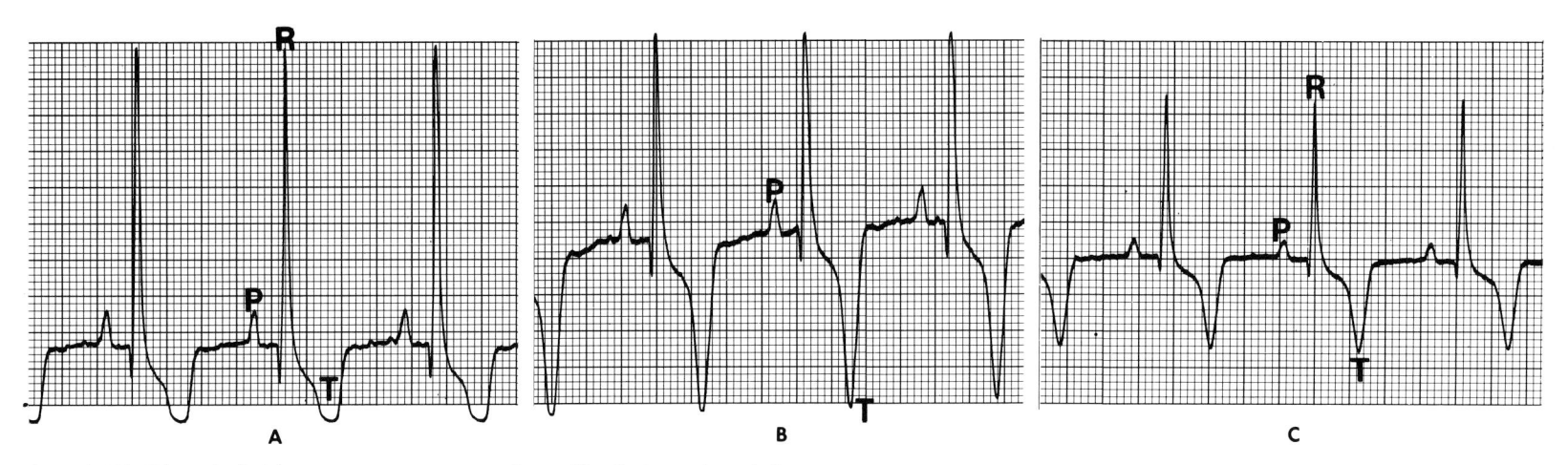

ABB. 6-140: Diese Aufzeichnungen stammen von einem Hund, der während der Anästhesie unter einer hochgradigen Hypoxie litt. Sie wurden bei drei verschiedenen Empfindlichkeitsstufen aufgezeichnet. A: Hier steht der Schalter auf 2 (2 cm = 1 mV). Die QRS-Komplexe werden zweifach verstärkt. B: Bei dieser Aufzeichnung steht der Schalter auf der Standardempfindlichkeit, Stufe 1 (1 cm = 1 mV). Die T-Welle hat eine große Amplitude, woraus geschlossen werden kann, daß sie in A abgeschnitten worden war. C: Der Schalter steht auf ½ (0,5 cm = 1 mV). Die Ableitung ist jetzt um die Hälfte verkleinert.

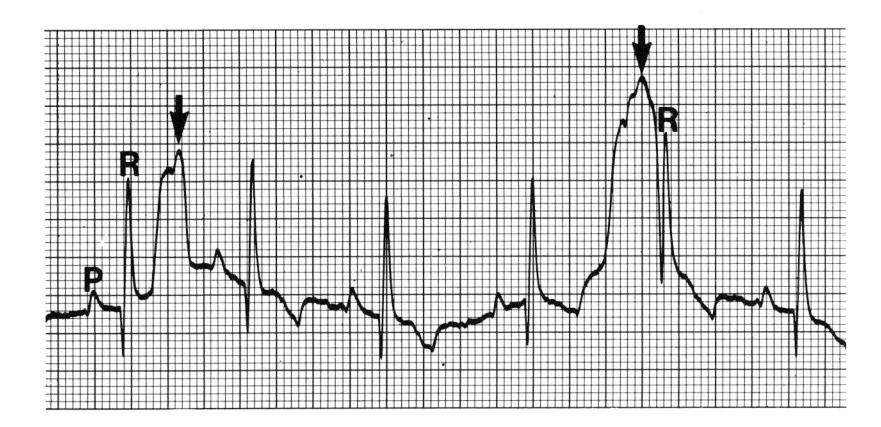

ABB. 6-141: Zwei große Ausschläge (Pfeile) täuschen ventrikuläre Extrasystolen vor. Beide Artefakte unterbrechen den Herzrhythmus nicht und sind zu nahe an den QRS-Komplexen gelegen, um eine doppelte Depolarisation der Ventrikel zu erlauben.

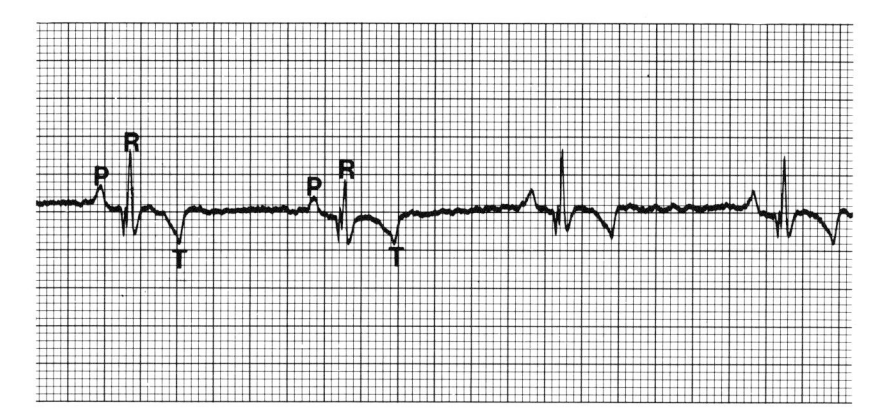

ABB. 6-142: Niedervoltage der P-QRS-T-Komplexe mit wechselnder Amplitude der Komplexe bei einem Hund mit hochgradigem Pneumothorax. Die Luft hat einen hohen elektrischen Widerstand und leitet den elektrischen Strom somit schlecht.

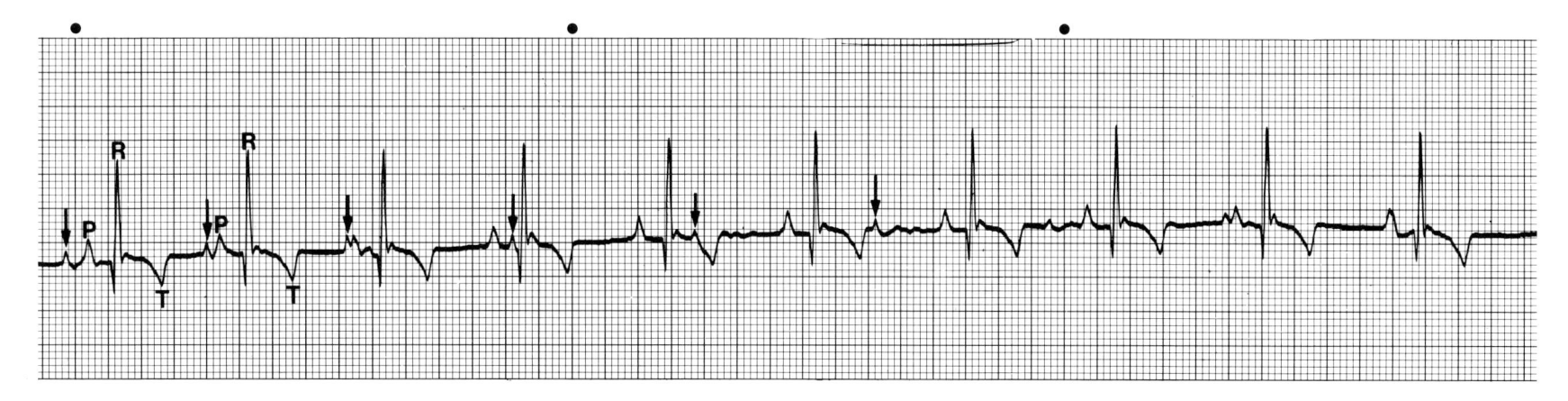

ABB. 6-143: Artefakt (Pfeil), der in dieser Aufzeichnung durchgehend auftritt und eine zweite P-Welle vortäuscht. Der Rhythmus des Artefaktes ist unregelmäßig und unterbricht den der P-Wellen nicht.

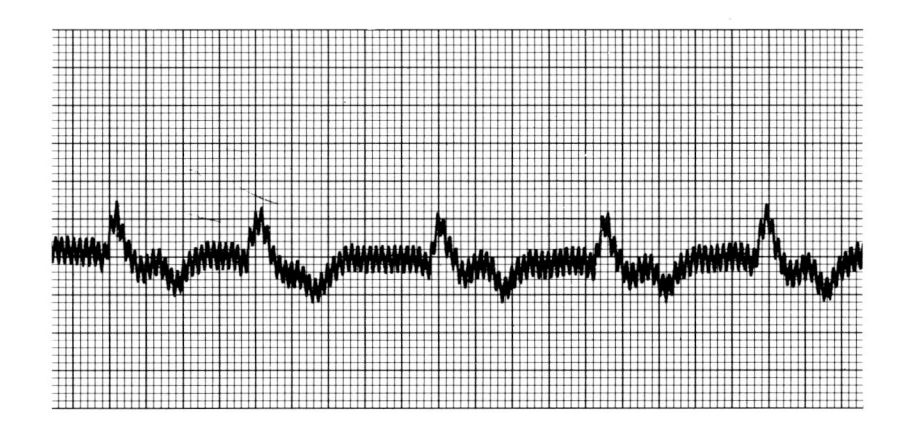

ABB. 6-144: Starker Wechselstromartefakt als Folge falscher Erdung des EKG-Gerätes.

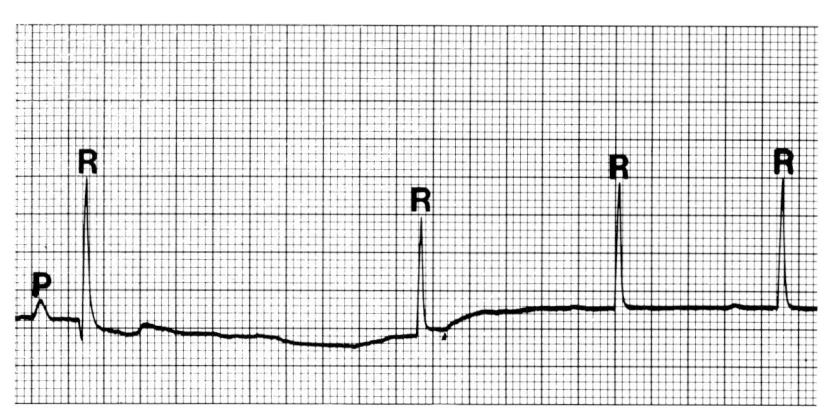

ABB. 6-145: Nach dem ersten Sinuskomplex fehlt ein ganzer EKG-Komplex. Dieser Artefakt ist auf ungenügende Befestigung der Klemmelektroden an der Spitze des Elektrodenkabels zurückzuführen.

Literatur

1. Silber, E.N., and Katz, L.N.: *Heart Disease*. New York, Macmillan, 1975.
2. Surawicz, B. (chairman), et al.: Task Force 1: Standardization of terminology and interpretation. Am. J. Cardiol., 41:130, 1978.
3. WHO/ISC (World Health Organization/International Society for Cardiology) Task Force: Definition of terms related to cardiac rhythm (special report). Am. Heart J., 95:796, 1978.
4. Patterson, D.F., Detweiler, D.K., Hubben, K., and Botts, R.P.: Spontaneous abnormal cardiac arrhythmias and conduction disturbances in the dog (a clinical and pathological study of 3000 dogs). Am. J. Vet. Res., 22:355, 1961.
5. Muir, W.W.: Gastric dilatation—volvulus in the dog, with emphasis on cardiac arrhythmias. J. Am. Vet. Med. Assoc., 180:739, 1982.
6. Calvert, C.A., Chapman, W.L., Toal, R.L.: Congestive cardiomyopathy in Doberman Pinscher dogs. J. Am. Vet. Med. Assoc., 181:598, 1982.
7. Spaulding, G.L., and Tilley, L.P.: Atrial fibrillation in the dog and cat. Proc. Am. Anim. Hosp. Assoc., 43:75, 1976.
8. Tilley, L.P.: Transtelephonic analysis of cardiac arrhythmias in the dog—diagnostic accuracy. Vet. Clin. North Am., 13:395, 1983.
9. Selzer, A.: *Principles of Clinical Cardiology: An Analytical Approach*. Philadelphia, W.B. Saunders, 1975.
10. Tilley, L.P.: *Basic Canine Electrocardiography*. Milton, Wis., The Burdick Corp., 1978.
11. Helfant, R.H.: *Bellet's Essentials of Cardiac Arrhythmias*. 2nd Edition. Philadelphia, W.B. Saunders, 1980.
12. Childers, R.: Classification of cardiac dysrhythmias. Med. Clin. North Am., 60:3, 1976.
13. Muir, W.W., Werner, L.L., and Hamlin, R.L.: Antiarrhythmic effects of diazepam during coronary artery occlusion in dogs. Am. J. Vet. Res., 36:1203, 1975.
14. D'Agrosa, L.S.: Cardiac arrhythmias of sympathetic origin in the dog. Am. J. Physiol., 233:H535, 1977.
15. Hahn, A.W. (chairman), Hamlin, R.L., and Patterson, D.F.: Standards for canine electrocardiography. The Academy of Veterinary Cardiology Committee Report, 1977.
16. Carrig, C.B., Suter, P.F., Ewing, G.O., and Dungworth, D.L.: Primary dextrocardia with situs inversus associated with sinusitis and bronchitis in a dog. J. Am. Vet. Med. Assoc., 164:1127, 1974.
17. Ettinger, S.J., and Suter, P.F.: *Canine Cardiology*. Philadelphia, W.B. Saunders, 1970.
18. Tilley, L.P., and Weitz, J.: Pharmacologic and other forms of medical therapy in feline cardiac disease. Vet. Clin. North Am., 7:425, 1977.
19. Moore, E.N., et al.: Studies on ectopic atrial rhythms in dogs. Am. J. Cardiol., 19:676, 1967.
20. Waldo, A.L., et al.: The P wave and P-R interval. Effects of the site of origin of atrial depolarization. Circulation, 42:653, 1970.
21. Bolton, G.R.: *Handbook of Canine Electrocardiography*. Philadelphia, W.B. Saunders, 1975.
22. Edwards, N.J., and Tilley, L.P.: Congenital heart defects. In *Pathophysiology of Small Animal Surgery*. Edited by M.J. Bojrab. Philadelphia, Lea & Febiger, 1981.
23. Liu, S.-K., and Tilley, L.P.: Malformation of the canine mitral valve complex. J. Am. Vet. Med. Assoc., 167:465, 1975.
24. Josephson, M.E., and Kastor, J.A.: Supraventricular tachycardia mechanisms and management. Ann. Intern. Med., 87:346, 1977.
25. Wit, A.L., Rosen, M.R., and Hoffman, B.F.: Electrophysiology and pharmacology of cardiac arrhythmias. II. Relationship of normal and abnormal electrical activity of cardiac fibers to the genesis of arrhythmias. B. Re-entry. Section 1. Am. Heart J., 88:664, 1974.
26. Goldman, M.J.: Principles of Clinical Electrocardiography. 11th Edition. Los Altos, Calif., Lange Medical Publications, 1982.
27. Befeler, B.: Mechanical stimulation of the heart, its therapeutic value in tachyarrhythmias. Chest, 73:832, 1978.
28. Wood, D.S., and Kittleson, M.: ECG of the month. JAMA, 182:790, 1983.
29. Nakaya, H., Schwartz, A., and Millard, R.W.: Reflex chronotropic and inotropic effects of calcium-blocking agents in conscious dogs. Diltiazem, Verapamil, and Nifedipine compared. Circ. Res., 52:302, 1983.
30. Robertson, B.T.: Correction of atrial flutter with quinidine and digitalis. J. Small Anim. Pract., 11:251, 1970.
31. Bilitch, M.: *A Manual of Cardiac Arrhythmias*. Boston, Little, Brown, 1971.
32. Bolton, G.R., and Ettinger, S.J.: Paroxysmal atrial fibrillation in the dog. J. Am. Vet. Med. Assoc., 158:64, 1971.
33. Mangiola, S., and Ritota, M.C.: *Cardiac Arrhythmias, Practical ECG Interpretation*. Philadelphia, J.B. Lippincott, 1974.
34. Tilley, L.P., and Liu, S.-K.: Cardiomyopathy in the dog. Recent Adv. Stud. Cardiac Struct. Metab., 10:641, 1975.
35. Bond, B., and Tilley, L.P.: Cardiomyopathy in the dog and cat. In *Current Veterinary Therapy: small animal practice*. Volume 7. Edited by R.W. Kirk. Philadelphia, W.B. Saunders, 1980.
36. Tilley, L.P., Liu, S.-K., Fox, P.R.: Myocardial disease. In *Textbook of Veterinary Internal Medicine*. Edited by S.J. Ettinger. 2nd Edition. Philadelphia, W.B. Saunders, 1983.
37. Bohn, F.K., Patterson, D.F., and Pyle, R.L.: Atrial fibrillation in dogs. Br. Vet. J., 127:485, 1971.
38. Liu, S.-K., and Tilley, L.P.: Dysplasia of the tricuspid valve in the dog and cat. J. Am. Vet. Med. Assoc., 169:623, 1976.
39. Alexander, J.W., Bolton, G.R., and Koslow, G.L.: Electrocardiographic changes in nonpenetrating trauma to the chest. J. Am. Anim. Hosp. Assoc., 11:160, 1975.
40. Ettinger, S.J.: Cardiac arrhythmias. In *Textbook of Veterinary Internal Medicine*. Edited by S.J. Ettinger. 2nd Edition. Philadelphia, W.B. Saunders, 1983.
40a. Harpster, N.: Boxer cardiomyopathy. In *Current Veterinary Therapy: small animal practice*. Edited by R.W. Kirk. Volume 8. Philadelphia, W.B. Saunders, 1983.
41. Hilwig, R.W.: Cardiac arrhythmias in the dog: detection and treatment. J. Am. Vet. Med. Assoc., 169:789, 1976.
42. Ettinger, S.J.: Conversion of spontaneous atrial fibrillation in dogs, using direct current synchronized shock. J. Am. Vet. Med. Assoc., 152:41, 1968.
43. Hoffman, B.F., and Cranefield, P.F.: *Electrophysiology of the Heart*. New York, McGraw-Hill, 1960.
43a. Guntheroth, W.G., Selzer, A., and Spodick, D.H.: Atrioventricular nodal rhythm reconsidered. Am. J. Cardiol., 52:416, 1983.
44. Friedman, H.H.: *Diagnostic Electrocardiography and Vectorcardiography*. 2nd Edition. New York, McGraw-Hill, 1977.
45. Hamlin, R.L., Smetzer, D.L., and Breznock, E.M.: Sinoatrial syncope in miniature Schnauzers. J. Am. Vet. Med. Assoc., 161:1023, 1972.
46. Muir, W.W.: Effects of atropine on cardiac rate and rhythm in dogs. J. Am. Vet. Med. Assoc., 172:917, 1978.
47. Carpenter, J.L., et al.: Intestinal and cardiopulmonary forms of parvovirus infection in a litter of pups. J. Am. Vet. Med. Assoc., 176:1269, 1980.
48. Muir, W.W., and Lipowitz, A.J.: Cardiac dysrhythmias associated with gastric dilatation-volvulus in the dog. J. Am. Vet. Med. Assoc., 172:683, 1978.
49. Kus, T., and Sasynick, B.I.: Effects of disopyramide phosphate on ventricular arrhythmias in experimental myocardial infarction. J. Pharm. Exp. Ther., 196:665, 1976.
50. Muir, W.W., and Bonagura, J.D.: Aprindine for treatment of ventricular arrhythmias in the dog. J. Am. Vet. Res., 43:1815, 1982.
51. Harris, A.S.: Delayed development of ventricular ectopic rhythms following experimental coronary occlusion. Circulation, 1:1318, 1950.
52. Clark, D.R.: Recognition and treatment of cardiac emergencies. J. Am. Vet. Med. Assoc., 171:98, 1977.
53. Wiersig, D.O., Davis, R.H., and Szabuniewicz, M.: Prevention of induced ventricular fibrillation in dogs anesthetized with ultrashort acting barbiturate and halothane. J. Am. Vet. Med. Assoc., 165:341, 1974.
54. DeSilva, R.A., Verrier, R.L., and Lown, B.: The effects of psychological stress and vagal stimulation with morphine on vulnerability to ventricular fibrillation (VF) in the conscious dog. Am. Heart J., 95:197, 1978.
55. Zenoble, R.D., and Hill, B.L.: Hypothermia and associated cardiac arrhythmias in two dogs. J. Am. Vet. Med. Assoc., 175:840, 1979.
56. Breznock, E.M., and Kagan, K.G.: Chemical cardioversion of electrically induced ventricular fibrillation in dogs. Am. J. Vet. Res., 39:971, 1978.
57. Lange, G.: Action of driving stimuli from intrinsic and extrinsic sources on in situ cardiac pacemaker tissues. Circ. Res., 17:449, 1965.
58. Fox, P.R., and Tilley, L.P.: ECG of the month. J. Am. Vet. Med. Assoc., 176:978, 1980.
59. Fisher, E.W.: Fainting in Boxers: the possibility of vaso-vagal syncope (Adams-Stokes attacks). J. Small Anim. Pract., 12:347, 1971.
60. Robertson, B.T.: Bradyarrhythmias. In *Current Veterinary Therapy: small animal practice*. Volume 5. Edited by R.W. Kirk. Philadelphia, W.B. Saunders, 1974.

61. Branch, C.E., Beckett, S.D., and Robertson, B.T.: Spontaneous syncopal attacks in dogs: a method of documentation. J. Am. Anim. Hosp. Assoc., 13:673, 1977.
62. James, T.N., et al.: De subitaneis mortibus. XV. Hereditary stenosis of the His bundle in Pug dogs. Circulation, 52:1152, 1975.
63. James, T.N.: The sinus node as a servomechanism. Circ. Res., 32:307, 1973.
64. James, T.N.: Congenital deafness and cardiac arrhythmias. Am. J. Cardiol., 19:627, 1967.
65. Brown, K.K.: Bradyarrhythmias and pacemaker therapy. In *Current Veterinary Therapy: small animal practice*. Volume 6. Edited by R.W. Kirk. Philadelphia, W.B. Saunders, 1977.
66. Tanaka, H., et al.: Persistent atrial standstill due to atrial inexcitability. Jap. Heart J., 16:639, 1975.
67. Woolliscroft, J., and Tuna, N.: Permanent atrial standstill: the clinical spectrum. Am. J. Cardiol., 49:2037, 1982.
68. Tilley, L.P., and Liu, S.-K.: Persistent atrial standstill in the dog with muscular dystrophy. ACVIM Scientific Proceedings. Seattle, Wash., July 1979 (Abstract).
68a. Tilley, L.P., and Liu, S.-K.: Persistent atrial standstill in the dog and cat. ACVIM, Scientific Proceedings, New York, 1983 (Abstract).
69. Jeraj, K., et al.: Atrial standstill, myocarditis and destruction of cardiac conduction system: Clinicopathologic correlation in a dog. Am. Heart J., 99:185, 1980.
69a. Bonagura, J.D., and Grady, M.: ECG of the month. J. Am. Vet. Med. Assoc., 183:658, 1983.
70. Baldwin, B.J., Talley, R.C., Johnson, C., and Nutter, D.O.: Permanent paralysis of the atrium in a patient with fascioscapulohumeral muscular dystrophy. Am. J. Cardiol., 31:649, 1973.
71. Whitney, J.C.: Progressive muscular dystrophy in the dog. Vet. Rec. 70:611, 1958.
72. Bharati, S., Rosen, K.M., Miller, R.A., and Lev, M.: Conduction system examination in a case of spontaneous heart block in a dog. Am. Heart J., 88:596, 1974.
73. Yoneda, S., et al.: Persistent atrial standstill developed in a patient with rheumatic heart disease: electrophysiological and histological study. Clin. Cardiol., 1:43, 1978.
74. Gross, D.R., Hamlin, R.L., and Pipers, F.S.: Response of P-Q intervals to digitalis glycosides in the dog. J. Am. Vet. Med. Assoc., 162:888, 1973.
75. Branch, C.E., Robertson, B.T., and Williams, J.C.: Frequency of second-degree atrioventricular heart block in dogs. Am. J. Vet. Res., 36:925, 1975.
76. Anselmi, A., Giurdiel, O., Saurez, J.A., and Anselmi, G.: Disturbances in the AV conduction system in Chagas' myocarditis in the dog. Circ. Res., 20:56, 1967.
77. Liu, S.-K., Maron, B.J., and Tilley, L.P.: Canine hypertrophic cardiomyopathy. J. Am. Vet. Med. Assoc., 174:708, 1979.
78. Watanabe, Y., and Dreifus, L.S.: *Cardiac Arrhythmias, Electrophysiologic Basis for Clinical Interpretation*. New York, Grune & Stratton, 1977.
79. Jenkins, W.L., and Clark, D.R.: A review of drugs affecting the heart. J. Am. Vet. Med. Assoc., 171:85, 1977.
80. Buchanan, J.W., Dear, M.G., Pyle, R.L., and Berg, P.: Medical and pacemaker therapy of complete heart block and congestive heart failure in a dog. J. Am. Vet. Med. Assoc., 152:1099, 1968.
81. Dear, M.G.: Complete atrioventricular block in the dog: a possible congenital case. J. Small Anim. Pract., 11:301, 1970.
82. Dear, M.G.: Spontaneous reversion of complete A-V block to sinus rhythm in the dog. J. Small Anim. Pract., 11:17, 1970.
83. Ettinger, S.J.: Isoproterenol treatment of atrioventricular block in the dog. J. Am. Vet. Med. Assoc., 154:398, 1969.
84. Hamlin, R.L.: Heart block. In *Current Veterinary Therapy: small animal practice*. Volume 3. Edited by R.W. Kirk. Philadelphia, W.B. Saunders, 1966.
85. Holmes, J.R., and Wilson, M.R.: Cardiac syncope in a dog associated with a haemangiosarcoma. Vet. Rec., 82:474, 1968.
86. Jaffe, K.R., and Bolton, G.R.: Myocardial infarction in a dog with complete heart block. Vet. Med. Small Anim. Clin., 69:197, 1974.
87. James, T.N., and Konde, W.N.: A clinicopathologic study of heart block in a dog, with remarks pertinent to the embryology of the cardiac conduction system. Am. J. Cardiol., 24:59, 1969.
88. Lev, M., Neuwelt, F., and Necheles, H.: Congenital defect of the interventricular septum, aortic regurgitation, and probable heart block in a dog. Am. J. Vet. Res., 1:91, 1941.
89. Robertson, B.T., and Giles, H.D.: Complete heart block associated with vegetative endocarditis in a dog. J. Am. Vet. Med. Assoc., 161:180, 1972.
90. Buchanan, J.W., and Botts, R.P.: Clinical effects of repeated cardiac punctures in dogs. J. Am. Vet. Med. Assoc., 161:814, 1972.
91. Musselman, E.E., and Hartsfield, S.M.: Complete atrioventricular heart block due to hypokalemia following ovariohysterectomy. Vet. Med. Small Anim. Clin., 71:155, 1976.
92. James, T.N., and Drake, E.H.: Sudden death in Doberman Pinschers. Ann. Intern. Med., 68:821, 1968.
93. Meierhenry, E.F., and Liu, S.-K.: Atrioventricular bundle degeneration associated with sudden death in the dog. J. Am. Vet. Med. Assoc., 172:1418, 1978.
94. Webb, T.J., Clark, D.R., and McCrady, J.D.: Artificial cardiac pacemakers and some clinical indications for pacemaking. Southwest. Vet., 28:91, 1975.
95. Boineau, J.P., and Moore, E.N.: Evidence for propagation of activation across an accessory atrioventricular connection in types A and B pre-excitation. Circulation, 41:375, 1970.
96. Boineau, J.P., Moore, E.N., Sealy, W.C., and Kasell, J.H.: Epicardial mapping in Wolff-Parkinson-White syndrome. Arch. Intern. Med., 135:422, 1975.
97. Burch, G.E.: Of simplifying classification of WPW syndrome (left, right and septal types of WPW syndrome). Am. Heart J., 90:807, 1975.
98. Lown, B., Ganong, W.F., and Levine, S.A.: The syndrome of short P-R interval, normal QRS complex and paroxysmal rapid heart action. Circulation, 5:693, 1952.
99. Narula, O.S.: Symposium on cardiac arrhythmias. 4. Wolff-Parkinson-White syndrome. Circulation, 47:872, 1973.
100. Moore, E.N., Spear, J.F., and Boineau, J.P.: Arrhythmias and conduction disturbances in simulated Wolff-Parkinson-White syndrome in the dog. Am. J. Cardiol., 26:650, 1971.
101. Lichstein, E., Goyal, S., Chadda, K., and Gupta, P.: Alternating Wolff-Parkinson-White (pre-excitation) pattern. J. Electrocardiol., 11:81, 1978.
102. Muir, W.W.: Thiobarbiturate-induced dysrhythmias: the role of heart rate and autonomic imbalance. Am. J. Vet. Res., 38:1377, 1977.
103. Chung, E.K.: Wolff-Parkinson-White syndrome: current views. Am. J. Med., 62:252, 1977.
103a. Wellens, H.J.J.: Wolff-Parkinson-White syndrome. Part II. Treatment. Mod. Concepts Cardiovasc. Dis., 52:57, 1983.
103b. Prystowsky, E.N., et al.: Clinical efficacy and electrophysiologic effects of encainide in patients with Wolff-Parkinson-White syndrome. Circulation, 69:278, 1984.
104. Bashour, T., et al.: Atrioventricular and intraventricular conduction in hyperkalemia. Am. J. Cardiol., 35:199, 1975.
105. Willard, M.D., Schall, W.D., McCaw, D.E., and Nachreiner, R.F.: Canine hypoadrenocorticism: Report of 37 cases and review of 39 previously reported cases. J. Am. Vet. Med. Assoc., 180:59, 1982.
106. Coulter, D.B., Duncan, R.J., and Sander, P.D.: Effects of asphyxia and potassium on canine and feline electrocardiograms. Can. J. Comp. Med., 39:442, 1975.
107. Feldman, E.C., and Ettinger, S.J.: Electrocardiographic changes associated with electrolyte disturbances. Vet. Clin. North Am., 7:487, 1977.
108. Vander Ark, C.R., Ballantyne, F., and Reynolds, E.W.: Electrolytes and the electrocardiogram. Cardiovasc. Clin., 5:269, 1973.
109. Morgan, R.V.: Endocrine and metabolic emergencies—Part I. Compend. Contin. Educ. Pract. Vet., 4:755, 1982.
110. Kaplan, B.M., Langendorf, R., Lev, M., and Pick, A.: Tachycardia-bradycardia syndrome (so-called "sick sinus syndrome"). Am. J. Cardiol., 31:497, 1973.
111. Clark, D.R., et al.: Artificial pacemaker implantation for control of sinoatrial syncope in a miniature Schnauzer. Southwest. Vet., 28:101, 1975.
112. Mandel, W.J., Obayoshi, K., and Laks, M.M.: Overview of the sick sinus syndrome. Chest, 66:223, 1974.
113. Jordan, J.L., Yamaguchi, I., and Mandel, W.J.: Studies on the mechanism of sinus node dysfunction in the sick sinus syndrome. Circulation, 57:217, 1978.
114. Tilley, L.P.: Feline cardiology. In *Katzen Krankheiten, Klinik und Therapie*. Edited by W.K. Herausgeber and U.M. Durr. Hannover, Germany, Verlag M. & H. Schaper, 1978.
114a. Miller, M.S., and Tilley, L.P.: ECG of the month. J. Am. Vet. Med. Assoc., 184:423, 1984.
114b. Alpert, M.S., and Flaker, G.C.: Arrhythmias associated with sinus node dysfunction—pathogenesis, recognition, and management. JAMA, 250:2160, 1983.
115. Fabry-Delaigue, R., et al.: Long-term observation of cardiac rhythm and automaticity in the dog after excision of the sinoatrial node. J. Electrocard., 15:209, 1982.
116. Beckett, S.D., et al.: Assessment of sinus node overdrive suppression in awake dogs and pups. Fed. Proc., 35:221, 1976.

117. Bellet, S.: *Clinical Disorders of the Heart Beat.* 3rd Edition. Philadelphia, Lea & Febiger, 1971.
118. Littman, D.: Alternation of the heart. Circulation, 27:280, 1963.
119. Sbarbaro, J.A., and Brooks, H.L.: Pericardial effusion and electrical alternans, echocardiographic assessment. Postgrad. Med., 63(3):105, 1978.
120. Cohen, H.C., et al.: Tachycardia and bradycardia-dependent bundle branch block alternans. Circulation, 55:242, 1977.
121. Scherf, D., and Bornemann, C.: Tachycardias with alternation of the ventricular complexes. Am. Heart J., 74:667, 1967.
121a. Green, M., et al.: Value of QRS alternation in determining the site of origin of narrow QRS supraventricular tachycardia. Circulation, 68:368, 1983.
122. Friedman, H.S., et al.: Electrocardiographic features of experimental cardiac tamponade in closed-chest dogs. Eur. J. Cardiol., 6:311, 1977.
123. Tilley, L.P., and Wilkins, R.J.: Pericardial disease. In *Current Veterinary Therapy: small animal practice.* Volume 5. Edited by R.W. Kirk. Philadelphia, W.B. Saunders, 1974.
124. Bonagura, J.D.: Electrical alternans associated with pericardial effusion in the dog. J. Am. Vet. Med. Assoc., 178:574, 1981.
125. Navarro-Lopex, F., et al.: Isolated T-wave alternans elicited by hypocalcemia in dogs. J. Electrocardiol., 11:103, 1978.
126. Muir, W.W.: Electrocardiographic interpretation of thiobarbiturate-induced dysrhythmias in dogs. J. Am. Vet. Med. Assoc., 170:1419, 1977.
127. Sawyer, D.C.: *The Practice of Small Animal Anesthesia (Major Problems in Veterinary Medicine)* Volume 1. Philadelphia, W.B. Saunders, 1982.
128. Brown, B.R. (Ed.): *Anesthesia and the Patient with Heart Disease.* Philadelphia, F.A. Davis, 1980.
129. Buss, D.D., Hess, R.E., Webb, A.I., and Spencer, K.R.: Incidence of post-anesthetic arrhythmias in the dog. J. Small Anim. Pract., 23:399, 1982.
130. Klide, A.M., Calderwood, H.W., and Soma, L.R.: Cardiopulmonary effects of xylazine in dogs. Am. J. Vet. Res., 36:931, 1975.
131. Wright, M.: Pharmacologic effects of ketamine and its use in veterinary medicine. J. Am. Vet. Med. Assoc., 180:1462, 1982.
132. Mirakhur, R.K.: Premedication with atropine or glycopyrrolate in children. Effects on heart rate and rhythm during induction and maintenance of anesthesia. Anesthesia, 37:1032, 1982.
133. Rawlings, C.A., and Kolata, R.J.: Cardiopulmonary effects of thiopental/lidocaine combination during anesthetic induction in the dog. Am. J. Vet. Res., 44:144, 1983.
134. Moore, E.N., Morse, H.T., and Price, H.L.: Cardiac arrhythmias produced by catecholamines in anesthetized dogs. Circ. Res., 15:77, 1964.
134a. Harvey, R.C., and Short, C.E.: The use of isoflurane for safe anesthesia in animals with traumatic myocarditis or other myocardial sensitivity. Canine Practice 10:18, 1983.
135. Henderson, B.M., Dougherty, W.J., James, V.C., and Tilley, L.P.: Safety assessment of a new anticancer compound, Mitoxantrone, in Beagle dogs: Comparison with Doxorubicin. I. Clinical observations. Cancer Treat. Rep., 66:1139, 1982.
136. Kehoe, R., et al.: Adriamycin-induced cardiac dysrhythmias in an experimental dog model. Cancer Treat. Rep., 62:963, 1978.
137. Hause, W.R., and Bonagura, J.D.: ECG of the month. J. Am. Vet. Med. Assoc., 180:390, 1982.
138. Susaneck, S.J.: Topics in drug therapy—Doxorubicin therapy in the dog. J. Am. Vet. Med. Assoc., 182:70, 1983.
139. Bright, J.M.: Controversies in veterinary medicine: Is the long-term use of digitalis for treatment of low output failure unwarranted? J. Am. Anim. Hosp. Assoc., 19:233, 1983.
140. Ewy, G.A., Marcus, F.I., Fillmore, S.J., and Matthews, N.P.: Digitalis intoxication: diagnosis, management and prevention. Cardiovasc. Clin., 6:153, 1974.
141. Castellanos, A., Ghafour, A.A., and Soffer, A.: Digitalis-induced arrhythmias: recognition and therapy. Cardiovasc. Clin., 1:107, 1969.
142. Adams, H.R.: Digitalis and other inotropic agents. In *Veterinary Pharmacology and Therapeutics.* Edited by N.H. Booth and L.E. McDonald. 5th Edition. Ames, Iowa, Iowa State University Press, 1983.
143. Button, C., et al.: Pharmacokinetics, bioavailability and dosage regimens of digoxin in dogs. Am. J. Vet. Res., 41:1230, 1980.
144. De Rick, A., and Belpaire, F.: Digoxin-quinidine interaction in the dog. J. Vet. Pharm. Therap., 4:215, 1981.
145. Yurchak, P.M.: Artifacts resembling cardiac arrhythmias. Postgrad. Med., 53(3):79, 1973.

7 Analyse der Rhythmusstörungen der Katze

Die wesentlichen Aussagen über die Arrhythmien des Hundes können ohne weiteres auf die Arrhythmien der Katze übertragen werden. Als Ergänzung zu den Angaben in diesem Kapitel seien dem Leser daher die Ausführungen über die Arrhythmien des Hundes in Kapitel 6 empfohlen. Eine Arrhythmie ist entweder durch eine pathologische Abweichung der Herzschlagfrequenz, der Regelmäßigkeit oder des Ursprungsortes der elektrischen Impulse und/oder durch eine Erregungsleitungsstörung gekennzeichnet, die zu einer Änderung der Depolarisationsfolge in den Vorhöfen und Kammern führt.[1]

Störungen der Erregungsbildung oder -leitung sind für die verschiedenen Arrhythmien verantwortlich und dienen als Grundlage für die folgende Systematik. Die wesentlichen, den Arrhythmien zugrundeliegenden Mechanismen werden in den Kapiteln 8 und 9 näher erläutert.

Sinusrhythmus
Normaler Sinusrhythmus
Sinustachykardie
Sinusbradykardie
Sinusarrhythmie
Wandernder Schrittmacher

Störungen der Impulsbildung
Supraventrikuläre Lokalisation
 Sinusstillstand
 Vorhofextrasystolen
 Vorhoftachykardie
 Vorhofflattern
 Vorhofflimmern
Auf der Ebene des AV-Knotens
 AV-Ersatzrhythmus (sekundäre Arrhythmie)
Ventrikuläre Lokalisation
 Ventrikuläre Extrasystolen
 Kammertachykardie
 Kammerflattern, -flimmern
 Asystolie
 Kammerersatzrhythmus (sekundäre Arrhythmie)

Störungen der Erregungsleitung
Sinuatrialer Block (SA-Block)
Vorhofstillstand (Hyperkaliämie, sinuventrikulärer Rhythmus)
AV-Block
 I. Grades ⎫ Partieller AV-Block
 II. Grades ⎭
 III. Grades (totaler AV-Block)

Kombinierte Störungen von Impulsbildung und Erregungsleitung
Präexzitations-(Wolff-Parkinson-White-)Syndrom, reziproker Rhythmus (Re-entry)
Parasystolie
Andere komplexe Rhythmen (Kap. 12)

Die Häufigkeit der verschiedenen Arrhythmien der Katze wurde am Animal Medical Center untersucht, so daß für einige elektrokardiographische Veränderungen genauere Angaben zur Verfügung stehen. So wurde festgestellt, daß Vorhofstillstand und ventrikuläre Arrhythmien häufige Störungen bei Katzen mit Hyperkaliämie nach Urethraobstruktion sind. Im Zeitraum von 1973 bis 1975 wurden 1007 Katzen mit Urethraobstruktion untersucht. Etwa 50 Katzen pro Jahr, d. h. annähernd jede zehnte Katze, wiesen schwere kardiotoxische Symptome im Zusammenhang mit der Hyperkaliämie auf.[2, 3]

In einer weiteren Untersuchung in der Zeit von 1972 bis 1975 wurde die Häufigkeit von Vorhofflimmern ermittelt. In diesem Zeitraum wurde bei neun Katzen Vorhofflimmern diagnostiziert.[4] Bei allen waren klinisch oder postmortal deutliche Anzeichen der hypertrophen Form der Kardiomyopathie vorhanden. Die Gesamtzahl stationär behandelter Katzen lag im gleichen Zeitraum bei etwa 7000.

In einer dritten Untersuchung wurden die Untersuchungsergebnisse von 34 Katzen mit Kardiomyopathie genauer analysiert.[5] Von 358 postmortal diagnostizierten Fällen wurden diejenigen ausgewählt, an denen zumindest eine klinische und elektrokardiographische Untersuchung sowie Röntgen des Thorax und/oder angiokardiographische bzw. hämodynamische Untersuchungen durchgeführt worden waren. In dieser Studie hatten 14 von 34 Katzen (41,2 Prozent) Rhythmusstörungen. Einige in dieser Untersuchung ermittelten Arrhythmien sind nach Typ und Häufigkeit in Tabelle 7-1 zusammengefaßt.[5] Diese Angaben stimmen ziemlich genau überein mit den Ergebnissen einer Untersuchung des Angell Memorial Animal Hospital[6], die ebenfalls in Tabelle 7-1 zusammengefaßt sind. Dabei wurden bei 29 von 59 untersuchten Katzen (49,2 Prozent) Arrhythmien festgestellt. Neun Katzen (26,4 Prozent) hatten normale Elektrokardiogramme, während es bei der Untersuchung des Angell Memorial Animal Hospital zehn (16,9 Prozent) waren.

Tabelle 7-1: **Zusammenfassung der Arrhythmien bei Katzen mit Kardiomyopathien**

Arrhythmie	AMC*	AMAH**	Summe (%)
Supraventrikulär			
Vorhofextrasystolen	0	7	7 (13,7)
Vorhoftachykardie	2	0	2 (3,9)
Vorhofflimmern	2	1	3 (5,9)
Ventrikulär			
Ventrikuläre Extrasystolen	9	15	24 (47,1)
Kammertachykardie	1	7	8 (15,7)
Erregungsleitungsstörungen			
AV-Block (I. und II. Grades)	2	3	5 (9,8)
Wolff-Parkinson-White-Syndrom	1	1	2 (3,9)
Summe	17	34	51 (100,0)

* Animal Medical Center, New York.[5]
** Angell Memorial Animal Hospital, Boston. Zusammengefaßt aus: HARPSTER, N. K.: Cardiovascular diseases of the domestic cat. Adv. Vet. Sci. Comp. Med. 21:39, 1977.

Genaue Kenntnisse der anatomischen und physiologischen Verhältnisse des erregungsbildenden und erregungsleitenden Systems von Vorhöfen, AV-Knoten und Ventrikeln sind zur exakten Analyse der Rhythmusstörungen notwendig.

Die Kontraktion des Herzmuskels ist das Resultat der spontanen Entladung eines Schrittmachers und der Weiterleitung dieses Impulses von Zelle zu Zelle. Das Erregungsleitungssystem des Herzens besteht aus dem Sinusknoten, den internodalen Leitungsfasern, dem AV-Knoten, dem Hisschen Bündel und den Tawara-Schenkeln. Dieses Erregungsleitungssystem verfügt über eine ganze Anzahl potentieller Schrittmacherzellen. Je weiter distal vom Sinusknoten der potentielle Schrittmacher liegt, desto geringer ist seine Entladungsfrequenz. Schlagfrequenz und Rhythmus des Herzens werden vom Sinusknoten kontrolliert, daher wird der normale Herzrhythmus sinuatrial bzw. Sinusrhythmus genannt. Deutliche Sinusarrhythmien, wie sie beim Hund häufig auskultiert werden, sind bei Katzen selten. Eine auskultatorisch diagnostizierte Unregelmäßigkeit des Herzrhythmus ist daher bei Katzen im allgemeinen ein pathologischer Befund. Die Herzschlagfrequenz ist bei Katzen während der Untersuchung normalerweise erhöht. Dies ist eine Folge der exzitationsabhängigen neuralen Regulation der Herzaktivität und kann häufig Werte bis zu 240 Schlägen/Min. erreichen. Während der EKG-Aufzeichnung kann sie sogar noch höher sein. Der normale Ruhepuls der Katze (telemetrisch ermittelt) liegt bei 128 ± 17 Schlägen/Min.[7]

Im Gegensatz zu den Beobachtungen beim Hund können die Schlagfrequenzen der Vorhöfe und der Ventrikel bei Katzen mit Vorhoftachykardie und Vorhofflattern sehr hoch sein. Eine Theorie zur Erklärung der Entstehung des Vorhofflatterns nimmt ein Kreisen der elektrischen Impulse in dem Geweberring zwischen den beiden Venae cavae an. Die höheren Schlagfrequenzen bei Katzen könnten somit durch das schnellere Kreisen der Impulse in den Vorhöfen erklärt werden, welches zu kürzeren Erregungsleitungszeiten führt.

Erkennung von Arrhythmien durch systematisches Vorgehen

Mit Hilfe des Grundwissens über die normalen anatomischen und physiologischen Verhältnisse der Erregungsbildung und Erregungsleitung sowie durch strikte Einhaltung einer systematischen EKG-Interpretation kann die Arrhythmiediagnostik stark vereinfacht werden. Eine solche EKG-Analyse (meistens Ableitung II) sollte sich an nachfolgendem Schema orientieren.[8-10] (Eine detailliertere Beschreibung findet sich in Kapitel 6.)

1. Allgemeine Untersuchung des EKG. Dabei sollte festgestellt werden, ob der Rhythmus ein normaler Sinusrhythmus ist oder in charakteristischer Weise auf eine Arrhythmie hinweist.
2. Beurteilung der P-Wellen.
3. Beurteilung der QRS-Komplexe.
4. Analyse der Beziehung zwischen P-Welle und QRS-Komplex.
5. Zusammenfassung der Befunde und Diagnosestellung nach Beantwortung der folgenden Fragen:
   a) Welches ist der Grundrhythmus (z. B. Sinus-, Vorhof-, AV- und ventrikulärer Rhythmus)?
   b) Stellt die Arrhythmie eine Störung der Impulsbildung oder -leitung (oder beider) dar? Wo ist die Störung lokalisiert?

Jede Arrhythmie, die in diesem Kapitel besprochen wird, wird auf dieser Systematik basierend wie folgt gegliedert:

EKG-Veränderungen

Allgemeine Untersuchung: Herzschlagfrequenz und Rhythmus.

P-Wellen: Vorhanden oder fehlend; falls vorhanden: Gestalt, Gleichförmigkeit und Regelmäßigkeit.

QRS-Komplexe: Gestalt, Gleichförmigkeit und Regelmäßigkeit.

Beziehung zwischen P-Welle und QRS-Komplex: Bestimmung des PQ-Intervalls sowie des Grundrhythmus.

Vorkommen

Behandlung

Nach diesem Schema wird jede Arrhythmie auf einer Seite erläutert; die dann folgende Seite zeigt repräsentative EKG-Beispiele für diese Arrhythmie.

Die pathophysiologischen Grundlagen der Herzarrhythmien werden in Kapitel 8 näher erläutert. Eine detaillierte Darstellung der Anwendung antiarrhythmischer Pharmaka bei Hund und Katze findet sich in Kapitel 10. Die Tabellen 10-10 und 10-12 enthalten eine Übersicht der Pharmaka, die zur Therapie der Rhythmusstörungen eingesetzt werden. Spezielle Methoden zur Analyse und Behandlung von Arrhythmien werden in Kapitel 11 beschrieben. In Tabelle 11-2 sind die zur Wiederbelebung verwendeten Medikamente zusammengefaßt.

Oft ist eine besondere Therapie bei vielen der bei Katzen vorkommenden Arrhythmien nicht erforderlich. In den meisten Fällen führt die erfolgreiche Behandlung der zugrundeliegenden Primärstörung zur Beseitigung der Arrhythmie. Beispielsweise kann eine Arrhythmie als Folge einer Hyperkaliämie nach Urethraobstruktion in den meisten Fällen nach behobener Obstruktion, Regulation des Säure-Basen-Haushalts und Verabreichung intravenöser Infusionen beseitigt werden. Im Falle einer lebensbedrohlichen Arrhythmie kann außerdem die Applikation einer Glukose-Insulin-Infusion zur Senkung des Serumkaliumgehalts indiziert sein.[3]

Propranolol und Digoxin sind bei Katzen die beiden gebräuchlichsten Medikamente zur spezifischen Therapie der Arrhythmien. Insbesondere Propranolol ist bei Katzen wegen seines breiten antiarrhythmischen Wirkungsspektrums häufig das Medikament der Wahl, während es bei Hunden entweder allein oder in Kombination mit anderen Präparaten nur dann eingesetzt wird, wenn die anderen Antiarrhythmika nicht zur Besserung führen. Die Wirkung des Propranolols liegt im wesentlichen in einer Blockade der betaadrenergen Rezeptoren. Die Dosierung zur Erzielung dieses betaadrenergen Effekts wurde mittlerweile eingehender untersucht.[11] Propranolol hat außerdem eine chinidinähnliche Wirkung, die einen noch breiteren therapeutischen Einsatz ermöglicht. Allerdings sind zumindest einige dieser Möglichkeiten wegen der erforderlichen hohen Dosierungen nicht praktikabel. Propranolol wird bei Vorhoftachykardie, Vorhofflattern, Wolff-Parkinson-White-Syndrom und bei ventrikulären Arrhythmien eingesetzt. Es unterstützt die Digitaliswirkung bei der Reduzierung der atrioventrikulären Überleitung, insbesondere bei Vorhofflimmern. Bei Allergien, Bradykardie, AV-Block sowie einigen Formen des Herzversagens ist Propranolol kontraindiziert, da es die Tätigkeit des Myokards herabsetzen und somit selbst die Entstehung eines Herzversagens fördern kann.[12-14]

Von den verschiedenen Digitalispräparaten hat nur Digoxin bei Katzen Anwendung gefunden. Es wird zum einen zur Kontrolle der Ventrikelschlagfrequenz bei Vorhofflimmern, Vorhoftachykardie und Vorhofflattern und zum anderen wegen seines inotropen Effekts bei der dilatativen Form der Kardiomyopathie eingesetzt. Allerdings muß immer an die Möglichkeit einer Digoxinintoxikation mit ihren schädigenden Wirkungen auf Herz und Gastrointestinaltrakt gedacht werden. Diese Schädigungen des Herzens können zu ventrikulären Arrhythmien, verschiedenen Graden des AV-Blocks und zur Sinusbradykardie führen.[12-14]

Normaler Sinusrhythmus

ABB. 7-1: Normaler Sinusrhythmus mit einer Frequenz von 160/Min. (8 Herzaktionen zwischen zwei Zeitmarkierungspunkten × 20). Der Rhythmus ist regelmäßig, die RR-Intervalle variieren nicht.

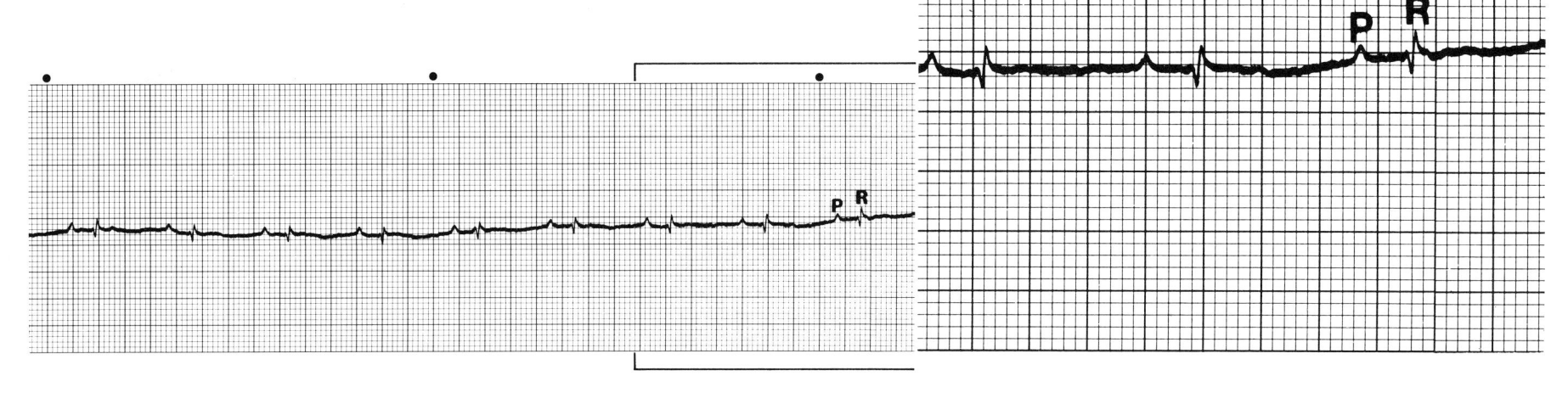

Der Sinusknoten ist der physiologische Schrittmacher und depolarisiert das Herz bei erwachsenen Katzen mit einer Frequenz von 160 bis 240 Schlägen/Min. Die Herzschlagfrequenz ist bei Katzen während der Untersuchung durch die exzitationsbedingte Beeinflussung des Sympathikus normalerweise erhöht.

EKG-Merkmale

1. Der regelmäßige Rhythmus hat eine Frequenz von 160 bis 240 Schlägen/Min. (Mittelwert: 195/Min.). Der telemetrisch ermittelte Ruhepuls liegt allerdings bei 127 ± 17 Schlägen/Min.[7] Die Differenz zwischen längstem und kürzestem RR-Intervall beträgt weniger als 0,10 Sek.
2. Die P-Wellen in Ableitung II sind positiv und gleichförmig.
3. Die QRS-Komplexe sind normal, können durch einen intraventrikulären Erregungsleitungsdefekt aber auch breit und bizarr werden.
4. Die Beziehung zwischen P-Wellen und QRS-Komplexen ist normal. Die Dauer des PQ-Intervalls ist konstant.

Entspricht der vorliegende Rhythmus nicht diesen Kriterien, liegt möglicherweise eine Störung der Erregungsbildung oder der Erregungsleitung, d. h. eine Arrhythmie, vor.

Physiologische Variation

1. Erhöhung der Herzschlagfrequenz durch Sympathikusaktivität (z. B. während der klinischen Untersuchung).
2. Senkung der Herzschlagfrequenz durch vagale Reize.

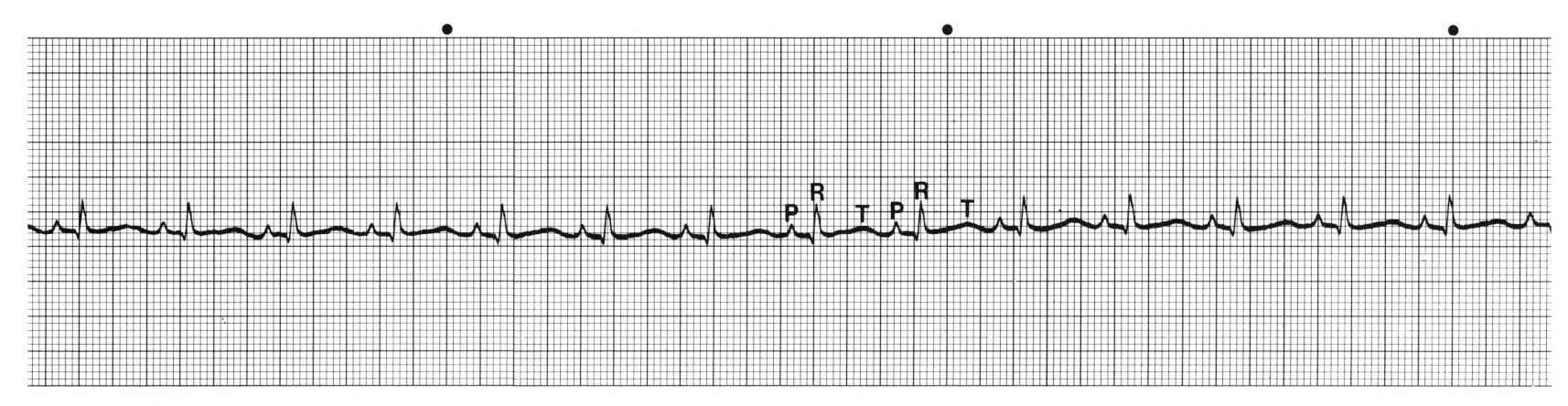

ABB. 7-2: Normaler Sinusrhythmus mit einer Frequenz von ungefähr 180/Min. Der Rhythmus ist regelmäßig.

Sinustachykardie und Sinusbradykardie

ABB. 7-3: Sinustachykardie mit einer Frequenz von 250/Min. bei einer Katze mit Fieber. Die P-Wellen haben eine konstante Gestalt, der Rhythmus ist regelmäßig.

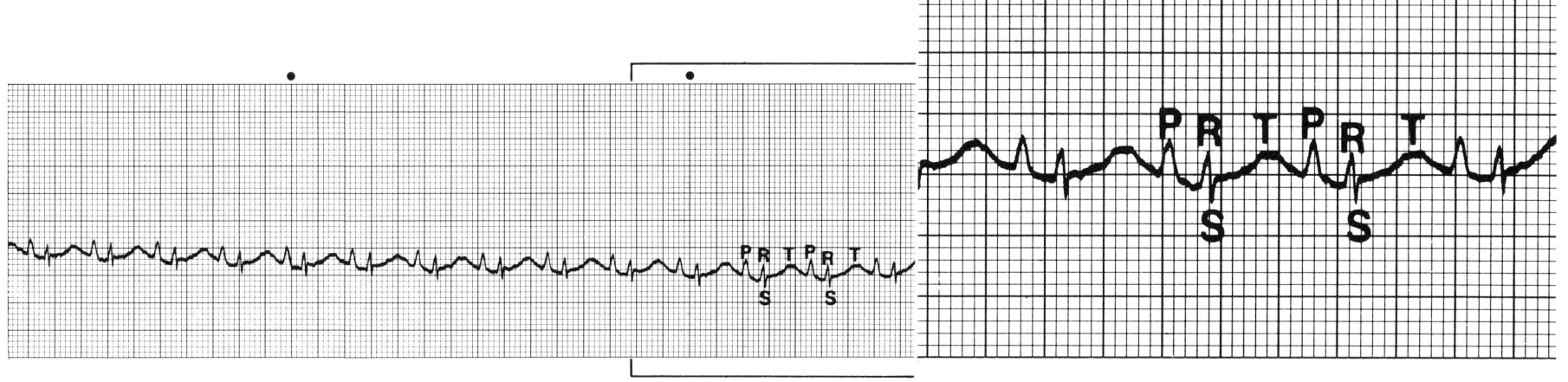

Ein regelmäßiger Rhythmus unterhalb der Schwankungsbreite der normalen Herzschlagfrequenz ist eine Sinusbradykardie, ein solcher oberhalb der Schwankungsbreite der normalen Herzschlagfrequenz ist eine Sinustachykardie. Sinustachykardien sind die häufigsten Arrhythmien bei Katzen.

Einer Sinustachykardie können folgende Ursachen zugrundeliegen: die physiologische Anpassung an einen erhöhten Sauerstoffbedarf bei gesteigertem Stoffwechsel, die kompensatorische Regulation zur Erzielung einer höheren Herzleistung, pathologische Veränderungen sowie die Wirkung pharmakologisch aktiver Substanzen. Die Bedeutung einer Sinusbradykardie liegt in der negativen Beeinflussung der Herzleistung und/oder der Möglichkeit einer Erregungsbildungsstörung. Die Arrhythmie kann aktiv (z. B. Kammertachykardie) oder auch ein Ersatzrhythmus (z. B. AV-Rhythmus) sein.

EKG-Veränderungen

1. Außer der bei einer Sinustachykardie auf Werte über 240/Min. erhöhten und bei einer Sinusbradykardie auf Werte unter 160/Min. erniedrigten Herzschlagfrequenz entsprechen alle Kriterien denen eines normalen Sinusrhythmus.
2. Der Rhythmus ist regelmäßig mit geringfügiger Variation der RR-Intervalle und konstantem PQ-Intervall. Druck auf den Augapfel führt bei Sinustachykardie normalerweise nicht zur Reduzierung der Herzschlagfrequenz.

Vorkommen

1. Physiologisch (*Tachykardie*): Schmerzzustände, Zwangsmaßnahmen (z. B. anläßlich einer klinischen Untersuchung).
2. Pathologisch (*Tachykardie*): Fieber, Schock, Anämie, Infektionen, Stauungsinsuffizienz, Hypoxie, Hyperthyreoidismus; (*Bradykardie*): Systemische Erkrankungen nach Intoxikationen (z. B. Nierenversagen), dilatative Form der Kardiomyopathie im Endstadium einer Herzinsuffizienz (eine Sinusbradykardie während einer Operation kann eine Warnung für einen bevorstehenden Herzstillstand sein).
3. Medikamente (*Tachykardie*): Atropin, Adrenalin (Epinephrin), Ketamin; (*Bradykardie*): Propranolol, Digoxin, Anästhetika, Lidocain, Propylenglykol (als Bestandteil parenteral applizierter Pharmaka).[12, 15]

Behandlung

1. Die Behandlung einer Sinustachykardie beschränkt sich im wesentlichen auf die Bestimmung und Beseitigung der Ursache. Propranolol ist bei Katzen mit der hypertrophen Form der Kardiomyopathie geeignet, der streßbedingten Katecholaminbeeinflussung des Sinusknotens entgegenzuwirken.
2. Eine Sinusbradykardie ist normalerweise Anzeichen einer schweren Erkrankung und sollte daher besondere Aufmerksamkeit erfahren. Die Grundkrankheit muß in jedem Fall behandelt werden. Intravenöse Infusion von Atropin oder Isoproterenol — falls Atropin nicht zur Besserung führt — ist angezeigt.

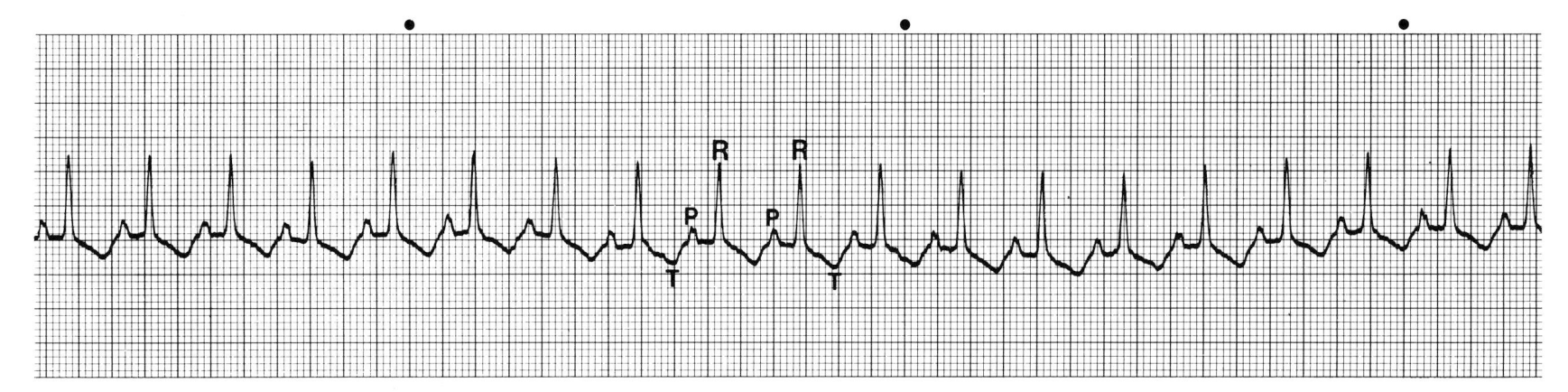

ABB. 7-4: Sinustachykardie mit einer Frequenz von 250/Min. bei einer Katze mit Stauungsinsuffizienz als Folge einer hypertrophen Kardiomyopathie. Das PR-Intervall ist konstant, der Rhythmus ist regelmäßig. Die P-Welle stößt an die T-Welle des vorhergehenden Komplexes. Die hohen R-Zacken sind ein Hinweis auf eine linksventrikuläre Vergrößerung.

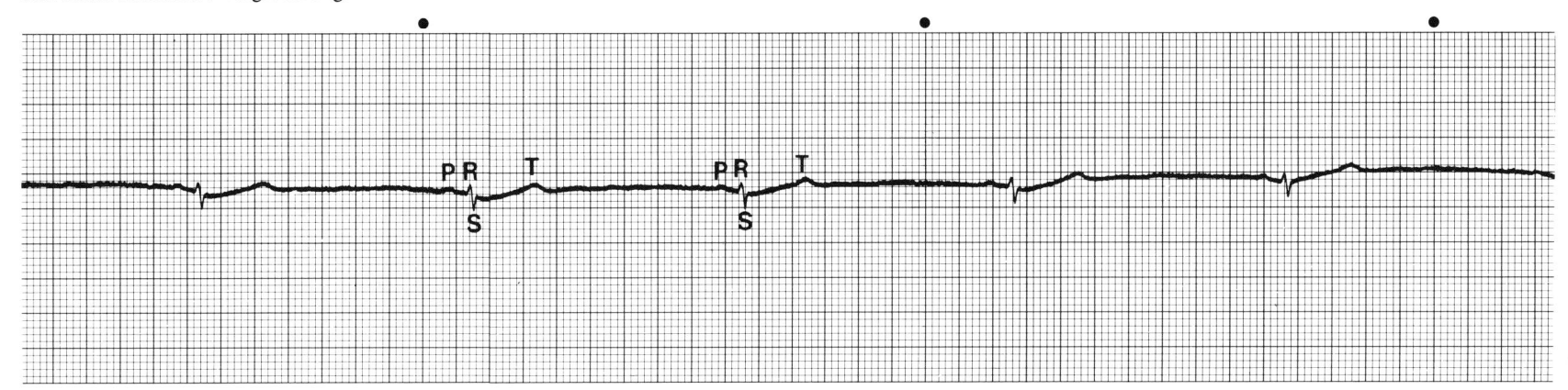

ABB. 7-5: Sinusbradykardie mit einer Frequenz von 75/Min. bei einer Katze als Folge eines Narkosezwischenfalls während einer Operation. Eine sofortige Unterbrechung der Narkose, die Zufuhr von Sauerstoff und die Gabe von Atropin sowie eine sorgfältige Überwachung des Tieres sind dringend notwendig.

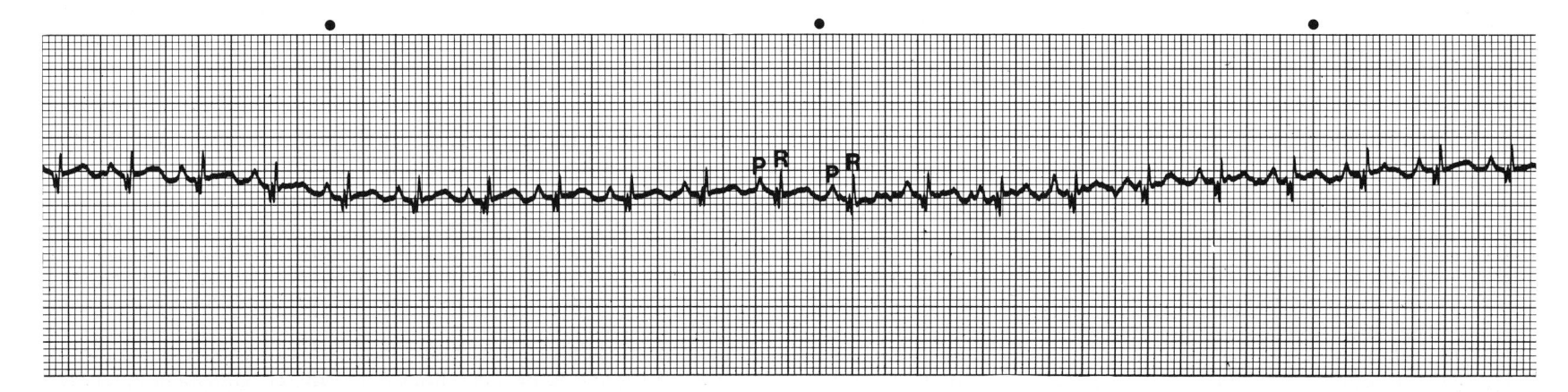

ABB. 7-6: Sinustachykardie mit einer Frequenz von 270/Min. bei einer Katze während der klinischen Untersuchung. Nachdem sich die Katze beruhigt hatte, sank die Herzschlagfrequenz auf 190/Min. (nicht abgebildet).

Sinusarrhythmie und wandernder Schrittmacher

ABB. 7-7: Respiratorische Sinusarrhythmie. Die Frequenz steigt während der Inspiration (INSP) an und nimmt während der Exspiration (EXP) ab. Papiervorschub: 25 mm/Sek.

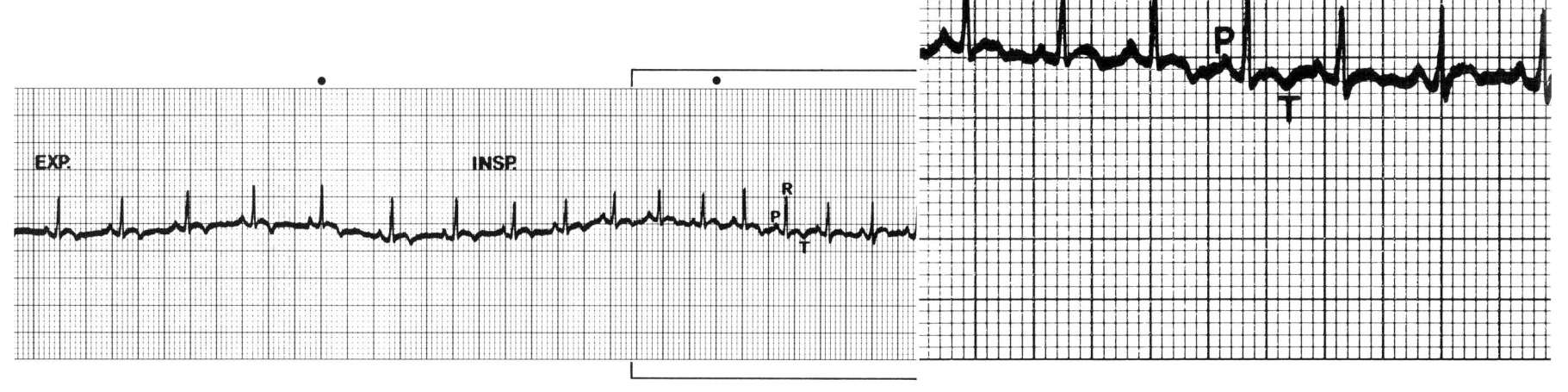

Eine Sinusarrhythmie ist ein unregelmäßiger, aus dem Sinusknoten stammender Sinusrhythmus. Sie ist durch wechselnde Phasen niedriger und höherer Herzschlagfrequenzen gekennzeichnet und ist bei Katzen ein seltener, meistens pathologischer Befund (obwohl sie ein häufiger Normalbefund bei Hunden ist). Im Gegensatz zu den Verhältnissen beim Hund steht eine Sinusarrhythmie bei Katzen gewöhnlich nicht in Beziehung zu den Respirationsphasen. Beim wandernden Schrittmacher, einer Variante der Sinusarrhythmie, wechselt das Schrittmacherzentrum innerhalb des Sinusknotens. Das führt zu einem unregelmäßigen Sinusrhythmus mit wechselnder Gestalt der P-Wellen.

EKG-Veränderungen

1. Die Schwankungsbreite des Abstands zweier aufeinanderfolgender P-Wellen ist auf Werte von 0,10 Sek. oder darüber erhöht. Alle anderen Kriterien entsprechen denen eines normalen Sinusrhythmus.
2. Ein im Sinusknoten wandernder Schrittmacher führt zur kontinuierlichen Veränderung der Gestalt der P-Welle. Das PQ-Intervall bleibt dabei im wesentlichen konstant.

Vorkommen

1. Stimulierung des Vagus, z. B. durch Digitalis, einen erhöhten intrakranialen Druck oder zerebrale Dysfunktionen.
2. Digitalisintoxikation, schwere respiratorische Erkrankungen (Atelektasen oder Pleuritis). Eine respiratorische Sinusarrhythmie kann allerdings bisweilen auch als Normalbefund auftreten.

Behandlung

Behandlung der Grundkrankheit.

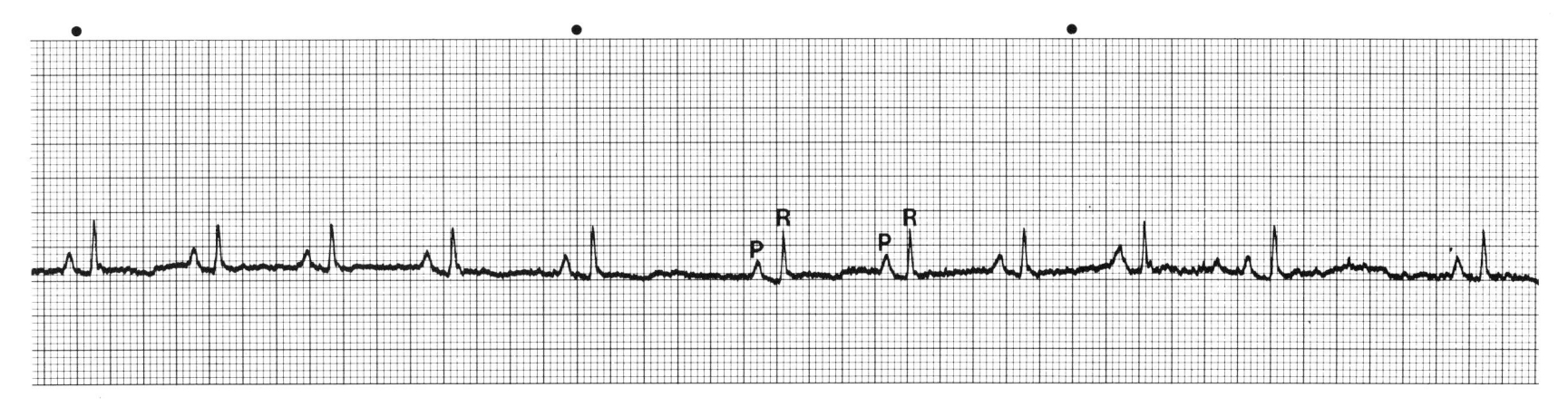

ABB. 7-8: Nichtrespiratorische Sinusarrhythmie bei einer Katze mit schwerer Infektion des Respirationstraktes. Beachte die allmählichen und vorübergehenden Veränderungen der P-Wellen: Ausdruck eines wandernden Schrittmachers.

Vorhofextrasystolen

ABB. 7-9: Im Anschluß an die ersten fünf Sinuskomplexe erscheinen drei Vorhofextrasystolen in Form eines Bigeminus. Die vorzeitigen P-Wellen unterscheiden sich geringfügig von den sinusalen P-Wellen.

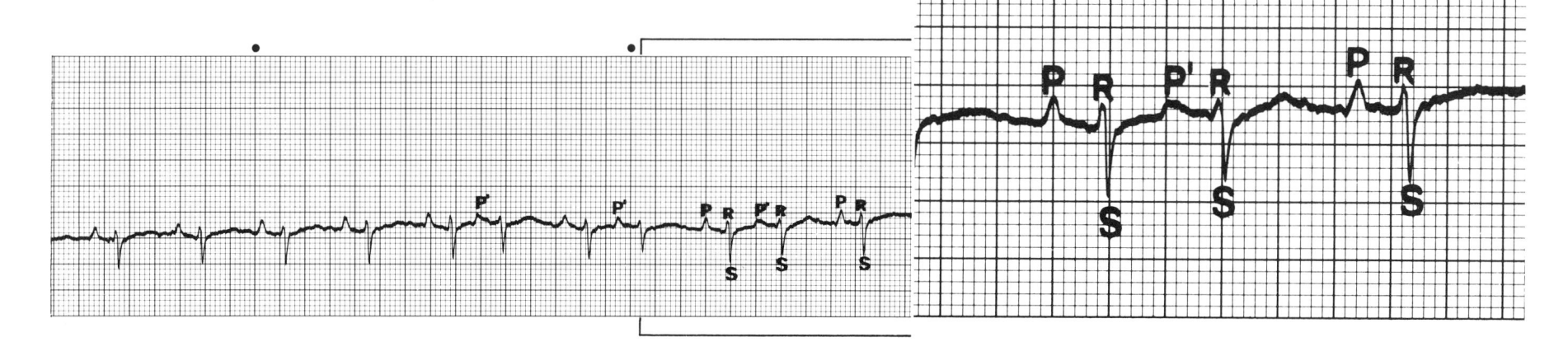

Vorhofextrasystolen entstehen durch autonome Impulsbildung in einem ektopen Schrittmacherzentrum der Vorhöfe. Aus ihnen kann eine Vorhoftachykardie, Vorhofflattern oder auch Vorhofflimmern resultieren. Die Impulse verbreiten sich über die Vorhöfe bis zum AV-Knoten und können unter Umständen auch die Ventrikel erreichen.

EKG-Veränderungen

1. Die Herzschlagfrequenz ist normal, bedingt durch die zusätzlichen P-Wellen (P'-Wellen genannt), die den P-Wellen-Rhythmus unterbrechen, ist der Rhythmus unregelmäßig.
2. Die ektope P'-Welle erscheint verfrüht und weicht von der Form einer sinusalen P-Welle ab. Sie kann negativ, positiv, biphasisch oder auch von der vorhergehenden T-Welle überlagert sein.
3. Der QRS-Komplex erscheint verfrüht, ist jedoch in der Regel normal geformt (wie beim Sinusrhythmus). Er fehlt, wenn die P'-Welle sehr früh auftritt, da in diesem Falle der AV-Knoten noch nicht vollständig repolarisiert ist (Refraktärzeit), so daß die Erregung nicht auf die Ventrikel übergeleitet werden kann (eine nicht übergeleitete P'-Welle). In der relativen Refraktärzeit der Ventrikel kann die Erregung übergeleitet werden, das P'Q-Intervall ist dann jedoch verlängert, unter Umständen ist sogar der QRS-Komplex verändert (aberrante Überleitung). Je eher die P'-Welle erscheint, desto deutlicher sind die Veränderungen des QRS-Komplexes.
4. Das P'Q-Intervall ist in der Regel gleich lang oder länger als das Sinus-PQ-Intervall.
5. Gewöhnlich folgt einer Vorhofextrasystole eine nicht voll kompensierte Pause, d. h. das RR-Intervall zweier normaler Sinuskomplexe, die eine Vorhofextrasystole einschließen, ist kürzer als das RR-Intervall dreier aufeinanderfolgender Sinuskomplexe. Der ektope Vorhofimpuls entlädt den Sinusknoten, wodurch dessen Impulsbildung verspätet wird.

Vorkommen[13, 14]

1. Vergrößerung der Vorhöfe im Zusammenhang mit der hypertrophen Form der Kardiomyopathie[16, 17].
2. Jede Erkrankung der Vorhöfe: angeborene Herzanomalien, Tumormetastasen, chronische AV-Klappeninsuffizienz bei älteren Katzen.
3. Medikamente: Digitalisintoxikation, Allgemeinanästhesie.
4. Hyperthyreoidismus.
5. Bei älteren Katzen können Vorhofextrasystolen auch physiologisch sein.

Behandlung

1. Vorhofextrasystolen werden nach Ruhe seltener oder verschwinden ganz; daher ist der Einsatz spezifischer Antiarrhythmika selten erforderlich. Bei Katzen mit der hypertrophen Form der Kardiomyopathie ist Propranolol gewöhnlich wirksam.
2. Behandlung der Grundkrankheit.

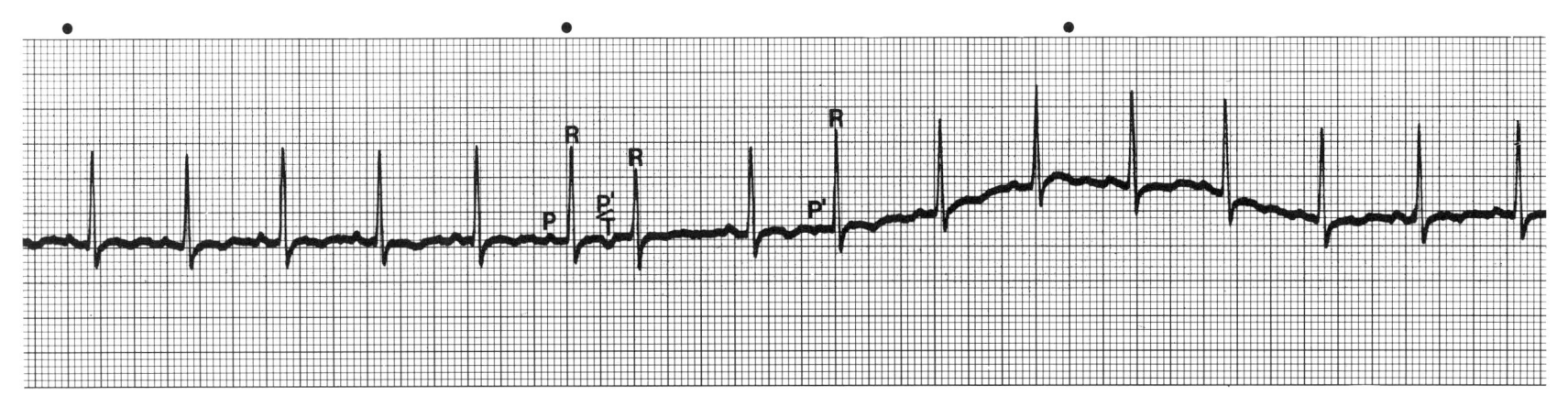

ABB. 7-10: Zwei Vorhofextrasystolen (der siebte und der neunte Komplex) bei einer 15 Jahre alten Katze mit Mitralklappeninsuffizienz. Die vorzeitigen P'-Wellen sind anders geformt und von den T-Wellen der jeweils folgenden QRS-Komplexe überlagert. Auf die beiden Vorhofextrasystolen folgt jeweils eine postextrasystolische Pause.

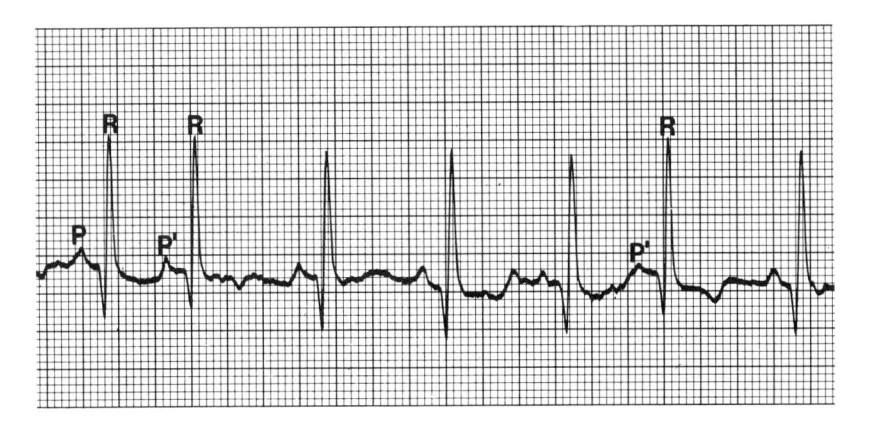

ABB. 7-11: Zwei Vorhofextrasystolen (der zweite und der sechste Komplex) bei einer Katze mit hypertropher Kardiomyopathie. Die vorzeitigen QRS-Bilder ähneln den sinusalen QRS-Komplexen.

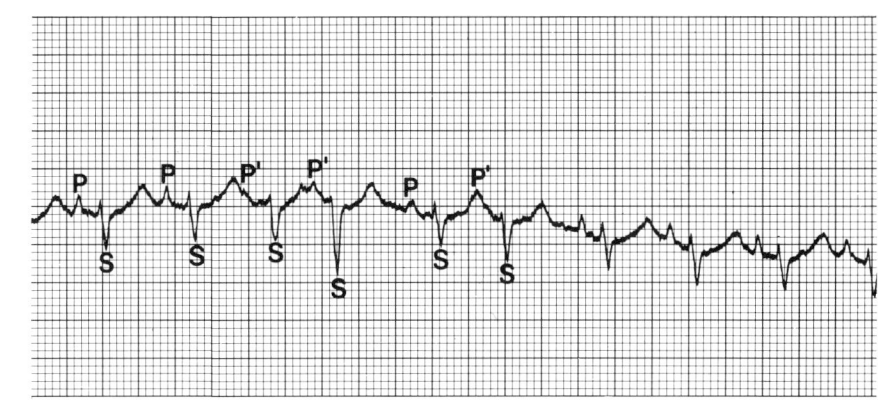

ABB. 7-12: Drei Vorhofextrasystolen (der dritte, vierte und sechste Komplex). Die Gestalt des vierten QRS-Komplexes ist deutlich verändert (aberrante Erregungsleitung).

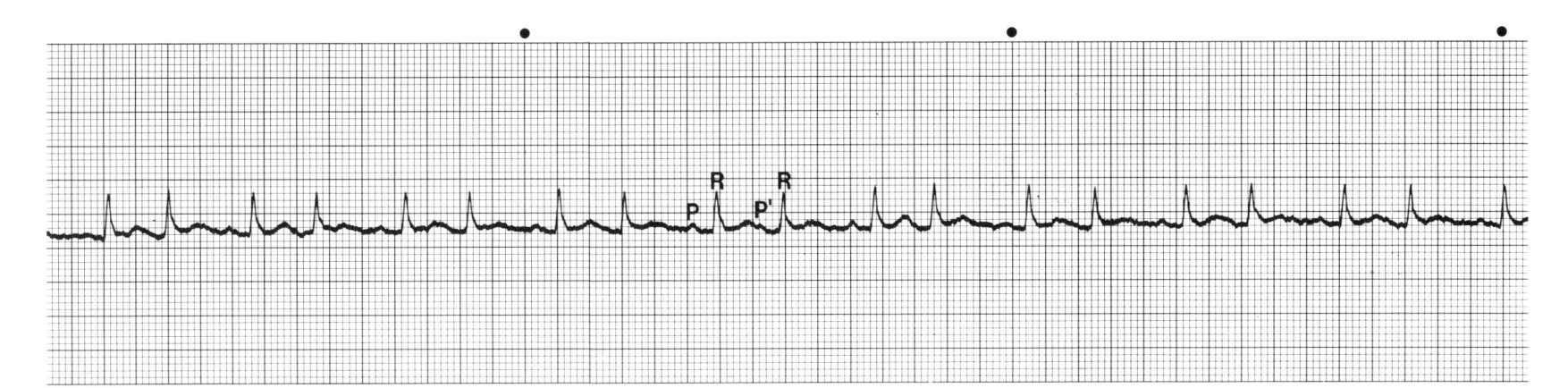

ABB. 7-13: Vorhofextrasystolen in Form einer Bigeminie bei einer Katze in Vollnarkose. Von den Paaren ist jeweils der erste Komplex ein Sinuskomplex und der zweite eine Vorhofextrasystole. Nach Beendigung der Narkose verschwand diese Rhythmusstörung.

Vorhoftachykardie und Vorhofflattern

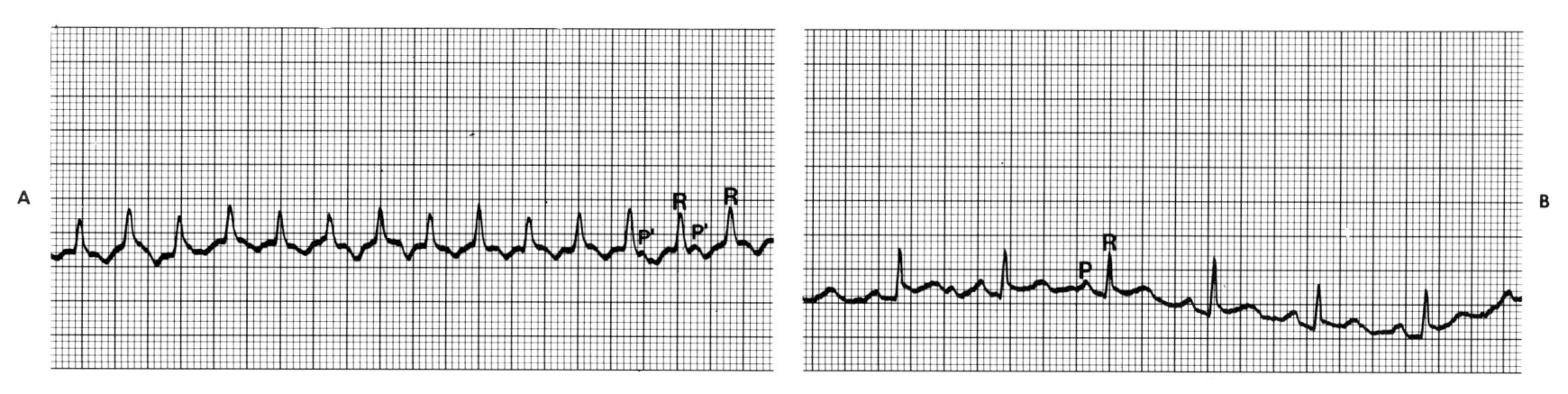

ABB. 7-14: A: Supraventrikuläre Tachykardie mit einer Ventrikelschlagfrequenz von 400/Min. bei einer Katze mit Ohnmachtsanfällen als Folge einer hypertrophen Kardiomyopathie. Wahrscheinlich liegt eine 1 : 1-Überleitung vor, zur genaueren Bestimmung der Vorhofaktivität wäre eine intraatriale EKG-Ableitung erforderlich (vgl. ABB. 7-18). B: Spontane Konversion. Es liegt jetzt ein Sinusrhythmus mit ähnlichen QRS-Komplexen wie im Streifen A vor.

Eine Vorhoftachykardie ist ein schneller, regelmäßiger Rhythmus, der seinen Ursprung in einem Schrittmacherzentrum in den Vorhöfen außerhalb des Sinusknotens hat. Drei oder mehr aufeinanderfolgende Vorhofextrasystolen können als Vorhoftachykardie angesehen werden. Außer der noch höheren Schlagfrequenz der Vorhöfe und dem Vorhandensein charakteristischer Flatterwellen besteht zwischen Vorhoftachykardie und Vorhofflattern kein prinzipieller Unterschied. Die Frequenz des Vorhofflatterns liegt über 300 bis 350 Schlägen/Min. Kann das Vorhofflattern nicht von der Vorhoftachykardie unterschieden werden, spricht man von einer supraventrikulären Tachykardie.

EKG-Veränderungen

1. Der Vorhofrhythmus ist regelmäßig und hat eine Frequenz von über 240/Min. bei der Vorhoftachykardie und von über 350/Min. beim Vorhofflattern. Dieser schnelle Vorhofrhythmus tritt entweder vorübergehend (paroxysmal) oder ständig auf. Der Rhythmus und die Schlagfrequenz der Ventrikel sind von der Schlagfrequenz der Vorhöfe sowie dem Funktionszustand der atrioventrikulären Überleitung abhängig (sind Schlagfrequenz der Vorhöfe und der Kammern identisch: 1:1-Überleitung; beträgt die Schlagfrequenz der Vorhöfe die Hälfte: 2:1; analog: 3:1, 4:1, usw.).
2. Bei Vorhoftachykardie sind die P'-Wellen in Ableitung II meistens positiv, die P'P'-Intervalle sind regelmäßig. Wegen der hohen Schlagfrequenz der Ventrikel sind die P'-Wellen teilweise nur schwer zu erkennen. Im allgemeinen unterscheidet sich die Form der P'-Wellen etwas von der der sinusalen P-Wellen. Bei typischem Vorhofflattern sind die normalen P-Wellen durch sägezahnartige Flatterwellen (F-Wellen) ersetzt.
3. Der QRS-Komplex ist meistens normal geformt (wie beim Sinusrhythmus), durch Schenkelblock, aberrante Ventrikelerregung oder ventrikuläre Präexzitation kann er jedoch breit und bizarr werden.
4. Bei hoher Schlagfrequenz der Vorhöfe können nicht mehr alle Impulse übergeleitet werden, da der AV-Knoten bei der schnellen Erregungsfolge nicht immer rechtzeitig repolarisiert werden kann. Das führt zu verschiedenen Graden des AV-Blocks. Das häufigste Überleitungsverhältnis bei Vorhofflattern liegt bei 2:1. Bei einer 1:1-Überleitung trotz sehr hoher Schlagfrequenz der Vorhöfe sollte an ein Wolff-Parkinson-White-Syndrom gedacht werden.

Vorkommen[13, 14]

1. Die gleichen Veränderungen, die zu Vorhofextrasystolen führen, z. B. im Zusammenhang mit einer Vergrößerung der Vorhöfe (am häufigsten als Begleiterscheinung der hypertrophen Form der Kardiomyopathie[5, 16, 17]).
2. Andere Ursachen: Ventrikuläre Präexzitation (Wolff-Parkinson-White-Syndrom), Tumoren des Herzens.

Behandlung[12] (siehe auch Kapitel 10 und ABB. 10-9)

1. Sowohl bei Vorhoftachykardie als auch bei Vorhofflattern handelt es sich normalerweise um vorübergehende Arrhythmien. Bei Hunden ist Digoxin häufig das Medikament der Wahl. Bei der hypertrophen Form der Kardiomyopathie ist es allerdings kontraindiziert, es sei denn, die Arrhythmie ist vollständig unkontrollierbar und es liegt keine Obstruktion des Ausflußtraktes vor.
2. Die intravenöse Propranololapplikation führt in Zusammenhang mit Druck auf den Carotissinus oder auf die Bulbi meistens zur Besserung. Propranolol sollte allerdings, insbesondere bei Herzinsuffizienz, ausgesprochen vorsichtig angewendet werden. Bei der hypertrophen Form der Kardiomyopathie kann es zur Prophylaxe von Vorhofarrhythmien eingesetzt werden.
3. Bleibt der Zustand des Patienten trotz dieser Maßnahmen kritisch, sollte die elektrische Kardioversion (mit schwachen Stromstößen) oder die intrakardiale Reizung mit einer transvenös gelegten Elektrode erwogen werden.
4. Ein Schlag gegen den Brustkorb führt häufig zur Beseitigung der Vorhoftachykardie oder des Vorhofflatterns. Diese Maßnahme ist besonders in Notfallsituationen indiziert, wenn wiederbelebende Medikamente und Gerätschaften nicht verfügbar sind.[18]

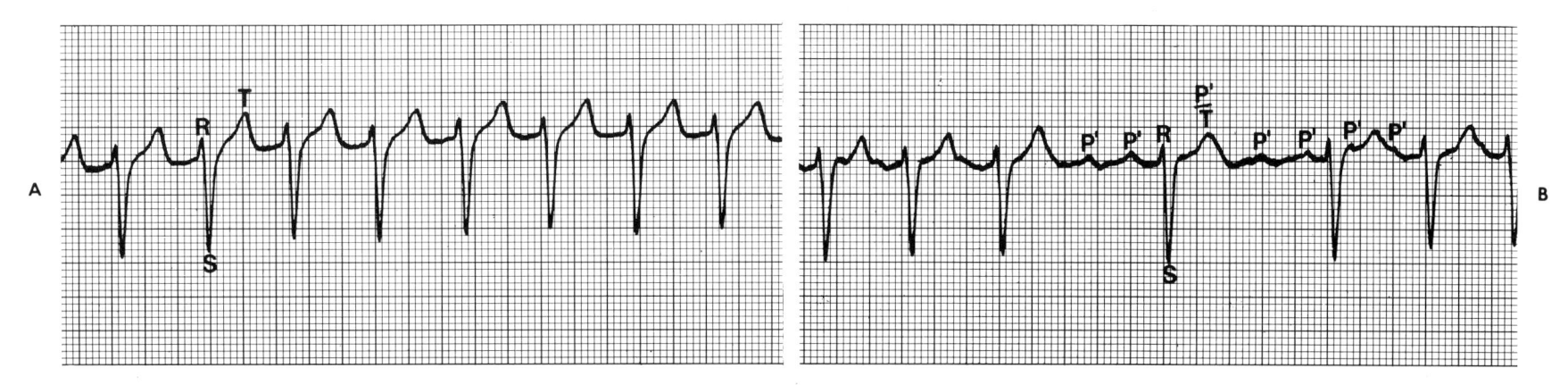

Abb. 7-15: A: Regelmäßiger Ventrikelrhythmus mit einer Ventrikelschlagfrequenz von 230/Min. P-Wellen sind nicht zu erkennen. B: Druck auf den Augapfel führt zur Erhöhung des Vagotonus und beeinflußt damit die atrioventrikuläre Überleitung, so daß die P'-ähnlichen Wellen (F-Wellen) jetzt deutlich zu erkennen sind. Die Vorhoffrequenz beträgt bei unterschiedlicher Überleitung in die Ventrikel 460/Min. (Vorhofflattern). Streifen A ist Ausdruck einer 2 : 1-Überleitung, wobei die P-Wellen von den QRS-Komplexen verdeckt werden. Diese Katze litt an einem linksanterioren Hemiblock und hypertropher Kardiomyopathie.

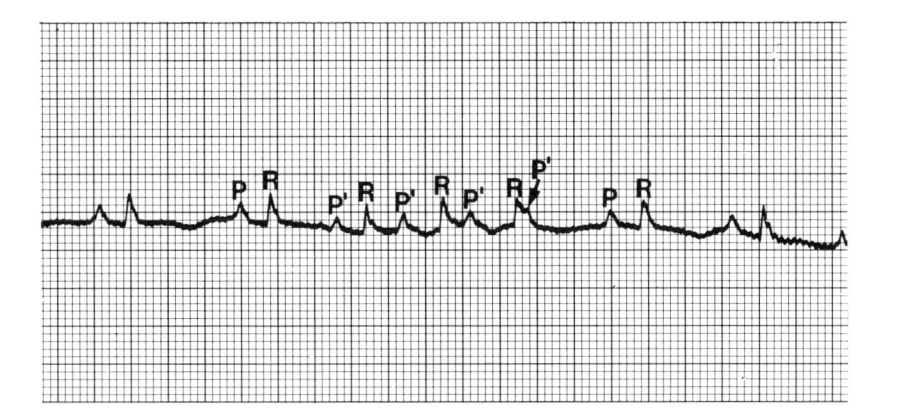

Abb. 7-16: Kurzzeitiges Auftreten einer Vorhoftachykardie bei Wenckebachscher Periodik (AV-Block, Mobitz I), ausgelöst durch eine Vorhofextrasystole (nach den beiden ersten Sinuskomplexen). Die letzte P'-Welle wird nicht übergeleitet.

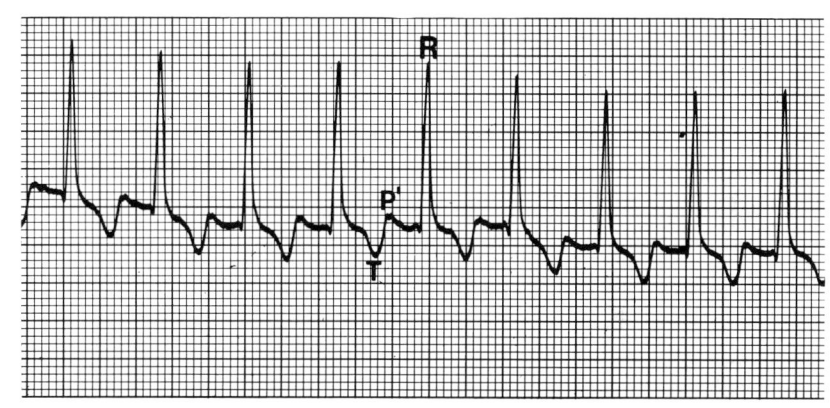

Abb. 7-17: Vorhoftachykardie mit einer Frequenz von 250/Min. bei einer Katze mit Lungenkarzinom und sekundären Veränderungen am Herzen. Beachte die hohen, breiten QRS-Komplexe, ein Hinweis auf eine linksventrikuläre Vergrößerung.

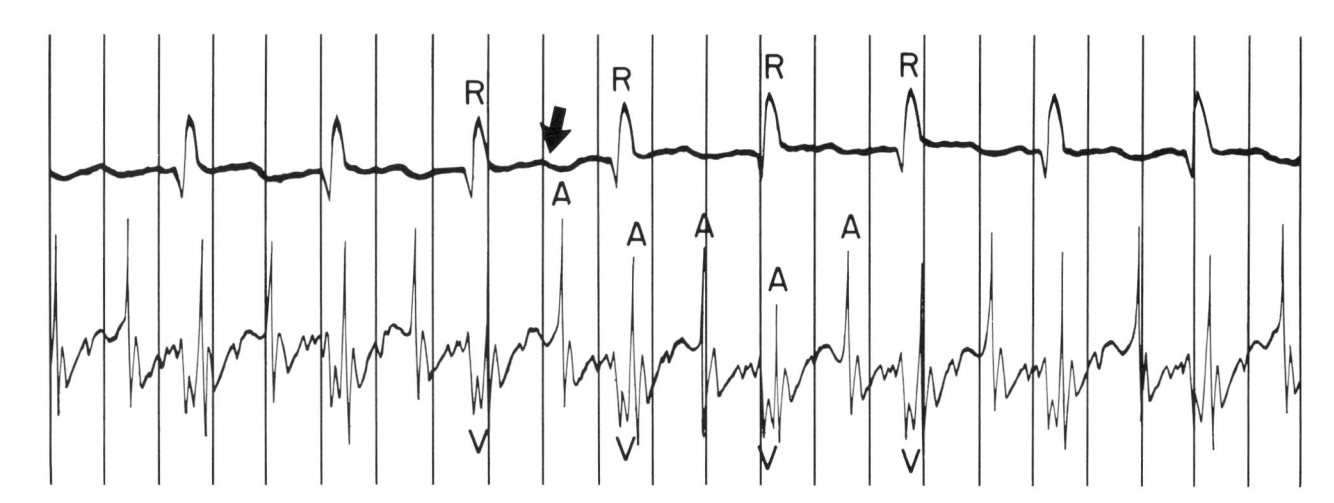

Abb. 7-18: Supraventrikuläre Tachykardie bei einer Katze mit hypertropher Kardiomyopathie. In Ableitung II (oberer Streifen) können keine P-Wellen ausgemacht werden. Erst die intraatriale Elektrokardiographie ermöglicht die Erkennung der P-Wellen (A). Die Ventrikelkomplexe (V) erscheinen zur gleichen Zeit wie die QRS-Komplexe (R). Die regelmäßige Schlagfrequenz der Vorhöfe von 450/Min. (2 : 1-Überleitung) macht die Diagnose »Vorhofflattern« wahrscheinlich. Wegen der hohen Papiergeschwindigkeit von 100 mm/Sek. sind die Flatterwellen (Pfeil) sehr flach. (Mit Genehmigung aus: TILLEY, L. P.: Vet. Clin. North Am. 7 : 273, 1977).

Vorhofflimmern

ABB. 7-19: Vorhofflimmern mit einer durchschnittlichen Ventrikelschlagfrequenz von 200/Min. bei einer Katze mit hypertropher Kardiomyopathie. Beachte das vollkommen unregelmäßige Auftreten der R-Zacken sowie das Fehlen von P-Wellen. Die P-Wellen sind durch f-Wellen ersetzt.

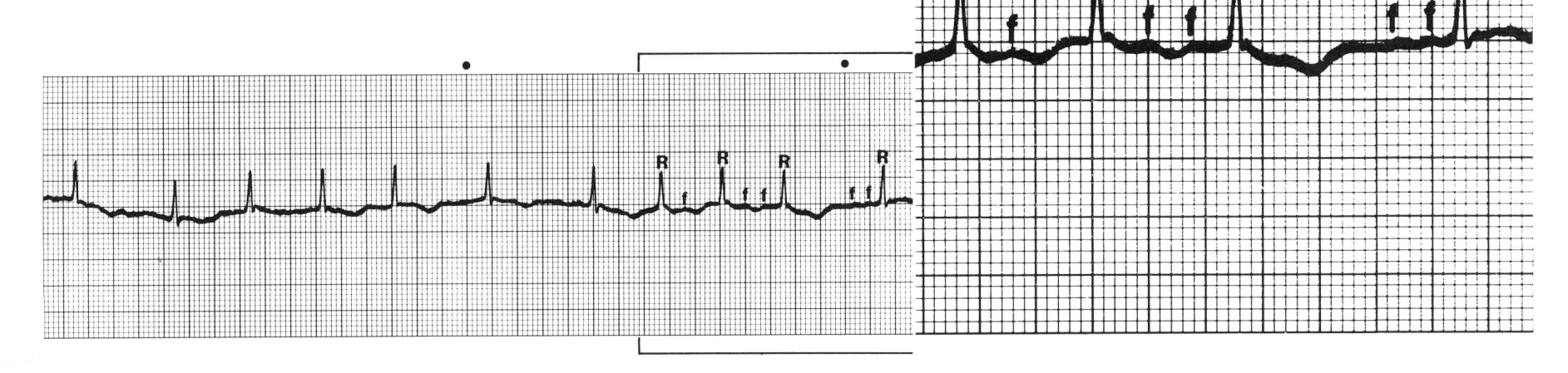

Vier mögliche Mechanismen der Entstehung des Vorhofflimmerns werden diskutiert: 1. Ringförmiges Kreisen der elektrischen Impulse im Gewebe zwischen den beiden Venae cavae, 2. unifokale Impulsbildung in den Vorhöfen, 3. multipler Re-entry und 4. multifokale Impulsbildung in den Vorhöfen. Einer dieser Mechanismen oder eine Kombination derselben ist wahrscheinlich für die Entstehung des Vorhofflimmerns verantwortlich.[10, 19, 20]

Vorhofflimmern kann zur Reduzierung der koronaren (bis zu 40 Prozent) und der cerebralen (bis zu 20 Prozent) Durchblutung führen.[21] Da einerseits die Vorhöfe ihre Förderleistung praktisch vollständig eingebüßt haben, andererseits die Pulsfrequenz sehr hoch ist, sinkt das Herzminutenvolumen stark, woraus eine Stauungsinsuffizienz resultieren kann. Die hohe Ventrikelschlagfrequenz beim Vorhofflimmern kann außerdem zu einer um 20 Prozent verringerten Nierendurchblutung führen, die wiederum Oligurie und Azotämie verursachen kann.[22]

Vorhofflimmern ist bei Katzen selten und ist zumeist eine Folge der hypertrophen Form der Kardiomyopathie.[4, 5, 23] Die hypertrophe Form der Kardiomyopathie verursacht eine chronische Widerstandserhöhung im linken Ventrikel, die zu einer hochgradigen Vergrößerung des linken Vorhofes und damit zum Vorhofflimmern führen kann.

EKG-Veränderungen

1. Die Schlagfrequenzen der Vorhöfe und der Kammern sind sehr hoch und unregelmäßig.
2. Die normalen sinusalen P-Wellen sind durch flimmernde f-Wellen ersetzt.
3. Der QRS-Komplex ist meistens normal geformt (wie beim Sinusrhythmus), durch Schenkelblock, aberrante Ventrikelerregung oder ventrikuläre Präexzitation kann er jedoch breit und bizarr werden.
4. Die Schlagfrequenz der Ventrikel ist unregelmäßig, da nur eine begrenzte Anzahl der Flimmerwellen übergeleitet werden kann.

Vorkommen[13, 14]

1. Die gleichen Veränderungen, die die anderen Vorhofarrhythmien verursachen, am häufigsten jedoch nach starker Vergrößerung der Vorhöfe.
2. Hypertrophe Form der Kardiomyopathie.
3. Restriktive Form der Kardiomyopathie.

Behandlung (siehe auch Kapitel 10)

Digoxin ist bei Katzen mit der hypertrophen Form der Kardiomyopathie *und* Vorhofflimmern nicht kontraindiziert, allerdings sollte es sehr vorsichtig angewendet werden. Um die Ventrikelschlagfrequenz zu senken, sollten Digoxin und Propranolol verabreicht werden.[24] Zur Kompensation des negativ inotropen Effekts von Propranolol sollte Digoxin jedoch zuerst gegeben werden.

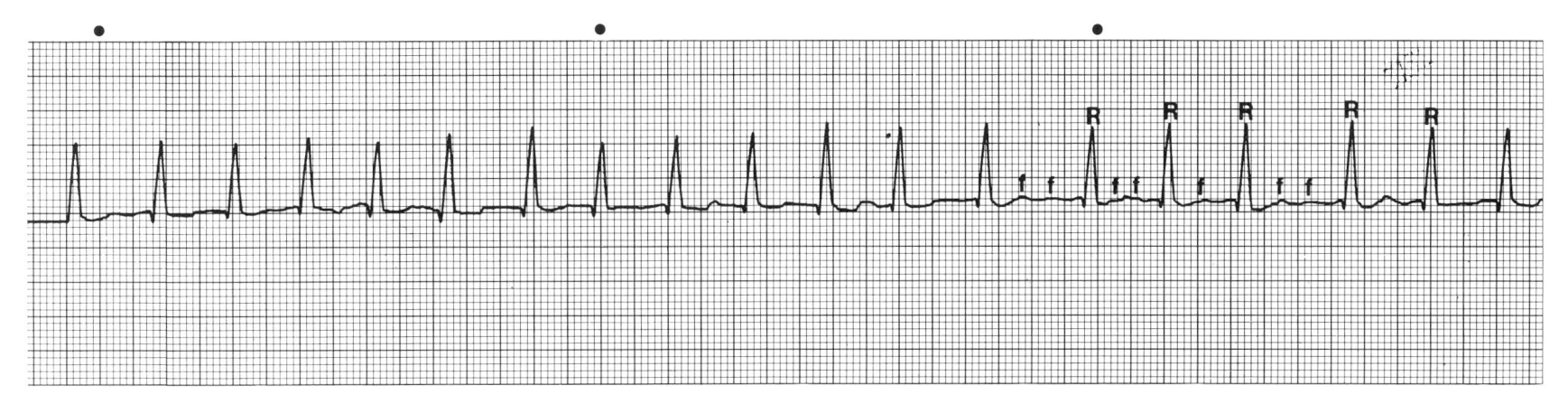

ABB. 7-20: Vorhofflimmern mit einer durchschnittlichen Ventrikelschlagfrequenz von 240/Min. bis 260/Min. Der Ventrikelrhythmus ist deutlich unregelmäßig. Die Amplituden der QRS-Komplexe variieren, da zahlreiche der supraventrikulären Impulse so frühzeitig übergeleitet werden, daß sie auf noch nicht vollständig repolarisierte Bereiche der Ventrikel treffen.

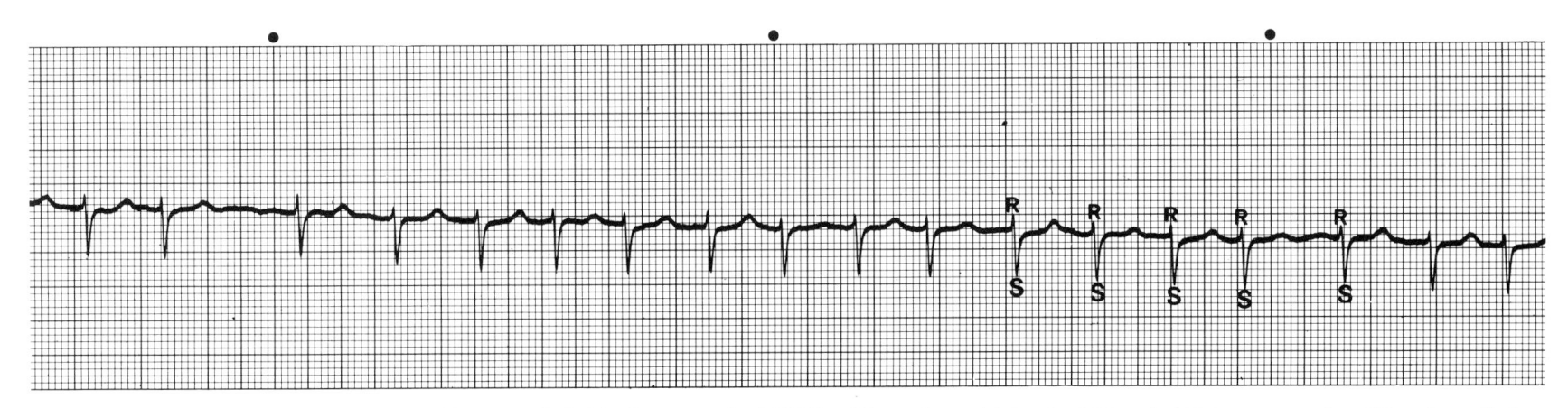

ABB. 7-21: Vorhofflimmern mit einer schnellen Ventrikelschlagfrequenz von 250/Min. Die anderen (nicht abgebildeten) Ableitungen ergaben Hinweise auf einen linksanterioren Hemiblock und/oder eine linksventrikuläre Vergrößerung, eine Erklärung der tiefen S-Zacken in diesem EKG-Abschnitt aus Ableitung II.

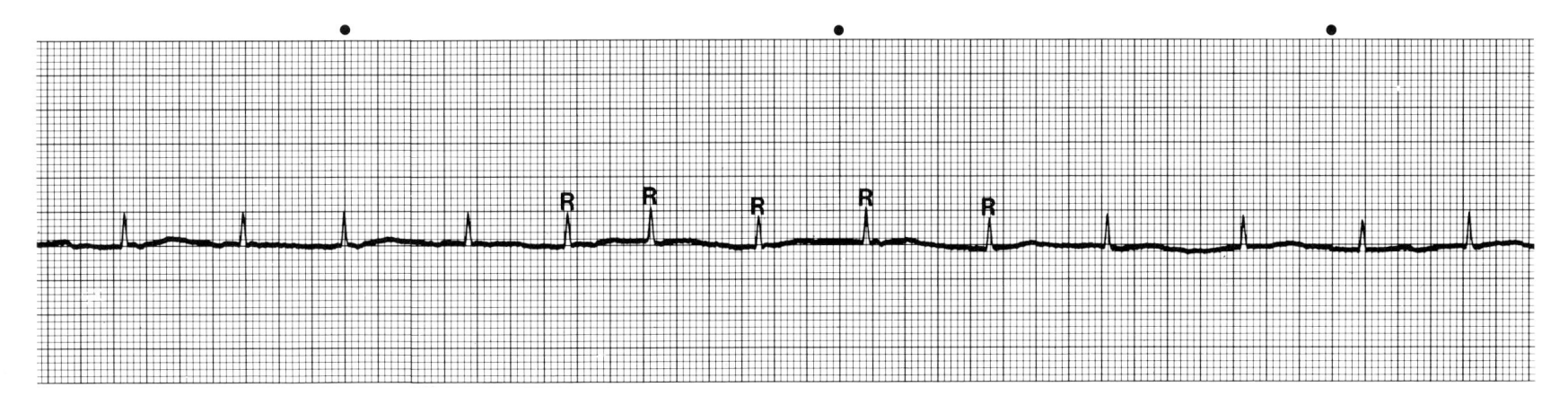

ABB. 7-22: Vorhofflimmern. Die Ventrikelschlagfrequenz konnte durch Digoxin- und Propranololapplikation auf durchschnittlich 180/Min. gesenkt werden. Digoxin und Propranolol verlängern die Refraktärzeit des AV-Knotens, wodurch weniger Flimmerwellen auf die Ventrikel übergeleitet werden.

Ersatzrhythmen

ABB. 7-23: Ventrikulärer Ersatzrhythmus bei einer Katze mit totalem AV-Block. Keiner der Vorhofimpulse (P-Wellen) erreicht den AV-Knoten und die Ventrikel. Vorhof- und Ventrikelaktivität sind vollständig entkoppelt. Einige der P-Wellen werden von QRS-Komplexen überlagert.

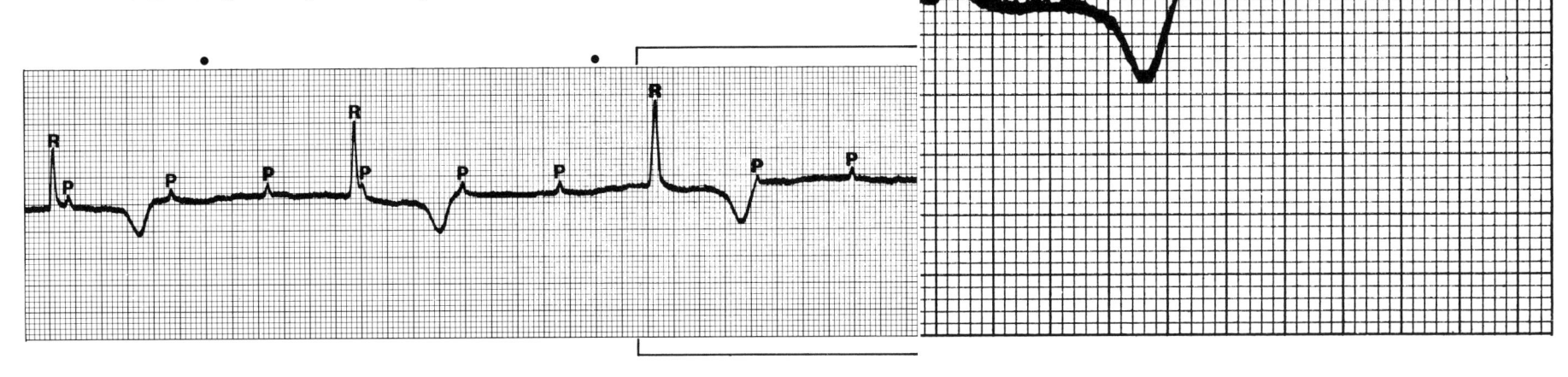

Wird das die Herzaktion auslösende Schrittmacherzentrum (in der Regel der Sinusknoten) langsamer oder fällt ganz aus, übernehmen Ersatzrhythmen nachgeschalteter Schrittmacherzentren die Funktion des primären Schrittmachers. Nach einer Unterbrechung des Grundrhythmus erhält ein nachgeschaltetes Schrittmacherzentrum dadurch die Herzfunktion aufrecht. Ein einzelner spontaner Impuls eines nachgeschalteten Schrittmacherzentrums nach einer Unterbrechung des Grundrhythmus wird Ersatzsystole (»escape complex«) genannt. Übernimmt ein solches Ersatzzentrum vorübergehend die Funktion des Herzschrittmachers, spricht man von einem Ersatzrhythmus.[25] Ersatzsystolen haben ihren Ursprung meistens im AV-Knoten oder im Erregungsleitungssystem der Ventrikel. Bestimmen ventrikuläre Ersatzsystolen den Rhythmus, so wird an Stelle des Terminus »ventrikulärer Ersatzrhythmus« die Bezeichnung »idioventrikulärer Rhythmus« gewählt.

EKG-Veränderungen

AV-Ersatzrhythmus

1. Die Herzschlagfrequenz ist niedrig. Ersatzsystolen folgen einer Pause, die länger als die Dauer eines normalen Herzzyklus (RR-Intervall) ist. Ersatzrhythmen auf der Ebene des AV-Knotens sind regelmäßig, solange sich die Lage des Schrittmacherzentrums nicht verändert.
2. Die P-Welle ist meistens negativ.
3. Die Form des QRS-Komplexes ist normal.
4. Die P-Welle kann dem QRS-Komplex vorangehen, von ihm überlagert werden oder später erscheinen.

Ventrikulärer Ersatzrhythmus (Idioventrikulärer Rhythmus)

1. Die Herzschlagfrequenz ist normalerweise niedrig. Ersatzsystolen folgen einer Pause, die länger ist als die Dauer eines normalen Sinuskomplexes. Ein idioventrikulärer Rhythmus ist im allgemeinen regelmäßig und hat eine Frequenz unter 100/Min.
2. P-Wellen sind in der Regel nicht vorhanden, es sei denn, es liegt ein totaler AV-Block oder die fortgeschrittene Form eines AV-Blocks II. Grades vor. Beim totalen AV-Block erscheint die P-Welle ohne Bezug zum Kammerrhythmus und kann dem QRS-Komplex vorangehen, von ihm überlagert werden oder später erscheinen.
3. Die QRS-Komplexe sind breit und bizarr geformt (ähnlich wie bei ventrikulären Extrasystolen).
4. P-Wellen und QRS-Komplexe stehen nicht in Beziehung zueinander.

Vorkommen

Alle Ursachen einer Sinusbradykardie und eines AV-Blocks (ein totaler AV-Block führt zum idioventrikulären Rhythmus, da in diesem Falle gewöhnlich keine Impulse im Bereich des AV-Knotens gebildet werden können).

Behandlung (siehe auch Kapitel 10)

1. Behandlung der Ursachen der Arrhythmie, da ein Ersatzrhythmus selbst nur ein sekundäres Phänomen ist. Eine momentane Ersatzsystole oder ein Ersatzrhythmus sollte nicht behandelt werden, da dies Schutzmechanismen zur Aufrechterhaltung einer minimalen Herzfunktion sind.
2. Atropin, Glykopyrrolat oder Isoproterenol ist häufig indiziert. Zeigt die Pharmakotherapie keine befriedigende Wirkung, muß die elektrische Stimulierung des Herzens erwogen werden. Medikamente, die selbst zu bradykarden Rhythmusveränderungen führen (z. B. Digoxin, Propranolol und Anästhetika), sollten abgesetzt werden.

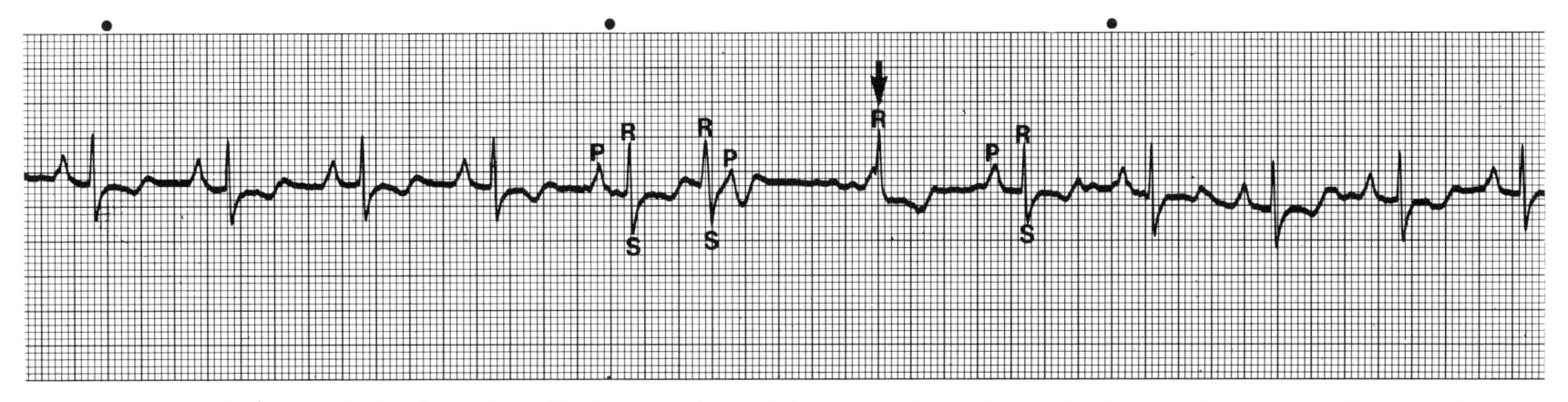

ABB. 7-24: Blockierte sinusale P-Welle als Folge unvollständiger Repolarisation des AV-Knotens nach einer Extrasystole (der sechste Komplex). Das führt zu einer längeren Pause, die durch eine Ersatzsystole beendet wird. Die zur gleichen Zeit einfallende sinusale P-Welle wird von der Ersatzsystole überlagert, wodurch dieser Impuls ebenfalls nicht übergeleitet werden kann.

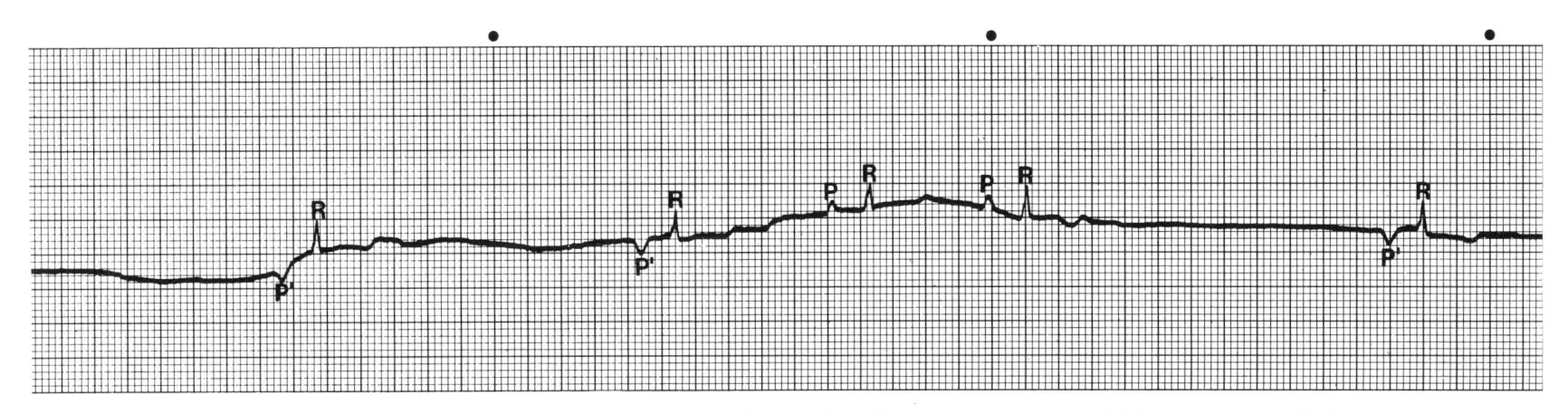

ABB. 7-25: AV-Ersatzsystolen bei einer Katze mit hochgradiger Sinusbradykardie und Sinusstillstand. Die negativen P'-Wellen gehen den QRS-Komplexen voraus. Die Applikation von Atropin führte später zur Erhöhung der Herzschlagfrequenz sowie zur Beseitigung der sekundären AV-Ersatzsystolen.

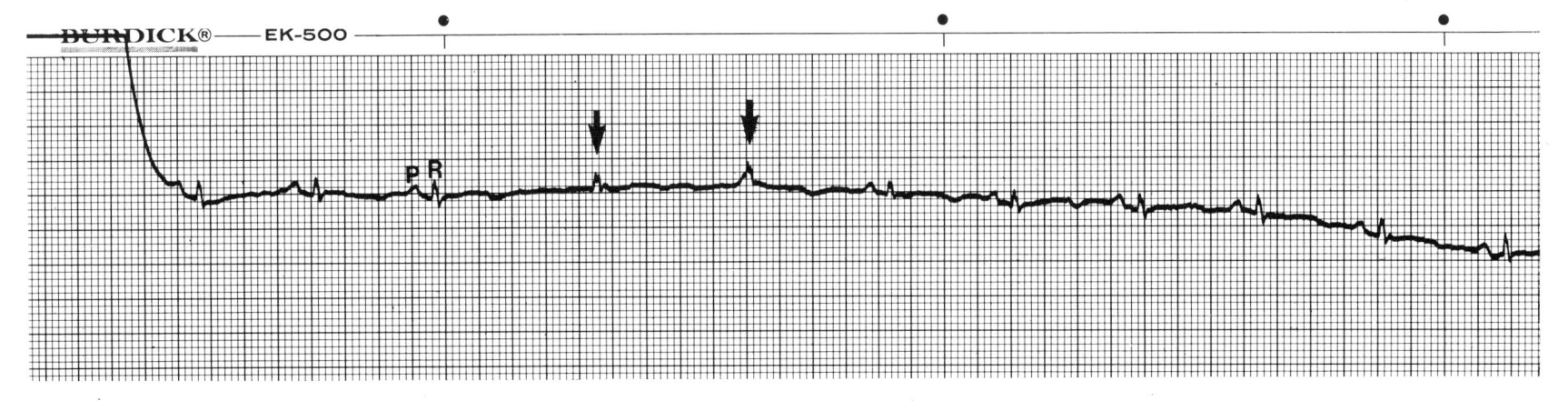

ABB. 7-26: Zwei Ersatzsystolen (Pfeile) mit Ursprung in der Nähe des AV-Knotens während einer Pause im ansonsten dominierenden Sinusrhythmus bei einer anästhesierten Katze. Nach Beendigung der Anästhesie erhöhte sich die Sinusfrequenz, und die Extrasystolen traten nicht mehr auf. Beim Ausschlag zu Beginn der Aufzeichnung handelt es sich um eine Schwankung der Grundlinie.

Ventrikuläre Extrasystolen

ABB. 7-27: Zwei ventrikuläre Extrasystolen mit Ursprung im linken Ventrikel bei einer Katze mit dilatativer Kardiomyopathie und Herzinsuffizienz.

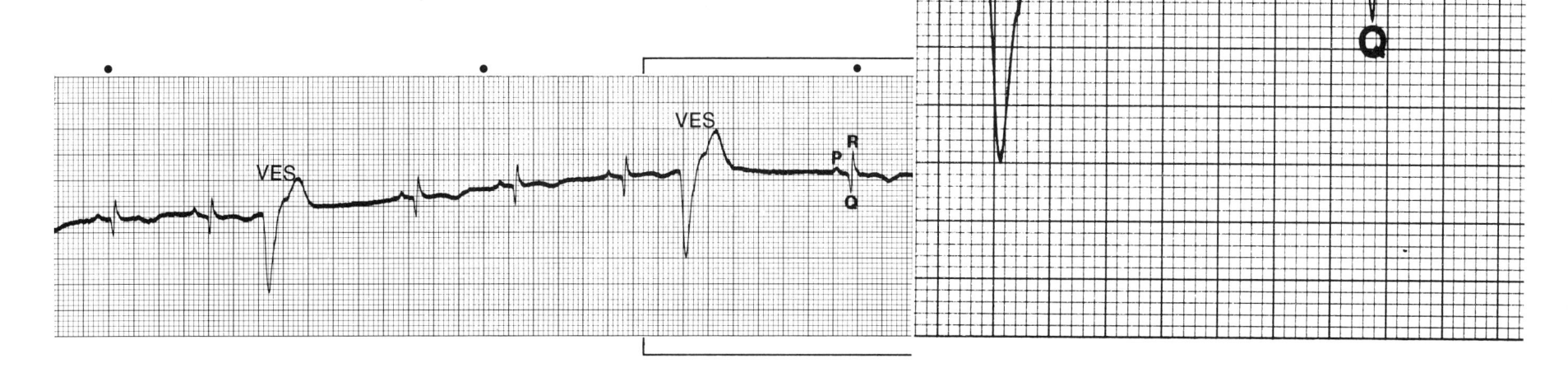

Ventrikuläre Extrasystolen (auch vorzeitige ventrikuläre Kontraktionen genannt) entstehen durch vorzeitige Impulsbildung in einem ektopen Schrittmacherzentrum in den Ventrikeln. Sie verbreiten sich mit Verzögerung in der Ventrikelmuskulatur, wodurch der QRS-Komplex breit und bizarr wird. Wie bei Hunden sind ventrikuläre Extrasystolen die häufigste Form der Rhythmusstörungen bei Katzen.[16]

Als mögliche Mechanismen der Entstehung von ventrikulären Extrasystolen werden die Re-entry-Theorie (siehe Kap. 9 und 12) sowie eine Beschleunigung der Automatie eines ektopen Schrittmacherzentrums diskutiert. Gelegentliche ventrikuläre Extrasystolen führen selten zu klinischen Symptomen. Allerdings läßt sich gewöhnlich ein Pulsdefizit als Folge des vorübergehend herabgesetzten Herzminutenvolumens ermitteln. Diese Reduzierung der Herzleistung ist bei bereits manifester Herzerkrankung deutlicher ausgeprägt.

EKG-Veränderungen

1. Die Herzschlagfrequenz ist in der Regel normal. Der vorzeitige QRS-Komplex unterbricht den normalen Ventrikelrhythmus, wodurch ein unregelmäßiger Rhythmus entsteht.
2. Die vorhandenen P-Wellen sind normal geformt.
3. Der QRS-Komplex erscheint vorzeitig, ist deformiert und hat häufig eine große Amplitude. Die T-Welle ist der Hauptausschlagrichtung des QRS-Komplexes entgegengesetzt.
4. Ventrikuläre Extrasystolen stehen nicht in Beziehung zur P-Welle. Die unabhängige, normale P-Welle kann dem QRS-Komplex vorangehen, von ihm überlagert werden oder später erscheinen.
5. In der Regel folgt einer ventrikulären Extrasystole eine kompensatorische Pause. Das RR-Intervall zwischen zwei Sinuskomplexen, die eine ventrikuläre Extrasystole einschließen, ist etwas länger als das RR-Intervall zwischen drei aufeinanderfolgenden Sinuskomplexen.

Vorkommen[13, 14]

Es gibt eine ganze Anzahl verschiedener Ursachen für ventrikuläre Extrasystolen: primäre Herzerkrankungen, sekundäre Herzerkrankungen und Pharmakawirkung.
1. Primäre kardiale Störungen: Stauungsinsuffizienz (insbesondere als Folge der dilatativen Form der Kardiomyopathie[5]), Myokardinfarkt,[26, 27] Tumoren,[28] traumatische Myokarditis, bakterielle Endomyokarditis.[6]
2. Sekundäre kardiale Störungen: Erhöhung des Sympathikotonus nach Exzitation,[29] Hypoxie,[30] Anämie, Urämie, Pyometra, fehlerhafte Lage der Spitze eines Venenkatheters im rechten Ventrikel.
3. Pharmaka: Digitalis, Anästhetika, Propylenglykol[15] (Lösungsmittel für Diazepam und Phenytoin).

Behandlung (siehe auch Kapitel 10)

1. Behandlung der Primärkrankheit. Ventrikuläre Extrasystolen erfordern bei Katzen selten eine intensive Therapie, da sie häufig spontan verschwinden. Propranolol i. v. kann möglicherweise auf Grund eines chinidinähnlichen Effekts zur Einschränkung der ektopen Ventrikelaktivität führen. Es sollte allerdings, insbesondere bei Herzinsuffizienz, mit Vorsicht angewendet werden.[12]
2. Unterstützende Maßnahmen sollten eingeleitet werden; Entgleisungen des Elektrolyt- und Säure-Basen-Haushalts sollten korrigiert werden.

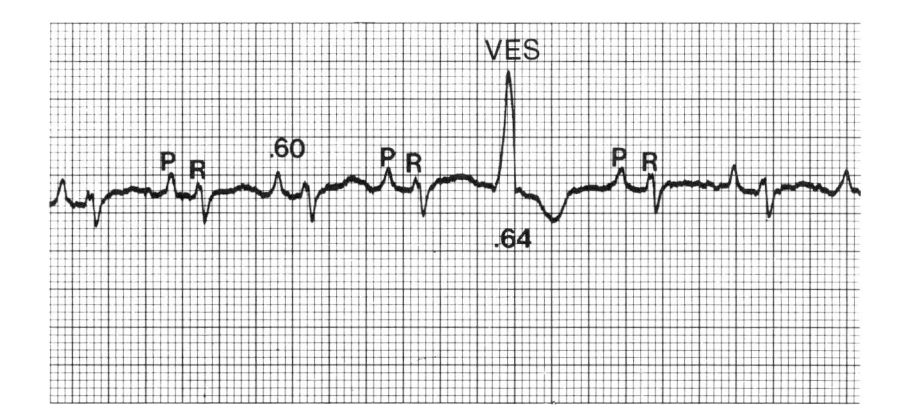

ABB. 7-28: Ventrikuläre Extrasystole (VES) mit möglichem Ursprung im rechten Ventrikel. Eine kompensatorische Pause ist vorhanden. Das RR-Intervall zwischen den beiden die Extrasystolen einschließenden Sinuskomplexen (0,64 Sek.) ist größer als das RR-Intervall zwischen drei benachbarten Sinuskomplexen (0,60 Sek.).

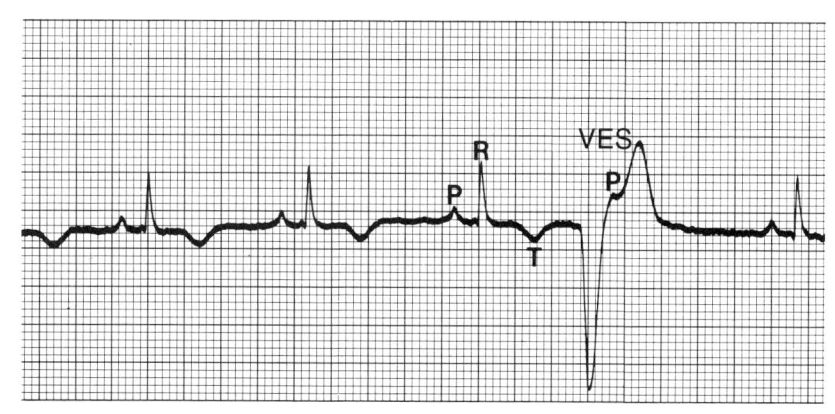

ABB. 7-29: Ventrikuläre Extrasystole mit (VES) Ursprung im linken Ventrikel. Beachte die Überlagerung der P-Welle. Der Vorhofimpuls kann nicht übergeleitet werden, da die Ventrikel refraktär sind.

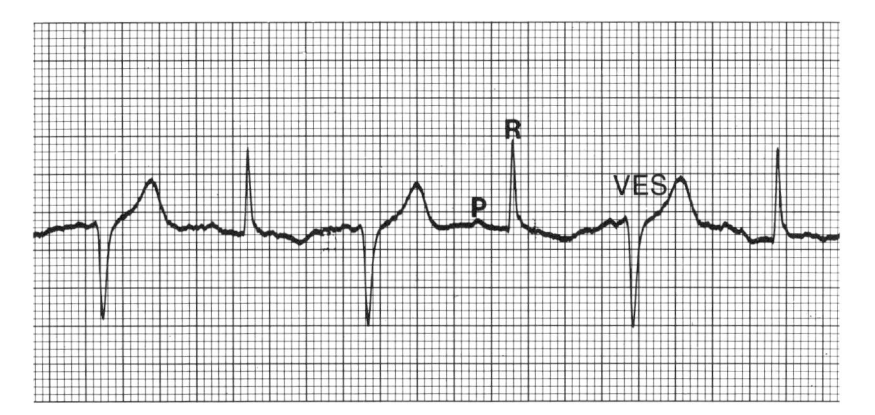

ABB. 7-30: Ventrikuläre Bigeminie. Jeder zweite Komplex ist eine ventrikuläre Extrasystole (VES) aus immer demselben Schrittmacherzentrum, die an den jeweils vorangehenden Sinuskomplex gekoppelt ist, d. h. das Intervall zwischen Sinuskomplex und Extrasystole ist konstant.

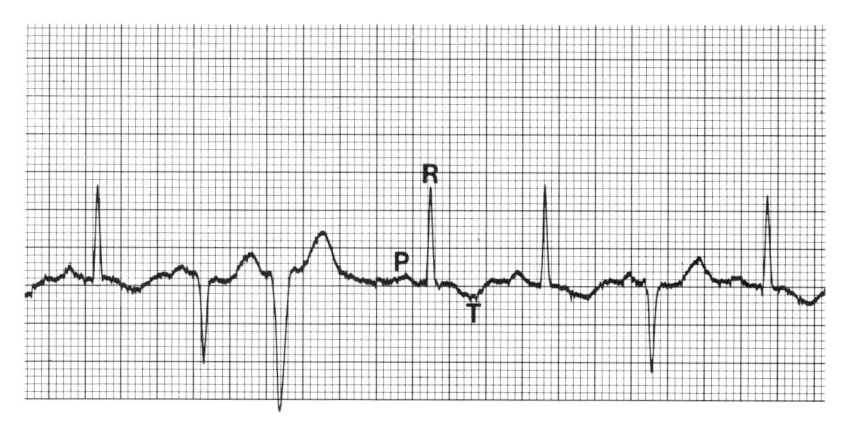

ABB. 7-31: Multiforme ventrikuläre Extrasystolen (der zweite, dritte und sechste Komplex). Der zweite und der sechste Komplex unterscheiden sich deutlich vom dritten Komplex. Sie sind eine Folge gleichzeitiger Erregung der Ventrikel durch einen Sinusimpuls und einen ektopen ventrikulären Impuls. Beiden geht eine P-Welle voraus. Bei diesen Fusionskomplexen handelt es sich um spätdiastolische Extrasystolen.

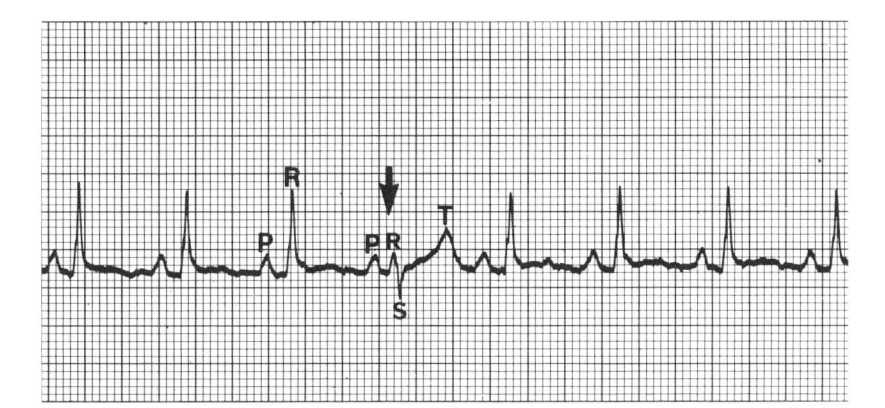

ABB. 7-32: Fusionskomplex (Pfeil), eine Folge gleichzeitiger Erregung der Ventrikel durch einen Sinusimpuls und einen ektopen ventrikulären Impuls. Die Form des QRS-Komplexes wird durch die Überlagerung dieser Impulse bestimmt. Das PQ-Intervall ist normal. (Mit Genehmigung aus: TILLEY, L. P.: Vet. Clin. North Am. 7 : 273, 1977).

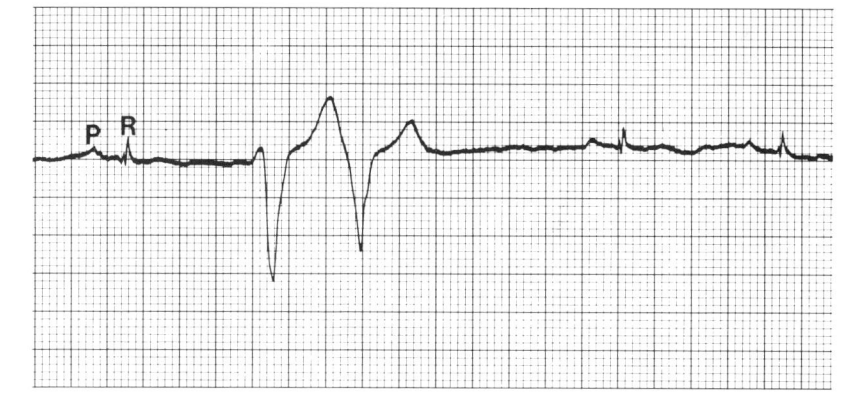

ABB. 7-33: Als Paar auftretende spätdiastolische Extrasystolen. Auf den ersten Komplex folgt ein zweiter, frühzeitig einfallender ektoper Komplex aus den Ventrikeln. Ein solches EKG gebietet größte Vorsicht, da ein besonders frühzeitig einfallender ektoper Impuls wie der zweite besonders leicht eine ventrikuläre Tachykardie oder Kammerflimmern hervorrufen kann.

219

Kammertachykardie

ABB. 7-34: Durch eine Fusionssystole ausgelöste ventrikuläre Tachykardie mit einer Frequenz von 150/Min. Die ersten sieben Komplexe sind normale Sinuskomplexe. Diese Katze hatte eine Herzinsuffizienz infolge dilatativer Kardiomyopathie. Während der Kammertachykardie stehen die P-Wellen nicht in konstanter Beziehung zu den Ventrikelkomplexen. Papiergeschwindigkeit: 25 mm/Sek.

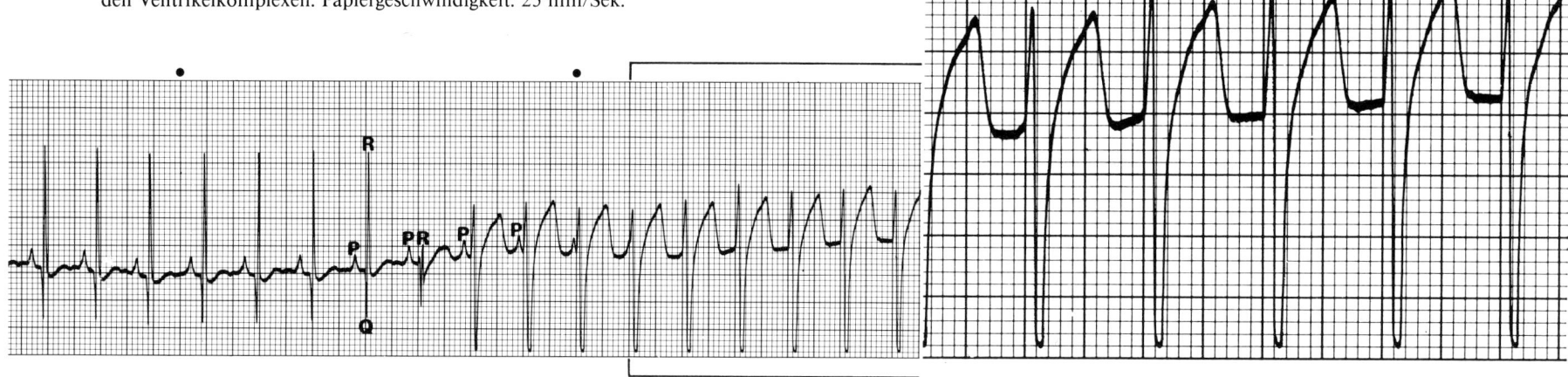

Eine Kammertachykardie kann als eine Folge ventrikulärer Extrasystolen angesehen werden. Sie kann vorübergehend (drei oder mehr Extrasystolen) oder ständig (alle Komplexe haben ihren Ursprung in der Ventrikelmuskulatur) auftreten.

Eine exakte ätiopathogenetische Unterscheidung zwischen Kammertachykardie und idioventrikulärem Rhythmus ist bei Katzen noch nicht möglich. Eine Kammertachykardie hat gewöhnlich eine Frequenz von über 150 Schlägen/Min., ein idioventrikulärer Rhythmus unter 100. Eine langsame Kammertachykardie (manchmal auch beschleunigter ventrikulärer Rhythmus genannt) könnte eine Folge einer erhöhten Automatie bestimmter spezialisierter Fasern des Erregungsleitungssystems sein, wohingegen die eigentliche Kammertachykardie durch Re-entry oder andere Mechanismen verursacht wird.[31] Die oberen Grenzfrequenzen der verschiedenen ektopen Rhythmen müssen willkürlich festgesetzt werden.

EKG-Veränderungen

1. Die Ventrikelschlagfrequenz ist in der Regel sehr hoch (über 150/Min.); der Rhythmus ist regelmäßig.
2. Die vorhandenen P-Wellen sind normal geformt.
3. Die QRS-Komplexe sind breit und bizarr. Kombinationssystolen (gleichzeitige Aktivierung der Ventrikel durch einen Sinusimpuls und durch einen ektopen ventrikulären Schrittmacher, Fusionskomplexe und »captured beats«) und normale Sinuskomplexe (Überleitung einzelner Sinusimpulse) sind relativ häufig.
4. P-Wellen und QRS-Komplexe stehen nicht in Beziehung zueinander, d. h. die P-Welle kann dem QRS-Komplex vorangehen, von ihm überlagert werden oder später erscheinen.

Vorkommen[14]

1. Die gleichen Veränderungen, die ventrikuläre Extrasystolen verursachen (eine Kammertachykardie ist in der Regel Ausdruck einer schweren Herzerkrankung).
2. Hochgradige ventrikuläre Arrhythmien innerhalb von 2 bis 12 Stunden nach einem Myokardinfarkt;[27] Kammertachykardie bei Asphyxie während einer Halothannarkose,[30] bei Katzen mit Kardiomyopathie[5, 16, 32] sowie nach Digitalisapplikation.[33]

Behandlung (siehe auch Kapitel 10 und ABB. 10-16)

1. Therapeutische Maßnahmen sollten so schnell wie möglich eingeleitet werden. In jedem Falle sollte eine kausale Therapie durchgeführt werden.
2. Unterstützende Maßnahmen sind durchzuführen, Störungen des Elektrolyt- und Säure-Basen-Haushalts sollten reguliert werden.
3. Lidocain muß bei Katzen mit äußerster Vorsicht angewendet werden, da sie besonders empfindlich auf die neurotoxischen Effekte des Lidocains reagieren.[12] Es kann zu starker Sinusbradykardie und zum Herzstillstand führen. Deshalb wird Propranolol dem Lidocain von einigen Klinikern zur antiarrhythmischen Therapie vorgezogen. Chinidin und Procainamid, bei Hunden zur Therapie der Kammertachykardie verwendete Medikamente, können bei Katzen nicht empfohlen werden.
4. Insbesondere in Notfallsituationen, wenn Propranolol nicht zur Verfügung steht oder sogar kontraindiziert ist,[18] kann ein Schlag mit der Faust gegen den Brustkorb die einzig mögliche und häufig genutzte lebensrettende Maßnahme sein[34] (siehe auch Kap. 11).

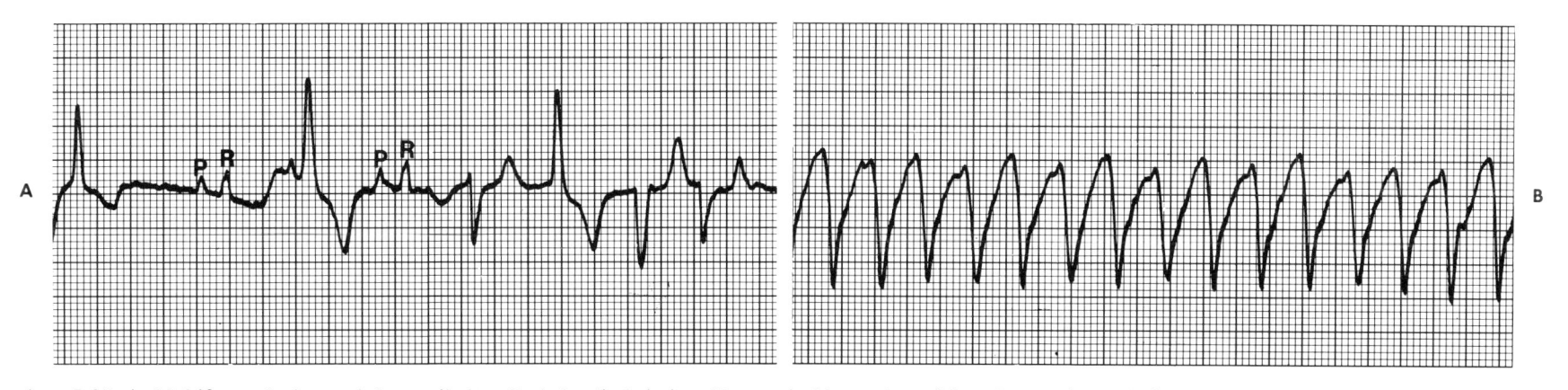

ABB. 7-35: A: Multiforme (polymorphe) ventrikuläre Tachykardie bei einer Katze mit Ohnmachtsanfällen. Der zweite und vierte Komplex sind Ersatzsystolen. B: Die ventrikuläre Tachykardie erscheint jetzt mit regelmäßigem Rhythmus, da die Impulse in schneller Folge in einem einzigen ektopen Schrittmacher in den Ventrikeln entstehen. Diese ventrikuläre Tachykardie könnte mit veränderten QRS-Komplexen (wie zum Beispiel beim zusätzlichen Schenkelblockbild) verwechselt werden, aber die Kontur der Ersatzkomplexe in A unterscheidet sich von den ektopen Komplexen in B.

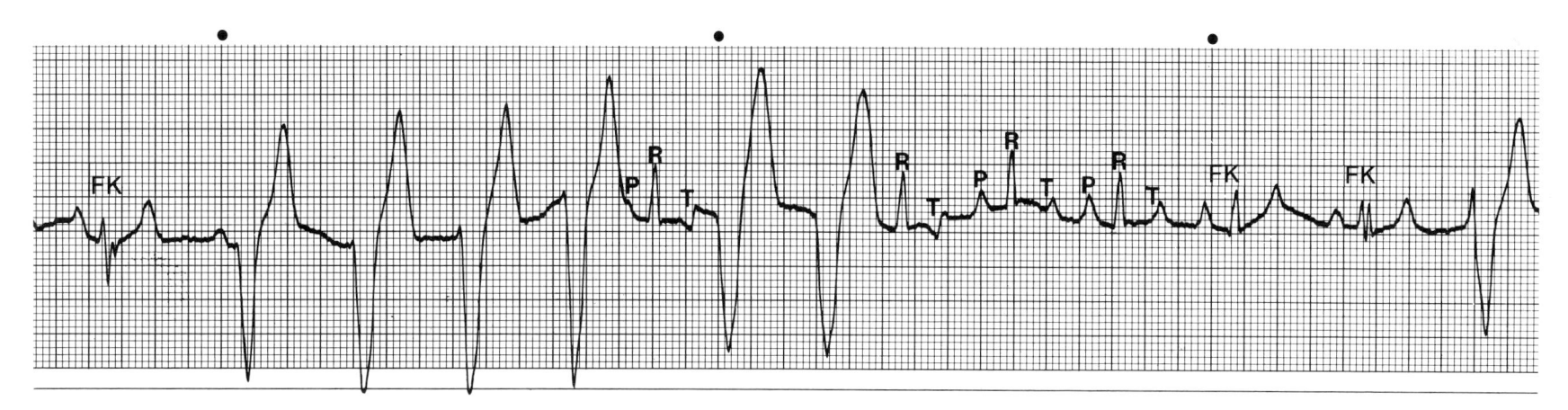

ABB. 7-36: Intermittierende ventrikuläre Tachykardie bei einer Katze mit traumatischer Myokarditis nach einem Sturz aus dem achten Stockwerk. Die Fusionssystolen (FK) und die verfrüht einfallenden ventrikulären Systolen (P, R, T, ventricular capture beats) sind die beiden verläßlichsten Zeichen für die Diagnose: ventrikuläre Tachykardie.

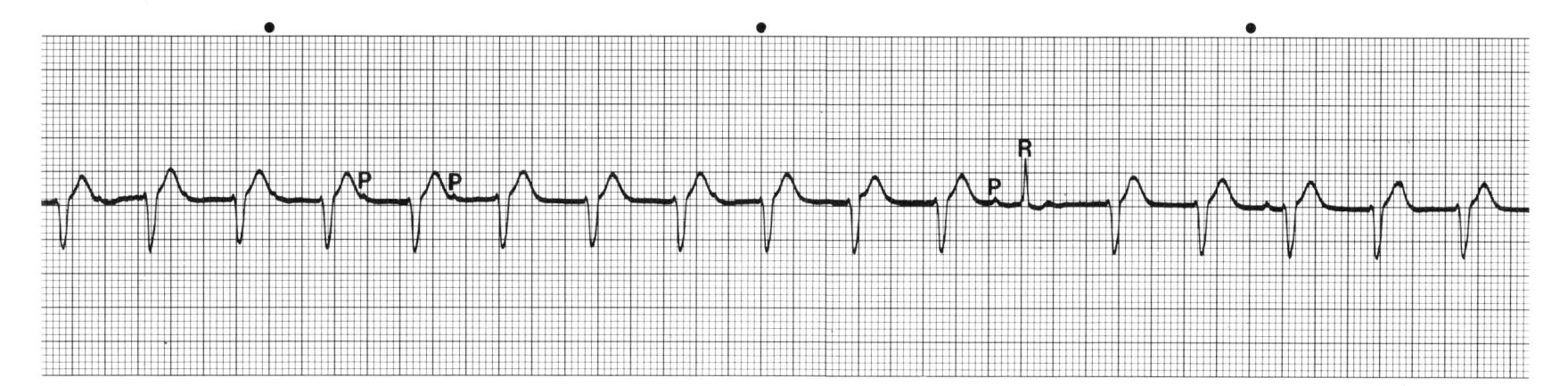

ABB. 7-37: Ventrikuläre Tachykardie mit einer Frequenz von 225/Min. bei einer Katze mit Endomyokarditis. Die P-Wellen stehen nicht in Beziehung zu den Ventrikelkomplexen. Eine Ausnahme bildet der sechste Komplex vom Ende des Streifens. Bei ihm handelt es sich um einen normalen übergeleiteten Sinusimpuls, der die Ventrikel für eine Herzaktion »einfängt« (ventricular capture), wodurch der tachykarde Ventrikelrhythmus unterbrochen wird; 0,5 cm = 1 mV.

Kammerflimmern und Asystolie

ABB. 7-38: »Grobes« Kammerflimmern.

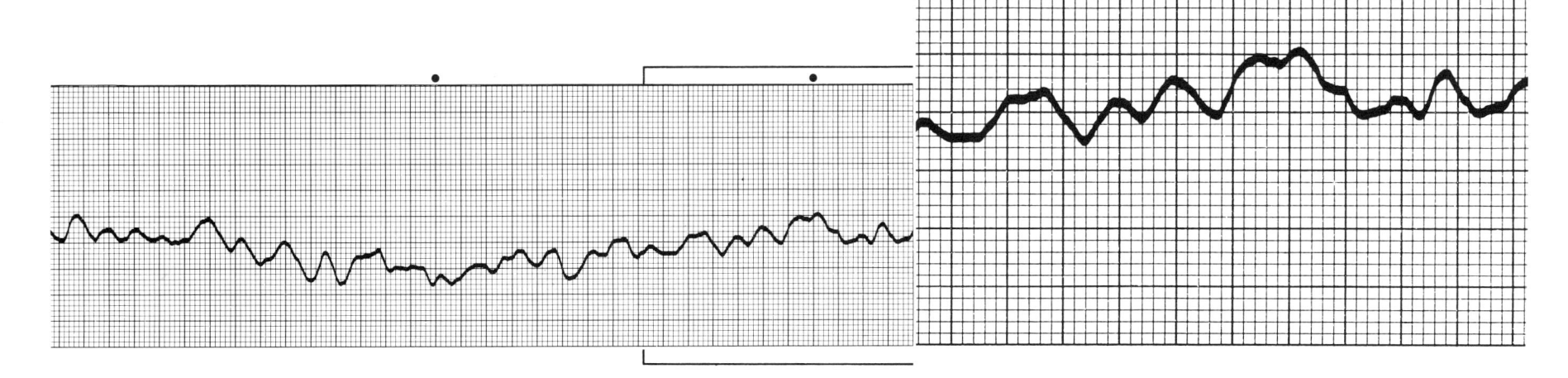

Sowohl Kammerflimmern als auch eine Asystolie sind Ausdruck eines Herzstillstandes. Ist es nicht möglich, in drei bis vier Minuten für eine zumindest minimale Kreislauffunktion zu sorgen, ist mit irreversiblen Gehirnschäden zu rechnen. Ein Herzstillstand bei registrierbarem EKG und nicht fühlbarem Femoralispuls ist auch durch die Entkopplung der mechanischen Herztätigkeit von den elektrischen Erregungsleitungsvorgängen möglich. Diese Form des Herzstillstandes wird »elektromechanische Dissoziation« genannt.

EKG-Veränderungen

Kammerflimmern

1. Die Herzschlagfrequenz ist sehr hoch. Im EKG erscheinen unregelmäßige, »chaotische« und bizarre Wellen.
Im Gegensatz dazu ist Kammerflattern durch eine rhythmische Folge bizarrer und gleichförmig undulierender Wellen gekennzeichnet. Kammerflattern kann unter Umständen zum Kammerflimmern führen.
2. Weder P-Wellen noch QRS-Komplexe und T-Wellen können identifiziert werden.
3. Zwei Formen des Kammerflimmerns können unterschieden werden: grobes Kammerflimmern mit großen Oszillationen und feines Kammerflimmern mit kleinen Oszillationen.

Asystolie

Fortgeschrittene Formen des SA-Blocks oder Sinusstillstand sowie ein AV-Block III. Grades (ohne Ersatzrhythmus) können zur Asystolie führen.
1. Ein Kammerrhythmus fehlt. P-Wellen sind bei totalem AV-Block vorhanden.
2. Die beim totalen AV-Block auftretenden P-Wellen sind normal geformt.
3. QRS-Komplexe fehlen.

Vorkommen[34]

1. Kammerflimmern: Schock, Anoxie, Schädigungen des Myokards (Trauma oder Infarkt), Störungen des Säure-Basen-Haushalts, Hyperkaliämie (Serumkaliumgehalt über 12 mÄq/l[30]), Anästhetika, Myokarditis mit ventrikulären Extrasystolen (in die Spitze der T-Welle der vorangehenden Herzaktion einfallende Extrasystolen [R- auf T-Phänomen]).
2. Asystolie: Kammerflimmern und totaler AV-Block (Asystolie und elektromechanische Dissoziation sind häufig eine Folge schwerer Störungen des Elektrolyt- und Säure-Basen-Haushalts, insbesondere bei Hyperkaliämie nach nicht behandelter Urethraobstruktion).

Behandlung[34] (siehe auch Kapitel 11, ABB. 11-50 und Tabelle 11-2)

1. Durchführung einer systematischen kardialen Wiederbelebung.
2. Die Ursache des Herzstillstandes sollte behandelt werden, z. B. durch regelmäßige Insulin- und Dextroseapplikation oder durch intravenöse Infusionen und Bikarbonatapplikation bei hochgradiger Hyperkaliämie. Kammerflimmern kann bei Katzen auch spontan verschwinden, da wegen der geringen Größe des Herzens das Fortbestehen des Kammerflimmerns stark reduziert ist.[30]
3. Bei Kammerflimmern sollte mit Elektroschocks defibrilliert werden (10 bis 50 Watt/Sek.), falls erforderlich, auch wiederholt. Bei feinem Kammerflimmern kann die intrakardiale Adrenalin-(Epinephrin-) oder Kalziumchloridapplikation zu grobem Kammerflimmern führen, wodurch die Chancen der Defibrillation verbessert werden.
4. Bei Asystolie gelangen Adrenalin, Natriumbikarbonat, Kalziumchlorid, Atropinsulfat (bei Sinusstillstand) sowie Isoproterenol intravenös oder intrakardial (vor allem beim AV-Block) zur Anwendung.
5. Bei elektromechanischer Dissoziation können Dopaminhydrochlorid, Adrenalin und Kalziumchlorid angewendet werden.

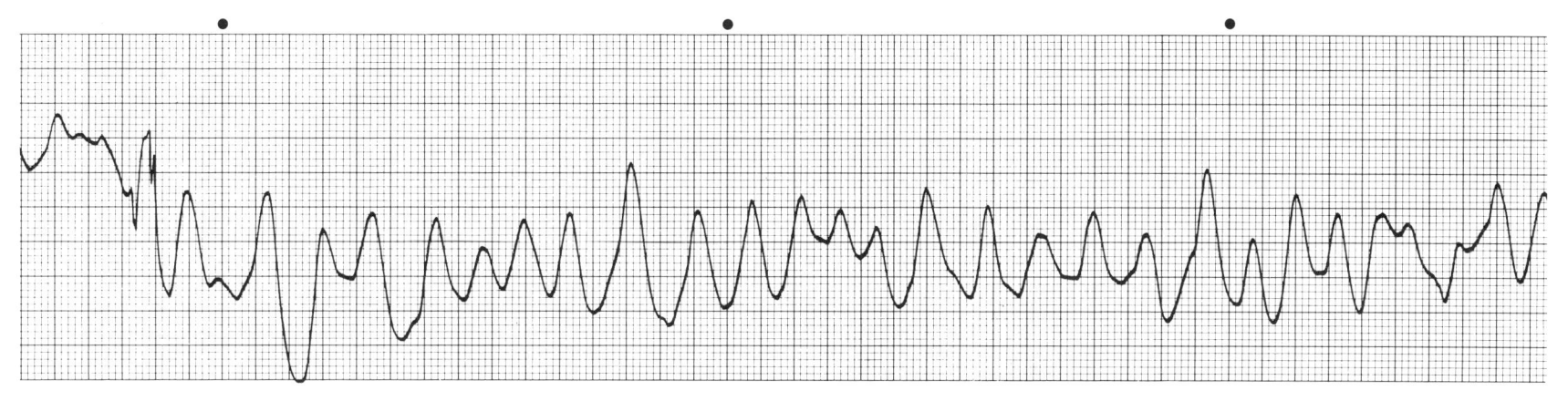

ABB. 7-39: Kammerflimmerflattern bei einer Katze mit schwerer Schädigung des Myokards nach einem Sturz aus dem elften Stockwerk. Die Komplexe erscheinen in schneller Folge, sind sehr breit und bizarr geformt und haben eine hohe Amplitude.

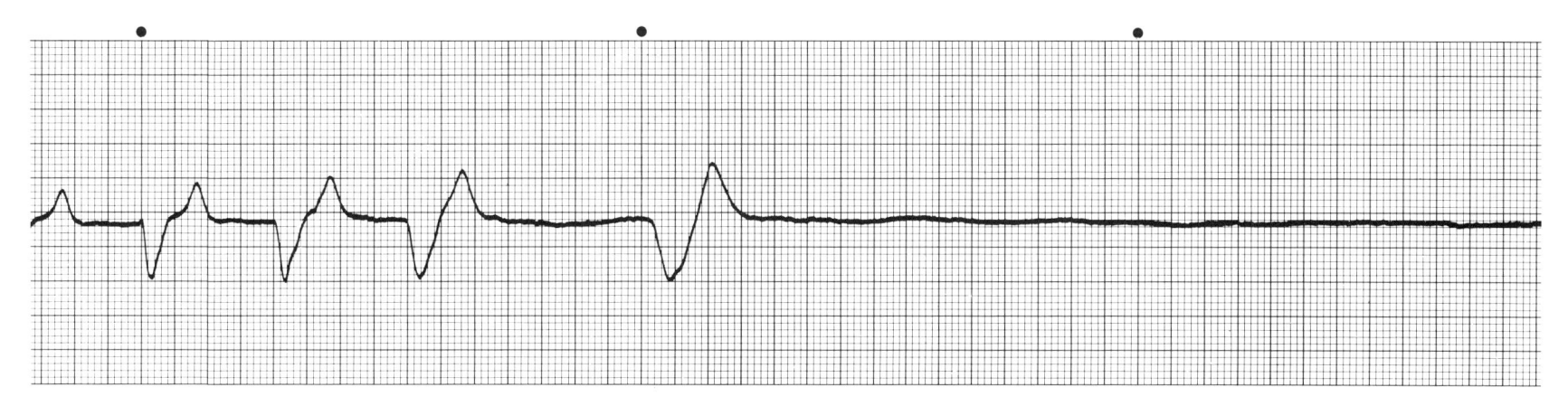

ABB. 7-40: Asystolie bei einer Katze mit hochgradiger Hyperkaliämie (11 mÄq/l) infolge Urethraobstruktion. Nach vier breiten, bizarren QRS-Komplexen erscheinen keine EKG-Ausschläge mehr (Vorhofstillstand mit verzögerter ventrikulärer Erregungsleitung).

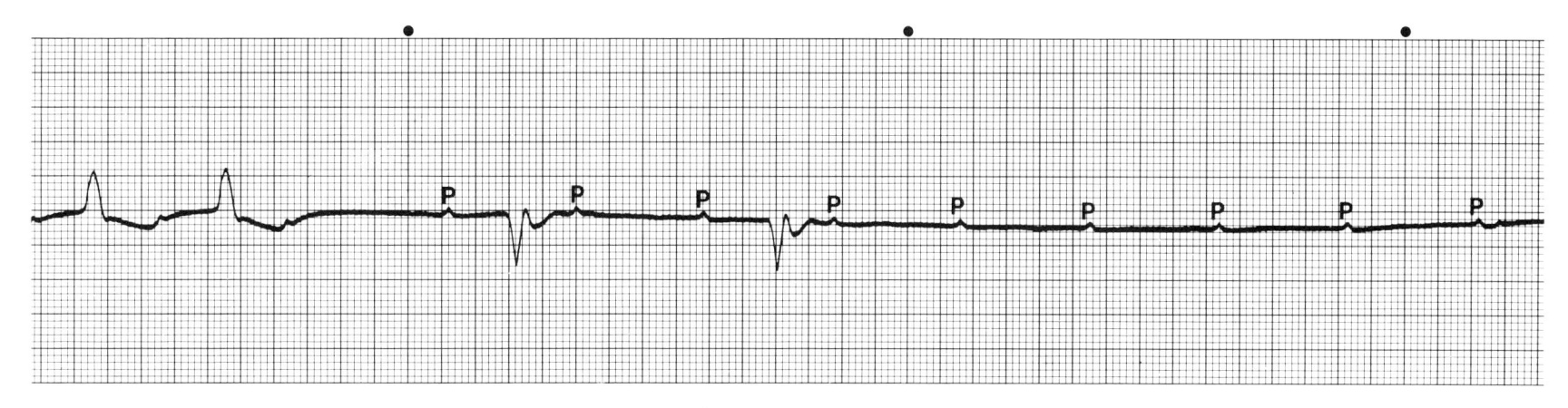

ABB. 7-41: Asystolie bei einer Katze mit hypertropher Kardiomyopathie und totalem Block. Nach der vierten ventrikulären Ersatzsystole (escape complex) erscheinen für zwei Sekunden nur noch P-Wellen.

Sinuatrialer Block (SA-Block, Sinusstillstand)

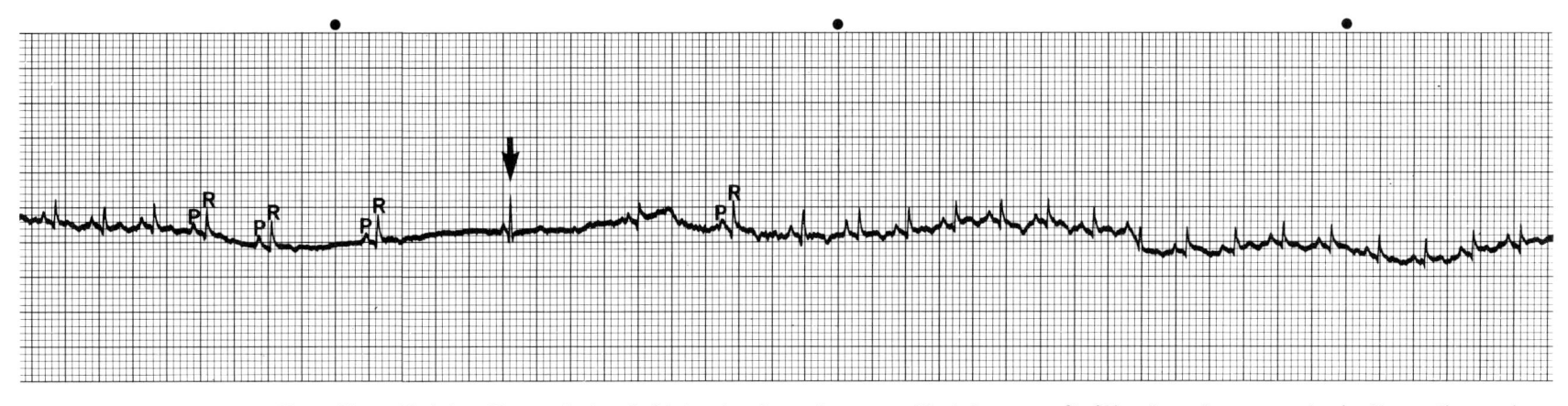

ABB. 7-42: Intermittierender Sinusstillstand bei einer Katze mit einer Infektion der oberen Atemwege. Nach den ersten fünf Sinuskomplexen entsteht eine Pause, die von einer Ersatzsystole unterbrochen wird (Pfeil). Der Ersatzsystole geht zufällig eine sinusale P-Welle mit kurzem (PQ-)PR-Intervall voraus. Papiergeschwindigkeit: 25 mm/Sek.

Als Sinusstillstand bezeichnet man den Ausfall der Impulsbildung im Sinusknoten als Folge der Unterdrückung der dem Sinusknoten eigenen Automatie. Der SA-Block, der zur gleichen EKG-Form führt, entsteht durch die gestörte Fortleitung regelmäßiger Sinusknotenimpulse. Diese beiden Formen sind schwer zu unterscheiden.

EKG-Veränderungen

1. Die Herzschlagfrequenz kann variieren. Der Rhythmus ist regelmäßig mit Pausen, die durch das Fehlen der P-QRS-T-Komplexe entstehen. Die Pausen sind mindestens doppelt so lang wie das normale RR-Intervall; Ersatzrhythmen sind möglich.
2. Die P-Wellen und die QRS-Komplexe sind in der Regel normal geformt.
3. Das PQ-Intervall ist konstant.

Vorkommen

Ein SA-Block (Sinusstillstand) ist bei Katzen selten.
1. Vagusreizung, z. B. durch chirurgische Eingriffe, Tumoren im Thoraxbereich, schwere Erkrankungen des Atmungsapparates und Erbrechen (erhöhter Vagotonus).
2. Pathologische Veränderungen: Dilatation, Sinusknotenfibrose, Kardiomyopathie, Arzneimittelintoxikation (Propranolol, Anästhetika und insbesondere Digitalis) sowie Elektrolytimbalancen.

Behandlung (siehe auch Kapitel 10)

Die Ursache sollte behandelt, das auslösende Medikament abgesetzt und bei Tieren mit ausgeprägten Symptomen Atropin oder Glykopyrrolat verabreicht werden.

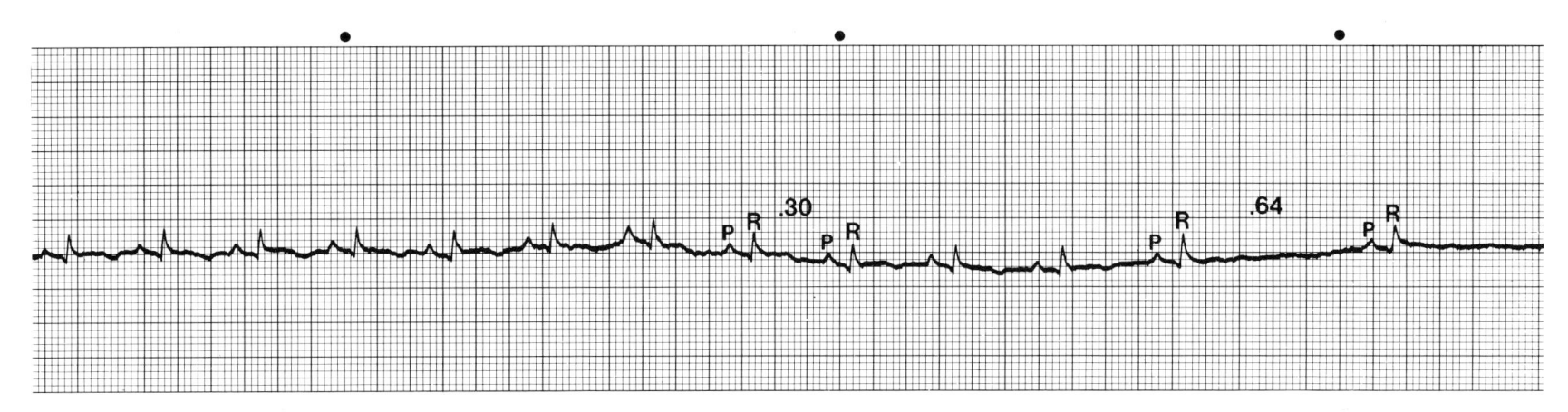

ABB. 7-43: Sinusstillstand oder Block bei einer Katze während der Narkose. Die eine lange Pause (0,64 Sek.) ist mehr als doppelt so lang wie ein normales RR-Intervall (0,30 Sek.).

AV-Block I. Grades

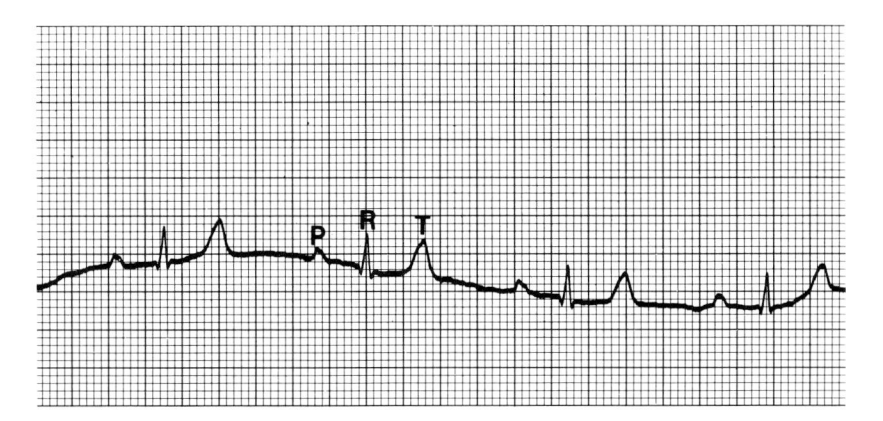

ABB. 7-44: AV-Block I. Grades bei einer Katze mit Hyperkaliämie (Serumkaliumgehalt 7,5 mÄq/l). Das PR-Intervall dauert 0,12 Sek. Auffallend sind die hohen T-Wellen.

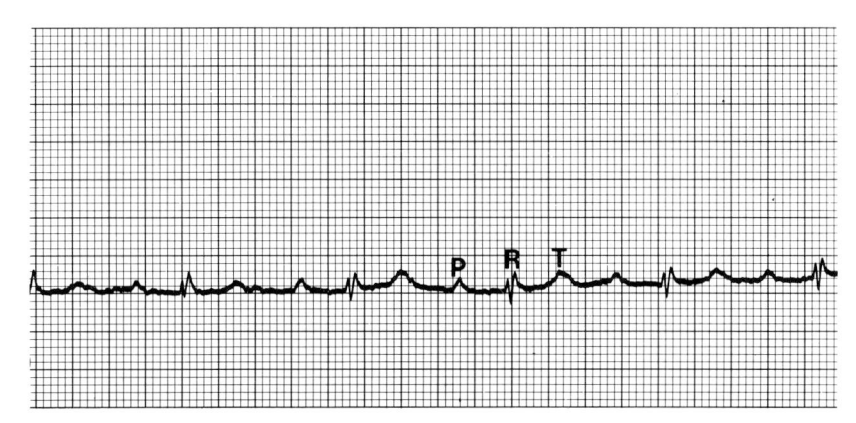

ABB. 7-45: AV-Block I. Grades bei einer Katze unter Propranololeinfluß. Zu beachten sind die niedrige Herzschlagfrequenz (140 Schläge/Min.) und das lange (PQ-)PR-Intervall (0,14 Sek.).

Die Verzögerung oder Unterbrechung der Überleitung supraventrikulärer Impulse durch den AV-Knoten und das Hissche Bündel wird AV-Block genannt. Es gibt drei Typen bzw. Grade des AV-Blocks:
AV-Block I. Grades: Verzögerung der Überleitung.
AV-Block II. Grades: vorübergehende Unterbrechung der Überleitung.
AV-Block III. Grades: vollständige und permanente Unterbrechung der Überleitung.
Da das PQ-Intervall die Gesamtzeitdauer der Erregungsüberleitung von den Vorhöfen zu den Kammern darstellt, kann der Ort der Verzögerung im EKG nicht exakt lokalisiert werden. Elektrogramme des Hisschen Bündels können genaueren Aufschluß über den Sitz der Verzögerung oder Blockierung geben. Ein verlängertes PQ-Intervall mit normalem QRS-Komplex ist häufig ein Anzeichen für eine Verzögerung der Überleitung im AV-Knoten oder Hisschen Bündel. Ist der QRS-Komplex verbreitert, liegt die Verzögerung häufig unterhalb des Hisschen Bündels.[35]

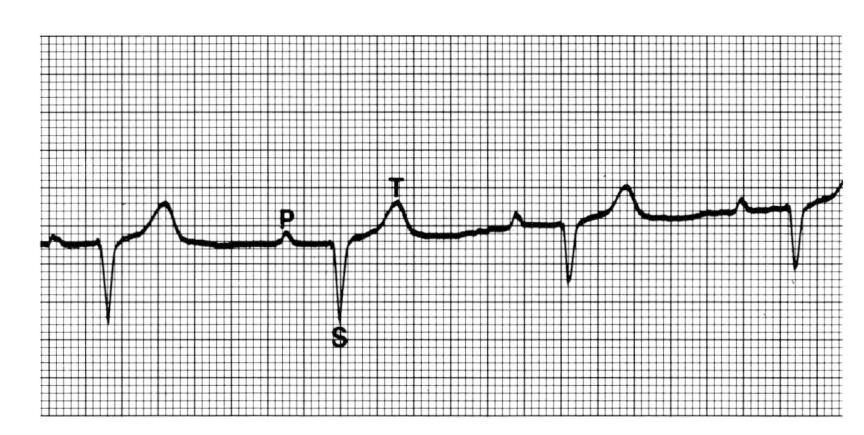

ABB. 7-46: AV-Block I. Grades (PQ-Intervall 0,14 Sek.) bei gleichzeitig bestehendem intraventrikulären Erregungsleitungsdefekt. Die Blockierung könnte durch eine Erregungsleitungsverzögerung in den Schenkeln oder den Faszikeln verursacht sein.

EKG-Veränderungen

1. Frequenz und Rhythmus hängen von dem Vorhandensein anderer Arrhythmien ab.
2. P-Welle und QRS-Komplex sind meistens normal geformt.
3. Das PQ-Intervall ist länger als 0,09 Sek. Dies gilt jedoch nur beim Sinusrhythmus, nicht aber bei Vorhofextrasystolen, denen häufig ein verlängertes PQ-Intervall folgt (physiologischer AV-Block I. Grades).

Vorkommen[14]

Der AV-Block I. Grades kann bei Katzen auftreten, die klinisch unverdächtig und gesund sind. Das PQ-Intervall wird mit zunehmendem Alter länger und mit zunehmender Herzschlagfrequenz kürzer.
1. Digitalisintoxikation.[36, 37]
2. Propranolol.
3. Alle Ursachen der Hyper- und Hypokaliämie.
4. Kardiomyopathie (Fibrose des AV-Knotens), vor allem bei der dilatativen Form.

Behandlung

Behandlung des Primärleidens. Insbesondere bei gleichzeitig bestehenden intraventrikulären Erregungsleitungsstörungen muß darauf geachtet werden, ob eine Tendenz zur Manifestation höherer Grade des AV-Blocks besteht.

AV-Block II. Grades

ABB. 7-47: Fortgeschrittener AV-Block (Typ B) mit Rechtsschenkelblock als Folge eines metastasierenden Lymphosarkoms. Nach den ersten drei P-Wellen wird jede zweite P-Welle übergeleitet (Überleitungsverhältnis von 2 : 1).

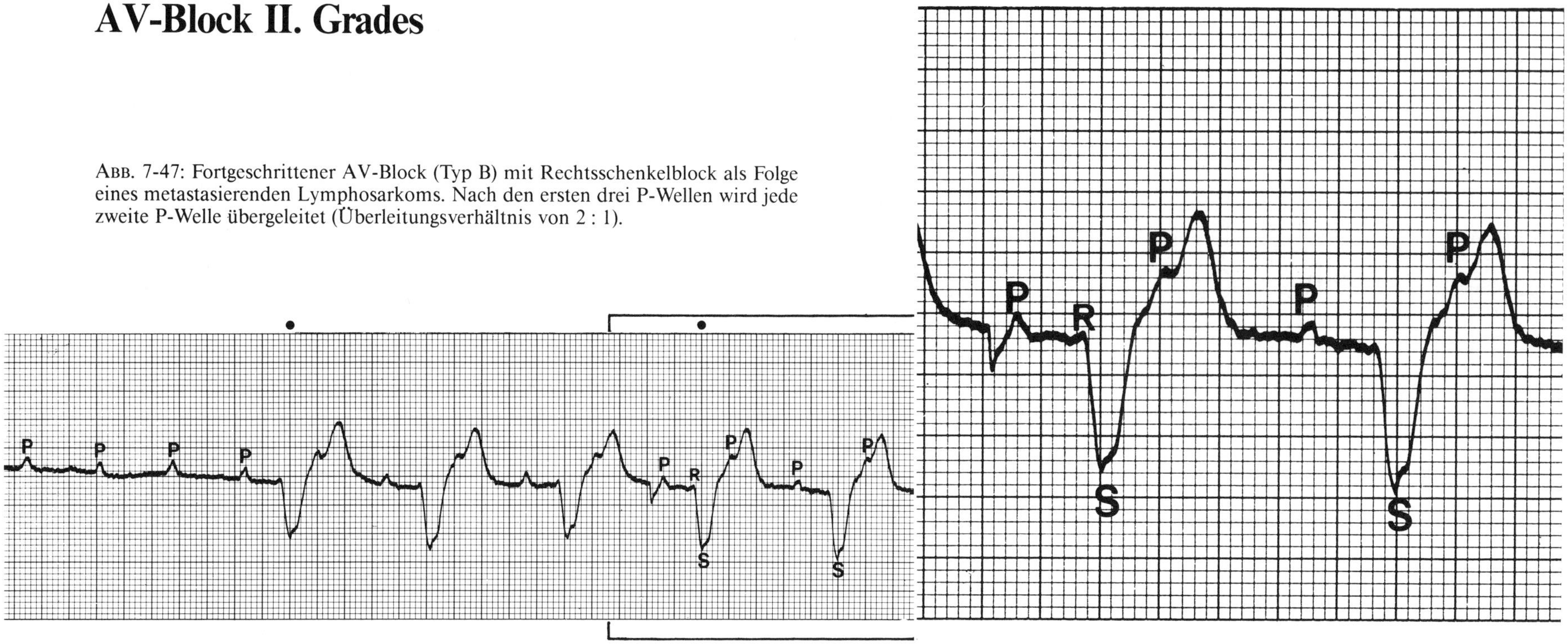

Der AV-Block II. Grades ist dadurch gekennzeichnet, daß nicht alle Vorhoferregungen zu einer Kammererregung führen. Dabei folgt einzelnen oder mehreren P-Wellen kein QRS-T-Komplex. Es werden zwei Typen des AV-Blocks II. Grades unterschieden: Mobitz Typ I (Wenckebachsche Periodik) und Mobitz Typ II. Wie beim Hund kann auch die QRS-Dauer als Einteilungskriterium zugrundegelegt werden: Typ A (Störung oberhalb des Hisschen Bündels) mit normaler QRS-Dauer und Typ B (Störung unterhalb des Hisschen Bündels) mit verbreitertem QRS-Komplex.[31] Mit einiger Erfahrung können der klinische Verlauf und die Prognose an Hand der QRS-Dauer ungefähr abgeschätzt werden. Der Sitz der Überleitungsstörung variiert häufig stark, sie kann im AV-Knoten, im His-Purkinje-System oder unterhalb der Bifurkation des Hisschen Bündels lokalisiert sein.[38]

EKG-Veränderungen

Mobitz Typ I (Wenckebachsche Periodik), meist Typ A
1. Die Schlagfrequenz der Kammern ist wegen der blockierten P-Wellen niedriger als die der Vorhöfe. Der Rhythmus ist bei der Wenckebachschen Periodik in typischer Weise unregelmäßig. Bei fortlaufend kürzer werdendem RR-Intervall wird das PQ-Intervall immer länger, bis schließlich eine P-Welle nicht mehr übergeleitet wird.
2. Die P-Welle und der QRS-Komplex sind in der Regel normal geformt, die Erregungsleitung in den Tawara-Schenkeln ist nicht gestört.
3. Bei einer typischen Wenckebachschen Periodik wird das PQ-Intervall fortlaufend länger, bis schließlich eine P-Welle nicht mehr übergeleitet wird.

Mobitz Typ II, meist Typ B
1. Die Schlagfrequenz der Kammern ist wegen der blockierten P-Wellen niedriger als die der Vorhöfe.
2. Die P-Welle ist in der Regel normal geformt.
3. Der QRS-Komplex ist häufig in gleicher Weise wie beim Schenkelblock verändert.
4. Das PQ-Intervall ist immer konstant.

In der Mehrzahl der von uns registrierten Fälle haben sich aus einem AV-Block vom Typ Mobitz II (Typ B) höhere Grade des AV-Blocks entwickelt (fortgeschrittener AV-Block und totaler AV-Block (ABB. 7-47 und 7-49). Ein AV-Block wird als fortgeschritten bezeichnet, wenn zwei oder mehr P-Wellen in Folge nicht übergeleitet werden. Solange noch ventrikuläre Ersatzsystolen erscheinen, liegt noch kein totaler AV-Block vor.

Vorkommen[14]

1. Supraventrikuläre Tachykardie, z. B. Vorhoftachykardie oder -flattern (dieser Block ist physiologisch).
2. Erhöhter Vagotonus.
3. Hypertrophe Form der Kardiomyopathie,[17] als Folge von Tumormetastasen ist auch eine infiltrative Kardiomyopathie möglich.[28]

Behandlung (siehe auch Kapitel 10 und ABB. 10-18)

In den meisten Fällen entwickelt sich ein fortgeschrittener oder totaler AV-Block mit den entsprechenden Symptomen (Ohnmachtsanfälle und Schwäche). In diesen Fällen bleibt die medikamentelle Behandlung meistens erfolglos, die einzig erfolgversprechende Maßnahme ist die Implantation eines Herzschrittmachers.

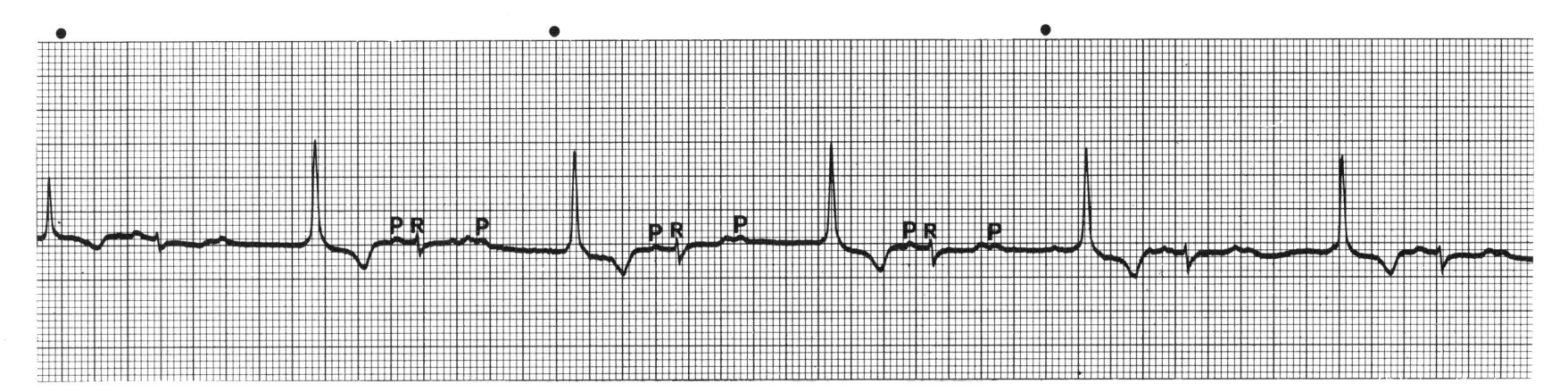

ABB. 7-48: AV-Block II. Grades. Das PR-Intervall ist bei allen übergeleiteten Erregungen konstant. Jeder übergeleiteten P-Welle folgen eine blockierte P-Welle und eine ventrikuläre Ersatzsystole (hoher, positiver Ausschlag). Unter den Ersatzsystolen verbergen sich weitere überlagerte, blockierte P-Wellen.

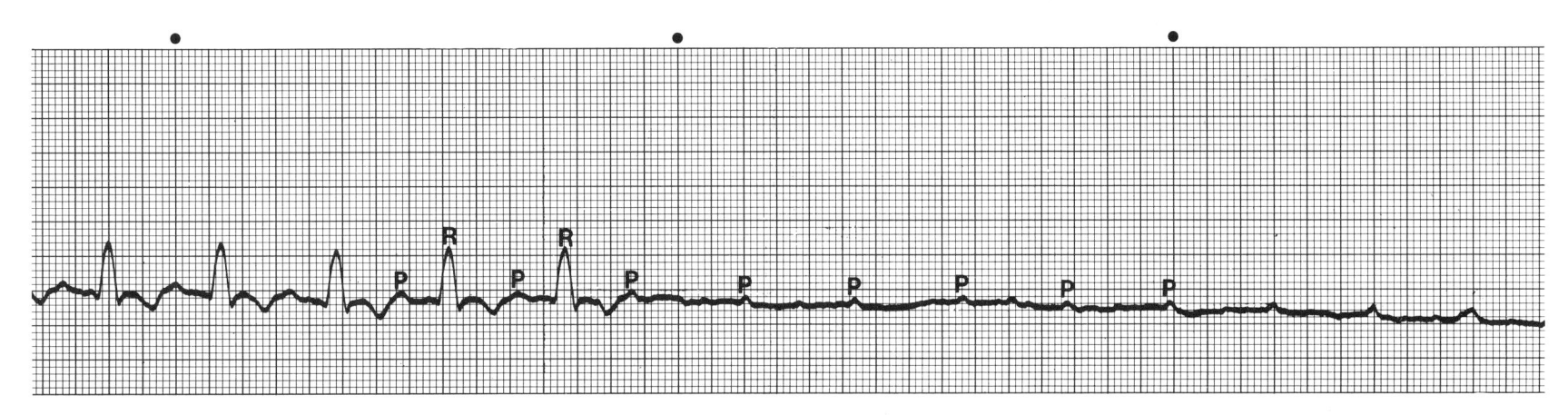

ABB. 7-49: Fortgeschrittener AV-Block vom Typ B nach Druck auf den Karotissinus (Vagusreizung). Die ersten fünf Komplexe sind übergeleitete P-QRS-Komplexe. Die QRS-Komplexe sind breit (0,07 Sek.), das PR-Intervall ist verlängert (0,12 Sek.). Da keine Ersatzsystolen einsetzen, kann auch eine Störung der physiologischen Automatie des AV-Knotens und der Ventrikel angenommen werden. Die Sektion ergab: hypertrophe Kardiomyopathie.

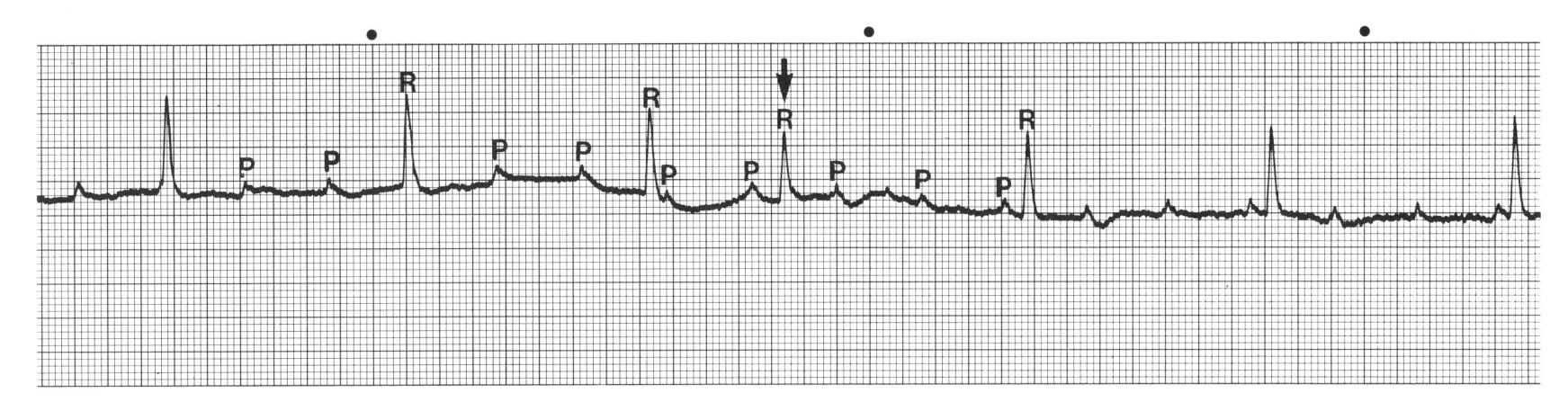

ABB. 7-50: Fortgeschrittener (subtotaler) AV-Block bei einer Katze mit hypertropher Kardiomyopathie und Ohnmachtsanfällen. Die zahlreichen blockierten P-Wellen führen zu einem Ersatzrhythmus, dessen EKG-Bild einem totalen Block ähnlich ist. Der Ersatzrhythmus aus der Gegend des AV-Knotens wird durch eine verfrüht einfallende ventrikuläre Systole (capture complex, Pfeil) unterbrochen.

AV-Block III. Grades (Totaler AV-Block)

ABB. 7-51: Totaler Block. Die P-Wellen erscheinen mit einer Frequenz von 210/Min., der davon unabhängige ventrikuläre Rhythmus hat eine Frequenz von 30 Schlägen/Min.

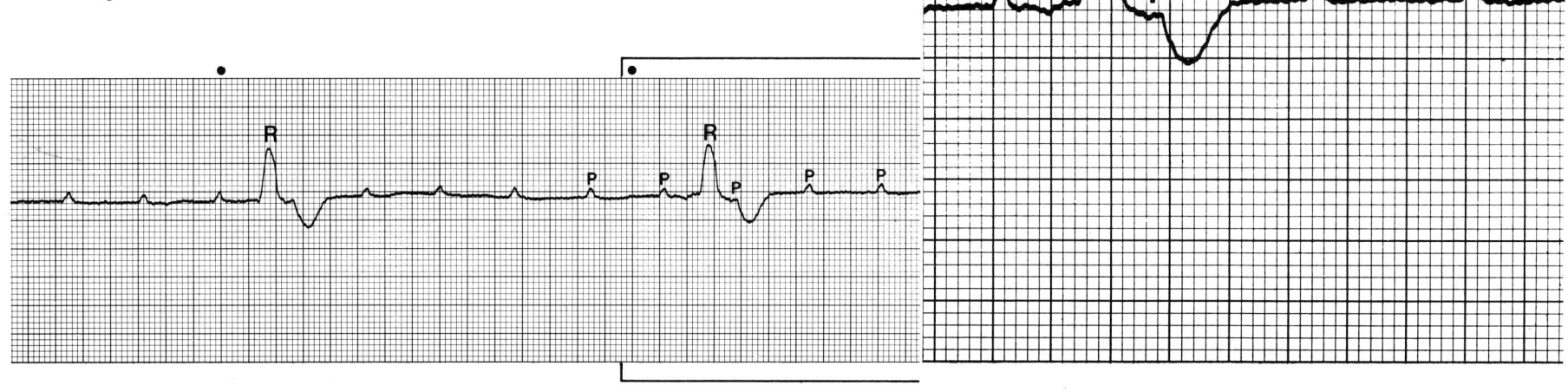

Der totale AV-Block ist durch die vollständige Unterbrechung der atrioventrikulären Überleitung gekennzeichnet. Distal vom Block gelegene Schrittmacherzentren müssen dann die Kontrolle über die Ventrikelaktivität übernehmen, um die Herzfunktion aufrechtzuerhalten. Dadurch werden Vorhöfe und Kammern von unterschiedlichen Schrittmacherzentren erregt. Zwischen den P-Wellen und den QRS-Komplexen besteht kein Zusammenhang mehr.

Die klinischen Symptome, die mit dem totalen Herzblock einhergehen, sind Synkopen und gelegentlich Stauungsinsuffizienz. Die dabei auftretenden Ohnmachtsanfälle werden entweder durch plötzliche Asystolie oder das Auftreten ventrikulärer Tachyarrhythmien, die zum Kreislaufstillstand führen, hervorgerufen. Die Lokalisation des ventrikulären Schrittmacherzentrums bestimmt die Herzschlagfrequenz und auch die Auswurfleistung des Herzens (Herzminutenvolumen). Die normalerweise sehr niedrige Schlagfrequenz kann bei einer Lokalisation des Schrittmachers in den tiefer gelegenen Teilen der Ventrikel gefährlich sein.

EKG-Veränderungen

1. Die Schlagfrequenz der Kammern ist geringer als die der Vorhöfe (es erscheinen mehr P-Wellen als QRS-Komplexe).
2. Die P-Wellen sind im allgemeinen normal geformt.
3. Der QRS-Komplex ist verbreitert und bizarr geformt, wenn der Ersatzschrittmacher im Ventrikel oder bei gleichzeitigem Vorliegen eines Schenkelblocks in unteren Abschnitten des AV-Knotens lokalisiert ist. Normal geformt ist er, wenn der Ersatzschrittmacher in den unteren Abschnitten des AV-Knotens (oberhalb der Bifurkation des Hisschen Bündels) lokalisiert ist und kein Schenkelblock vorliegt.
4. P-Wellen und QRS-Komplexe erscheinen unabhängig voneinander. Allerdings sind die RR- sowie die PP-Intervalle relativ konstant.

Vorkommen[14]

Die Auswertung von acht Fällen mit totalem AV-Block aus dem Animal Medical Center ergab folgende Krankheitsursachen:
1. Hypertrophe Form der Kardiomyopathie bei sechs Katzen (auch in der Humanmedizin wurde vom totalen AV-Block im Zusammenhang mit der hypertrophen Form der Kardiomyopathie berichtet[39]).
2. Infiltrative Kardiomyopathie bei einer Katze mit Lymphosarkommetastasen.
3. Dilatative Form der Kardiomyopathie bei einer Katze.

In der Literatur werden drei Fälle von Katzen mit totalem AV-Block beschrieben: eine mit der dilatativen Form der Kardiomyopathie,[16] eine mit Arteriosklerose der Koronargefäße und Myokardfibrose[40] und eine Katze, die nicht seziert wurde.[41] Das Auftreten von Synkopen und plötzlichem Tod wurde mit AV-Überleitungsstörungen in ursächlichen Zusammenhang gebracht.[16] Bei 63 Katzen mit Kardiomyopathien wurden Degenerationen und Fibrosen des AV-Knotens und der Tawara-Schenkel im Zusammenhang mit endo- und myokardialen Fibrosen beobachtet.[38]

Behandlung (siehe auch Kapitel 10 und ABB. 10-18)

Die medikamentelle Behandlung führt in den meisten Fällen nicht zur Besserung. Insbesondere bei Tieren mit starken klinischen Symptomen ist die Implantation eines Herzschrittmachers erforderlich.[12] Allerdings wird die Implantation bei Katzen durch ihre geringe Größe stark erschwert. Antiarrhythmika sind kontraindiziert, da sie distaler gelegene Ersatzschrittmacherzentren hemmen.

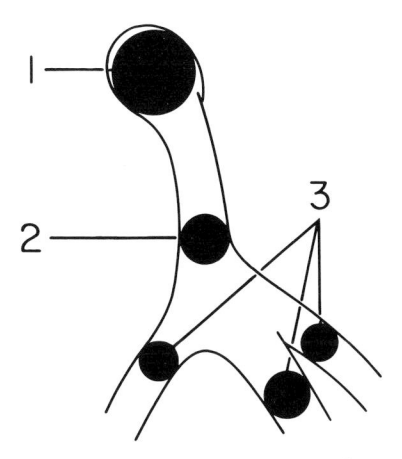

ABB. 7-52: Die drei möglichen Stellen, an denen die zum totalen Herzblock führenden Läsionen lokalisiert sein können: 1. AV-Knoten, 2. Hissches Bündel, 3. rechter Tawara-Schenkel und die beiden Faszikel des linken Tawara-Schenkels.

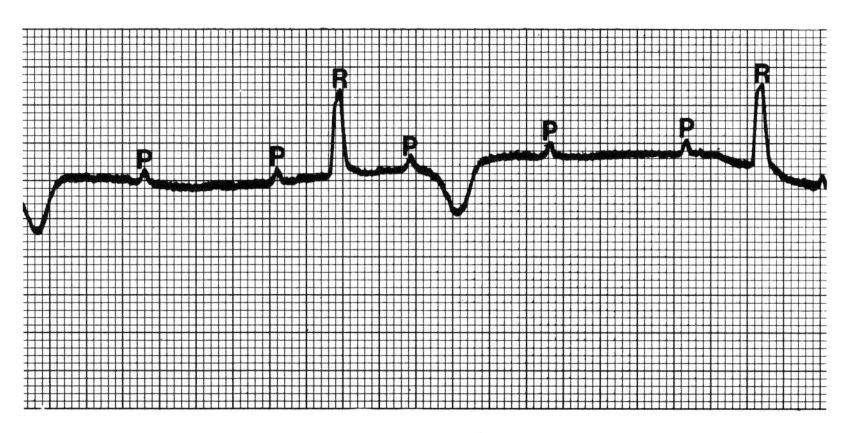

ABB. 7-53: Totaler Block bei einer Katze mit Ohnmachtsanfällen infolge hypertropher Kardiomyopathie. Die P-Wellen erscheinen vollkommen unabhängig von den R-Zacken.

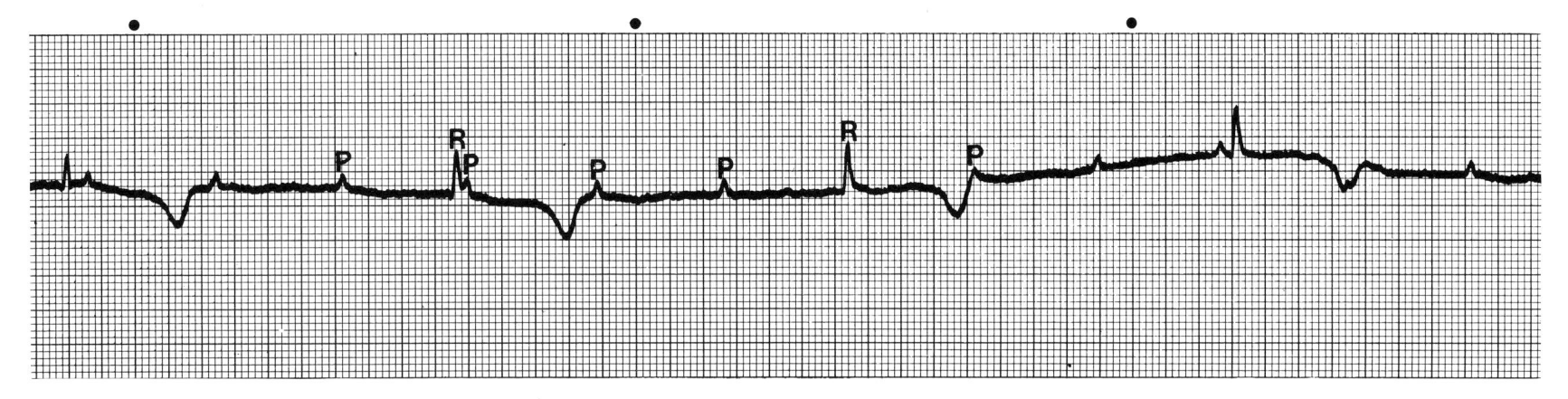

ABB. 7-54: Totaler Block. Die P-Wellen erscheinen mit einer Frequenz von 160/Min., der davon unabhängige ventrikuläre Rhythmus hat eine Frequenz von 50 Schlägen/Min. Da die Dauer und die Gestalt der QRS-Komplexe normal sind, muß der ventrikuläre Schrittmacher oberhalb der Bifurkation des Hisschen Bündels lokalisiert sein.

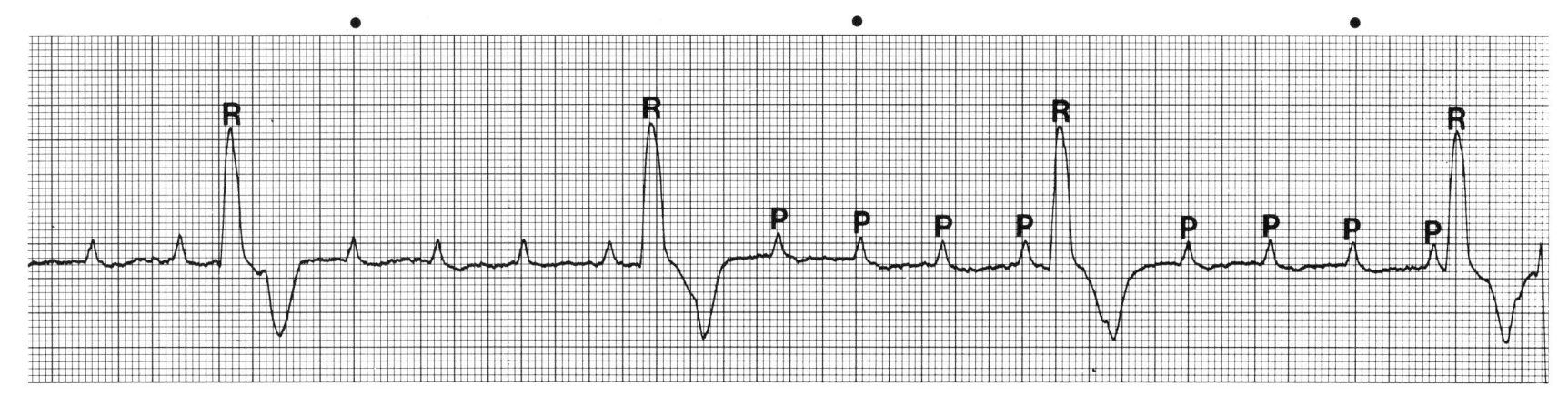

ABB. 7-55: Totaler Block. Die P-Wellen erscheinen mit einer Frequenz von 240/Min., der davon unabhängige ventrikuläre Rhythmus hat eine Frequenz von 48 Schlägen/Min. Die QRS-Komplexe sind wie beim Linksschenkelblock geformt.

Ventrikuläres Präexzitationssyndrom
Wolff-Parkinson-White-Syndrom

ABB. 7-56: Ventrikuläre Präexzitation bei einer Katze mit Ohnmachtsanfällen. Die P-Wellen sind normal, die QRS-Komplexe sind breit; Delta-Wellen (Pfeil) sind vorhanden.

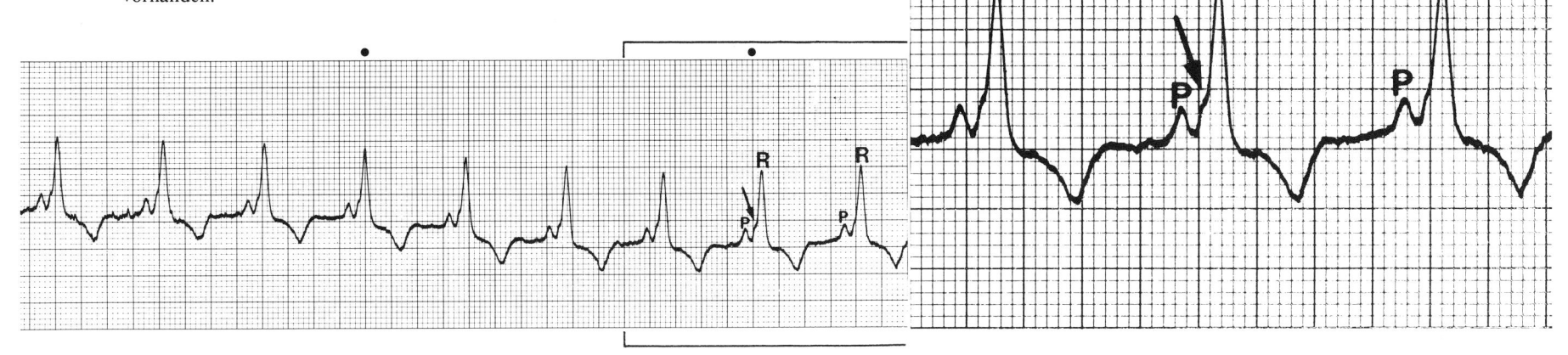

Ventrikuläre Präexzitation entsteht durch vorzeitige Aktivierung eines Teiles der Kammern über akzessorische Leitungsbahnen durch Impulse, die aus dem Sinusknoten oder den Vorhöfen stammen. Dadurch können Sinusimpulse die Kammern erreichen, ohne den AV-Knoten zu passieren. Das Wolff-Parkinson-White-(WPW-)Syndrom besteht aus ventrikulärer Präexzitation mit Phasen einer paroxysmalen Tachykardie[25] (Kap. 12).

Die Sinus- oder Vorhofimpulse, die über die akzessorischen Bahnen geleitet werden, aktivieren einen Teil der Ventrikel, ohne das Hissche Bündel zu passieren; die übrigen Teile der Ventrikel werden über das normale Erregungsleitungssystem aktiviert. Bei ventrikulärer Präexzitation ist das PQ-Intervall verkürzt und der QRS-Komplex verbreitert. Darüber hinaus findet sich häufig zu Beginn des QRS-Komplexes eine deutlich abgesetzte Vorschwankung (Delta-Welle). Die Umgehung des AV-Knotens durch eine Erregungsleitung über das James-Bündel führt zur Verkürzung des PQ-Intervalls und normaler QRS-Dauer (Lown-Ganong-Levine-[LGL-]Syndrom).[12] Auch durch eine Erhöhung des Sympathikotonus im Zusammenhang mit Fieber, Hyperthyreoidismus und Anämie wird das PQ-Intervall verkürzt. Dabei dürfte es sich jedoch um eine physiologische Anpassung handeln.[43]

Die im Zusammenhang mit dem ventrikulären Präexzitationssyndrom (WPW-Syndrom) auftretenden paroxysmalen Tachykardien können mit dem Re-entry-Mechanismus erklärt werden. Eine Erregung, die die Ventrikel über den AV-Knoten erreicht, kann retrograd über die akzessorischen Leitungsbahnen wieder die Vorhöfe erreichen. Auf diese Weise kann eine kreisende Erregung (»electric circuit«) entstehen.[44]

EKG-Veränderungen[25, 45]

1. Herzschlagfrequenz und Rhythmus sind bei ventrikulärer Präexzitation unverändert. Beim WPW-Syndrom ist die Herzschlagfrequenz extrem hoch, häufig erreicht sie 400 bis 500 Schläge/Min.
2. Die sinusalen P-Wellen sind bei ventrikulärer Präexzitation normal, beim WPW-Syndrom sind sie jedoch schwierig zu erkennen.
3. Beim ventrikulären Präexzitationssyndrom ist der QRS-Komplex verbreitert mit Sockel- oder Knotenbildung vor Beginn der R-Zacke (Delta-Welle). Beim WPW-Syndrom können die QRS-Komplexe normal geformt, verbreitert mit einer Delta-Welle oder stark verbreitert und bizarr sein.
4. Das PQ-Intervall ist bei ventrikulärer Präexzitation verkürzt. Beim WPW-Syndrom erfolgt meistens eine 1:1-Überleitung (d. h. jeder P-Welle folgt ein QRS-Komplex).

Vorkommen

1. Hypertrophe Form der Kardiomyopathie.[9, 5] Bei der Sektion fand sich bei fünf von neun Katzen mit Präexzitation die hypertrophe Form der Kardiomyopathie. Die bei zwei Katzen auftretenden Ohnmachtsanfälle waren wahrscheinlich auf eine supraventrikuläre Tachykardie (WPW-Syndrom) zurückzuführen. Auch beim Menschen ist der Zusammenhang zwischen hypertropher Form der Kardiomyopathie und WPW-Syndrom bekannt.[46]
2. Angeborene Defekte, z. B. Vorhofseptumdefekte oder Ebsteinsche Anomalie (Verlagerung einzelner oder mehrerer mißgestalteter Trikuspidalklappen-Segel im rechten Ventrikel).

Behandlung[46 a] (siehe auch Kapitel 10 und 12)

1. Ventrikuläre Präexzitation ohne Tachykardie bedarf keiner Therapie.
2. Sofortmaßnahme zur Behandlung der supraventrikulären Tachykardien im Zusammenhang mit dem WPW-Syndrom ist der mechanische Druck auf den Augapfel oder die Kardioversion. Zur Pharmakotherapie eignet sich vor allen Dingen Propranolol. Die wirksamste Therapiemöglichkeit dürfte jedoch die elektrische Kardioversion sein. Digitalis kann die anterograde Erregungsleitung beschleunigen und sollte daher beim Präexzitationssyndrom nicht verwendet werden.

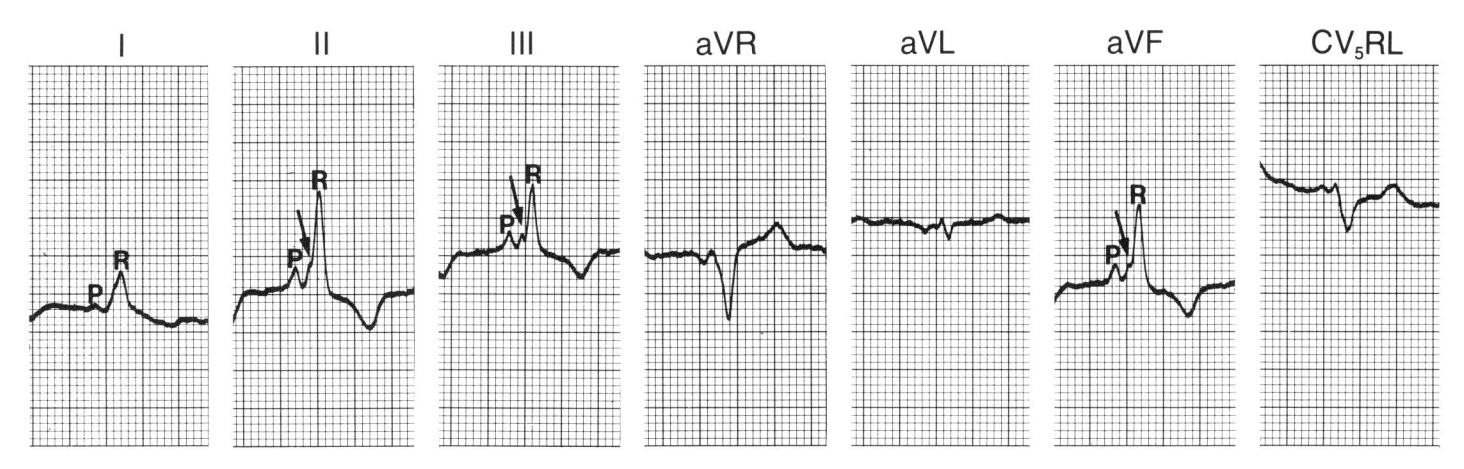

ABB. 7-57: Ventrikuläre Präexzitation bei derselben Katze wie in ABB. 7-56. Zu beachten sind das kurze PR-Intervall in allen Ableitungen und die deutlich erkennbare Sockel- oder Kerbenbildung (Pfeil) am aufsteigenden Ast der breiten R-Zacke.

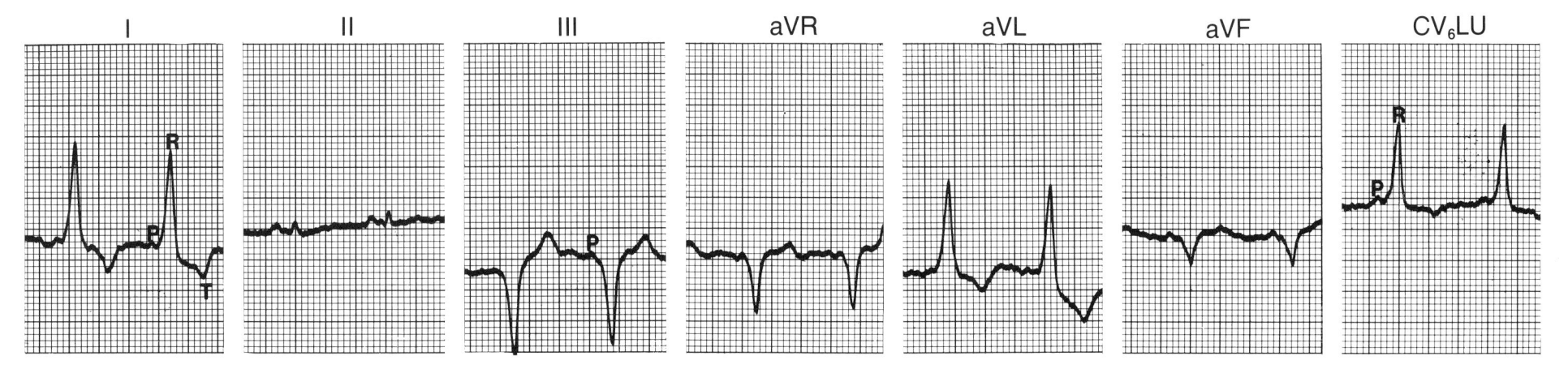

ABB. 7-58: Ventrikuläre Präexzitation. Das PR-Intervall ist in allen Ableitungen kurz, die QRS-Komplexe sind breit. Zu beachten sind die negativen QRS-Komplexe in den Ableitungen III und aVF, die darauf hinweisen, daß die akzessorische Leitungsbahn anders als in ABB. 7-57 verläuft.

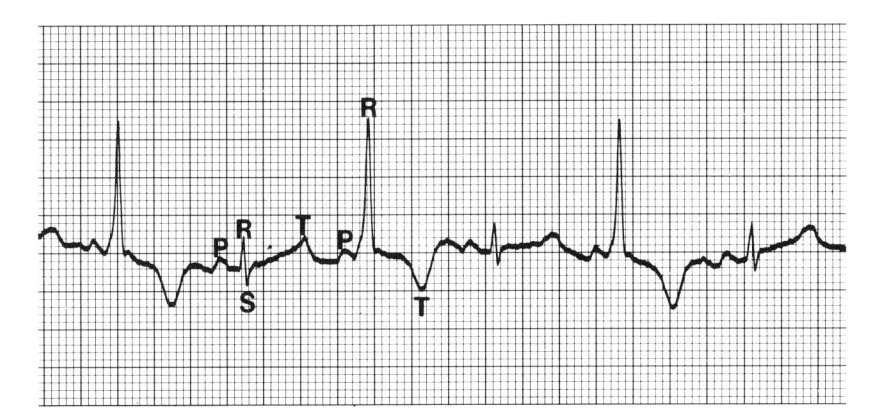

ABB. 7-59: Ventrikuläre Präexzitation im Wechsel mit Sinuskomplexen. Das PR-Intervall der regelmäßigen Sinuskomplexe ist normal. Das EKG-Bild kann leicht mit einer ventrikulären Bigeminie verwechselt werden, allerdings war in anderen EKG-Abschnitten ein regelmäßiger Präexzitationsrhythmus zu erkennen.

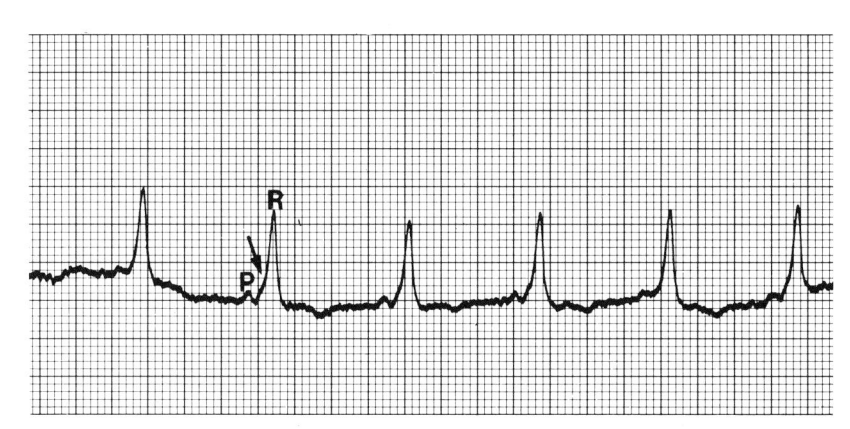

ABB. 7-60: Die durch die ventrikuläre Präexzitation verursachten Delta-Wellen (Pfeil) verbreitern die QRS-Komplexe auf 0,07 Sek.

Hyperkaliämie (Vorhofstillstand)

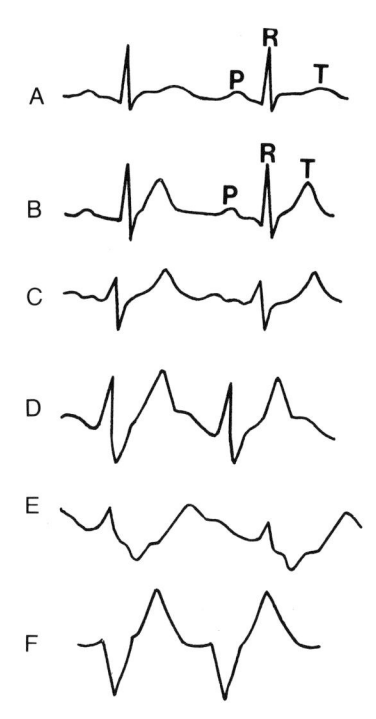

ABB. 7-61: Fortschreitende Auswirkungen einer Hyperkaliämie auf den P-QRS-T-Komplex. A zeigt ein normales EKG. B bis F zeigen die fortschreitenden Veränderungen. (Mit Genehmigung aus SCHAER, M.: Vet. Clin. North Am. 7: 407, 1977).

Eine Hyperkaliämie, d. h. ein Anstieg der Serumkaliumkonzentration, ist vor allen Dingen als Folge einer Urethraobstruktion bei Katzen ein häufiges klinisches Problem. Die Auswirkungen einer Hyperkaliämie auf den Herzrhythmus sind schwerwiegend und enden nicht selten tödlich. Häufig kommt es dabei zu Störungen des intraventrikulären Erregungsleitungssystems.[9] Die verbreiterten und verzerrten QRS-Komplexe täuschen einen idioventrikulären Rhythmus vor. Experimentelle Untersuchungen haben jedoch ergeben, daß der Sinusknoten Impulse aussendet und daß diese Impulse auch über die internodalen Leitungsbahnen zum AV-Knoten und zu den Ventrikeln weitergeleitet werden. Daher sollte dieser Rhythmus als »sinoventrikulär« bezeichnet werden. Eine P-Welle wird nicht registriert, weil das Vorhofmyokard nicht aktiviert wird.[47]

EKG-Veränderungen[3, 30, 48, 49]

Folgende EKG-Veränderungen können, allerdings ohne exakte Unterscheidung der verschiedenen Serumkaliumkonzentrationen, beobachtet werden (ABB. 7-61):
1. Serumkaliumgehalt höher als 5,5 mÄq/l: höhere und spitzere T-Welle.
2. Serumkaliumgehalt höher als 6,5 mÄq/l: Abnahme der Amplitude der R-Zacke, Verlängerung des PQ-Intervalls und der QRS-Dauer, Senkung der ST-Strecke.
3. Serumkaliumgehalt höher als 7,0 mÄq/l: Amplitudenabnahme und Verbreiterung der P-Welle, Verlängerung des PQ-Intervalls, der QRS-Dauer und der QT-Dauer.
4. Serumkaliumgehalt höher als 8,5 mÄq/l: Verschwinden der P-Welle (Vorhofstillstand), langsamer sinuventrikulärer Rhythmus.
5. Serumkaliumgehalt höher als 10,0 mÄq/l: starke Verbreiterung des QRS-Komplexes, unter Umständen Ersatz des QRS-Komplexes durch eine flache, biphasische Kurve; im letzten Stadium Kammerflattern, Kammerflimmern oder Asystolie.

Vorkommen[3]

1. Urethraobstruktion, insbesondere, wenn die Verlegung länger als 24 Stunden besteht.
2. Andere Erkrankungen: Niereninsuffizienz (Oligurie), nichtbehandelte diabetische Ketoazidose, übermäßige Kaliuminfusion, metabolische Azidose, Nebennierenrindeninsuffizienz (selten).

Behandlung

1. Behandlung der Grundkrankheit, z. B. durch Beseitigung der Urethraobstruktion und Legen eines urethralen Dauerkatheters.
2. Der Serumkaliumgehalt wird durch Infusionen sowie die Verabreichung von Natriumbikarbonat (1 bis 2 mÄq/kg KGW), Insulin zur Notfallbehandlung (0,5 bis 1 Einheit/kg KGW mit 2,0 g Glukose/Einheit Insulin) und Kalziumglukonat zur Aufhebung der kardiotoxischen Effekte des Kaliums (10-Prozent-Lösung, 0,5 bis 1,0 ml/kg KGW) gesenkt.
3. Das EKG sollte während der Behandlung fortlaufend überwacht werden.

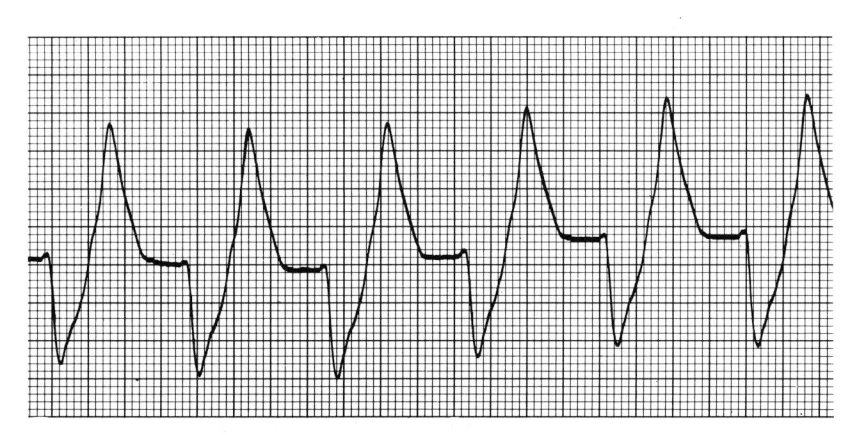

ABB. 7-62: Vorhofstillstand (sinoventrikulärer Rhythmus). Hyperkaliämie bei einer Katze infolge Harnröhrenobstruktion (Serumkaliumgehalt 9,5 mÄq/l). Eine sofortige Behandlung ist unbedingt erforderlich.

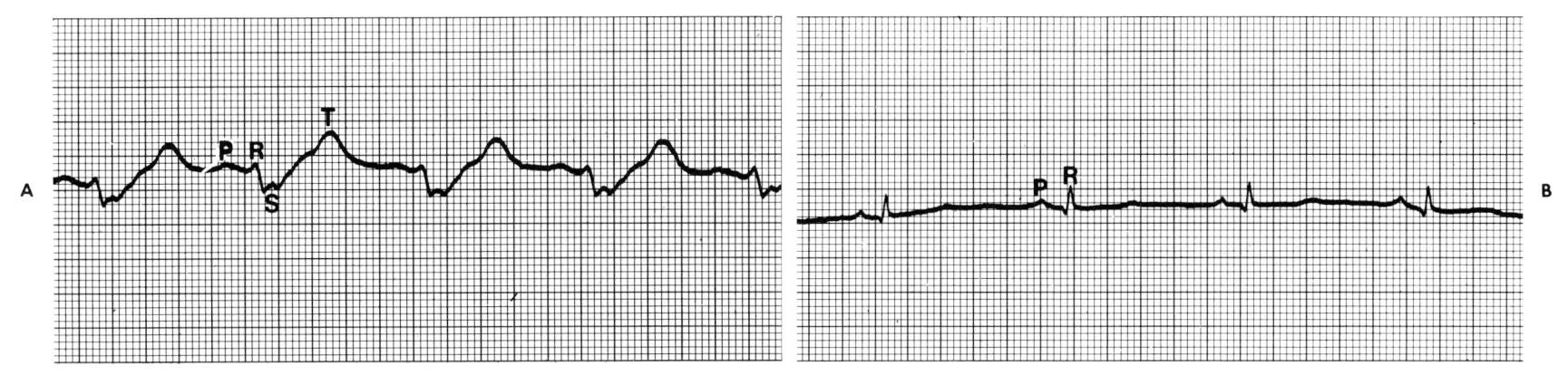

ABB. 7-63: A: Hyperkaliämie bei einer Katze mit Harnröhrenobstruktion (Serumkaliumgehalt 8,4 mÄq/l). Die P-Wellen weisen eine niedrige Amplitude und eine verlängerte Dauer auf. Die auffallend verbreiterten QRS-Komplexe deuten auf eine intraventrikuläre Erregungsleitungsstörung hin. B: Nach der Behandlung: die lebensbedrohende Hyperkaliämie konnte beseitigt werden.

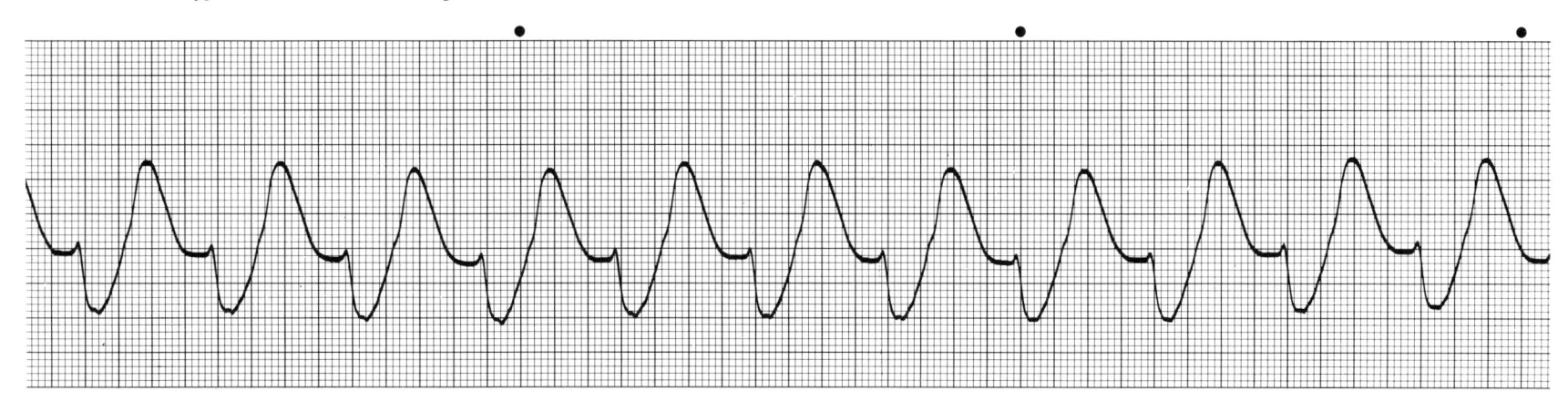

ABB. 7-64: Hochgradige Hyperkaliämie (Serumkaliumgehalt 10,5 mÄq/l). Es sind keine P-Wellen zu erkennen. Die QRS-Komplexe sind breit und bizarr. Der Rhythmus ist sinoventrikulär. Letztlich wird es zum Kammerflimmern kommen.

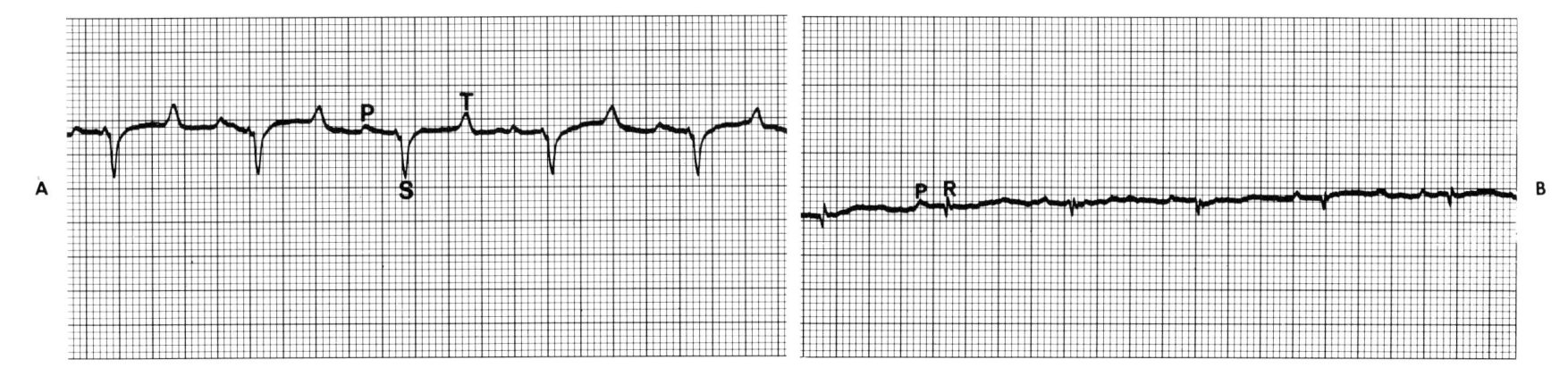

ABB. 7-65: A: Hyperkaliämie (Serumkaliumgehalt 7,5 mÄq/l). Die Veränderungen beinhalten ein verlängertes PR-Intervall, negative QRS-Komplexe (in anderen Ableitungen als linksanteriores Hemiblockbild erkennbar) und eine hohe, spitze T-Welle. B: 30 Minuten nach Behandlungsbeginn zeigen die QRS-T-Komplexe ein normales Bild.

Durch Medikamente verursachte Arrhythmien

Die Nebenwirkungen, die von Medikamenten auf das Herz ausgeübt werden, können unter Umständen von klinischer Bedeutung sein. Einige der häufig verwendeten Pharmaka, die Arrhythmien auslösen, werden in diesem Abschnitt zusammengefaßt. Die Auswirkungen dieser Pharmaka auf das EKG sind in der Literatur diskutiert worden.[25, 50-52] Die in der Hundepraxis üblichen Antiarrhythmika Chinidin, Procainamid und Phenytoin werden bei Katzen selten verwendet. Die toxischen Wirkungen der verschiedenen Antiarrhythmika werden in Kapitel 10 behandelt.

Auf Grund der Zunahme operativer Eingriffe bei älteren Katzen muß auf die Bedeutung von Arrhythmien beim anästhesierten Tier hingewiesen werden. Entscheidende Faktoren, die an der Entstehung einer Arrhythmie beteiligt sein können, sind sowohl Änderungen des Vago- oder Sympathikotonus als auch Elektrolytstörungen oder Schwankungen im Säure-Basen-Haushalt, die während der Anästhesie und der Operation auftreten. Außerdem können Arrhythmien durch unmittelbare Arzneimittelwirkung der Anästhetika, Intubation und operative Eingriffe ausgelöst werden. Des weiteren können sich vorher bestehende Erkrankungen des Herzens und des Atmungsapparates auf die Häufigkeit von Arrhythmien während der Operation auswirken. Solche intraoperativen Arrhythmien treten häufig auf, die meisten von ihnen sind allerdings klinisch unbedeutend.[10]

Zur Vermeidung von Zwischenfällen während einer Operation sollten folgende Prinzipien beachtet werden: Vermeidung von Streß bei der Einleitung der Narkose, schonende Durchführung des chirurgischen Eingriffs, sachgemäße Beatmung des Patienten, Überwachung der Narkose, ausgewogene Flüssigkeits- und Elektrolytgaben während der Operation und Erhaltung der physiologischen Körpertemperatur. Falls während der Operation eine Arrhythmie auftritt, sollte zuerst die Konzentration des Anästhetikums verringert und der Patient mit mehr Sauerstoff versorgt werden. Die meisten Arrhythmien können durch diese Vorsichtsmaßnahmen vermieden werden. Im folgenden werden die Medikamente zur Narkoseprämedikation sowie die Injektions- und Inhalationsnarkotika, die zu Arrhythmien führen können, zusammengefaßt:[51, 52]

Acetylpromazin: Alle Phenothiazinderivate führen zur Hemmung der alpha-adrenergen Rezeptoren, wodurch häufig eine Sinusbradykardie hervorgerufen wird. Acetylpromazin kann die Kontraktilität und Erregbarkeit des Myokards herabsetzen und die Erregungsleitung verlangsamen.[53]

Xylazin: Xylazin erhöht den Vagotonus und beeinflußt das Erregungsleitungssystem des Herzens. Es kann Sinusbradykardie, Sinusblock und die verschiedenen Grade des AV-Blocks auslösen.[54] Ein Anticholinergikum wie Atropin oder Glykopyrrolat sollte in solchen Fällen verwendet werden. Xylazin kann bei gleichzeitiger Anwendung von Adrenalin (Epinephrin) und Halothan auch eine Reihe von Kammertachykardien hervorrufen. Außerdem können der Blutdruck und der Sympathikotonus verändert werden.

Ketamin: Ketamin, ein Analogon zu Phenzyklidin, verursacht eine Erhöhung der Herzschlagfrequenz (ABB. 7-66), des Herzminutenvolumens und des arteriellen Blutdrucks.[54] Außerdem scheint das Mittel antiarrhythmische Eigenschaften zu besitzen. Ketamin kann die durch Adrenalin hervorgerufenen Arrhythmien bei Hunden, die mit Halothan anästhesiert worden waren, beseitigen. Bei Katzen mit primären Herzerkrankungen reduziert Ketamin die Kontraktilität des Myokards.[55]

Glykopyrrolat: Dieses Anticholinergikum weist gegenüber Atropin einige Vorteile auf. Die Vagusfunktion wird länger gehemmt, außerdem treten seltener ventrikuläre Extrasystolen auf.

Barbiturate und Thiobarbiturate: Zu dieser Gruppe gehören Thiopental, Methohexital und Pentobarbital. Durch einen vorübergehenden Anstieg des arteriellen Blutdrucks und einen Abfall des Herzschlagvolumens kann es zu einer Tachykardie kommen. Insbesondere bei Katzen entsteht bei der Verwendung von Thiobarbituraten ein stärkerer Laryngospasmus als bei der Verwendung von Inhalationsnarkotika.[51] Auch kann es zu einer Erhöhung des Vagotonus kommen. Bei der Verwendung von Thiobarbituraten können Kammerarrhythmien bis in die Anästhesiephase hinein bestehen bleiben.

Inhalationsnarkotika: Zu dieser Gruppe gehören Halothan, Methoxyfluran, Isofluran und Stickoxid. Halothan und Methoxyfluran verursachen eine dosisabhängige Herabsetzung der Sinusautomatie.[52] Halothan sensibilisiert das Myokard für Katecholamine, wodurch es zu gefährlichen Kammerarrhythmien kommen kann. Dieser Umstand ist normalerweise von geringer Bedeutung und wird erst dann relevant, wenn eine kardiale Notfallsituation eintritt, in der Adrenalin verwendet wird. Besondere Vorsicht sollte man bei der (schonenden!) Palpation der Nebennieren und bei der Verwendung von Adrenalin zur Hämostase walten lassen.[51]

Bei der Verwendung von Methoxyfluran sind Rhythmusstörungen selten, und die Empfindlichkeit gegenüber Katecholaminen ist geringer als bei der Verwendung von Halothan. Bei der Katze ruft eine Halothannarkose manchmal eine AV-Dissoziation hervor, die als Folge eines beschleunigten AV-Rhythmus und/oder AV-Blocks auftritt (ABB. 7-68). Die durch Inhalationsnarkotika hervorgerufenen Arrhythmien sind dosisabhängig; die meisten können durch Reduzierung der Konzentration unter Kontrolle gebracht werden. Stickoxid verursacht nur selten Arrhythmien. Sind Arrhythmien während der Narkose zu erwarten, ist Isofluran zu empfehlen.[55a]

Noradrenalin und Isoproterenol: Diese Sympathikomimetika stimulieren die beta-Rezeptoren, wodurch es zu ventrikulärer Übererregbarkeit und erhöhter Schrittmacherautomatie kommt (z. B. Sinus- oder Vorhoftachykardie).

Propranolol: Die Wirkung dieses Mittels basiert hauptsächlich auf einer Blockade der beta-adrenergen Rezeptoren. Die toxischen Auswirkungen dieses Mittels sind Bradykardie (ABB. 7-69) und eine Herabsetzung der Kontraktilität des Myokards. Bei gleichzeitig bestehenden Störungen des Erregungsleitungssystems kann es zum Herzstillstand kommen.

Lidocain: Bei Katzen mit einer schweren Herzerkrankung sollte dieses Antiarrhythmikum mit Vorsicht eingesetzt werden. Durch eine Herzinsuffizienz können Verteilung und Ausscheidung von Lidocain stark beeinträchtigt werden.[56] Daraus können hochgradige Sinusbradykardie und Sinusstillstand resultieren (ABB. 7-67).

Digitalis: Die durch eine Digitalisintoxikation hervorgerufenen Arrhythmien sind hauptsächlich auf zwei Wirkungen des Mittels zurückzuführen, die entweder einzeln oder kombiniert auftreten:[36, 37] 1. Beschleunigung der Automatie aller Schrittmacherzellen des Herzens und 2. Herabsetzung der Automatie der Schrittmacherzellen in Sinus- und AV-Knoten. Durch Digitalis kann praktisch jede Form einer Herzarrhythmie hervorgerufen werden.

Propylenglykol: Dieses Verdünnungsmittel für intravenös zu verabreichendes Diazepam und Phenytoin kann ventrikuläre Arrhythmien verursachen.[15]

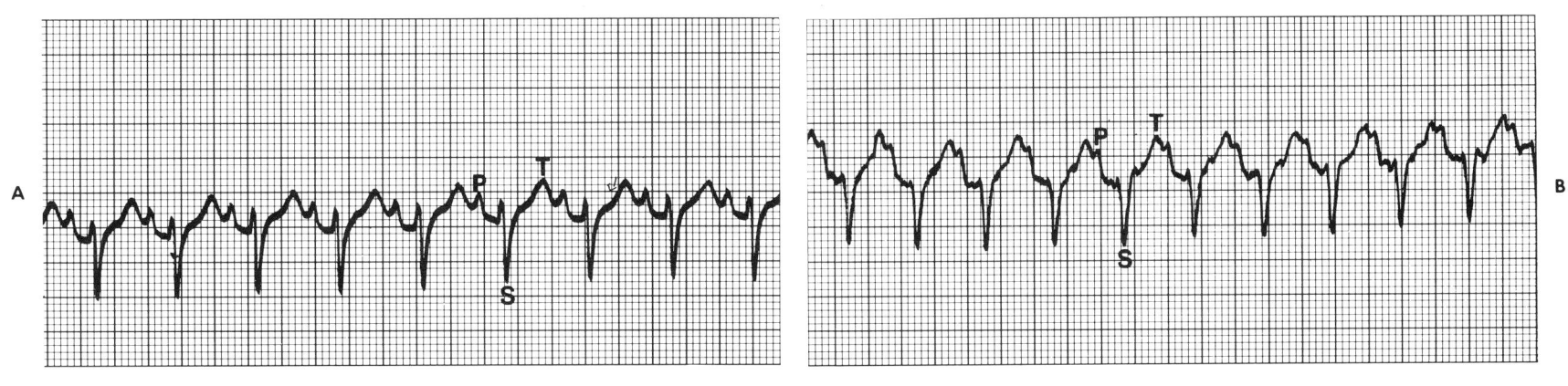

ABB. 7-66: A: Die Herzschlagfrequenz liegt bei 250 Schlägen/Min. Die großen S-Zacken in dieser Ableitung sind Folge eines intraventrikulären Erregungsleitungsdefektes. B: Nach intravenöser Ketaminapplikation. Die Herzschlagfrequenz ist auf 300/Min. gestiegen. Bei einer herzkranken Katze kann die Erhöhung der Herzfrequenz schwerwiegende hämodynamische Störungen zur Folge haben.

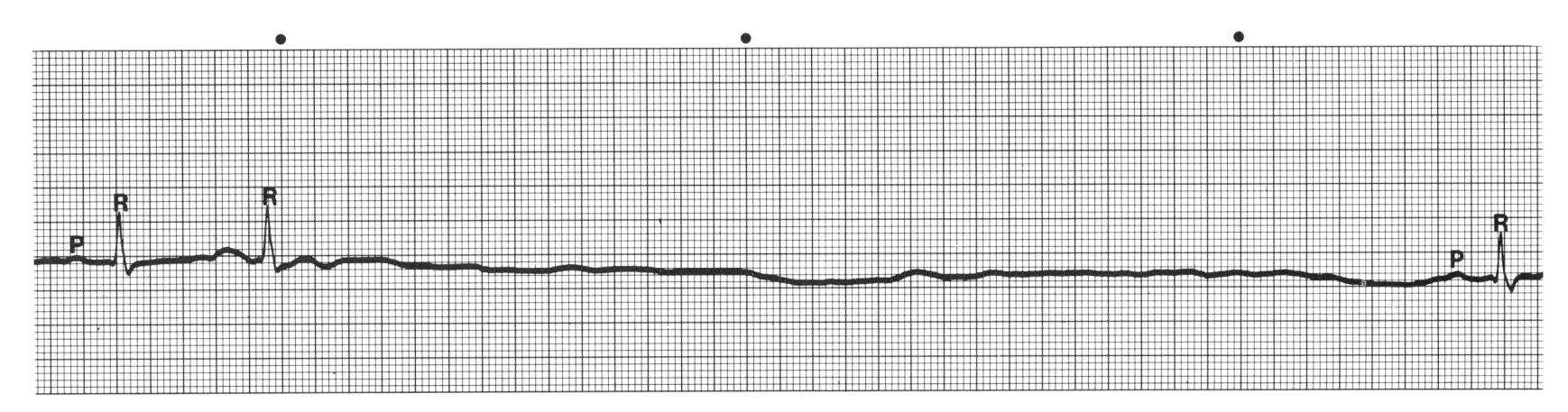

ABB. 7-67: Hochgradige Sinusbradykardie mit länger als drei Sekunden andauernden Sinuspausen (Sinusstillstand) nach intravenöser Lidocainapplikation. Da während der langen Pause keine Ersatzsystolen einsetzten, liegt der Verdacht auf eine Unterdrückung auch untergeordneter Schrittmacherzentren vor. Die Bradykardie konnte durch die Verabreichung von Atropin behoben werden.

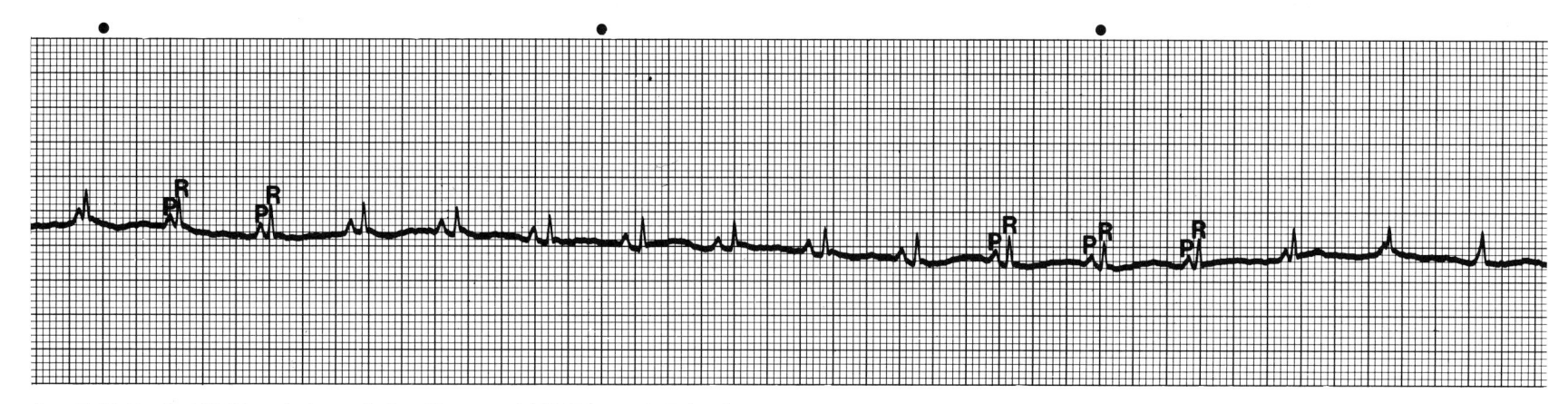

ABB. 7-68: Totale AV-Dissoziation zwischen Sinus- und AV-Knoten als Folge eines beschleunigten AV-Ersatzschrittmachers und/oder eines AV-Blocks. Die P-Wellen treten direkt vor, während oder nach den QRS-Komplexen auf. Die Arrhythmie verschwand, nachdem die Narkose mit Methoxyfluran anstatt mit Halothan fortgesetzt wurde.

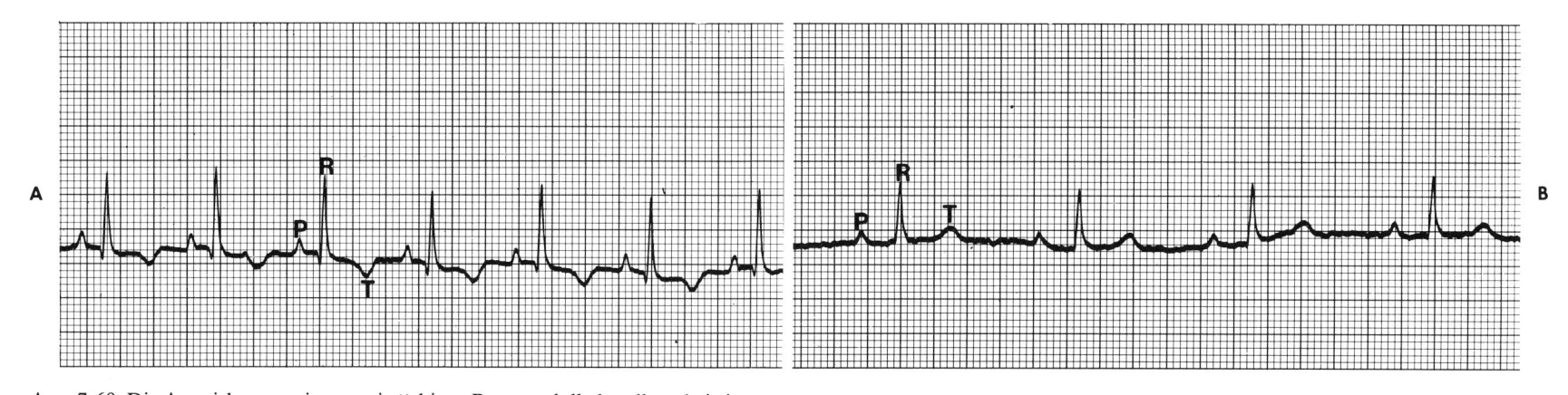

ABB. 7-69: Die Auswirkungen einer zweiwöchigen Propranololbehandlung bei einer Katze mit hypertropher Kardiomyopathie. A: Vor und B: nach der Applikation von Propranolol. Die Herzschlagfrequenz ist erheblich geringer, das PR-Intervall ist verlängert. Propranolol beugt einer streßbedingten Tachykardie und somit auch einer Füllungsverminderung des linken Ventrikels vor. In diesem Falle sollte die Propranolol-Dosis reduziert werden, da die Herzschlagfrequenz nur 120 Schläge/Min. beträgt. Zu beachten ist der Wechsel der Polarität der T-Welle, ein Zeichen möglicher Myokardveränderungen.

Elektrischer Alternans

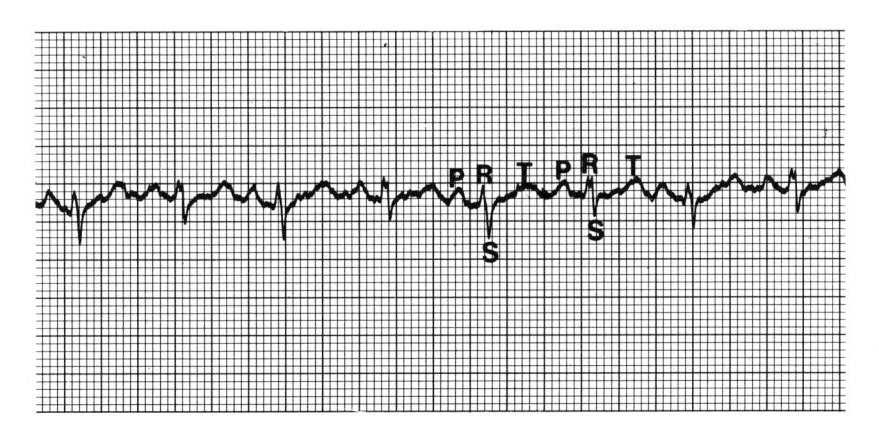

ABB. 7-70: Elektrischer Alternans bei einer Katze mit Perikarderguß. Die Amplitude der QRS-Komplexe alterniert.

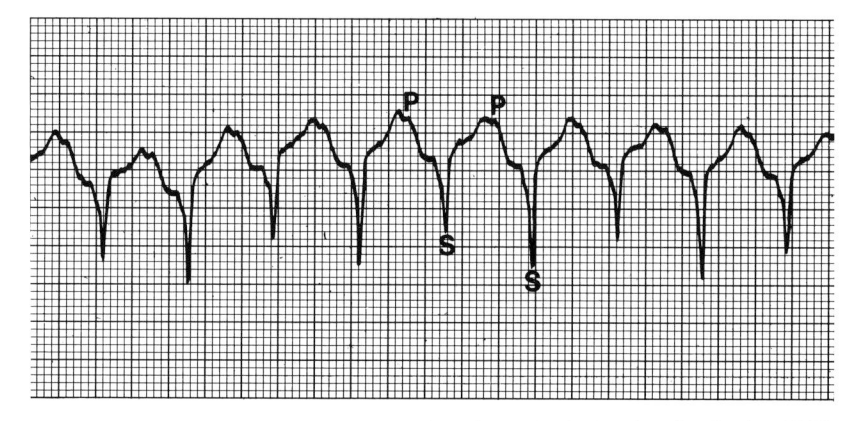

ABB. 7-71: Supraventrikuläre Tachykardie mit wechselnder Amplitude der QRS-Komplexe. Bei dieser Katze mit Fallotscher Tetralogie wird die P-Welle der jeweils vorangehenden T-Welle überlagert. Durch Druck auf den Augapfel konnte die Arrhythmie beseitigt werden (nicht abgebildet).

Die Diagnose »Elektrischer Alternans« wird immer dann gestellt, wenn P-, QRS- oder T-Komplexe (oder eine Kombination daraus) ihre Gestalt in jedem zweiten, dritten oder vierten usw. Komplex ändern, wobei aber alle Komplexe vom selben Reizbildungszentrum ausgehen müssen.[57] Am häufigsten ist die Veränderung jedes zweiten Komplexes (d. h. ein Elektrischer Alternans von 2:1). Meistens ist nur der QRS-Komplex vom Elektrischen Alternans betroffen.

Um den Mechanismus des Elektrischen Alternans zu erklären, sind zwei Theorien entwickelt worden: 1. Die Bewegung des gesamten Herzens in der Brusthöhle und 2. die konstante Variation der Erregungsleitung innerhalb des Myokards.[58] Bei einem Elektrischen Alternans, der auf Grund eines Perikardergusses auftritt, ist die Herzbewegung als Ursache anerkannt worden.[59] Bei sehr hoher Herzschlagfrequenz oder bestimmten Formen des Schenkelblocks resultiert der Elektrische Alternans aus den unterschiedlich langen Refraktärzeiten der einzelnen Fasern, auch kann die Refraktärzeit des Herzens alternierend verlängert sein. Beim Menschen ist das Vorkommen alternierender QRS-Komplexe bei anhaltender supraventrikulärer Tachykardie mit kurzer QRS-Dauer ein sicheres Zeichen für eine retrograd verlaufende akzessorische AV-Leitungsbahn.[59a]

EKG-Veränderungen

Die drei von mir ermittelten Ursachen für Elektrischer Alternans sind: Perikarderguß, alternierender Schenkelblock und supraventrikuläre Tachykardie. Ein echter Elektrischer Alternans sollte nicht mit ventrikulärer Bigeminie oder den atmungsbedingten Veränderungen verwechselt werden.

1. Die Herzschlagfrequenz ist bei einem Perikarderguß in der Regel unverändert.
2. Die P-Wellen können wechselnde Amplituden haben und durch die supraventrikuläre Tachykardie verdeckt sein.
3. Die QRS-Komplexe können in Gestalt und Amplitude variieren.
4. Die P-Wellen stehen immer in Beziehung zu den QRS-Komplexen; alle Komplexe gehen von demselben Schrittmacher aus.

Vorkommen

Lediglich bei vier im Animal Medical Center untersuchten Katzen konnte ein echter Elektrischer Alternans diagnostiziert werden.

1. Perikarderguß: septische Perikarditis, Rechtsherzinsuffizienz (bei zwei Katzen).
2. Supraventrikuläre Tachykardie (bei einer Katze mit Fallotscher Tetralogie).
3. Variierende Erregungsleitung im Erregungsleitungssystem der Ventrikel (bei einer Katze mit Kardiomyopathie).

Behandlung

1. Beim Vorliegen eines Perikardergusses ist meistens eine Perikardiozentese indiziert.
2. Ein Elektrischer Alternans bei Schenkelblock und supraventrikulärer Tachykardie ist in der Regel ohne klinische Bedeutung.

Persistierender Vorhofstillstand (»stummer Vorhof«)

Der Vorhofstillstand ist durch das Fehlen von P-Wellen und das Auftreten regelmäßiger Ersatzrhythmen mit QRS-Komplexen vom supraventrikulären Typ charakterisiert. Er kann temporär, persistierend oder aber terminal sein.[60] Temporärer Vorhofstillstand tritt bei Digitalisintoxikation und Hyperkaliämie auf. Terminaler Vorhofstillstand kommt in Verbindung mit dem »sterbenden Herzen« oder bei hochgradiger Hyperkaliämie vor. Über einen persistierenden Vorhofstillstand bei einer Katze ist bisher noch nicht berichtet worden; auch beim Menschen ist er selten.[60] Er tritt beim Menschen als Begleiterscheinung verschiedener Formen der Muskeldystrophie mit häufiger Beteiligung der facioscapulohumeralen Muskeln, bei Amyloidose, familiär gehäuften Herzerkrankungen, Erkrankungen der Koronargefäße sowie chronischen Herzerkrankungen auf.[61]

Ein Vorhofstillstand wurde im Animal Medical Center bei 11 Katzen diagnostiziert, davon waren 8 Siam-, 1 Burma- und 2 kurzhaarige Hauskatzen. An klinischen Symptomen zeigten sie Schwäche, Ohnmachtsanfälle und Stauungsinsuffizienz. Bei der Sektion wurde bei 7 Katzen die dilatative Form der Kardiomyopathie festgestellt.[61a]

EKG-Veränderungen[60, 61]

1. Die Herzschlagfrequenz ist niedrig, normalerweise liegt sie bei 60/Min. oder sogar noch niedriger; der Rhythmus ist regelmäßig.
2. P-Wellen fehlen in allen Ableitungen (einschließlich der intrakardialen Elektrogramme). Bisweilen werden P-Wellen mit Niedervoltage registriert.
3. Die supraventrikulären Ersatz-QRS-Komplexe sind annähernd normal geformt. Ein Schenkelblock oder eine Vergrößerung der Ventrikel kann jedoch zur Verlängerung der QRS-Komplexe führen.
4. Injektion von Atropin oder verstärkte Bewegung führt weder zur Erhöhung der Herzschlagfrequenz noch zur Bildung von P-Wellen.
5. Auch beim Durchleuchten wird deutlich, daß sich die Vorhöfe nicht kontrahieren, sie können weder elektrisch noch mechanisch stimuliert werden. Bei echokardiographischer Beurteilung der Mitralklappen wird der fehlende »Vorhofstoß« (»atrial kick«) sichtbar, die Vorhöfe zeigen also keine mechanische Aktivität.
6. Die Konzentrationen der Serumelektrolyte sind normal.

Vorkommen

Klinisch lassen sich folgende Ursachen eines persistierenden Vorhofstillstands (ABB. 7-72) unterscheiden:[61]

1. Chronische Herzerkrankungen. Eine diffuse Beteiligung der Vorhöfe als Folge der erhöhten Volumenbelastung durch hämodynamische Störungen im Zusammenhang mit Mitralklappenfibrosen, angeborenen Herzerkrankungen und Kardiomyopathien kann zu bindegewebigem Ersatz der normalen Vorhofmuskulatur führen.[20, 62] Bei den meisten Katzen mit persistierendem Vorhofstillstand wurde die dilatative Form der Kardiomyopathie festgestellt. Bei der Sektion dieser Katzen fanden sich stark vergrößerte, papierdünne Vorhöfe. Die histologische Untersuchung ergab, daß nur noch wenig Vorhofmyokard vorhanden war.
2. Neuromuskuläre Erkrankungen, die beim Menschen mit Kardiomyopathien einhergehen: Duchennesche Krankheit, Myasthenia gravis.
3. Vorhofstillstand ohne erkennbare Herz- oder neuromuskuläre Erkrankung; bei Siamkatzen muß eine familiäre Häufung der dilatativen Form der Kardiomyopathie und/oder des persistierenden Vorhofstillstands vermutet werden.

Behandlung

Die klinischen Folgen der Herzinsuffizienz müssen behandelt werden. Die Implantation eines permanenten Schrittmachers ist bei Katzen schwierig. Die Prognose der dilatativen Form der Kardiomyopathie muß als ungünstig angesehen werden.

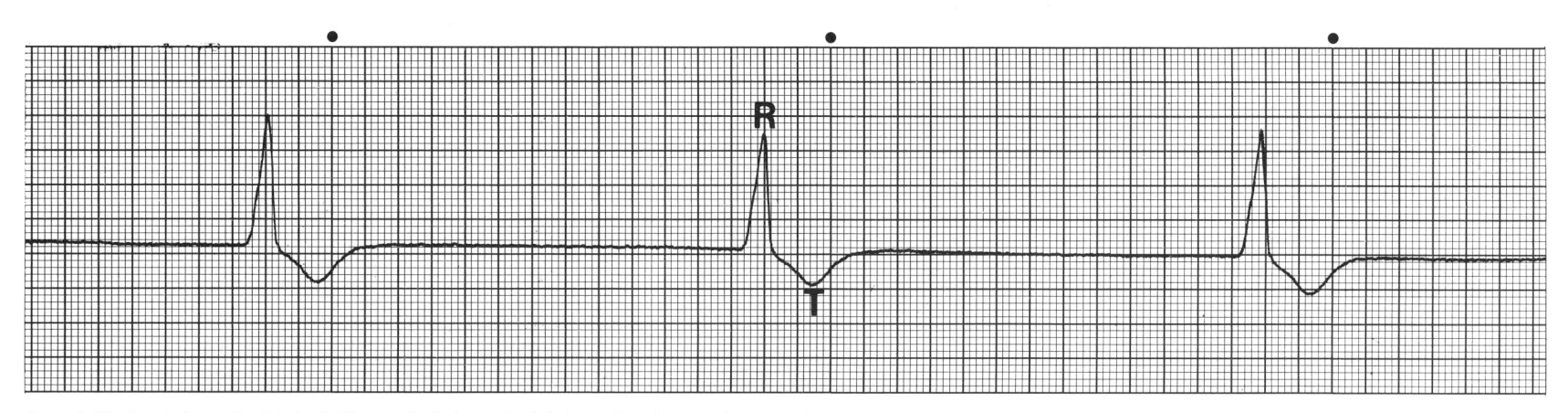

ABB. 7-72: Persistierender Vorhofstillstand bei einer vierjährigen Siamkatze mit dem klinischen Erscheinungsbild einer Dyspnoe. Röntgenaufnahmen des Thorax zeigten einen Pleuraerguß und eine Kardiomegalie. P-Wellen fehlen. Die lange Dauer und die hohe Amplitude der QRS-Komplexe weisen auf einen Linksschenkelblock und/oder eine Vergrößerung des linken Ventrikels hin. Die Herzschlagfrequenz beträgt lediglich 40 Schläge/Min. Es sollte daher auch das Vorliegen eines idioventrikulären Rhythmus in die diagnostischen Überlegungen einbezogen werden.

Hyperthyreose

Obwohl erst in jüngster Zeit veröffentlicht,[63, 64, 64a] ist eine Hyperthyreose (Thyreotoxikose) eine häufige Erkrankung bei Katzen. Die Überproduktion der Schilddrüsenhormone Thyroxin (T_4) und Trijodthyronin (T_3) ist bei der Katze auf ein oder mehrere Adenome zurückzuführen, die einen oder beide Schilddrüsenlappen ergreifen. In erster Linie werden ältere Katzen von einer Hyperthyreose befallen. Die klinischen Symptome sind Gewichtsverlust trotz steigenden Appetits, Übererregbarkeit, Polydipsie/Polyurie, Diarrhoe, häufiger Kotabsatz, Erhöhung der Herzschlagfrequenz, eventuell mit Arrhythmien einhergehende Herzvergrößerung sowie palpierbare Vergrößerung eines oder beider Schilddrüsenlappen. Die Diagnose »Hyperthyreose« kann durch die Bestimmung des T_4- (höher als 6,0 µg/dl) und T_3-Serumspiegels (höher als 300 µg/dl) bestätigt werden.

Arrhythmien sind im Zusammenhang mit einer Hyperthyreose bei Katzen häufig. Röntgenologisch kann meistens eine leichte bis hochgradige Kardiomegalie beobachtet werden; bei einer Stauungsinsuffizienz kann es zu einem Pleuraerguß oder einem Lungenödem kommen.

EKG-Veränderungen (ABB. 7-73)

In einer Untersuchung an 131 Katzen mit Hyperthyreose[64, 64a] waren eine Tachykardie (mehr als 240 Schläge/Min.) und eine erhöhte Amplitude der R-Zacke in Ableitung II (mehr als 0,9 mV) die häufigsten EKG-Veränderungen. Dabei handelte es sich bei 66 Prozent der Katzen um eine Tachykardie und bei 29 Prozent um eine Amplitudenzunahme der R-Zacke. 14 Prozent der Katzen wiesen Vorhof- und Kammerarrhythmien (Vorhofextrasystolen, Vorhoftachykardie, ventrikuläre Extrasystolen und Kammertachykardie) auf. Die Amplitude der R-Zacke wird durch die Sinustachykardie erhöht. Eine erfolgreiche Behandlung der Hyperthyreose führt in der Regel bei allen Katzen zur Beseitigung der Arrhythmie. Die Veränderungen des EKG ähneln denen, die bei Menschen mit einer Hyperthyreose gefunden werden.[65]

Der größte Teil der kardiovaskulären Veränderungen bei einer Hyperthyreose ist auf die erhöhte Aktivität des sympathischen Systems zurückzuführen.[66] Neuere Untersuchungen[66] erklären die hyperadrenergen kardiovaskulären Veränderungen im Zusammenhang mit einer Hyperthyreose als eine Folge der Zunahme der beta-adrenergen Rezeptoren im Myokard, der erhöhten Empfindlichkeit dieser Rezeptoren für Katecholamine und der Zunahme freier Katecholamine im Myokard. Die Schilddrüsenhormone selbst haben eine stark positiv inotrope und chronotrope Wirkung auf das Herz. Propranolol (Beta-Rezeptorenblocker) kann bei Katzen mit einer experimentell induzierten Hyperthyreose die Herzfunktion verbessern.[67]

Behandlung[64, 65a, 66a]

Wegen der direkten Wirkung der Schilddrüsenhormone auf die Herzfunktion ist die ausschließliche Propranololapplikation bei einer Hyperthyreose nicht ausreichend. Gezielte therapeutische Maßnahmen sind die Anwendung von Thyreostatika, die chirurgische Entfernung der Schilddrüse oder die Radiojodtherapie. Stellt sich bei der Operation heraus, daß beide Schilddrüsenlappen makroskopisch verändert sind, ist die beidseitige Thyreoidektomie indiziert. Es sollte allerdings mindestens eines der Epithelkörperchen (Nebenschilddrüse) erhalten werden. Zur Feststellung einer eventuellen Hypokalzämie ist die sorgfältige Überwachung des Serumkalziumspiegels erforderlich. Um einen ausgeglichenen Hormonspiegel aufrechtzuerhalten, muß nach einer Operation bisweilen Thyroxin substituiert werden.[14]

Da es sich bei der Hyperthyreose um eine systemische Erkrankung handelt, sollte einer Katze vor der Operation Propranolol, Propylthiouracil (PTU) oder Methylthiouracil (MTU) appliziert werden. Dabei sollte Propranolol 7 bis 14 Tage vor der Operation in Dosen von 2,5 bis 5,0 mg, 3mal/Tag, verabreicht werden, um die Herzschlagfrequenz auf Normalwerte zu reduzieren. Bei manchen Katzen kann die Hyperthyreose durch Thyreostatika unter Kontrolle gebracht werden. Allerdings wurde erst vor kurzem auf die toxischen Wirkungen des PTU hingewiesen.

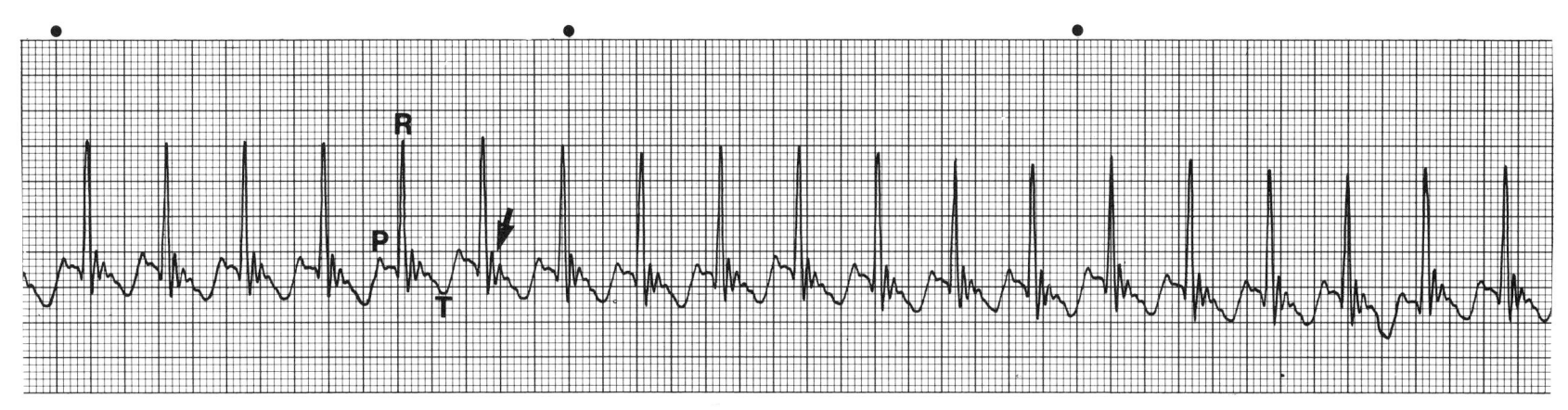

ABB. 7-73: Sinustachykardie mit einer Frequenz von 260 Schlägen/Min. bei einer vierzehnjährigen Katze mit Hyperthyreose. Die Amplitude der R-Zacke von 1,8 mV ist ein Hinweis auf eine Vergrößerung des linken Ventrikels. Der Artefakt in der ST-Strecke ist eine Folge der telefonischen EKG-Übermittlung.

Artefakte

Da es sich beim EKG um eine mechanische Registrierung handelt, können während seiner Aufzeichnung eine Reihe technischer oder mechanischer Schwierigkeiten auftreten. Durch die Überlagerung dieser Störungen und der durch die Herzaktion ausgelösten Ausschläge entstehen Artefakte. Diese können es erschweren, die einzelnen Ausschläge auszumessen, oft täuschen sie auch Unregelmäßigkeiten des Herzrhythmus und/oder der Erregungsleitung vor.[68] EKG-Beispiele werden mit ihren Ursachen in diesem Abschnitt besprochen. In Kapitel 2 sind Vorschläge für das Aufzeichnen technisch einwandfreier Registrierungen zu finden.

Die Ursachen für Artefakte können in zwei Kategorien eingeteilt werden: 1. Technische Fehler (Fehler des Klinikers, des Gerätes, der Elektroden oder des Kabels) und 2. durch das Tier verursachte Artefakte.

Technische Fehler

1. Ein häufiger Fehler ist die falsche Polung. Am häufigsten dürfte das Vertauschen der beiden Elektroden der Vordergliedmaßen sein, wodurch im EKG z. B. eine Dextrokardie mit negativen P-Wellen in den Ableitungen I und aVL vorgetäuscht wird. Ein Beispiel für ein EKG mit vertauschten Elektroden ist in ABB. 7-81 dargestellt.
2. Auffallend niedrige oder hohe Ausschläge können ihre Ursache in einer fehlerhaften Eichung haben.
3. Bei Katzen wird eine Papiergeschwindigkeit von 50 mm/Sek. verwendet. Eine Papiergeschwindigkeit von 25 mm/Sek. wird, wenn sie nicht extra vermerkt wird, zu falschen Messungen führen.
4. Elektrische Interferenz, auch als Wechselstromartefakt bezeichnet, tritt durch falsche Erdung auf.
5. Eine undeutliche Grundlinie ist meistens auf einen verschmutzten oder zu wenig erwärmten Schreiber zurückzuführen. Meist ist es empfehlenswert, die Amplitude großer Komplexe auf die Hälfte zu reduzieren.
6. Die Befestigung des Schreibers kann zu locker oder zu fest sein, woraus dann ein Überschießen oder ein zu langsames Erreichen der Grundlinie resultiert.
7. Oftmals sind die Elektroden oder die Kabel die Ursache für die Artefakte. Häufig handelt es sich dabei um schadhafte Kabel, verschmutzte Kabelenden, Kabelenden, die auf die Elektroden Zug ausüben oder ein Kabel, das über die Tischkante hinüberhängt und sich bewegt.

Durch das Tier verursachte Artefakte

1. Artefakte können durch Muskelzittern, durch das Schnurren oder plötzliche Bewegungen des Tieres entstehen.
2. Eine schwankende Grundlinie entsteht oft durch Atembewegungen, Husten oder willkürliche Bewegungen des Tieres oder des Festhaltenden, wodurch Vorhof- oder Kammerarrhythmien vorgetäuscht werden können.

Unter Berücksichtigung der Tatsache, daß Artefakte den Vorhof- und Kammerrhythmus nicht beeinflussen, können sie durch ihren Rhythmus (meistens unregelmäßig) und ihre Häufigkeit (meistens schwankend) von solchen EKG-Ausschlägen, die Ausdruck der Herzaktivität sind, unterschieden werden.

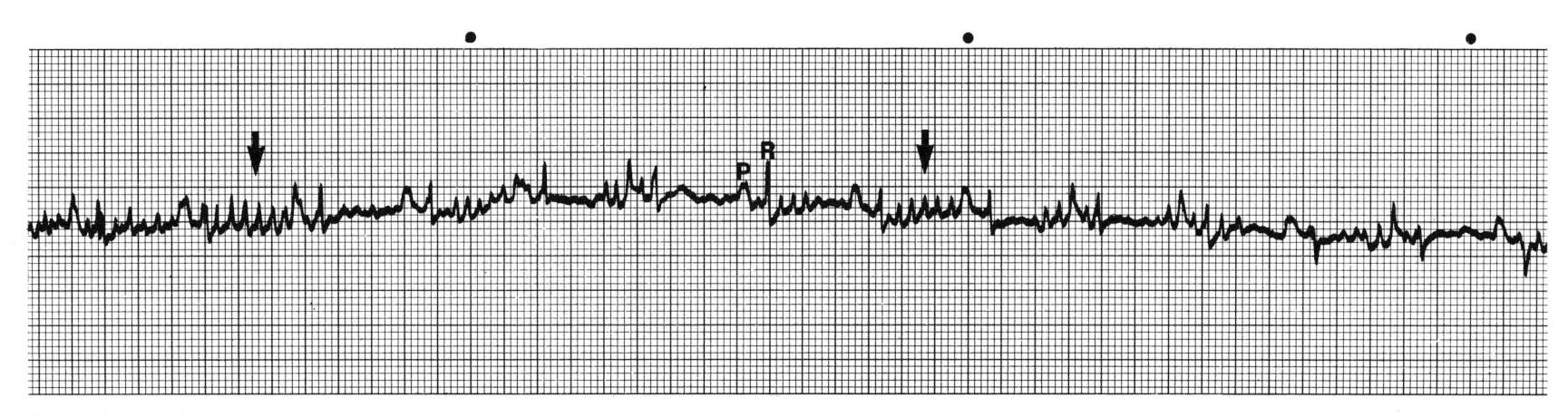

ABB. 7-74: Auswirkungen von vorübergehendem Schnurren auf das EKG. Die P-QRS-T-Komplexe sind schwierig zu erkennen. Die Artefakte (Pfeile) täuschen einen schnellen Vorhofrhythmus vor. Es kann versucht werden, das Schnurren mit Geduld, Veränderung der Position der Katze und vorsichtiger Massage des Larynx zu beenden.

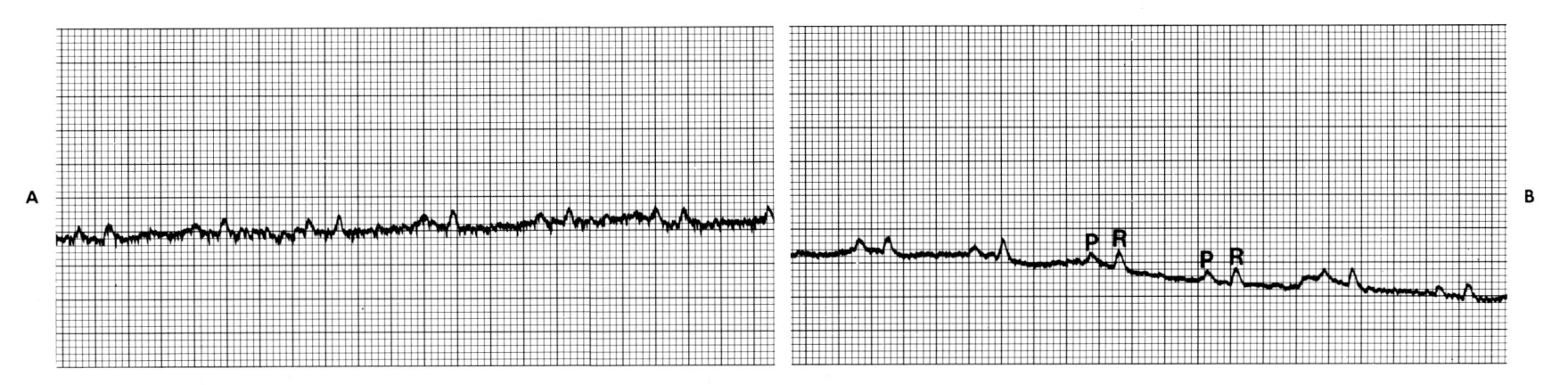

ABB. 7-75: A: Elektrische Interferenz. Das EKG-Gerät war nicht ordnungsgemäß geerdet. B: Der größte Teil der Artefakte konnte beseitigt werden; die P-Wellen und die R-Zacken sind jetzt gut zu erkennen. Manche Geräte besitzen einen Schalter, mit dem elektrische Interferenzphänome reduziert werden können.

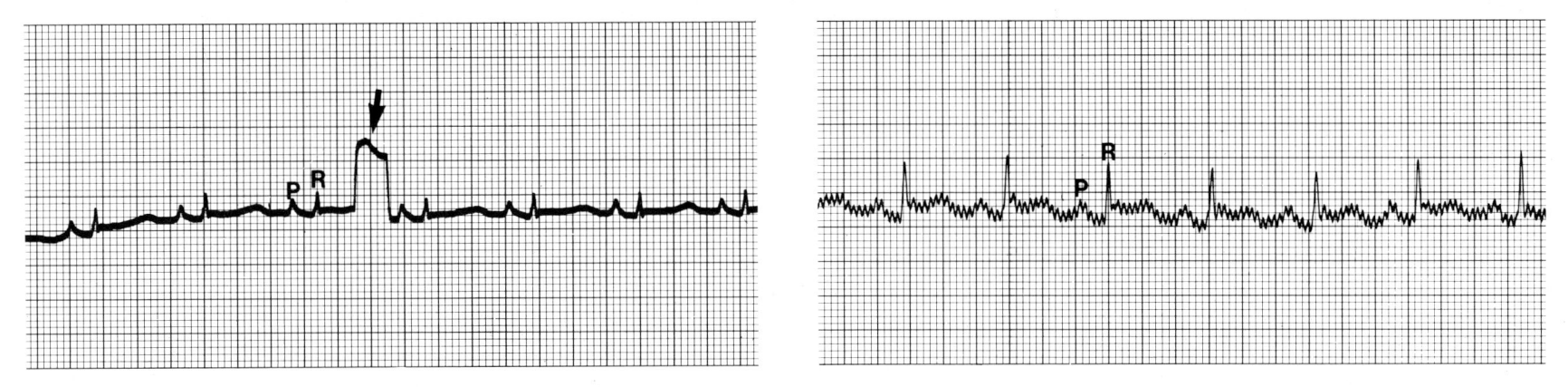

ABB. 7-76: Standardisierungsausschlag (Eichzacke, Pfeil), der zufällig zwischen zwei Sinuskomplexe fällt. Dadurch wird eine T-Welle verdeckt. Die Standardisierung/Eichung des Gerätes sollte von Zeit zu Zeit überprüft werden, um abnorm hohe oder niedrige Amplituden zu vermeiden.

ABB. 7-77: Elektrische Interferenz (Wechselstromartefakt). Dieser Artefakt konnte durch Befestigung der Elektrodenklemmen in der Muskulatur der Gliedmaßen anstatt an den großen Hautfalten beseitigt werden.

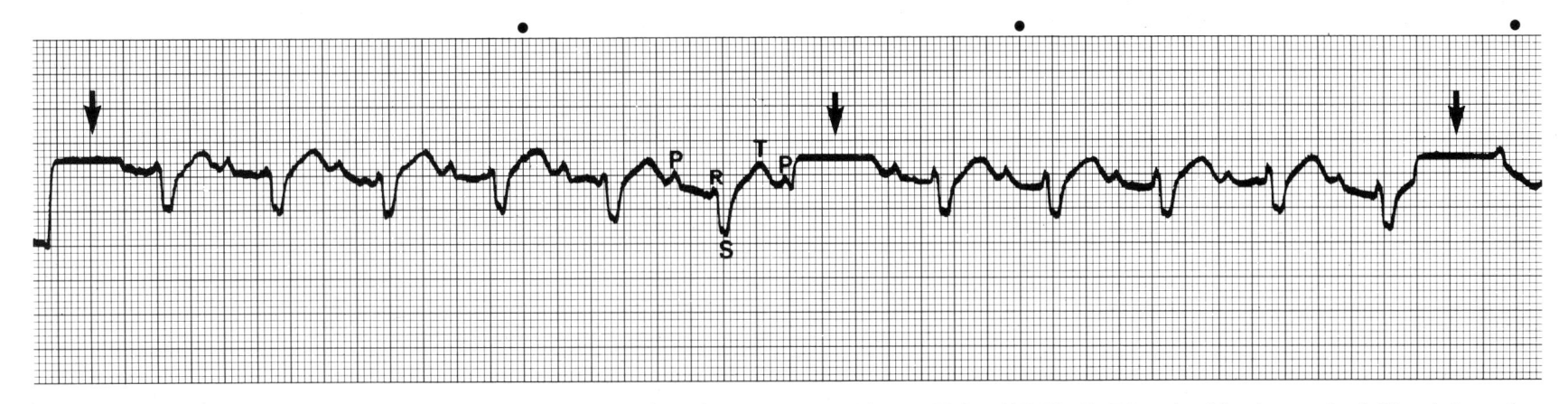

ABB. 7-78: Pausen (Pfeile), anscheinend hervorgerufen durch einen Sinusstillstand oder blockierte P-Wellen (AV-Block). Diese Artefakte kamen durch Umschaltung des Wahlschalters von Ableitung II auf Ableitung III, ohne die Aufnahmetaste abzuschalten, zustande. Dieses Vorgehen ist zwar korrekt, es muß aber beachtet werden, daß Pausen zwischen der Aufzeichnung der einzelnen Ableitungen entstehen, die manchmal auch P-Wellen und QRS-Komplexe voneinander trennen.

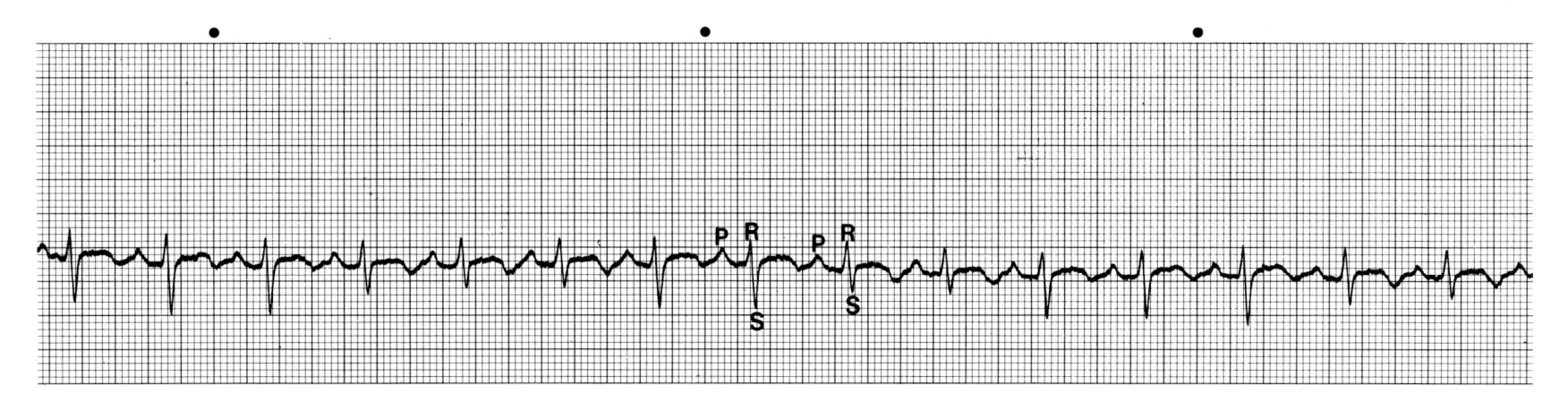

ABB. 7-79: Schwankende Amplituden bei einer Katze als Folge der In- und Exspiration. Luft hat einen hohen elektrischen Widerstand und stellt somit ein schlechtes Medium zur Weiterleitung der EKG-Ausschläge dar. Beim Vorliegen eines Pneumothorax kann dieser Artefakt besonders ausgeprägt sein.

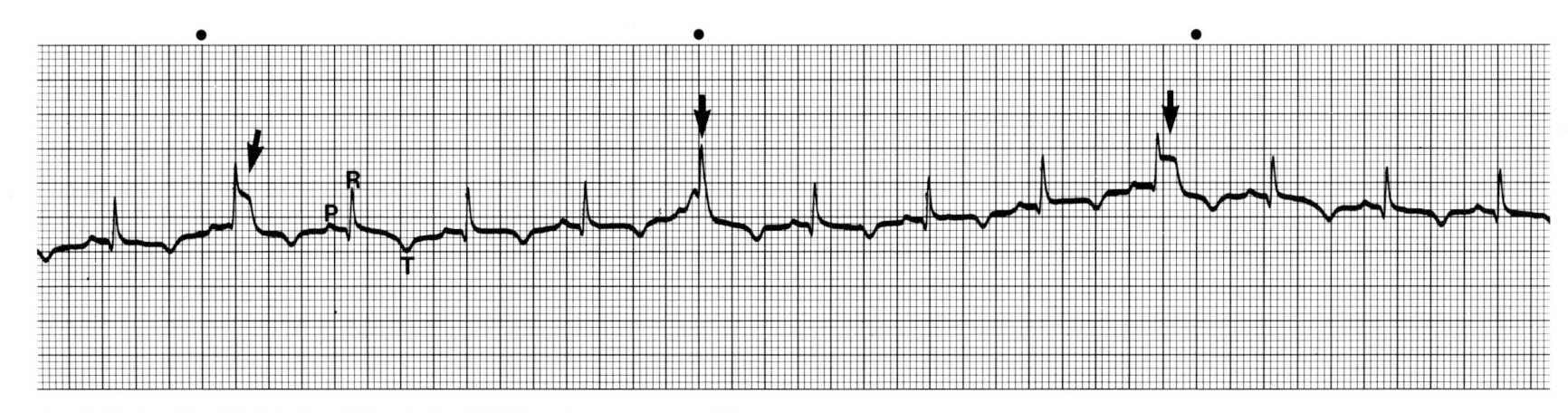

ABB. 7-80: Artefakte (Pfeile), die zufällig mit den QRS-Komplexen zusammenfallen. Sie werden jedoch durch Bewegungen der Katze ausgelöst. Die Artefakte täuschen ektope Kammerkomplexe vor, denn sie unterbrechen den normalen Sinusrhythmus nicht.

| | I | II | III | aVR | aVL | aVF |

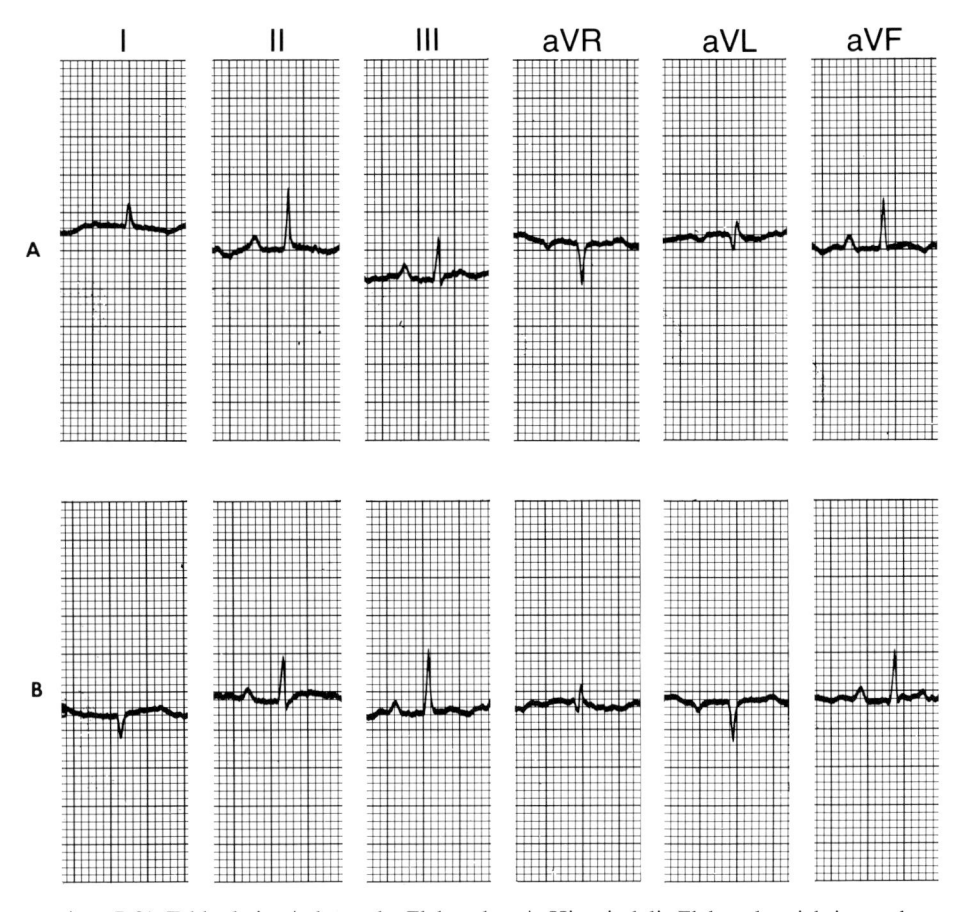

ABB. 7-81: Fehler beim Anlegen der Elektroden. A: Hier sind die Elektroden richtig angelegt worden. B: In dieser Aufzeichnung wurden die Elektroden der Vordergliedmaßen vertauscht. Ableitung I ist das Spiegelbild zu Ableitung I in A, Ableitung II ist Ableitung III und umgekehrt, Ableitung aVR ist Ableitung aVL und umgekehrt, und nur Ableitung aVF entspricht aVF.

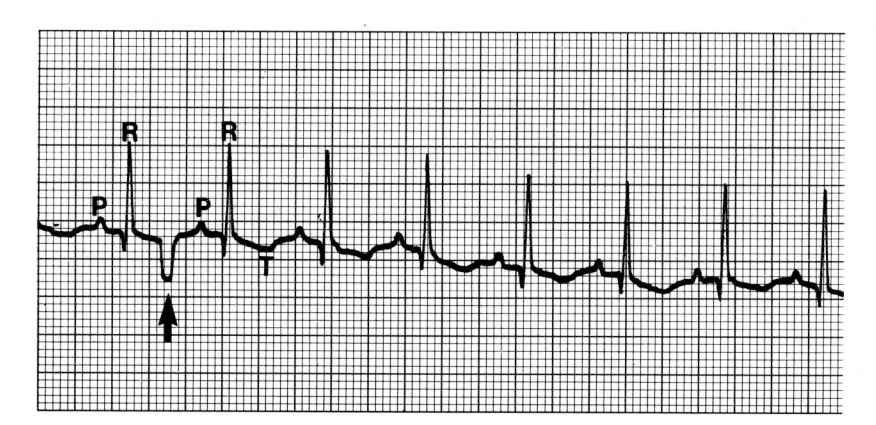

ABB. 7-82: Normaler Sinusrhythmus. Ein plötzliches Absacken der Grundlinie (Pfeil) erzeugt einen Artefakt, der wie ein interpolierter ektoper Komplex aussieht. Der Artefakt unterbricht den Sinusrhythmus jedoch nicht.

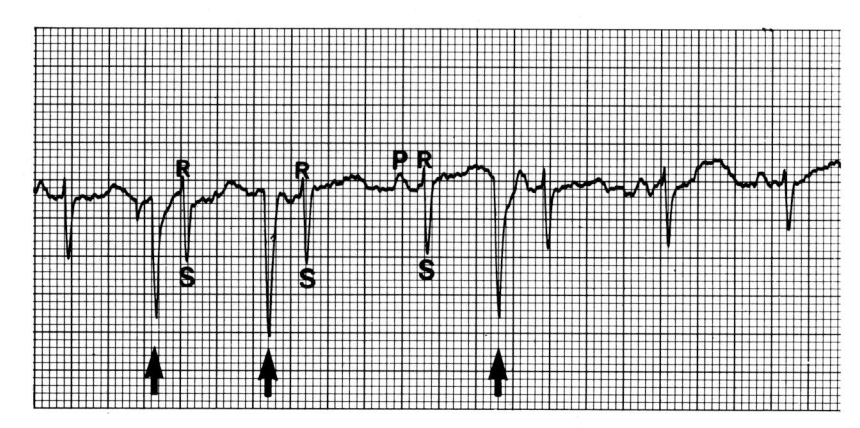

ABB. 7-83: Normaler Sinusrhythmus. Die Artefakte (Pfeile), die durch plötzliche Beinbewegungen der Katze entstehen, können leicht mit ektopen Kammerkomplexen verwechselt werden. Die Abstände zwischen den Artefakten und den Sinuskomplexen sind jedoch zu kurz, um eine doppelte Depolarisation der Ventrikel möglich zu machen.

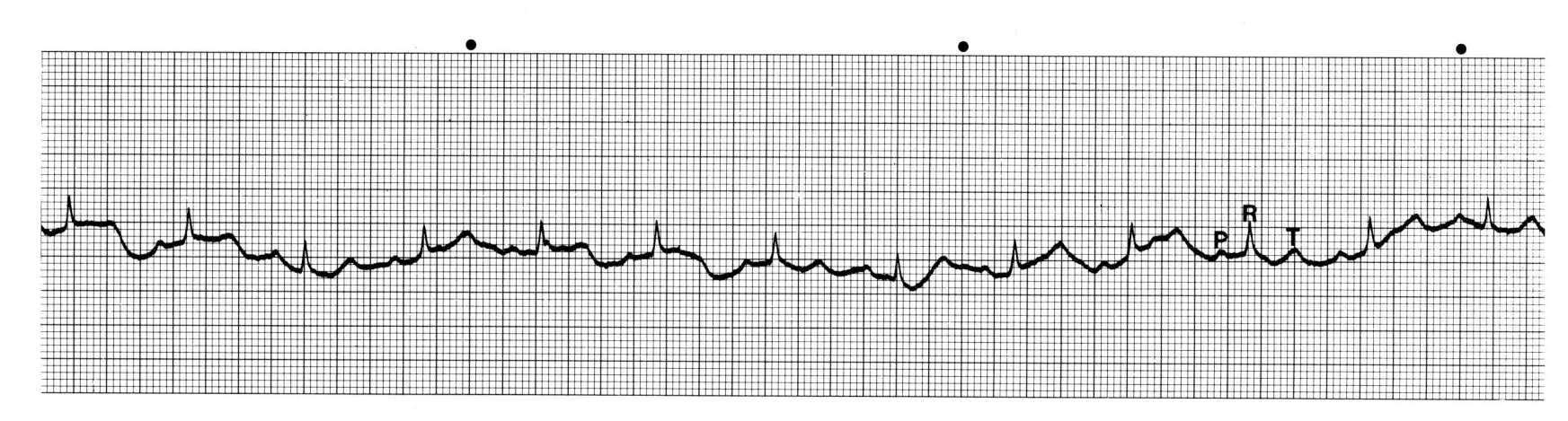

ABB. 7-84: Auswirkungen von Atmung und Bewegungen der Katze auf das EKG. Die Grundlinie bewegt sich auf und nieder, so daß sich Größe und Gestalt der T-Welle verändern. Das EKG könnte statt dessen in Brustlage aufgezeichnet werden, da Katzen diese Position besser tolerieren und die Werte nicht signifikant abweichen.

Literatur

1. Silber, E.N., and Katz, L.N.: *Heart Disease.* New York, Macmillan, 1975.
2. Schaer, M.: Polemical forum on the article Induced feline urethral obstruction: response of hyperkalemia to relief of obstruction and administration of parenteral electrolyte solution. J. Am. Anim. Hosp. Assoc., *12*:673, 1976.
3. Schaer, M.: Hyperkalemia in cats with urethral obstruction: electrocardiographic abnormalities and treatment. Vet. Clin. North Am., 7:407, 1977.
4. Spaulding, G.L., and Tilley, L.P.: Atrial fibrillation in the dog and cat. Proc. Am. Anim. Hosp. Assoc., *43*:75, 1976.
5. Tilley, L.P., et al.: Primary myocardial disease in the cat. Am. J. Pathol., *86*:493, 1977.
6. Harpster, N.K.: Cardiovascular diseases of the cat. Adv. Vet. Sci. Comp. Med., *21*:39, 1977.
7. Beglinger, R., Heller, A., and Lakotos, L.: Elektrokardiogramme, Herzschlagfrequenz and Blutdruck der Hauskatze (Felis catus). Zentralbl. Veterinaermed., (A) *24*:252, 1977.
8. Selzer, A.: *Principles of Clinical Cardiology: An Analytical Approach.* Philadelphia, W.B. Saunders, 1975.
9. Tilley, L.P., and Gompf, R.E.: Feline electrocardiography. Vet. Clin. North Am., 7:257, 1977.
10. Helfant, R.H.: *Bellet's Essentials of Cardiac Arrhythmias.* 2nd Edition. Philadelphia, W.B. Saunders, 1980.
11. Hoffman, A., and Meier, M.: Importance of cardiac and vascular beta-receptors in the action of phentolamine. Agents Actions, 7:399, 1977.
12. Tilley, L.P., and Weitz, J.: Pharmacologic and other forms of medical therapy in feline cardiac disease. Vet. Clin. North Am., 7:425, 1977.
13. Tilley, L.P., Liu, S.-K., and Fox, P.R.: Myocardial disease. In *Textbook of Veterinary Internal Medicine.* Edited by S.J. Ettinger. 2nd Edition. Philadelphia, W.B. Saunders, 1983.
14. Fox, P.R., Tilley, L.P., Liu, S.-K.: The cardiovascular system. In *Feline Medicine.* Edited by P.W. Pratt. Santa Barbara, Calif., Am. Vet. Publ., Inc., 1983.
15. Louis, S., Kutt, H., and McDowell, F.: The cardiocirculatory changes caused by intravenous Dilantin and its solvent. Am. Heart J., 74:523, 1968.
16. Harpster, N.K.: Feline cardiomyopathy. Vet. Clin. North Am., 7:355, 1977.
17. Tilley, L.P.: Feline cardiac arrhythmias. Vet. Clin. North Am., 7:273, 1977.
18. Befeler, B.: Mechanical stimulation of the heart, its therapeutic value in tachyarrhythmias. Chest, *73*:832, 1978.
19. Blok, J., and Boeles, J.T.F.: The electrocardiogram of the normal cat. Acta Physiol. Pharmacol., 6:95, 1957.
20. Boyden, P., Tilley, L.P., Liu, S.-K., and Wit, A.L.: Effects of atrial dilation on atrial cellular electrophysiology: studies on cats with spontaneous cardiomyopathy, Circulation, *56*(Suppl. 3):48, 1977 (Abstract.)
21. Chung, E.K.: *Principles of Cardiac Arrhythmias.* 2nd Edition. Baltimore, Williams & Wilkins, 1977.
22. Irving, D.W., and Corday, E.: Effect of the cardiac arrhythmias on the renal and mesenteric circulation. Am. J. Cardiol., 8:32, 1961.
23. Ettinger, S.J.: Cardiac arrhythmias. In *Textbook of Veterinary Internal Medicine.* Edited by S.J. Ettinger. 2nd Edition. Philadelphia, W.B. Saunders, 1983.
24. Tilley, L.P.: Feline cardiomyopathy. In *Current Veterinary Therapy: Small Animal Practice.* Volume 6. Edited by R.W. Kirk. Philadelphia, W.B. Saunders, 1977.
25. Friedman, H.H.: *Diagnostic Electrocardiography and Vectorcardiography.* 2nd Edition. New York, McGraw-Hill, 1977.
26. Harris, A.S.: Delayed development of ventricular ectopic rhythms following experimental coronary occlusion. Circulation, *1*:1318, 1950.
27. Colcolough, H.L.: A comparative study of acute myocardial infarction in the rabbit, cat and man. Comp. Biochem. Physiol., *49A*:121, 1974.
28. Tilley, L.P., Bond, B., Patnaik, A.K., and Liu, S.-K.: Cardiovascular tumors in the cat. J. Am. Anim. Hosp. Assoc., *17*:1009, 1981.
29. Lown, B., Verrier, R.L., and Rabinowitz, S.H.: Neural and psychologic mechanisms and the problem of sudden cardiac death. Am. J. Cardiol., *39*:890, 1977.
30. Coulter, D.B., Duncan, R.J., and Sander, P.D.: Effects of asphyxia and potassium on canine and feline electrocardiograms. Can. J. Comp. Med., *39*:442, 1975.
31. Watanabe, Y., and Dreifus, L.S.: *Cardiac Arrhythmias, Electrophysiologic Basis for Clinical Interpretation.* New York, Grune & Stratton, 1977.
32. Harris, S.G., and Ogburn, P.N.: The cardiovascular system. In *Feline Medicine and Surgery.* Edited by E.J. Catcott. 2nd Edition. Santa Barbara, Calif., American Veterinary Publications, 1975.
33. Lathers, C.M., Kelliher, G.J., Roberts, J., and Besley, A.B.: Nonuniform cardiac sympathetic nerve discharge, mechanism for coronary occlusion and digitalis-induced arrhythmias. Circulation, *57*:1058, 1978.
34. Bonagura, J.D.: Feline cardiovascular emergencies. Vet. Clin. North Am., 7:385, 1977.
35. Goldschlager, N., and Scheinman, M.M.: Diagnosis and clinical significance of atrioventricular conduction disturbances. Practical Cardiol., *4*:43, 1978.
36. Bolton, G.R., and Powell, A.A.: Plasma kinetics of digoxin in the cat. Am. J. Vet. Res., *43*:1994, 1982.
37. Erichsen, D.F., Harris, S.G., and Upson, D.W.: Therapeutic and toxic plasma concentrations of digoxin in the cat. Am. J. Vet. Res., *41*:2049, 1980.
38. Liu, S.-K., Tilley, L.P., and Tashjian, R.J.: Lesions of the conduction system in the cat with cardiomyopathy. Recent Adv. Stud. Cardiac Struct. Metab., *10*:681, 1975.
39. Chmielewski, C.A., Riley, R.S., Mahendran, A., and Most, A.S.: Complete heart block as a cause of syncope in asymmetric septal hypertrophy. Am. Heart J., *93*:91, 1977.
40. Buss, D.D., Pyle, R.L., and Chacko, S.K.: Clinico-pathologic conference. J. Am. Vet. Med. Assoc., *161*:402, 1972.
41. Orsini, D., and Buss, D.D.: Complete atrioventricular block in a cat (clinical report). J. Am. Vet. Med. Assoc., *172*:158, 1978.
42. Lown, B., Ganong, W.F., and Levine, S.A.: The syndrome of short P-R interval, normal QRS complex and paroxysmal rapid heart action. Circulation, *5*:693, 1952.
43. Chung, E.K.: Wolff-Parkinson-White syndrome: current views. Am. J. Med., *62*:252, 1977.
44. Narula, O.S.: Symposium on cardiac arrhythmias. 4. Wolff-Parkinson-White syndrome. Circulation, *47*:972, 1973.
45. Ogburn, P.N.: Ventricular pre-excitation (Wolff-Parkinson-White syndrome) in a cat. J. Am. Anim. Hosp. Assoc., *13*:131, 1977.
46. Perosio, A.M., and Suarez, L.O.: Pre-excitation syndrome and hypertrophic cardiomyopathy. J. Electrocardiol., *16*:29, 1983.
46a. Wellens, H.J.J.: Wolff-Parkinson-White syndrome. Part II. Treatment. Mod. Concepts Cardiovasc. Dis., *52*:57, 1983.
47. Goldman, M.J.: *Principles of Clinical Electrocardiography.* 11th Edition. Los Altos, Calif., Lange Medical Publications, 1982.
48. Parks, J.: Electrocardiographic abnormalities from serum electrolyte imbalance due to feline urethral obstruction. J. Am. Anim. Hosp. Assoc., *11*:102, 1975.
49. Vander Ark, C.R., Ballantyne, F., and Reynolds, E.W.: Electrolytes and the electrocardiogram. Cardiovasc. Clin., *5*:269, 1973.
50. Jenkins, W.L., and Clark, D.R.: A review of drugs affecting the heart. J. Am. Vet. Med. Assoc., *171*:85, 1977.
51. Sawyer, D.C.: *The Practice of Small Animal Anesthesia (Major Problems in Veterinary Medicine).* Volume 1. Philadelphia, W.B. Saunders, 1982.
52. Brown, B.R. (Ed.): *Anesthesia and the Patient with Heart Disease.* Philadelphia, F.A. Davis, 1980.
53. Booth, N.H.: Intravenous and other parenteral anesthetics. In *Veterinary Pharmacology and Therapeutics.* Edited by L.M. Jones, N.H. Booth, and L.M. McDonald. 4th Edition. Ames, Iowa, Iowa State University Press, 1977.
54. Haskins, S.C., Peifter, R.L., and Stowe, C.M.: A clinical comparison of CT1341, ketamine, and xylazine in cats. Am. J. Vet. Res., *36*:1537, 1975.
55. Wright, M.: Pharmacologic effects of ketamine and its use in veterinary medicine. J. Am. Vet. Med. Assoc., *180*:1462, 1982.
55a. Harvey, R.C., and Short, C.E.: The use of isoflurane for safe anesthesia in animals with traumatic myocarditis or other myocardial sensitivity. Canine Practice, *10*:18, 1983.
56. Pfeifer, M.J., Greenblatt, D.J., and Weser, J.K.: Clinical use and toxicity of intravenous lidocaine. Am. Heart J., *92*:168, 1976.
57. Bellet, S.: *Clinical Disorders of the Heart Beat.* 3rd Edition. Philadelphia, Lea & Febiger, 1971.
58. Littman, D.: Alternation of the heart. Circulation, *27*:280, 1963.
59. Sbarbaro, J.A., and Brooks, H.L.: Pericardial effusion and electrical alternans, echocardiographic assessment. Postgrad. Med., *63*(3):105, 1978.
59a. Green, M., et al.: Value of QRS alternation in determining the site of origin of narrow QRS supraventricular tachycardia. Circulation, *68*:368, 1983.
60. Tanaka, H., et al.: Persistent atrial standstill due to atrial inexcitability. Jpn. Heart J., *16*:639, 1975.
61. Wooliscroft, J., and Tuna, N.: Permanent atrial standstill: the clinical spectrum. Am. J. Cardiol., *49*:2037, 1982.

61a. Tilley, L.P., and Liu, S.-K.: Persistent atrial standstill in the dog and cat. ACVIM Scientific Proceedings, New York, NY, 1983 (Abstract).
62. Yoneda, S., et al.: Persistent atrial standstill developed in a patient with rheumatic heart disease: electrophysiological and histological study. Clin. Cardiol., *1*:43, 1978.
63. Holzworth, J., et al.: Hyperthyroidism in the cat: ten cases. J. Am. Vet. Med. Assoc., *176*:345, 1980.
64. Peterson, M.E., Keene, B., Ferguson, D.C., and Pipers, F.S.: Electrocardiographic findings in 45 cats with hyperthyroidism. J. Am. Vet. Med. Assoc., *180*:934, 1982.
64a. Peterson, M.E., et al.: Feline hyperthyroidism: pretreatment clinical and laboratory evaluation of 131 cases. J. Am. Vet. Med. Assoc., *183*:103, 1983.
65. Surawicz, B., and Mangiardi, M.L.: Electrocardiogram in endocrine and metabolic disorders. Cardiovasc. Clin., *8*:243, 1977.
65a. Turrel, J.M., Feldman, E.C., Hayes, M., and Hornof, W.: Radioactive iodine therapy in cats with hyperthyroidism. J. Am. Vet. Med. Assoc., *184*:554, 1984.
66. Skeleton, C.L.: The heart and hyperthyroidism. N. Engl. J. Med., *19*:1206, 1982.
66a. Klein, I., and Levey, G.S.: New perspectives on thyroid hormone, catecholamines, and the heart. Am. J. Med., *76*:167, 1984.
67. Strauer, B.E., and Scherpe, A.: Experimental hyperthyroidism III: Contractile responses to propranolol of the intact heart and of the isolated ventricular myocardium. Basic Res. Cardiol., *70*:237, 1975.
68. Yurchak, P.M.: Artifacts resembling cardiac arrhythmias. Postgrad. Med., *53*(5):79, 1973.

TEIL IV

Pathophysiologische Grundlagen und Folgen der Herzarrhythmien

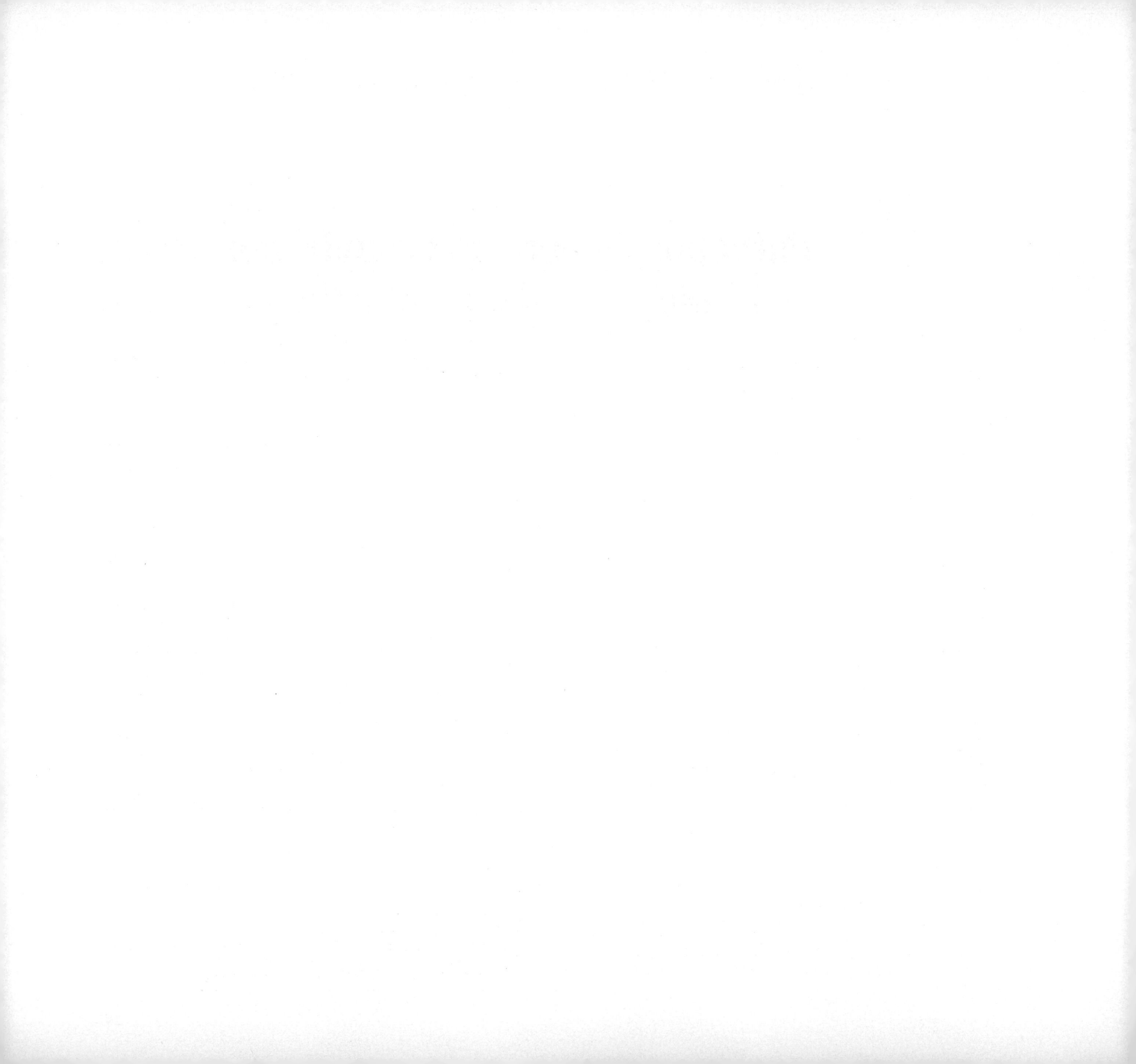

8 Pathophysiologische Grundlagen und hämodynamische Folgen der Herzarrhythmien

Lange, langsame Pulsschläge sind Ausdruck guter Regulation; kurze, leere Schläge weisen auf Störungen hin; ein schneller Puls mit mehr als sechs Herzschlägen pro Atemzug weist auf eine Erkrankung des Herzens hin; ein weicher, langsamer Puls zeigt eine Verschlechterung des Krankheitszustandes an.

Aus dem »Yellow Emperor's Book of Medicine« (2600 v. Chr.)[1]

Bereits um 2600 v. Chr. gab es eine vage Vorstellung von den pathophysiologischen Grundlagen und hämodynamischen Folgen der Herzarrhythmien. Heute ist die genaue Kenntnis der Grundlagen und Folgen der Herzarrhythmien sowie des normalen und veränderten EKG für jeden Kliniker unerläßlich. Dieses Hintergrundwissen ermöglicht die Beurteilung der Zweckmäßigkeit und der möglichen Folgen einer Behandlung.

Aus diesem Grunde wurde bereits in den Kapiteln über die Herzarrhythmien und in den Übungen zum Eigenstudium auf die hämodynamischen Folgen und klinischen Symptome der Arrhythmien hingewiesen. In diesem Kapitel werden die pathophysiologischen Grundlagen und Folgen der Herzarrhythmien, die extrakardialen Ursachen der Arrhythmien sowie die Pathologie des Erregungsbildungs- und Erregungsleitungssystems (von Dr. Si-Kwang Liu) zusammenfassend diskutiert.

Nach der Bearbeitung dieses Kapitels sollten sich jedem Kliniker bei der Diagnose einer Herzarrhythmie die folgenden Fragen stellen:[2]
— Welche Ursachen liegen der Rhythmus- und/oder Erregungsleitungsstörung zugrunde?
— Welche klinischen Symptome sind als Folge der gestörten Hämodynamik zu erwarten?
— Wie kann möglichen Komplikationen vorgebeugt werden?
— Auf welchen Teil der Herzfunktion sollte die Behandlung gerichtet sein?

Zur Veranschaulichung der Möglichkeiten der Elektrokardiographie seien hier nochmals die zum Teil einmaligen Charakteristika eines EKG zusammengefaßt:[3] Es ist ein Hilfsmittel zur Diagnostik von Myokardschäden; durch Korrelation mit klinischen, pathomorphologischen und hämodynamischen Befunden kann es anatomische, metabolische und hämodynamische Veränderungen anzeigen; es gestattet die Erklärung komplexer Arrhythmien auf elektrophysiologischer Ebene (vgl. Kap. 12); es ist eine Untersuchungsmethode zur Bestätigung verschiedenster Pathomechanismen; es ist für die genaue Diagnose und die gezielte Therapie vieler Krankheiten von Hund und Katze unerläßlich, und es ist ohne Frage für die Diagnose von Arrhythmien erforderlich.

Ursachen der Arrhythmien

Die Ermittlung der Ursachen einer Arrhythmie ist wegen der möglichen Konsequenzen für Therapie und Prognose außerordentlich wichtig. Ursächlich lassen sich die Arrhythmien bei Hund und Katze in drei Gruppen einteilen: 1. Störungen des vegetativen Nervensystems, 2. Kardiale Ursachen und 3. Extrakardiale Ursachen. Die häufigsten Arrhythmieursachen bei Hund und Katze sind in den Tabellen 8-1[4-7] und 8-2[6-12] zusammengefaßt (vgl. auch Tabelle 10-3).

Extrakardiale Ursachen der Herzarrhythmien

Aus elektrophysiologischer Sicht sind Arrhythmien eine Folge von Veränderungen der Automatie (Verstärkung, Reduzierung oder Störung) und/oder der Erregungsleitungsfähigkeit (Verlangsamung, Block oder Reentry). Die elektrophysiologischen Pathomechanismen werden ausführlich in Kapitel 9 erörtert. Obwohl das Herz bei der Einteilung dieser Mechanismen eine zentrale Rolle hat, darf nicht übersehen werden, daß viele Arrhythmien, wie in den Tabellen 8-1 und 8-2 aufgelistet ist, extrakardialen Ursprungs sind.

Auf Grund von Untersuchungen der elektrischen Aktivität einzelner Herzzellen unter Verwendung intrazellulärer Mikroelektroden aufgestellte Hypothesen wurden mittlerweile in in-situ-Experimenten am Hundeherzen

Tabelle 8-1: **Ursachen der Herzarrhythmien beim Hund**

I. **Vegetatives Nervensystem**
   A. Respiratorische Einflüsse auf den Vagotonus (Sinusarrhythmie) — Normalbefund
   B. Hochgradige respiratorische Störungen oder gastrointestinale Erkrankungen (Parasympathikuswirkung) — Bradykardie, Sinusstillstand
   C. Exzitation, Überanstrengung, Schmerz oder Fieber (Sympathikuswirkung) — Sinustachykardie, AV-Knoten- oder Kammertachykardie
   D. Gehirnerkrankungen mit Wirkung auf den Sympathikus oder Parasympathikus[13]

II. **Kardiale Ursachen**
   A. Angeborene Störungen[14] — AV-Block, WPW-Syndrom, Degeneration des Hisschen Bündels (plötzlicher Tod bei Dobermännern)[15], persistierender Vorhofstillstand, Sinusknotenerkrankung[16], Sinusstillstand (angeborene Taubheit bei Dalmatinern)[17], Stenose des Hisschen Bündels (AV-Block und Sinusstillstand bei Möpsen)[18]
   B. Erworbene Störungen des Erregungsleitungssystems — Hypertrophe Form der Kardiomyopathie[19], degenerative Myokardschäden (intramurale Mikroinfarkte). Degeneration des AV-Knotens (plötzlicher Herztod, Wesensveränderungen)[20], Tumoren, Operationen
   C. Erkrankungen der Vorhöfe — Vorhofarrhythmien bei Mitralklappenerkrankungen (angeboren oder erworben) (Mitralklappen als Ursprung ektoper Impulse)[21], Tumoren, dilatative Form der Kardiomyopathie mit sekundärer Vorhofdilatation
   D. Erkrankungen der Ventrikel — Myokarditis (viele, häufig nicht genau zu ermittelnde Ursachen), Kardiomyopathie[22], Tumoren, Trauma[23, 24], Ischämie des Myokards nach Herzinsuffizienz

III. **Extrakardiale Ursachen**
   A. Hypoxie[25]
   B. Störungen des Säure-Basen-Haushalts
   C. Elektrolytimbalancen (insbesondere Hyperkaliämie nach Urämie oder Nebenniereninsuffizienz)
   D. Hypothermie[26]
   E. Medikamente (z. B. Digoxin und Atropin)
   F. Endokrine Erkrankungen — Hyperthyreoidismus, Hypothyreoidismus, Phäochromozytom, Diabetes mellitus, Morbus Addison
   G. Mechanische Reizung, z. B. bei der Herzkatheterisierung

Tabelle 8-2: **Ursachen der Herzarrhythmien bei der Katze**

I. **Vegetatives Nervensystem**
   A. Exzitation, Überanstrengung, Schmerz oder Fieber (Sympathikuswirkung) — Sinustachykardie, AV-Knoten- und Kammerarrhythmien
   B. Respiratorische Einflüsse auf den Vagotonus (bei Katzen nicht so deutlich wie bei Hunden; selten Sinusarrhythmien)
   C. Gehirnerkrankungen mit Wirkung auf den Sympathikus oder Parasympathikus[13, 27]
   D. Sympathikusentladung als mögliche Ursache digitalisinduzierter Arrhythmien[28]

II. **Kardiale Ursachen**
   A. Angeborene Störungen (selten)[14]
   B. Erworbene Störungen des Erregungsleitungssystems — Hypertrophe Form der Kardiomyopathie[29], Tumoren[30]
   C. Erkrankungen der Vorhöfe — Vorhofarrhythmien nach Tumoren, der hypertrophen Form der Kardiomyopathie und verschiedene kongenitale Herzdefekte mit sekundärer Vergrößerung des linken Vorhofes
   D. Erkrankungen der Ventrikel — Myokarditis (zahlreiche Ursachen), Tumoren, Ischämie des Myokards nach Herzinsuffizienz

III. **Extrakardiale Ursachen**
   A. Hypoxie
   B. Störungen des Säure-Basen-Haushalts
   C. Elektrolytimbalancen (insbesondere Hyperkaliämie nach Urethraobstruktion)
   D. Medikamente (z. B. Digoxin, Halothan — beschleunigter AV-Rhythmus und AV-Block), Propylenglykol als Verdünnungsmittel (in intravenösen Lösungen von Diazepam und Phenytoin)[31, 32], Ketaminhydrochlorid (erhöhte Herzschlagfrequenz), Propranolol (AV-Block, Sinusstillstand und hochgradige Bradykardie), Lidokain (hochgradige Bradykardie)
   E. Endokrine Erkrankungen — Hyperthyreoidismus, Diabetes mellitus
   F. Mechanische Reizung bei der Herzkatheterisierung

überprüft.[33] Folgende Faktoren sind in der Lage, das Aktionspotential, die Automatie und die Erregungsleitungsfähigkeit zu beeinflussen:[34]

— Vegetatives Nervensystem
— Temperatur
— Hypoxie
— Kalium-Konzentration
— Kalzium-Konzentration
— Endokrine Störungen
— Verschiedene Medikamente

Es ist außerordentlich wichtig, eventuell vorhandene extrakardiale Ursachen einer Arrhythmie zu ermitteln, da häufig bereits ihre Beseitigung zur Beendigung der Arrhythmie führt.[35] Auch werden Antiarrhythmika in der Regel nicht zur Besserung führen, solange systemische Störungen (z. B. Störungen des Elektrolythaushalts) vorliegen.

In diesem Sinne sollte das EKG nicht ausschließlich als hochspezifisches Hilfsmittel der Diagnostik, sondern vielmehr als Schlüssel zum Verständnis des gesamten Krankheitsgeschehens angesehen werden. Eine Vorhoftachykardie mit AV-Block kann durch eine Digitalisintoxikation verursacht werden. Ein AV-Block kann auf der einen Seite Ausdruck einer irreversiblen Schädigung des Myokards oder andererseits eine reversible Störung als Folge einer Medikamentenwirkung oder einer Elektrolytimbalance sein. Kammerarrhythmien auf Grund fehlender Reizbarkeit des Herzens können durch sehr verschiedenartige Ursachen (Hypoxie des Myokards, neurogene Faktoren, Elektrolytimbalancen oder andere metabolische Störungen) ausgelöst werden. Eine mögliche Erklärung für die häufigen Kammerarrhythmien im Zusammenhang mit der Magenerweiterung ist der reduzierte venöse Rückfluß durch mechanischen Druck auf die Vena cava caudalis. Dabei führt die Reduzierung der Auswurfleistung des Herzens zur Beeinträchtigung der Koronardurchblutung und zur Ischämie des Myokards.[36] Veränderungen der Repolarisation (große, negative T-Welle) können ihre Ursache in einer Schädigung des Myokards (z. B. infolge von ZNS-Störungen) haben. Die zentralnervösen Störungen werden wegen ihrer großen Bedeutung für die Entstehung von Arrhythmien[13] im folgenden zusammenfassend diskutiert. Bezüglich der übrigen extrakardialen Ursachen der Arrhythmien muß auf die anderen Kapitel dieses Buches verwiesen werden.

Herzarrhythmien infolge von Störungen des Nervensystems

Verschiedene zentralnervöse Störungen können zu Herzarrhythmien führen, die in einem veränderten EKG zum Ausdruck kommen. Die Ursache-Wirkungs-Beziehung zwischen Störungen der Hirnfunktion und Veränderungen der Herztätigkeit sind mittlerweile eingehend untersucht.[13, 35, 37-39] Die Beziehungen zwischen neurogenen Faktoren und Herzstörungen sind für den behandelnden Kliniker außerordentlich wichtig, da unter Umständen bereits herzaktive Medikamente verabreicht werden, bevor die Störung des ZNS diagnostiziert und behandelt wird.

Herzarrhythmien auf Grund neurogener Faktoren können eine Folge primärer zerebrovaskulärer Schädigungen (Embolie, Thrombose, Gehirnblutung, Gehirntumor) oder sekundärer zentralnervöser Störungen im Verlaufe anderer Primärerkrankungen (z. B. Koma hepaticum, Niereninsuffizienz oder Koma diabeticum) sein.[40] Auch psychischer Streß muß als mögliche Ursache berücksichtigt werden. Reizung des vegetativen Nervensystems oder verschiedener Bereiche des Gehirns kann starke Veränderungen des EKG hervorrufen. So manifestiert sich beispielsweise ein Sinusstillstand mit AV- und/oder Kammerextrasystolen häufig bei Patienten mit Gehirntumoren, hochgradigen respiratorischen Erkrankungen oder erhöhtem Vagotonus (brachyzephale Hunderassen). Andererseits muß berücksichtigt werden, daß auch einige Herzarrhythmien zur Beeinträchtigung der Gehirndurchblutung und daraus resultierender Ischämie führen können. In solchen Fällen geben die EKG-Befunde nach Überwinden der kardiopulmonalen Krise unter Umständen Hinweise auf die neurologische Störung.

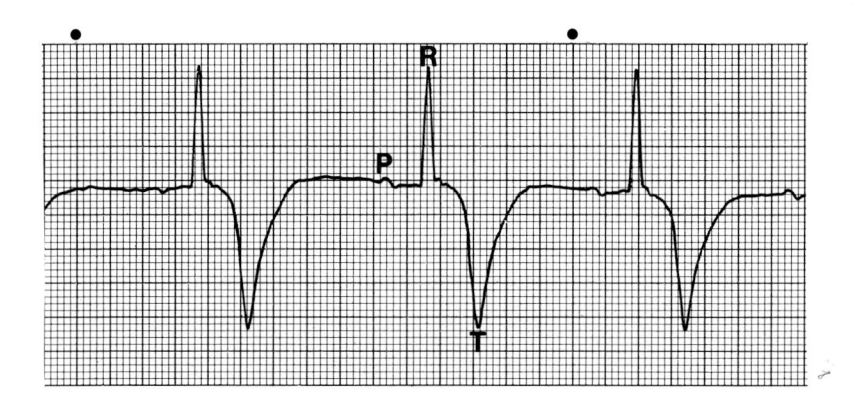

ABB. 8-1: Tiefe, breite, negative T-Wellen mit verlängerter QT-Dauer bei einem Hund mit ZNS-Schädigung infolge eines Traumas.

Die häufigsten EKG-Veränderungen im Zusammenhang mit zentralnervösen Störungen sind Verlängerung der QT-Dauer, Hebung der ST-Strecke sowie tiefe, negative oder abnorm hohe, breite T-Wellen (ABB. 8-1).[13, 40] Auch Sinustachykardien, paroxysmale Vorhoftachykardien, ventrikuläre Extrasystolen und Kammertachykardien können ihre Ursache in einer zentralnervösen Störung haben. Reizung von Bereichen des Hypothalamus (ABB. 8-2) oder der Formatio reticularis kann bei Katzen die QRS-T-Komplexe verändern und durch sympathische und parasympathische Wirkungen zu schweren Arrhythmien führen.[41] In solchen Fällen kann Propranolol prophylaktisch und therapeutisch als Antiarrhythmikum eingesetzt werden.[13] Durch Elektrostimulation des Zwischenhirns (Diencephalon) und Mittelhirns (Mesencephalon) ließen sich bei Hunden Kammerarrhythmien (bis zu Kammertachykardien und -flimmern) auslösen.[42]

Die Bedeutung des vegetativen Nervensystems für die Entstehung von Arrhythmien ist wegen der umfangreichen direkten Wirkungen auf das Herz (Schlagfrequenz, Regelmäßigkeit, Reihenfolge der Erregung) offensichtlich.[43, 44, 44a] Aus Untersuchungen am Hund ist bekannt, daß das Herz äußerst anfällig für Arrhythmien ist, wenn alle Herznerven bis auf den linken ventrolateralen zervikalen Herznerv durchtrennt werden (ABB. 8-3). Im Gegensatz dazu kam es bei intakter und vollkommen unterbrochener Nervenversorgung nicht zu Arrhythmien. Propranolol wirkt über eine Blockade des Sympathikus direkt auf die Arrhythmie.[45] Störungen der Herznerven oder der regionären Ganglien (auch Kardioneuropathien genannt) haben eine destabilisierende Wirkung auf die elektrische Aktivität des Herzens und beeinflussen darüber hinaus die Reaktion des Patienten gegenüber Medikamenten.[45 a, b]

In der Humanmedizin wird angenommen, daß eine unkontrollierte Sympathikusaktivität eine der möglichen Ursachen für plötzliche Todesfälle im Zusammenhang mit einer verlängerten QT-Dauer ist.[35] Arrhythmien als Folge von psychogenem Streß sind unter Umständen auf ähnliche Mechanismen zurückzuführen. Bei Hunden ließen sich Kammerarrhythmien und eine Reduzierung der Schwelle zum Kammerflimmern durch psychogene Umweltstressoren provozieren.[46] Aus diesem Grunde sollte bei Arrhythmien im Zusammenhang mit neurologischen Störungen, die nach Applikation von Antiarrhythmika wie Procainamid keine Tendenz zur Besserung zeigen, der Einsatz von Betablockern wie Propranolol erwogen werden.[43]

In der Fachliteratur tauchte vor einiger Zeit eine neue Katzenkrankheit, die »Autonome Polygangliopathie«, auch »Key-Gaskell-Syndrom« genannt, auf.[47] Sie ist in erster Linie durch eine deutliche Sinusbradykardie (90 bis 120 Schläge/Min.) gekennzeichnet. Als mögliche Ursachen für Herzarrhythmien nach Magenerweiterung bei Hunden werden Imbalancen des vegetativen Nervensystems diskutiert.[36] Auch sind direkte Schädigungen des Herzens nach Nervenschädigung (z. B. durch Trauma, Infektion oder raumfordernde Prozesse) bei Hunden[48, 48a] und Katzen[49] beobachtet worden. Dabei ist ein wahrscheinlich erhöhter Sympathikotonus für die Entstehung der Myokardschäden verantwortlich, denn ähnliche Veränderungen können bei Hunden auch durch Katecholaminüberdosierung herbeigeführt werden.[49]

Bei der Beurteilung der Wechselwirkungen zwischen Nervensystem und Herz-Kreislauf-System sollte auch immer daran gedacht werden, daß einige Arrhythmien die Gehirndurchblutung beeinträchtigen und damit

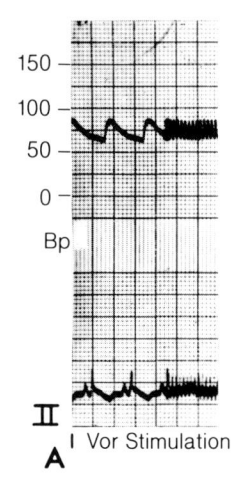

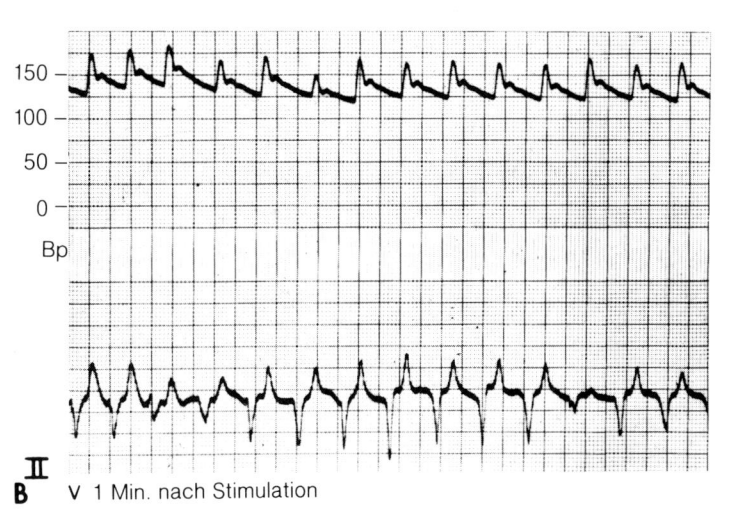

ABB. 8-2: Induzierung einer Herzarrhythmie durch Hypothalamusreizung bei einer Katze. A: Kontrollaufzeichnung vor Hypothalamusreizung. Der Blutdruck beträgt 85 zu 60. Das EKG zeigt einen normalen Sinusrhythmus. B: 1 Minute nach Hypothalamusreizung. Der Blutdruck ist auf 175 zu 135 gestiegen. Der Rhythmus steht jetzt unter der Kontrolle eines idioventrikulären Schrittmachers. Die QRS-Komplexe sind verbreitert; der Rhythmus ist unregelmäßig. Nach Unterbrechung der Hypothalamusreizung setzt der normale Sinusrhythmus wieder ein. (Aus: ATTAR, H. J., et al.: Circ. Res. 12 : 14, 1963.)

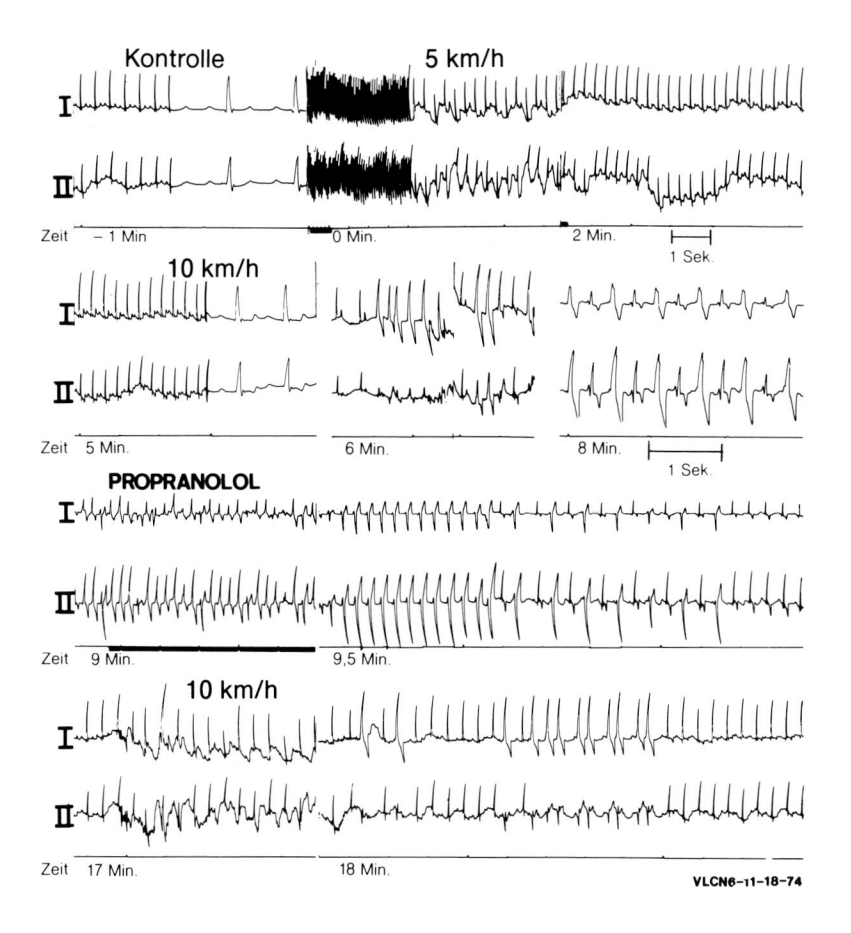

ABB. 8-3: Aufzeichnung eines EKG bei einem Hund 157 Tage nachdem alle Herznerven bis auf den linken ventrolateralen zervikalen Herznerven unterbrochen wurden. In Ruhe (Kontrolle) hat das Tier einen normalen Sinusrhythmus, der nach körperlicher Belastung (Laufband mit 5 km/h bei 10 Prozent Steigung) auf 160 bis 240 Schläge/Min. beschleunigt wird. Bei einer Laufbandgeschwindigkeit von 10 km/h verschwinden die P-Wellen, und der Rhythmus wird bei sinkender Frequenz unregelmäßig. Einer unregelmäßigen Phase mit aberranter ventrikulärer Erregungsleitung folgt eine Phase mit ventrikulärer Bigeminie (Wechsel von supraventrikulären und ventrikulären Komplexen). Bereits 30 Sek. nach Propranololapplikation sinkt die Herzschlagfrequenz, und der normale Sinusrhythmus setzt wieder ein. Erneute Bewegung auf dem Laufband (10 km/h) führt jetzt nur zu einzelnen ektopen Komplexen, die sehr bald wieder vollständig verschwinden. Im Gegensatz zu Propranolol konnte Atropin der Arrhythmie nicht vorbeugen. (Mit Genehmigung aus: WEHRMACHER, W. H., et al.: The unbalanced heart. Animal models of cardiac dysrhythmias. Cardiology 64 : 65, 1979.)

Ursache einer zerebralen Ischämie und neurologischer Symptome sein können. Synkopen sind bei älteren Hunden mit Vorhofarrhythmien wie beispielsweise Vorhofflimmern relativ häufig. Dabei kann das EKG in der anfallsfreien Zeit unverändert sein, so daß eine ambulante Langzeit-EKG-Aufzeichnung erforderlich ist.

Auch durch Veränderung der Druckverhältnisse innerhalb des Herzens bzw. Entkopplung der Druckbeziehungen zwischen den Ventrikeln (z. B. durch Applikation von vasoaktiven Substanzen oder mechanische Beeinträchtigung der Herzauswurfleistung, d. h. Obstruktion der Aorta oder der A. pulmonalis) lassen sich Arrhythmien wie etwa ventrikuläre Extrasystolen auslösen (ABB. 8-4).[45] Die Arrhythmien sind den durch Reizung des ZNS induzierten sehr ähnlich, obwohl bekannt ist, daß sie sich unabhängig von neuraler Beeinflussung entwickeln. Vielmehr wird angenommen, daß die Phase 4 der Depolarisation innerhalb der Purkinje-Fasern durch Überdehnung beschleunigt und das Herz unter Adrenalineinfluß für die Entstehung ektoper Komplexe empfänglich wird.[50]

Hämodynamische Folgen der Herzarrhythmien

Rhythmusstörungen können die normale Hämodynamik über folgende Angriffsmechanismen verändern:[51, 52] 1. Veränderung der Herzschlagfrequenz (Tachykardie, Bradykardie); 2. Veränderung der Regelmäßigkeit des Herzschlags; 3. Veränderung der Zeitbeziehung zwischen Vorhof- und Kammerkontraktion; 4. Verlust der hierarchischen Steuerung der Ventrikelaktivität bei Vorhofflimmern; 5. Asynchrone Ventrikelkontraktionen und 6. Erhöhung der Kontraktilität des Herzens unabhängig vom Füllungszustand. Die möglichen hämodynamischen Folgen werden bei Beeinträchtigung der Myokardtätigkeit durch eine bereits bestehende Herzerkrankung deutlicher zutage treten. So wird beispielsweise eine Kammertachykardie bei einem gesunden Tier ohne schwerwiegende Konsequenzen bleiben, während sie bei einem Tier mit manifester Herzerkrankung in der Regel zu einer Stauungsinsuffizienz führen wird. In diesem Sinne sollten auch die hämodynamischen Wirkungen der verschiedenen Antiarrhythmika bedacht werden (Tabelle 10-6).

Klinische Symptome einer Herzarrhythmie beim Hund sind Schwäche, Apathie, Ataxie, Dyspnoe, Ohnmacht, Verhaltensveränderungen und sogar plötzlicher Tod.[53] Ein Tier mit einem dieser Symptome sollte in jedem Falle einer gründlichen Untersuchung unterzogen werden. In einer neueren Arbeit aus dem Animal Medical Center in New York wurden 12 Hunde mit Degenerationen des AV-Knotens beschrieben, bei denen plötzliche Todesfälle und anfallsartige Krankheitszustände auftraten.[20] Bei diesen Hunden fanden sich degenerative, auf eine Hypoxie hinweisende Veränderungen des Gehirns, so daß der Verdacht nahelag, daß eine vorübergehende oder verborgene Arrhythmie Ursache der Hypoxie war. In der Humanmedizin sind einige Fälle mit chronischen zerebralen Hypoxien und okkulten Arrhythmien, in deren Verlauf sich Psychopathien manifestierten, beschrieben.[54] Ein deutliches Pulsdefizit geht fast immer mit den erwähnten Symptomen (Schwäche, Ohnmachtsanfälle, Dyspnoe) einher. Bei Katzen ist die hypertrophe Form der Kardiomyopathie im Zusammenhang mit den daraus resultierenden Herzarrhythmien wahrscheinlich die häufigste Ursache von plötzlichen Todesfällen.[29]

Bereits während der klinischen Allgemeinuntersuchung lassen sich häufig schon wertvolle, auf eine Arrhythmie hinweisende Befunde erheben. Ausgesprochen einfache, aber doch sehr aufschlußreiche Untersuchungsmethoden sind die Untersuchung auf das Vorliegen eines positiven Venenpulses sowie die Auskultation des Herzens bei gleichzeitiger Palpation des Femoralispulses. So kann ein positiver Venenpuls auf eine Arrhythmie hinweisen, in deren Verlauf sich der rechte Vorhof bei geschlossenen AV-Klappen kontrahiert, wodurch das venöse Blut in den Körper zurückgedrückt wird (ABB. 8-5). Durch Auskultation des Herzens bei gleichzeitiger Palpation des Femoralispulses läßt sich ein möglicherweise bestehendes Pulsdefizit diagnostizieren. Ein Pulsdefizit entsteht bei zu geringer Auswurfleistung des linken Ventrikels in den Körperkreislauf und weist in der Regel auf eine mangelhafte Ventrikelfüllung hin, wie dies im Zusammenhang mit Vorhofflimmern, ventrikulären Extrasystolen (ABB. 8-6) und

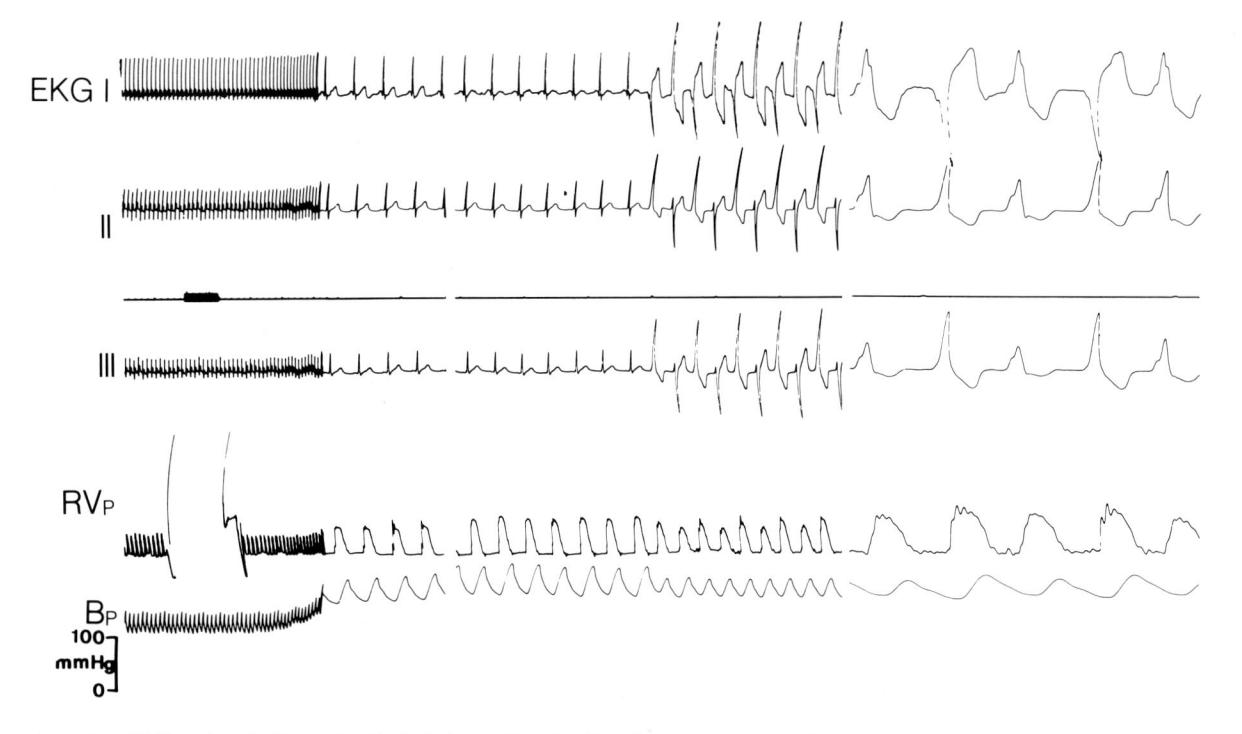

Abb. 8-4: Bidirektionale Tachykardie bei einem Hund mit vollkommen denerviertem Herzen nach intravenöser Applikation von Phenylephrin (Papiervorschub bis 100 mm/Sek., beschleunigt). Eine bidirektionale Tachykardie ist ein schneller, regelmäßiger Rhythmus, dessen QRS-Komplexe eine alternierend gegensinnige Ausschlagrichtung haben. Pathogenetisch könnte ein solcher Rhythmus entweder auf alternierende Entladungen, ausgehend von einem ektopen linksventrikulären Schrittmacher, oder auf alternierende Entladung, ausgehend von zwei linksventrikulären Schrittmacherzentren, zurückzuführen sein.[34] RV$_P$ bezeichnet die Blutdruckkurve im rechten Ventrikel; B$_P$ ist die Blutdruckkurve in der Aorta. (Mit Genehmigung aus: WEHRMACHER, W. H., et al.: The unbalanced heart. Animal models of cardiac dysrhythmias. Cardiology 64 : 65, 1979.)

Abb. 8-5: Phonokardiogramm (Phono) und Jugularvenenpuls (Jug$_P$) mit dazugehörendem EKG. Der Sinusrhythmus wird nach drei normalen Herzaktionen von einer ventrikulären Extrasystole unterbrochen. Während der Extrasystole werden die AV-Klappen geschlossen, so daß die Druckamplitude der nächsten Vorhofkontraktion sich retrograd in den Körperkreislauf fortpflanzt und zu einem stark positiven Jugularvenenpuls (cannon wave ca) führt. Beachte die Spaltung des ersten Herztones während der Extrasystole (1'). (Mit Genehmigung aus: MARRIOT, H. J. L.: Ventricular Ectopic Beats — I. Contemporary Electrocardiography. Baltimore & Wilkins, 1979.)

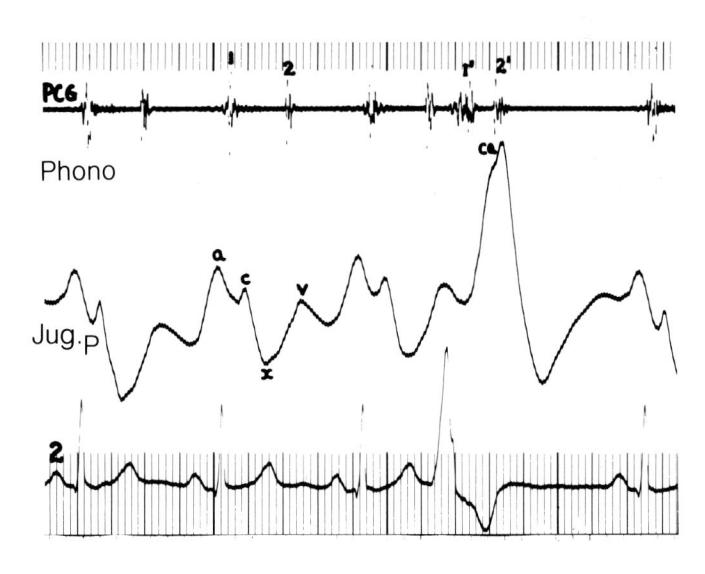

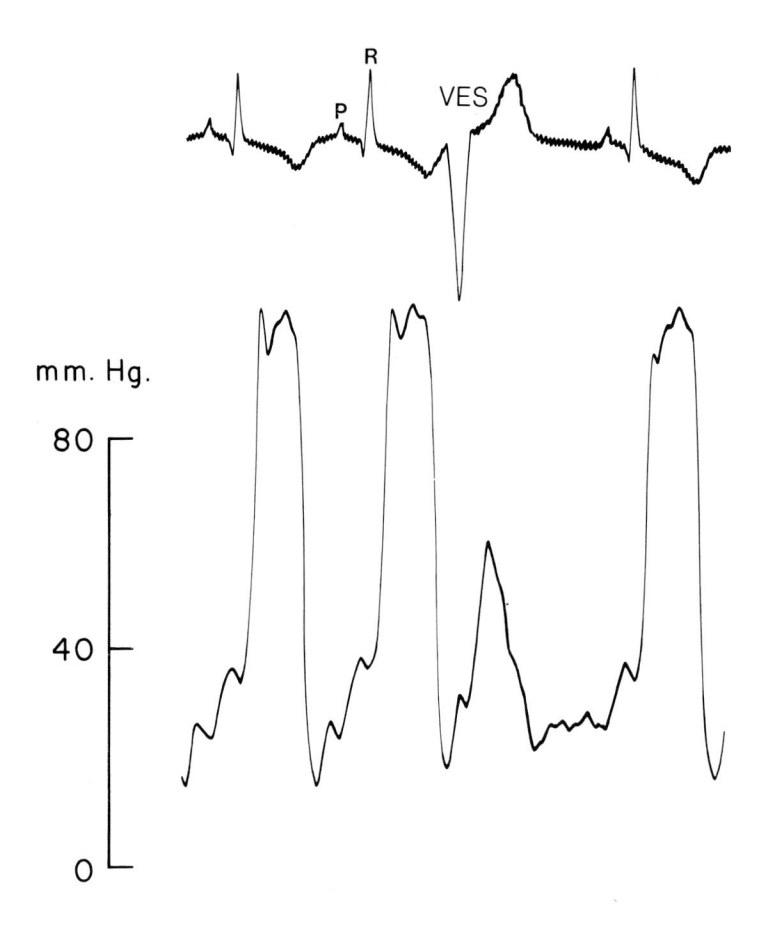

ABB. 8-6: Wirkung einer ventrikulären Extrasystole auf den Blutdruck im linken Ventrikel bei einer Katze mit dilatativer Kardiomyopathie. Nach der Extrasystole sinkt der intraventrikuläre Blutdruck um etwa 50 Prozent. Bei sehr frühen ventrikulären Extrasystolen öffnet sich die Aortenklappe in der Regel nicht; die Folge ist ein Pulsdefizit, d. h. die auskultatorisch ermittelte Herzschlagfrequenz ist geringer als der gleichzeitig palpierte Femoralispuls. Papiervorschub: 100 mm/Sek.; 1 cm = 1 mV.

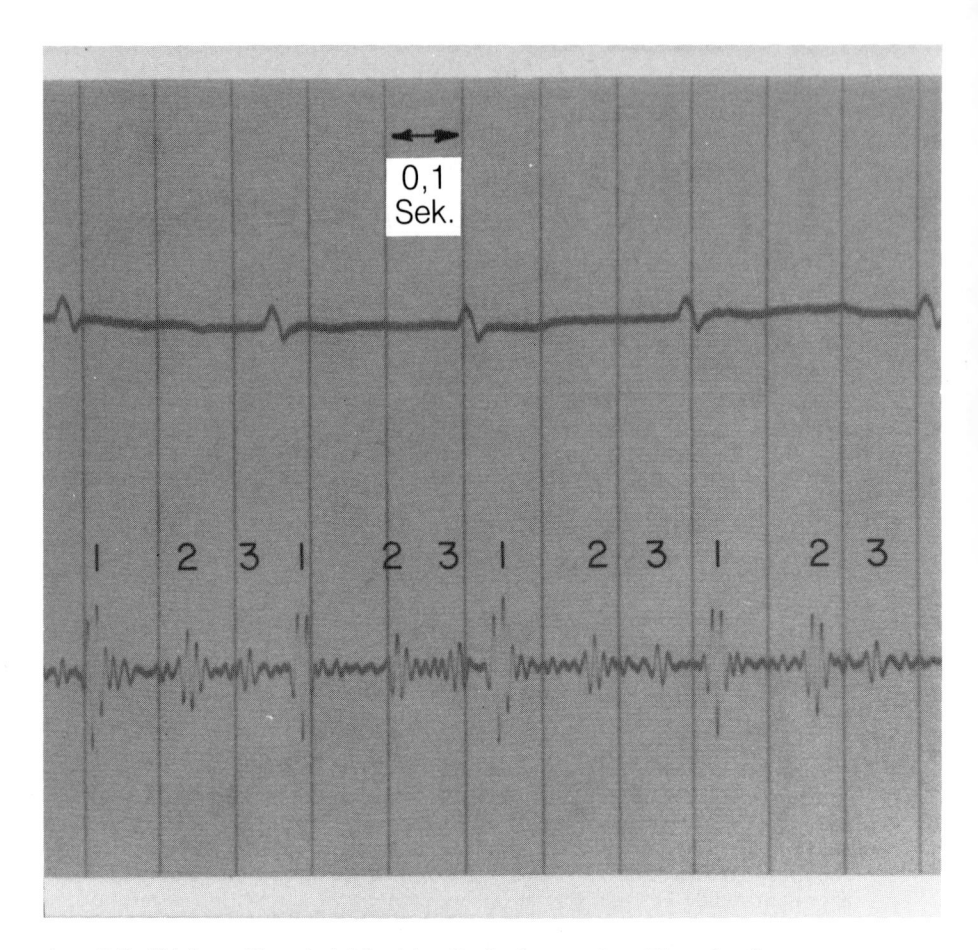

ABB. 8-7: Ableitung II und gleichzeitige Registrierung eines Phonokardiogramms bei einer Katze mit Vorhofflimmern. Zu beachten sind die Schwankungen des zweiten Herztones und das Vorhandensein eines dritten Herztones (häufig bei Vorhofflimmern). Die Zeit zwischen dem zweiten und dritten Herzton ist konstant. Papiervorschub: 100 mm/Sek. (Mit Genehmigung aus: TILLEY, L. P., et al.: Primary myocardial disease in the cat. Am. J. Pathol. 86 : 493, 1977.)

Vorhofextrasystolen der Fall ist. Unregelmäßigkeiten des Pulses können zyklisch, wie bei der physiologischen Sinusarrhythmie, oder azyklisch, wie bei anderen Arrhythmien, beispielsweise Vorhofflimmern, auftreten. Auch die Pulsqualität kann auf Grund von Extrasystolen oder Vorhofflimmern variieren.

Akustischer Ausdruck der normalen Herzaktion sind die Herztöne: Der erste Herzton ist während des Schlusses der Mitral- und Trikuspidalklappen zu hören (Anspannungsphase des Herzens), der zweite Herzton ist Folge des Semilunarklappenschlusses. Die Intensität der Herztöne kann bei verschiedenen Arrhythmien schwanken, oder es können zusätzliche Herzgeräusche auftreten. Solche Intensitätsschwankungen können beispielsweise bei Vorhofflimmern mit schnellem, unregelmäßigem Ventrikelrhythmus wahrgenommen werden (ABB. 8-7). Ein dritter Herzton ist nicht selten und ist in der Regel Ausdruck der überstürzten Ventrikelfüllung bei hochgradiger Herzinsuffizienz.

Bedeutung der Regelmäßigkeit und Frequenz des Herzschlages

Bei großen Hunderassen führen Frequenzen bis zu 160 Schlägen/Min. zu einer Steigerung des Herzminutenvolumens. Oberhalb von 160 bis 180 Schlägen/Min. ist eine Steigerung der Frequenz hämodynamisch nicht sinnvoll.[51] Bei hochgradigen Tachykardien verschiebt sich das Verhältnis von Systolen- zu Diastolendauer, so daß die Ventrikel schließlich nicht mehr ausreichend gefüllt werden und die Auswurfleistung des Herzens sinkt. Darüber hinaus steigt auf der einen Seite der Sauerstoffbedarf des Herzens[55], während auf der anderen Seite die Verkürzung der Diastole zur energetischen Unterversorgung des Herzens führt. Die Beeinträchtigung der Blutversorgung der peripheren Organe im Verlaufe einer Tachykardie macht sich insbesondere am ZNS, am Magen-Darm-Trakt und an den Nieren bemerkbar. Bei experimentell erzeugter Mitralklappeninsuffizienz und damit einhergehender Regurgitation in den linken Vorhof führen die frühen Vorhofkontraktionen bei hohen Herzschlagfrequenzen (größer

150/Min.) zur übersteigerten Druckamplitude im linken Vorhof und können dadurch zur Schwere der Lungenstauung beitragen.[55a]

Bei Herzschlagfrequenzen unter 40/Min. ist das Herzminutenvolumen deutlich reduziert. Bei Hunden mit Myokardschäden können solche Bradykardien lebensbedrohliche Zustände verursachen. So ist beispielsweise die Hämodynamik bei Tieren mit totalem AV-Block und solchen mit Stauungsinsuffizienz häufig sehr ähnlich. Da das Herzminutenvolumen nicht entsprechend gesteigert werden kann, kann in solchen Fällen bereits Exzitation oder körperliche Anstrengung zur Herzinsuffizienz führen. Bereits eine mäßige Belastung kann dann eine deutliche Verstärkung der Symptome der Herzinsuffizienz verursachen.[51]

Bei Tieren mit schnellem, unregelmäßigem Herzrhythmus (z. B. bei Vorhofflimmern mit hoher Ventrikelschlagfrequenz[56a]) ist die durchschnittliche Herzschlagfrequenz ein wichtiges Kriterium zur Beurteilung des Allgemeinzustands. In solchen Fällen wird die Hämodynamik neben der Tachykardie auch durch die Unregelmäßigkeit des Herzschlags negativ beeinflußt.[51, 56] Die Bedeutung der Frequenz und Regelmäßigkeit des Herzschlags für eine ungestörte Hämodynamik läßt sich jedoch auch bei Tieren mit niedriger Herzschlagfrequenz, etwa beim AV-Block, demonstrieren (ABB. 8-8).[2, 57]

Bedeutung der Vorhofkontraktion

Bei gesunden Tieren trägt die Vorhofkontraktion zu etwa 10 bis 15 Prozent zur Füllung der Ventrikel bei.[51] Darüber hinaus kommt der Vorhofkontraktion Bedeutung beim normalen AV-Klappenschluß zu. Die Vorhofkontraktion beeinflußt somit im zeitlichen Abstand zwischen Vorhof- und Kammerkontraktion den Füllungszustand der Ventrikel und die Stärke der Kammerkontraktion. Auf diese Weise führt jede Arrhythmie mit hemmender Wirkung auf die Vorhofsystole auch zur Beeinträchtigung der Ventrikelfunktion. Bei Tieren mit der hypertrophen Form der Kardiomyopathie oder Aortenstenose ist die passive Füllung der Ventrikel wegen der fehlenden Elastizität des Myokards reduziert, so daß der Vorhofkontraktion eine ungleich größere Bedeutung für die Füllung der Ventrikel zukommt.

Mit Hilfe der Echokardiographie läßt sich die Herzbewegung bei den verschiedenen Rhythmusstörungen vorzüglich beurteilen.[58, 58a, 59]

Bei 11 elektrokardiographisch untersuchten Hunden mit Vorhofflimmern ließen sich keine Hinweise auf das Vorhandensein von Vorhofkontraktionen ermitteln (ABB. 8-9).[58] Die Tatsache, daß nicht jeder QRS-Komplex zu systolischen oder diastolischen Bewegungen führte, ist eine Erklärung für das häufige Pulsdefizit während des Vorhofflimmerns.

Als Folge des verminderten venösen Rückflusses ist die Auswurfleistung des Herzens bei Vorhofflimmern und Vorhoftachykardie reduziert. Die Ventrikelschlagfrequenz ist hoch und unregelmäßig, wobei die Füllung der Ventrikel durch die Vorhöfe verloren geht.[56] In solchen Fällen führt die Verabreichung von Digoxin oder Verapamil über die Reduzierung der Ventrikelschlagfrequenz häufig zur Stabilisierung des Kreislaufs.

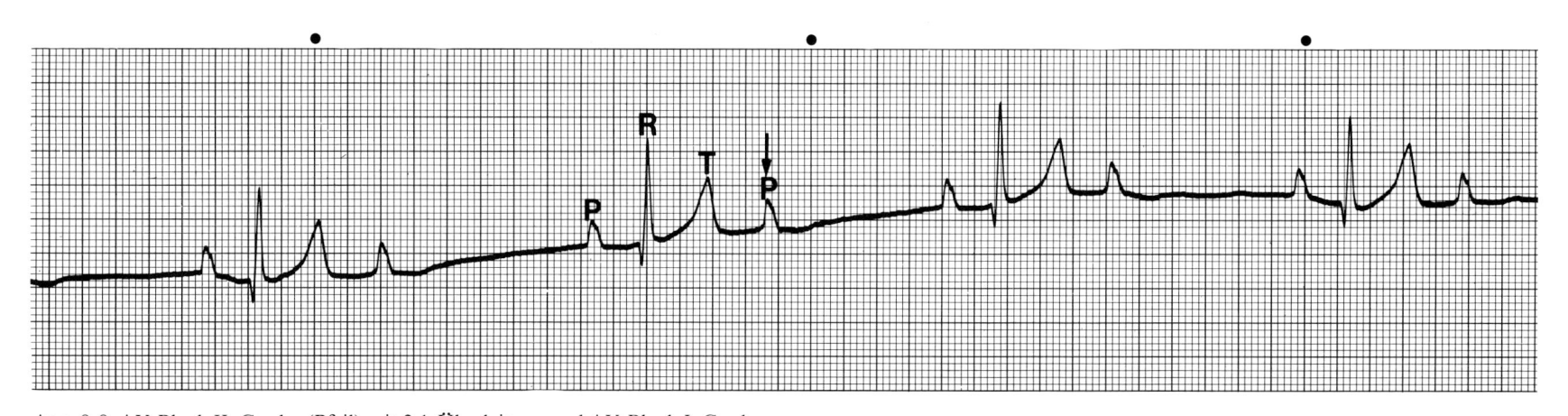

ABB. 8-8: AV-Block II. Grades (Pfeil) mit 2:1-Überleitung und AV-Block I. Grades (PQ-Intervall 0,15 Sek.). Die PP-Intervalle mit dazwischenliegendem QRS-Komplex sind kürzer als die PP-Intervalle ohne dazwischenliegenden QRS-Komplex. Eine mögliche Erklärung dafür führt die kürzeren PP-Intervalle auf die verbesserte Koronardurchblutung während des vorangehenden QRS-Komplexes zurück; eine andere Erklärung geht von einer Druckrezeptorwirkung nach Reduzierung des Vagotonus als Reaktion auf die ventrikuläre Systole aus. Auch die Blutversorgung des Sinusknotens könnte als Folge der Systole erhöht sein. Es ist bekannt, daß der Sinusknoten auf eine verbesserte Versorgung mit einer erhöhten Entladungsfrequenz reagiert.[2, 57]

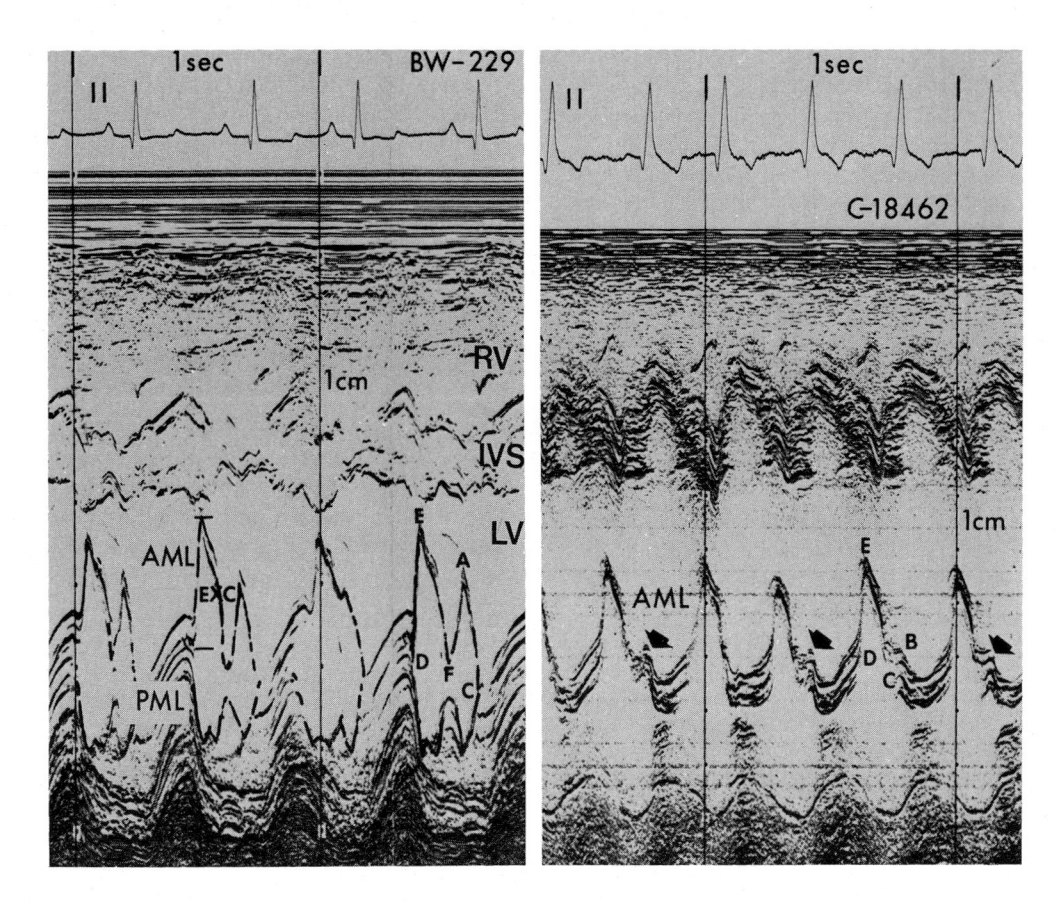

ABB. 8-9: Links: Echokardiographische Registrierung der normalen Mitralklappenbewegungen während eines Herzzyklus. Die Vorhofsystole beginnt bei A, bei C schließen sich die Mitralklappen, die Diastole beginnt bei D, bei E sind die Segel der Mitralklappe maximal geöffnet, und F ist unmittelbar vor der Vorhofsystole. RV = Rechter Ventrikel; IVS = Ventrikelseptum; LV = Linker Ventrikel; PML = Hinteres Mitralsegel (Cuspis parietalis); AML = Vorderes Mitralsegel (Cuspis septalis). Rechts: Vorhofflimmern bei einem Hund. Die fehlende A-Schwingung der Mitralsegel ist ein Hinweis auf das Fehlen der Vorhofsystole. Die Mitralklappe öffnet sich in einer Bewegung (E) und nicht wie beim gesunden Herzen M-förmig. In der absteigenden Schließbewegung ist eine B-Welle vorhanden. Sie ist möglicherweise Ausdruck fibrillierender Vorhofkontraktionen. (Aus: LOMBARD, C. W.: Echocardiographic and clinical signs of canine dilated cardiomyopathy. J. Small Anim. Pract. 25 : 59, 1984.)

Kammerarrhythmien

Beim Kammerflimmern sistiert die Pumpleistung des Herzens praktisch vollständig, so daß der arterielle Blutdruck zusammenbricht und der Patient ohne Defibrillation nur geringe Überlebenschancen hat. Insbesondere asynchrone Kontraktionen der Ventrikel, wie dies beim Kammerflimmern der Fall ist, können sich auch beim Vorhandensein von elektrischer und mechanischer Herzaktivität ungünstig auf die Auswurfleistung des Herzens auswirken. Bei ungerichteter Aktivierung des Herzens kontrahieren sich die Muskelfasern nicht gleichzeitig, da einige Fasern sich bereits kontrahieren, während andere noch nicht depolarisiert sind.[51] Solche asynchronen Kontraktionen mit Reduzierung der Kontraktionsleistung treten auch bei intraventrikulärem Block, aberranter ventrikulärer Erregungsleitung und idioventrikulärem Rhythmus auf.

Auch eine Kammertachykardie kann schwere Kreislaufstörungen nach sich ziehen.[59a] Je größer die Frequenz, desto stärker sind die Kreislaufsymptome.[60, 61] In ABB. 8-10 ist die Verschlechterung verschiedener Kreislaufparameter in Abhängigkeit vom Grad der Tachykardie (100, 120 und 140 Schläge/Min.) dargestellt. Eine Kammertachykardie ohne Erkrankung des Herzens (z. B. als Folge einer Magendilatation oder -drehung) ist in der Regel nicht lebensbedrohlich.

Pulsus alternans und Pulsus bigeminus

Durch Palpation des Femoralispulses lassen sich Schwankungen des systolischen Blutdrucks von Herzschlag zu Herzschlag ungefähr abschätzen. Solche Schwankungen gibt es 1. während der Inspiration bei Tieren mit Lungenerkrankungen, bei denen die Atemfrequenz genau die Hälfte der Herzschlagfrequenz beträgt (auch Pulsus paradoxus genannt), 2. bei Tieren mit einer Bigeminie und 3. bei Tieren mit hochgradiger Herzinsuffizienz (Pulsus alternans genannt).[51]

Der Rhythmus bei einem Pulsus alternans (ABB. 8-11) ist regelmäßig. Häufig werden die Schwankungen der Pulsstärke jedoch durch ventrikuläre Extrasystolen verstärkt. Dies ist möglicherweise eine Folge der längeren

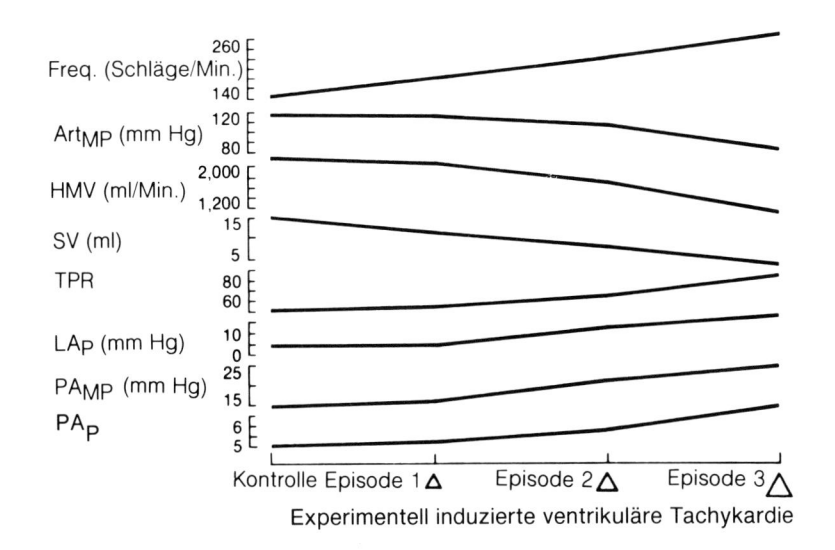

ABB. 8-10: Durch unterschiedlich starke, experimentell induzierte Kammertachykardien (Phase 1 bis 3) verursachte hämodynamische Veränderungen bei einem Hund in Beziehung zur Kontrollaufzeichnung. Zu beachten ist die deutliche Verschlechterung der Ventrikelfunktion in Phase 3. Freq. = Herzschlagfrequenz; Art$_{MP}$ = Mittlerer arterieller Blutdruck; HMV = Herzminutenvolumen; SV = Schlagvolumen; TPR = Peripherer Gesamtwiderstand; LA$_P$ = Blutdruck im linken Vorhof; PA$_{MP}$ = Mittlerer Blutdruck im Lungenkreislauf; PA$_P$ = Blutdruck in der A. pulmonalis. (Mit Genehmigung aus: HARRISON, D. C.: The circulatory effects of cardiac arrhythmias. In: Cornell Postgraduate Course on Cardiac Arrhythmias. New York, Cornell University Press, 1979.)

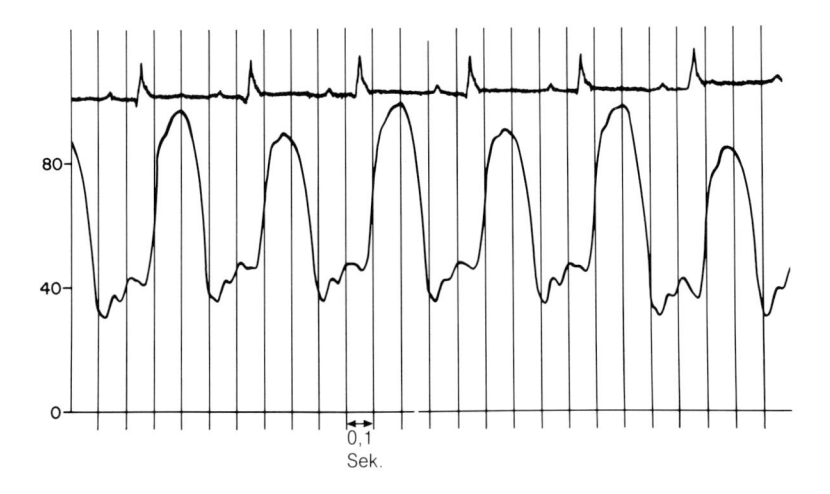

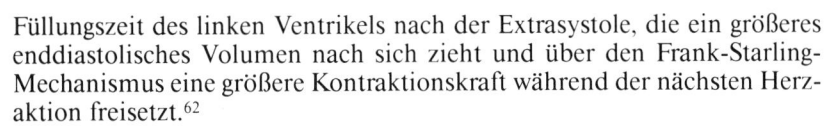

ABB. 8-11: EKG mit simultaner Blutdruckaufzeichnung von einer 8 Jahre alten kurzhaarigen Hauskatze mit Teilnahmslosigkeit und Anorexie. Der enddiastolische und der systolische Blutdruck sind erhöht. Die Stärke des Pulses variiert (Pulsus alternans). Der Rhythmus ist regelmäßig. Pathomorphologisch wurde die dilatative Form der Kardiomyopathie diagnostiziert. (Mit Genehmigung aus: TILLEY, L. P., et al.: Primary myocardial disease in the cat. Am. J. Pathol. 86 : 493, 1977.)

Füllungszeit des linken Ventrikels nach der Extrasystole, die ein größeres enddiastolisches Volumen nach sich zieht und über den Frank-Starling-Mechanismus eine größere Kontraktionskraft während der nächsten Herzaktion freisetzt.[62]

Ein Pulsus bigeminus (ABB. 8-12 und 8-13) geht mit einer Bigeminie des Herzrhythmus einher. Dabei haben die regelmäßigen Schwankungen der Pulsstärke ihre Ursache im Wechsel zwischen Extrasystolen (meistens ventrikulär) und normalen Herzaktionen. Während der Extrasystolen kontrahieren die Ventrikel, bevor die enddiastolische Füllung der Ventrikel abgeschlossen ist, so daß der Blutdruck während der nachfolgenden Kontraktion reduziert ist.

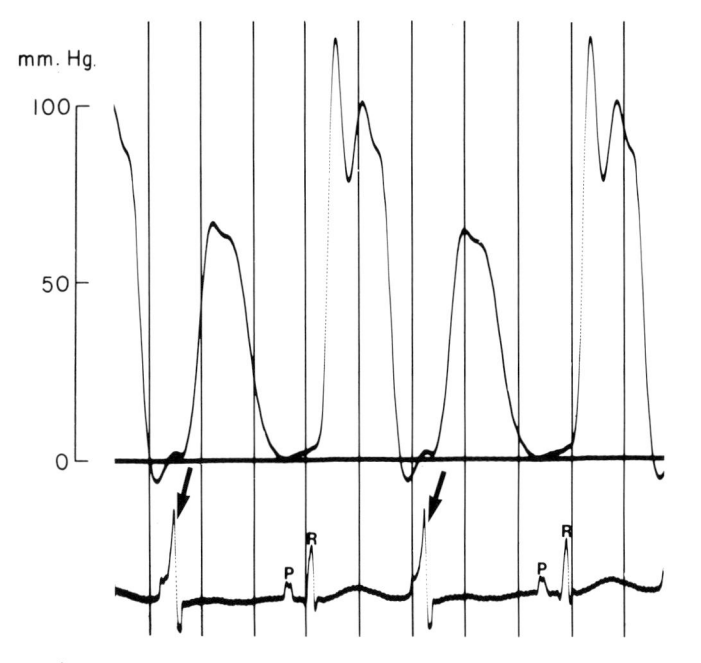

ABB. 8-12: Pulsus bigeminus infolge ventrikulärer Bigeminie. Nach jeder Extrasystole sinkt der systolische Blutdruck im linken Ventrikel. (Abstand zwischen zwei senkrechten Linien 0,1 Sek.)

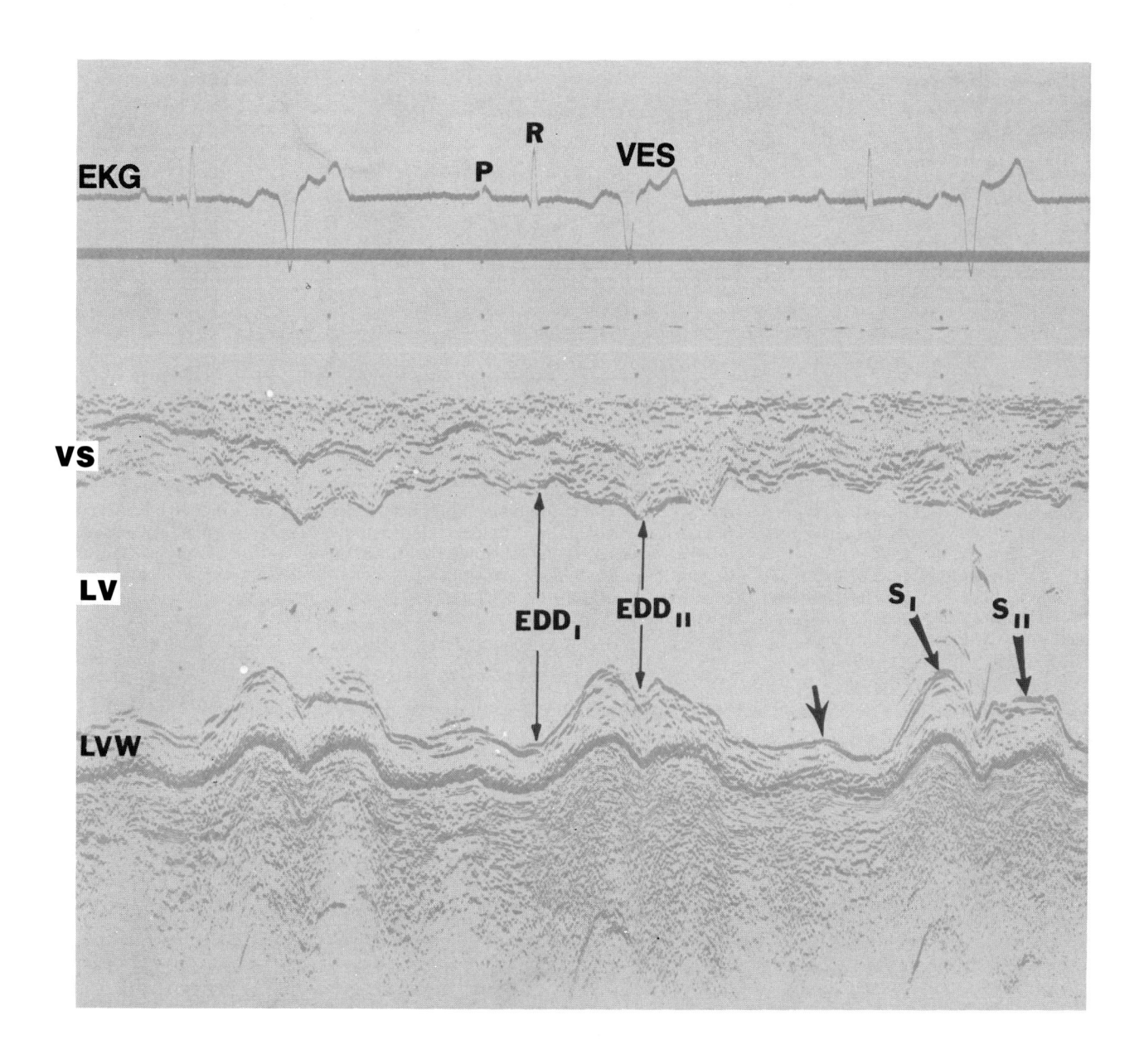

Abb. 8-13: Echokardiographische Aufzeichnung der Bewegungen von Ventrikelseptum (VS) und Wand des linken Ventrikels (LVW, dem großen Pfeil folgend) bei einem 6 Monate alten Airdale-Terrier mit ventrikulärer Bigeminie (vgl. EKG oben). Das enddiastolische Volumen im linken Ventrikel (LV) während einer normalen Herzaktion (EDD_I) ist deutlich größer als während einer ventrikulären Extrasystole (EDD_{II}). Das erklärt einerseits das größere Schlagvolumen bei normalen Herzaktionen und andererseits den Pulsus bigeminus bei ventrikulärer Bigeminie (vgl. Abb. 8-12). Die Differenz zwischen EDD_I und EDD_{II} ist ein relatives Maß für den Anteil der Vorhofsystole an der Ventrikelfüllung. Die Kontraktionen der Ventrikel, ausgedrückt durch die Bewegungen der linken Kammerwand (LVW), sind bei normalen Sinusschlägen erheblich stärker (S_I) als bei ventrikulären Extrasystolen (S_{II}). Am rechten Bildrand (zwischen S_I und S_{II}) sind schemenhaft Teile der Mitralklappe zu erkennen. (Freundlichst von Dr. Gilbert Jacobs, University of Pennsylvania, Philadelphia.)

Histopathologie des Erregungsleitungssystems

Si-Kwang Liu, D. V. M., Ph. D.

Um funktionelle Störungen des Erregungsleitungssystems mit morphologisch manifesten Schädigungen korrelieren zu können, sind fundierte Grundkenntnisse der pathomorphologischen Untersuchungstechniken erforderlich. Durch morphologische Objektivierung der Schädigungen lassen sich die klinischen Symptome und auch plötzliche Todesfälle häufig erklären. In neueren humanmedizinischen Untersuchungen wurden Störungen der Hämodynamik mit der Struktur der Vorhoffasern und der elektrischen Aktivität des Herzens in Beziehung gebracht.[63]

Der folgende Abschnitt gibt einen Überblick über die Technik der Untersuchung des Erregungsleitungssystems.

Technik der Herzsektion

Herz und Lungen werden in einem Stück aus der Brusthöhle genommen. Dabei werden die Vena cava cranialis und caudalis sowie die Aorta durchtrennt. Mit einer Schere wird das Herz von der Lunge gelöst (Durchtrennung von Truncus pulmonalis und Vena pulmonalis). Die Technik der Herzsektion ist in der Literatur ausführlich beschrieben.[64-66] Zunächst wird das rechte Herzohr mit einer scharfen Schere, an der Spitze beginnend, parallel zur Kranzfurche eröffnet. Am Vorhofseptum angelangt, wird die Schere um 90° gedreht und durch die Trikuspidalklappen hindurch am Ventrikelseptum entlang geschnitten, um die rechte Herzkammer zu eröffnen. Wird immer genau am Septum entlang geschnitten, gelangt die Schere automatisch in die Vena pulmonalis. Die linke Herzhälfte wird analog eröffnet, indem, an der Spitze beginnend, zunächst das linke Herzohr parallel zur Kranzfurche eröffnet wird und der linke Ventrikel unter Drehung der Schere um 90° am Kammerseptum entlang bis in die Aorta aufgeschnitten wird. Insbesondere bei der Eröffnung des linken Ventrikels muß daran gedacht werden, daß die Herzspitze in ganzer Ausdehnung zum linken Ventrikel gehört. Papillarmuskel, Chordae tendineae, Taschen- und Segelklappen sind bei der Sektion zu schonen. Außerdem sollte das Gewebe nicht gequetscht werden, um es nicht für eine histopathologische Untersuchung unbrauchbar zu machen. Nach sachgerechter Zerlegung läßt sich das Herz wie ein Buch auseinanderklappen.

Pathologisch-anatomische Untersuchung des Erregungsleitungssystems

Das Erregungsleitungssystem besteht aus dem Sinusknoten, den internodalen Leitungsbahnen, dem AV-Knoten, dem Hisschen Bündel, dem rechten und linken Tawara-Schenkel und den Purkinje-Fasern (Abb. 8-14). Der hohe Glykogengehalt des Erregungsleitungssystems ermöglicht die Anfärbung mit Lugolscher Lösung durch einfaches Auftropfen auf das Endokard. Auf diese Weise können beim Hund die Tawara-Schenkel und die Faszikel im linken Ventrikel dargestellt werden (Abb. 8-15). Das gesamte Herz wird in 10prozentigem, kaltem gepufferten Formalin fixiert.

Präparation des Gewebes zur histologischen Untersuchung

Zur Vorbereitung der histologischen Untersuchung des Sinusknotens wird das Gewebe zwischen Vena cava cranialis und freier Wand des rechten Vorhofes (Abb. 8-16) in 2 bis 3 mm dicke Scheiben zerlegt.[29, 67] Zur Untersuchung des AV-Knotens wird das gesamte Gewebe zwischen Vorhof- und Kammerseptum unterhalb des Sinus coronarius senkrecht zur Verbindungslinie zwischen Vorhof- und Kammerseptum (Abb. 8-17) in 2 bis 3 mm dicke Scheiben geschnitten.[29, 68] Von den in Paraffin eingebetteten Gewebsstücken werden 6 μm dicke histologische Schnitte angefertigt, die mit Hämatoxylin-Eosin nach Masson oder PAS gefärbt werden.

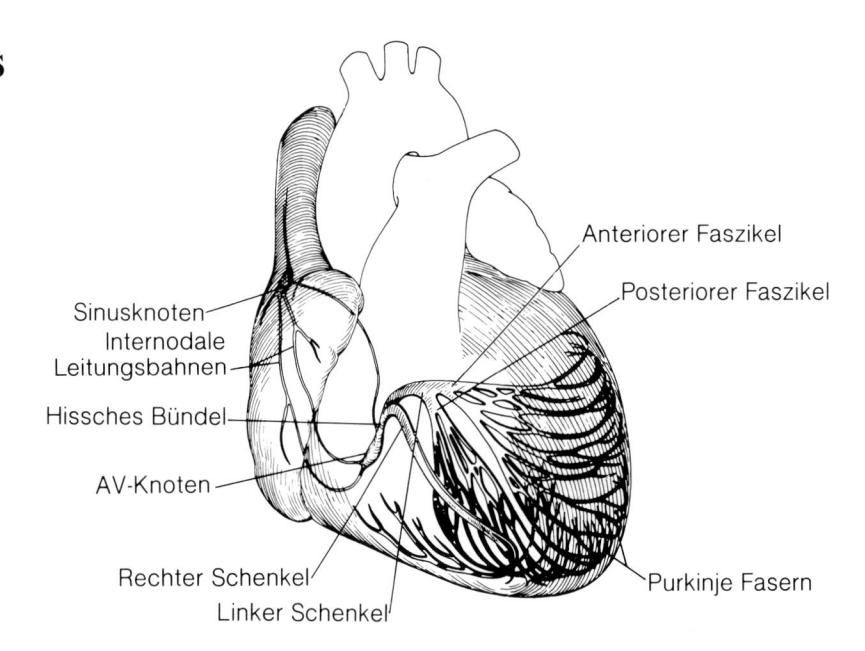

Abb. 8-14: Schematische Darstellung des Reizbildungs- und Erregungsleitungssystems des Herzens. (Mit Genehmigung aus: De Sanctis, R. W.: Disturbances of cardiac rhythm and conduction. In: Scientific American Medicine. Edited by R. Rubenstein. New York, 1982.)

Schädigungen des Erregungsleitungssystems

Bei 85 Katzen im Alter von 6 Monaten bis 16 Jahren (Durchschnitt 7,2 Jahre) wurde das Erregungsleitungssystem des Herzens untersucht.[69] Die Tiere hatten Dyspnoe, Thromboembolien, veränderte EKG (verschiedene Grade des AV-Blocks) und Synkopen. 30 Prozent der erkrankten Tiere verstarben unerwartet. Histologisch wurden Degenerationen, Fibrosierungen und Vakuolisierungen des AV-Knotens sowie Degenerationen und Infiltration mit fibrösem Granulationsgewebe im Bereich des rechten und linken Tawara-Schenkels diagnostiziert. Verknorpelungen und Verknöcherungen der Anuli fibrosi drückten bei vielen Tieren auf den benachbarten AV-Knoten (Abb. 8-18).[68, 69]

Plötzliche und unerwartete Todesfälle wurden bei 23 Hunden im Alter von 7 Monaten bis 10½ Jahren (Durchschnitt 4,2 Jahre) mit Degenerationen des AV-Knotens näher untersucht.[69] Das Syndrom trat gehäuft beim Dobermann auf. Klinisch fielen die Tiere durch Herzarrhythmien, unerwartete Todesfälle, Bösartigkeit und plötzliche Anfälle auf. Histologisch fanden sich Degenerationen und Fibrosierungen im AV-Knoten (Abb. 8-19) und im Hisschen Bündel, Verknorpelungen und Verknöcherungen der Anuli fibrosi sowie Verengungen der kleinen Koronararterien.[15, 18, 20]

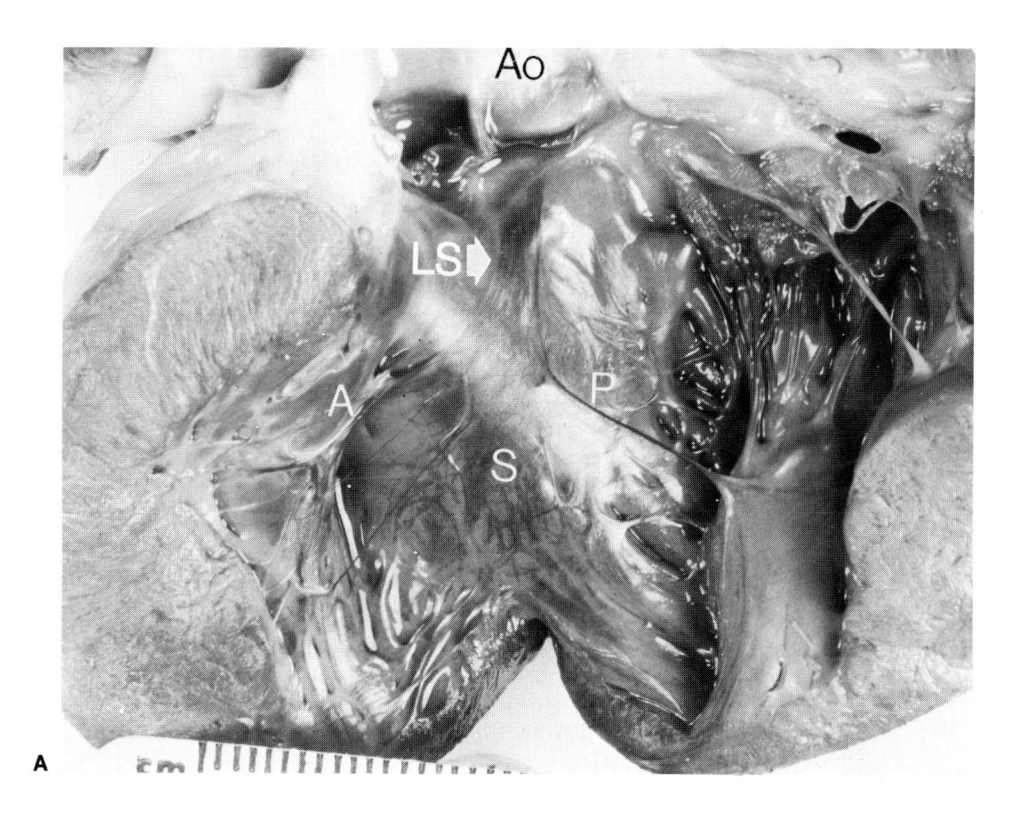

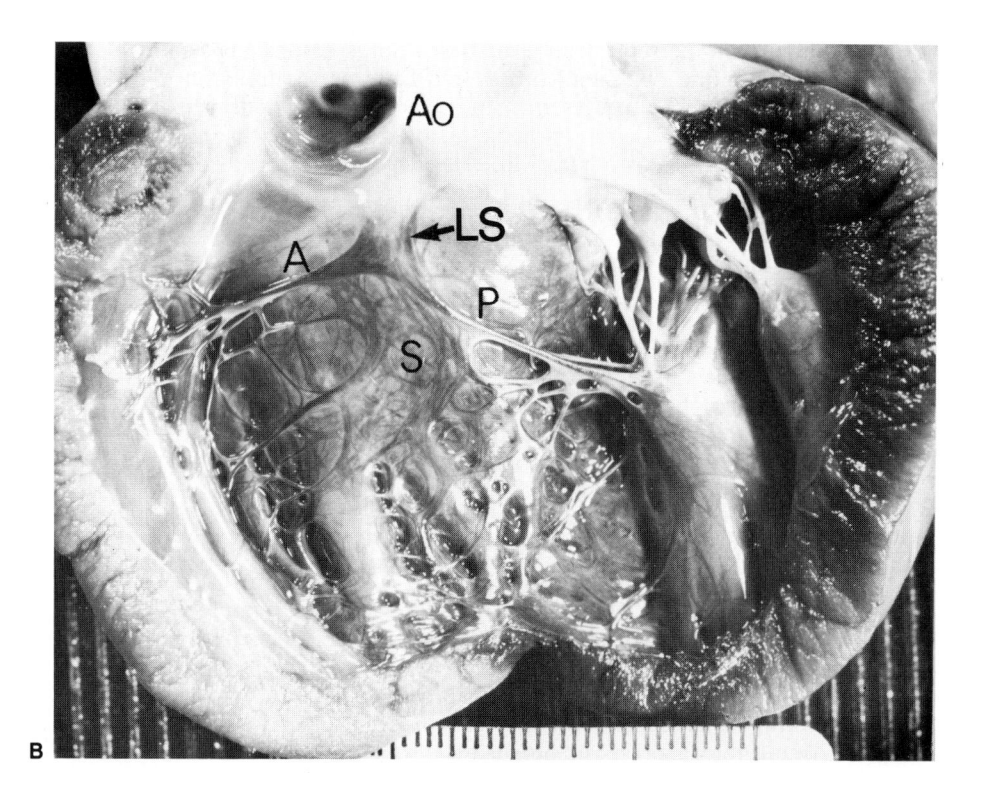

ABB. 8-15: Erregungsleitungssystem des linken Ventrikels in zwei verschiedenen Hundeherzen. Die beiden Bilder zeigen das Erregungsleitungssystem im Bereich des linken Kammerseptums nach Anfärbung mit einer Jodlösung. Der linke Tawara-Schenkel (LS) entspringt bandartig unterhalb der Aortenklappe (AO). Er zieht nach ventral und teilt sich in den anterioren (A) und den posterioren (P) Faszikel, die an den apikalen Bereich des Papillarmuskels ansetzen. Ein Netzwerk von Purkinje-Fasern (S) verteilt sich, begrenzt von den beiden Ventrikeln, über die Oberfläche des Kammerseptums. In ABB. B überwiegen die Anteile des posterioren Faszikels. Das septale Fasernetz ist sehr gut zu erkennen.

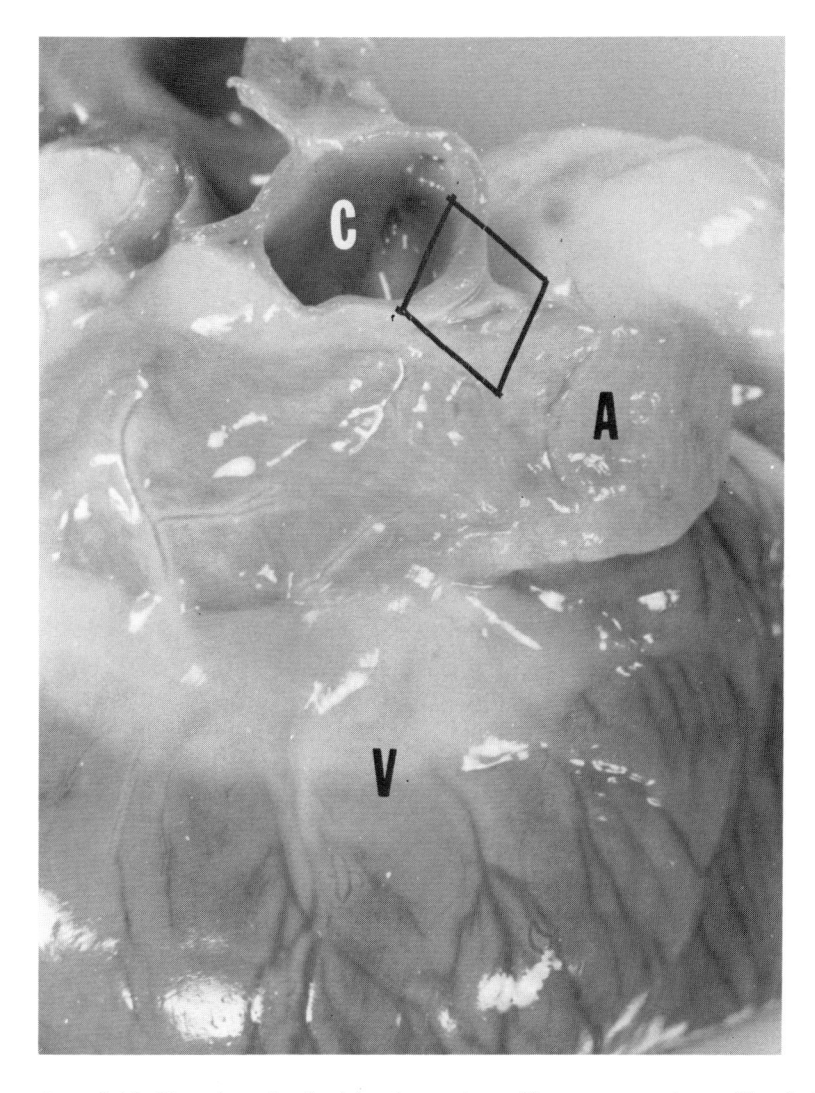

ABB. 8-16: Dorsolaterale Ansicht des rechten Herzens von einem Hund. Der Rhombus in der oberen Bildhälfte bezeichnet die Lage des Sinusknotens. V = Wand des rechten Ventrikels; A = Rechtes Herzohr; C = Vena cava cranialis.

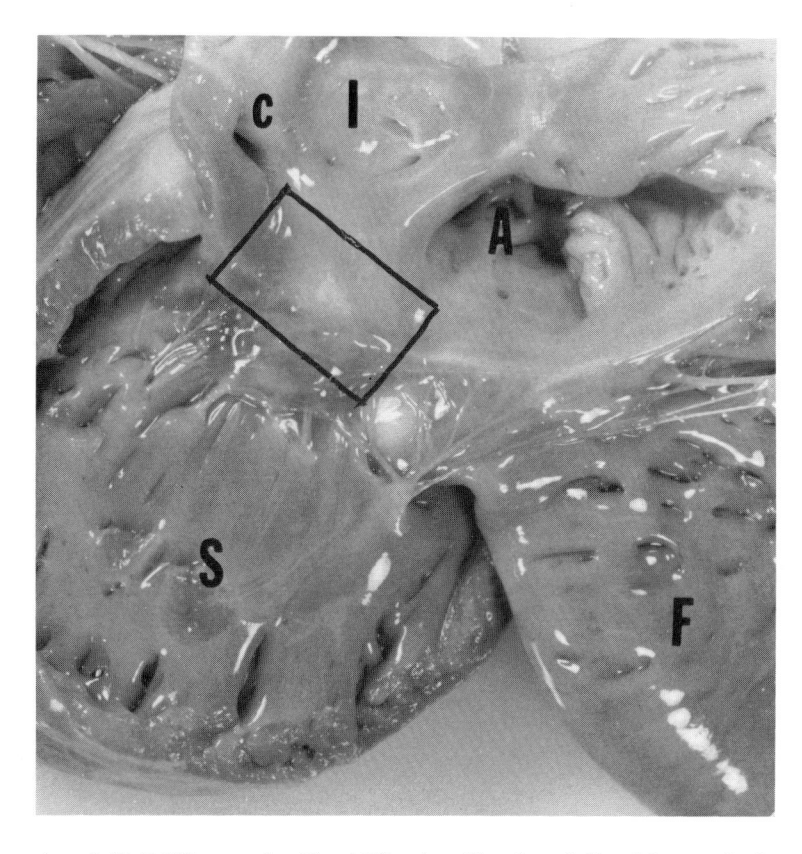

ABB. 8-17: Eröffnete rechte Herzhälfte eines Hundes mit Bezeichnung der Lage des AV-Knotens (Rechteck). S = Kammerseptum; F = Freie Kammerwand; A = Vorhof; I = Vorhofseptum; C = Sinus coronarius.

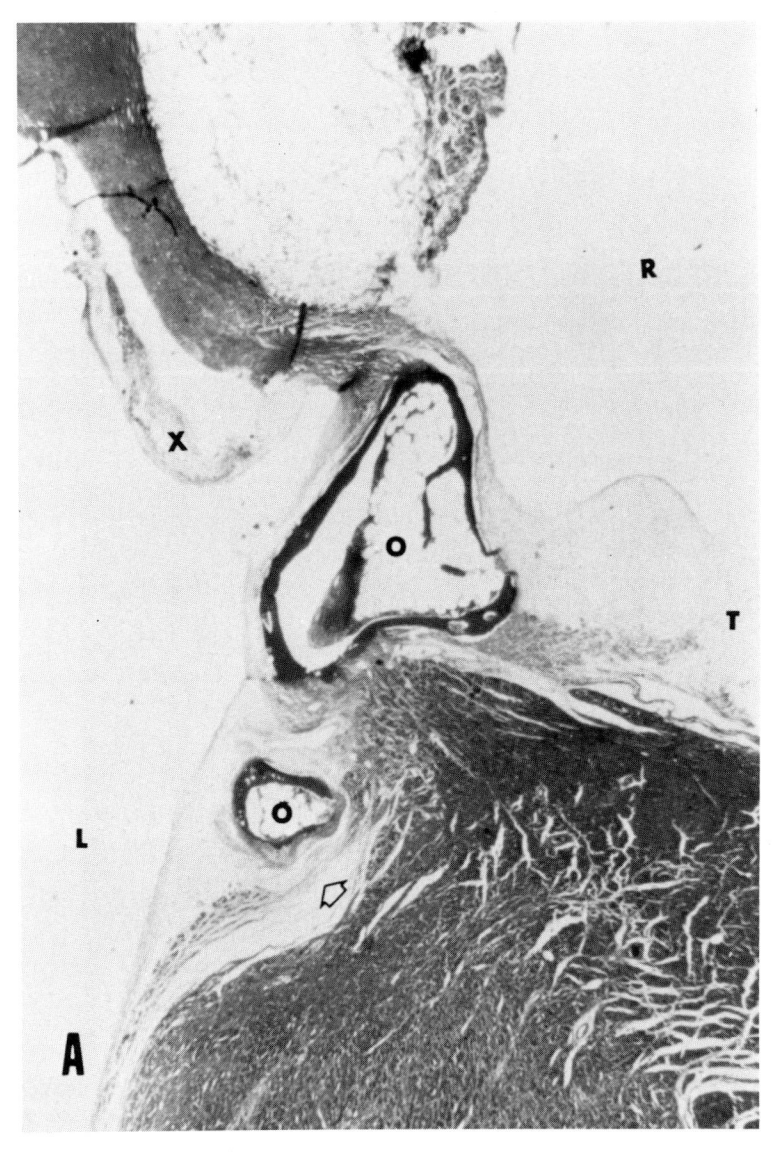

ABB. 8-18: Feinstruktur der Herzbasis eines 6 Jahre alten Siamkaters mit plötzlichem Herztod infolge eines Linksschenkelblocks. Im Bereich des zentralen Anulus fibrosus und des linken Kammerseptums befinden sich deutliche Verknöcherungszonen (O). L = Linker Ventrikel; X = Aortenklappe; R = Rechter Vorhof; T = Trikuspidalklappe. Die Knochenzysten komprimieren das Gewebe und führen dadurch zu Degeneration, Fibrosierung und Vakuolisierung von Fasern des linken Tawara-Schenkels (Pfeile). HE-Färbung, A: × 40, B: × 160.

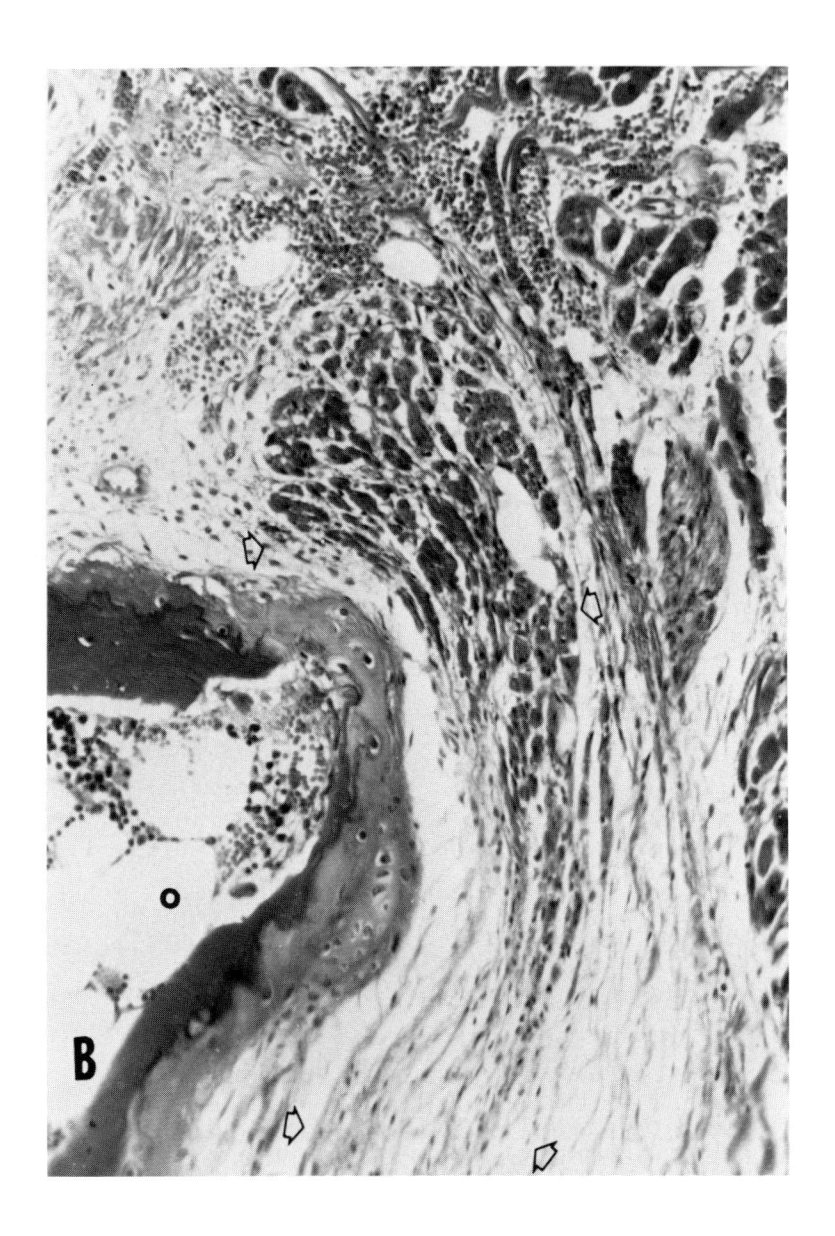

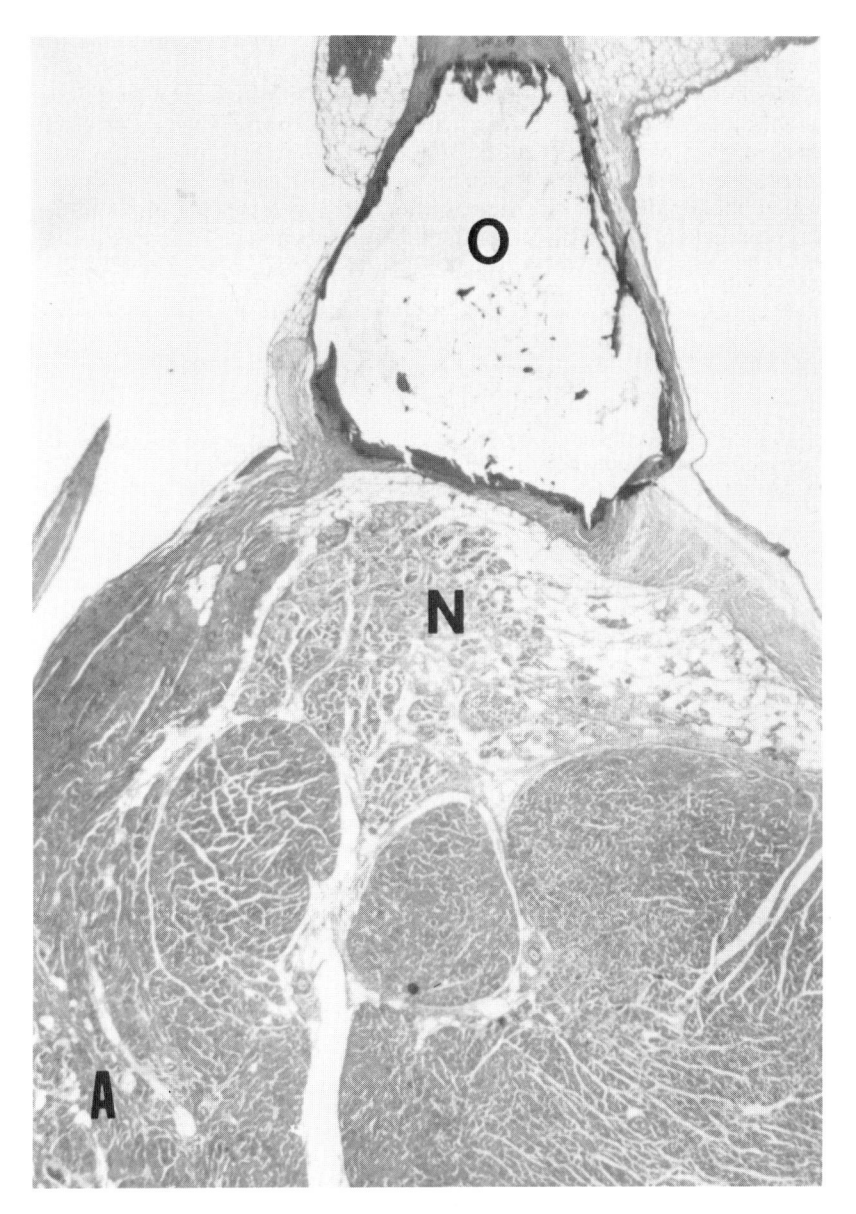

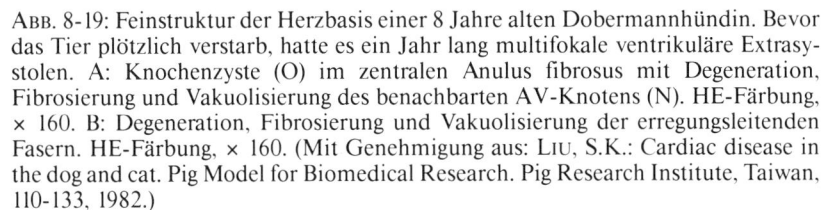

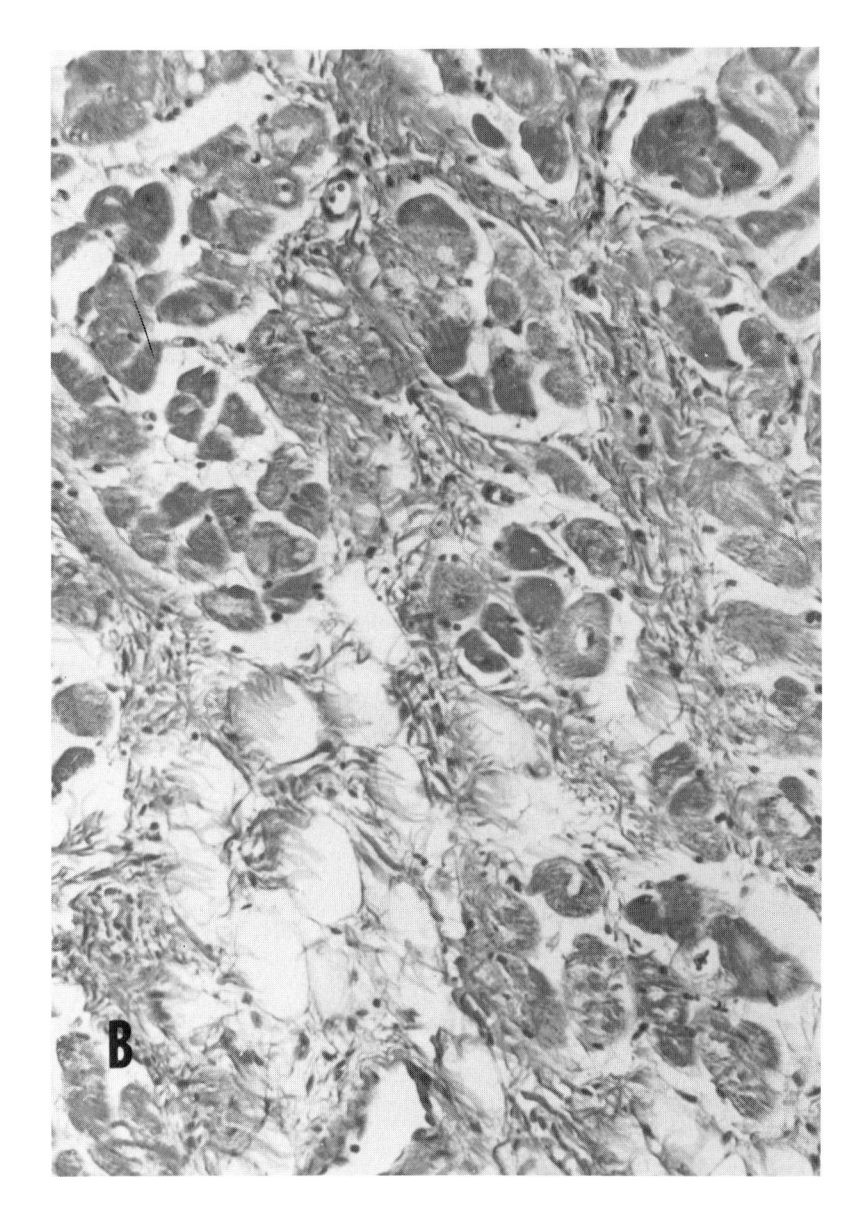

ABB. 8-19: Feinstruktur der Herzbasis einer 8 Jahre alten Dobermannhündin. Bevor das Tier plötzlich verstarb, hatte es ein Jahr lang multifokale ventrikuläre Extrasystolen. A: Knochenzyste (O) im zentralen Anulus fibrosus mit Degeneration, Fibrosierung und Vakuolisierung des benachbarten AV-Knotens (N). HE-Färbung, × 160. B: Degeneration, Fibrosierung und Vakuolisierung der erregungsleitenden Fasern. HE-Färbung, × 160. (Mit Genehmigung aus: LIU, S.K.: Cardiac disease in the dog and cat. Pig Model for Biomedical Research. Pig Research Institute, Taiwan, 110-133, 1982.)

Möglicherweise sind diese Verengungen des Gefäßlumens der kleinen Arterien im Bereich des Hisschen Bündels ursächlich verantwortlich für die degenerativen Veränderungen des Erregungsleitungssystems bei Hunden mit plötzlichem Herztod.[15, 18] Genaueres zur Pathogenese von Schädigungen des Erregungsleitungssystems ist nicht bekannt; es muß jedoch angenommen werden, daß auch erbliche Faktoren eine Rolle spielen.[18] Unter Zugrundelegung der histologischen, klinischen und elektrokardiographischen Befunde wurde auch postuliert, daß Erregungsleitungsstörungen, Synkopen und plötzlicher Herztod — wie in der Humanmedizin beschrieben[15] — auf Schädigungen des AV-Knotens in Verbindung mit einem kritischen enddiastolischen Kammerdruck zurückzuführen sind. Verknöcherungen der Anuli fibrosi bei Patienten mit Synkopen sind in der Humanmedizin ausführlich beschrieben.[70] Verknorpelungen der Anuli fibrosi können als Hinweis auf beginnende schwere Erregungsleitungsstörungen gewertet werden.[71] Verknöcherungen und Läsionen im AV-Knoten wurden bei Hunden mit plötzlich auftretender Aggressivität, mit Anfällen oder plötzlichen Todesfällen mehrfach beschrieben.[15, 18, 20]

Literatur

1. Veith, I., and Huang, Ti Nei Ching Su Weu: *The Yellow Emperor's Classic of Internal Medicine.* Baltimore, Williams & Wilkins, 1949.
2. Kernicki, J., and Weiler, K.M.: *Electrocardiography for Nurses, Physiological Correlates.* New York, Wiley, 1981.
3. Fisch, C.: The clinical electrocardiogram: a classic (Lewis A. Connor Memorial lecture—American Heart Association). Circulation, 62:III-1, 1980.
4. Bolton, G.R.: *Handbook of Canine Electrocardiography,* Philadelphia, W.B. Saunders, 1975.
5. Tilley, L.P., Liu, S.-K., and Fox, P.R.: Myocardial disease. In *Textbook of Veterinary Internal Medicine.* Edited by S.J. Ettinger. 2nd Edition. Philadelphia, W.B. Saunders, 1983.
6. Rios, J.C. (Ed.): *Clinical Electrocardiographic Correlations. Cardiovascular Clinics* (A.N. Brest; Editor-in-Chief). Philadelphia, F.A. Davis, 1977.
7. Helfant, R.H.: *Bellet's Essentials of Cardiac Arrhythmias.* 2nd Edition. Philadelphia, W.B. Saunders, 1980.
8. Harpster, N.K.: Cardiovascular diseases of the cat. Adv. Vet. Sci. Comp. Med., 21:39, 1977.
9. Tilley, L.P.: Feline cardiac arrhythmias. Vet. Clin. North Am., 7:273, 1977.
10. Tilley, L.P., et al.: Primary myocardial disease in the cat. Am. J. Pathol., 86:493, 1977.
11. Fox, P.R., Tilley, L.P., and Liu, S.-K.: The cardiovascular system. In *Feline Medicine.* Edited by P.W. Pratt. Santa Barbara, Calif., Am. Vet. Publ. Inc., 1983.
12. Tilley, L.P., Bond, B., Patnaik, A.K., and Liu, S.-K.: Cardiovascular tumors in the cat. J. Am. Anim. Hosp. Assoc., 17:1009, 1981.
13. Bodenheimer, M.M.: Brain and heart relationship. In *Bellet's Essentials of Cardiac Arrhythmias.* Edited by R.H. Helfant. 2nd Edition. Philadelphia, W.B. Saunders, 1979.
14. Guntheroth, W.G., and Motulsky, A.G.: Inherited primary disorders of cardiac rhythm and conduction. In *Progress of Medical Genetics—Genetics of Cardiovascular Disease.* Volume 5, Philadelphia, W.B. Saunders, 1983.
15. James, T.N., and Drake, E.H.: Sudden death in Doberman Pinschers. Ann. Intern. Med., 68:821, 1968.
16. Hamlin, R.L., Smetzer, D.L., and Breznock, E.M.: Sinoatrial syncope in miniature Schnauzers. J. Am. Vet. Med. Assoc., 161:1023, 1972.
17. James, T.N.: Congenital deafness and cardiac arrhythmias. Am. J. Cardiol., 19:627, 1967.
18. James, T.N., et al.: De subitaneis mortibus. XV. Hereditary stenosis of the His bundle in Pug dogs. Circulation, 52:1152, 1975.
19. Liu, S.-K., Maron, B.J., and Tilley, L.P.: Canine hypertrophic cardiomyopathy. J. Am. Vet. Med. Assoc., 174:708, 1979.
20. Meierhenry, E.F., and Liu, S.-K.: Atrioventricular bundle degeneration associated with sudden death in the dog. J. Am. Vet. Med. Assoc., 172:1418, 1978.
21. Wit, A.L., et al.: Electrophysiological properties of cardiac muscle in the anterior mitral valve leaflet and the adjacent atrium in the dog, possible implications for the genesis of atrial dysrhythmias. Circ. Res., 32:731, 1973.
22. Calvert, C.A., Chapman, W.L., and Toal, R.L.: Congestive cardiomyopathy in Doberman Pinscher dogs. J. Am. Vet. Med. Assoc., 181:598, 1982.
23. Alexander, J.W., Bolton, G.R., and Koslow, G.L.: Electrocardiographic changes in nonpenetrating trauma to the chest. J. Am. Anim. Hosp. Assoc., 11:160, 1975.
24. Harpster, N.K., Van Zwieten, M.J., and Bernstein, M.: Traumatic papillary muscle rupture in a dog. J. Am. Vet. Med. Assoc., 165:1074, 1974.
25. Muir, W.W., and Lipowitz, A.J.: Cardiac dysrhythmias associated with gastric dilatation-volvulus in the dog. J. Am. Vet. Med. Assoc., 172:683, 1978.
26. Zenoble, R.D., and Hill, B.L.: Hypothermia and associated cardiac arrhythmias in two dogs. J. Am. Vet. Med. Assoc., 175:840, 1979.
27. Corr, P.B., Witkowski, F.X., and Sobel, B.E.: Mechanisms contributing to malignant dysrhythmias induced by ischemia in the cat. J. Clin. Invest., 61:109, 1978.
28. Lathers, C.M., Kelliher, G.J., Roberts, J., and Besley, A.B.: Nonuniform cardiac sympathetic nerve discharge, mechanism for coronary occlusion and digitalis-induced arrhythmias. Circulation, 57:1058, 1978.
29. Liu, S.-K., Tilley, L.P., and Tashjian, R.J.: Lesions of the conduction system in the cat with cardiomyopathy. Recent Adv. Stud. Cardiac Struct. Metab., 10:681, 1975.
30. Tilley, L.P., Bond, B., Patnaik, A.K., and Liu, S.-K.: Cardiovascular tumors in the cat. J. Am. Anim. Hosp. Assoc., 17:1009, 1981.
31. Louis, S., Kutt, H., and McDowell, F.: The cardiocirculatory changes caused by intravenous Dilantin and its solvent. Am. Heart J., 74:523, 1968.
32. Muir, W.E., Werner, L.L., and Hamlin, R.L.: Antiarrhythmic effects of diazepam during coronary artery occlusion in dogs. Am. J. Vet. Res., 36:1203, 1975.
33. Hoffman, B.F., and Rosen, M.R.: Cellular mechanisms for cardiac arrhythmias. Circ. Res., 49:1, 1981.
34. Gallagher, J.J.: Mechanisms of arrhythmias and conduction abnormalities. In *The Heart.* Edited by J.W. Hurst. 5th Edition. New York, McGraw-Hill, 1982.
35. Naylor, R.E., and O'Rourke, R.A.: Extracardiac causes of dysrhythmias. Hosp. Med., 18:91, 1982.
36. Muir, W.W.: Gastric dilatation-volvulus in the dog, with emphasis on cardiac arrhythmias. J. Am. Vet. Med. Assoc., 180:739, 1982.
37. Malliani, A., Schwartz, P.J., and Zanchetti, A.: Neural mechanisms in life-threatening arrhythmias. Am. Heart J., 100:705, 1980.
38. Levitt, B., et al.: Role of the nervous system in the genesis of cardiac rhythm disorders. Am. J. Cardiol., 37:1111, 1976.
39. Abildskov, J.A.: The nervous system and cardiac arrhythmias. Circulation, 51, 52:III-116, 1975.
40. Chung, E.K.: Central nervous system disorders (ECG of the Month). Primary Cardiology, 6:69, 1980.
41. Attar, H.J., Gutierrez, M.T., Bellet, S., and Ravens, J.R.: Effect and stimulation of hypothalamus and reticular activating system on production of cardiac arrhythmias. Circ. Res., 12:14, 1963.
42. Hockman, C.H., Mauck, H.P., and Hoff, E.C.: ECG changes resulting from cerebral stimulation. Am. Heart J., 71:695, 1966.
43. D'Agrosa, L.S.: Cardiac arrhythmias of sympathetic origin in the dog. Am. J. Physiol., 233:H535, 1977.
44. Randall, W.C., et al.: Autonomic neural control of cardiac rhythm: the role of autonomic imbalance in the genesis of cardiac dysrhythmia. Cardiology, 61:20, 1976.
44a. Waxman, M.B., Wald, R.W., and Cameron, D.: Interactions between the autonomic nervous system and tachycardias in man. Cardiology Clin., 1(2):143, 1983.
45. Wehrmacher, W.H., Talano, J.V., Kaye, M.P., and Randall, W.C.: The unbalanced heart. Animal models of cardiac dysrhythmias. Cardiology, 64:65, 1979.
45a. James, T.N.: Primary and secondary cardioneuropathies and their functional significance. J. Am. College Cardiol., 2:983, 1983.
45b. Rardon, D.P., and Bailey, J.C.: Parasympathetic effects on electrophysiologic properties of cardiac ventricular tissue. J. Am. College Cardiol., 2:1200, 1983.

46. Corbalan, R., Verrier, R.L., and Lown, B.: Psychological stress and ventricular arrhythmias during myocardial infarction in the conscious dog. Am. J. Cardiol., *34*:692, 1974.
47. Griffiths, I.R., Nash, A.S., and Sharp, N.J.H.: The Key-Gaskell syndrome: the current situation. Vet. Rec., *111*:532, 1982.
48. King, J.M., Roth, L., and Haschek, M.: Myocardial necrosis secondary to neural lesions in domestic animals. J. Am. Vet. Med. Assoc., *180*:144, 1982.
48a. Macintire, D.K., and Snyder, III, T.G.: Cardiac arrhythmias associated with multiple trauma in dogs. J. Am. Vet. Med. Assoc., *184*:541, 1984.
49. Greenhoot, J.H., and Reichenbach, D.D.: Cardiac injury and subarachnoid hemorrhage. A clinical, pathological, and physiological correlation. J. Neurosurg., *30*:521, 1969.
50. Reynolds, A.K., Chiz, J.F., and Tanikella, T.K.: On the mechanism of coupling in adrenal induced bigeminy in sensitized hearts. Can. J. Physiol. Pharmacol., *53*:1158, 1975.
51. Silber, E.N., and Katz, L.N.: *Heart Disease*. New York, Macmillan, 1975.
52. Sinno, M.Z., and Gunner, R.M.: Hemodynamic consequences of dysrhythmias. Med. Clin. North Am., *60*:69, 1976.
53. Beckett, S.D., Branch, C.E., and Robertson, B.T.: Syncopal attacks and sudden death in dogs: mechanisms and etiologies. J. Am. Anim. Hosp. Assoc., *14*:378, 1978.
54. Bellet, S.: *Clinical Disorders of the Heart Beat*. 3rd Edition. Philadelphia, Lea & Febiger, 1971.
55. Wegria, R., et al.: The effect of atrial and ventricular tachycardia on cardiac output, coronary blood flow, and arterial blood pressure. Circ. Res., *6*:624, 1958.
55a. Yoran, C., et al.: Effects of heart rate on experimentally produced mitral regurgitation in dogs. Am. J. Cardiol., *52*:1345, 1983.
56. Morris, J.J., et al.: Experience with cardioversion of atrial fibrillation and flutter. Am. J. Cardiol., *14*:94, 1964.
56a. Wichman, J., Ertl, G., Rudolph, G., and Kochsiek, H.: Effect of experimentally induced atrial fibrillation on coronary circulation in dogs. Basic Res. Cardiol., *78*:473, 1983.
57. Stock, J.P., and Williams, M.B.: *Diagnosis and Treatment of Cardiac Arrhythmias*. 3rd Edition. Boston, Butterworth, 1974.
58. Wingfield, W.E., Boon, J., and Miller, C.W.: Echocardiographic assessment of mitral valve motion, cardiac structures, and ventricular function in dogs with atrial fibrillation. J. Am. Vet. Med. Assoc., *181*:46, 1982.
58a. Lombard, C.W.: Echocardiographic and clinical signs of canine dilated cardiomyopathy. J. Small Anim. Practice, *25*:59, 1984.
59. Feigenbaum, H.: *Echocardiography*. 3rd Edition. Philadelphia, Lea & Febiger, 1981.
59a. Lima, J.A., et al.: Incomplete filling and incoordinate contraction as mechanisms of hypotension during ventricular tachycardia in man. Circulation, *68*:928, 1983.
60. Harrison, D.C.: The circulatory effects of cardiac arrhythmias. In *Cornell Postgraduate Course on Cardiac Arrhythmias*. New York, Cornell University Press, 1979.
61. Lown, B., Temte, J.V., and Arter, W.J.: Ventricular tachyarrhythmias: clinical aspects. Circulation, *47*:1364, 1973.
62. Mitchell, J.H., Sarnoff, S.J., and Sonnenblik, E.H.: Alternating end-diastolic fiber length as a causative factor. J. Clin. Invest., *42*:55, 1963.
63. Mary-Rabine, L., et al.: The relationship of human atrial cellular electrophysiology to clinical function and ultrastructure. Circ. Res., *52*:188, 1983.
64. Liu, S.-K.: Postmortem examination of the heart. Vet. Clin. North Am., *13*:379, 1983.
65. Liu, S.-K., Tashjian, R.J., and Patnaik, A.K.: Congestive heart failure in the cat. Am. J. Vet. Med. Assoc., *156*:1319, 1970.
66. Liu, S.-K.: Acquired cardiac lesions leading to congestive heart failure in the cat. Am. J. Vet. Res., *31*:2071, 1970.
67. James, T.N.: Anatomy of the Sinus Node of the Dog. Anat. Rec., *143*:251, 1962.
68. James, T.B.: Anatomy of the A-V node of the dog. Anat. Rec., *148*:15, 1964.
69. Liu, S.-K.: Cardiac disease in the dog and cat. In *Pig Model for Biomedical Research*. Edited by H.R. Roberts and W.J. Dodds. Pig Research Institute, Taiwan, 1982, p. 110.
70. Tapham, J.A.: Bone formations in the heart. Br. Med. J., *2*:953, 1906.
71. Ferris, J.S., and Aherne, W.A.: Cartilage in relation to the conductive tissue of the heart in sudden death. Lancet, *i*:64, 1971.

9 Elektrophysiologische Grundlagen der Herzarrhythmien

Penelope A. Boyden, Ph. D., und Andrew L. Wit, Ph. D.

Wie in den gesamten Wissenschaften ist auch in der Physiologie keine Entdeckung nutzlos und keine Neugierde fehlplaziert oder zu ehrgeizig. Früher oder später wird jeder kleine Baustein des Wissensfortschritts seine Bedeutung erlangen...*

Ernest H. Starling, M. D., 1915

Während des normalen Sinusrhythmus entstehen die elektrischen Impulse zur Aktivierung des Herzens im Sinusknoten und werden von dort in genau festgelegter Reihenfolge von den Vorhöfen über den AV-Knoten und das His-Purkinje-System zu den Ventrikeln geleitet. Die Frequenz der Impulsbildung ist vom Alters- und Aktivitätszustand des Tieres abhängig. Eine Herzarrhythmie ist eine pathologische Abweichung der Frequenz, der Regelmäßigkeit oder des Ortes der Impulsbildung bzw. eine Störung der Erregungsleitung, die zu einer veränderten Folge der Aktivierung von Vorhöfen und Ventrikeln führt. Herzarrhythmien und Erregungsleitungsstörungen können viele Ursachen haben und praktisch überall im Herzen entstehen. Letztlich sind jedoch alle Herzarrhythmien unabhängig von ihrer eigentlichen Ursache auf Veränderungen der elektrischen Aktivität der einzelnen Myokardzellen zurückzuführen. Dieses Kapitel soll einen Überblick über die krankheitsbedingten Veränderungen der normalen Elektrophysiologie des Herzens zum Verständnis der Vorgänge bei Herzarrhythmien und Erregungsleitungsstörungen auf elektrophysiologischer Ebene geben.

Eine weitverbreitete Systematik der Herzarrhythmien unterscheidet zwischen Störungen der Impulsbildung und/oder Störungen der Erregungsleitung. Die derzeit gültige Einteilung der zellulären Mechanismen der Herzarrhythmien ist in Tab. 9-1 zusammengefaßt.[1] Störungen der Impulsbildung und Erregungsleitung können eine Folge von Veränderungen der Ionenströme im Verlaufe eines Aktionspotentials (Abb. 9-1) sein oder durch eine elektrische Aktivität mit Ionenströmen und elektrophysiologischen Merkmalen, die ganz anders als bei normalen Herzfasern sind, verursacht werden.

Krankheitsbedingte Veränderungen des Ruhe- und des Aktionspotentials

Ruhepotential

Im Verlaufe der meisten Erkrankungen des Herzens kommt es zu einer Reduzierung des Ruhepotentials (d. h., es wird weniger negativ). Es gibt genauere Untersuchungen über das Ruhepotential der Vorhoffasern bei Menschen und Katzen mit Kardiomyopathie sowie des Kammermyokards und des ventrikulären Erregungsleitungssystems bei Herzinsuffizienz und Ischämie des Myokards. In allen Fällen zeigte sich, daß das Ruhepotential weniger negativ als bei gesunden Herzen war.[2]

Die Ursachen für die Reduzierung des Ruhepotentials sind noch nicht genau bekannt, doch dürften mehrere Faktoren beteiligt sein. Bei einigen Krankheitszuständen ist das extrazelluläre Milieu verändert. Beispielsweise sinkt bei einer Ischämie des Myokards der intrazelluläre ATP-Spiegel, wodurch die Leistungsfähigkeit der Natrium-Kalium-Pumpe eingeschränkt wird. Normalerweise wird über die intakte Na^+-K^+-Pumpe Na^+ aus der Zelle heraus, und K^+ in die Zelle hineinbefördert. Bei reduzierter Transportleistung der Na^+-K^+-Pumpe steigt die extrazelluläre K^+-Konzentration als Folge der passiven Diffusion, wodurch der Konzentrationsgradient zwischen extra- und intrazellulärer K^+-Konzentration sinkt. Da das Ruhepotential jedoch in erster Linie ein K^+-Diffusionspotential ist (die Zellmembran ist für K^+ relativ gut durchlässig, während die Proteinanionen intrazellulär zurückgehalten werden), sinkt auf diese Weise das Ruhepotential. Vergegenwärtigt man sich die Bedeutung der K^+-Diffusion für die Entstehung des Ruhepotentials, wird es auch verständlich, warum die Höhe des Ruhepotentials zum Logarithmus der extrazellulären K^+-Konzentration proportional ist[3] (Abb. 9-2).

Bei anderen Erkrankungen können die intrazellulären Ionenkonzentrationen entweder durch eine Beeinträchtigung der Na^+-K^+-Pumpe oder durch Beeinflussung der Permeabilität der Zellmembran für Na^+ oder K^+ verändert sein. Das führt zu einer Senkung der intrazellulären K^+-Konzentration und/oder einer Erhöhung der intrazellulären Na^+-Konzentration und damit zu einer Reduzierung des Ruhepotentials. Wie bereits erwähnt, nimmt das Ruhepotential der Vorhoffasern bei Katzen mit Kardiomyopathie ab.[2] Ob es in diesen Fasern zu einer Senkung der intrazellulären K^+-Konzentration oder zu einer Erhöhung der intrazellulären Na^+-Konzentration kommt, ist noch nicht bekannt.

Eine weitere mögliche Ursache für die Reduzierung des Membranpotentials ist eine Beeinträchtigung der Permeabilität der Zellmembran für K^+-Ionen. Solche Permeabilitätsveränderungen könnten auf Störungen des Protein- oder Lipidstoffwechsels zurückzuführen sein. Es sei nochmals ausdrücklich darauf hingewiesen, daß das Ruhepotential in erster Linie eine Folge der guten K^+-Permeabilität der Zellmembran ist. Bei gestörter Permeabilität sinkt die K^+-Diffusion und damit auch das Ruhepotential. Auf diese Weise sind teilweise Depolarisationen der Zellen (d. h. nichts anderes als eine Reduzierung des Ruhepotentials) ohne größere Veränderungen der extra- und intrazellulären Elektrolytkonzentrationen möglich.

Obwohl das Ruhepotential der Myokardzellen bei vielen Erkrankungen des Herzens reduziert ist, gibt es auch einige Krankheiten, bei denen es im Normalbereich bleibt. Bei Hunden mit Mitralklappenerkrankungen, vergrößerten Vorhöfen und Vorhofflimmern lagen die mit Hilfe von Mikroelektroden registrierten Ruhepotentiale der meisten Vorhofzellen im Normalbereich (−70 bis −85 mV).[4] Damit waren in diesen Fällen andere elektrophysiologische Störungen und nicht, wie insbesondere bei Vorhofflimmern zu erwarten, eine Reduzierung des Ruhepotentials für die Entstehung der Arrhythmie verantwortlich.

---

* aus Starling, E. H.: »The Linacre Lecture on the Law of the Heart« (Cambridge, 1915). London, Longmans, Green and Company, Ltd., 1918.

Tab. 9-1: **Entstehungsmechanismen für Arrhythmien**

I Störungen der Impulsbildung	II Störungen der Erregungsleitung	III **Gleichzeitige Störungen der Impulsbildung und Erregungsleitung**

A. Normale Automatie
  1. Schlagfrequenz, abnorm.
    a. Tachykardie
    b. Bradykardie
  2. Gestörter Rhythmus
    a. Verfrühte Impulse
    b. Verspätete Impulse
    c. Fehlende Impulse
B. Gestörte Automatie
  1. Langs. diast. Depolarisationen bei niedrigem Membranpotential (Phase 4)
  2. Oszillator. Depolarisationen bei niedrigem Membranpotential vor Erregungsanstieg
C. Getriggerte Herztätigkeit
  1. Frühe Nachdepolarisationen
  2. Verspätete Nachdepolarisationen
  3. Oszillator. Depolarisationen bei niedrigem Membranpotential nach Erregungsanstieg
	A. Verlangsamung u. Block
	  1. SA-Block
	  2. AV-Block
	  3. His-Bündel-Block
	  4. Schenkelblock
	B. Unidirektionaler Block u. Re-entry
	  1. Unregelmäßiger Re-entry (Erregungsumkehr)
	    a. im Atrium
	    b. im Ventrikel
	  2. Regelmäßiger Re-entry
	    a. Sinusknoten u. Sinusregion
	    b. AV-Knoten u. AV-Region
	    c. His-Bündel u. Purkinje-Verzweigungen
	    d. Purkinje-Fasern u. Myokard
	    e. Abnorme AV-Überleitung (Präexzitation)
		A. Diastol. Depolarisation (Phase 4) und gestörte Erregungsleitung
		  1. Spezialisierte Myokardfasern
		B. Parasystolie

Modifiziert nach: HOFFMANN, B. F., and ROSEN, M. R.: Cellular mechanisms for cardiac arrhythmias. Circ. Res. 49 : 1, 1981; mit Genehmigung der American Heart Assoc. Inc.

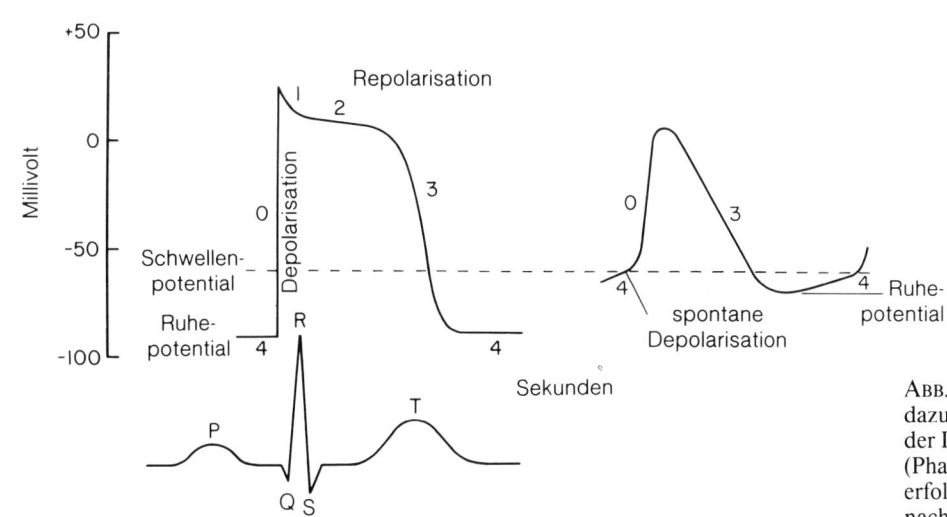

ABB. 9-1: Normales Aktionspotential einer Myokardzelle (links) in Beziehung zum dazugehörenden EKG (links unten). Der QRS-Komplex ist Ausdruck der Summe der Initialphasen aller Aktionspotentiale während der ventrikulären Depolarisation (Phase 0); die ST-Strecke repräsentiert die Plateauphase (Phase 2); die T-Welle erfolgt während der Repolarisation der Ventrikel (Phase 3); die isoelektrische Linie nach der T-Welle korrespondiert mit der Diastole (Phase 4). Rechts ist das normale Aktionspotential einer Schrittmacherzelle abgebildet. Schrittmacherzellen (z.B. die Zellen des Sinusknotens) sind in der Lage, ohne äußere Reize Impulse zu bilden. Sie können nach Erreichen des Schwellenpotentials spontan depolarisieren.

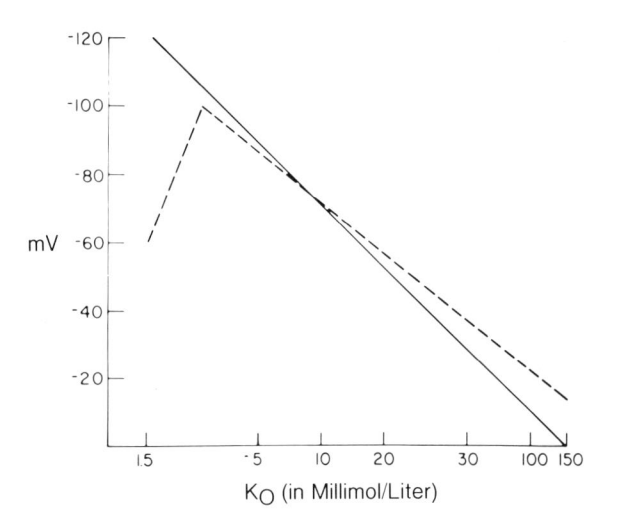

ABB. 9-2: Die durchgezogene Linie zeigt das Diffusionspotential in Abhängigkeit von der extrazellulären K$^+$-Konzentration; die intrazelluläre K$^+$-Konzentration beträgt konstant 150 Millimol, während die extrazelluläre Konzentration variiert. Sind intra- und extrazelluläre K$^+$-Konzentration identisch (150 Millimol), ist die gemessene Potentialdifferenz null; sinkt die extrazelluläre K$^+$-Konzentration auf 1,5 Millimol, steigt die Potentialdifferenz auf 123 mV. Die unterbrochene Linie zeigt die experimentell ermittelten Membranpotentiale der Purkinje-Fasern in Abhängigkeit von der extrazellulären K$^+$-Konzentration. In dem Maße, in dem die extrazelluläre K$^+$-Konzentration steigt, wird die Potentialdifferenz geringer bzw. wird das Ruhepotential weniger negativ. (Mit Genehmigung aus: CRANEFIELD, P. F.: The Conduction of the Cardiac Impulse. New York, Futura Publishing Co., 1975).

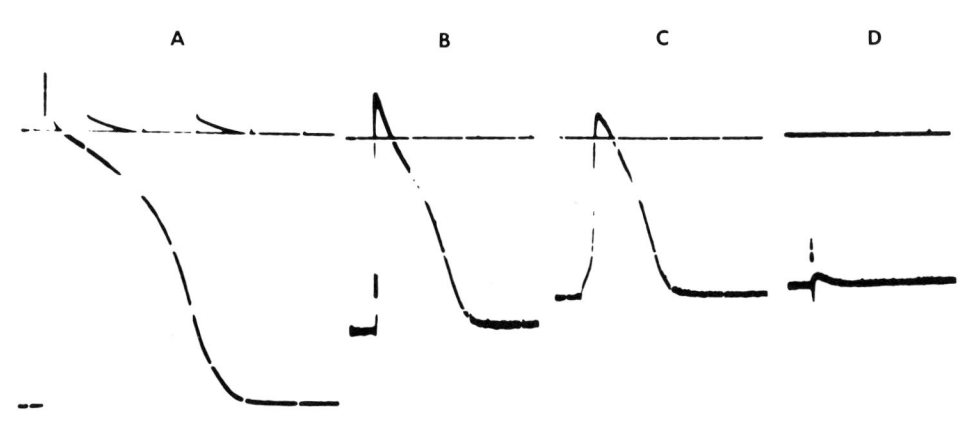

ABB. 9-3: Depolarisationsgeschwindigkeit (V_{max} = maximale Depolarisationsgeschwindigkeit) der Purkinje-Fasern in Abhängigkeit von der Höhe des K$^+$-Diffusionspotentials ([K$^+$]$_o$ = extrazelluläre K$^+$-Konzentration). A: Ruhepotential –90 mV; V_{max} = 500 V/Sek.; [K$^+$]$_o$ = 4 Millimol. B: Ruhepotential –80 mV; V_{max} = 200 V/Sek.; [K$^+$]$_o$ = 8 Millimol. C: Ruhepotential [–70 mV; V_{max} = 100 V/Sek.; [K$^+$]$_o$ = 11 Millimol. D: Ruhepotential –60 mV; kein Aktionspotential (die Zelle ist unerregbar). (Mit Genehmigung aus: CRANEFIELD, P. F.: The Conduction of the Cardiac Impulse. New York, Futura Publishing Co., 1975).

Depolarisation (Phase 0)

Bei den meisten Erkrankungen des Herzens ist die Initialphase des Aktionspotentials (Phase 0) deutlich verändert. Das hat verschiedene Ursachen. Zum einen kann dies Folge einer Reduzierung des Ruhepotentials sein, und zum anderen können krankhafte Veränderungen des Herzens die schnellen Na$^+$- und langsamen Ca^{++}-Kanäle, über die die Ionenströme während der Depolarisation fließen, direkt beeinflussen.

Eine Reduzierung des Ruhepotentials der Vorhof-, Kammer- oder Purkinje-Fasern führt zu einer Abnahme der Amplitude des Aktionspotentials. Dies ist eine Folge der Abhängigkeit des Na$^+$-Einstroms vom Membranpotential. Bei der Erregung von Zellen mit hohem Ruhepotential (–90 mV) werden die meisten Na$^+$-Kanäle in der Zellmembran geöffnet, und das Aktionspotential erreicht sehr hohe Werte (ABB. 9-3A). Eine Erregung von Zellen mit einem geringeren Ruhepotential (–70 mV) öffnet weniger Na$^+$-Kanäle, so daß die Stärke und die Geschwindigkeit des Na$^+$-Einstroms reduziert sind. Bei der Erregung von Zellen mit einem Ruhepotential von weniger als –65 mV werden nur noch sehr wenige schnelle Na$^+$-Kanäle geöffnet, und der Na$^+$-Einstrom reicht kaum noch für die Initiierung eines Aktionspotentials aus. Ruhepotentiale unter –60 mV können schließlich überhaupt nicht mehr depolarisiert werden (ABB. 9-3D).

Von Fasern mit geringem Ruhepotential ausgehende Aktionspotentiale, bei denen die schnellen Na$^+$-Kanäle teilweise inaktiviert sind, werden als »verlangsamte schnelle Aktionspotentiale« bezeichnet. Mit diesem Terminus soll zum Ausdruck kommen, daß die Depolarisation auch bei verlangsamter Initialphase immer noch auf Ionenströme in den schnellen Na$^+$-Kanälen zurückzuführen ist.

Frequenz und Amplitude der Depolarisationen beeinflussen die Geschwindigkeit der Erregungsleitung. Bei zunehmender Frequenz und abnehmender Amplitude sinkt die Erregungsleitungsgeschwindigkeit. Bei Depolarisation eines reduzierten Ruhepotentials mit teilweiser Inaktivierung des Natriumsystems kann die Verlangsamung der Erregungsleitung daher schließlich zum Erregungsleitungsblock führen.

Am Ende der Depolarisation setzt ein Na$^+$-Einstrom über die langsamen Na$^+$-Kanäle ein, der die Plateauphase des Aktionspotentials unterhält (ABB. 9-1). Diese langsamen Na$^+$-Kanäle funktionieren auch bei reduziertem Ruhepotential, wenn die Funktion der schnellen Na$^+$-Kanäle eingeschränkt ist. Aus diesem Grunde ist es unter bestimmten Umständen möglich, daß ein Aktionspotential bei sehr geringem Ruhepotential ausschließlich durch Ionenströme über die langsamen Na$^+$-Kanäle initiiert wird. In solchen Fällen verläuft die Depolarisation sehr langsam, und die Amplitude des Aktionspotentials ist infolge des schwachen Na$^+$-Einstroms stark reduziert (ABB. 9-4). Ein solches Aktionspotential wird zur Abgrenzung gegen Depolarisationen, die auf Ionenströme in den schnellen Na$^+$-Kanälen zurückzuführen sind, als »langsames Aktionspotential« bezeichnet. Ein langsames Aktionspotential kann im Verlaufe der Erregungsleitung erheblich leichter blockiert werden als ein normales Aktionspotential.[5]

Nicht alle Myokardzellen mit einem krankheitsbedingt reduzierten Ruhepotential können über die langsamen Na$^+$-Kanäle depolarisiert werden. Da der Na$^+$-Ionenstrom in die Zelle sehr langsam verläuft, ist die resultierende Beeinflussung des Ruhepotentials stark von der entgegengesetzten K$^+$-Diffusion abhängig. Bei starker K$^+$-Diffusion wird die Ladungsverschiebung durch den Na$^+$-Einstrom kompensiert. Andererseits können sich bei den schwachen Ionenströmen bereits geringe Veränderungen des Na$^+$-Einstroms stark auf die momentanen Potentialdifferenzen auswirken. Wie in ABB. 9-4 dargestellt, können Katecholamine in Myokardzellen mit geringem Ruhepotential durch Erhöhung des Na$^+$-Einstroms ein langsames Aktionspotential initiieren. Daraus läßt sich der Schluß ziehen, daß einige Arrhythmien infolge von Sympathikusreizung auf verlangsamte Erregungsleitung und Block mit langsamen Aktionspotentialen zurückzuführen sein könnten.

Es sollte erwähnt werden, daß langsame Aktionspotentiale auch unter physiologischen Bedingungen im Sinus- und AV-Knoten gebildet werden. Diese Bereiche haben ein geringes Ruhepotential und werden durch Na^+-Ionenströme in den langsamen Na^+-Kanälen depolarisiert.

Es ist noch nicht genau bekannt, welche Erkrankungen schnelle und welche langsame Depolarisationen nach sich ziehen. Wahrscheinlich sind jedoch in einem erkrankten Bereich beide Formen von Depolarisationen zu finden, da die Reduzierung des Ruhepotentials nicht überall gleich stark ist. In einigen Bereichen kann das Ruhepotential auf Werte unter –60 mV erniedrigt sein, so daß die schnellen Na^+-Kanäle vollständig inaktiviert sind und nur noch langsame Depolarisationen möglich sind. Noch andere Bereiche des erkrankten Herzens mit einem niedrigen Ruhepotential können vollkommen unerregbar sein.

Erkrankungen des Herzens können die schnellen und langsamen Na^+-Kanäle auch direkt, d. h. unabhängig von der Höhe des Ruhepotentials, beeinflussen. Beispielsweise können die Zahl der Depolarisationen und die Amplitude des Aktionspotentials auch bei hohem Ruhepotential durch direkte, krankheitsbedingte Schädigung der schnellen Na^+-Kanäle erniedrigt sein.

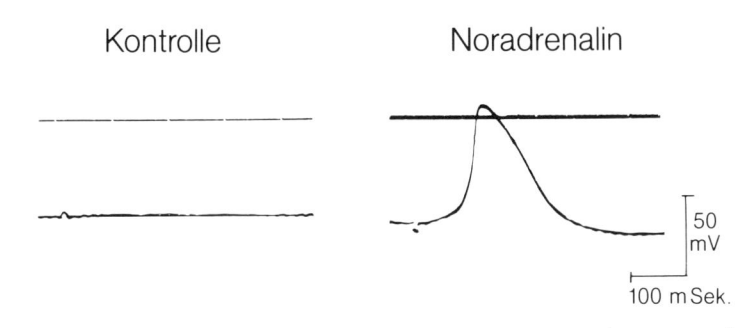

ABB. 9-4: Durch Katecholaminapplikation induziertes Aktionspotential mit verlangsamter Initialphase in Myokardzellen des linken Vorhofes bei einer Katze mit hochgradiger hypertropher Kardiomyopathie und Vorhofflimmern. Ruhepotential –57 mV; V_{max} = 1 V/Sek.

Refraktärphase und Repolarisation (Phasen 1-3)

Während der Plateauphase des Aktionspotentials ist der Herzmuskel unerregbar (refraktär). Die Fähigkeit der Herzmuskulatur zur Unerregbarkeit kann über folgende Pathomechanismen beeinflußt werden: 1. Bei reduziertem Ruhepotential ist die Wiedererlangung der Erregbarkeit über das Natriumsystem nach beendeter Repolarisation verzögert. 2. Krankheitsbedingt kann die Dauer des Aktionspotentials und damit auch die Dauer der Refraktärphase verlängert oder verkürzt sein.

In Zellen mit reduziertem Ruhepotential können verlangsamte schnelle und langsame Aktionspotentiale entstehen. Im Gegensatz zu normalen Muskelfasern, die nach Beendigung der Repolarisation wieder erregbar sind, ist die Wiedererlangung der Erregbarkeit bei verlangsamten schnellen und langsamen Aktionspotentialen deutlich verzögert. Das bedeutet, daß solche Muskelfasern nach Beendigung der Repolarisation nicht sofort wieder erregbar sind. Erst nach einer Verzögerungszeit kann das Myokard auf einen neuen Reiz reagieren. Die nächste Depolarisation erfolgt jedoch auch wieder verlangsamt und hat eine reduzierte Amplitude. Wegen der verlängerten Zeit bis zur Wiedererlangung der Erregbarkeit kann ein normales Aktionspotential in solchen Fällen erst mehrere hundert Millisekunden nach dem Ende der Repolarisation wieder ausgelöst werden (ABB. 9-5).

Nicht nur die Wiedererlangung der Erregbarkeit erfolgt in Zellen mit reduziertem Ruhepotential verzögert, auch die Einflüsse variierender Herzschlagfrequenzen auf die Dauer der Refraktärphase sind bei Zellen mit reduziertem Ruhepotential anders als bei Zellen mit normalem Ruhepotential.

In normalen Vorhof-, Kammer- und Purkinje-Fasern nimmt die Dauer der Refraktärzeit bei zunehmender Herzschlagfrequenz ab.[6] In dem Maße, in dem das Aktionspotential kürzer wird, wird auch die Herzmuskulatur früher wieder erregbar. In Zellen mit reduziertem Ruhepotential ist die Wiedererlangung der Erregbarkeit nach beendeter Repolarisation verzögert. Bei zunehmender Herzschlagfrequenz sinkt die Dauer des Aktionspotentials (wenngleich nicht so deutlich wie bei normalen Myokardzellen), während die Zeit bis zur Wiedererlangung der Erregbarkeit jedoch gleich bleibt oder sogar länger wird (ABB. 9-6).

Auf diese Weise kann schließlich bei zunehmender Herzschlagfrequenz auch bei einer Verkürzung des Aktionspotentials ein Erregungsleitungsblock entstehen.[7]

Automatie und elektrische Diastole (Phase 4)

Wie in Kapitel 1 ausführlich erläutert, sind die meisten Zellen des Erregungsleitungssystems (Sinusknoten, Bereich der AV-Klappen, einige Bereiche in den Vorhöfen, die unteren Abschnitte des AV-Knotens und das His-Purkinje-System) zur spontanen Impulsbildung ohne äußeren Reiz befähigt (ABB. 9-1). Diese Fähigkeit zur autonomen Erregungsbildung ist einmalig und wird »Automatie« genannt (ABB. 9-7). Na^+-Ionen diffundieren in die Zelle hinein, und K^+-Ionen aus der Zelle heraus. Durch Reduzierung der K^+-Diffusion nach Beendigung der Repolarisation überwiegt der Nettoionentransport in die Zelle hinein, und auf diese Weise entstehen die langsamen diastolischen Depolarisationen. Nach Erreichen des Schwellenpotentials wird das Natriumsystem aktiviert, und es folgt die spontane Depolarisation. Im Verlaufe krankhafter Veränderungen des Herzens kann es auch bei reduziertem Ruhepotential zu abnormer autonomer Impulsbildung in Muskelfasern der Vorhöfe und der Kammern sowie in den Zellen

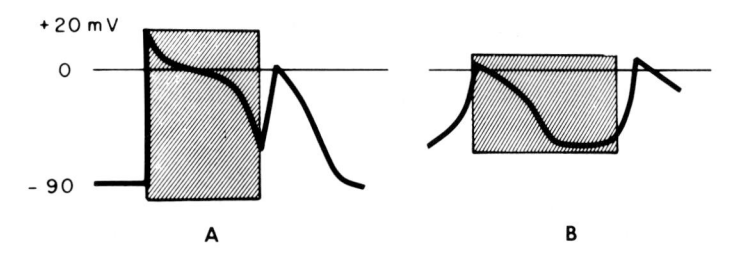

ABB. 9-5: Wiedererlangung der Erregbarkeit in Fasern mit schnellen und langsamen Aktionspotentialen. A: Schnelles Aktionspotential. Der schraffierte Bereich markiert die Zeit, in der das Herz nicht erregbar ist. Bei ungefähr -55 mV kann ein erneuter Reiz ein Aktionspotential auslösen. B: Langsames Aktionspotential. Auch nach Erreichen des maximalen diastolischen Potentials bleibt das Herz für eine Weile unerregbar. (Mit Genehmigung aus: WIT, A. L., ROSEN, M. R., and HOFFMAN, B. F.: Am. Heart J. 88 : 517, 1974).

des Erregungsleitungssystems kommen[2] (ABB. 9-8). Die solcher abnormer Automatie zugrundeliegenden Pathomechanismen sind offensichtlich nicht mit den elektrophysiologischen Vorgängen bei einer spontanen, von normalem Ruhepotential ausgehenden Depolarisation identisch.

Getriggerte Impulse und Nachdepolarisation

Die Automatie des Herzens ermöglicht es den Zellen des Erregungsleitungssystems, unabhängig von den vorhergehenden Aktionspotentialen spontan zu depolarisieren. Abweichend von dieser normalen Impulsbildung ist es jedoch auch möglich, daß Impulse in Abhängigkeit vom vorhergehenden Aktionspotential gebildet werden. Solche Impulse werden als »getriggert« bezeichnet. Getriggerte Aktionspotentiale können während der Plateauphase eines Aktionspotentials, das von einem normalen Ruhepotential ausging, einsetzen (ABB. 9-9A). Die Zellen werden nicht repolarisiert, und es entstehen Aktionspotentiale mit geringer Amplitude, die als »frühe Nachdepolarisationen« bezeichnet werden. Wie diese frühen Nachdepolarisationen pathogenetisch zu erklären sind, ist noch nicht bekannt.

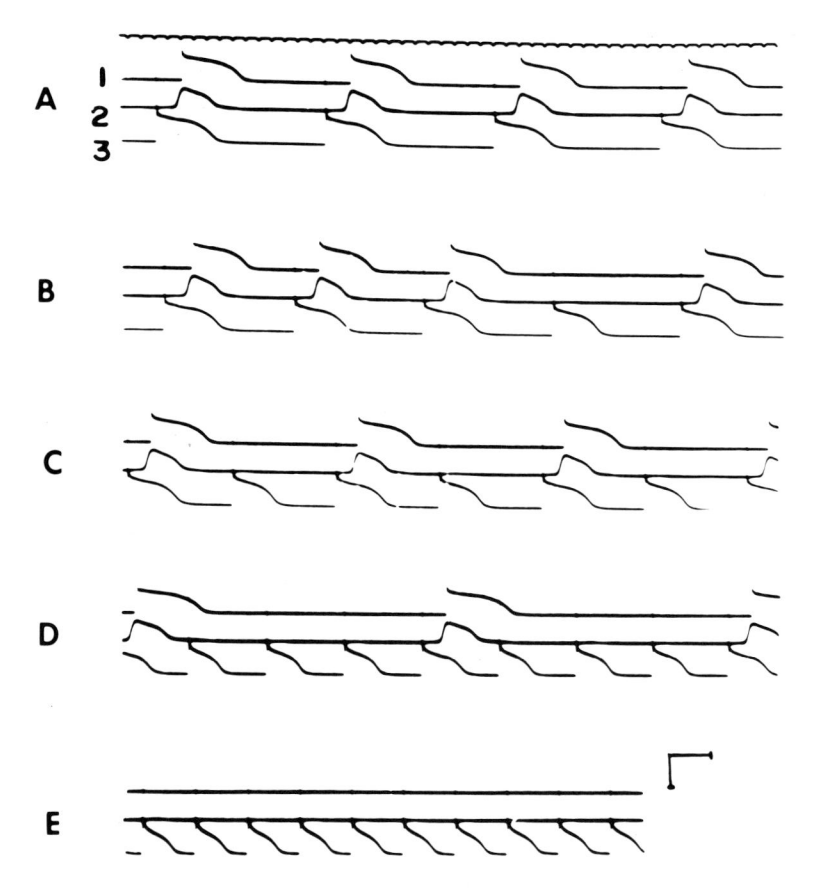

ABB. 9-6: Einfluß zunehmender Herzschlagfrequenz auf die Erregungsleitung in einem unverzweigten Ast der Purkinje-Fasern mit reduziertem Ruhepotential bei einem Hund. Die Elektroden 1 und 3 sind an den normalen Enden der Faser befestigt, während Elektrode 2 in der Mitte des Abschnitts mit reduziertem Ruhepotential sitzt. A: Bei einer Frequenz von 50 Schlägen/Min. wird jeder Impuls weitergeleitet. B: Bei 60 Schlägen/Min. setzt eine 4:3-Überleitung ein. C bis E: Deutliche Zunahme des Grades des Erregungsleitungsblocks bei 75, 100 und 140 Schlägen/Min. (Aus: CRANEFIELD, P. F., WIT, A. L., and HOFFMAN, B. F.: Circulation 47 : 192, 1973; Nachdruck mit Genehmigung der American Heart Assoc., Inc.).

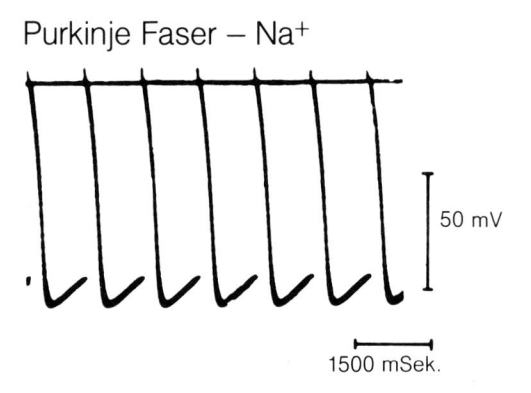

ABB. 9-7: Schnelles Aktionspotential von Purkinje-Fasern bei einem Hund als Folge langsamer diastolischer Depolarisationen.

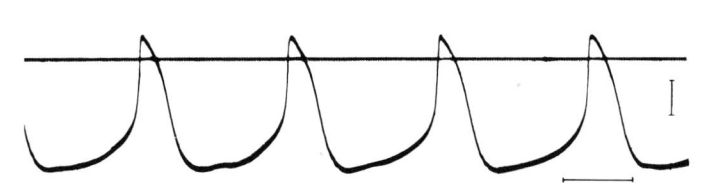

ABB. 9-8: Langsames Aktionspotential von Fasern des linken Vorhofes bei einem Hund mit chronischer Mitralklappeninsuffizienz und hochgradiger Dilatation des linken Vorhofes. Das maximale diastolische Potential beträgt −57 mV. Die langsamen diastolischen Depolarisationen sind deutlich zu erkennen.

Getriggerte Impulse sind auch als Folge von Depolarisationen mit geringer Amplitude nach vollständiger Repolarisation möglich (ABB. 9-9B). Solche Impulse werden als »späte Nachdepolarisationen« bezeichnet. Unter bestimmten Umständen (z. B. starke Aktivierung des Natriumsystems) kann die Amplitude der späten Nachdepolarisationen so hoch sein, daß das Schwellenpotential erreicht wird und mehrere Aktionspotentiale entstehen. Späte Nachdepolarisationen können durch Digitalisintoxikation ausgelöst werden[7a] und wurden in erkrankten Vorhof-[2] und Kammerfasern registriert.

Bedeutung veränderter Membranpotentiale für die Erregungsleitung

Veränderungen des Ruhepotentials, der Repolarisation und der Refraktärzeit beeinflussen die Erregungsleitung in den Vorhöfen und in den Ventrikeln. Dadurch kann es zu Erregungsleitungsstörungen und Arrhythmien kommen.

Erregungsleitung in Fasern mit reduziertem Ruhepotential

Auf die Bedeutung der Geschwindigkeit und Amplitude einer Depolarisation in Beziehung zur Erregungsleitungsgeschwindigkeit wurde bereits hingewiesen. Verringerte Geschwindigkeit und Amplitude der Depolarisation bei reduziertem Ruhepotential sowie direkte krankheitsbedingte Störungen der schnellen Na$^+$-Kanäle führen zur Verlangsamung der Erregungsleitung. Dadurch kann beispielsweise die Erregungsleitungsgeschwindigkeit in den Purkinje-Fasern von 1 bis 5 m/Sek. auf 0,05 bis 1 m/Sek. reduziert werden. Diese Verlangsamung ist sowohl bei langsamen als auch bei verlangsamten schnellen Depolarisationen zu beobachten. Die Folge ist ein AV-Block I. Grades oder bei Manifestation in den Tawara-Schenkeln aberrante ventrikuläre Erregungsleitung oder Schenkelblock.

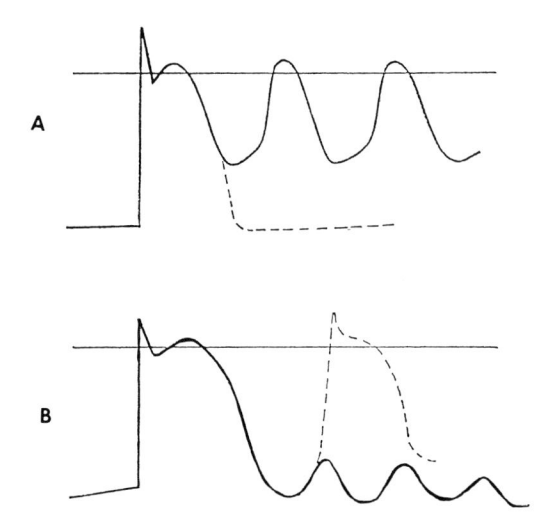

ABB. 9-9: A: Frühe Nachdepolarisaton. Nach unvollständiger Repolarisation entstehen mehrere Depolarisationen mit geringem Aktionspotential. B: Späte Nachdepolarisation. Eine oder mehrere Depolarisationen mit geringem Aktionspotential können nach vollständiger Repolarisation einer Myokardfaser entstehen.

Vorhof-, Kammer- und Purkinje-Fasern mit niedrigem Ruhepotential können erst nach vollständiger Beendigung der Repolarisation wieder erregt werden. Der Einfluß erhöhter Depolarisationsgeschwindigkeiten auf die Wiedererlangung der Erregbarkeit ist in diesen Fasern anders als bei Fasern mit normalem Ruhe- und Aktionspotential.[8] In Fasern mit reduziertem Ruhepotential ist die Zeit bis zur Wiedererlangung der Erregbarkeit bei erhöhter Depolarisationsfrequenz verlängert, wodurch die Wiedererlangung der Erregbarkeit weit hinter dem Ende der Repolarisation zurückbleibt und die Erregungsleitung deutlich verlangsamt wird. Bei einer bestimmten kritischen Depolarisationsgeschwindigkeit ist es möglich, daß der nächste Reiz in die Refraktärzeit fällt und die Erregungsleitung blockiert wird. Mit diesen Eigenschaften von Fasern mit reduziertem Ruhepotential lassen sich viele elektrokardiographische Phänomene erklären. So kann bereits eine mäßige Erhöhung der Herzschlagfrequenz zum Übergang von normaler intraventrikulärer Erregungsleitung zu Schenkelblockbildern führen. Weiteres Ansteigen der Herzschlagfrequenz kann einen AV-Block (z.B. Mobitz Typ II) im Hisschen Bündel auslösen.

Auch ein unidirektionaler Erregungsleitungsblock kann durch Reduzierung der Depolarisationsgeschwindigkeit ausgelöst werden.[9] In normalen Herzmuskelfasern kann ein Impuls in gleicher Weise in beide Richtungen geleitet werden. In erkrankten Herzmuskelfasern mit einer Reduzierung der Depolarisationsgeschwindigkeit und der Amplitude des Aktionspotentials kann die Erregungsleitung in einer Richtung verlangsamt und in der anderen Richtung vollständig blockiert werden. Eine solche »unidirektionaler Block« genannte Erregungsleitungsstörung ist sowohl in Fasern mit verlangsamten schnellen als auch mit langsamen Aktionspotentialen möglich.

Erregungsleitung in Fasern mit veränderter Repolarisation

In Fasern mit hohem Ruhepotential bestimmt die Dauer des Aktionspotentials die Dauer der Refraktärzeit und beeinflußt auf diese Weise die Erregungsleitung. Um die Erregungsleitung zu verlangsamen, muß ein Aktionspotential vor der Beendigung der Repolarisation des vorangehenden Aktionspotentials initiiert werden. In Fasern mit verlängerter Dauer des Aktionspotentials wird die Erregungsleitung verlangsamt, wenn die Depolarisationsgeschwindigkeit genau in der Weise reduziert ist, daß jedes Aktionspotential vor dem Ende der Repolarisation des vorangehenden Aktionspotentials einsetzt. Die dazu erforderliche Depolarisationsgeschwindigkeit ist geringer als die zur verlangsamten Erregungsleitung in Fasern mit normaler Repolarisationszeit erforderliche Depolarisationsgeschwindigkeit.

Die Erhöhung der Dauer des Aktionspotentials beeinflußt auch die Erregungsleitung von vorzeitigen Impulsen. Solche vorzeitigen Impulse werden verlangsamt durch die Vorhof-, Kammer- und Purkinje-Fasern geleitet, wenn sie das Gewebe vor dem Ende der Repolarisation des vorangehenden Aktionspotentials erregen. Bei erhöhter Dauer des Aktionspotentials wird die Erregungsleitung vorzeitiger Impulse als Folge der verlängerten Refraktärzeit der Myokardzellen noch stärker verlangsamt oder sogar blockiert.[10]

Beeinflussung der Erregungsleitung durch Veränderungen der passiven Membraneigenschaften

Die Erregungsleitungsgeschwindigkeit hängt nicht nur von der Depolarisationsgeschwindigkeit ab, sondern auch vom elektrischen Widerstand in den Interzellularsepten, die für die Weiterleitung der Impulse von Zelle zu Zelle verantwortlich sind. Die durch Verschmelzung benachbarter Zellmembranen gebildeten interzellulären Glanzstreifen (Disci intercalares, ABB. 1-6) sind infolge ihres geringen Widerstands für die schnelle Erregungsleitung von Zelle zu Zelle verantwortlich. Pathologische Prozesse, wie beispielsweise eine Fibrose in vergrößerten Vorhöfen oder in einem ischämischen Bereich der Ventrikel, können zu einer zellulären »Entkopplung«, d. h. zum Verlust des festen Zellkontakts über die Glanzstreifen, führen. Dadurch wird die Erregungsleitung von Zelle zu Zelle auch bei normalem Ruhe- und Aktionspotential verändert. Die Folge kann ein Block, verlangsamte Erregungsleitung oder möglicherweise eine Re-entry-Erregungsleitung sein.

Bedeutung physiologischer und pathologischer elektrischer Aktivität des Herzens für die Entstehung von Arrhythmien

Die Beeinflussung der elektrophysiologischen Eigenschaften des Herzens durch krankhafte Prozesse kann zu Arrhythmien führen. Im folgenden werden die veränderter Impulsbildung und Erregungsleitung zugrundeliegenden Pathomechanismen näher erläutert.

Automatieverursachte Arrhythmien

Im gesunden Herzen sind eine ganze Reihe von Regionen zur autonomen Impulsbildung befähigt: der Sinusknoten, spezialisierte Vorhoffasern, Vorhoffasern im Bereich des Coronarsinus und der AV-Klappen, der AV-Knoten und die Purkinje-Fasern.

Die Schrittmacherzellen des Sinusknotens haben die höchste Entladungsfrequenz, so daß distal gelegene potentielle Schrittmacherzellen (latente Schrittmacher) normalerweise durch fortgeleitete Sinusimpulse erregt werden, bevor sie selbst das Schwellenpotential erreichen und spontan depolarisieren. Die autonome Depolarisation der distalen potentiellen Schrittmacher wird nicht nur über die Depolarisation durch die Sinusknotenimpulse verhindert, sondern die diastolischen Depolarisationen der potentiellen Schrittmacherzellen werden durch die Sinusknotenimpulse auch direkt unterdrückt.[11]

Die Unterdrückung der autonomen Impulsbildung wurde ausführlich mit Hilfe von Mikroelektroden an isolierten Purkinje-Fasern untersucht. Sie ist auf eine verstärkte Aktivität der Na^+-K^+-Pumpe zurückzuführen. Während eines Aktionspotentials fließen Na^+-Ionen überstürzt in die Zelle. Je höher also die Reizfrequenz, desto mehr Na^+-Ionen werden in einer bestimmten Zeit in die Zelle transportiert. Da die Aktivität der Na^+-K^+-Pumpe in erster Linie von der intrazellulären Na^+-Konzentration abhängt, wird die Na^+-K^+-Pumpe bei erhöhter Reizfrequenz stark aktiviert. Die Na^+-K^+-Pumpe transportiert normalerweise mehr Na^+-Ionen aus der Zelle heraus als K^+-Ionen in die Zelle hinein, so daß ein (hyperpolarisierender) Nettoionenstrom aus der Zelle heraus vorhanden ist.[12] Auf diese Weise wird die spontane Impulsbildung in distalen Schrittmacherzellen, die mit einer höheren als ihnen eigenen Frequenz depolarisiert werden, durch die verstärkte Aktivität der Na^+-K^+-Pumpe unterdrückt. Damit wird auch verständlich, warum nach Aussetzen des rhythmusdominierenden Schrittmachers eine Verzögerungszeit erforderlich ist, bis ein distaler Schrittmacher spontan depolarisiert: Zunächst muß die Aktivität der Na^+-K^+-Pumpe reduziert und das hyperpolarisierende Membranpotential abgebaut werden. Da die Normalisierung der intrazellulären Na^+-Konzentration auch über den ersten spontanen Impuls hinaus andauert, steigt die Entladungsfrequenz des Ersatzschrittmachers allmählich an. Die beschriebene Unterdrückung der Aktivität distaler Schrittmacher kann relativ einfach demonstriert werden: Nach Unterdrückung der Sinusknotenaktivität durch Vagusreizung setzt nach einer Verzögerungszeit Impulsbildung in einem distalen Schrittmacher ein.

Im gesunden Herzen werden die Impulse zur Aktivierung des Herzens im Sinusknoten (dominierender Schrittmacher) gebildet. Veränderungen der Impulsbildung können zu sehr unterschiedlichen Herzarrhythmien führen. Zu solchen Änderungen des Impulsursprungs kommt es bei zu geringer oder zu hoher Impulsbildungsfrequenz im Sinusknoten, bei fehlender Fortleitung normal gebildeter Sinusimpulse und bei verstärkter Aktivität eines distalen Schrittmachers.

Die Frequenz der Sinusknotenimpulse kann durch das vegetative Nervensystem oder durch Erkrankungen des Sinusknotens reduziert werden. Auch kann die Erregungsleitung vom Sinusknoten zu den Vorhöfen beeinträchtigt werden. Verliert der Sinusknoten durch eine dieser Störungen seine Dominanz als primärer Schrittmacher, kann ein distales Schrittmacherzentrum die Kontrolle über die Herzfunktion mit einzelnen oder mehreren Ersatzsystolen oder einem anhaltenden Ersatzrhythmus übernehmen.

Die Aktivität distaler Schrittmacherzentren kann auch bei ungestörter Sinusknotenaktivität durch eine ganze Anzahl von Faktoren verstärkt werden. Beispielsweise kann die Anstiegsphase der langsamen diastolischen Depolarisationen in den meisten ektopen Schrittmacherzellen durch Noradrenalin, das von sympathischen Fasern freigesetzt wird, beschleunigt werden, wodurch diese das Schwellenpotential unter Umständen vor der normalen Aktivierung durch einen Sinusknotenimpuls erreichen können.

Das Arbeitsmyokard der Vorhöfe und der Ventrikel ist normalerweise nicht zur spontanen diastolischen Depolarisation befähigt. Experimentell ließen sich jedoch durch Reduzierung des Ruhepotentials auf Werte unter −60 mV spontane diastolische Depolarisationen auslösen. Dieser Vorgang wird »abnorme Automatie« genannt.[13, 14] Abnorme Automatie ist bei reduziertem Ruhepotential jedoch auch in Purkinje-Fasern, die bei normalem Membranpotential zur Automatie befähigt sind, möglich.

Es ist wahrscheinlich, daß bei den geringen Membranpotentialen, bei denen es zu abnormer Automatie kommt, zumindest einige der Ionenströme, die die Automatie verursachen, von den normalen Ionenströmen abweichen. Unterscheiden sich die Ionenströme bei abnormer Automatie jedoch von denen bei normaler Automatie, werden diese beiden Formen der Automatie nicht in der gleichen Weise auf Antiarrhythmika reagieren. Da abnorme Automatie nur bei geringem Ruhepotential möglich ist, wird es sich bei den spontan gebildeten Impulsen um langsame Aktionspotentiale mit Depolarisation über die langsamen Na^+-Kanäle handeln. Eine Reduzierung des Ruhepotentials der Myokardzellen wiederum kann auf eine ganze Anzahl von Herzerkrankungen zurückzuführen sein.

Ist die Depolarisationsfrequenz des Sinusknotens höher als die eines ektopen Schrittmachers, wird die abnorme Automatie des ektopen Schrittmachers durch den Sinusrhythmus unterdrückt. Sinkt dagegen die Depolarisationsfrequenz des Sinusschrittmachers, kann die Frequenz des ektopen Schrittmachers mit abnormer Automatie höher als die des Sinusknotens werden und, wie latente Schrittmacher mit normaler Automatie, eine Arrhythmie auslösen. Im Gegensatz zur normalen Automatie fehlt bei abnormer Automatie die direkte Unterdrückung der autonomen Impulsbildung durch Sinusknotenimpulse.[15] Aus diesem Grunde kann auch eine nur vorübergehende Unterbrechung des Sinusrhythmus oder die gelegentliche Verlängerung der Dauer eines normalen Sinuszyklus zur Manifestation des ektopen Schrittmachers mit abnormer Automatie führen. Im Gegensatz dazu würde ein ektoper Schrittmacher mit normaler Automatie wahrscheinlich durch Suppression während des Sinusrhythmus bei einer vorübergehenden Rhythmusunterbrechung nicht depolarisiert werden.

Eine weitere Möglichkeit für die Manifestation von abnormer Automatie ist ein Eintrittsblock in einem Bereich des Herzens mit reduziertem Ruhepotential, der dazu führt, daß der Schrittmacher mit abnormer Automatie nicht vom Sinusrhythmus unterdrückt wird. Das führt zur Parasystolie (ABB. 12-8), einer Arrhythmie mit gleichzeitiger Störung der Impulsbildung und der Erregungsleitung (vgl. Tab. 9-1). Ein Eintrittsblock ist auch in einem Bereich mit normaler Automatie möglich, wenn dieser Bereich von depolarisierten oder unerregbaren Fasern umgeben ist.

Arrhythmien als Folge von getriggerten Impulsen

Die Amplitude später Nachdepolarisationen im Bereich der Mitralklappen und des Coronarsinus kann durch einen erhöhten Adrenalinspiegel infolge verstärkter Sympathikusaktivität ansteigen. Die Amplitude kann schließlich so groß werden, daß das Schwellenpotential erreicht wird und getriggerte Depolarisationen einsetzen können. Ist die Frequenz dieser Depolarisationen höher als die Sinusfrequenz, kann der Schrittmacher der Herzaktivität vom Sinusknoten zu diesen Bereichen mit getriggerten Impulsen wandern.

Auch Digitalisüberdosierung kann in Fasern der Vorhöfe und Ventrikel, insbesondere in den Purkinje-Fasern, späte Nachdepolarisationen auslösen.[16] Diese späten Nachdepolarisationen sind hochfrequent und dürften pathogenetisch für die bei Digitalisintoxikation auftretenden Vorhof- und Kammertachykardien verantwortlich sein.

Frühe, zu getriggerter Aktivität führende Nachdepolarisationen sind bei Hypoxie, hohem pCO_2 und hohen Katecholaminkonzentrationen möglich. Da eine erhöhte Katecholaminkonzentration, Hypoxie sowie ein erhöhter pCO_2 häufig in erkrankten Bereichen der Ventrikel zu finden sind, könnten frühe Nachdepolarisationen für einige der bei Herzkranken auftretenden Arrhythmien pathogenetisch verantwortlich sein. Experimentell ließen sich frühe Nachdepolarisationen auch in isolierten Purkinje-Fasern provozieren, die mit normaler Tyrode-Lösung benetzt wurden. Diese frühen Nachdepolarisationen könnten auf relativ unspezifische Ionenströme in den Schnittbereichen an den Enden der Fasern oder anderen während der Präparation durch Druck oder Zug geschädigten Bereichen zurückzuführen sein. Damit wären die getriggerten Impulse in isolierten Purkinje-Fasern eine direkte Folge der mechanischen Schädigung oder Überdehnung. Zur Überdehnung von Myokardzellen in den Ventrikeln kann es auch im Verlaufe einer Herzinsuffizienz kommen. Mechanische Herzschädigungen gibt es bei Infarkten und Aneurysmen. Auch einige die Repolarisation verlängernde Medikamente, wie der ß-Rezeptorenblocker Sotalol und das Antiarrhythmikum N-Azetylprocainamid, können frühe Nachdepolarisationen auslösen. Da frühe Nachdepolarisationen bei verlängerter Dauer des Aktionspotentials möglich sind, könnten noch eine ganze Reihe von Arrhythmien in Verbindung mit klinischen Syndromen, in deren Verlauf das Aktionspotential verlängert ist (verlängerte QT-Dauer), auf getriggerte Impulse zurückzuführen sein.

Re-entry

Normalerweise aktiviert ein Impuls in genau festgelegter Reihenfolge die Vorhöfe und die Ventrikel, bis er nicht mehr weitergeleitet werden kann, da das gesamte umgebende Gewebe refraktär ist. Erst nach der Repolarisation kann ein weiterer Impuls (normalerweise aus dem Sinusknoten) das Herz erneut aktivieren. Bei einer Re-entry-Erregungsleitung wird das Herz nach der Refraktärzeit vom gleichen Impuls nochmals erregt. Dazu muß der Impuls irgendwo im Herzen persistieren, um das Myokard nach Wiedererlangung der Erregbarkeit erneut aktivieren zu können. Die Refraktärzeit des Herzens schwankt zwischen 150 Millisekunden in den Vorhöfen und ungefähr 500 Millisekunden im ventrikulären Erregungsleitungssystem. Diese Zeitspanne muß ein Impuls überbrücken, der das Herz zum zweiten Mal erregt. Da er jedoch nicht stationär in einem Bereich des Herzens bis zum Ende der Refraktärzeit verweilen kann, muß er weiterhin über Leitungsbahnen, die funktionell vom Rest des Herzens isoliert sind, geleitet werden. Solche Leitungsbahnen müssen einerseits in den anfangs erregten Bereich zurückführen und andererseits lang genug sein, um die ganze Dauer der Refraktärzeit zu überbrücken.

Die Erregung wird außer im Sinus- und AV-Knoten im gesamten Herzen sehr schnell weitergeleitet, so daß eine vom übrigen Herzen isolierte, sehr lange Leitungsbahn im normalen Herzen kaum vorstellbar wäre. Ist die Erregungsleitung jedoch verlangsamt, könnte eine solche Leitungsbahn erheblich kürzer sein. Bei langsamen und verlangsamten schnellen Aktionspotentialen erfolgt die Erregungsleitung für eine Re-entry-Erregung langsam genug.[9, 10]

Eine Re-entry-Erregungsleitung ist auch bei verkürzter Refraktärzeit infolge veränderter Repolarisation möglich. Durch Verkürzung der Refraktärzeit verkürzt sich die Zeitspanne, die der Impuls im Herzen persistieren muß, um das Myokard erneut zu erregen. Auf der anderen Seite kann eine Verlängerung der Repolarisation zu einer deutlichen Verlangsamung der Erregungsleitung führen und auf diese Weise die Entstehung einer Re-entry-Erregungsleitung begünstigen.

Unregelmäßiger und regelmäßiger Re-entry

Unregelmäßiger Re-entry: Bei unregelmäßiger Re-entry-Erregungsleitung wird ein Impuls über eine oder mehrere, möglicherweise wechselnde Leitungsbahnen fortlaufend weitergeleitet. Es wird angenommen, daß Myokardflimmern (Vorhofflimmern, Kammerflimmern) auf unregelmäßige Re-entry-Erregungsleitung zurückzuführen ist. Ein spezifischer anatomischer Kreislauf von Leitungsbahnen ist für eine Re-entry-Erregungsleitung nicht erforderlich. Beispielsweise kann eine kreisende Erregungsleitung durch einzelne vorzeitige Impulse initiiert werden, die zu einem bestimmten Zeitpunkt des Erregungsablaufs einsetzen und nicht durch ein anatomisches Hindernis aufgehalten werden. Diese Art der Re-entry-Erregungsleitung wurde ausführlich von ALLESSIE et al. beschrieben.[17, 18] Pathogenetisch ist die Re-entry-Erregungsleitung auf unterschiedliche Refraktärzeiten dicht benachbarter Vorhoffasern zurückzuführen. Der die kreisende Erregungsleitung auslösende vorzeitige Impuls wird in Fasern mit kürzeren Refraktärzeiten weitergeleitet. Unter Umständen kann der Impuls in den eingangs blockierten Bereich zurückgeleitet werden, nachdem dessen Repolarisation beendet ist, und von dort erneut weitergeleitet werden. Die so entstehende kreisende Erregungsleitung ist verlangsamt, da die Impulse in teilweise refraktärem Gewebe weitergeleitet werden. Die kreisförmige Leitungsbahn ist unter Umständen nur sechs bis acht Millimeter lang. Die Impulse werden zentripetal von der Peripherie in das Zentrum des Kreises geleitet. Je weiter der Impuls nach zentral wandert, desto geringer wird seine Amplitude, so daß zentral ein funktionell inaktiver Bereich bestehen bleibt (ABB. 9-10). Die Zellen im Zentralbereich werden durch den umgebenden Impuls in einer Art dauernden Refraktärphase gehalten. Die tatsächliche Länge des Erregungsleitungskreislaufs ist in erster Linie von der Erregungsleitungsgeschwindigkeit und der Dauer der Refraktärzeit der leitenden Fasern und nicht so sehr vom Vorhandensein anatomisch nachweisbarer Leitungsbahnen abhängig.

Regelmäßiger Re-entry: Bei regelmäßiger Re-entry-Erregungsleitung werden Impulse als Folge verlangsamter Erregungsleitung und unidirektionalen Blocks kreisend über eine definierte anatomische, scharf begrenzte Leitungsbahn weitergeleitet. Eine solche kreisförmige Leitungsbahn kann innerhalb des AV-Knotens lokalisiert sein (ABB. 12-4) oder unter Beteiligung einer abnormen AV-Leitungsbahn zustandekommen, wie sie bei ventrikulären Präexzitationen vorkommt (ABB. 12-5).

Re-entry als Folge verlangsamter Erregungsleitung und unidirektionalen Blocks in Gewebe mit erniedrigtem Aktionspotential

Durch verlangsamte Erregungsleitung und unidirektionalen Block verursachte Re-entry-Erregungsleitung kann in Myokardfaserschleifen der Vorhöfe, der Kammern oder der Purkinje-Fasern lokalisiert sein.

So verfügen die Fasern des ventrikulären Erregungsleitungssystems auf Grund ihrer anatomischen Struktur über Leitungsbahnen, die funktionell eine Re-entry-Erregungsleitung ermöglichen. Bündel untereinander verbundener Purkinje-Fasern werden von Bindegewebe umgeben, das die Purkinje-Fasern vom Kammermyokard trennt. Peripher verzweigen diese Bündel in viele Äste. An den Stellen, an denen die Purkinje-Fasern Kontakt mit dem Kammermyokard aufnehmen, entstehen häufig anatomische

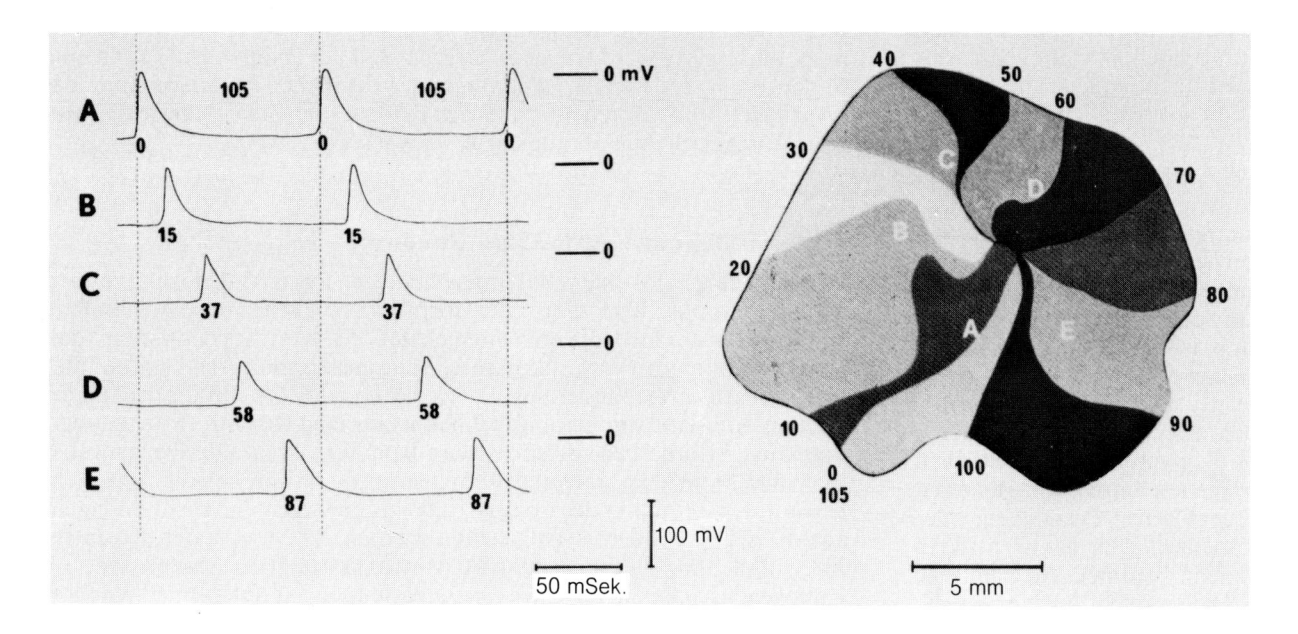

ABB. 9-10: Re-entry-Erregungsleitung in isoliertem Myokardgewebe aus dem linken Vorhof eines Kaninchenherzens. Der Plan rechts dokumentiert die Aktivierungsreihenfolge während der kreisenden Erregungsleitung. Der Plan basiert auf der Messung von Aktionspotentialen an 94 verschiedenen Punkten. Die einzelnen Schattierungen und Zahlen kennzeichnen den Zeitpunkt (in mSek.), zu dem das entsprechende Gewebe aktiviert wurde. Die sich im Uhrzeigersinn fortpflanzende Depolarisationswelle benötigt für einen gesamten Zyklus 105 mSek. Links ist der simultan an fünf verschiedenen Lokalisationen registrierte Verlauf der myokardialen Membranpotentiale von einem tachykarden Zyklus wiedergegeben. Die Buchstaben A bis E korrespondieren mit den im Plan rechts bezeichneten Lokalisationen. (Mit Genehmigung aus: ALLESSIE, M. A., BONKE, F. I. M., and SCHOPMAN, F. J. G.: Circus movement in rabbit atrial muscle as a mechanism of tachycardia. Circ. Res. 41 : 9, 1977).

Schleifen, bestehend aus Purkinje-Fasern und Muskelfasern. Normalerweise werden die schnellen Sinusimpulse über die peripheren Purkinje-Fasern in das Kammermyokard geleitet, wo sie sich totlaufen, da sie ausschließlich von refraktärem Gewebe umgeben sind (ABB. 9-11I). Damit es zu einer Re-entry-Erregungsleitung in peripheren Bereichen des ventrikulären Erregungsleitungssystems kommen kann, muß die Erregungsleitung verlangsamt werden und in einem bestimmten Bereich ein unidirektionaler Block vorhanden sein (ABB. 9-11II). Die Erregungsleitung ist verlangsamt, wenn die Schleife in einem erkrankten Bereich des Herzens liegt, in dem die Initialphase der Depolarisation (Phase 0) verlangsamt und die Amplitude des Aktionspotentials erniedrigt ist. Unter diesen Umständen ist auch ein unidirektionaler Block möglich. Allerdings werden die Erniedrigung des Aktionspotentials und die Verzögerung der Initialphase der Depolarisation nicht in allen Zellen gleich stark sein, so daß einige Bereiche der Erregungsleitungsschleife stärker beeinträchtigt sein werden als andere. Daher wird sich der unidirektionale Block in den am stärksten gehemmten Bereichen manifestieren.

Die Entstehung einer Re-entry-Erregungsleitung bei verlangsamter Erregungsleitung und unidirektionalem Block ist in ABB. 9-12 schematisch dargestellt. In einer peripheren Schleife, bestehend aus Purkinje-Fasern und Myokardfasern, wird die Erregungsleitung unidirektional im Ursprungsbereich des Astes III blockiert, d. h., Impulse können den Bereich nur noch retrograd und nicht mehr anterograd passieren. Ein über die Purkinje-Fasern in die Schleife eintretender Sinusknotenimpuls kann jetzt nicht mehr in Ast III geleitet werden, sondern nur noch in Ast II eintreten, über den er langsam in das Kammermyokard geleitet wird. Dann wird der Impuls retrograd in Ast II eintreten, von dem aus er retrograd über den Bereich des unidirektionalen Blocks in Ast I wandern wird, um die Schleife schließlich erneut zu erregen. Diese kreisförmige Erregungsleitung ist allerdings nur möglich, wenn der Impuls langsam genug weitergeleitet wird, daß die Purkinje-Fasern genügend Zeit haben, um vollständig repolarisiert zu werden.

Hat der Impuls den Hauptast der Purkinje-Fasern erneut erreicht, breitet er sich von dort retrograd über das Erregungsleitungssystem aus und aktiviert die Ventrikel zum zweiten Male. Darüber hinaus kann er auch wiederholt in die Erregungsleitungsschleife (Ast II in ABB. 9-12) eintreten und so die Re-entry-Erregungsleitung unterhalten. Auf diese Weise kann ein einziger Impuls die Ventrikel mehrfach aktivieren und schließlich sogar zu einer kontinuierlich kreisenden Erregungsleitung führen.

Ist die Verlangsamung der Erregungsleitung in der aus Purkinje-Fasern und Kammermyokard bestehenden Schleife nicht stark genug, um eine Re-entry-Erregungsleitung auszulösen, oder ist ein entsprechend lokalisierter unidirektionaler Block nicht vorhanden, kann eine Re-entry-Erregungsleitung auch noch durch vorzeitige Aktivierung induziert werden. Dabei werden die Purkinje-Fasern nach einem normalen Sinusknotenimpuls durch einen vorzeitigen Impuls vor Beendigung der Repolarisation erregt. Dadurch wird der Impuls verlangsamt weitergeleitet. Auch ein unidirektionaler Block ist bei vorzeitiger Aktivierung von teilweise refraktärem Gewebe möglich. Auf diese Weise kann vorzeitige Aktivierung zu verlangsamter Erregungsleitung und unidirektionalem Block führen und eine Re-entry-Erregungsleitung auslösen.

Eine Re-entry-Erregungsleitung ist als Folge des gleichen Pathomechanismus, der am Beispiel der kreisenden Erregungsleitung in den Purkinje-Fasern beschrieben wurde, auch in anderen Bereichen des Herzens möglich. So können die beiden Tawara-Schenkel im Zusammenspiel mit dem dazwischenliegenden Kammermyokard eine größere Erregungsleitungs-

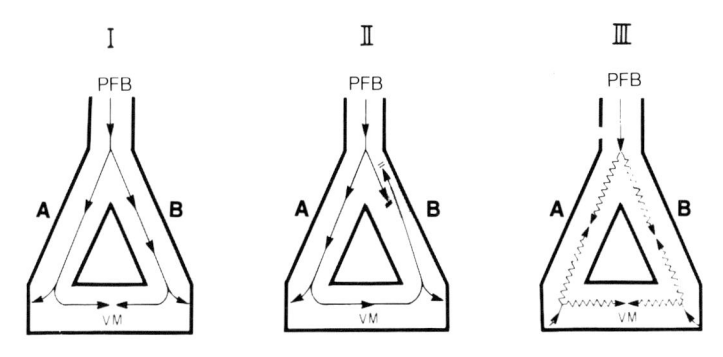

ABB. 9-11: Erregungsleitung in peripheren Purkinje-Fasern. Vor Kontaktaufnahme mit dem Ventrikelmyokard (VM) teilt sich der Hauptast der Purkinje-Fasern (PFB) in zwei Äste (A und B). I: Normale Erregungsleitung. II: Erregungsleitung bei unidirektionalem Block (in B) und normaler Erregungsleitungsgeschwindigkeit. Der Impuls passiert die Schleife sehr schnell und erreicht den Hauptast der Purkinje-Fasern zu einem Zeitpunkt, da dieser noch refraktär ist. Der Impuls ist von refraktärem Gewebe umgeben und läuft sich tot. III: Erregungsleitung bei verlangsamter Erregungsleitungsgeschwindigkeit ohne das Vorliegen eines unidirektionalen Blocks. Der Impuls wird verlangsamt durch beide Äste der Purkinje-Fasern geleitet und verläuft sich schließlich im Kammermyokard. (Nachdruck mit Genehmigung aus: WIT, A. L., ROSEN, M. R., and HOFFMAN, B. F.: Am. Heart J. 88 : 664, 1974).

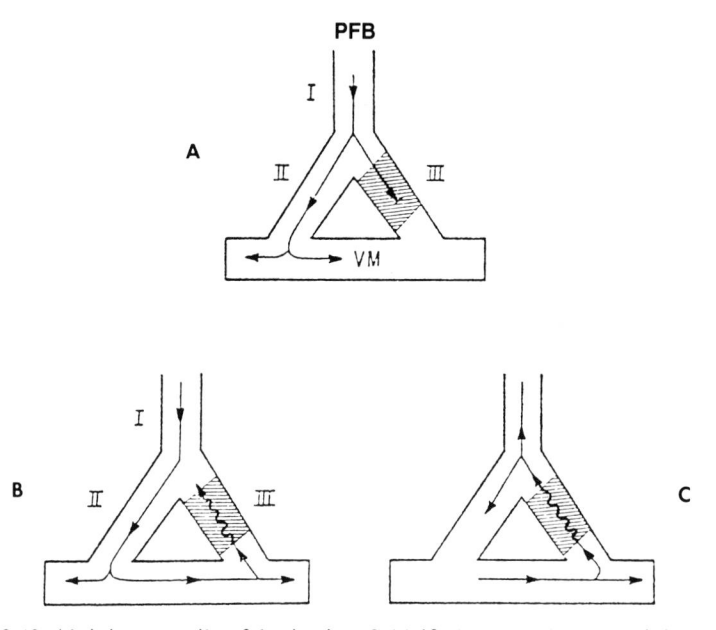

ABB. 9-12: Aktivierungsreihenfolge in einer Schleife, bestehend aus Purkinje-Fasern (II und III) und Ventrikelmyokard (VM) bei Re-entry-Erregungsleitung. Die schwarz schraffierte Fläche in Ast III markiert den Bereich des unidirektionalen Blocks. Dieser Bereich kann nur retrograd (von VM nach PFB) passiert werden. In der gesamten Schleife ist die Erregungsleitung verlangsamt. A: Der Impuls gelangt vom Hauptast der Purkinje-Fasern lediglich in Ast II, da er in Ast III blockiert wird. B: Der Impuls wird retrograd über den Bereich des unidirektionalen Blocks von III nach I geleitet. C: Der Impuls trifft auf nicht refraktäres Gewebe, breitet sich erneut über I und II aus und beginnt zu kreisen. Als Folge dieses Pathomechanismus kann es zu vorzeitigen Depolarisationen oder zu einem ektopen Rhythmus kommen.

schleife bilden. Wird ein anterograd vom Hisschen Bündel kommender Impuls im Ursprungsbereich des rechten Tawara-Schenkels unidirektional blockiert, kann er unter Umständen verlangsamt durch den linken Tawara-Schenkel geleitet werden, um dann durch das Kammermyokard in den rechten Ventrikel zu gelangen, von wo er über den rechten Tawara-Schenkel retrograd zum Hisschen Bündel zurückgeleitet wird. Von hier könnte er einerseits die Vorhöfe retrograd aktivieren und sich andererseits erneut über den linken Tawara-Schenkel über die Ventrikel ausbreiten. Zur Re-entry-Erregungsleitung führende Erregungsleitungsschleifen in den Vorhöfen oder den Kammern können auch im Verlaufe verschiedener Krankheitszustände entstehen. So können als Folge von Kardiomyopathien unerregbare Bereiche in den Vorhöfen entstehen.[2] Um solche unerregbaren Bereiche herum kann ein Impuls in gleicher Weise, wie für Purkinje-Fasern beschrieben, kreisen und zu Re-entry-Arrhythmien führen.

Re-entry-Erregungsleitung als Folge unterschiedlicher Refraktärzeiten

Eine Re-entry-Erregungsleitung ist auch ohne krankheitsbedingte Reduzierung des Ruhepotentials und Verlangsamung der Initialphase der Depolarisation möglich. Dabei ist die Initiierung der Re-entry-Erregungsleitung auf die gleichen Pathomechanismen wie in Fasern mit reduziertem Ruhepotential zurückzuführen. Verlangsamte Erregungsleitung und unidirektionaler Block resultieren in diesem Falle aus der Erregungsleitung von vorzeitigen Impulsen in Myokardfasern, die sich in der relativen Refraktärphase befinden.

Beispielsweise kann es zu einer Re-entry-Erregungsleitung im AV-Knoten ohne krankheitsbedingte Reduzierung des Ruhepotentials kommen. In diesem Falle ist die Re-entry-Erregungsleitung eine Folge unterschiedlicher Funktionszustände der einzelnen Anteile des AV-Knotens.[10] Diese unterschiedlichen Funktionszustände der AV-Knoten-Zellen resultieren aus den verschieden langen Repolarisationszeiten der einzelnen Zellen. Dabei gibt es offensichtlich zwei Gruppen von Zellen, nämlich Zellen mit kürzerer und Zellen mit längerer Repolarisationszeit. Diese unterschiedlichen Refraktärzeiten können zu einer Re-entry-Erregungsleitung führen (ABB. 9-13).

Eine Re-entry-Erregungsleitung im AV-Knoten wird in der Regel durch einen vorzeitigen Impuls initiiert. Die unterschiedlichen Refraktärzeiten der AV-Knoten-Zellen teilen den AV-Knoten funktionell in zwei Bahnen für die Erregungsleitung von vorzeitigen Impulsen. Bei langsamer Erregungsleitung eines vorzeitigen Impulses durch die erregbaren Anteile des AV-Knotens kann der Impuls den Bereich des Erregungleitungsblocks retrograd nach Wiedererlangung der Erregbarkeit passieren und die Vorhöfe als Re-entry-Impuls oder als retrograde Extrasystole erneut aktivieren (ABB. 9-13). Sind die Fasern des AV-Knotens, über die der Impuls beim ersten Male anterograd geleitet wurde, zu diesem Zeitpunkt bereits wieder erregbar, kann der Re-entry-Impuls aus den Vorhöfen erneut in die Ventrikel geleitet werden. Dieser Vorgang kann zu einer kontinuierlich kreisenden Erregung führen, in deren Folge es zu Vorhoftachykardie und verschiedenen Graden des AV-Blocks kommen kann.

Eine Re-entry-Erregungsleitung als Folge unterschiedlicher Refraktärzeiten ist auch in Fasern mit kurzer Initialphase der Depolarisation möglich. So können pathologische Prozesse, die zu lokalen Unterschieden der Refraktärzeiten führen, die Entstehung einer Re-entry-Erregungsleitung begünstigen, doch ist auch in diesem Falle ein vorzeitiger Impuls zur Initiierung der Arrhythmie erforderlich.

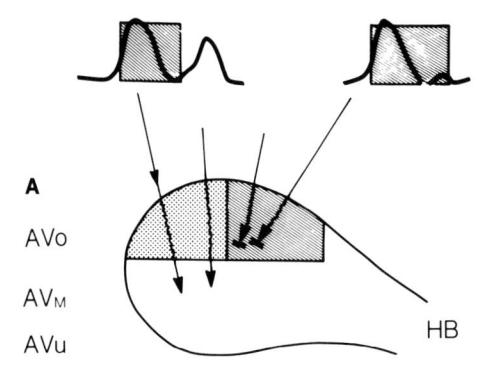

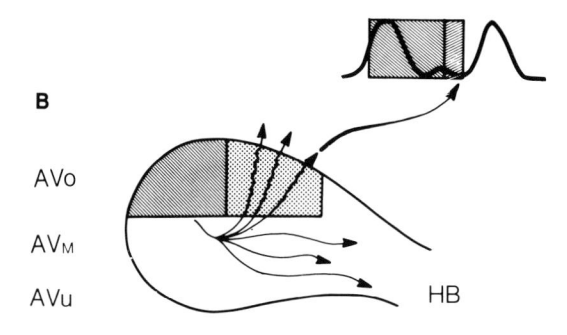

ABB. 9-13: Re-entry-Erregungsleitung eines Vorhofimpulses im AV-Knoten. AV_O = oberer Bereich des AV-Knotens, AV_M = mittlerer Bereich des AV-Knotens, AV_U = unterer Bereich des AV-Knotens, HB = Hissches Bündel. A: Aufzeichnung des Aktionspotentials von zwei verschiedenen Lokalisationen im oberen Bereich des Hisschen Bündels. Die Refraktärzeit des linken Aktionspotentials ist kürzer als die des rechten (durch die schraffierte Fläche markiert). Erreicht ein vorzeitiger Vorhofimpuls den AV-Knoten (Pfeile), kann er möglicherweise die Fasern im oberen Bereich des AV-Knotens mit kürzerer Refraktärphase passieren, während er in den Fasern mit längerer Refraktärphase blockiert wird (zweites Aktionspotential in oberer Zeichnung). B: Nachdem auch die Fasern mit längerer Refraktärzeit repolarisiert sind, kann der Impuls über diese Fasern retrograd in die Vorhöfe zurückgeleitet werden. Oben rechts sind die dazugehörenden Aktionspotentiale eingezeichnet. Einem Aktionspotential als Folge eines Sinusimpulses folgen eine Depolarisation mit niedriger Amplitude (blockierte Vorhofextrasystole) und schließlich ein Aktionspotential als Folge retrograder Erregungsleitung. (Mit Genehmigung aus: WIT, A. L., ROSEN, M. R., and HOFFMAN, B. F.: Am. Heart J. 88 : 798, 1974).

Literatur

1. Hoffman, B.F., and Rosen, M.R.: Cellular Mechanisms for Cardiac Arrhythmias. Circ. Res., *49*:1, 1981.
2. Boyden, P.A., et al.: Mechanisms for atrial arrhythmias associated with cardiomyopathy: A study on the feline heart with primary myocardial disease. Circulation, *69*:1036, 1984.
3. Weidmann, S.: *Elektrophysiologie der Herzmuskelfaser.* Bern, Hans Huber Medical Publisher, 1956.
4. Boyden, P.A., et al.: Effects of left atrial enlargement on atrial transmembrane potentials and structure in dogs with mitral valve fibrosis. Am. J. Cardiol., *49*:1896, 1982.
5. Cranefield, P.F.: *The Conduction of the Cardiac Impulse.* Mt. Kisco, NY, Futura Publishing Co., 1975.
6. Hoffman, B.F., and Cranefield, P.F.: *Electrophysiology of the Heart.* New York, McGraw-Hill, 1960.
7. Cranefield, P.F., Wit, A.L., and Hoffman, B.F.: Genesis of cardiac arrhythmias. Circulation, *47*:190, 1973.
7a. Rosen, M.R., Gelband, H., and Hoffman, B.F.: Correlation between effects of ouabain on the canine electrocardiogram and transmembrane potentials of isolated Purkinje fibers, Circulation *47*:65, 1973.
8. Wit, A.L., Rosen, M.R., and Hoffman, B.F.: Electrophysiology and pharmacology of cardiac arrhythmias. II. Relationship of normal and abnormal electrical activity of cardiac fibers to the genesis of arrhythmias. A. Automaticity. Am. Heart J., *88*:515, 1974.
9. Wit, A.L., Rosen, M.R., and Hoffman, B.F.: Electrophysiology and pharmacology of cardiac arrhythmias. II. Relationship of normal and abnormal electrical activity of cardiac fibers to the genesis of arrhythmias. B. Re-entry. Section 1. Am. Heart J., *88*:664, 1974.
10. Wit, A.L., Rosen, M.R., and Hoffman, B.F.: Electrophysiology and pharmacology of cardiac arrhythmias. II. Relationship of normal and abnormal electrical activity of cardiac fibers to the genesis of arrhythmias. B. Re-entry. Section 2. Am. Heart J., *88*:798, 1974.
11. Vassalle, M.: Electrogenic suppression of automaticity in sheep and dog Purkinje fibers. Circ. Res., *27*:361, 1970.
12. Glitsch, H.G.: Characteristics of active Na transport in intact cardiac cells. Am. J. Physiol., *236*(2):H189, 1979.
13. Katzung, B.O., and Morgenstern, J.A.: Effects of extracellular potassium on ventricular automaticity and evidence for a pacemaker current in mammalian ventricular myocardium. Circ. Res., *40*:105, 1977.
14. Surawicz, B., and Imanishi, S.: Automatic activity in depolarized guinea pig ventricular myocardium. Circ. Res., *39*:751, 1976.
15. Dangman, K.H., and Hoffman, B.F.: Effects of overdrive and premature stimuli on abnormal automaticity in canine cardiac Purkinje fibers. Circulation (Suppl. III), *62*:III–55, 1980.
16. Cranefield, P.F.: Action potentials, after potentials and arrhythmias. Circ. Res., *41*:415, 1977.
17. Allessie, M.A., Bonke, F.I.M., and Schopman, F.J.G.: Circus movement in rabbit atrial muscle as a mechanism of tachycardia. Circ. Res., *32*:54, 1973.
18. Allessie, M.A., Bonke, F.I.M., and Schopman, F.J.G.: Circus movement in rabbit atrial muscle as a mechanism of tachycardia. III. The "leading circle" concept. A new model of circus movement in cardiac tissue without the involvement of an anatomical obstacle. Circ. Res., *41*:9, 1977.

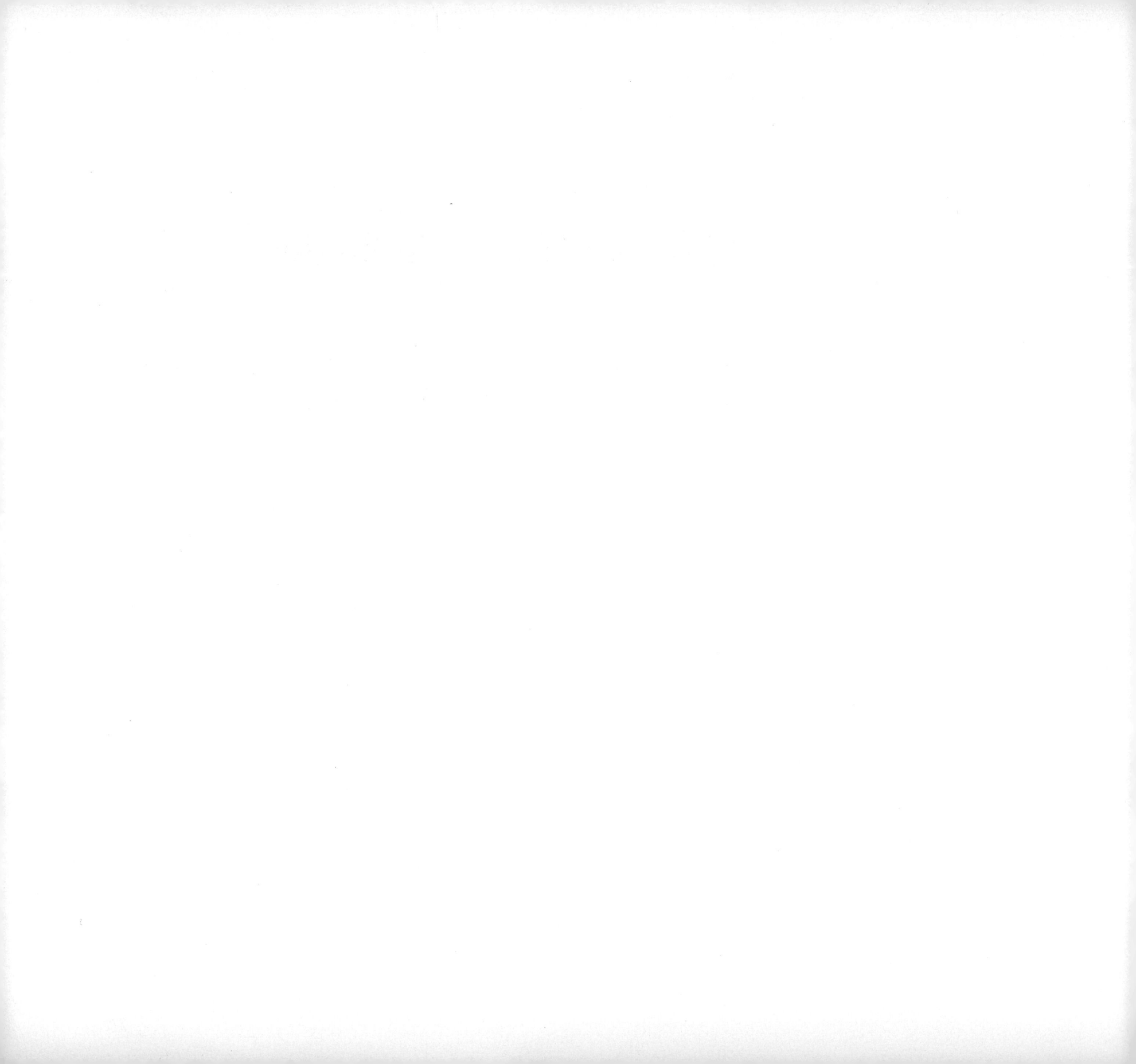

TEIL V

Therapie der Herzarrhythmien

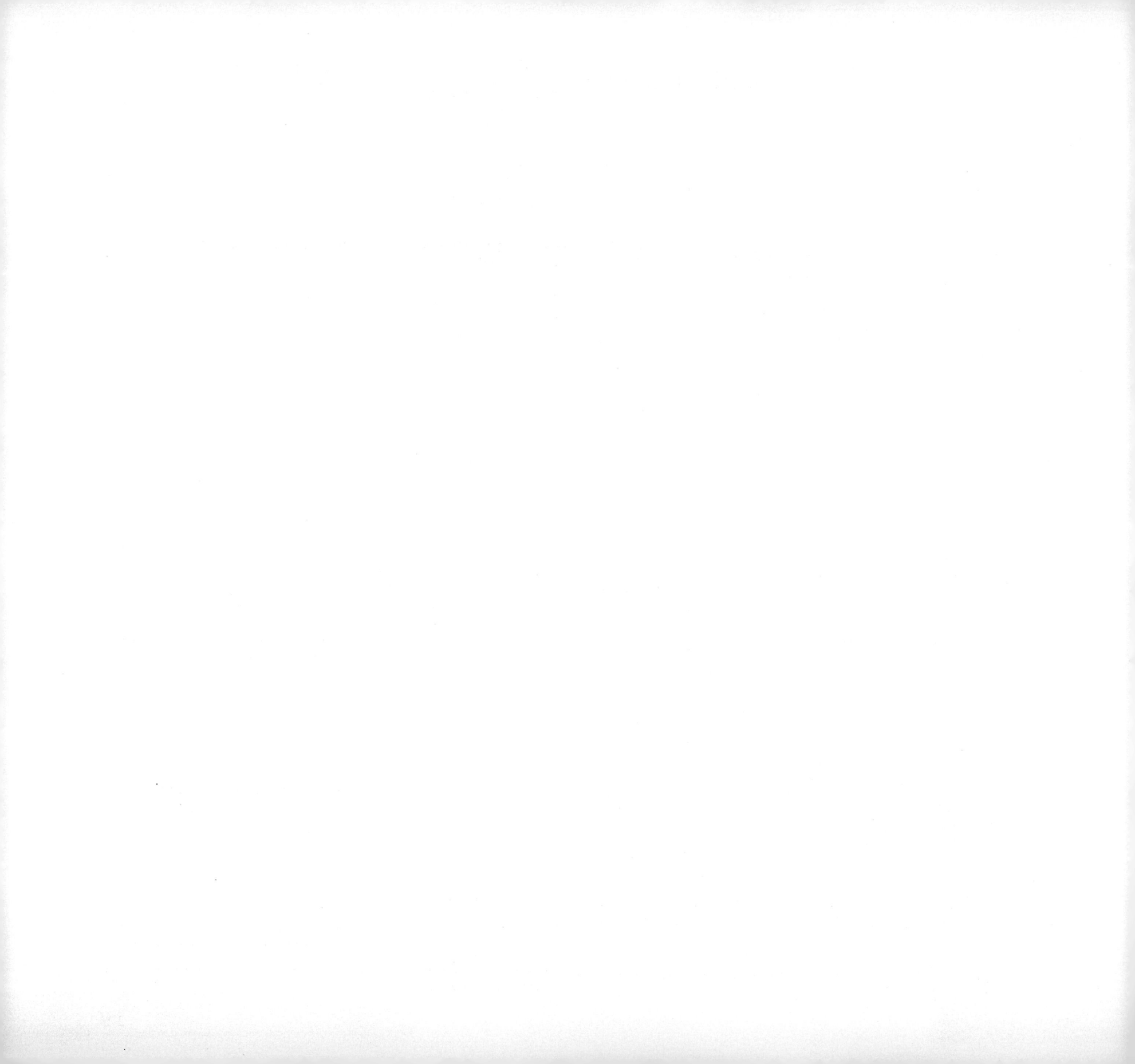

10 Therapie der Herzarrhythmien

John D. Bonagura und William W. Muir

... Selbst die Therapie wird, wie ich überzeugt bin, von da ab einen gedeihlicheren Fortgang nehmen, wo man in systematischer Weise versuchen wird, die an Thieren hervorzurufenden Krankheitsvorgänge durch die genauer gekannten Arzneimittel zu modificieren.*

Ludwig Traube, 1871

Störungen der Herzschlagfrequenz, des Rhythmus und der Erregungsleitung sind im klinischen Alltag häufig. Obwohl einige Rhythmusstörungen klinisch unauffällig verlaufen, entwickelt eine beträchtliche Anzahl von Tieren lebensbedrohliche oder zumindestens gesundheitsbeeinträchtigende Arrhythmien. Da die Förderleistung des Herzens in engem Zusammenhang mit der elektrischen Aktivität der Herzmuskulatur steht, können Arrhythmien die Hämodynamik in dramatischer Weise beeinträchtigen. Untersuchungen von Mensch und Tier haben die verhängnisvollen Auswirkungen von Bradykardien, Extrasystolien, Tachyarrhythmien, akzessorischen Leitungsbahnen und Myokardflimmern auf die Auswurfleistung des Herzens, den arteriellen Blutdruck, die Durchblutung der Herzkranzgefäße, die elektrischen Eigenschaften des Herzens sowie auf die Durchblutung der anderen Organe gezeigt (vgl. Kapitel 8).[1-5] Die resultierenden Kreislaufstörungen führen zu folgenden Symptomen: Apathie, Schwäche, Hypotonie, Synkopen, Stauungsinsuffizienz, Nierenversagen und plötzliche Todesfälle.[6,7]

Durch rasches Einleiten einer antiarrhythmischen Therapie kann die normale Funktion der Hämodynamik in den meisten Fällen wiederhergestellt werden. Vor Behandlungsbeginn müssen jedoch die Art der Arrhythmie genau diagnostiziert,[8] ihre mögliche Ursache und ihre Auswirkungen auf den Patienten[7] ermittelt und die Eigenschaften der für die Therapie der einzelnen Herzrhythmusstörungen zur Verfügung stehenden Medikamente einer kritischen Prüfung unterzogen werden (Tab. 10-1 und 10-2).[9]

Das Ziel dieses Kapitels ist es, Studenten und praktizierende Tierärzte mit den verschiedenen Antiarrhythmika vertraut zu machen und ein systematisches Vorgehen für die antiarrhythmische Therapie bei Hund und Katze zu ermöglichen.

Bevor auf die Beschreibung der antiarrhythmischen Therapie näher eingegangen wird, sind einige allgemeine Bemerkungen über Arrhythmien erforderlich. Grundlage einer erfolgreichen Arrhythmietherapie ist in jedem Falle eine genaue Rhythmusdiagnose. Nach Möglichkeit sollte eine ätiologische Diagnose (Tab. 10-3) gestellt werden, da Arrhythmien auch sekundär als Folge extrakardialer Erkrankungen auftreten können und sich unter Umständen bereits durch Beseitigung der Primärstörung beheben lassen. Die wesentlichen extrakardialen Störungen, die zu Arrhythmien führen können, sind: Störungen des Säure-Basen-Haushalts, Elektrolytimbalancen, Hypoxie, Hypothermie, Toxämie, Septikämie, Verletzungen, Hypovolämie (mit der Folge einer Ischämie des Myokards), Thyreotoxikose, Wirkung von Medikamenten sowie Störungen des vegetativen Nervensystems als Folge von Erkrankungen des ZNS, der Lunge oder des Magen-Darm-Traktes. Die Unversehrtheit der Struktur und der Kontraktilität der Herzmuskulatur beeinflußt den Schweregrad der Arrhythmie.[1] Dement-

---

* Aus Ludwig Traube: Gesammelte Beiträge zur Pathologie und Physiologie. Berlin, A. Hirschwald, 1871–1878 (Einleitung)

Tabelle 10-1: **Möglichkeiten der antiarrhythmischen Therapie**

Physiologische Maßnahmen (Vagusreizung)
  Bulbusdruck
  Carotissinusdruck
  Auflegen eiswassergetränkter Tücher

Beeinflussung von Rezeptoren
  α- und β-Rezeptoren
  dopaminerge Rezeptoren
  Histaminrezeptoren (H1, H2)
  purinerge Rezeptoren

Behandlung von Störungen des Säure-Basen-, Elektrolyt- und Flüssigkeitshaushalts

Sauerstoffzufuhr

elektrische Kardioversion

elektrische Stimulation von Vorhöfen und Ventrikeln

medikamentöse Maßnahmen
  Parasympathikomimetika
  Anticholinergika
  Sympathikomimetika
  α- und β-Rezeptorenblocker
  Antiarrhythmika
  Ca^{++}-Antagonisten
  positiv inotrop wirkende Medikamente

weitere Maßnahmen
  Bluttransfusionen
  Ruhe
  chirurgische Maßnahmen
  Kortikosteroide
  Antibiotika
  Analgetika

Tabelle 10-2: **Klassifizierung der Antiarrhythmika**

Klasse	Medikament	wahrscheinlicher antiarrhythmischer Wirkungsmechanismus
I	Chinidin Procainamid Disopyramid Lidocain Phenytoin Aprindin* Encainid* Flecainid* Mexiletin* Tocainid*	Reduzierung der Membranpermeabilität von Na^+-Ionen
II	Propranolol Nadolol Timolol Metoprolol Atenolol Pindolol	Reduzierung der Sympathikuswirkung auf das Herz
III	Bretylium Amiodaron*	Verlängerung der Dauer des Aktionspotentials und der Refraktärzeit; antiadrenerge Wirkungen
IV	Verapamil Diltiazem Nifedipin	Reduzierung der langsamen Ionenströme, insbesondere des Ca^{++}-Ionenstroms

* neueres Antiarrhythmikum

Tabelle 10-3: **Ursachen der Herzarrhythmien***

Rhythmus	Vorkommen, klinische Ursachen
Sinusrhythmus	
Normaler Sinusrhythmus	Normaler Rhythmus des Herzens, kann von vorübergehenden Rhythmusstörungen und Erregungsleitungsstörungen unterbrochen werden
Sinusarrhythmie	Normaler Rhythmus des Herzens, seltener bei Katzen; wird durch erhöhten Vagotonus oder durch Parasympathikomimetika verstärkt
Sinusbradykardie	*Kardial:* Sinusknotenerkrankung, dilatative Form der Kardiomyopathie *Medikamentös:* Propranolol, Digitalis, Anästhetika *Extrakardial:* Vagotonus, erhöhter Liquordruck, Schädigungen im Bereich des Hirnstammes, Schädeltrauma, Hypoxie, Hypothermie, Hypothyreoidismus, Hyperkaliämie, systemische Hypertonie
Sinustachykardie	*Kardial:* Sinusknotenerkrankung, Herzinsuffizienz, stumpfe Traumen im Herz-, Thoraxbereich *Medikamentös:* Sympathikomimetika, Atropin, Glykopyrrolat, vasodilatativ wirkende Medikamente, Parasympathikolytika *Extrakardial:* Erhöhter Sympathikotonus, Schmerz, Angstzustände, Exzitation, Belastung, Hypovolämie, Hypotonie, Anämie, Hypoxie, Hypokaliämie, Hyperthyreoidismus, Blutungen im Bereich des ZNS
Sinuatrialer Stillstand	Vagotonus, operative Maßnahmen, Digitalisintoxikation
Sinusknotenerkrankung	Atriale Myokarditis, Fibrose oder Muskeldystrophie. Häufig bei Zwergschnauzern, Möpsen, Jagdhunden und Cocker Spaniels; kann sich im Wechsel mit Sinus- oder supraventrikulären Tachykardien manifestieren
Supraventrikuläre Arrhythmien	
Vorhof- und AV-Extrasystolen	*Kardial:* Überdehnung der Vorhöfe, AV-Klappeninsuffizienz, Kardiomyopathie, angeborene Herzerkrankungen, Tumoren der Vorhöfe (Hämangiosarkome), Perikarditis, Dirofilariose, Endokarditis *Medikamentös:* Digitalisintoxikation, Sympathikomimetika, Anästhetika *Extrakardial:* Erhöhter Sympathikotonus, Störungen der Automatie, chronisch obstruktive Lungenerkrankungen, Hypokaliämie, Hypoxie, Toxämie, Anämie, Thyreotoxikose
Supraventrikuläre Tachykardie: Vorhof-, AV- und Re-entry	Die gleichen Ursachen wie bei Vorhof- und AV-Extrasystolen *Kardial:* Vorhofseptumdefekte, Trikuspidalklappendysplasien, akzessorische AV-Leitungsbahnen, Katheterisierung des Herzens *Extrakardial:* Elektroschock, Thyreotoxikose
Vorhofflattern und -flimmern	*Kardial:* Vergrößerung der Vorhöfe jedweder Ursache, Kardiomyopathie, AV-Klappeninsuffizienz, unbehandelte angeborene Herzkrankheiten, Katheterisierung des Herzens
AV-Ersatzrhythmus	Protektiver Rhythmus im Verlaufe von Sinusbradykardie, Sinusstillstand und AV-Block
Ventrikuläre Arrhythmien	
Ventrikuläre Extrasystolen, Kammertachykardie	*Kardial:* Angeborene Herzkrankheiten, Kardiomyopathie (insb. bei Boxer und Dobermann), chronische Herzklappenerkrankungen, Perikarditis, Herztumoren, Stauungsinsuffizienz, Ischämie des Myokards, Endomyokarditis, Parvovirusinfektion, Dirofilariose, Draht eines Herzschrittmachers, Katheterisierung des Herzens, Dilatation der Ventrikel jedweder Ursache *Medikamentös:* Digitalis, Sympathikomimetika, Anästhetika, Phenothiazinderivate, Atropin, Antiarrhythmika *Extrakardial:* Hypoxie, Azidose, Alkalose, Störungen des Elektrolythaushalts (insbes. K+), Störungen der Automatie, hoher Sympathikotonus, Phäochromozytom, ZNS-Erkrankungen, Thyreotoxikose, Sepsis und Toxämie, Thorax- oder Abdominaltrauma, Dilatation und Torsion des Magens, Lungenerkrankungen, Niereninsuffizienz, Fieber, Hypothermie
Ventrikulärer Ersatzrhythmus	Die gleichen Ursachen wie bei AV-Ersatzrhythmen
Überleitungs-, Erregungsleitungsstörungen	
Vorhofstillstand	*Kardial:* Muskeldystrophie (Springerspaniel), chronische Myokarditis in den Vorhöfen, dilatative Form der Kardiomyopathie *Medikamentös:* Narkotika (Barbiturate), Antiarrhythmika *Extrakardial:* Hyperkaliämie, Morbus Addison, Obstruktion der harnableitenden Wege
Partieller AV-Block (I. und II. Grad)	*Kardial:* Erkrankungen des AV-Knotens oder der Tawara-Schenkel, Kardiomyopathie, bakterielle Endokarditis *Medikamentös:* Digitalis, Xylazin, Doxorubicin *Andere:* Physiologische Schwankung, Vagotonus
Totaler AV-Block (III. Grad)	Die gleichen Ursachen wie beim partiellen AV-Block *Kardial:* Degenerationen, Infarkte, Entzündungen und Tumoren des AV-Erregungsleitungssystems oder der Tawara-Schenkel, Kardiomyopathie
Intraventrikulärer Erregungsleitungsdefekt (Schenkel- und Faszikelblock)	Angeborene oder erworbene Herzerkrankungen, akute Dilatation der Ventrikel, Ischämie, akutes Cor pulmonale, Herzschlagfrequenz-abhängiger Schenkelblock, Doxorubicinintoxikation, Digitalisintoxikation

* Modifiziert aus: BONAGURA, J. D.: Therapy of cardiac arrhythmias. In: Current Veterinary Therapy. Volume 8. Herausgegeben von R. W. Kirk. Philadelphia, W. B. Saunders, 1983.

sprechend werden Arrhythmien bei Patienten mit bereits bestehendem, angeborenem Herzfehler, Kardiomyopathien, Erkrankungen der Herzklappen, Herzbeutelerguß oder Endokarditiden eine stärkere Beeinträchtigung der Herzfunktion nach sich ziehen. Arrhythmien, die sich auf Grund einer Ischämie des Myokards entwickeln, verstärken die Mangeldurchblutung und können so in einem circulus vitiosus zu noch schwereren Arrhythmien führen. Einige Arrhythmien treten spontan und ohne ersichtliche Ursache auf. Solche Störungen können Ausdruck einer primären Degeneration oder Dysfunktion des Erregungsbildungs- und Erregungsleitungssystems sein. Andere, spontan auftretende Herzrhythmusstörungen sind wahrscheinlich die Folge einer bis dahin verborgen gebliebenen Herzerkrankung oder entstehen durch den Einfluß des vegetativen Nervensystems. Schließlich muß bedacht werden, daß der Charakter einer Arrhythmie nicht gleich bleiben muß. Beispielsweise wird er durch Medi-

Tabelle 10-4: **Untersuchung eines Patienten mit einer Herzarrhythmie**

Anamnese
　Krankheitssymptome, einschließlich Veränderungen der Hämodynamik
　　(z. B. Synkopen)
　Allgemeine Angaben zum klinischen Vorbericht
　Medikamentöse Vorbehandlung

Klinische Untersuchung
　Herz-Kreislauf-Untersuchung — Anzeichen einer organischen Herzerkrankung
　　oder -insuffizienz
　Klinische Allgemeinuntersuchung

Beurteilung der Hämodynamik
　Bewußtseinszustand, Muskeltonus
　Arterieller Blutdruck, Stärke des Pulses, kapillare Füllungszeit, Harnausscheidung
　Zentraler Venendruck/ausreichendes Plasmavolumen
　Thoraxröntgen: Größe des Herzens, Anzeichen einer Stauungsinsuffizienz
　Bestimmung des Herzminutenvolumens

Metabolische Untersuchungen
　Blut-pH, P_{O_2}, P_{CO_2}, Hämatokrit
　Serumkonzentration von: K^+, Na^+, Cl^-, HCO_3^-, Ca^{++}, Mg^{++}
　Nierenfunktion — Ausscheidungskapazität für Medikamente
　Leberfunktion — Metabolisierungs- und Eliminationskapazität für Medikamente
　Plasmaproteine, Albumin (Proteinbindung)

Ermittlung interkurrenter extrakardialer Erkrankungen

Sorgfältige Auswertung des EKG

Beurteilung der bisherigen und gegenwärtigen Arznei
　Reaktion auf bisher verabreichte Medikamente/Nebenwirkungen
　Gegenwärtige Medikation — Dosierung, Art und Häufigkeit
　　der Verabreichung/unerwünschte Nebenwirkungen
　Beurteilung der Leber- und Nierenausscheidung der Medikamente
　Mögliche Wechselwirkungen der Medikamente

---

kamente sowie durch vegetative Regulation bei Veränderung des Blutdrucks, der intrakardialen Druckverhältnisse und der Herzschlagfrequenz beeinflußt.[10]

Bei der ersten Betrachtung eines Patienten mit einer Herzarrhythmie muß zunächst der Schweregrad der Störung ermittelt und dann das Risiko-Nutzen-Verhältnis und die Praktikabilität einer möglichen Therapie abgeschätzt werden. Es ist wenig sinnvoll, einem Zwergschnauzer mit vorübergehendem Sinusstillstand Parasympathikolytika zu verabreichen, wenn keine klinischen Anzeichen einer Kreislaufinsuffizienz vorhanden sind. Auch die unnötige Unterdrückung einzelner ventrikulärer Extrasystolen erhöht lediglich die Wahrscheinlichkeit unerwünschter medikamenteller Schädigungen und verspricht damit keinen Nutzen für den Patienten. Einige Möglichkeiten der antiarrhythmischen Therapie sind nicht in jeder Praxis durchführbar. Beispielsweise kann es äußerst gefährlich sein, eine bestimmte Menge eines Medikamentes über einen Dauertropf zu verabreichen, wenn die Tropfgeschwindigkeit nicht sorgfältig kontrolliert und überwacht werden kann. Der praktizierende Tierarzt muß mit einer großen Anzahl von Wirkstoffen vertraut sein und die für die antiarrhythmische Therapie gebräuchlichen, nicht medikamentellen Methoden beherrschen (Tab. 10-1 und 10-2). Der sichere und erfolgreiche Gebrauch dieser hochwirksamen Substanzen kann nur mit dem Wissen um die Pharmakodynamik und Pharmakokinetik erfolgen. Diese Themen werden in den folgenden beiden Abschnitten dieses Kapitels behandelt. In jedem Falle sollte dem Einsatz antiarrhythmischer Medikamente eine eingehende allgemeine Untersuchung des Patienten vorausgehen (Tab. 10-4).

Pharmakokinetik der Antiarrhythmika

Voraussetzung für die erfolgreiche Behandlung einer Herzarrhythmie ist die genaue Kenntnis der jeweiligen Erkrankung sowie der Pharmakokinetik und der Pharmakodynamik der zu Verfügung stehenden Medikamente. Die ätiopathogenetischen Faktoren, die zu einer Arrhythmie führen können, werden in anderen Kapiteln dieses Buches ausführlich erläutert. Ischämie, Hypoxie, Azidose, Störungen des Elektrolythaushaltes, akute entzündliche Veränderungen, vernarbende Läsionen, Medikamente, humorale Einflüsse und Störungen des vegetativen Nervensystems werden einzeln oder in Kombination zur experimentellen Erzeugung von Herzarrhythmien genutzt.[11]

Auf zellulärer Ebene führen diese Noxen zu tiefgreifenden Störungen der Ionenströme an der Zellmembran. Dadurch kommt es zu abnormer Impulsbildung in Schrittmacherzellen, zur Entstehung von Impulsen in Zellen, die normalerweise nicht zur autonomen Impulsbildung befähigt sind, sowie zu Erregungsleitungsstörungen, die zu Re-entry-Erregungsleitung und variierenden Refraktärzeiten führen.[12, 13]

Die verschiedenen antiarrhythmischen Medikamente sind strukturchemisch sehr heterogen. Funktionell bilden sie jedoch eine Gruppe von Medikamenten, die den Rhythmus und die Schlagfrequenz des Herzens durch Beeinflussung der transmembranösen Ionenströme normalisieren. Auf Grund experimenteller elektrophysiologischer Untersuchungen an isolierten Geweben sowie an Tieren und Menschen werden die Antiarrhythmika nach ihrem wahrscheinlichen Wirkungsmechanismus klassifiziert (Tab. 10-2).[14, 15] Obwohl diese Einteilung umstritten ist, erleichtert sie jedoch die Einordnung und den Vergleich der einzelnen zur Verfügung stehenden Antiarrhythmika.

Die erfolgreiche Anwendung von Medikamenten setzt ein auf Erfahrung basierendes Wissen über das Verhalten der Wirkstoffe im Körper voraus. Die Pharmakokinetik befaßt sich mit der Resorption, der Verteilung, der Metabolisierung und der Ausscheidung von Medikamenten. Es gibt wahrscheinlich keinen Bereich, in dem die Kenntnis der Pharmakokinetik so wichtig ist wie bei der Behandlung von Arrhythmien. Diese Feststellung leitet sich von der experimentell und klinisch ermittelten geringen therapeutischen Breite der Antiarrhythmika sowie dem Grad ihrer Plasmaproteinbindung ab.[16] Die Stärke der pharmakologischen Wirkung ist ausschließlich von der Konzentration des freien, d. h. nicht an Plasmaproteine gebundenen Medikaments am Rezeptor abhängig. In der klinischen Praxis wird jedoch die Gesamtkonzentration gemessen, die sich aus freiem und proteingebundenem Wirkstoff zusammensetzt. Die Möglichkeit, die Plasmakonzentration eines Stoffes zu bestimmen, ist eine wichtige Hilfe bei der Bestimmung der nötigen Dosis, beim Ermitteln von Behandlungsfehlern oder toxischen Effekten, bei der Bestimmung der Toleranzgrenze des Patienten und bei der Untersuchung von Wechselwirkungen zwischen verschiedenen Medikamenten. Die Kenntnis der Plasmakonzentration (plasma concentration, Cp) eines resorbierten (p. os) oder injizierten Wirkstoffes wird zur Einschätzung des Verteilungsvolumens im Körper (volume of distribution, Vd), der Evasionsrate (total body clearance, Cl_T) sowie der Halbwertzeit (t $^1/_2$) benötigt. Ausgehend von diesen pharmakokinetischen Größen werden die Empfehlungen für die Initialdosis festgelegt, die dann wiederum in Abhängigkeit von der Reaktionsweise des Patienten und durch Bestimmung der Wirkstoffkonzentration individuell angepaßt werden muß. Darüber hinaus ist bei der Bestimmung der Dosierung jedoch auch immer an die Beeinflussung der effektiven Wirkstoffkonzentration durch die mögliche Bildung pharmakologisch aktiver Metaboliten, Verschiebungen in den Anteilen von freiem und plasmaproteingebundenem

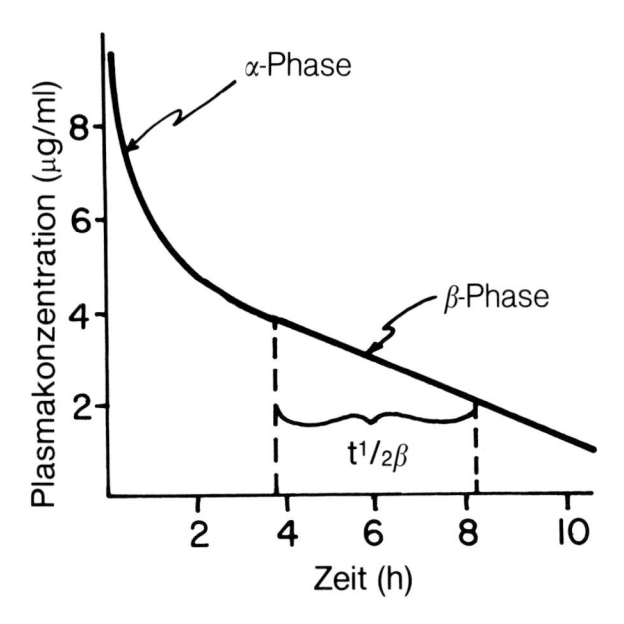

ABB. 10-1: Verlaufskurve der Plasmakonzentration eines intravenös verabreichten Medikaments. Der rasche Abfall der Plasmakonzentration (α-Phase) ist Ausdruck der Verteilung des Medikaments. Die sich anschließende langsame Reduzierung der Plasmakonzentration (β-Phase) ist Ausdruck der Ausscheidung des Medikaments. Die Halbwertzeit ($t_{1/2\beta}$) ist die Zeitspanne, in der sich die Konzentration eines Medikaments in der langsamen β-Phase um 50 Prozent reduziert.

Wirkstoff sowie an Veränderungen des Metabolisierungsweges oder der Ausscheidung zu denken.[17]

Gelangt ein Wirkstoff in die Blutbahn, ist er zwei grundlegenden Prozessen, nämlich Verteilung und Ausscheidung, unterworfen. Die meisten Antiarrhythmika werden nach einer Kinetik 1. Ordnung eliminiert, d. h., ihre Evasionsrate ist proportional zur Plasmakonzentration.[18, 19] Der anfängliche starke Abfall der Wirkstoffkonzentration beruht auf der Verteilung im gesamten Blutvolumen und dem Erreichen der gut durchbluteten Organe. Dieser Vorgang wird als die schnelle (Alpha-)Phase der Verteilung bezeichnet. Die daran anschließende, langsam erfolgende Senkung der Plasmakonzentration ist eine Folge des Einsetzens der renalen Ausscheidung und der Biotransformation in der Leber. Diese späte Phase der Wirkstoffausscheidung wird langsame (Beta-)Phase genannt (ABB. 10-1). Die Extrapolation der langsamen Ausscheidungsphase auf den Zeitpunkt »Null« ermöglicht die Bestimmung der theoretischen, initialen Plasmakonzentration (Cp_O), mit der das Verteilungsvolumen der Substanz (Vd) berechnet werden kann. Vd entspricht dem theoretischen Plasmavolumen, in dem der Wirkstoff verteilt werden müßte, um eine Cp_O entsprechende Konzentration zu erhalten. Mit der folgenden Formel kann Vd berechnet werden:

$$Vd\ (1/kg) = \frac{\text{Wirkstoffdosis (mg/kg)}}{Cp_O\ (mg/l)}$$

In praxi wird Vd zur Bestimmung der Initialdosis verwendet. Ein Medikament mit großem Vd erfordert eine höhere Initialdosis als ein solches mit kleinem Vd. Dabei unterliegt der Wert Vd der Beeinflussung durch die gleichen Faktoren, die auch Cp_O verändern. Es sind dies Veränderungen des Plasma- oder Blutvolumens, die Bindung des Wirkstoffes an Plasmaproteine sowie die Verteilung des Wirkstoffes in den Körpergeweben. Krankheiten, die das Plasmavolumen verringern (Exsikkose), den Plasmaalbumingehalt herabsetzen (Nieren- und Lebererkrankungen) oder die Aufnahmefähigkeit der peripheren Gewebe beeinträchtigen (Kreislaufinsuffizienz), führen zu einer erhöhten Plasmakonzentration, einem kleineren Vd und machen damit eine Verringerung der Initialdosis erforderlich.[17]

Die Evasionsrate eines Stoffes (Cl_T) ist abhängig vom Ausmaß der Elimination und der Biotransformation. Da die renale Ausscheidung und die Metabolisierung in der Leber die beiden Hauptwege der Senkung der Plasmakonzentration sind, wird die Evasionsrate angenähert durch die Formel $Cl_T = Cl_R + Cl_H$ angegeben, wobei Cl_R und Cl_H die renale Ausscheidung bzw. die Biotransformation in der Leber symbolisieren. Die Ermittlung der Evasionsrate dient der Festsetzung der Erhaltungsdosis. Soll der Medikamentenspiegel im Körper konstant bleiben (steady state concentration, Cp_{SS}), muß dem Körper ständig dieselbe Substanzmenge zugeführt werden, wie er ausscheidet. Werden Medikamente über einen Dauertropf verabreicht, so verhält sich Cp_{SS} zu der Evasionsrate Cl_T und der Infusionsrate I entsprechend folgender Formel:

$$Cp_{SS} = \frac{I}{Cl_T}$$

Die Plasmakonzentration von oral oder intramuskulär verabreichten Medikamenten schwankt in Abhängigkeit von der Dosis (D), der Evasionsrate Cl_T und dem Zeitintervall (T) zwischen den einzelnen Applikationen. Die durchschnittliche Plasmawirkstoffkonzentration (average plasma concentration, Cp_{av}) kann mit folgender Formel berechnet werden:

$$Cp_{av} = \frac{D}{Cl_T \times T}$$

Bei Verabreichung im Dauertropf sollten Cp_{av} und Cp_{SS} identisch sein. Im idealen Fall unter- bzw. überschreiten die Schwankungen der Plasmakonzentration den therapeutischen Bereich nicht (vgl. ABB. 10-3). In praxi kann man annehmen, daß dies der Fall ist, wenn das Medikament in Zeitabständen, die der Halbwertzeit entsprechen, appliziert wird. Die Halbwertzeit einer Substanz ($t_{1/2\beta}$) ist die Zeit, in der der Körper die Hälfte der Substanzmenge eliminiert. Trägt man Cp gegenüber der Zeit in halblogarithmischem Maßstab auf, so kann $t_{1/2\beta}$ bestimmt werden. Die Bestimmung von $t_{1/2\beta}$ muß in der langsamen Beta-Phase erfolgen. In dieser Phase ist $t_{1/2\beta}$ proportional zur Steigerung der Funktion. Die übliche Formel

$$t_{1/2\beta} = Vd \times \frac{0{,}693}{Cl_T}$$

zeigt, daß die Halbwertzeit sowohl vom Verteilungsvolumen als auch von der Evasionsrate abhängt.[17] Zusätzlich zur Bestimmung der Evasionsrate und der Zeitintervalle zwischen den einzelnen Applikationen wird $t_{1/2\beta}$ auch zur Berechnung der Cp_{SS} bei Dauertropfinfusionen genutzt. Nach einer Halbwertzeit ($t_{1/2}$) sind 50 Prozent des Wirkstoffes eliminiert; die anderen 50 Prozent verbleiben im Körper. Da die Elimination der meisten Antiarrhythmika einer Kinetik 1. Ordnung folgt, steigen in der zweiten Halbwertzeit ($t_{1/2}$) sowohl die Plasmakonzentration (Cp) als auch die Evasionsrate (Cl_T), so daß nun 75 Prozent eliminiert und 25 Prozent retiniert werden. Dieser Vorgang setzt sich fort, bis die Infusionsrate der Evasionsrate entspricht. In praxi wird angenommen, daß Cp_{SS} innerhalb von drei bis vier Halbwertzeiten erreicht wird. Tatsächlich liegen dann aber erst 90 Prozent von Cp_{SS} vor (ABB. 10-2 A). $t_{1/2\beta}$ und damit die Zeit, in der Cp_{SS} erreicht werden kann, ist für Patienten, die sofortiger antiarrhythmischer Therapie bedürfen, zu lang, so daß in vielen Fällen eine oder mehrere intravenöse Bolusinjektionen, d. h. rasch injizierte erhöhte Initialdosen, erforderlich sind (ABB. 10-2 B und 10-3). Auf diese Weise ist es möglich, unter erhöhtem Intoxikationsrisiko sehr rasch einen therapeutisch wirksamen Plasmaspiegel zu erreichen. Eine Reduzierung der Initialdosis verringert zwar das Intoxikationsrisiko, verkürzt jedoch auch die Dauer der therapeutischen Wirkung. Eine Möglichkeit, beiden Aspekten gerecht zu werden, ist die Verabreichung mehrerer kleiner Initialdosen bei gleichzeitiger Dauertropfinfusion derselben Substanz (ABB. 10-4). Diese Technik wird bei Hunden häufig zur Behandlung von Kammerarrhythmien mit Lidocain verwendet.[20] Eine andere, für intravenös zu verabreichende Antiarrhythmika ebenso praktikable Methode ist die Doppelinfusion, wenngleich mit ihr Cp_{ss} nicht ganz so zügig erreicht wird wie mit der erstgenannten Methode. Bei der Doppelinfusion wird zunächst zügig infundiert und anschließend auf die Erhaltungsdosis reduziert (ABB. 10-2 C). In lebensbedrohlichen Situationen kann zunächst eine Bolusinjektion und dann eine Doppelinfusion durchgeführt werden.

Die einzig praktikable Methode, Antiarrhythmika über einen längeren Zeitraum zu verabreichen, ist die orale Applikation eines hierfür geeigneten Medikamentes. Orale Applikation setzt voraus, daß der Wirkstoff zu einem genügend hohen Prozentsatz resorbiert wird und daß die Umsetzung der Substanz in Darm und Leber, bevor sie das Kreislaufsystem erreicht, gering ist. Von besonderer Bedeutung ist dabei die sogenannte »First-pass-Elimination«, d. h. die Inaktivierung des über das Portalvenensystem transportierten Wirkstoffes in der Leber noch vor der ersten Körperpassage. Sie spielt bei der Anwendung von Disopyramid, Propranolol und Verapamil eine wichtige Rolle.[19, 21] Die orale Verabreichung von Lidocain ist wegen der starken First-pass-Elimination völlig unzweckmäßig. Auch bei einer geringen Durchblutung der Darmschleimhaut infolge Herzinsuffizienz, bei Hypermotorik des Darmes sowie im Malabsorptionssyndrom kann die Wirkstoffmenge, die den großen Kreislauf erreicht, stark reduziert sein. Als Ausweichmöglichkeit bietet sich die Alkalisierung des Magens durch Antacida zur Steigerung der Resorption schwach basi-

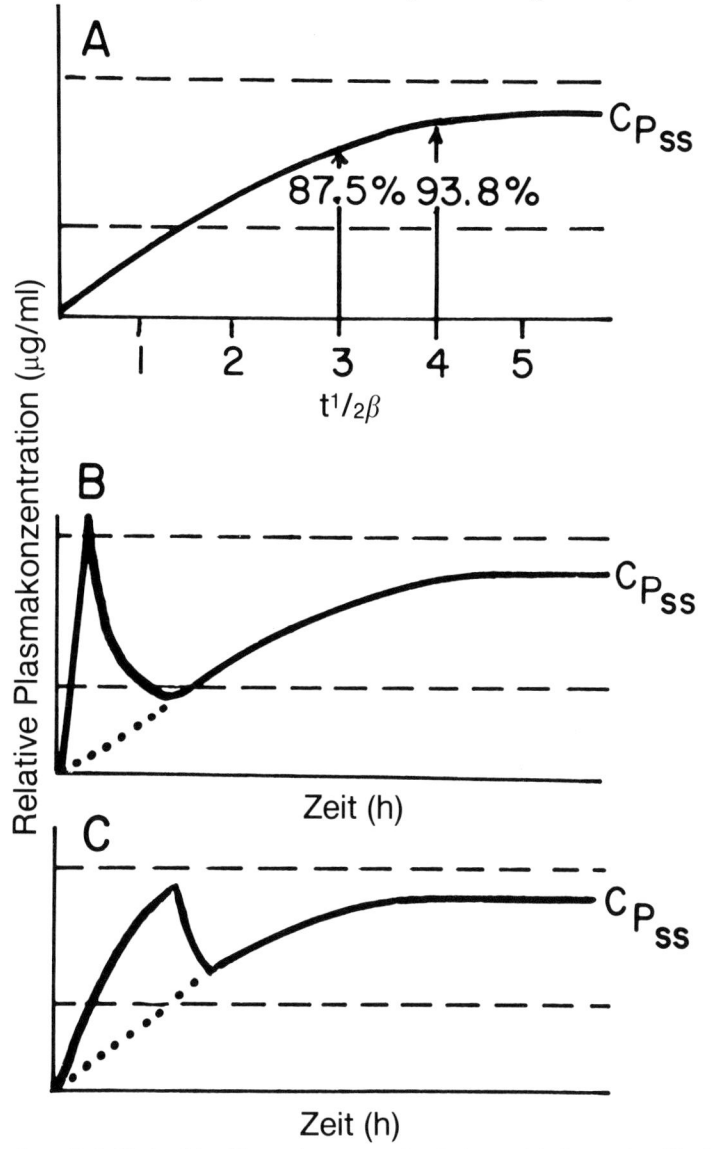

ABB. 10-2: Verlauf der Plasmakonzentration bei verschiedenen Applikationsformen. Der therapeutisch wirksame Bereich wird durch die gestrichelten waagerechten Linien gekennzeichnet. A: Konzentrationsverlauf bei konstanter Infusionsrate. Die Prozentzahlen geben an, zu welchem Anteil nach drei bzw. vier Halbwertzeiten bereits eine konstante Plasmakonzentration (Cp_{SS}) erreicht ist. B: Konzentrationsverlauf nach Verabreichung einer einzelnen intravenösen Initialdosis, der eine Dauertropfinfusion folgt. Während der Verteilung des Medikaments kann die Plasmakonzentration vorübergehend unter die minimale wirksame Konzentration sinken. C: Konzentrationsverlauf nach initialer Doppelinfusion und anschließender Dauertropfinfusion. Durch diese Infusionstechnik kann der anfängliche starke Abfall der Plasmakonzentration, der bei Bolusinjektionen sonst vorhanden ist, vermieden werden.

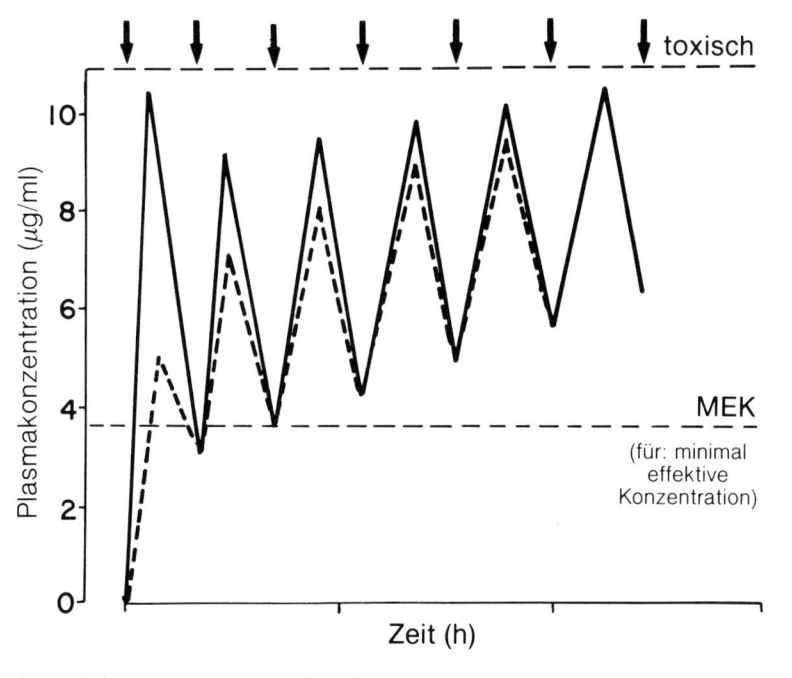

ABB. 10-3: Plasmakonzentration eines Medikaments nach oraler Applikation in Zeitabständen, die jeweils einer Halbwertzeit entsprechen (gepunktete Linie). Die höchste Konzentration nach Erreichen des steady state ist immerhin doppelt so hoch wie die erste maximale Konzentration unmittelbar nach Therapiebeginn. Diese langsame Anflutung nach oraler Dosierung läßt sich durch Verdoppelung der Initialdosis deutlich verkürzen (durchgezogene Linie).

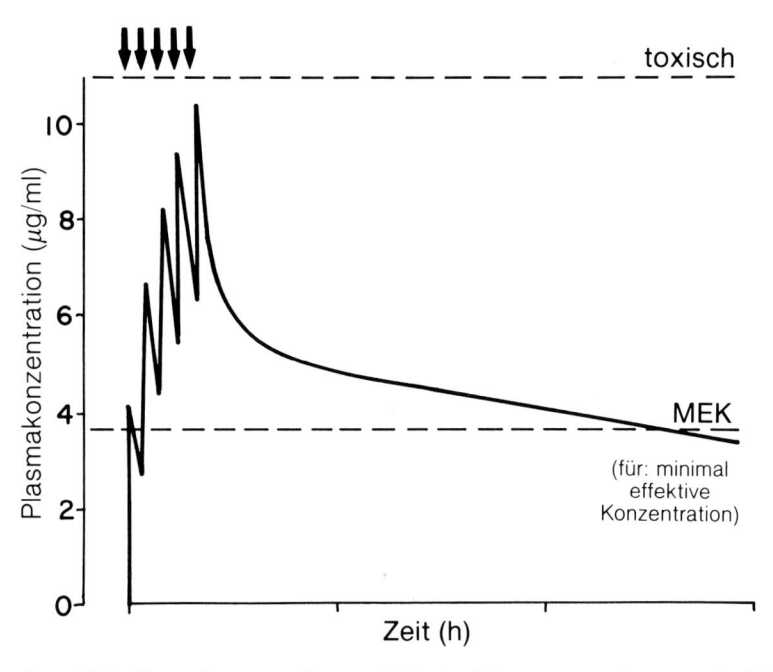

ABB. 10-4: Plasmakonzentration nach Verabreichung von mehreren Bolusinjektionen mit reduzierter Dosierung. Auf diese Weise kann sehr schonend mit deutlich reduziertem Intoxikationsrisiko in relativ kurzer Zeit eine therapeutische Wirkstoffkonzentration erreicht werden (die Pfeile markieren die einzelnen Injektionen).

mine und saure Glykoproteine gebunden. Die Konzentration saurer Glykoproteine steigt bei einer Herzinsuffizienz und bei entzündlichen Prozessen. Dadurch sinkt der Anteil des freien Wirkstoffes und damit die Wirksamkeit, so daß die Initialdosis entsprechend korrigiert werden muß. In ähnlicher Weise hängt die Wirksamkeit von Propranolol, Lidocain, Disopyramid und Verapamil von der Aktivität des Leberstoffwechsels und damit vom Ausmaß der Leberdurchblutung ab.[19] Eine verminderte Leberdurchblutung infolge eines reduzierten Herzminutenvolumens oder infolge von Medikamenten wie etwa Cimetidin setzt die Ausscheidungsrate dieser Wirkstoffe herab, so daß die Dosis vermindert und das Intervall zwischen den einzelnen Applikationen verlängert werden muß. In ähnlicher Weise muß die Verabreichung von Medikamenten, die vorwiegend über die Nieren ausgeschieden werden (z. B. Bretylium und Digoxin), beim Vorliegen von Nierenerkrankungen angepaßt werden.[16, 23]

Zusammenfassend läßt sich feststellen, daß das Verteilungsvolumen Vd, die Evasionsrate Cl_T und die Halbwertzeit $t^{1/2}\beta$ wichtige Größen bei der ersten Aufstellung eines Behandlungsschemas sind. Die Dosierungsempfehlungen für die meisten Standardantiarrhythmika wurden auf der Grundlage dieser pharmakokinetischen Größen festgelegt. Danach werden die Medikamente so dosiert, daß sie ausschließlich therapeutisch und nicht toxisch wirken. Durch Bestimmung der Plasmakonzentration eines Wirkstoffes kann ermittelt werden, ob die verwendete Dosierung zu einer therapeutischen oder einer toxischen Konzentration geführt hat. Ist dieses nicht möglich, sollte die Dosis bei offensichtlich herzkranken Patienten um 30 bis 50 Prozent gesenkt werden.

scher Antiarrhythmika im Magen an. Diese Erkenntnis ging in die Entwicklung von Retardpräparaten von Chinidin, Procainamid und Disopyramid ein. Die Retardpräparate haben eine langsamere Resorptionsrate und werden entsprechend langsamer ausgeschieden, so daß seltener nachdosiert werden muß. Auch bei oral applizierten Medikamenten muß immer an eine Änderung der Dosierung durch den Tierbesitzer, z. B. durch unregelmäßige Eingabe, gedacht werden. Die meisten Antiarrhythmika werden in Zeitabständen verabreicht, die der Halbwertzeit $t^{1/2}\beta$ entsprechen. Bei einem solchen Behandlungsschema schwankt die Plasmakonzentration selten um einen Faktor, der größer als zwei ist (ABB. 10-3). Zeigt ein Patient Symptome einer beginnenden Intoxikation, gefolgt von Intervallen offensichtlich effektloser Therapie, sollte dieselbe Tagesdosis in kleineren Einzeldosen häufiger verabreicht werden. Beispielsweise wird die Tagesdosis von Digoxin — einem Medikament mit langer Halbwertzeit — bei Patienten mit geringer Toleranz häufig in vier Portionen geteilt und viermal täglich verabreicht.[22] Da diese Technik einer Dauertropfinfusion bereits ziemlich nahekommt, sind die Schwankungen der Plasmakonzentration reduziert, wodurch die therapeutische Wirkung verbessert wird.

Andere, die Verteilung und die Ausscheidung im gesunden oder kranken Organsimus beeinflussende biologische Größen sind die allgemeine fremdstoffeliminierende Aktivität, Veränderungen der Organdurchblutung und Schwankungen der Bindung von Medikamenten im Blut und in den Geweben.[17] Diese Faktoren beeinflussen die Halbwertzeit, das Verteilungsvolumen sowie die Evasionsrate und müssen bei der Berechnung oder Anpassung einer Dosierung bedacht werden. Die meisten Antiarrhythmika sind schwach basisch und werden reversibel an Makromoleküle wie Albu-

Pharmakologie der Antiarrhythmika

Chinidin

Chinidin, ein Antiarrhythmikum der Klasse I, führt zu deutlichen elektrophysiologischen und hämodynamischen Wirkungen bei Hunden und Katzen. Seine pharmakologische Wirkung auf Herz und Kreislauf beruht sowohl auf direkter als auch auf reflektorischer Beeinflussung des vegetativen Nervensystems.[16] Experimentelle Untersuchungen an isoliertem Herzgewebe aus verschiedenen Lokalisationen zeigten, daß Chinidin nur eine geringe Wirkung auf isoliertes Sinusknotengewebe hat, aber in hohem Maße die Aktivität der auf autonome Reizbildung spezialisierten Fasern in Vorhöfen und Ventrikeln hemmt.[23, 24] Chinidin senkt das Schwellenpotential aller Gewebe des Herzens (d. h., es wird weniger negativ), wodurch die Auslösung eines Aktionspotentials erschwert wird. Darüber hinaus verlangsamt es die Erregungsleitung im gesamten Herzen.[25] Diese Wirkungen sind konzentrationsabhängig und kommen insbesondere im kranken Herzmuskel oder bei Erreichen der toxischen Dosis zum Tragen. Als Folge einer Chinidinapplikation kommt es zu einer deutlichen Verlängerung der Refraktärzeit in Vorhof- und Kammermyokard sowie in den Purkinje-Fasern. Es wird angenommen, daß die antiarrhythmische Wirkung des Chinidins in erster Linie auf der Verlängerung der Refraktärzeit beruht (Tab. 10-5).[16, 18] Eine andere Hypothese sieht die antiarrhythmische Wirkung des Chinidins in der Beseitigung unterschiedlicher Refraktärzeiten in den verschiedenen Zellen des Myokards und in den Purkinje-Fasern.[18] Es konnte gezeigt werden, daß unterschiedliche Repolarisationszeiten die Entstehung von Erregungsleitungsverzögerungen begünstigen, wodurch es zu Re-entry-Arrhythmien kommen kann.[13]

Tabelle 10-5: **Elektrophysiologische Eigenschaften der Antiarrhythmika**

Medikament*	in vitro			in vivo				
	Automatie	Erregungsleitungsgeschwindigkeit	Dauer der Refraktärzeit	PQ	QRS	QT	Ventrikelschlagfrequenz bei Vorhofflimmern	Erregungsleitung in akzessorischen Leitungsbahnen
erprobte								
Chinidin	↓	↓	↑	–	↑	↑	↑	↓
Procainamid	↓	↓	↑	–	↑	↑	↑	↓
Disopyramid	↓	↓	↑	–	↑	↑	↑	↓
Lidocain	↓	↓	↓	–	–	↓	↓–↑	↓
Phenytoin	↓	↓	↓	–	–	↓	↓–↑	↓
Propranolol**	↓	–	–↑	↑	–	↑	↓	↓
Bretylium	–	–	↑	–↑	–	↑	↑↓	–
Verapamil	–	–	–↑	↑	–	–	↓	–
Digoxin**	↓↑	–↓	–	–↑	–	↓	↓	↑↓
neuere, weniger erprobte								
Amiodaron	↓	–↓	↑	↑	–↑	↑	↓	↓
Aprindin	↓	↓	–↓	↑	↑	–	↓	↓
Encainid	↓	↓	↑	↑	↑	↑	↓	↓
Flecainid	↓	↓	↑	–	↑	↑	–	↓
Mexiletin	↓	↓	↓	–	–	–↓	↓–↑	↓
Tocainid	↓	↓	↓	–	–	–↓	↓–↑	↓

* in therapeutischen Konzentrationen
** einschließlich aller Medikamente mit ähnlicher Wirkung
↓ = hemmt oder verkürzt; ↑ = steigert oder verlängert; – = keine Beeinflussung

Alle direkten Chinidineffekte in isoliertem Myokardgewebe beruhen auf der Beeinflussung von Rezeptoren, die die transmembranösen Ionenströme steuern. Obwohl eine Vielzahl von Untersuchungen zunächst die Annahme zuließ, Chinidin beeinflusse den Natrium-, Kalium- und Kalziumionenstrom, zeigen neuere Arbeiten, daß die meisten, wenn nicht sogar alle Chinidineffekte allein auf die Reduzierung des Natriumionenstroms zurückzuführen sind.[24] Diese Hemmung ist stark von der extrazellulären Kaliumionenkonzentration abhängig.[16, 18] Die Beeinflussung der Chinidinwirkung durch die extrazelluläre Kaliumionenkonzentration muß bei der Anwendung von Chinidin als Antiarrhythmikum bei Patienten mit Hypokaliämie unbedingt berücksichtigt werden.

Bei gesunden Tieren werden die direkten Chinidineffekte durch eine vorgebliche atropinähnliche und α-adrenolytische Wirkungsweise modifiziert.[26] Basierend auf Befunden, daß die Beschleunigung des Herzschlags durch einen β-Rezeptoren-bedingten, adrenergen Mechanismus ausgelöst wird, wurde jedoch kürzlich die atropinähnliche Wirkung des Chinidins als irreführend in Frage gestellt.[27] Unabhängig davon, ob die Wirkungsweise des Chinidins in einer cholinergen Blockade, einer β-adrenergen Stimulation oder einer α-adrenergen Blockade zu suchen ist, ist die Chinidinwirkung klinisch durch eine Erhöhung der Sinusfrequenz und einer Beschleunigung der atrioventrikulären Überleitung gekennzeichnet. Die hemmende Wirkung des Chinidins auf die Erregungsleitung in isoliertem Myokardgewebe kommt elektrokardiographisch durch eine Verlängerung der PQ- und QT-Dauer sowie des QRS-Komplexes zum Ausdruck (Tab. 10-5). Eine bis zu 25 Prozent längere Dauer des QRS-Komplexes, beginnende Erregungsleitungsstörungen (Rechtsschenkelblock) und eine deutliche Verlängerung der QT-Dauer sind klinisch als Hinweise auf eine Chinidinintoxikation zu werten (ABB. 10-5).

Die hämodynamischen Effekte des Chinidins sind genau beschrieben und sollten klinisch nicht unterschätzt werden (Tab. 10-6). Die intravenöse Applikation von 5 mg/kg Chinidinglukonat oder Chinidinsulfat führt bei einem gesunden Hund nicht zu einer Veränderung des Herzminutenvolumens, des enddiastolischen Drucks im linken Ventrikel und der Kontraktilität des linken Ventrikels.[16, 26, 27] Der periphere Widerstand sinkt. Intravenöse Gaben von Chinidin, die 5 mg/kg KGW überschreiten, setzen alle oben genannten Größen herab; lediglich der enddiastolische Druck im linken Ventrikel steigt. Diese Wirkungen müssen beim Einsatz von Chinidin als Antiarrhythmikum bei Patienten, die an einer Herzerkrankung oder einem extrakardial bedingten Myokardschaden leiden, berücksichtigt werden. Daher sollte Chinidin intravenös nur mit äußerster Vorsicht appliziert werden.

In der Regel wird Chinidin oral verabreicht, gelegentlich aber auch intramuskulär und unter besonderen Umständen auch intravenös. Die meisten oral verabreichten Chinidinpräparate werden beim Hund schnell aus dem Magen-Darm-Trakt resorbiert und erreichen ihre maximale Wirkung 1 bis 2 Stunden nach Aufnahme. Die Bioverfügbarkeit (F) ist sehr hoch (größer als 75 Prozent). Etwa 25 Prozent werden bei der ersten Leberpassage metabolisiert (Tab. 10-7). In neuerer Zeit wurden Sulfat-, Glukonat- und Polygalakturonatsalze von Chinidin mit Retardwirkung entwickelt. In diesen Formulierungen wird Chinidin langsamer aus dem Magen-Darm-Trakt resorbiert und erreicht sein Wirkungsmaximum später. Damit haben diese Zubereitungen den Vorteil einer längeren Wirkungsdauer. Bei intravenöser Applikation beträgt die Halbwertzeit von Chinidin etwa 6 Stunden und bei oraler Applikation zwischen 6 und 10 Stunden.[28, 29] Diese Werte sind bei der Katze wahrscheinlich niedriger, doch bedarf die Pharmakokinetik von Chinidin bei Katzen noch einer genaueren Untersuchung.

Tabelle 10-6: **Hämodynamische Wirkungen der Antiarrhythmika**

Medikament*	Sinusimpuls-frequenz	Kontrak-tilität	Herz-minuten-volumen	arterieller Blutdruck	peripherer Gefäß-widerstand	Bemerkungen
erprobte						
Chinidin	−↑	↓	↓	↓	↓	anticholinerg; adrenerg; α-Rezepto-toren-blockierend; sympathikoly-tisch
Procainamid	−	↓	−↓	↓	↓	anticholinerg; Ganglien-blockierend
Disopyramid	−↑	↓	↓	↓	↓	anticholinerg
Lidocain	−	−	−↓	−↓	↓	mäßig sympathikolytisch
Phenytoin	−	−	−↓	−↓	↓	zentral sympathikolytisch
Propranolol**	↓	↓	↓	↓	↑↓	β-Rezeptoren-blockierend
Bretylium	−↓	−↑	−	−↑	↑↓	setzt Noradrenalin frei und hemmt danach dessen Sekretion
Verapamil	−↓	↓	↓↑	↓	↓	Kalziumantagonist; Vasodilatation
Digoxin**	−↓	↑	−↑	↑↓	↑↓	positiv inotrop; erhöht Vagotonus
neuere, weniger erprobte						
Amiodaron	↓	↓	↓	↓	↓	sympathikolytisch, vasodilatativ
Aprindin	↓	↓	↓	↓	↓	
Encainid	−	−↓	↓	↓	↓	
Flecainid	−	−↓	↓	↓	↓	
Mexiletin	−	−	−↓	−↓	↓	ähnlich wie Lidocain
Tocainid	−	−	−↓	−↓	↓	ähnlich wie Lidocain

* in therapeutischen Konzentrationen
** einschließlich aller Medikamente mit ähnlicher Wirkung
↓ = senkt; ↑ = erhöht; − = keine Beeinflussung

Tabelle 10-7: **Pharmakokinetik der Antiarrhythmika bei Hunden und Katzen***

Medikament	Übliche Art der Applikation	orale Bio-verfügbarkeit (F,%)	Protein-bindung (5)	Verteilungs-volumen (l/kg)	Aus-scheidung (ml/Min./kg)	Halb-wertzeit t 1/2 (h)	therapeutische Wirkstoff-konzentration	Hauptaus-scheidungs-organ	Bemerkungen
erprobte									
Chinidin	po, im, iv	60-90	80	2,9 (2,2)	6,0 (15,0)	6,0 (1,9)	3-5 µg/ml	Leber	Akkumulation aktiver Metaboli-ten bei Leberversagen
Procainamid	po, im, iv	80-90	60-80	2,1	12,5	2,5	3-8 µg/ml	Leber	vernachlässigbare Metaboliten
Disopyramid	po	70	20-40	3,0	8,0	1,5	3-8 µg/ml	Leber	
Lidocain	im, iv	< 25	40-60	5,7	62,0	0,7	2-6 µg/ml	Leber	Ausscheidung abhängig von der Leberdurchblutung
Phenytoin	po, iv	40	50-70	1,2	4,0	3,5 (> 24)	10-16 µg/ml	Leber	variierende Proteinbindung
Propranolol	po, iv	< 20 (gering)	90	3,6 (1,6)	30-70 (30)	0,5-1,0 (0,5)	50-150 ng/ml	Leber	Ausscheidung abhängig von der Leberdurchblutung
Bretylium	iv							Niere	Akkumulation bei Nierenversa-gen
Verapamil	po, iv	gering	90	4,5	65	0,8		Leber	Ausscheidung abhängig von der Leberdurchblutung
Digoxin	po, iv	80-90	10-20	9,5	3,9	15-23 (33)	0,5-2 ng/ml	Leber, Niere	Akkumulation bei Niereninsuffi-zienz und in Gegenwart von Chinidin
neuere, weniger erprobte									
Amiodaron	po							Leber	
Aprindin	po, iv	85	—	7	11,6	10	1-3 µg/ml	Leber	
Encainid	po						2-5 µg/ml	Leber	aktive Metaboliten
Flecainid	po						2-5 µg/ml	Leber	aktive Metaboliten
Mexiletin	po, iv						0,5-2 µg/ml	Leber	ähnlich wie Lidocain
Tocainid	po	85	50	1,7	4,2	4,7 (8-12 po)	6-10 µg/ml	Leber, Niere	ähnlich wie Lidocain

* ( ) = abweichende Werte bei Katzen

Chinidin wird bei Hunden und Katzen in der Leber metabolisiert, und obwohl Metaboliten identifiziert wurden, ist deren antiarrhythmische Wirkung ungewiß. Die Metaboliten sowie ein geringer Prozentsatz des ursprünglichen Wirkstoffes werden über die Niere ausgeschieden.[28, 29] Untersuchungen an Menschen und an Hunden zeigten, daß die Chinidindosis bei Patienten mit Stauungsinsuffizienz und solchen mit Leberschäden reduziert werden sollte. Dies ist bei Patienten mit Niereninsuffizienz nicht erforderlich.[19, 20] Tiere mit Stauungsinsuffizienz verfügen über ein geringeres Verteilungsvolumen, wodurch die Plasmakonzentration des Wirkstoffes erhöht wird. Bei Patienten mit Leberschäden ist die Aktivität der Leberenzyme herabgesetzt und der Albumingehalt des Blutes reduziert. Bei einer Hypoalbuminämie ist der Anteil gebundenen Chinidins geringer, so daß die Gefahr einer Intoxikation besteht, da mehr freies Chinidin die Zellmembranen im Herzen erreicht. Dagegen steigern Phenobarbital und Phenytoin, die bekanntermaßen zur Induktion der Leberenzyme führen, die Elimination von Chinidin, so daß eine höhere Dosierung benötigt wird. Die gleichzeitige Applikation von Cimetidin beeinträchtigt nicht nur die Resorption, sondern auch die Elimination und kann daher zur Chinidinintoxikation führen. Schließlich muß bemerkt werden, daß die gleichzeitige Behandlung mit Chinidin und Digoxin zu einer Digitalisintoxikation führen kann.[30] Der Mechanismus, über den Chinidin den Serumdigoxinspiegel erhöht, unterliegt kontroversen Diskussionen. Gleichwohl vermuten die meisten Autoren, daß Chinidin die Bindungsstellen im Gewebe, die renale Ausscheidung und das Verteilungsvolumen für Digoxin vermindert.

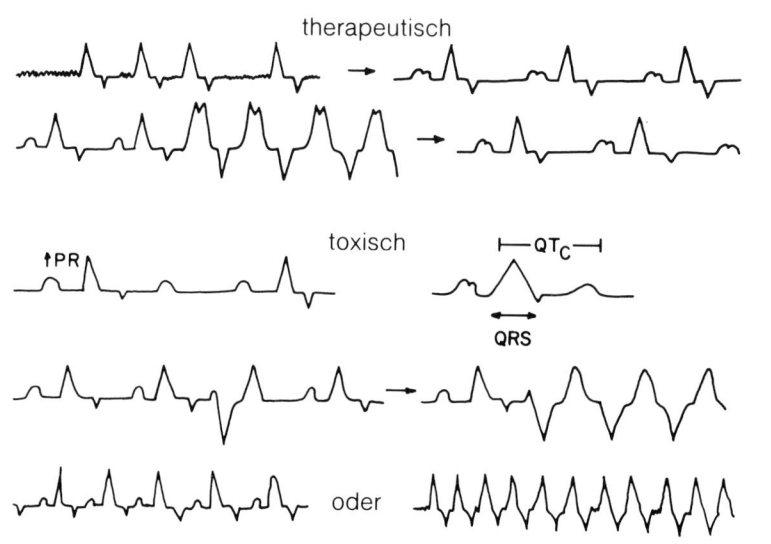

ABB. 10-5: Wiederherstellung eines normalen Sinusrhythmus durch therapeutische Konzentrationen von Chinidin, Procainamid und Lidocain bei Vorhofflimmern und Kammertachykardie (die beiden oberen Aufzeichnungen). Toxische Konzentrationen dieser Medikamente führen demgegenüber zur Verlängerung des PQ-Intervalls, zu ventrikulären Erregungsleitungsstörungen, Kammertachykardie und supraventrikulären Tachyarrhythmien (die drei unteren Aufzeichnungen).

Unabhängig von der Entwicklung neuer antiarrhythmischer Präparate bleibt Chinidin eines der wirkungsvollsten Medikamente bei der Behandlung atrialer und ventrikulärer Arrhythmien, einschließlich der Rhythmusstörungen, die auf Erregungsleitung über akzessorische Leitungsbahnen beruhen. Besonders effektiv ist Chinidin bei der Therapie ventrikulärer Arrhythmien, doch wurde es auch erfolgreich zur Beseitigung von Vorhofflattern und -flimmern eingesetzt.[16, 31] Im letzteren Fall kann Chinidin auch mit Digitalis oder β-Blockern kombiniert angewendet werden, um der chinidinbedingten Steigerung der atrioventrikulären Überleitung und der gesteigerten ventrikulären Erregbarkeit entgegenzuwirken. Chinidin ist nicht zur Prophylaxe von paroxysmalen supraventrikulären Tachykardien mit Ursprung im AV-Knoten geeignet und bei Patienten mit Sinusknotenerkrankung (sick sinus syndrome) sogar kontraindiziert, da es bei ihnen zu einer dramatischen Reduzierung der Sinusknotenfrequenz führen kann.[16] Auch zur Behandlung digitalisinduzierter Herzarrhythmien sollte Chinidin nicht verwendet werden, da es die Symptome der Digitalisintoxikation in der oben beschriebenen Weise sogar verstärken kann.

Toxische Chinidindosen können zu lebensbedrohlichen Zuständen führen. Schnelle intravenöse Applikation kann zu Hypotonie, ventrikulären Arrhythmien und akuter Myokarddekompensation führen.[18, 32] In solchen Fällen lassen sich elektrokardiographisch alle Grade des AV-Blocks, Erregungsleitungsstörungen und Kammertachykardien bis zu torsades de pointes (ABB. 10-5) (vgl. Kap. 12) registrieren. Die plötzliche Entwicklung einer ventrikulären Tachyarrhythmie könnte ihre Ursache in chinidinverursachten Synkopen haben. Gastrointestinale Störungen, Inappetenz, Nausea und Diarrhoe sind die während einer oralen Langzeittherapie am häufigsten beobachteten Nebenwirkungen. Gelegentlich wurden auch Harnverhalten, Hautläsionen, Fieber sowie Thrombozytopenie beobachtet (Tab. 10-8). Diese Intoxikationserscheinungen klingen normalerweise innerhalb einer kurzen Zeit nach Absetzen des Medikamentes ab und stehen in direkter Beziehung zu einer chronisch erhöhten Chinidinplasmakonzentration. Ein Antidot, an das bei einer akuten Chinidinintoxikation nach intravenöser Applikation gedacht werden sollte, ist Natriumbikarbonat, das bei ventrikulärer Arrhythmie oder sinkendem Blutdruck intravenös verabreicht werden sollte (1,0 mÄq/kg KGW). Die dadurch verursachte Alkalisierung des Blutes führt zu einer höheren Plasmaproteinbindung von Chinidin, so daß eine geringere Menge Chinidin ungebunden ist und auf die Zellmembranen im Herzen wirken kann.

Procainamid

Procainamid, ein schwaches Lokalanästhetikum und Antiarrhythmikum der Klasse I, hat viele elektrophysiologische und hämodynamische Eigenschaften, die denen des Chinidins ähneln. Bei Anwendung von Procainamid an isoliertem Gewebe ist die spontane elektrische Aktivität entweder unverändert oder herabgesetzt. Die Erregungsleitungsgeschwindigkeit im Erregungsleitungssystem ist, insbesondere in Gewebe aus erkrankten Herzen, reduziert, und die Purkinje-Fasern sind weniger leicht erregbar.[16, 23] Procainamid übt nur eine geringe oder gar keine Wirkung auf die Erregungszentren in den Purkinje-Fasern bei Hunden aus, setzt aber die Automatie in teilweise depolarisierten oder chemisch stimulierten Zellen des Erregungsleitungssystems herab.[18] Therapeutische Dosen von Procainamid haben kaum einen Effekt auf die Automatie des Sinus- und des AV-Knotens. Die AV-Überleitungsgeschwindigkeit wird erst bei Erreichen von toxischen Konzentrationen reduziert. Wie Chinidin, führt auch Procainamid zu einer deutlichen Verlängerung der Refraktärzeit im Vorhof- und Kammermyokard sowie in den Purkinje-Fasern (Tab. 10-5).[23] Diese

Tabelle 10-8: **Toxische Effekte der Antiarrhythmika**

Medikament	elektrokardiographische Effekte	hämodynamische Effekte	andere Effekte
erprobte			
Chinidin, Procainamid und Disopyramid	atropinähnliche Effekte, Hemmung der Schrittmacherzellen, Sinusstillstand, Asystolie, Kammertachykardie, Kammerflimmern, AV-Block I., II. und III. Grades	Hypotonie, negativ inotrope Effekte, können Herzinsuffizienz verstärken oder induzieren	Chinidin: Übelkeit, Erbrechen, Diarrhoe, Harnretention Procainamid: Übelkeit, Agranulozytose, Lupus erythematosus Disopyramid: Übelkeit, Harnretention, Obstipation
Lidocain und Phenytoin	Hemmung der Schrittmacherzellen, Sinusstillstand, Asystolie, AV-Block, Kammertachykardie	Hypotonie	Lidocain: Krämpfe, Atemstillstand, Erbrechen Phenytoin: Somnolenz, Krämpfe
Propranolol	Hemmung der Schrittmacherzellen, AV-Block	Hypotonie, kann Herzinsuffizienz verstärken oder induzieren	Apathie, Bronchospasmen, Hyperglykämie, Synkopen
Bretylium	Kammertachykardie	Hypotonie	Übelkeit, Erbrechen, Diarrhoe
Verapamil	Hemmung der Schrittmacherzellen, AV-Block	Hypotonie, kann Herzinsuffizienz verstärken oder induzieren	Nervosität, Pruritus, Synkopen
neuere, weniger erprobte			
Amiodaron, Aprindin, Encainid und Flecainid	Verstärkung oder Induktion von Arrhythmien, Erregungsleitungsstörungen, Bradykardie, Asystolie	Hypotonie, Verstärkung oder Induktion von Herzarrhythmien	Amiodaron: Übelkeit, Erbrechen, bei Menschen bläuliche Hautverfärbung, pulmonale Fibrosen, Hepatitis Aprindin: Übelkeit, Krämpfe, akute reversible Hepatitis, Leukopenie Encainid: Übelkeit, Schwäche, Desorientierung Flecainid: Übelkeit, Erbrechen, Desorientierung
Mexiletin	ähnlich wie Lidocain	Hypotonie	ähnlich wie Lidocain
Tocainid	ähnlich wie Lidocain	Hypotonie	ähnlich wie Lidocain

Beeinflussung der Refraktärzeit in Verbindung mit der Reduzierung der Erregungsleitungsgeschwindigkeit wird als mögliche Ursache für die Fähigkeit des Procainamids angesehen, einen unidirektionalen Block in einen bidirektionalen zu verwandeln, wodurch eine Re-entry-Erregungsleitung beseitigt werden kann. Wie auch bei Chinidin, ist die elektrophysiologische Wirksamkeit von Procainamid direkt an die im Plasma enthaltene Menge an ungebundenem Wirkstoff gekoppelt. Durch die Bindung von freiem Procainamid an die Zellmembranen im Herzen wird der transmembranöse Natriumionenstrom reduziert. Diese elektrophysiologische Wirkung reagiert auf Veränderungen der extrazellulären Kaliumionenkonzentration und des pH-Wertes äußerst empfindlich. Bei Hypokaliämie ist Procainamid kaum wirksam, während es bei Hyperkaliämie oder Azidose zu ausgeprägter Myokardinsuffizienz führen kann.[33–35]

Untersuchungen an gesunden Tieren zeigten, daß rasche Procainamidinfusionen in einer Dosierung bis zu 10 mg/kg KGW kaum Veränderungen des Herzminutenvolumens, der Kontraktilität des Myokards und des enddiastolischen Drucks im linken Ventrikel bewirken (Tab. 10-6).[34] Die Herzschlagfrequenz steigt geringgradig an, während der arterielle Blutdruck und der periphere Gesamtwiderstand sinken.[35] Die Reduzierung des peripheren Gesamtwiderstandes ist möglicherweise — zumindest partiell — auf eine parasympathikolytische und ganglienblockierende Wirkung zurückzuführen.[36] Die vasodilatative Wirkung kann insbesondere bei Patienten mit kompensatorischer Erhöhung des Sympathikotonus zur Aufrechterhaltung des erforderlichen arteriellen Blutdrucks zu den Symptomen einer Kreislaufinsuffizienz führen. Als Folge einer reduzierten glomerulären Filtrationsrate und verringerter renaler Durchblutung ist die Nierenfunktion nach Procainamidapplikation vermindert.[37] Elektrokardiographisch stellt sich nach Verabreichung von Procainamid in therapeutischer Dosierung eine unerhebliche Verlängerung der QRS-Dauer und des QT-Intervalls ein, während toxische Konzentrationen zu einer deutlichen Verlängerung der QRS-Dauer, des QT- und PQ-Intervalls führen (Tab. 10-5). Diese Effekte werden durch eine metabolische Azidose oder eine Hyperkaliämie noch verstärkt.

Procainamid wird nach oraler Aufnahme schnell und vollständig resorbiert. Die Bioverfügbarkeit wird bei Hunden jedoch durch die erste Leberpassage (»first-pass elimination«) auf 80 bis 90 Prozent reduziert. Die Halbwertzeit im Plasma beträgt etwa 2,5 Stunden. Dabei fungiert die Leber als wichtigstes Ausscheidungsorgan (Tab. 10-7).[38] N-Azetylprocainamid (Acecainid) ist der wichtigste Metabolit des Procainamidstoffwechsels bei Menschen und besitzt ausgesprochen antiarrhythmische Eigenschaften, die unter Umständen eine Reduzierung der Dosierung erforderlich machen.[38] Bei Hunden und Katzen sind lediglich geringe Konzentrationen von N-Azetylprocainamid nachweisbar, so daß dessen Wirkung zu vernachlässigen ist.[39] Die kurze Halbwertzeit und die im Vergleich zu Chinidin geringe hämodynamische Wirkung des Procainamids haben zu einer weiten klinischen Verbreitung der intravenösen Anwendung geführt. Intravenöse Bolusinjektionen in Kombination mit einem Dauertropf oder einer

Doppelinfusion eignen sich zur Notfalltherapie bei akuten Herzarrhythmien. Diese initiale Therapie kann entweder durch wiederholte intramuskuläre oder durch orale Applikation fortgesetzt werden, um den Schutz vor Arrhythmien aufrechtzuerhalten. Die Resorption nach intramuskulärer Verabreichung erfolgt rasch, kann jedoch zu variierenden Plasmakonzentrationen führen. Infolge der kurzen Halbwertzeit kann eine vier- bis sechsmalige tägliche Verabreichung von Procainamid erforderlich sein. Daher wurden einige Präparate mit Retardwirkung entwickelt. Diese Präparate verfügen nach oraler Applikation über eine Halbwertzeit von 3 bis 6 Stunden, wodurch sich die Eingabe auf drei- bis viermal pro Tag reduziert.[39] Die Elimination ist bei Patienten mit schwerer dekompensierter Stauungsinsuffizienz deutlich verändert. Die Evasionsrate ist wegen der verminderten Aktivität der Leberenzyme herabgesetzt. Außerdem kann das Verteilungsvolumen infolge einer Verminderung des tatsächlich zirkulierenden Blutvolumens verringert sein. Eine Reduzierung der Plasmaproteinbindung und eine Beeinflussung der Nierenfunktion haben bei Hunden und Katzen nur eine geringe Bedeutung für die Bioverfügbarkeit von Procainamid. Zur genaueren Beschreibung des Einflusses von Nierenerkrankungen auf die Ausscheidung von Procainamid bei Hunden und Katzen sind jedoch noch weitere Untersuchungen erforderlich.

Procainamid kann zur Behandlung der meisten Arrhythmien verwendet werden, wenngleich seine antiarrhythmische Wirkung auf supraventrikuläre Arrhythmien bisher kaum bekannt ist. Akutes Vorhofflattern und -flimmern können mit Procainamid therapiert werden, obwohl nach unserer Erfahrung Chinidin für diesen Zweck besser geeignet ist. Wie Chinidin kann auch Procainamid die atrioventrikuläre Überleitung bei Hunden mit Vorhofflimmern beschleunigen, so daß die Ventrikelschlagfrequenz steigt.[36] Bei Hunden mit Sinusknotenerkrankung kann es die Sinusknotenfrequenz deutlich reduzieren. Procainamid eignet sich ausgezeichnet zur Behandlung von ventrikulären Arrhythmien, vor allen Dingen da es möglich ist, die Therapie intravenös zu beginnen und oral fortzusetzen. Bei Hunden mit Stauungsinsuffizienz kann es zur Behandlung von ventrikulären Arrhythmien ohne weiteres mit Digitalispräparaten kombiniert werden. Da es die Refraktärzeit in akzessorischen Leitungsbahnen deutlich verlängert, ist es zur Therapie und Prophylaxe von Arrhythmien geeignet, bei denen akzessorische Leitungsbahnen beteiligt sind.

Bei Verabreichung in therapeutischer Dosierung und langsamer Infusionsgeschwindigkeit erzeugt Procainamid keine nennenswerten Schädigungen, nach schneller Infusion können hingegen Myokardinsuffizienzen auftreten. Eine Hypotonie als Folge einer Behandlung mit Procainamid kann, falls erforderlich, durch intravenöse Flüssigkeitssubstitution und Katecholamine (Dopamin) behandelt werden. Procainamid in toxischer Dosierung kann zu Anorexie, Erbrechen, Fieber, Apathie und Herzarrhythmien führen (Tab. 10-8).[18, 32] Nach schneller intravenöser Verabreichung von Procainamid kann es zu einer Verlängerung des PQ-Intervalls, der QRS-Dauer und des QT-Intervalls sowie zum AV-Block und ventrikulären Arrhythmien kommen (ABB. 10-5). Weder Chinidin noch Procainamid sollten bei Patienten mit AV-Block III. Grades oder einem idioventrikulären Rhythmus ohne P-Wellen wegen der möglichen Unterdrückung eines ventrikulären Schrittmachers verwendet werden. Durch paroxysmale ventrikuläre Tachykardien hervorgerufene Synkopen sind bisher als Folge einer Procainamidtherapie bei Hunden nicht beschrieben worden. Eine Form des generalisierten Lupus erythematosus mit positiv ausfallendem Antikörpertest kann im Verlaufe einer Langzeittherapie mit Procainamid bei Hunden auftreten, aber klinisch relevante Fälle von Autoimmunkrankheiten wurden bei Hunden und Katzen bisher kaum beschrieben.

Disopyramid

Disopyramid, ein Antiarrhythmikum der Klasse I, verfügt über fast die gleichen elektrophysiologischen Eigenschaften wie Chinidin. Es hemmt die Automatie des Herzens, reduziert die Erregungsleitungsgeschwindigkeit im Myokard und verlängert die Refraktärzeit in isoliertem Gewebe des Vorhof- und Kammermyokards sowie des AV-Knotens (Tab. 10-5). Diese Effekte sind von der extrazellulären Kaliumionenkonzentration abhängig.[40, 41] Die anticholinergen Eigenschaften, die denen des Procainamid ähnlich sind, kompensieren mögliche direkte Effekte auf den AV-Knoten bei gesunden Hunden oder kehren sie sogar in ihr Gegenteil, so daß die Überleitung im AV-Knoten beschleunigt wird und die Ventrikelschlagfrequenz bei Patienten mit Vorhofflimmern höher wird.[18] Elektrokardiographisch manifestiert sich eine Behandlung mit Disopyramid in einer dosisabhängigen Verbreiterung des QRS-Komplexes und einer Verlängerung des QT-Intervalls sowie einer Verstärkung zuvor bestehender Erregungsleitungsstörungen (Tab. 10-5). Diese Wirkungen sind eine Folge der Reduzierung des transmembranösen Natriumionenstroms.[40]

Hämodynamische Untersuchungen an Hunden zeigten, daß Disopyramid eine Steigerung der Herzschlagfrequenz, des Blutdrucks in der Aorta und des peripheren Gesamtwiderstands bewirkt, während es das Herzschlagvolumen und die Kontraktilität des Myokards vermindert (Tab. 10-5). Diese Veränderungen werden nach Infusion von 1,0 mg/kg KGW Disopyramid innerhalb von 5 Minuten beobachtet und können bei Patienten mit myokardialer Dysfunktion erhebliche Schäden hervorrufen.[26] Steigerungen von Herzschlagfrequenz und arteriellem Blutdruck führen zu erhöhtem Sauerstoffbedarf des Myokards und vermindertem Schlagvolumen, wodurch die Hypoxie des Gewebes noch stärker wird und es möglicherweise zu einem Schock oder einer akuten Herzinsuffizienz kommt.

Beim Hund weichen der Stoffwechsel und die Bioverfügbarkeit von Disopyramid stark von denselben beim Menschen beschriebenen Parametern ab. Nach oraler Applikation wird es schnell resorbiert und erreicht eine Bioverfügbarkeit von etwa 70 Prozent. Die Leber ist für die Biotransformation von Disopyramid beim Hund hauptsächlich verantwortlich.[42] Damit hängt die Evasionsrate vor allem von der Durchblutung der Leber ab. Pharmakologisch wirksame Metaboliten wurden bisher weder beim Hund noch bei der Katze nachgewiesen. Die Halbwertzeit nach intravenöser Verabreichung beträgt beim Hund weniger als 2 Stunden, nach oraler Applikation weniger als 3 Stunden (Tab. 10-7). Diese Tatsache erschwert im Zusammenhang mit der dosisabhängigen Bindung an Plasmaproteine das Erreichen und die Aufrechterhaltung eines therapeutisch wirksamen Plasmaspiegels, es sei denn, daß das Medikament sehr häufig verabreicht wird. Praktisch bedeutet das, daß Disopyramid mindestens sechsmal täglich verabreicht werden muß. Dabei muß jedoch berücksichtigt werden, daß die Ausscheidung von Disopyramid bei Tieren mit chronischer Stauungsinsuffizienz herabgesetzt ist.

Disopyramid kann therapeutisch bei denselben Arrhythmien, die auf Chinidin und Procainamid ansprechen, angewendet werden. Begrenzte klinische Erfahrungen beim Hund weisen darauf hin, daß sich Disopyramid vor allen Dingen zur Behandlung von ventrikulären Tachyarrhythmien eignet. Da die atrioventrikuläre Überleitung unbeeinflußt bleibt, reagieren supraventrikuläre Arrhythmien, die durch eine atrioventrikuläre Re-entry-Erregungsleitung hervorgerufen werden, kaum auf eine Therapie mit Disopyramid. Bei Vorhofflattern oder -flimmern kann es sogar zu einer Steigerung der Ventrikelschlagfrequenz führen.[16] Da Disopyramid die Refraktärzeit in den akzessorischen Leitungsbahnen verlängert, kann es zur Beeinflussung der Ventrikelschlagfrequenz bei Vorhofarrhythmien verwendet werden, in deren Verlauf es zu ventrikulären Präexzitationen kommt.

Die Intoxikationserscheinungen nach oraler Überdosierung von Disopyramid sind bei Hunden und Katzen bisher wenig beschrieben; sie dürften jedoch denen des Chinidins ähnlich sein und sich in Übelkeit, Oligurie, Obstipation und bisweilen auch Apathie manifestieren (Tab. 10-8). Auch die Intoxikationserscheinungen im EKG dürften denen bei Chinidinüberdosierung ähnlich sein (Abb. 10-5). Die Applikation von Disopyramid bei Patienten mit AV-Block oder Sinusknotenerkrankung ist kontraindiziert und könnte zu ventrikulären Arrhythmien führen.[32] Diese Nebenwirkungen sind eine Folge der bekannten parasympathikolytischen und elektrophysiologischen Wirkungen. Da Disopyramid in toxischen Dosierungen bereits bei gesunden Hunden zu einer deutlichen Reduzierung der Auswurfleistung des Herzens führt, ist es leicht vorstellbar, daß sich diese Eigenschaft des Medikamentes bei Patienten mit bereits bestehender Kammerinsuffizienz noch deutlicher manifestieren würde. Zusammenfassend läßt sich feststellen, daß Disopyramid zur Therapie von Arrhythmien bei Hunden und Katzen wegen der genannten Nebenwirkungen und der geringen Halbwertzeit nur bedingt geeignet ist.

Lidocain

Lidocain, ein Antiarrhythmikum der Klasse I, ist in seinen Eigenschaften sowohl experimentell als auch klinisch bei Hunden und Katzen ausführlich untersucht worden. Die elektrophysiologischen Wirkungsmechanismen von Lidocain wurden jedoch trotz intensiver Bemühungen erst in den letzten Jahren aufgeklärt. Wie andere membranstabilisierende Medikamente verringert Lidocain die Automatie in normalen Purkinje-Fasern sowie in isolierten Purkinje-Fasern und Kammermyokard, in denen die Automatie durch Hypoxie, Katecholamine, Digitalis oder andere pharmakologisch wirksame Substanzen verstärkt wurde. Lidocain beeinflußt nicht die Schlagfrequenz in isoliertem Sinusknotengewebe.[16, 18, 43] Lidocain erhöht die Schwelle der myokardialen Erregung und hemmt damit das Entstehen von Kammerflimmern (Tab. 10-5). Im Gegensatz zu Chinidin, Procainamid und Disopyramid beeinflußt Lidocain die Erregungsleitungsgeschwindigkeit in isoliertem Gewebe nicht. Ursprünglich wurde sogar angenommen, daß die Erregungsleitungsgeschwindigkeit erhöht wird. Allerdings konnte kürzlich gezeigt werden, daß Lidocain die Erregungsleitungsgeschwindigkeit in normalem Herzgewebe doch geringfügig reduziert.[25] In ischämischem oder hypoxischem Gewebe senkt Lidocain die Erregungsleitungsgeschwindigkeit deutlich. Dagegen führt es bei Depolarisation des Gewebes infolge von Überdehnung oder einer Hypokaliämie zu einer Hyperpolarisation und damit zu einer verbesserten Erregungsleitung.[44] Die Dauer des Aktionspotentials und der Refraktärzeit ist in den Purkinje-Fasern und im Kammermyokard herabgesetzt (Tab. 10-5). Das Verhältnis zwischen der Dauer des Ruhepotentials und der des Aktionspotentials wird jedoch größer, wodurch die Zeit, in der die Zelle vor Einsetzen der Repolarisation erneut erregt werden kann, kürzer wird (Verkürzung der supernormalen Phase). Lidocain beseitigt unterschiedliche Dauern des Aktionspotentials in den Purkinje-Fasern und im Kammermyokard und ist daher für die Behandlung von Re-entry-Arrhythmien geeignet. Es verlängert die Refraktärzeit des Vorhofmyokards kaum und setzt auch dessen Erregbarkeit nur geringfügig herab.[18] Die Ursachen für dieses Verhalten sind bis heute noch nicht geklärt. Neuere Untersuchungen lassen jedoch vermuten, daß die meisten, wenn nicht sogar alle elektrophysiologischen Wirkungen auf einer Behinderung des Natriumionenstroms in den Natriumkanälen der Zellmembranen beruhen. Der Unterschied der Lidocainwirkung gegenüber den Wirkungen von Chinidin, Procainamid und Disopyramid auf die Dauer des Aktionspotentials und der Refraktärzeit wird durch die unterschiedliche Beeinflussung des repolarisierenden Kaliumionenstroms erklärt.[43] Elektrokardiographisch kann sich eine Lidocainapplikation in einer Verkürzung des QT-Intervalls manifestieren. Dabei bleiben aber das PQ-Intervall sowie die QRS-Dauer unverändert (Tab. 10-5). Die Refraktärzeit des AV-Knotens kann sich verringern und damit bei Patienten mit Vorhofflattern oder -flimmern zu einer höheren Ventrikelschlagfrequenz führen (ABB. 10-5).

In therapeutischer Dosierung hat Lidocain nur eine äußerst geringe Wirkung auf die Auswurfleistung und Kontraktionskraft des Herzens sowie den arteriellen Blutdruck (Tab. 10-6). Gelegentlich führt Lidocain zu einer Sinustachykardie infolge einer peripheren Vasodilatation und daraus resultierendem reflektorisch erhöhten Sympathikotonus.[18] Die periphere Vasodilatation wird durch eine Ganglienblockade hervorgerufen. Die glomeruläre Filtrationsrate und der effektive renale Plasmafluß werden durch Lidocainapplikation nicht beeinflußt.[37]

Lidocain wird in einem so hohen Ausmaß in der Leber metabolisiert, daß bei der ersten Leberpassage bereits mehr als 70 Prozent der intravenös verabreichten Menge umgesetzt werden. Wegen dieser auffallend hohen »First-pass-Elimination« ist Lidocain für die orale Anwendung völlig ungeeignet. Die Evasionsrate von Lidocain ist in erster Linie von der Leberdurchblutung abhängig und wird daher durch Veränderungen der Plasmaproteinbindung und der renalen Ausscheidung kaum beeinflußt.[45, 46] Beim Hund wurden verschiedene Metaboliten des Lidocains, wie Monoethylglycinxylidid und Glycinxylidid, nachgewiesen. Sie sind wegen ihrer toxischen Nebenwirkungen jedoch nicht zur klinischen Anwendung gelangt.[47] Die Halbwertzeit von Lidocain nach intravenöser Applikation beträgt beim Hund 60 bis 90 Minuten (Tab. 10-7). Bei einer so kurzen Halbwertzeit ist bei einer konstanten Infusionsrate bereits nach 3 bis 4 Stunden ein konstanter Plasmaspiegel (steady state concentration) erreicht. Damit ist Lidocain das Medikament der Wahl für die rasche Behandlung von ventrikulären Arrhythmien. Um in kurzer Zeit eine therapeutische Plasmakonzentration zu erreichen, wird gewöhnlich eine intravenöse Bolusinjektion verabreicht. Dabei muß jedoch berücksichtigt werden, daß die Evasionsrate und das Verteilungsvolumen von Lidocain bei Lebererkrankungen oder Herzinsuffizienz vermindert sind, so daß die Dosierung in diesen Fällen entsprechend reduziert werden muß. Außerdem können auch gleichzeitig verabreichte Medikamente, die die Leberdurchblutung (Propranolol, Cimetidin) oder die Stoffwechselleistung der Leber herabsetzen, den Lidocainplasmaspiegel erhöhen.[48, 49] Werden diese Medikamente zusammen mit Lidocain verabreicht, müssen zur Vermeidung von Intoxikationserscheinungen sowohl die Initialdosis als auch die Erhaltungsdosis von Lidocain vermindert werden. Bei Patienten mit nicht kalkulierbarer Leberfunktion oder Stauungsinsuffizienz hat sich die Messung des aktuellen Plasmaspiegels zur Ermittlung der therapeutischen Lidocainkonzentration als sinnvoll erwiesen.

Lidocain ist das Mittel der Wahl zur Behandlung und Prophylaxe von ventrikulären Tachyarrhythmien jedweder Ursache. Darüber hinaus eignet es sich zur Behandlung von katecholaminindizierten Arrhythmien während einer Inhalationsnarkose sowie zur Beseitigung von digitalisinduzierten Herzrhythmusstörungen. Außerdem vermindert es die Ventrikelschlagfrequenz bei ventrikulärer Präexzitation infolge von Vorhofflattern oder -flimmern. Die antiarrhythmische Wirkung von Lidocain steht in enger Beziehung zur extrazellulären Kaliumionenkonzentration.[44] Eine Hypokaliämie hebt die meisten antiarrhythmischen Wirkungen auf. Auch wenn gelegentlich die Beseitigung von Vorhofextrasystolen und Vorhofflimmern während der Lidocainbehandlung von ventrikulären Rhythmusstörungen beobachtet wird, wirkt es in der Regel nicht auf die meisten supraventrikulären Arrhythmien. Die Tatsache, daß Lidocain supraventrikuläre Arrhythmien nicht zu beeinflussen vermag, korreliert eng mit der nicht vorhandenen Wirkung auf isoliertes Vorhofgewebe. Lidocain ist bei Patienten mit Sinusknotenerkrankung, AV-Block II. oder III. Grades, idioventrikulärem Rhythmus ohne P-Wellen sowie bei Patienten mit Sinusbradykardie, bei denen der Grundrhythmus durch Extrasystolen geprägt wird, kontraindiziert.

Intoxikationserscheinungen nach Überdosierung von Lidocain treten ziemlich häufig auf, sind aber weniger bedrohlich als die bei Chinidin- und Disopyramidüberdosierung auftretenden. Hypotonie, gelegentlich auch eine Verstärkung von ventrikulären Arrhythmien sowie eine Erhöhung der Ventrikelschlagfrequenz wurden beobachtet (ABB. 10-5). Die häufigsten Nebenwirkungen sind Übelkeit, Orientierungsstörungen, Apathie, gesteigerte neuromuskuläre Erregbarkeit (Zuckungen) und Krämpfe (Tab. 10-3). Lidocaininduzierte Anfälle klingen mit sinkender Plasmakonzentration spontan wieder ab, sie können aber auch zu einem Atemstillstand oder einer Obstruktion der Luftwege führen. Solche Anfälle sind insbesondere bei Katzen relativ häufig. Es wird angenommen, daß sie auf einer lokalen Reduzierung der Freisetzung von Gammaaminobuttersäure an den Nervenendigungen des ZNS beruhen.[50] Die zentralnervösen Symptome nach Lidocainüberdosierung können durch intravenöse Diazepamgaben behandelt werden.

Phenytoin

Phenytoin ist ein Antiepileptikum, das Eigenschaften der Antiarrhythmika der Klasse I aufweist. In therapeutischer Dosierung hat Phenytoin die gleichen elektrophysiologischen Wirkungen wie Lidocain, und sein Einfluß auf das EKG ist identisch (Tab. 10-5). Darüber hinaus ist es in der Lage, langsame Aktionspotentiale, die bei der Entstehung und der Unterhaltung von ventrikulären Arrhythmien als Folge einer Ischämie des Myokards oder Digitalisapplikation entstehen können, zu unterdrücken.[51] Bei langsamer intravenöser Infusion ruft Phenytoin kaum hämodynamische Veränderungen hervor (Tab. 10-6). Eine geringfügige Reduzierung der Herzschlagfrequenz und des Blutdrucks ist auf einen verminderten Sympathikotonus zurückzuführen. Allerdings führt Propylenglykol, ein Lösungsmittel für intravenöse Phenytoinzubereitungen, zu einer Verminderung des Herzminutenvolumens, Hypotonie, Bradykardie und eventuell bei zu rascher Infusion zu einem Herzstillstand.[16] In der Regel wird Phenytoin oral verabreicht. Die intravenöse Applikation wird zur Behandlung von Digitalisintoxikationen verwendet. Die variierende, schwer abschätzbare intestinale Resorptionsrate führt zu einer systemischen Bioverfügbarkeit von lediglich 40 Prozent (Tab. 10-7). Phenytoin wird in der Leber metabolisiert. Die Ursprungssubstanz sowie ihre Metaboliten werden über die Nieren ausgeschieden. Die Biotransformation in der Leber wird bei Hunden in erster Linie durch Veränderungen der Plasmaproteinbindung und nicht durch Schwankungen der Leberdurchblutung beeinflußt. Damit sind eine Hypoalbuminämie sowie eine Reduzierung des Verteilungsvolumens bei einer Stauungsinsuffizienz die Hauptfaktoren für eine Erhöhung des Plasmaphenytoinspiegels. Die Halbwertszeit von Phenytoin beträgt bei Hunden 3 bis 4 Stunden und bei Katzen über 20 Stunden (Tab. 10-7). Die Erklärung für diesen großen Unterschied in der Halbwertszeit ist in der speziesspezifischen Kapazität der Biotransformation in der Leber zu suchen.[52] Verschiedene Medikamente können durch die Beeinflussung der Aktivität der mikrosomalen Leberenzyme zu einer Erhöhung der Plasmaphenytoinkonzentration führen. Beispielsweise vermindert die gleichzeitige Applikation von Chloramphenicol oder Cimetidin die Biotransformation von Phenytoin auf annähernd 25 Prozent des Ausgangswertes.

Die fehlende klinische Wirksamkeit sowie die Schwierigkeiten bei der Berechnung der Dosis und bei der Anwendung haben die Nutzung von Phenytoin auf die Behandlung von digitalisinduzierten Arrhythmien beschränkt. Obwohl Phenytoin möglicherweise für die Behandlung von einer großen Anzahl von ventrikulären Tachyarrhythmien geeignet ist, hat es keine große Verbreitung in der Veterinärmedizin gefunden.

Intoxikationen nach intravenöser Phenytoinüberdosierung sind durch Atemstillstand, Bradykardie, abfallenden Blutdruck, AV-Block und Asystolie gekennzeichnet (Tab. 10-8). In der Humanmedizin wurde kurz nach intravenöser Phenytoinapplikation das Auftreten von vorübergehendem sinuatrialem Stillstand beobachtet. Gelegentlich verstärkt Phenytoin die atrioventrikuläre Überleitung, eine Eigenschaft, die möglicherweise bei der Behandlung von Digitalisintoxikationen von Vorteil ist, aber ebenso zu einer Erhöhung der Ventrikelschlagfrequenz bei supraventrikulären Reentry-Arrhythmien führen kann.[32] Andere, extrakardiale Symptome einer Phenytoinintoxikation sind Übelkeit, Apathie, Polidypsie, Hepatopathien sowie Somnolenz. Im Verlaufe einer chronischen Phenytointherapie kann es zu Lupus erythematosus und Lymphadenopathien kommen; bei Hunden und Katzen wurden diese Veränderungen bisher jedoch im Zusammenhang mit einer Phenytointherapie nicht beobachtet.

Propranolol

Propranolol ist ein Kurzzeitantiarrhythmikum der Klasse II. Es wirkt als nichtselektiver β-Rezeptorenblocker (d. h., es blockiert sowohl $β_1$- als auch $β_2$-Rezeptoren). Die Grundlagen seiner therapeutischen Wirksamkeit gegen Herzarrhythmien sind zum einen in seinen chinidinartigen, membranstabilisierenden, zum anderen in seinen β-blockierenden Eigenschaften zu suchen. Membranstabilisierende Medikamente hemmen die Automatie der reizbildenden Zentren (negative Chronotropie), reduzieren die Erregungsleitungsgeschwindigkeit (negative Dromotropie) und erhöhen das elektrische Schwellenpotential für die Initiierung eines Aktionspotentials (Tab. 10-5). Unabhängig von der möglichen Bedeutung bei Überdosierung ist es fraglich, ob die membranstabilisierenden Eigenschaften bei Anwendung der derzeit gültigen Dosierungsschemata von therapeutischer Relevanz sind. Therapeutisch gelangt Propranolol daher in erster Linie wegen seiner katecholaminantagonistischen Wirkung bei Arrhythmien, die auf einen erhöhten zentralnervös verursachten Sympathikotonus oder auf eine erhöhte Freisetzung von Katecholaminen aus dem Nebennierenmark zurückzuführen sind, zur Anwendung. Den stärksten therapeutischen Effekt zeigt Propranolol bei einem erhöhten Sympathikotonus. Die β-Rezeptorenblockade vermindert die Sinusfrequenz, verlängert die atrioventrikuläre Überleitungszeit und damit das PQ-Intervall, reduziert die Häufigkeit atrialer und ventrikulärer Extrasystolen und verhindert reflektorische Tachykardien infolge einer Hypotonie.[53] Hämodynamisch manifestiert sich eine Propranololapplikation in einer Verminderung des Herzminutenvolumens, einer Hemmung der Kontraktilität des Myokards (negative Inotropie) und einem Abfall des arteriellen Blutdrucks bei steigendem peripheren Gesamtwiderstand (Tab. 10-6).

Die hohe Biotransformation in der Leber durch Oxidation und Glukuronisierung führt zu einer geringen Bioverfügbarkeit bei oraler Verabreichung von Propranolol. Mindestens ein Metabolit, das 4-Hydropropranolol, hat β-blockierende Eigenschaften. Seine Konzentrationen sind beim Hund jedoch zu gering, als daß es eine therapeutische Bedeutung hätte. Das

Ausmaß der Biotransformation in der Leber steht in enger Beziehung zur Leberdurchblutung; Schwankungen der Evasionsrate von Propranolol sind daher in erster Linie auf Veränderungen der Leberdurchblutung zurückzuführen.[54, 55] Da Propranolol das Herzminutenvolumen und damit auch die Leberdurchblutung vermindert, verringert es seine eigene Ausscheidungsrate. In ähnlicher Weise kann Propranolol die Ausscheidung anderer Medikamente, die hauptsächlich über die Leber eliminiert werden und daher vom Ausmaß der Leberdurchblutung abhängen, herabsetzen (z. B. Lidocain). Die geringe Halbwertzeit von Propranolol von weniger als 90 Minuten macht die häufige Verabreichung oder die Verabreichung hoher Dosierungen zum Erreichen eines therapeutisch wirksamen Plasmaspiegels erforderlich (Tab. 10-7). Allerdings kann durch Veränderungen es Zellstoffwechsels während einer Dauertherapie mit Propranolol oder bei gleichzeitiger Verabreichung von Cimetidin die Reduzierung der verwendeten Dosierung erforderlich werden.[53] Wegen der starken Schwankungen des Plasmaspiegels nach oraler Anwendung und der Variation in der Ansprechbarkeit auf das Medikament in Abhängigkeit vom Sympathikotonus sollte Propranolol nur mit Vorsicht eingesetzt und mit geringen Dosierungen begonnen werden. Bei Hunden und Katzen mit Herzinsuffizienz kann die Propranololwirkung infolge der verminderten Leberdurchblutung und des reflektorisch erhöhten Sympathikotonus deutlich verstärkt sein. Bemerkenswerterweise haben eine erhöhte Plasmaproteinbindung von Propranolol und Nierenerkrankungen keinen Einfluß auf die Evasionsrate von Propranolol. Im Gegensatz dazu ist jedoch auch bekannt, daß ein erhöhter Plasmaspiegel von saurem α_1-Glykoprotein infolge einer Herzinsuffizienz oder einer entzündlichen Reaktion zu einer erhöhten Proteinbindung von Propranolol und damit zu einer Verminderung des Verteilungsvolumens sowie einer Verkürzung der Halbwertzeit führen kann.

Propranolol eignet sich vor allen Dingen zur Reduzierung der Herzschlagfrequenz bei gesteigertem Sympathikotonus oder bei Thyreotoxikose.[56] Sinustachykardien infolge von Hypokaliämie, Fieber oder Veränderungen der Automatie des Herzens reagieren nur unbefriedigend auf Propranolol. In praxi wird Propranolol häufig in Kombination mit Digitalispräparaten verwendet, um die Ventrikelschlagfrequenz bei Vorhofflimmern zu senken. Propranolol eignet sich zur Therapie von supraventrikulären Arrhythmien, einschließlich Vorhofextrasystolen, sowie insbesondere bei erhöhtem Sympathikotonus zur Therapie von paroxysmalen supraventrikulären und ventrikulären Tachykardien. Zur Behandlung von hartnäckigen Arrhythmien kann Propranolol in Kombination mit antiarrhythmischen Medikamenten der Klasse I (Chinidin, Procainamid, Lidocain) angewendet werden.

Hohe Propranololdosierungen oder eine fehlerhafte klinische Einschätzung des Patienten können zu Bradyarrhythmien, Hypotonie, Herzinsuffizienz, plötzlichem Herztod sowie zu Bronchospasmen und Hypoglykämie führen (Tab. 10-8). Intoxikationserscheinungen sind bei älteren Tieren relativ häufig. Bemerkenswerterweise sind Häufigkeit und Schweregrad von Nebenwirkungen beim Menschen unabhängig von der verabreichten Dosis. Dem klinischen Eindruck nach ist die Häufigkeit von Nebenwirkungen auch bei Hunden und Katzen unabhängig von der verabreichten Dosis.

Werden die Symptome einer Propranololintoxikation rechtzeitig bemerkt, sollten Dobutamin (3 bis 5 µg/kg/min), Furosemid (1,0 mg/kg) und Glycopyrrolat (0,05 mg/kg) intravenös verabreicht werden.

Es sollte nicht unerwähnt bleiben, daß die »Food and Drug Administration« (Zulassungsbehörde) in den vergangenen Jahren fünf weitere β-Rezeptorenblocker (Metoprolol, Nadolol, Timolol, Atenolol und Pindolol) für die klinische Verwendung in den Vereinigten Staaten zugelassen hat.[57, 57a] Die Unterschiede in ihren pharmakologischen Eigenschaften, in ihrer relativen Wirkung auf β_1- und β_2-Rezeptoren sowie in ihren stimulierenden Eigenschaften sind in Tab. 10-9 zusammengefaßt. Unabhängig von den aufgeführten Unterschieden verfügen alle β-Rezeptorenblocker bei adäquater Dosierung über die gleichen antiarrhythmischen Eigenschaften.

Bretylium

Bretylium, ein Antiarrhythmikum der Klasse III, ist ein blutdrucksenkendes Medikament, das wegen seiner regulierenden Wirkung auf Myokardflimmern angewendet wird. Die Flimmerschwelle des Ventrikelmyokards wird bei Hunden durch Bretylium erhöht. In isolierten Geweben erhöht es die spontane Depolarisationsfrequenz sowie die Dauer des Aktionspotentials und der Refraktärzeit (Tab. 10-5). Das Ruhepotential in teilweise depolarisierten Geweben wird stärker negativ.[58, 59] Der Wirkungsmechanismus von Bretylium ist nicht bekannt, doch könnten die experimentell ermittelten Eigenschaften für die verbesserte Erregungsleitung und die Beseitigung von Re-entry-Arrhythmien in erkranktem Myokard verantwortlich sein. Bretylium ruft keine deutlichen EKG-Veränderungen hervor. Hämodynamisch manifestiert sich eine Bretyliumapplikation in einer Erhöhung der Kontraktilität des Myokards, einer Steigerung des Herzminutenvolumens sowie einem Anstieg des arteriellen Blutdrucks (Tab. 10-6). Nach Abklingen dieser vorübergehenden Wirkungen ist lediglich eine Wirkung auf den arteriellen Blutdruck, der geringfügig erniedrigt ist, zu beobachten.[60] Die hämodynamischen Wirkungen von Bretylium werden von einer initial erhöhten Katecholaminfreisetzung und späterer Hem-

Tabelle 10-9: **Pharmakologische Eigenschaften der β-Rezeptorenblocker**

Medikament	relative β_1-Aktivität*	wirkt selektiv auf β_1-Rezeptoren	sympathiko-mimetische Aktivität	Herz-schlag-frequenz	Herz-minuten-volumen	arterieller Blutdruck	peripherer Gesamt-widerstand	AV-Über-leitungs-geschwin-digkeit	Broncho-konstrik-tion	Thrombo-zyten-aggregation
Propranolol	1,0	nein	nein	↓	↓	↓	↑	↓	↑ –	↓
Nadolol	1,0	nein	nein	↓	↓	↓	↑	↓	↑ –	↓
Timolol	8,0	nein	nein	↓	↓	↓	↑	↓	↑ –	n.u.
Metoprolol	1,0	ja	nein	↓	↓	↓	↑ –	↓	– ?	n.u.
Atenolol	1,0	ja	nein	↓	↓	↓	↑ –	↓	– ?	n.u.
Pindolol	5,0	nein	ja	↓	↓	–	↓ –	↓	–	↓

* in Relation zu Propranolol = 1,0
↑ = steigt; ↓ = sinkt; – = keine Beeinflussung; n.u. = nicht untersucht

mung der Katecholaminfreisetzung begleitet. Die Pharmakokinetik von Bretylium bei Hunden und Katzen ist nicht bekannt.

Bretylium wird in der Humanmedizin zur Behandlung von hartnäckigen ventrikulären Tachyarrhythmien und wiederholtem Kammerflimmern empfohlen.[18] Diese Therapieempfehlung kann durch experimentelle Untersuchungen an Hunden und Katzen jedoch nicht bestätigt werden. Es muß im Gegenteil angenommen werden, daß Bretylium die Entstehung von Kammertachykardien und Kammerflimmern begünstigt und die Häufigkeit von medikamentell verursachten ventrikulären Tachykardien erhöht.[61, 62] Die Ursache für den Unterschied zwischen den Untersuchungen ist unklar, möglicherweise ist er jedoch auf die bei Tieren fehlenden großflächigen Myokardinfarkte, die beim Menschen in der Regel die Ursache für Kammerflimmern sind, zurückzuführen.

Angaben über Bretyliumintoxikationen bei Hunden und Katzen gibt es nicht. Zu erwartende Symptome sind Übelkeit, Erbrechen, Hypotonie und möglicherweise eine Verstärkung bereits bestehender Rhythmusstörungen (Tab. 10-8). Kürzlich konnte nachgewiesen werden, daß das oral resorbierbare Bretyliumanalog Bethanidinsulfat eine regulierende Wirkung auf Myokardflimmern hat.[63]

Verapamil

Verapamil, ein Antiarrhythmikum der Kalsse IV, gehört zu einer Gruppe von kardiodepressiv wirkenden Medikamenten, die die Ca^{++}-Kanäle und damit den transmembranösen Kalziumtransport hemmen (Kalziumantagonisten). Im Gegensatz zu der Mehrzahl der Antiarrhythmika der Klasse I betrifft die elektrophysiologische Wirkung des Verapamils sowohl den Sinus- als auch den AV-Knoten. Die Impulsbildungsfrequenz in isoliertem Sinusknotengewebe und die Erregungsleitungsgeschwindigkeit im AV-Knoten sind nach Verapamilapplikation herabgesetzt.[64, 65] Diese Effekte sind dosisabhängig und unabhängig von Tonus des vegetativen Nervensystems. Die Aufhebung dieser Effekte nach Zugabe von Ca^{++}-Ionen zu dem Medium ist ein Hinweis auf die Bedeutung der Kalziumionenströme für die Normalfunktion des Erregungsbildungs- und Erregungsleitungssystems. Im Gegensatz zu den Wirkungen auf Sinus- und AV-Knotengewebe beeinflußt Verapamil in therapeutischen Dosierungen das Vorhof- und Kammermyokard sowie die Purkinjefasern kaum. Die normale, von den Purkinjefasern ausgehende spontane Automatie wird durch Verapamil nicht verändert (Tab. 10-5). Spontane und elektrisch stimulierte Rhythmen mit Ursprung in depolarisiertem Herzgewebe werden unterdrückt. Darüber hinaus werden spontane Depolarisationen als Folge von getriggerter Aktivität eliminiert.[18, 66] Die Schwelle zum Myokardflimmern bei Elektrostimulation ist beim Hund nach Verapamilapplikation erhöht. Diese elektrophysiologischen Wirkungen des Verapamils sind eine Folge seiner hemmenden Eigenschaften auf die Natriumionen- und insbesondere die Kalziumionenströme im Herzgewebe. Elektrokardiographische und hämodynamische Untersuchungen zeigten, daß Verapamil zu einer deutlichen Verlängerung des PQ-Intervalls führt, aber die Entladungsfrequenz des Sinusknotens sowie die Dauer von QRS-Komplex und QT-Intervall bei Patienten mit Sinusrhythmus kaum oder gar nicht verändert (Tab. 10-5). Periphere Vasodilatation, Dilatation der Koronararterien und negative Inotropie sind die drei wichtigsten Veränderungen nach intravenöser Verapamilapplikation (Tab. 10-6). Die Gefäßerweiterung ist Ausdruck einer direkten vasodilatativen Wirkung in Verbindung mit einer geringen Blockade der α-Rezeptoren.[66–68] Die negativ inotrope und blutdrucksenkende Wirkung des Verapamils kann bei Patienten mit kompensierter Stauungsinsuffizienz zu Stauungserscheinungen führen.

Verapamil wird bei Hunden nach oraler Verabreichung schlecht resorbiert und zu einem hohen Prozentsatz bei der ersten Leberpassage eliminiert.[69] Wie bei Lidocain, Disopyramid und Propranolol ist auch die Verapamilausscheidung bei Hunden in erster Linie vom Ausmaß der Leberdurchblutung abhängig. Das wiederum bedeutet, daß eine Reduzierung der Leberdurchblutung infolge von Krankheiten, Medikamenten oder Manipulationen zu einer Verlangsamung der Verapamilausscheidung führt. Obwohl Verapamil in hohem Maße an Plasmaproteine gebunden wird, beeinflussen Veränderungen der Plasmaproteinbindung und der Ausscheidung in den Nieren die Elimination von Verapamil nicht. Die bei Hunden geringe Halbwertzeit nach intravenöser Applikation von weniger als 60 Minuten macht die häufige Verabreichung von Verapamil zur Aufrechterhaltung eines therapeutisch wirksamen Plasmaspiegels erforderlich (Tab. 10-7). Angaben über die pharmakokinetischen Eigenschaften von Verapamil bei Katzen gibt es bisher nicht. Bei dauerhaft digitalisierten Patienten kann Verapamil zu einer Erhöhung des Serumdigoxinspiegels führen und damit eine Reduzierung der Digoxindosierung erforderlich machen.[70]

Therapeutisch wird Verapamil hauptsächlich zur Kontrolle von supraventrikulären Tachyarrhythmien angewendet. Obwohl die meisten Angaben über die antiarrhythmischen Eigenschaften von Verapamil aus humanmedizinischen Untersuchungen stammen, kann doch von einem gleichen Wirkungsspektrum bei Tieren ausgegangen werden. Verapamil reduziert die Sinusschlagfrequenz bei Vorhoftachykardien, beseitigt supraventrikuläre Tachykardien als Folge einer Re-entry-Erregungsleitung und eliminiert Re-entry-Tachykardien als Folge von Erregungsleitung in akzessorischen Leitungsbahnen. Die Ventrikelschlagfrequenz wird bei Hunden mit Vorhofflattern oder -flimmern stark reduziert. Verapamil ist nur bedingt zur Therapie von ektopen Vorhoftachykardien, zur Beseitigung von Vorhofflimmern und zur Wiederherstellung eines Sinusrhythmus bei Kammertachykardien geeignet.[68] Eine detailliertere Abschätzung der therapeutischen Möglichkeiten von Verapamil bei Hunden und Katzen setzt jedoch weitere klinische Untersuchungen voraus.

Akute Verapamilintoxikationen sind durch Hypotonie sowie die Reduzierung der Aktivität des Sinus- und AV-Knotens gekennzeichnet (Tab. 10-8). Dabei kann es zu allen Graden eines AV-Blocks kommen. Verapamil ist bei Patienten mit Sinusbradykardie oder Sinusknotenerkrankung (»sick sinus syndrome«, Sinusknotensyndrom) kontraindiziert. Der Versuch, die Ventrikelschlagfrequenz bei Vorhofflimmern bei Hunden mit Kardiomyopathien mit Verapamil zu reduzieren, führte zu deutlicher Hypotonie und kardiogenem Schock. Beim Auftreten von Anzeichen eines Kreislaufversagens sollten Elektrolytlösungen, Kalziumsalze, Kalziumchlorid und Katecholamine (Dobutamin, Dopamin) intravenös verabreicht werden.

In der Humanmedizin gibt es seit einiger Zeit zwei neue Kalziumantagonisten: Nifedipin und Diltiazem. Diese beiden Medikamente verfügen über eine ganze Anzahl von direkten elektrophysiologischen und hämodynamischen Wirkungen, die denen des Verapamils ähnlich sind.[71] Diltiazem eignet sich zur Therapie von supraventrikulären Tachyarrhythmien, während Nifedipin wegen seiner reflektorischen Erhöhung des Adrenotonus nicht indiziert ist. Bevor diese Medikamente zur Anwendung bei Hunden und Katzen empfohlen werden können, müssen noch weitere klinische Erfahrungen gesammelt werden.

Digitalis

Die Digitalisglykoside Digoxin und Digitoxin sind zur Therapie von Herzarrhythmien besonders geeignet. Die Mehrzahl ihrer antiarrhythmischen Effekte resultiert jedoch aus indirekten Wirkungen.[72] Therapeutische

Konzentrationen von Digitalis führen nur zu geringfügigen Veränderungen der Sinusschlagfrequenz, der Erregungsleitungsgeschwindigkeit, der Refraktärzeit sowie der Erregbarkeit von isoliertem Myokardgewebe (Tab. 10-5). Toxische Konzentrationen von Digitalis können die Myokardzellen depolarisieren, die Erregungsleitungsgeschwindigkeit reduzieren und die Refraktärzeit verkürzen. Schwankungen des Ruhepotentials infolge einer Digitalisintoxikation können zu verstärkter Automatie in den Zellen des Erregungsleitungssystems und des Myokards führen.[72] Diese toxischen Wirkungen sind für die Entstehung von Herzarrhythmien als Folge einer Re-entry-Erregungsleitung oder ektoper Automatie verantwortlich. Darüber hinaus senkt Digitalis die Schwelle zum Kammerflimmern. Die Digitaliswirkung auf die elektrische und mechanische Aktivität des Herzens bei gesunden Hunden und Katzen resultiert aus Veränderungen der Automatie sowie der Empfindlichkeit des Herzens für parasympathische und sympathische Neurotransmitter. Therapeutische Digitaliskonzentrationen erhöhen den Vagotonus, sensibilisieren die arteriellen und ventrikulären Druckrezeptoren und erhöhen die Aktivität zentralnervöser Kerngebiete des Nervus vagus. Toxische Digitaliskonzentrationen können darüber hinaus die efferente zentralnervöse Sympathikusaktivität verstärken.[72] Klinisch führen diese gegensätzlichen pharmakologischen Wirkungen zu einer Reduzierung der Sinusfrequenz, zu einer Verlängerung der atrioventrikulären Überleitungszeit sowie zu einer Verbesserung der intraatrialen Erregungsleitungsgeschwindigkeit.[18] Diese Veränderungen sind Ausdruck einer Azetylcholinwirkung auf die Zellmembranen des Herzens, die die Automatie hemmt sowie das Myokardgewebe hyperpolarisiert und damit zu einer verbesserten Erregungsleitung führt. Therapeutische Konzentrationen von Digitalisglykosiden stabilisieren die Hämodynamik, indem sie die Kontraktilität des Herzens erhöhen und damit das Herzminutenvolumen und den arteriellen Blutdruck beeinflussen (Tab. 10-6). Eine negativ inotrope Wirkung ist auf die Hemmung der ATP-abhängigen Na^+/K^+-Ionenpumpe zurückzuführen, die über eine intrazelluläre Kalziumanreicherung eine stärkere Aktin-Myosin-Bindung verursacht.[72] Auch bei Patienten mit Herzinsuffizienz infolge einer digitalisverursachten Steigerung der Kontraktilität des Myokards und einer Reduzierung des Sympathikotonus ist das Herzminutenvolumen erhöht und die Herzschlagfrequenz reduziert.

Digitalis wird zur Arrhythmiebehandlung nur selten intravenös appliziert. In der Regel führt die orale Medikation trotz der schwankenden Resorption und Biotransformation in der Leber zu einer befriedigenden Plasmakonzentration (Tab. 10-7). Schwierigkeiten bei der Resorption konnten durch die Entwicklung verschiedener oraler Formulierungen von Digitalis in den vergangenen Jahren weitestgehend ausgeräumt werden. Die effektive Plasmakonzentration ist von der Ausscheidung in den Nieren, dem Grad der Plasmaproteinbindung sowie körpereigenen Clearancemechanismen abhängig.[72, 73] Diese variierenden Faktoren machen einerseits das häufige Nachdosieren bei Patienten mit Nierenerkrankungen oder Stauungsinsuffizienz erforderlich und unterstreichen andererseits die Bedeutung wiederholter Bestimmungen der Plasmakonzentration von Digitalis. Darüber hinaus wird Digitalis bei Patienten mit Urämie von den Bindungsstellen in der Skelettmuskulatur verdrängt, wodurch die aktive Plasmakonzentration steigt.[74] Wie bereits erwähnt wurde, können auch Chinidin und Verapamil zu einer Erhöhung der Plasmakonzentration von Digoxin durch Reduzierung der renalen Digoxinausscheidung führen.[70]

Wegen der indirekten Wirkungen auf das supraventrikuläre Gewebe sind Digitalispräparate in idealer Weise zur Behandlung einer großen Anzahl von supraventrikulären Tachyarrhythmien geeignet. Sie können zur Therapie von Sinustachykardien, ektopen Vorhofschrittmachern sowie Vorhofflattern oder -flimmern eingesetzt werden.[72] Gelegentlich kann Vorhofflimmern bei Hunden wieder in einen Sinusrhythmus übergehen, obwohl die häufigere Wirkung eine Reduzierung der Ventrikelschlagfrequenz ist. Wegen seiner Fähigkeiten, die Größe des Herzens zu verringern, die Hämodynamik zu stabilisieren und den Säure-Basen-Haushalt zu normalisieren, kann Digitalis auch bei der Behandlung ventrikulärer Arrhythmien wirksam sein. Der therapeutische Gebrauch von Digitalis bei Hunden und Katzen mit Sinustachykardie im Zusammenhang mit der Sinusknotenerkrankung und Vorhofflimmern infolge von Erregungsleitung in akzessorischen Leitungsbahnen ist Gegenstand kontroverser Diskussionen, weshalb für diese Fälle keine eindeutigen Richtlinien empfohlen werden können.

Intoxikationserscheinungen im Zusammenhang mit einer Digitalisapplikation sind häufig und manifestieren sich als Somnolenz, Anorexie, Erbrechen und Diarrhoe.[72, 73] Eine Dauertherapie kann zu einem Kaliummangel führen.[73] Eine Hypokaliämie verstärkt die Wirkungen der Digitalisglykoside auf die Zellmembranen des Herzens. Elektrokardiographisch manifestieren sich Digitalisintoxikationen als Sinusbradykardie, AV-Block I. oder II. Grades, Sinusstillstand, Sinusblock, Veränderungen der ST-Strecke, Erregungsleitungsstörungen, AV-Rhythmen und Kammerarrhythmien (ABB. 10-6). Ventrikuläre Arrhythmien infolge einer Digitalisüberdosierung reagieren sehr gut auf Lidocain- oder Phenytoingaben. Zur Behandlung einer Bradykardie eignen sich Atropin oder Glykopyrrolat.

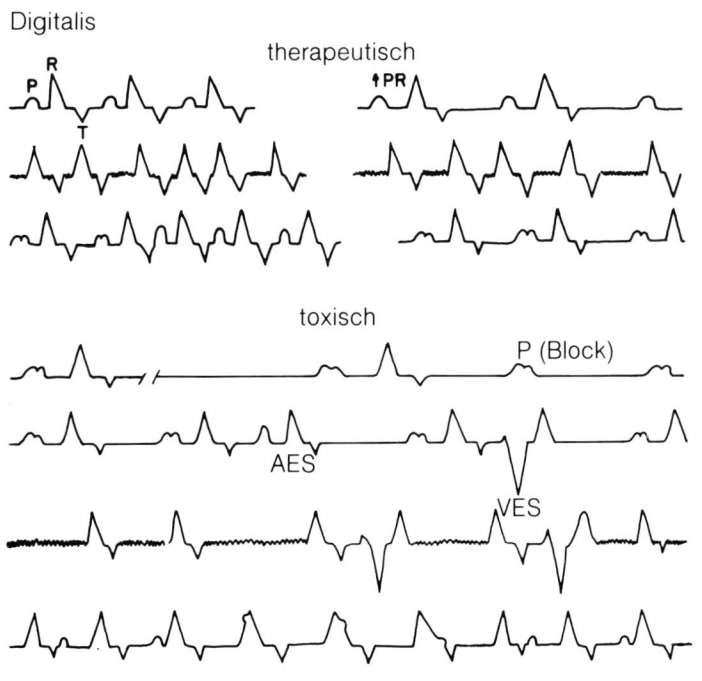

ABB. 10-6: Digitalis in therapeutischen Konzentrationen führt zu einer Verlängerung des PQ-Intervalls sowie zu einer Reduzierung der Ventrikelschlagfrequenz bei Vorhofflimmern und hat einen protektiven Effekt gegenüber Vorhoftachykardien (die oberen drei Aufzeichnungen). In toxischen Konzentrationen führt Digitalis zum AV-Block II. Grades, zu atrialen und ventrikulären Extrasystolen, Kammerbradykardie bei Vorhofflimmern sowie AV-Rhythmen mit AV-Dissoziation (die unteren vier Aufzeichnungen).

Die klinische Behandlung der Arrhythmien

Allgemeine Prinzipien

Die Bedeutung einer Arrhythmie wird von der Art der Rhythmusstörung sowie dem Charakter der Grundkrankheit bestimmt. Viele Arrhythmien bedürfen überhaupt keiner Therapie bzw. regulieren sich selbst, wenn die auslösende Grundkrankheit behandelt wird. Der Entscheidung zur Behandlung einer Arrhythmie sowie der Wahl der Therapie sollten folgende Überlegungen vorausgehen:[75]

1. Bewertung des Grades der hämodynamischen und funktionellen Beeinträchtigung.
2. Prinzipielle Beurteilung der Art der Arrhythmie in Beziehung zur Fachliteratur und persönlichen Erfahrung.
3. Beurteilung der Arrhythmie des einzelnen Patienten.
4. Abschätzung der Wahrscheinlichkeit weiterer elektrischer Destabilisierung (z. B. Kammertachykardie oder -flimmern).
5. Abschätzung der Wahrscheinlichkeit einer Stauungsinsuffizienz (z. B. bei Vorhofflimmern oder AV-Block III. Grades).
6. Bewertung der möglichen rhythmuskorrigierenden Maßnahmen und Medikamente.
7. Festlegung einer medikations- und patientengerechten Applikationsform.
8. Risikoabschätzung möglicher Nebenwirkungen.
9. Beurteilung möglicher Wechselwirkungen zwischen Antiarrhythmika und anderen Medikamenten.

Obwohl einige Arrhythmien nicht wirklich zufriedenstellend therapiert werden können, kann eine antiarrhythmische Therapie das Risiko für das Entstehen von bedrohlicheren Arrhythien in der Regel senken und den Allgemeinzustand des Patienten deutlich verbessern. Beispielsweise ist Procainamid in der Lage, den zu Synkopen führenden paroxysmalen Kammertachykardien bei Boxern mit Kardiomyopathien vorzubeugen, während es einzelne ventrikuläre Extrasystolen nicht beseitigen wird. In gleicher Weise ist auch die Applikation von Digitalis und β-Rezeptorenblockern bei Bernhardinern mit Vorhofflimmern zu beurteilen, bei denen sich der klinische Allgemeinzustand infolge der Reduzierung der Ventrikelschlagfrequenz deutlich verbessern wird, obwohl die Digoxin-Propranolol-Kombinationstherapie nicht in der Lage ist, einen normalen Sinusrhythmus herbeizuführen.

Die Beurteilung eines Patienten mit einer Arrhythmie sollte sich auf folgende Angaben stützen: Anamnese einschließlich vorhergehender Medikationen, klinische Allgemeinuntersuchung, Untersuchung des Herz-Kreislauf-Systems, Beurteilung des hämodynamischen und metabolischen Zustandes, Ermittlung von interkurrenten, extrakardialen Erkrankungen, eingehende Beurteilung vergangener und gegenwärtiger Elektrokardiogramme sowie eine Bewertung der derzeitigen Medikation (Tab. 10-4). Aufbauend auf eine solche systematische Beurteilung, kann der Kliniker in der Regel ermitteln, ob die Arrhythmie kardialen oder extrakardialen Ursprungs ist, und die Risiken und Nutzen einer antiarrhythmischen Therapie einschätzen.

Tabelle 10-4 gibt eine Übersicht über die systematische Beurteilung eines Patienten mit einer Arrhythmie. Es lassen sich zahlreiche Beispiele für die Wichtigkeit einer systematischen Beurteilung vor Beginn einer Therapie nennen. Gibt beispielsweise der Vorbericht Hinweise auf eine plötzliche Abnahme des Blutdrucks und zeigt das EKG Anzeichen eines Sinusstillstands oder häufiger ventrikulärer Extrasystolen, hat die Arrhythmie wahrscheinlich die klinischen Symptome verursacht, so daß eine antiarrhythmische Therapie sinnvoll erscheint. Ergeben sich bei der klinischen oder röntgenologischen Untersuchung Hinweise auf eine Herzinsuffizienz infolge einer Erkrankung der Herzklappen oder des Myokards, kann eine direkte inotrope, diuretische und vasodilatative Therapie zur Kontrolle der arrhythmieprädisponierenden Faktoren erforderlich sein. Einige Arrhythmien verschwinden nach Behandlung der Stauungsinsuffizienz und der Größenabnahme des Herzens spontan. Bei hämodynamisch stabilen Patienten mit einzelnen postoperativen ventrikulären Extrasystolen ist eine antiarrhythmische Therapie überflüssig. Häufig führen bereits die Ermittlung und die Behandlung von Hypovolämie, Anämie, Azidose, Hypoxie, Hypokaliämie oder Hyperkaliämie zur Beseitigung von Rhythmusstörungen. In anderen Fällen ist eine sofortige medikamentöse Therapie zur Vermeidung von fortschreitender Hypotonie, Stauungserscheinungen oder Hypoperfusion von Organen erforderlich. Dies gilt insbesondere für traumatisierte Tiere, Patienten mit hohem Operationsrisiko und Kleintieren mit Stauungsinsuffizienz. Es gibt jedoch auch therapeutische »Grauzonen«-Patienten, die allen Regeln einer schnellen und sachgerechten Therapie trotzen. Zur Behandlung solcher Patienten ist ein gutes klinisches Beurteilungsvermögen erforderlich. Ein typisches Beispiel für einen solchen Fall ist der Hund mit einer idioventrikulären Tachykardie, der trotz der hohen Ventrikelschlagfrequenz hämodynamisch stabil ist.

Es ist leicht einsehbar, daß kein noch so detailliertes Schema therapeutischer Richtlinien jeden denkbaren klinischen Fall erfassen wird. Der erfahrene Kliniker wird die einzuleitenden Maßnahmen jedoch immer auf eine ausführliche Anamnese, eine gründliche Untersuchung des Patienten sowie auf eine genaue Kenntnis der möglichen Therapie stützen. Ohne eine eingehende, systematische Analyse des EKG sind die meisten antiarrhythmischen Therapieansätze wirkungslos. Zum Beispiel beobachtet man es nicht selten, daß ein Patient mit Lidocain wegen einer Kammertachykardie behandelt wird, obwohl der tatsächliche Rhythmus eine Sinustachykardie mit Rechtsschenkelblock ist. Auch eine eingehende Kenntnis der Pharmakokinetik der Antiarrhythmika[21, 75, 76] ist für die Wahl einer adäquaten Dosierung bei Patienten mit veränderter Nieren- oder Leberfunktion unerläßlich. Darüber hinaus müssen im Zeitalter häufiger und wiederholter Medikamentengabe mögliche Wechselwirkungen zwischen den Arzneimitteln berücksichtigt werden. Auf diesen Überlegungen basieren die folgenden allgemeinen Richtlinien zur Behandlung der einzelnen Arrhythmien.

Sinusrhythmus

Ein regelmäßiger Sinusrhythmus und eine respiratorische Sinusarrhythmie sind physiologische Normalbefunde bei Hunden und Katzen. Eine Sinusarrhythmie wird durch Schwankungen des Vagotonus verursacht, d. h., physiologische Veränderungen und Krankheitszustände, die zu einer Verstärkung des Vagotonus führen, können eine deutliche Sinusarrhythmie auslösen. Im pathologischen Sinne ist eine Sinusarrhythmie häufig bei pulmonalen, zentralnervösen und gastrointestinalen Störungen sowie nach Verabreichung von cholinergen Medikamenten wie Pilocarpin, Pyridostigminbromid, Narkotika und Xylazin. Bisweilen können die Sinuspausen relativ lang werden und von einzelnen Ersatzsystolen unterbrochen werden, wodurch ein Sinusstillstand vorgetäuscht wird. Solange jedoch keine deutliche Bradykardie mit Anzeichen einer Hypotonie vorliegt, sollte eine Sinusarrhythmie nicht behandelt werden.

Sinusbradykardie: Sinusbradykardien treten im Zusammenhang mit organischen Herzerkrankungen, Endokrinopathien, Hypothermie, Verabreichung von Medikamenten und klinischen Störungen, die reflektorisch den

Tabelle 10-10: **Verwendung von Antiarrhythmika zur Therapie von Herzarrhythmien**

generische Bezeichnung	häufig verwendete Präparate*	Indikationen	Nebenwirkungen	Dosierung**
Atropin	Atropinsulfat	Sinusbradykardie; Sinuatrialer Stillstand; Partieller AV-Block	Sinustachykardie; ektope Komplexe; okulare, gastrointestinale und pulmonale Nebenwirkungen; paradoxe Vaguseffekte	0,01-0,2 mg/kg iv, im 0,02-0,04 mg/kg sc (Hunde und Katzen)
Digitoxin	Digimerck Crystodigin; 0,2 mg/ml; 0,1 und 0,2 mg Tabletten Foxalin; 0,1; 0,25; 0,5 mg	Supraventrikuläre Extrasystolen; Supraventrikuläre Tachykardien; Vorhofflattern/-flimmern	Anorexie; Somnolenz; Erbrechen; Diarrhoe; AV-Block; ektope AV-Tachykardien	Orale Erhaltungstherapie: 0,04-0,1 mg/kg, in 2 oder 3 Tagesdosierungen geteilt. Rasche iv-Digitalisierung: 0,01-0,03 mg/kg; 50 % der Dosis iv verabreichen, 30 bis 60 Min. warten, dann weitere 25 % iv geben, nochmals 30 bis 60 Min. warten und nach Bedarf Rest verabreichen
Digoxin	Lanicor Lanitop Noyodigal Lanoxin; 0,05 mg/ml; 0,125; 0,25; 0,5 mg Tabletten; Cardoxin 0,05; 0,15 mg/ml	wie bei Digitoxin	wie bei Digitoxin	Orale Erhaltungstherapie: 0,01-0,02 mg/kg, in 2 oder 3 Tagesdosierungen geteilt. Rasche iv-Digitalisierung: 0,01-0,02 mg/kg iv wie Digitoxin verabreichen. Rasche orale Digitalisierung: 0,02-0,06 mg/kg, in 2 Tagesdosierungen geteilt. Bei Katzen: 0,007-0,015 mg/kg in 2 Tagesdosierungen geteilt
Glykopyrrolat (Glycopyrroniumbromid)	Robinul ad inj.; 0,2 mg/ml	Sinusbradykardie; Sinuatrialer Stillstand	wie bei Atropin	0,005-0,1 mg/kg iv, im 0,01-0,02 mg/kg sc (Hunde und Katzen)
Isopropamid	Priamide-Eupharma Darbid; 5 mg Tabletten	Partieller AV-Block; Sinuatrialer Stillstand	wie bei Atropin, Keratokonjunctivitis sicca	2,5-5 mg 2mal bis 3mal tägl.
Isoproterenol (Isoprenalin)	Aludrin Isoprel HCl ad inj.; 0,2 mg/ml; 1 und 5 ml Ampullen Proternol; 20 und 40 mg Tabletten Isuprel; 10 mg	Sinuatrialer Stillstand; Sinusbradykardie; Vollständiger AV-Block	ZNS-Reizung; ektope Komplexe; Tachykardie; Erbrechen	0,4 mg in 250 ml D5W, langsam nach Effekt infundieren
Lidocain HCl	Xylocain (ohne Adrenalin); 2 % (20 mg/ml)	Ventrikuläre Extrasystolen; Kammertachykardien	ZNS-Exzitation; Anfälle; Tremor; Erbrechen (Rx mit Diazepam); andere Rhythmusstörungen	2-4 mg/kg langsam iv, auf maximal 8 mg/kg wiederholbar. Bei Katzen: 0,25-1 mg/kg iv über 5 Min. Dauertropf*** bei Hunden: 25-75 µg/kg/Min.
Procainamid	Procainamid Duriles Novacamid Pronestyl ad inj.; 100 und 250 mg/ml; 250 und 500 mg Tabletten; Procan retard; 250 und 500 mg	Ventrikuläre Extrasystolen; Kammertachykardien	Schwäche, Hypotonie; reduzierte Kontraktilität; Anorexie; Erbrechen; Verbreiterung der QRS-Komplexe und der QT-Intervalle; AV-Block	6-8 mg/kg iv über 5 Min.; Dauertropf***: 25-40 µg/kg/Min.; 6-20 mg/kg im alle 4-6 Std.; Tabletten: 8-20 mg/kg alle 6 Std.
Propranolol HCl	Dociton, Indobloc Inderal; 1 mg/ml; 10, 20, 40, 80 mg Tabletten	Supraventrikuläre Extrasystolen und Tachykardien; Vorhofflimmern; ventrikuläre Extrasystolen	reduzierte Kontraktilität; Bronchokonstriktion; Verlust kompensatorischer Mechanismen	0,04-0,06 mg/kg langsam iv; 0,2-1,0 mg/kg 3mal tägl. oral; (Hunde und Katzen)
Chinidin -sulfat -glukonat -polygalacturonat	Chinidin-Duriles Chinidinum sulfuricum Chinidinum Compretten Chinidinglukonat ad inj.; 80 mg/ml; Chinidinsulfat-Tabletten; 200 mg; Quinidex-(retard-)Tabletten; 300 mg; Quinaglute Dura-tabs (Chinidinglukonat); 324 mg; Cardioquin-Tabletten (Chinidinpolygalacturonat); 275 mg	Ventrikuläre Extrasystolen; Kammertachykardie; akutes Vorhofflimmern; therapieresistente supraventrikuläre Tachykardien	wie bei Procainamid; Wechselwirkungen mit Digoxin; Harnretention	6-20 mg/kg im alle 6 Std.; 6-16 mg/kg alle 6 Std. oral; Quinaglute Dura-tabs (Chinidinglukonat) und Cardioquin-Tabletten (Chinidinpolygalacturonat) 8-20 mg/kg alle 6-8 Std. oral

* Beispiel für Handelspräparate in Deutschland, wegen der verschiedenen Zubereitungen s. Rote Liste
** Alle Dosierungen beziehen sich, soweit nicht ausdrücklich vermerkt, auf den Hund.
*** Bestimmung der Dauertropfdosierung: Körpergewicht (in kg) × Dosierung (in µg/kg/Min.) × 0,36 = über 6 Stunden intravenös zu verabreichende Gesamtdosis in mg, z. B.: 20 kg Hund, 50 mg/kg/Min. = 20 × 50 × 0,36 = 360 mg in 6 Stunden

Modifiziert aus: BONAGURA, J. D.: Therapy of cardiac arrhythmias. In: Current Veterinary Therapy. Volume 8. Herausgegeben von R. W. Kirk. Philadelphia, W. B. Saunders, 1983.

Vagotonus erhöhen, auf (Tab. 10-3). Die meisten Sinusbradykardien verschwinden spontan nach Beseitigung der Grundkrankheit. Bei ansonsten herzgesunden Hunden wird eine Ventrikelschlagfrequenz von 40 bis 50 pro Minute in Ruhe normalerweise zur Aufrechterhaltung des normalen Herzminutenvolumens ausreichen. Daher sollte eine Sinusbradykardie lediglich bei abfallendem Blutdruck oder bei anderen, möglicherweise bedrohlichen Zuständen, z. B. infolge einer Hypovolämie oder einer Narkose, behandelt werden.

Da eine Sinusbradykardie als Folge einer Hypothermie, Hypothyreoidismus, Hyperkaliämie, Hypoglykämie und von Inhalationsnarkotika in der Regel nicht auf Anticholinergika reagieren wird, gehört zur Behandlung einer Sinusbradykardie immer auch die Ermittlung und die Beseitigung der auslösenden Grundkrankheit bzw. Störung. Eine symptomatische Sinusbradykardie wird durch parenterale Applikation von Atropin oder Glycopyrrolat behandelt. Soweit möglich, sollte Atropin immer intramuskulär oder subkutan verabreicht werden (Tab. 10-10), da es nach intravenöser Applikation häufig divergierende Effekte auf den Sinus- und den AV-Knoten hat[77] und eine Sinusbradykardie sogar verstärken oder zu einem vorübergehenden AV-Block führen kann.[78, 79] Eine rasche intravenöse Injektion von Atropin kann infolge der autonomen Imbalance auch zu ventrikulären Arrhythmien führen.[78] In kardiovaskulären Notfallsituationen kann die Aktivität des Sinusknotens durch Sympathikomimetika wie Adrenalin, Istoproterenol und Dopamin-HCl angeregt werden. In einigen Fällen wird jedoch die vorübergehende transvenöse Verlegung einer Schrittmacherelektrode erforderlich sein. Unterstützend sollte die sinusbradykardieverursachte Hypotonie durch intravenöse Flüssigkeitssubstitution behandelt werden.

Sinustachykardie: Eine Sinustachykardie ist Ausdruck eines erhöhten Sympathikotonus (Tab. 10-3). Unter der Voraussetzung, daß die Ursache behandelt wird, ist eine spezifische antiarrhythmische Therapie in der Regel nicht erforderlich. Maßnahmen, die häufig zur Beseitigung einer Sinustachykardie führen, sind z. B. Käfigruhe, Verabreichung von Analgetika, Antipyretika, Sauerstoff und Flüssigkeitssubstitution. Eine Sinustachykardie im Zusammenhang mit einer Stauungsinsuffizienz kann durch Digitalisierung beseitigt werden. Propranolol wird zur Behandlung von Sinustachykardien bei Thyreotoxikose und bei der hypertrophen Form der felinen Kardiomyopathie verwendet. Bei Tieren mit persistierender Sinustachykardie und anderen Arrhythmien im Zusammenhang mit zentralnervösen Störungen (»brain-heart-syndrome«) sind β-Rezeptorenblocker zum Schutze der Herzfunktion indiziert.[80] Sympathikolytika wie Propranolol sollten parenteral nur verdünnt und mit äußerster Vorsicht über einen Zeitraum von 5 bis 10 Minuten verabreicht werden.

Sinusknotenerkrankung (»sick sinus syndrome«, Sinusknotensyndrom): Die Bezeichnung »Sinusknotenerkrankung« umfaßt einen Komplex von Herzrhythmusstörungen, der sich als Sinusbradykardie, Sinustachykardie, sinuatrialer Stillstand, supraventrikuläre Extrasystolen, supraventrikuläre Tachykardien und häufig auch im Zusammenhang mit einhergehenden AV-Knoten- und intraventrikulären Erregungsleitungsstörungen manifestieren kann. Eine oder auch mehrere der genannten Veränderungen können gleichzeitig bei einem Patienten vorliegen.[81-83] Bei der Sinusknotenerkrankung besteht eine deutliche Disposition einzelner Rassen (Tab. 10-3). Glücklicherweise sind plötzliche Todesfälle auch bei Hunden mit häufigen Synkopen relativ selten. Therapeutisch relevant werden diese Arrhythmien, da sie häufig mit allgemeinen Schwächeanfällen und Synkopen einhergehen (ABB. 10-7).

Symptomlose Hunde bedürfen keiner Therapie, während Patienten mit Symptomen folgendermaßen eingeteilt werden: Gruppe I umfaßt alle Hunde, die die Symptome einer Sinusbradykardie oder eines Sinusstillstands zeigen. Die Hunde der Gruppe II zeigen Phasen eines Sinusstillstands, denen Sinus- oder supraventrikuläre Tachykardien vorausgehen. Prinzipiell gilt, daß den Hunden der Gruppe I keine Digitalisglykoside verabreicht werden sollten, während bei den Hunden der Gruppe II ein Therapieversuch mit Digitalis oder sogar Propranolol zur Verringerung der Vorhoftachykardien, die den erkrankten Sinusknoten überbeanspruchen

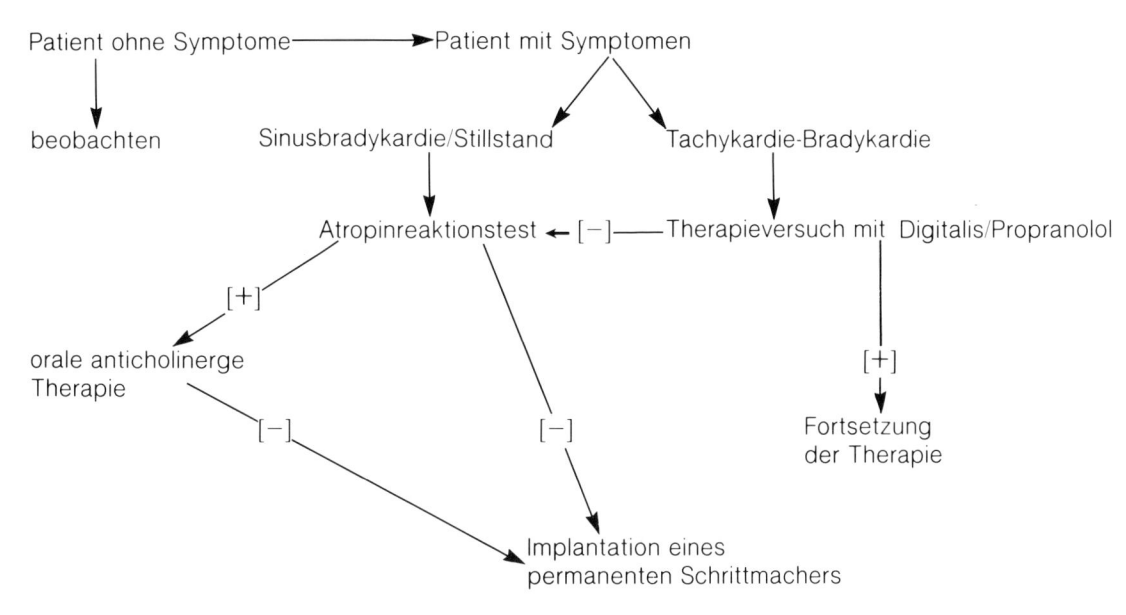

ABB. 10-7: Therapie der Sinusknotenerkrankung. [+] = positiver therapeutischer Effekt; [−] = negativer therapeutischer Effekt.

und damit inaktivieren können, unternommen werden sollte. Hunde mit Sinusstillstand werden einem Atropinreaktionstest unterzogen. Dazu wird Atropin in einer Dosierung von 0,04 mg/kg KGW intramuskulär appliziert und in den folgenden 15 Minuten ein EKG abgeleitet. Hunde, die in dieser Zeit einen regelmäßigen Sinusrhythmus oder sogar eine Sinustachykardie entwickeln, können auf eine Therapie mit Anticholinergika eingestellt werden. Ihnen werden entweder Isopropamid-Tabletten (Darbid — 2,5 bis 5,0 mg, 2- bis 3mal tägl.) oder Propanthelinbromid (Pro-banthine — 3,75 bis 7,5 mg, 2- bis 3mal tägl.) über einen Zeitraum von einer Woche verabreicht. Hunde, die auf parasympathikolytische Medikamente nicht reagieren oder bei denen sich zu starke anticholinerge Nebenwirkungen manifestieren (Erbrechen, trockene Schleimhäute, Diarrhoe), benötigen einen permanenten Herzschrittmacher. Solange keine Anzeichen einer Stauungsinsuffizienz vorhanden sind, ist die Prognose der Schrittmachertherapie relativ günstig.[84] Die klinischen Reaktionen auf die Arzneitherapie können bisweilen unvorhersehbar sein. Therapeutische Mißerfolge werden relativ häufig sein, wenn die Behandlung sich ausschließlich auf die orale Verabreichung von anticholinergen Substanzen stützt.

Supraventrikuläre Arrhythmien

Vorhof- und AV-Extrasystolen: Extrasystolen mit Ursprung in den Vorhöfen oder dem AV-Knoten sind häufig und können durch zahlreiche kardiale und extrakardiale Ursachen ausgelöst werden (Tab. 10-3).[6, 8, 85] Die klinische Bedeutung von supraventrikulären Extrasystolen ist von der Häufigkeit, der Erscheinungsform und der Grundkrankheit abhängig. Bei Tieren mit Kardiomegalie können Extrasystolen Vorboten von bedrohlicheren Rhythmusstörungen wie supraventrikulären Tachykardien, paroxysmalen und anhaltenden Vorhoftachykardien, Vorhofflattern und Vorhofflimmern sein.

Es gibt bisher noch keine systematischen klinischen Angaben über die Wirksamkeit der Pharmakotherapie bei den einzelnen Formen der supraventrikulären Arrhythmien; die klinische Erfahrung zeigt jedoch, daß sich viele dieser Arrhythmien spontan durch Beseitigung der auslösenden metabolischen Störung oder Behandlung der Stauungsinsuffizienz beheben lassen. Seltene oder einzelne Extrasystolen werden nicht behandelt, solange das Tier frei von Synkopen ist oder eine (nicht nachgewiesene) paroxysmale Tachykardie vorliegt. Eine antiarrhythmische Therapie ist bei einem oder mehreren der folgenden Symptome indiziert: 1. klinische Anzeichen einer Reduzierung des Herzminutenvolumens, 2. zusammenhängende EKG-Komplexe (paarweise Komplexe, paroxysmale Tachykardien) und 3. häufige Extrasystolen (d. h., in der Regel mehr als 20 bis 30 pro Minute). Führen diese Symptome zu einer Herzinsuffizienz, sollte die Arrhythmie durch eine Dauermedikation mit Digitalis und durch Beseitigung der Stauungsinsuffizienz mit Diuretia und vasodilatativ wirksamen Medikamenten behandelt werden. Häufig führt eine Abnahme der Herzgröße zu einer Verringerung der Anzahl von Extrasystolen. Da die Wirkung von Digitalis individuell variieren kann, sollte der Patient nach begonnener Digitalisierung in jedem Falle wiederholt elektrokardiographisch unter-

Tachykardie

Tachykardie mit breiten
 QRS-Komplexen
 ventrikulär
 supraventrikulär mit aberranter
  ventrikulärer Erregungsleitung

Tachykardie mit schmalen
 QRS-Komplexen
 Sinustachykardie
 Vorhofflimmern/-flattern
 AV-Tachykardie
 Supraventrikuläre Tachykardie
  infolge einer Re-entry-
   Erregungsleitung

Tachykardie mit schmalen QRS-Komplexen

Regelmäßige R-R-Intervalle
 Sinustachykardie
 Vorhoftachykardie/-flattern
  (1:1- oder 2:1-Überleitung)
 AV-Tachykardie (AV-Dissoziation)
 Supraventrikuläre Tachykardie
  infolge einer Re-entry-Erregungsleitung (im AV-Knoten,
  über akzessorische Leitungsbahnen)

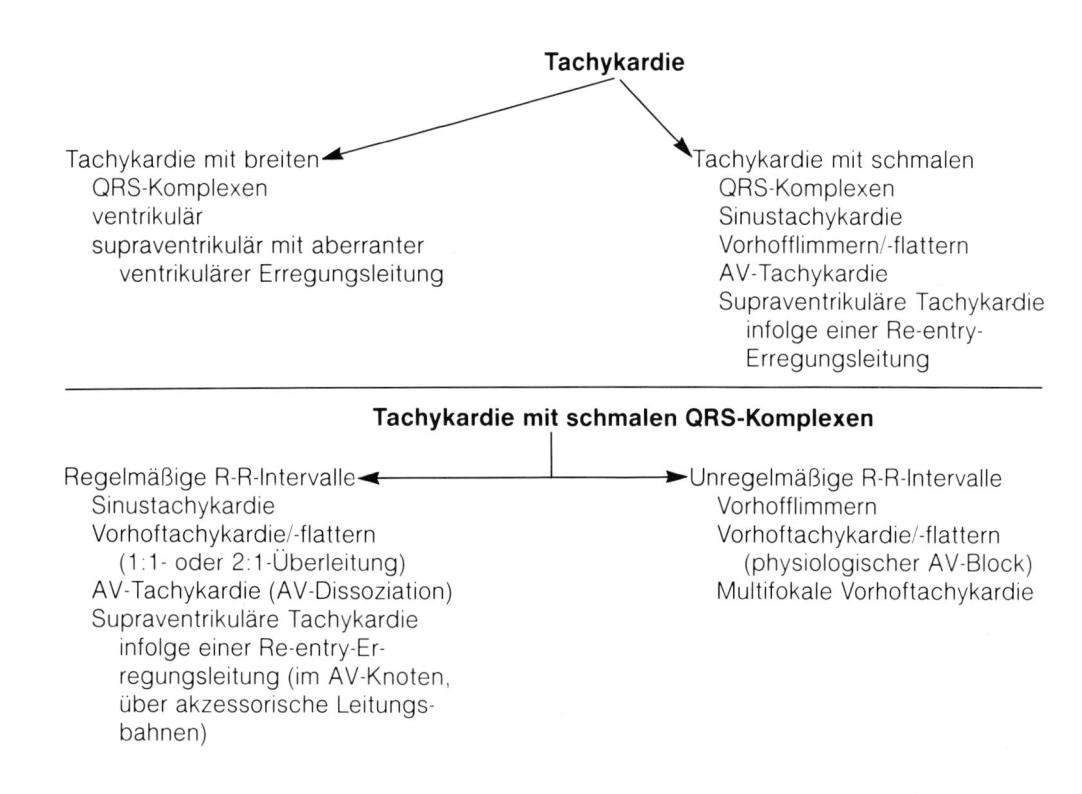

Unregelmäßige R-R-Intervalle
 Vorhofflimmern
 Vorhoftachykardie/-flattern
  (physiologischer AV-Block)
 Multifokale Vorhoftachykardie

ABB. 10-8: Systematische Differenzierung von supraventrikulären Tachyarrhythmien.

sucht werden. Patienten, deren Zustand sich nach Digitalisierung nicht verbessert, kann zusätzlich Propranolol in langsam steigenden Dosierungen bis zum Erreichen eines antiarrhythmischen Effektes verabreicht werden. Hunde reagieren auch auf orale Chinidinapplikation, doch ist dieses Medikament weniger gebräuchlich.

Supraventrikuläre Tachykardie: Der Terminus »Supraventrikuläre Tachykardie« ist eine allgemeine Bezeichnung zur Beschreibung von hohen Herzschlagfrequenzen als Folge abnormer Impulsbildung in den Vorhöfen oder dem AV-Knoten. Sinustachykardien, Vorhofflimmern und Vorhofflattern werden diesem Komplex nicht zugeordnet, obwohl auch diese Rhythmusstörungen Formen von supraventrikulären Tachyarrhythmien sind. Supraventrikuläre Tachykardien sind auf eine veränderte Automatie oder eine Re-entry-Erregungsleitung zurückzuführen. Sie können ihren Ursprung im Sinusknoten, im AV-Knoten, im Vorhofmyokard und in den akzessorischen atrioventrikulären Leitungsbahnen (Kent-, James-, Mahaim-Bündel — vgl. Kap. 6) haben. Supraventrikuläre Tachykardien können in sehr kurzen Phasen (paroxysmal) auftreten oder aber vorübergehend bzw. anhaltend sein. Dabei sind es besonders die nichtparoxysmalen Formen, die zu bedrohlichen hämodynamischen Zuständen infolge von Hypotonie und venösen Stauungserscheinungen führen können.[86] Wäh-

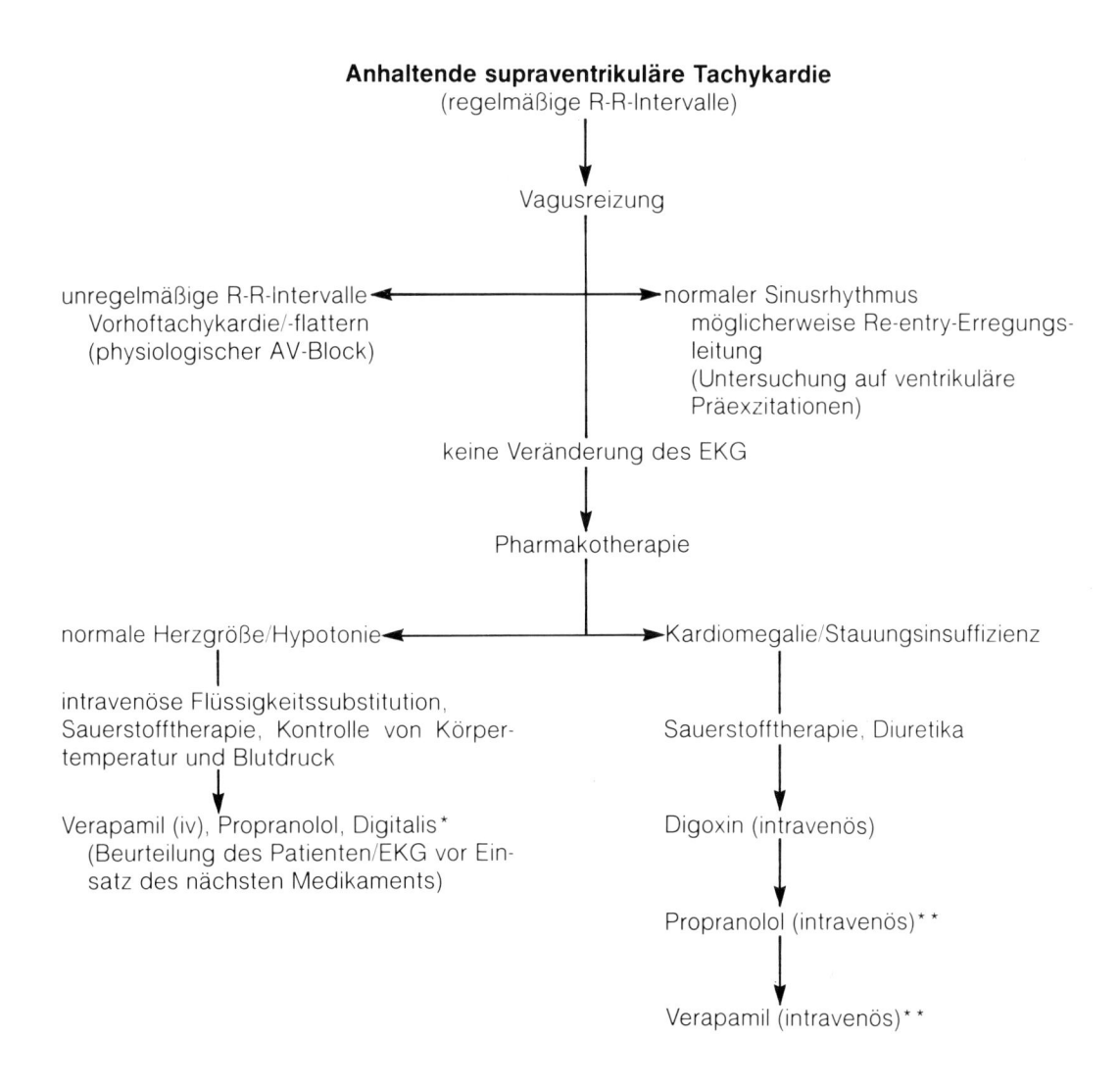

Anhaltende supraventrikuläre Tachykardie
(regelmäßige R-R-Intervalle)

↓

Vagusreizung

unregelmäßige R-R-Intervalle ←→ normaler Sinusrhythmus
Vorhoftachykardie/-flattern möglicherweise Re-entry-Erregungs-
(physiologischer AV-Block) leitung
 (Untersuchung auf ventrikuläre
 Präexzitationen)

keine Veränderung des EKG

↓

Pharmakotherapie

normale Herzgröße/Hypotonie ←→ Kardiomegalie/Stauungsinsuffizienz

intravenöse Flüssigkeitssubstitution, Sauerstofftherapie, Kontrolle von Körpertemperatur und Blutdruck

Sauerstofftherapie, Diuretika

Verapamil (iv), Propranolol, Digitalis*
(Beurteilung des Patienten/EKG vor Einsatz des nächsten Medikaments)

Digoxin (intravenös)

↓

Propranolol (intravenös)**

↓

Verapamil (intravenös)**

* Die Auswahl hängt vom vermuteten Pathomechanismus der Arrhythmie sowie vom arteriellen Blutdruck und der persönlichen Erfahrung mit den einzelnen Medikamenten ab.
** falls erforderlich

ABB. 10-9: Therapie von anhaltenden supraventrikulären Tachykardien.

rend eine paroxysmale supraventrikuläre Tachykardie relativ einfach zu diagnostizieren ist, ist die EKG-Beurteilung einer anhaltenden Tachykardie mit zahlreichen QRS-Komplexen häufig schwieriger und eine abschließende Diagnosestellung erst nach Durchführung mechanischer Vagusstimulation oder diagnostischer Verabreichung von Medikamenten möglich (ABB. 10-8, 10-9 und 10-10). Die mechanische Aktivierung des Parasympathikus kann durch Druck auf den Augapfel (kontinuierlich ansteigender Daumendruck auf jeden Bulbus für 10 bis 30 Sekunden), Massage des Carotissinus (kontinuierlich ansteigender Druck auf eine oder beide Carotisarterien für 10 bis 30 Sekunden) oder Reizung des Gesichtes mit kaltem Wasser (z. B. durch Bedecken des Gesichtes einschließlich der Massetermuskulatur mit eiswassergetränkten Handtüchern) erreicht werden. Jede dieser Maßnahmen führt zu einer Steigerung der efferenten Vagusreize im Herzen. Bedauerlicherweise reagiert das insuffiziente Herz bisweilen schlecht auf autonome Reize, und die Reaktion auf die beschriebenen Maßnahmen kann individuell schwanken. Durch Verabreichung von Parasympathikomimetika, wie Morphin (0,2 mg/kg KGW intramuskulär) oder Edrophonium-HCl (Tensilon: 1—5 mg intravenös), oder von α-Sympathikomimetika, wie Phenylephrin, kann die Reaktionslage des Patienten auf mechanische Vagusstimulation jedoch angeregt werden.[10, 87]

Die relativ einfach durchführbare mechanische Vagusreizung ist von hohem diagnostischen Nutzen und kann bei einigen Patienten auch zur Beendigung einer supraventrikulären Tachykardie führen (ABB. 10-10 und 10-11). Die zu erwartende Reaktion auf eine sachgerechte Vagusreizung ist vom Grundrhythmus abhängig. Bei einer Sinustachykardie wird die Herzschlagfrequenz in der Regel vorübergehend reduziert. Bei einer Vorhoftachykardie oder -flattern kommt es gewöhnlich zu einem physiologischen AV-Block, so daß die R-R-Intervalle unregelmäßig werden und auf den atrialen Ursprung der Impulse hinweisen (ABB. 10-10). Dabei kann die atriale Schlagfrequenz steigen, während die Ventrikelschlagfrequenz gleichzeitig sinkt. Diese gegensätzlichen Effekte sind auf die unterschiedlichen Wirkungen von Vagusreizen auf die Refraktärzeiten im Vorhofmyokard und im AV-Knoten zurückzuführen. Vagusreizung bei supraventrikulären Tachykardien mit Ursprung im AV-Knoten oder als Folge einer kreisenden Re-entry-Erregungsleitung kann zu folgenden Reaktionen führen: 1. Steigerung oder Reduzierung der Herzschlagfrequenz, 2. Normalisierung von aberranter, ventrikulärer Erregungsleitung und 3. plötzliche Beendigung der Tachykardie (ABB. 10-11). Diese Reaktionen sind eine Folge der Abhängigkeit einiger autonomer Tachykardien vom Sympathikotonus und der zur Vervollständigung der kreisenden Erregungsleitung erforderlichen Überleitung im AV-Knoten bei Re-entry-Tachykardien. Plötzliche Steigerungen des Vagotonus beeinträchtigen die Überleitung im AV-Knoten, so daß eine Re-entry-Tachykardie durch Vagusreizung beendet werden kann, da bereits die Unterbrechung der Erregungsleitung in einem Teil einer Re-entry-Leitungsbahn zur Beseitigung der Arrhythmie

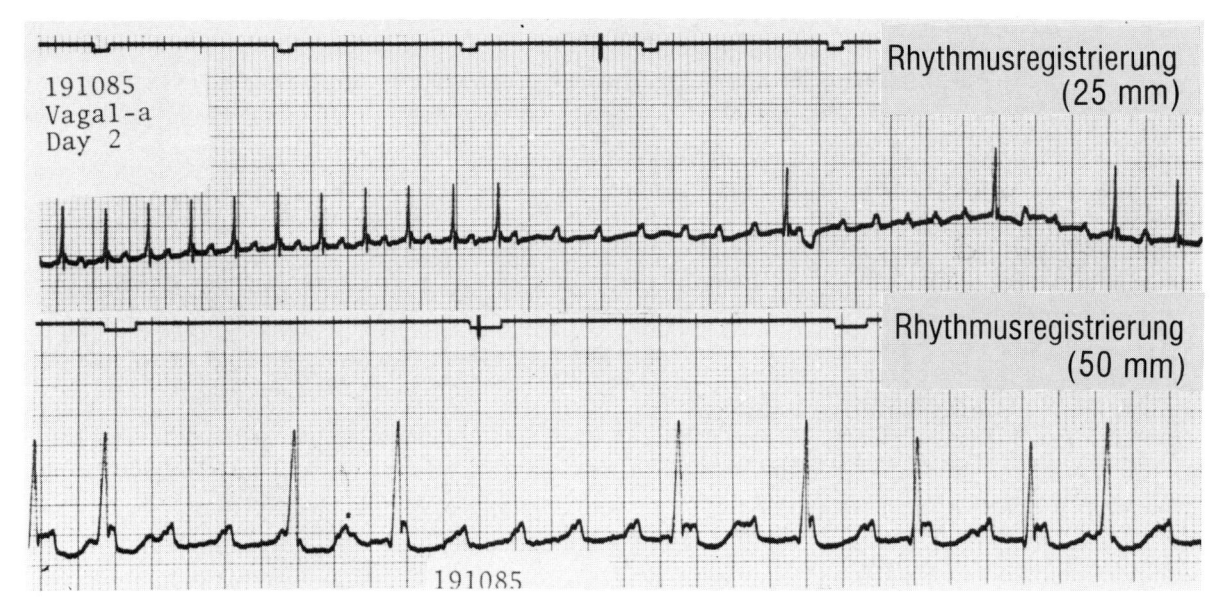

ABB. 10-10: Ableitung aVF von einem Hund mit chronischer Erkrankung der Herzklappen und Vorhoftachykardie. Der obere EKG-Streifen demonstriert sehr eindrucksvoll die Wirkung einer mechanischen Vagusreizung auf eine atriale Tachyarrhythmie. In der linken Hälfte des Streifens sind zahlreiche, schmale QRS-Komplexe zu erkennen. Die Ventrikelschlagfrequenz beträgt 260/Min. Es ist nicht genau auszumachen, ob es sich bei den kleinen Ausschlägen zwischen den QRS-Komplexen um P- oder T-Wellen handelt. Nach Ausübung von mechanischem Druck auf den Augapfel ist die Ventrikelschlagfrequenz infolge eines AV-Blocks durch verlangsamte Erregungsleitung innerhalb des AV-Knotens deutlich reduziert. Dadurch tritt eine deutliche Vorhoftachykardie zutage. Man erkennt, daß es sich bei dem Rhythmus in der linken Hälfte des EKG-Streifens um eine Vorhoftachykardie mit 1 : 1-Überleitung handelt. Außerdem ist eine geringfügige Steigerung der Vorhofschlagfrequenz auf 300/Min. nach Durchführung der Vagusreizung zu erkennen. Diese Steigerung ist Ausdruck der Vaguswirkung auf die Refraktärzeit des Vorhofmyokards und die intraatriale Erregungsleitung. Der untere EKG-Streifen wurde nach Vagusreizung mit schnellerem Papiervorschub aufgezeichnet. Die Ventrikelschlagfrequenz schwankt als Folge der unregelmäßigen Erregungsleitung im AV-Knoten stark. Jedem QRS-Komplex geht eine P-Welle voraus, doch die meisten P-Wellen werden blockiert, weil sie auf einen refraktären AV-Knoten treffen.

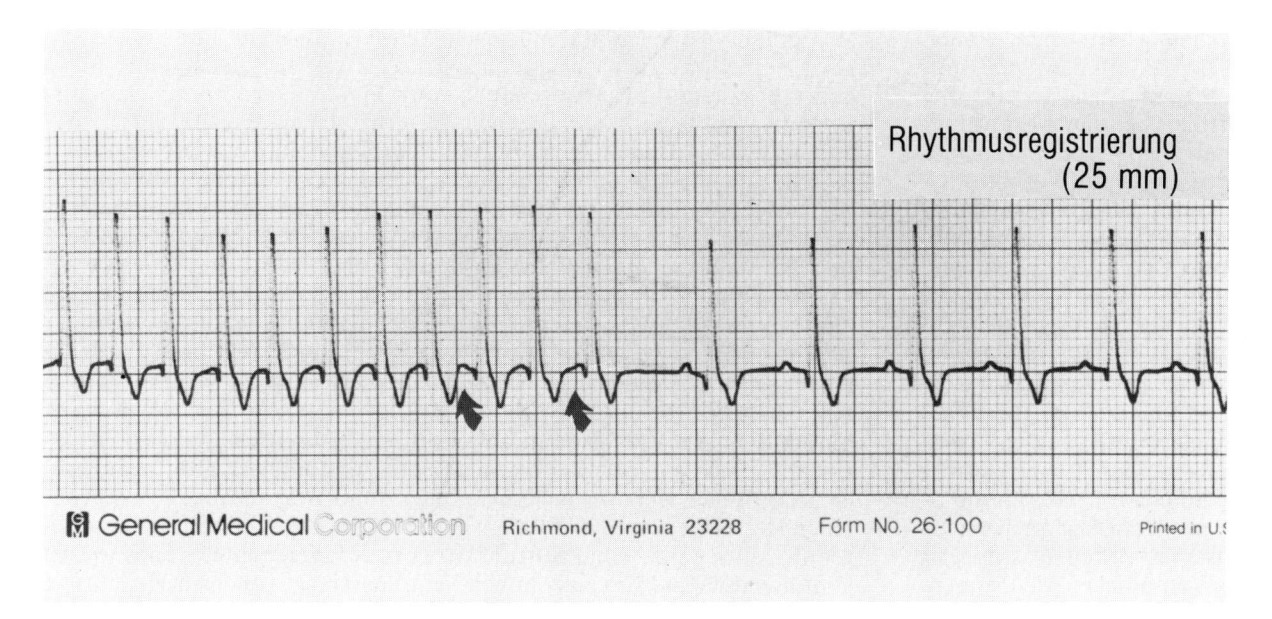

ABB. 10-11: Ableitung II von einem Hund mit anhaltender ventrikulärer Tachykardie. Die Ventrikelschlagfrequenz in der linken Hälfte des EKG beträgt 230/Min. Obwohl deutliche P-Wellen nicht auszumachen sind, gibt es einige Ausschläge, die auf die elektrische Aktivität in den Vorhöfen hinweisen (Pfeile). Die Frequenz dieser Ausschläge ist jedoch geringer als die der QRS-Komplexe, so daß der Verdacht auf das Vorliegen einer AV-Dissoziation naheliegt. Da die Gestalt der QRS-Komplexe unverändert ist, hat der Kammerrhythmus seinen Ursprung wahrscheinlich im Bereich des AV-Knotens oder des Hisschen Bündels. Durch Druck auf den Augapfel und den Carotissinus läßt sich die Arrhythmie beenden und ein normaler Sinusrhythmus mit 1:1-Überleitung herbeiführen. Es ergibt sich kein schlüssiger Hinweis auf eine Re-entry-Erregungsleitung im AV-Knoten unter Einbeziehung der Vorhöfe (es fehlen retrograde P-Wellen während der Tachykardie; auch am Ende der Tachykardie erscheint keine P-Welle). Das PQ-Intervall ist normal (0,12 Sek.) und läßt daher keine Leitungsbahn für eine ventrikuläre Präexzitation vermuten. Da es möglich ist, die Arrhythmie durch Vagusreizung zu beenden, obwohl der auslösende elektrophysiologische Pathomechanismus der Tachyarrhythmie nicht ausgemacht werden kann, sollte die Verabreichung von Medikamenten, die den Vagotonus erhöhen (Digitalis), oder solchen, die den Sympathikotonus hemmen (Propranolol), bei erneutem Einsetzen von Arrhythmieanfällen erwogen werden.

führen wird. Obwohl die Wiederherstellung eines normalen Sinusrhythmus unter Umständen nur vorübergehend ist, ist die Beendigung einer supraventrikulären Tachykardie durch Steigerung des Vagotonus doch ein wichtiges diagnostisches Kriterium. Die Wiederherstellung eines normalen Sinusrhythmus kann ein Hinweis auf ventrikuläre Präexzitationen sein (vgl. Kap. 6) und kann darüber hinaus die Anwendung von Medikamenten wie Verapamil, die in der Lage sind, die Überleitung im AV-Knoten zu hemmen, oder Medikamenten mit sympathikolytischer Aktivität wie Propranolol nahelegen.

Durch Verabreichung von Antiarrhythmika an Hunde mit supraventrikulären Tachykardien kann die Arrhythmie entweder beendet oder lediglich die Ventrikelschlagfrequenz reduziert werden; das gilt insbesondere, wenn der Grundrhythmus eine Vorhoftachykardie oder -flattern ist. Beide möglichen Medikamentenwirkungen werden in jedem Falle das klinische Allgemeinbefinden des Patienten verbessern. Paroxysmale supraventrikuläre Tachykardien führen selten zu bedrohlichen Notfallsituationen und können durch orale Verabreichung von Präparaten wie Digitalis[22, 73] und Propranolol[54, 88–90] behandelt werden, die in der Lage sind, Vorhof- und AV-Extrasystolen zu unterdrücken. Propranolol setzt die Kontraktilität des Myokards herab, doch überdauern seine negativ chronotropen Effekte offensichtlich die negativ inotropen Effekte.[89] Außerdem kann Propranolol auch mit äußerster Vorsicht an herzinsuffiziente Hunde verabreicht werden. Ergeben sich bei der Beurteilung der vor und nach der paroxysmalen Tachykardiephase aufgezeichneten EKG-Registrierung Hinweise auf ventrikuläre Präexzitationen, sollte als mögliche Alternative die orale Dauertherapie mit Verapamil erwogen werden.

Eine Möglichkeit der Therapie bei Patienten mit anhaltender supraventrikulärer Tachykardie ist in den Abbildungen 10-8 und 10-9 zusammengefaßt. Ziel der Therapie bei diesen Patienten ist entweder die Wiederherstellung eines normalen Sinusrhythmus oder die Reduzierung der Ventrikelschlagfrequenz durch Blockierung des AV-Knotens (vgl. die Abschnitte über Vorhofflattern und -flimmern). Aus Gründen der Praktikabilität können die Patienten in zwei Gruppen unterteilt werden: Zum einen Tiere mit deutlicher Kardiomegalie und Stauungsinsuffizienz und zum anderen Tiere mit supraventrikulärer Tachykardie ohne nachweisbare organische Herzerkrankung oder Stauungsinsuffizienz. In der Mehrzahl der Fälle kommt es jedoch zur Stauungsinsuffizienz, und häufig wird bei regelmäßigen supraventrikulären Tachykardien schließlich Vorhofflattern oder eine anhaltende Vorhoftachykardie mit 1:1-Überleitung diagnostiziert. Dies kann in der Regel durch mechanische Vagusreizung oder durch Ermittlung der Ventrikelschlagfrequenz nach Behandlung mit Digitalis oder Propranolol nachgewiesen werden. Während es bei einigen Tieren mit Vorhoftachykardien und 1:1-Überleitung gelingt, einen normalen Sinusrhythmus herbeizuführen, wird in der Mehrzahl der Fälle der schnelle Vorhofrhythmus andauern und die Ventrikelschlagfrequenz als Folge einer therapeutisch verzögerten Überleitung im AV-Knoten sinken. Aus diesem Grunde werden in der Regel Digitalis und Propranolol bei Patienten mit anhaltender supraventrikulärer Tachykardie und Stauungsinsuffizienz verabreicht. Erheblich seltener kommt es vor, daß bei einem Tier eine anhaltende supraventrikuläre Tachykardie mit Schwäche und Synkopen diagnostiziert wird, ohne daß deutliche Anzeichen einer Stauungsinsuffizienz vorliegen. Bei solchen Patienten ist die Wahrscheinlichkeit, durch mechanische Vagusreizung oder Verabreichung von Verapamil einen normalen Sinusrhythmus herbeizuführen, erheblich größer. Wegen der bisherigen begrenzten klinischen Erfahrung mit Kalziumantagonisten ist es äußerst schwierig zu entscheiden, ob Verapamil gegenüber den herkömmlichen Medikamenten wie Digitalis und Propranolol bei supraventrikulären Tachykardien zu bevorzugen ist. Wegen der vielversprechenden Labortests[65–69, 91] und der wachsenden klinischen Erfahrung ist es jedoch möglich, daß Verapamil künftig eine größere Bedeutung zur Therapie von supraventrikulären Tachykardien erlangt. Abschließend sollte noch erwähnt werden, daß es bisweilen auch gelang, eine supraventrikuläre Tachykardie durch elektrische Kardioversion oder Chinidinapplikation in einen Sinusrhythmus umzuwandeln.

Vorhofflattern: Vorhofflattern ist bei Hunden nicht häufig und bei Katzen selten. Hin und wieder wird es jedoch im Zusammenhang mit Myokarderkrankungen, Vorhofvergrößerung und Herzkatheterisierung beobachtet. Wie bei den anderen supraventrikulären Tachykardien führt auch beim Vorhofflattern die rasche und regelmäßige Aktivierung der Vorhöfe zu einer hohen Ventrikelschlagfrequenz. Das Ziel einer Behandlung ist es daher, entweder durch Verwendung von Chinidin einen normalen Sinusrhythmus herbeizuführen oder die Ventrikelschlagfrequenz durch Verabreichung von Digitalis und einen β-Rezeptorenblocker wie Propranolol zu reduzieren. Auch durch künstliche Reizung der Vorhöfe oder direkte Elektroschocktherapie ist es möglich, einen normalen Sinusrhythmus herbeizuführen. Diese Techniken sind wegen der erforderlichen Ausrüstungen und der in der Regel fehlenden Erfahrung bisher jedoch wenig verbreitet. Vorhofflattern ist bei Kleintieren kein sehr stabiler Rhythmus, so daß einerseits der spontane Wechsel zum Sinusrhythmus und andererseits der spontane Übergang ins Vorhofflimmern häufig sind. Die Pharmakotherapie dieser Arrhythmie ist weitestgehend mit der im folgenden beschriebenen Therapie von Vorhofflimmern identisch.

Vorhofflimmern: Vorhofflimmern gehört zu den am häufigsten beobachteten Arrhythmien in der Kleintiermedizin. Es tritt auf bei Kardiomyopathien, chronischen Herzklappenerkrankungen und nichtbehandelten angeborenen Herzerkrankungen (Tab. 10-3).[6, 92–94] Obwohl Vorhofflimmern gelegentlich auch paroxysmal auftritt,[93] ist es in der Mehrzahl der Fälle jedoch kontinuierlich und von einer hohen Ventrikelschlagfrequenz begleitet. Wie bei den anderen atrialen Tachyarrhythmien ist auch beim Vorhofflimmern die Ventrikelschlagfrequenz in erster Linie von der Geschwindigkeit der Erregungsleitung im AV-Knoten abhängig. Diese Feststellung ist wichtig, da die meisten Therapieansätze auf Medikamenten beruhen, die die atrioventrikuläre Überleitung verlangsamen. Das Ausmaß der diastolischen Kammerfüllung ist unmittelbar von der Dauer des vorangehenden R-R-Intervalls abhängig, so daß eine Reduzierung der Ventrikelschlagfrequenz zu einem höheren enddiastolischen Volumen und damit zu einem höheren Schlagvolumen führt.[95]

Die medikamentöse Therapie und elektrische Kardioversion von Vorhofflimmern sind bei Pferden und in der Humanmedizin relativ häufig, bei Hunden und Katzen ist dieser therapeutische Ansatz bisher jedoch nicht

---

Akutes Vorhofflimmern

↓

[−] Herzinsuffizienz

↓

[−] Kardiomegalie

↓

intravenöse Flüssigkeitssubstitution
Stabilisierung des Säure-Basen-Haushalts
Wiederherstellung des Elektrolytgleichgewichts

↓

Verabreichung von Chinidinglukonat

Akutes oder chronisches Vorhofflimmern

↓

[+] Herzinsuffizienz

↓

[+] Kardiomegalie

↓

Behandlung der Stauungsinsuffizienz

↓

Verabreichung von Digitalisglykosiden

↓

zusätzliche Verabreichung von β-Rezeptorenblockern
(Propranolol)

↓

evtl. zusätzliche Verabreichung von Ca^{++}-Antagonisten
(Verapamil)

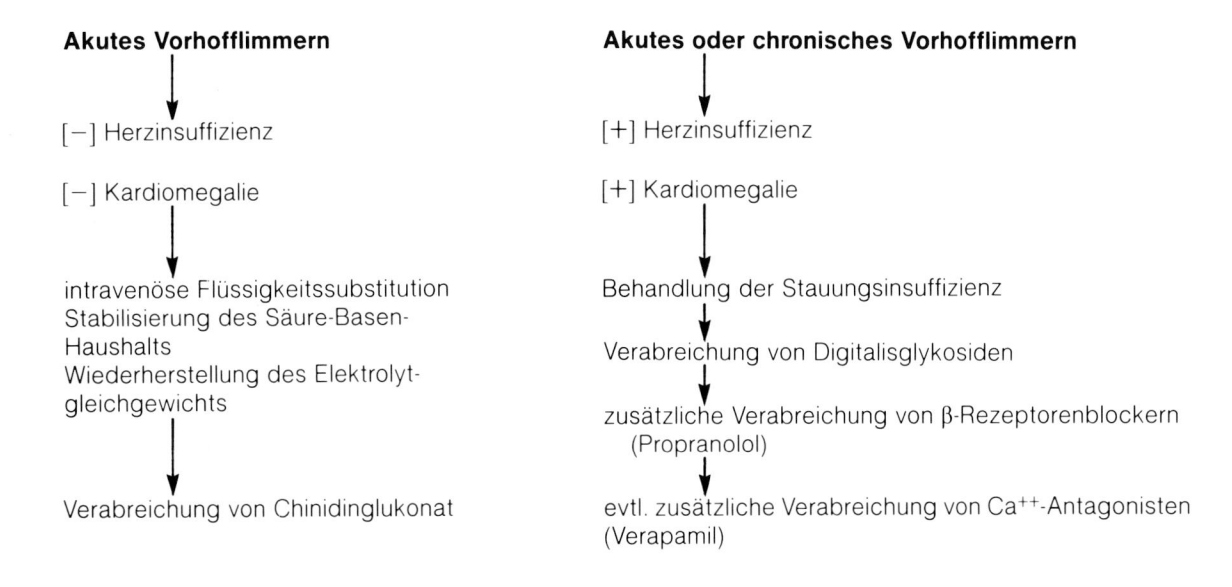

ABB. 10-12: Therapie von Vorhofflimmern. [+] = vorhanden; [−] = nicht vorhanden.

sehr verbreitet. Die meisten Kleintiere mit Vorhofflimmern haben schwere, fortschreitende Herzerkrankungen, so daß Vorhofflimmern bei ihnen auf eine Kardioversion entweder überhaupt nicht reagiert oder sich nach kurzer Zeit bereits wieder einstellt. Trotz dieser wenig ermutigenden Erfahrungen haben wir Chinidin zur Wiederherstellung eines Sinusrhythmus bei einer größeren Anzahl von Patienten mit plötzlichem Vorhofflimmern (häufig postoperativ oder posttraumatisch), die keine Anzeichen einer organischen Herzerkrankung zeigten, verwendet (ABB. 10-12). Bei diesen Hunden hatte die drei- bis viermalige intramuskuläre (oder gelegentlich orale) Verabreichung von Chinidin in einem Abstand von 6 Stunden und einer Dosierung von 6 bis 10 mg/kg KGW eine gute antiarrhythmische Wirkung. Bei den meisten dieser Tiere konnte ein Sinusrhythmus wiederhergestellt werden, der bei einigen Tieren länger als 3 Monate ohne Störungen blieb (ABB. 10-13).

Die überwiegende Mehrzahl der Kleintierpatienten mit Vorhofflimmern wird im Hinblick auf die gleichzeitige Herzinsuffizienz behandelt. In der Regel wird Digitalis und Propranolol zur Reduzierung der Herzschlagfrequenz verabreicht. In einer Untersuchung an 82 Hunden zeigte sich, daß es im wesentlichen zwei Verlaufsformen von Vorhofflimmern gibt. Bei den meisten Hunden ging Vorhofflimmern mit einer hohen Ventrikelschlagfrequenz (höher als 250 Schläge/Min.) einher. Bei diesen Hunden ist eine Kombinationstherapie mit Digoxin und Propranolol zur Reduzierung der Ventrikelschlagfrequenz auf Werte von etwa 150 Schläge/Min. erforderlich. Ein kleinerer Anteil der Hunde mit Vorhofflimmern hatte eine etwas geringere Ventrikelschlagfrequenz. Bei diesen Tieren konnte ein sehr guter therapeutischer Erfolg durch die alleinige Verabreichung von Digoxin erreicht werden (BONAGURA und WARE, unveröffentlichte Beobachtungen). Auf Grund dieser Beobachtungen sind wir dazu übergegangen, am ersten Tag der Therapie lediglich Digoxin oral zu verabreichen. Erst am zweiten oder dritten Tag wird ein β-Rezeptorenblocker eingesetzt (Propranolol[96] in einer Initialdosis von 0,2 mg/kg KGW, alle 8 Stunden). Beträgt die Ventrikelschlagfrequenz bei Therapiebeginn mehr als 240 pro Minute, oder zeigen sich Anzeichen eines drohenden Kreislaufversagens, sollte die initiale Digoxinapplikation als intravenöse Bolusinjektion verabreicht werden. Die Tagesdosis von Propranolol kann dann, soweit erforderlich, von 0,3 mg/kg KGW (in drei Teilen) auf einen Höchstwert von 1,0 mg/kg KGW 3mal täglich gesteigert werden (ABB. 10-14). Bei großen Hunden ist in der Regel eine Erhaltungsdosis von 20 bis 50 mg Propranolol alle 8 Stunden zur Reduzierung der Herzschlagfrequenz auf Werte zwischen 100 und 140 pro Minute erforderlich. In jedem Falle sollte eine Propranololtherapie mit kleinen Dosierungen begonnen werden, die dann in Abhängigkeit von dem Ergebnis wiederholter EKG-Untersuchungen bis zum Erreichen einer günstigen therapeutischen Konzentration gesteigert werden können. Ist die Herzschlagfrequenz durch eine Digoxin-Propranolol-Kombinationstherapie erst einmal auf Werte zwischen 100 und 140 pro Minute reduziert, kann die Erhaltungsdosis in Abhängigkeit von weiteren regelmäßigen klinischen und elektrokardiographischen Untersuchungen festgesetzt werden. Dabei müssen die unerwünschten Nebenwirkungen von β-Rezeptorenblockern wie Propranolol berücksichtigt werden (Tab. 10-10). Werden medikamentell bedingte Intoxikationserscheinungen vermutet, sollte die Dosierung sofort reduziert werden.

Die bei den meisten Hunden mit Vorhofflimmern vorhandene Stauungsinsuffizienz macht eine symptomatische Therapie zur Begrenzung der Ödemneigung erforderlich. Von besonderer Bedeutung für einen optimalen Therapieerfolg ist die Bestimmung der Serumkonzentration von Digoxin oder Digitoxin. Eine solche Konzentrationsbestimmung kann sinnvoll nach 7 bis 10 Tagen Verabreichung einer konstanten Erhaltungsdosis durchgeführt werden. Die Erhaltungsdosis sollte dann so festgelegt werden, daß eine Serumkonzentration von 1 bis 2 ng/ml erreicht wird (Messung ungefähr 8 bis 12 Stunden nach der letzten Applikation). Es ist wahrscheinlich, daß Propranolol in Zukunft durch länger wirksame β-Rezeptorenblocker wie beispielsweise Nadolol oder Blocker mit sympathikomimetischer Aktivität ersetzt wird. Derzeitig wird die Fähigkeit von Verapamil, die Ventrikelschlagfrequenz bei Vorhofflimmern zu senken, näher untersucht. Vorläufige Ergebnisse weisen darauf hin, daß intravenöse Dosierungen von 0,1 bis 0,3 mg/kg KGW einerseits zu einer deutlichen Reduzierung der Ventrikelschlagfrequenz führen, aber andererseits auch eine deutliche blutdrucksenkende Wirkung bei Hunden mit Stauungsinsuffizienz haben. In der Humanmedizin wird eine Kombination von Verapamil und Digoxin zur Begrenzung der Tachykardie bei Vorhofflimmern verwendet.

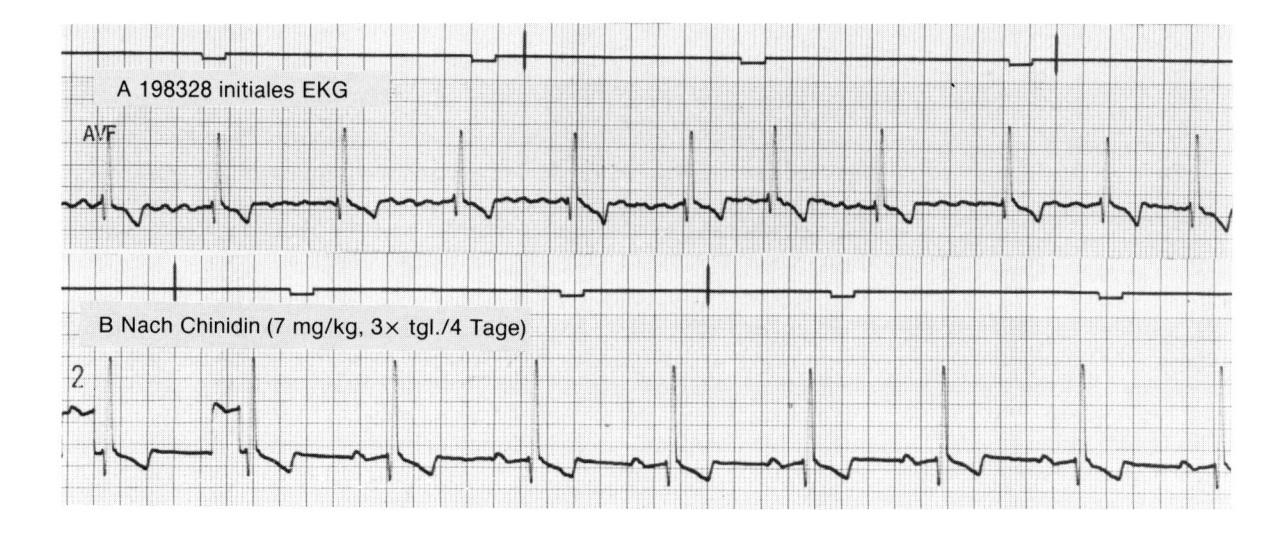

ABB. 10-13: EKG von einem fünf Jahre alten Dobermann, der seit zwei Wochen Vorhofflimmern hatte. Der obere EKG-Streifen wurde bei der ersten Untersuchung aufgezeichnet. Die Auskultation des Herzens und Röntgenaufnahmen zeigten keine auffälligen Befunde; echokardiographisch ließ sich jedoch eine möglicherweise vorhandene reduzierte Kontraktionsleistung des linken Ventrikels nachweisen. Nach oraler Verabreichung von Chinidinsulfat hat sich ein normaler Sinusrhythmus eingestellt (unterer EKG-Streifen). In der Folgezeit registrierte EKG ergaben einen normalen Sinusrhythmus über einen Zeitraum von sieben Monaten nach dem Beginn der Chinidintherapie.

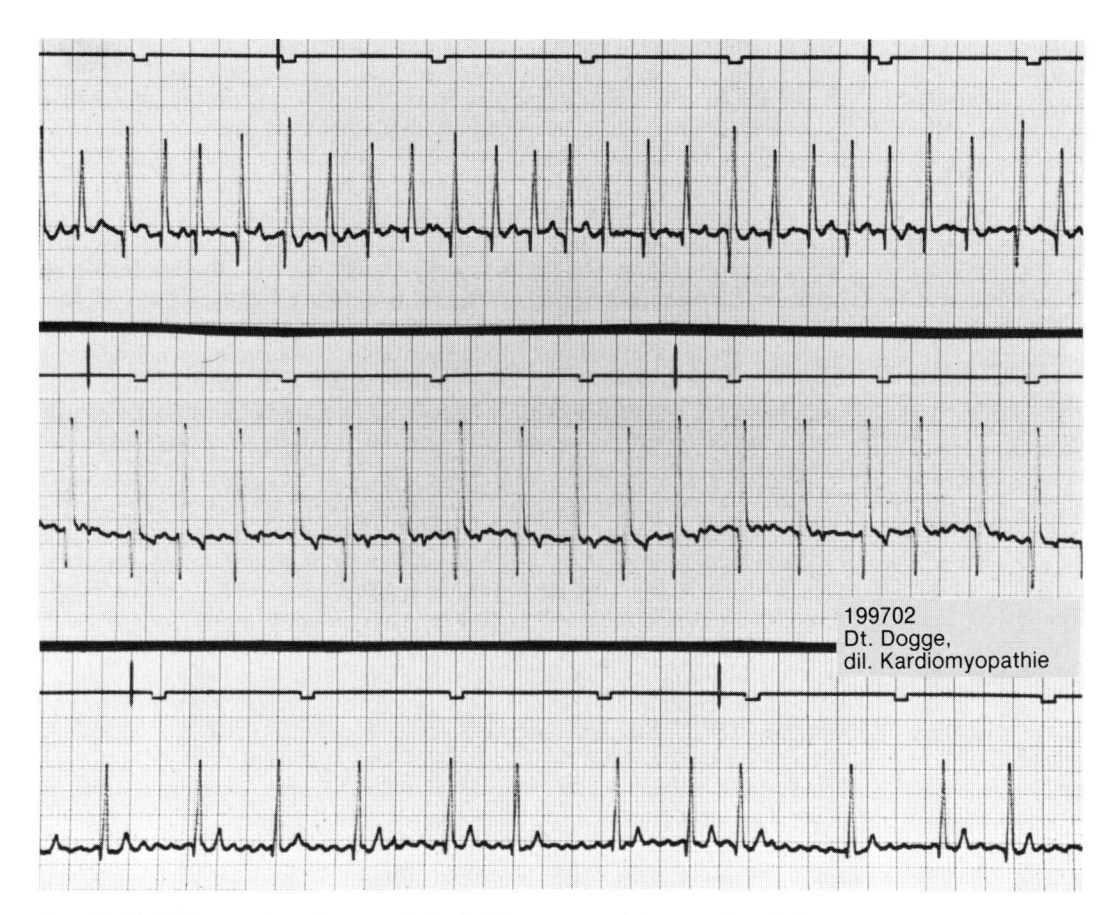

ABB. 10-14: EKG von einer Dogge mit Vorhofflimmern und Stauungsinsuffizienz. Die drei EKG-Streifen zeigen die Wirkung einer Kombinationstherapie mit Digoxin und Propranolol auf die Ventrikelschlagfrequenz: Der obere EKG-Streifen wurde während der ersten Untersuchung des Patienten aufgezeichnet, der mittlere drei Tage nach Therapiebeginn und der untere sieben Tage nach Therapiebeginn. In der unteren Aufzeichnung (der Hund erhielt zu diesem Zeitpunkt 0,5 mg Digoxin pro Tag und 40 mg Propranolol, 3mal pro Tag) ist Vorhofflimmern bei einer Ventrikelschlagfrequenz von 110/Min. zu erkennen. Die Reduzierung der Ventrikelschlagfrequenz (110/Min. statt 225/Min. am Anfang und 180/Min. an Tag 3) ist Ausdruck der additiv hemmenden Wirkungen von Digitalis und Propranolol auf die Überleitung im AV-Knoten. Die Serumkonzentration von Digoxin an Tag 7 beträgt 1,7 ng/ml. Abl. II und aVF, Papiervorschub: 25 mm/Sek; 1 cm = 1 mV.

Ventrikuläre Arrhythmien

Ventrikuläre Extrasystolen sind entweder Folge einer organischen Herzerkrankung oder Ausdruck von Veränderungen der elektrischen Aktivität des Herzens durch extrakardiale Störungen. Trotz der großen Anzahl von Ursachen von ventrikulären Extrasystolen (Tab. 10-3)[97-102] gehört zu jeder klinischen Untersuchung einer Arrhythmie die Ermittlung der Ursache sowie eine Einschätzung des Grades der Rhythmusstörung (Tab. 10-4). Das Erscheinungsbild von ventrikulären Rhythmen ist sehr heterogen und kann von einzelnen, isolierten Extrasystolen über regelmäßige, einzelne Extrasystolen (Bigemie, Trigemie, Quadrigemie) bis zu gehäuften (gekoppelten) Extrasystolen mit variierender Frequenz gehen. Aus diesem Grunde müssen ventrikuläre Komplexe sorgfältig beurteilt und klassifiziert werden. Ventrikuläre Extrasystolen müssen nicht in jedem Falle behandelt werden; auf keinen Fall sollten ventrikuläre Ersatzsystolen, die eine minimale Herzfunktion bei Sinusbradykardie und AV-Block aufrechterhalten, durch Medikamente unterdrückt werden (vgl. Kap. 6).

Ventrikuläre Extrasystolen: Die Frage, ob ventrikuläre Extrasystolen einer Therapie bedürfen, ist vom Ausmaß der hämodynamischen Beeinträchtigung sowie von dem Grad der elektrischen Destabilisierung der Ventrikel abhängig.[103, 104] Da es nicht bei allen Patienten möglich ist, diese Risikofaktoren abzuschätzen, empfehlen wir als allgemeine Richtlinie, antiarrhythmische Medikamente beim Auftreten eines der folgenden Symptome zu verabreichen: 1. häufige einzelne ventrikuläre Extrasystolen (mehr als 20 bis 30 pro Minute); 2. häufige zusammenhängende ventrikuläre Extrasystolen (paarweise, paroxysmal) mit einer Frequenz von mehr als 120 bis 130 pro Minute; 3. multifokale ventrikuläre Extrasystolen mit variierender Gestalt der QRS-Komplexe; 4. ventrikuläre Extrasystolen, die in die relative Refraktärzeit, d. h. in die vulnerable Phase der Ventrikel fallen (R-auf T-Phänomen) und 5. Extrasystolen, in deren Verlauf es zu klinischen Anzeichen einer Kreislaufinsuffizienz kommt (Schwäche, Somnolenz, Synkopen). Die therapeutischen Maßnahmen bei ventrikulären Extrasystolen[105, 106] sind den bei Kammertachykardien beschriebenen sehr ähnlich. Bei Hunden werden in der Regel orale Zubereitungen von Chinidin oder Procainamid verabreicht, bei Katzen Propranolol.

Kammertachykardie: Kammertachykardien können zu Notfallsituationen führen, die infolge der Blutdrucksenkung oder der Ischämie des Myokards einer raschen antiarrhythmischen Therapie bedürfen. Aus klinischer Sicht hat sich die Unterscheidung zwischen paroxysmalen und kontinuierlichen sowie unifokalen und multifokalen Kammertachykardien als nützlich erwiesen. Darüber hinaus sollte laufend die Frequenz der Kammertachykardie verfolgt werden. Relativ langsame ventrikuläre Rhythmen, die häufig auch symptomatisch als »idioventrikuläre Tachykardien« bezeichnet werden, sind bei Hunden relativ häufig[107] und längst nicht so bedrohlich wie Kammertachykardien mit einer Frequenz von mehr als 130 Schlägen pro Minute. Idioventrikuläre Tachykardien haben eine Frequenz zwischen 60 und 120 Schlägen pro Minute und sind häufig eine Folge von konkurrierender Impulsbildung in den Vorhöfen und den Kammern bei Sinusarrhythmien. Solche Rhythmen reagieren in der Regel auf Änderungen im vegetativen Nervensystem.[108] In den meisten Fällen ist der arterielle Blutdruck fast im physiologischen Bereich. Viele solcher Arrhythmien verschwinden spontan innerhalb von 24 bis 48 Stunden. Daher ist es fraglich, ob sie medikamentös unterdrückt werden sollten. Wir haben bei sehr vielen Hunden idioventrikuläre Tachykardien diagnostiziert und sind dazu übergegangen, diese Tiere lediglich klinisch und elektrokardiographisch zu überwachen. Bei der großen Mehrzahl dieser Patienten normalisierten sich die Arrhythmien, ohne daß sich bedrohlichere (d. h. hochfrequentere) Rhythmen entwickelten. In jedem Falle sollten Kammertachykardien behandelt werden, wenn die Ventrikelschlagfrequenz deutlich steigt oder wenn der Blutdruck bedrohlich sinkt, da die hohen Ventrikelschlagfrequenzen die Hämodynamik beeinträchtigen und die Heterogenität der Refraktärzeiten des Myokards begünstigen.

Die entscheidende Maßnahme bei der Behandlung von Kammertachykardien ist die Besserung der Grundkrankheit. Bei Hunden werden zur Behandlung von ventrikulären Arrhythmien vor allen Dingen Lidocain,[20, 46–48, 109–114] Chinidin,[6, 28] Procainamid,[34, 36, 39] Propranolol,[54, 89] Phenytoin[51] sowie gelegentlich Digitalis verwendet (ABB. 10-15). Bei Katzen haben sich vor allem geringe Dosierungen von Lidocain und Propranolol bewährt.[6] Es sollte ausdrücklich betont werden, daß Patienten mit häufigen ventrikulären Extrasystolen oder Kammertachykardien kein Digitalis verabreicht werden sollte, solange keine Anzeichen einer Myokardinsuffizienz oder einer gleichzeitig vorliegenden supraventrikulären Arrhythmie vorhanden sind. Wird Digitalis zur Behandlung von ventrikulären Extrasystolen verwendet, sollte es möglicherweise mit anderen antiarrhythmischen Medikamenten kombiniert werden. Die Wirkung der Therapie sollte durch häufige EKG-Aufzeichnungen überwacht werden. Aus klinischen Untersuchungen an Hunden und in der Humanmedizin[115] ist es bekannt, daß Digitalis ohne größeres Risiko vielen Patienten mit Extrasystolen verabreicht werden kann; erhöht sich jedoch die Häufigkeit von ventrikulären Extrasystolen nach Digitalisierung des Patienten, oder erscheinen mehrere ventrikuläre Extrasystolen in Serie, sollten andere Antiarrhythmika vor oder gemeinsam mit Digitalis verabreicht werden.

Die Applikation der Antiarrhythmika kann intravenös, intramuskulär oder oral vorgenommen werden. Die Art der Applikation ist von den klinischen Umständen abhängig. Bei narkotisierten Tieren, Tieren mit schlechtem Allgemeinbefinden sowie Tieren mit bedrohlich geschwächtem Kreislauf ist die intravenöse Injektion vorzuziehen, während Patienten ohne klinische Anzeichen einer hämodynamischen oder elektrischen Instabilität, deren Gastrointestinalfunktion ungestört ist, intramuskulär oder oral therapiert werden können.

In den meisten Fällen ist Lidocain, intravenös verabreicht, das Mittel der Wahl zur raschen Kontrolle von ventrikulären Extrasystolen und Kammertachykardien (ABB. 10-16). In therapeutischer Dosierung hat Lidocain nur eine äußerst geringe Wirkung auf die Hämodynamik. Eventuell auftretenden neurotoxischen Symptomen bei Überdosierung kann durch intravenöse Gabe von Diazepam (2 bis 5 mg) begegnet werden. Lidocain entfaltet seine therapeutische Wirkung bei Hunden bei Verabreichung von 2 bis 3 mg/kg KGW i. v. (geringere Dosierungen bei Katzen, vgl. Tab. 10-10)

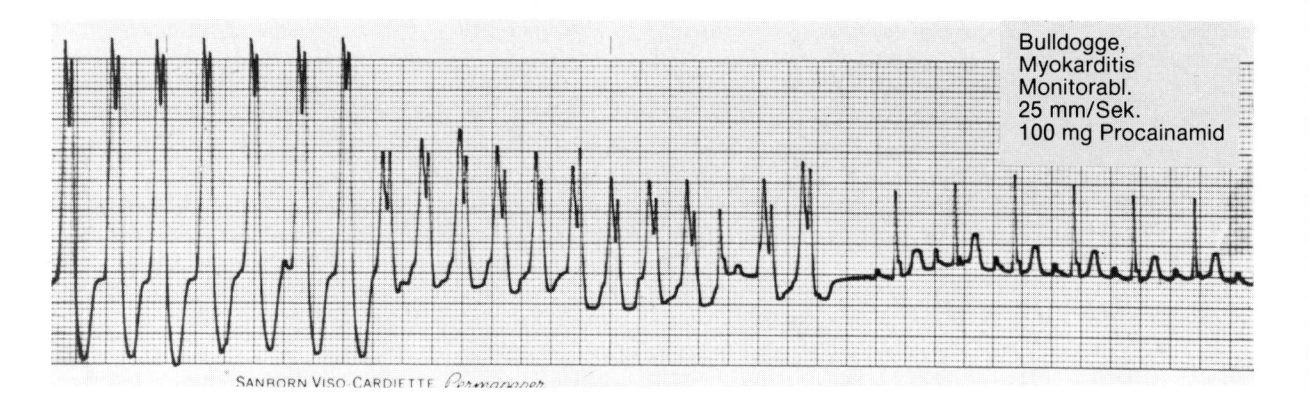

ABB. 10-15: EKG von einer Bulldogge mit nichteitriger Myokarditis. Am Anfang des EKG-Streifens ist eine Kammertachykardie mit einer durchschnittlichen Frequenz von 220 Schlägen/Min. zu erkennen. Die Arrhythmie reagierte nicht auf intravenöse Bolusinjektionen von Lidocain. Statt dessen verbesserte sich der Zustand des Patienten nach langsamer Infusion (über 5 Minuten) von ungefähr 5 mg/kg Procainamid. Bemerkenswert ist die Veränderung von Frequenz und Gestalt der Kammertachykardie in einer Übergangsphase vor Einsetzen eines Sinusrhythmus. Dies könnte möglicherweise eine Folge der Procainamidwirkung auf die intraventrikuläre Erregungsleitung sein.

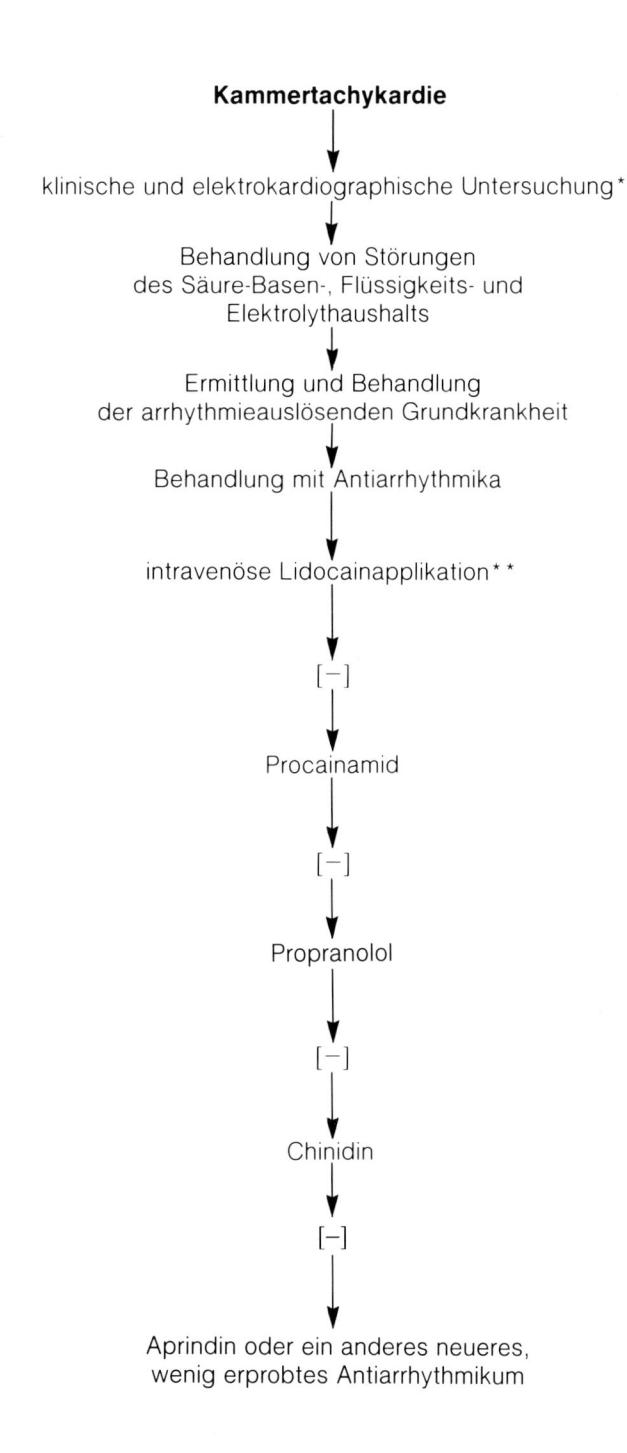

bereits innerhalb von 2 bis 3 Minuten nach Injektion. Bei therapieresistenten Arrhythmien kann die Initialdosis auf 8 mg/kg KGW gesteigert werden, allerdings zeigen einige Hunde bei dieser Dosierung bereits Intoxikationserscheinungen. Lidocain sollte gleichmäßig langsam über einen Zeitraum von 1 bis 2 Minuten injiziert werden. Wegen der besonderen speziesspezifischen Disposition im Hinblick auf neurotoxische Nebenwirkungen sollte es bei Katzen nur mit äußerster Vorsicht verwendet werden. Als Alternative zur intravenösen Bolusinjektion kann Lidocain bei Hunden auch über einen Zeitraum von 10 Minuten intravenös infundiert werden (0,8 mg/kg/Min.).

Ist auf Grund des klinischen Zustandes eine parenterale Therapie erforderlich und führt Lidocain nicht zur gewünschten Wirkung, kann ein Therapieversuch mit Procainamid, Chinidin, Propranolol, Phenytoin oder einem neueren, nicht etablierten Antiarrhythmikum unternommen werden (Tab. 10-11). Die meisten dieser Medikamente führen bei intravenöser Injektion zu deutlichen kardiodepressiven Nebenwirkungen und sollten daher nur äußerst langsam und vorsichtig unter manueller Kontrolle des Herzrhythmus und des arteriellen Blutdrucks verabreicht werden. Führt Lidocain nicht zur gewünschten Wirkung, sollte bei Hunden als nächstes Medikament Procainamid versucht werden. Da es sowohl intravenös als auch intramuskulär und oral verabreicht werden kann, eignet es sich bei Hunden auch zur Langzeittherapie. Dazu kann die Therapie initial mit einer intravenösen Bolusinjektion eingeleitet werden und, soweit wirksam, dann mit einem Dauertropf, intramuskulären Injektionen oder unter Umständen oral fortgesetzt werden. Wegen der besonderen Empfindlichkeit von Katzen gegenüber Lidocain wird bei dieser Spezies Propranolol von einigen Klinikern zur intravenösen antiarrhythmischen Therapie bevorzugt. Propranolol eignet sich insbesondere zur Behandlung von ventrikulären Arrhythmien infolge eines erhöhten Sympathikotonus oder eines Hyperthyreoidismus und kann auch bei Hunden, die nicht auf Lidocain oder Procainamid reagieren, verwendet werden. Um es ohne größeres Risiko intravenös geben zu können, sollte es auf eine Konzentration von 0,1 mg/ml verdünnt werden. Von dieser Verdünnung wird 1 ml pro Minute intravenös bis zur Beseitigung der Arrhythmie oder bis zur Höchstdosis injiziert (Tab. 10-10). Chinidin eignet sich wegen seiner blutdrucksenkenden Eigenschaften nur bedingt zur intravenösen Applikation, es kann jedoch intramuskulär und oral verabreicht werden. Phenytoin wird selten zur Behandlung von Kammertachykardien verwendet, obwohl es einen protektiven Effekt gegen digitalisinduzierte Extrasystolen hat. Führen alle

Tabelle 10-11: **Neuere, wenig erprobte Antiarrhythmika**

Klassifizierung*	Medikament	möglicher Anwendungsbereich
I	Aprindin HCl	Ventrikuläre Arrhythmien
		Supraventrikuläre Arrhythmien
	Mexiletin	Ventrikuläre Arrhythmien
	Tocainid	Ventrikuläre Arrhythmien
	Encainid	Ventrikuläre Arrhythmien
		Blockierung akzessorischer Leitungsbahnen
III	Amiodaron	Supraventrikuläre Arrhythmien
		Vorhofflimmern
		Ventrikuläre Arrhythmien
		Blockierung akzessorischer Leitungsbahnen

* Auf weitere neuentwickelte und getestete Klasse-I-Antiarrhythmika, β-Rezeptorenblocker (Klasse II) und Kalziumantagonisten (Klasse III) wird an dieser Stelle nicht näher eingegangen.

Kammertachykardie
↓
klinische und elektrokardiographische Untersuchung*
↓
Behandlung von Störungen des Säure-Basen-, Flüssigkeits- und Elektrolythaushalts
↓
Ermittlung und Behandlung der arrhythmieauslösenden Grundkrankheit
↓
Behandlung mit Antiarrhythmika
↓
intravenöse Lidocainapplikation**
↓
[−]
↓
Procainamid
↓
[−]
↓
Propranolol
↓
[−]
↓
Chinidin
↓
[−]
↓
Aprindin oder ein anderes neueres, wenig erprobtes Antiarrhythmikum

* vgl. Tab. 10-4
** Bei Katzen sollten Lidocain und Propranolol nur in geringer Dosierung verwendet werden.

ABB. 10-16: Therapie der Kammertachykardie. [−] = negativer therapeutischer Effekt.

medikamentösen Maßnahmen nicht zum therapeutischen Erfolg, bleibt schließlich noch die Möglichkeit der elektrischen Kardioversion zur Beseitigung einer Kammertachykardie. Diese Technik hat jedoch wegen der geringen Verbreitung von EKG-synchronisierten Ausrüstungen zur elektrischen Kardioversion und der unvermeidbaren Narkose des Tieres bisher nur eine geringe Bedeutung erlangt.

Nach Beseitigung der Arrhythmie und Wiederherstellung eines normalen Sinusrhythmus sollte in der Folgezeit das EKG wiederholt untersucht werden, da die meisten bedrohlichen Arrhythmien innerhalb von 30 Minuten rezidivieren. Die Rezidivgefahr ist bei der Verwendung von Medikamenten mit kurzer Halbwertzeit, wie beispielsweise Lidocain, besonders groß. Um einen therapeutischen Plasmaspiegel aufrechtzuerhalten, müssen die antiarrhythmischen Medikamente wiederholt verabreicht werden. Dies kann durch mehrere intravenöse Bolusinjektionen (wenig praktikabel), als Dauertropf[20, 113, 114a, 116, 117] oder auch intramuskulär oder oral erfolgen. Nach unserer Erfahrung ist ein Dauertropf ausgezeichnet zur Behandlung von ventrikulären Arrhythmien bei schwerkranken Hunden geeignet (ABB. 10-2 und 10-17). Da es bei alleiniger Verabreichung eines Dauertropfs 4 bis 6 Stunden dauert, bis eine konstante Plasmakonzentration von Lidocain erreicht ist (bei Procainamid dauert es noch erheblich länger), können zusätzliche intravenöse Bolusinjektionen oder die Verwendung der Doppelinfusionstechnik zur Kontrolle der Arrhythmie zu Beginn der Infusion erforderlich sein. Die zusätzliche Verabreichung von weiteren Bolusinjektionen mit geringerer Dosierung nach der initialen Bolusinjektion soll das vorübergehende Absinken der Plasmakonzentration unter die minimale effektive Wirkstoffkonzentration verhindern (ABB. 10-17). Eine Dauertropftherapie wird, soweit erforderlich, über 2 bis 3 Tage fortgesetzt. In dieser Phase der Behandlung muß insbesondere der Serum-Kalium-Gehalt konstant gehalten werden, da eine Hypokaliämie die antiarrhythmischen Wirkungen aufheben kann. Hat sich der Zustand des Patienten erst einmal stabilisiert, kann die Therapie in Abhängigkeit vom klinischen Allgemeinbefinden beendet, unterbrochen, kombiniert mit anderen Medikamenten (z. B. Lidocain und Chinidin) oder intramuskulär oder oral (Chinidin, Procainamid, Propranolol) fortgesetzt werden.

Bisweilen ist eine intravenöse antiarrhythmische Therapie entweder nicht möglich oder nicht erforderlich. In solchen Fällen kann Procainamid oder Chinidin intramuskulär oder oral zur Behandlung von Kammertachykardien verabreicht werden. Dazu wird im Normalfall eine einzelne intramuskuläre oder orale Dosis (14 bis 20 mg/kg KGW) gegeben und die Wirksamkeit der Therapie durch klinische und elektrokardiographische Untersuchung nach 2 Stunden beurteilt. Bei einem befriedigenden Therapieerfolg wird das Medikament dann in der Folgezeit alle 4 bis 6 Stunden in einer Dosierung von 6 bis 12 mg/kg KGW intramuskulär injiziert. Die Therapie kann auch oral mit einer geeigneten Zubereitung des gleichen Medikaments fortgesetzt werden (Tab. 10-10).

Einige Patienten bedürfen über einen längeren Zeitraum einer Erhaltungstherapie gegen ventrikuläre Arrhythmien. Für solche Fälle eignen sich orale Formulierungen von Chinidin, Procainamid oder Propranolol (Tab. 10-10). Die Wahl des oral zu verabreichenden Medikaments hängt von zahlreichen Faktoren ab (Spezies, Wirksamkeit der parenteralen Therapie, Häufigkeit der Applikation, Mitarbeit des Tierbesitzers, Wechselwirkung mit anderen Medikamenten, Reaktion auf die orale Therapie, Abschätzung möglicher Nebenwirkungen). Durch die Entwicklung neuerer Retardformulierungen von Chinidin und Procainamid für Hunde[39] ist es möglich geworden, bereits bei 3mal täglicher Applikation einen wirksamen Plasmaspiegel des Medikaments aufrechtzuerhalten. Bei Katzen bevorzugen die meisten Kliniker Propranolol gegenüber Chinidin[6] zur oralen Dauertherapie von ventrikulären Extrasystolen.

Eine längere antiarrhythmische Therapie muß regelmäßig im Hinblick auf die Notwendigkeit, die Wirksamkeit und aus Sicherheitsgründen überprüft werden. Eine große Anzahl von schweren ventrikulären Arrhythmien bedarf lediglich einer vorübergehenden Therapie über 1 bis 2 Wochen. Ergeben sich in wöchentlichen Wiederholungsuntersuchungen keine Hinweise auf ein Rezidivieren der Arrhythmie, sollte die Therapie unterbrochen werden und der Patient in 1 bis 2 Tagen erneut elektrokardiographisch untersucht werden. Von diesem Zeitpunkt an kann entschieden werden, ob die Therapie fortgesetzt werden muß oder ob es ausreicht, den Patienten nach einer weiteren Woche erneut elektrokardiographisch zu untersuchen. Einige ventrikuläre Arrhythmien sind außerordentlich therapieresistent. Häufig führen antiarrhythmische Medikamente lediglich zu

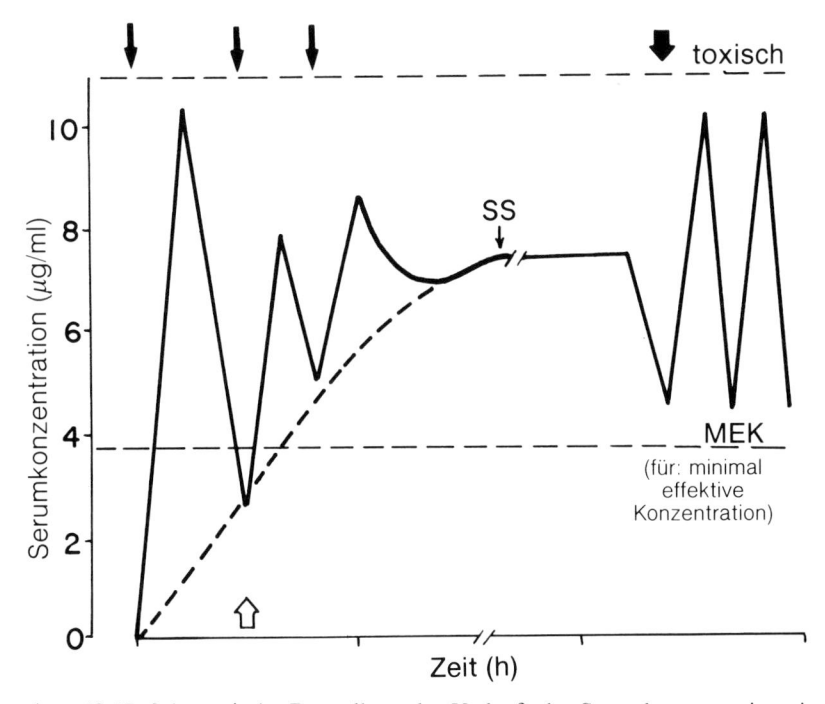

ABB. 10-17: Schematische Darstellung des Verlaufs der Serumkonzentration eines Medikaments nach intravenöser Bolusinjektion, konstanter Dauertropfinfusion und intramuskulärer oder oraler Verabreichung. Erfolgt die Applikation ausschließlich in Form einer konstanten Dauertropfinfusion, dauert es relativ lange, bis die minimale effektive Wirkstoffkonzentration erreicht ist (gestrichelte Linie). Durch initiale Bolusinjektion (Pfeil links oben) kann diese Zeit verkürzt werden. Dabei können diese Bolusinjektionen nach Bedarf mit geringerer Dosierung (25 % bis 50 %) wiederholt werden, um ein vorübergehendes Absinken der Serumkonzentration unter die minimale effektive Wirkstoffkonzentration zu verhindern. Nach Erreichen einer konstanten Serumkonzentration (nach 4 bis 6 Halbwertzeiten) kann die Therapie als Dauertropfinfusion oder auch durch wiederholte intramuskuläre oder orale Applikation fortgesetzt werden (dicker Pfeil oben rechts). Medikamente wie Procainamid eignen sich sehr gut zur intravenösen Bolusinjektion, zur Dauertropfinfusion und auch zur intramuskulären und oralen Verabreichung. Alternativ kann jedoch auch Lidocain zur initialen intravenösen Arrhythmiekontrolle verabreicht werden und die Therapie dann mit intramuskulären oder oralen Zubereitungen von Chinidin oder Procainamid fortgesetzt werden.

einer Reduzierung von ektopen Komplexen und ventrikulären Extrasystolen, sind jedoch nicht in der Lage, einen reinen Sinusrhythmus wiederherzustellen. Daher sollte der Patient gründlich klinisch untersucht werden, um zu ermitteln, ob eine weitergehende unterstützende Therapie erforderlich ist. Vor einer Erhöhung der Dosierung sollte der Patient einer gründlichen klinischen und elektrokardiographischen Untersuchung unterzogen werden und die derzeitige Dosierung noch einmal kritisch überdacht werden. Zeigt das Tier Symptome, die eindeutig auf die Arrhythmie zurückzuführen sind, oder erscheinen im EKG wiederholte ektope Komplexe, ist eine Erhöhung der Tagesdosis gerechtfertigt. Läßt sich dadurch immer noch keine Verbesserung des klinischen Zustandes erreichen oder zeigen sich sogar Symptome einer Intoxikation, sollten andere therapeutische Maßnahmen versucht werden (siehe: Abschnitt zur Behandlung von therapieresistenten Arrhythmien).

Erregungsleitungsstörungen

Atriale Erregungsleitungsstörungen: Zu atrialen Erregungsleitungsstörungen kann es im Verlaufe der Sinusknotenerkrankung, Muskeldystrophien, Hyperkaliämie und der kongestiven (dilatativen) Form der Kardiomyopathie kommen. Auch eine Intoxikation mit Antiarrhythmika kann zu einer deutlichen Hemmung der intraatrialen Erregungsleitung führen. Die Behandlung von intraatrialen Erregungsleitungsstörungen sollte sich nach der Grundkrankheit richten. Manifestiert sich nach Beginn der Therapie erneut eine Erregungsleitungsstörung, sollte das verabreichte Medikament abgesetzt werden. Bei einem Vorhofstillstand (»stummer Vorhof«) als Folge einer Muskeldystrophie oder einer Erkrankung des Myokards kann die Implantation eines Schrittmachers zur Erhöhung der Herzschlagfrequenz erforderlich werden (vgl. Kap. 6). Ein sinuatrialer Austrittsblock wird wie ein Sinusstillstand (vgl. Therapie der Sinusknotenerkrankung) behandelt.

Eine Hyperkaliämie ist die häufigste Ursache für einen vorübergehenden Vorhofstillstand. Neben der Unerregbarkeit der Vorhöfe kann sie dabei auch zu einer Verlangsamung der intraventrikulären Erregungsleitung führen, die sich in einer Verbreiterung der QRS-Komplexe darstellt. Die Ventrikelschlagfrequenz ist in der Regel gering und kann regelmäßig oder unregelmäßig sein. Um die extrazelluläre K^+-Ionenkonzentration zu reduzieren, sollte Natriumbikarbonat (0,5 bis 1,0 mÄq/kg KGW) langsam über 3 bis 4 Minuten intravenös verabreicht werden. Die Natriumbikarbonattherapie wird nach 10 Minuten wiederholt und dann in Abhängigkeit vom Blut-pH, der Bikarbonat- und der CO_2-Konzentration fortgesetzt. Darüber hinaus sollte die Ursache der Arrhythmie beseitigt werden (Tab. 10-3) und zur Stabilisierung des Patienten zusätzlich 0,9prozentige Kochsalzlösung intravenös injiziert werden. Da eine Hyperkaliämie zum Herzstillstand führen kann, sollte in Fällen, in denen die Bikarbonattherapie nicht zu einer Verbesserung des klinischen Zustands führt, Kalziumglukonat (1 ml einer 10prozentigen Lösung pro 10 kg KGW) zur Kompensation der Kaliumwirkung auf das Herz langsam intravenös infundiert werden.

AV-Block: Die Behandlung eines AV-Blocks setzt die Ermittlung des Grades (partiell oder total) und der wahrscheinlichen Ursache (Tab. 10-3) voraus. Ein partieller AV-Block führt in der Regel nicht zu klinischen Symptomen und ist entweder physiologisch oder verschwindet spontan nach Beseitigung der Ursache. Führt ein partieller AV-Block zu einer bedrohlichen Bradykardie, sollte Atropin oder Glykopyrrolat verabreicht werden. Ein hochgradiger AV-Block II. Grades (mehr als drei P-Wellen auf einen ORS-Komplex, subtotaler AV-Block) oder ein AV-Block III. Grades ist in der Regel Ausdruck einer schweren Intoxikation mit Medikamenten oder einer Erkrankung des Erregungsleitungssystems. Da höhere Grade des AV-Blocks zu Synkopen, plötzlichen Todesfällen und Stauungsinsuffizienz führen können, ist häufig die Implantation eines Schrittmachers erforderlich (ABB. 10-18).[84, 118] In Notfallsituationen können Katecholamine zur Anregung von ventrikulären Ersatzrhythmen verabreicht werden. Zu diesem Zweck können sowohl Isoproterenol (Isoprenalin) (1,0 mg Isuprel in 250 bis 500 ml Flüssigkeit, nach Wirkung dosieren) als auch Dopamin (2 bis 5 µg/kg/Min. Intropin) verwendet werden. Versuche, eine Bradykardie als Folge eines AV-Blocks über einen längeren Zeitraum symptomatisch mit hohen Dosen oral oder sublingual verabreichten Isoproterenols (Protenol) zu behandeln, sind in der Regel wenig erfolgreich und verlängern nur

Anamnese — klinische Allgemeinuntersuchung — Röntgen — EKG — Serumdiagnostik
↓
Therapie

Stauungsinsuffizienz	Hypotonie	symptomlos
Sauerstoffzufuhr/Ruhe	Sauerstoffzufuhr/Ruhe	Käfigruhe
Furosemidapplikation	intravenöse Flüssigkeitssubstitution	
Nitroglycerin		
+/− inotrope Wirkung	Verlegung einer transvenösen Schrittmacherelektrode (oder Katecholamintropf)	Reaktionstest mit Atropin oder Katecholaminen

Verlegung eines permanenten epikardialen oder endokardialen Schrittmachers

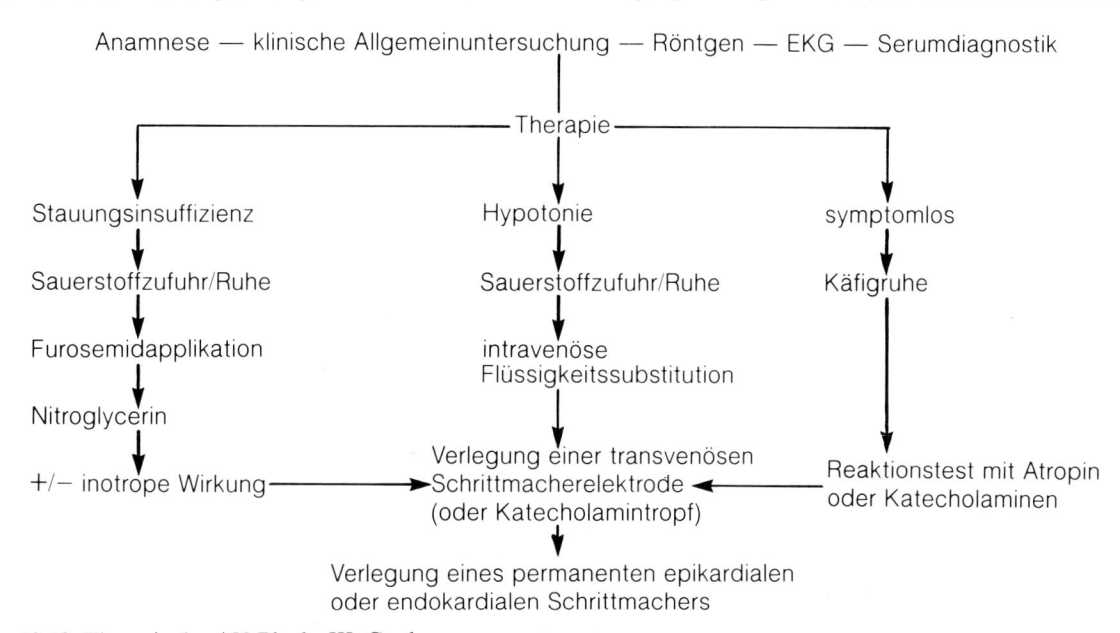

ABB. 10-18: Therapie des AV-Blocks III. Grades.

unnötig die Zeitspanne bis zur Implantation eines vorübergehenden oder permanenten Schrittmachers. Die Schrittmachertherapie wird ausführlich in Kapitel 11 beschrieben.

Ventrikuläre Präexzitation: Zu ventrikulären Präexzitationen kommt es im Verlauf des Wolff-Parkinson-White(WPW)-Syndroms und des Lown-Ganong-Levine(LGL)-Syndroms. Diese beiden Krankheitszustände sind durch das Vorhandensein von akzessorischen atrioventrikulären Leitungsbahnen, über die es zu vorzeitigen Depolarisationen (Präexzitationen) der Ventrikel kommt, gekennzeichnet. Die akzessorischen Leitungsbahnen prädisponieren zu supraventrikulären Tachykardien durch Bildung einer kreisförmigen Re-entry-Leitungsbahn unter Beteiligung der Vorhöfe, des AV-Knotens, der Ventrikel und der akzessorischen Leitungsbahn im AV-Knoten (vgl. Kap. 12). Trotz der geringen klinischen Erfahrung mit diesen Arrhythmien bei Tieren ist es möglich, die auftretenden supraventrikulären Tachykardien durch mechanische Vagusreizung sowie durch vorübergehende oder dauerhafte antiarrhythmische Therapie zu unterdrücken. Da die supraventrikulären Tachykardien in der Regel durch Vorhofextrasystolen eingeleitet werden, können Medikamente verwendet werden, die Vorhofextrasystolen unterdrücken. Eine solche Therapie wird jedoch selten zu 100 Prozent erfolgreich sein. Die therapeutischen Bemühungen sollten daher in erster Linie eine Hemmung der Erregungsleitung im AV-Knoten oder der akzessorischen Leitungsbahn zum Ziele haben. In der Humanmedizin gibt es zu diesem Zweck eine größere Anzahl von Medikamenten, aber es existieren unterschiedliche Auffassungen darüber, welches das Medikament der Wahl ist.[119] Sowohl Digitalis als auch Propranolol und Verapamil wurden zur Hemmung der atrioventrikulären Überleitung und damit zur Beseitigung der kreisenden Erregungsleitung verwendet. Insbesondere Verapamil wurde hinsichtlich seiner Eigenschaften, plötzliche Anfälle von supraventrikulären Tachykardien zu beenden, untersucht. Andere Medikamente, wie Chinidin, Procainamid und Amiodaron, gelangten wegen ihrer hemmenden Eigenschaften auf die retrograde Erregungsleitung in den akzessorischen Leitungsbahnen zur Anwendung. Abschließend läßt sich feststellen, daß noch weitere klinische Erfahrungen bei Tieren erforderlich sind, bevor eindeutige Therapieempfehlungen gemacht werden können. Einstweilen kann lediglich empfohlen werden, von den allgemeinen Prinzipien zur Behandlung von supraventrikulären Tachykardien Gebrauch zu machen.

Zusammenfassung der Therapie der Arrhythmien

Es gibt zahlreiche Möglichkeiten zur Beseitigung von Arrhythmien bei Hunden und Katzen. Allerdings gibt es derzeitig erheblich mehr und genauere Angaben zur antiarrhythmischen Therapie bei Hunden. Die Tabellen 10-10 und 10-12 enthalten eine Übersicht über die Empfehlungen zur Behandlung von Arrhythmien bei Hunden. Medikamente zur kardialen Wiederbelebung sind in Tabelle 11-2 zusammengefaßt. Es muß betont werden, daß es sich bei diesen Empfehlungen um allgemeine Richtlinien handelt, die bei jedem Patienten individuell angepaßt werden müssen.

Methodisches Vorgehen bei therapieresistenten Arrhythmien

Es gibt kein allgemeingültiges Schema, das auf alle Patienten mit einer Arrhythmie, die nicht auf die Therapie mit einem einzelnen Antiarrhythmikum reagieren, angewendet werden kann. Obwohl die meisten Tiere gut auf eine antiarrhythmische Therapie reagieren, gibt es doch eine beträchtliche Anzahl von Patienten, die der Verabreichung von mehreren Medikamenten, einer Kombinationstherapie, der Verabreichung eines neueren, noch nicht erprobten Antiarrhythmikums oder anderer Formen der Behandlung bedürfen. In der Humanmedizin wurden umfangreiche elektrophysiologische Untersuchungen durchgeführt, um Medikamente zu finden, die wiederholt und unter kontrollierten Bedingungen einen protekti-

Tabelle 10-12: **Therapie der Herzarrhythmien bei Hunden**

Rhythmus	initiale Therapie*	Dauertherapie**
Sinusrhythmen		
Sinusbradykardie	Atropin oder Glykopyrrolat; Dopamin; Adrenalin	Implantation eines Schrittmachers
Sinustachykardie	Beseitigung der Grundkrankheit	Digitalisglykoside bei Stauungsinsuffizienz oder Sinusknotenerkrankung
Sinuatrialer Stillstand und Sinusknotenerkrankung	Atropin oder Glykopyrrolat; Verlegung einer transvenösen Schrittmacherelektrode	Implantation eines Schrittmachers; orale anticholinerge Therapie
Supraventrikuläre Arrhythmien		
Vorhof- und AV-Extrasystolen	Digitalis; Propranolol; Chinidin	Digitalis; Propranolol; Chinidin
Atriale, AV- und supraventrikuläre Tachykardie	Mechanische Vagusreizung; Digitalis; Propranolol; Verapamil; Chinidin	Digitalis, Propranolol oder Chinidin (in Abhängigkeit von der Reaktion auf die initiale Therapie) ?Verapamil
Vorhofflimmern oder -flattern	Chinidin, soweit indiziert (vgl. Text); Digitalis	Digitalis; Propranolol; ?Verapamil
Ventrikuläre Arrhythmien		
Ventrikuläre Extrasystolen; Kammertachykardie	Lidocain; Procainamid; Propranolol; Chinidin; neuere, wenig erprobte Antiarrhythmika	Procainamid; Chinidin; Propranolol; Phenytoin (in Abhängigkeit von der Reaktion auf die initiale Therapie); Kombinationstherapie
Überleitungsstörungen		
Vorhofstillstand (Hyperkaliämie)	Natriumbikarbonat; iv Kochsalzlösung; Kalziumglukonat; Primärstörung behandeln	Behandlung der Grundkrankheit
Persistierender Vorhofstillstand	Atropin oder Glykopyrrolat; Verlegung eines transvenösen Schrittmachers	Implantation eines Schrittmachers
AV-Block	Verlegung eines transvenösen Schrittmachers; Atropin oder Glykopyrrolat; Infusion von Isoproterenol	Implantation eines Schrittmachers; Orale Verabreichung von Isoproterenol

* Das erste aufgelistete Medikament ist in der Regel das »Mittel der Wahl«. Einzelheiten im Text.
** Die Dauertherapie variiert in Abhängigkeit von der ermittelten Ursache der Arrhythmie und der Reaktion auf die initiale Therapie.
Modifiziert aus: BONAGURA, J. D.: Therapy of cardiac arrhythmias. In: Current Veterinary Therapy. Volume 8. Herausgegeben von R. W. Kirk. Philadelphia, W. B. Saunders, 1983.

ven Effekt gegen Arrhythmien haben.[120] Derzeitig läßt sich noch nicht genau abschätzen, von welchem Nutzen diese Untersuchungen für die klinische Veterinärmedizin sind.

Folgende Prinzipien sollten bei der Behandlung von therapieresistenten Arrhythmien beachtet werden:

1. Die Rhythmusdiagnose muß richtig sein, d. h. alle EKG-Aufzeichnungen sollten nochmals beurteilt werden, und es sollte erneut ein aktuelles, möglichst 9 oder 10 Ableitungen umfassendes EKG registriert werden.
2. Die prädisponierende oder auslösende Grundkrankheit muß diagnostiziert und, soweit möglich, behandelt werden. Auf diesen Punkt wurde bereits im vorangehenden Abschnitt hingewiesen.
3. Der Säure-Basen- und der Elektrolythaushalt sollten erneut untersucht und, falls abweichende Werte ermittelt werden, normalisiert werden.
4. Es sollte daran gedacht werden, daß medikamentöse Maßnahmen die Arrhythmie verursacht oder zumindestens verschlimmert haben könnten.
5. Es sollte daran gedacht werden, daß das Antiarrhythmikum möglicherweise nicht sachgerecht verabreicht wurde. Oral verabreichte Medikamente könnten in nicht ausreichendem Maße resorbiert worden sein.
6. Die Dosierungen der verabreichten Medikamente sollten überprüft werden. Unter Umständen sollte eine Steigerung der Dosis erwogen werden. Am besten ist es, die Serumkonzentration der Medikamente zu bestimmen, um sicherzustellen, daß ein therapeutisch wirksamer Spiegel vorliegt.
7. Werden weitere Medikamente verabreicht, sollte bei der Auswahl daran gedacht werden, daß nach Möglichkeit Medikamente verwendet werden, deren Wirkungsmechanismus auf einem anderen elektrophysiologischen Mechanismus beruht als bei dem vorab verabreichten Medikament.

Methodisches Vorgehen bei supraventrikulären Arrhythmien

Supraventrikuläre Tachykardien müssen entsprechend der Art ihrer Entstehung als Sinus-, Vorhof-, AV- und Re-entry-Arrhythmien diagnostiziert werden. Bei einer Tachykardie mit zahlreichen QRS-Komplexen muß auch immer an die Möglichkeit von Vorhofflimmern und Vorhofflattern gedacht werden. Insbesondere Sinustachykardien können sich als außerordentlich therapieresistent herausstellen. Dabei muß allerdings berücksichtigt werden, daß Sinustachykardien nur selten einer antiarrhythmischen Therapie bedürfen. Häufige Ursachen für hartnäckige Sinustachykardien sind Fieber, Schock, Schmerzen, Anämie, Sepsis sowie die Verabreichung von anticholinergen Substanzen wie Atropin oder Isopropamid. Die Symptome können bei einigen Patienten und insbesondere postoperativ unauffällig sein und daher übersehen werden. Die einzig sinnvolle Therapie bei all diesen Patienten ist die Beseitigung der auslösenden Grundkrankheit. Einige seltenere Sinustachykardien, etwa als Folge einer Thyreotoxikose oder auf Grund von Katecholaminen, die von einem Phäochromozytom sezerniert werden, lassen sich zuverlässig mit β-Rezeptorenblockern (z. B. Propranolol) korrigieren.

Tachykardien mit zahlreichen, regelmäßigen QRS-Komplexen sind häufig schwierig zu differenzieren. Insbesondere in der Anfangsphase der Manifestation haben Vorhoftachykardien mit 1 : 1-Überleitung und AV-Block I. Grades, Vorhofflattern mit 1 : 1- oder 2 : 1-Überleitung sowie AV-Tachykardien ein weitestgehend identisches Erscheinungsbild. Die entscheidenden Schritte der EKG-Auswertung sind daher das Auffinden der P-Wellen (bzw. der Flatterwellen), die Ermittlung ihrer Gestalt und die Bestimmung der Beziehung zwischen P-Wellen und QRS-Komplexen. Bei Auswertung von mehreren EKG-Ableitungen und sorgfältiger Untersuchung der ST-T-Ausschläge sollten sich bei Sinus- und Vorhoftachykardien immer deutliche P-Wellen finden lassen. Da eine vorübergehende Hemmung der AV-Überleitung zu unregelmäßigen R-R-Intervallen führt, kann bei regelmäßiger AV-Überleitung (1 : 1 oder 2 : 1) mit hoher Ventrikelschlagfrequenz eine mechanische Vagusreizung außerordentlich hilfreich zur Identifizierung von Flatterwellen eingesetzt werden. Supraventrikuläre Tachykardien als Folge einer Re-entry-Erregungsleitung im AV-Knoten oder einer akzessorischen Leitungsbahn haben häufig ein initial verlängertes PQ-Intervall (Induktion einer supraventrikulären Tachykardie durch eine Vorhof- oder Kammerextrasystole), ein Verhältnis von P-Wellen zu QRS-Komplexen von 1 : 1 und enden mit einer retrograden P-Welle. Solche Tachykardien lassen sich durch Vagusreizung beenden oder verlangsamen. Auch in diesen Fällen müssen jedoch alle Ableitungen sorgfältig auf verborgene P-Wellen untersucht werden. AV-Tachykardien und Tachykardien mit Ursprung im oberen Bereich der Ventrikel (ABB. 10-11) führen im allgemeinen zu einer AV-Dissoziation mit einer niedrigeren Vorhofschlagfrequenz und daher zu weniger P-Wellen als QRS-Komplexen. Bei AV-Tachykardien mit AV-Dissoziation muß immer an die Möglichkeit einer Digitalisintoxikation gedacht werden.

Folgende Vorgehensweise empfiehlt sich bei supraventrikulären Tachykardien als Folge von Vorhofflattern oder Vorhoftachykardien, die nicht auf Digitalis reagieren: 1. Bestimmung der Serumdigoxinkonzentration zur Überprüfung, ob eine therapeutische Konzentration vorliegt, 2. orale oder intravenöse Verabreichung eines β-Rezeptorenblockers wie Propranolol (in Abhängigkeit vom klinischen Allgemeinbefinden) und 3. eventuell Verabreichung von Verapamil (0,05 bis 0,2 mg/kg KGW intravenös oder 0,5 mg/kg KGW oral) zur Reduzierung der Ventrikelschlagfrequenz bei andauernd schlechtem Zustand des Patienten. Führt die Digoxin-Propranolol-Kombinationstherapie zu einer mäßigen Reduzierung der Ventrikelschlagfrequenz, kann die Konzentration des β-Rezeptorenblockers langsam gesteigert werden, bis die Ventrikelschlagfrequenz akzeptable Werte erreicht hat. Die Therapie ist der bei Vorhofflimmern beschriebenen sehr ähnlich. Chinidin ist bisweilen in der Lage, einen Sinusrhythmus bei Vorhofflattern und -tachykardie herbeizuführen, doch sollte zunächst die AV-Überleitung gehemmt werden, da nach alleiniger Verabreichung von Chinidin die Ventrikelschlagfrequenz initial erhöht werden kann. Führen alle therapeutischen Maßnahmen nicht zum Erfolg, ist eine elektrische Kardioversion oder die Implantation eines Herzschrittmachers zu erwägen.

Eine supraventrikuläre Arrhythmie als Folge einer Re-entry-Erregungsleitung im AV-Knoten kann durch die gleichzeitige Verabreichung von Digoxin und Propranolol behandelt werden. Läßt sich die Arrhythmie mit dieser Kombinationstherapie nicht beenden, können Verapamil (0,5 bis 1 mg/kg KGW, 3mal tägl. oral), Chinidin, Procainamid und Amiodaron versucht werden. Chinidin, Procainamid und Amiodaron haben möglicherweise eine direkte Wirkung auf die akzessorischen Leitungsbahnen. Es müssen allerdings in der Zukunft noch mehr Erfahrungen über die Wirksamkeit dieser Medikamente bei Tieren gesammelt werden.

Bei einer AV-Tachykardie mit AV-Dissoziation, die nicht auf Digoxin und Propranolol reagiert, sollte ein Therapieversuch mit Medikamenten, die die Erregungsleitung beeinflussen und die Automatie hemmen, unternommen werden. Sowohl Lidocain als auch Chinidin und Procainamid haben sich bei einzelnen Patienten als sehr nützlich erwiesen. Es ist wahrscheinlich, daß einige Tachykardien mit zahlreichen QRS-Komplexen ihren tatsächlichen Ursprung in den oberen Anteilen des ventrikulären Erregungsleitungssystems haben. Daher ist es naheliegend, daß in diesen Fällen die gleichen Medikamente wie bei einer Kammertachykardie wirksam sein werden.

Methodisches Vorgehen bei ventrikulären Arrhythmien

Die unterschiedlichen antiarrhythmischen Eigenschaften der einzelnen Medikamente und die sich daraus ergebende sinnvolle Reihenfolge des Medikamenteneinsatzes wurden im vorangehenden Abschnitt über die Therapie der Kammertachykardien bereits ausführlich diskutiert. Nach unserer Erfahrung ist die intravenöse Verabreichung von Lidocain die Therapie der Wahl bei Hunden mit akuter Kammertachykardie. Erst wenn Lidocain nicht zu einer befriedigenden antiarrhythmischen Wirkung führt oder wenn eine Langzeittherapie erforderlich wird, sollten Procainamid, Propranolol oder Chinidin verwendet werden. Bisweilen ist es jedoch nicht einmal möglich, durch die nacheinander erfolgende Verabreichung von Lidocain, Procainamid und Propranolol eine Kammertachykardie zu beenden und einen normalen Sinusrhythmus herbeizuführen. Da die drei genannten Medikamente voneinander abweichende elektrophysiologische und pharmakologische Eigenschaften haben, muß eine Arrhythmie, die nicht auf eine Kombination dieser Medikamente reagiert, als therapieresistent bezeichnet werden.

Anhaltende, therapieresistente Kammertachykardien sollten nach folgender Systematik untersucht und behandelt werden:
1. Das EKG sollte erneut sorgfältig zum Ausschluß einer aberranten ventrikulären Erregungsleitung im Verlaufe der supraventrikulären Tachykardie beurteilt werden (vgl. Kap. 12). Kann das gleichzeitige Vorliegen eines Schenkelblocks während der Tachykardie durch das Auffinden von Fusionssystolen oder AV-Dissoziation nicht ausgeschlossen werden, sollte die Wirkung einer mechanischen Vagusreizung auf die Arrhythmie untersucht werden.
2. Als nächstes sollte die Serum-Kalium-Konzentration gemessen werden. Falls erforderlich, wird KCl infundiert (0,5 mÄq/kg/h bei einer Serum-Kalium-Konzentration von weniger als 3 mÄq/dl oder 0,25 mÄq/kg/h bei einer Serum-Kalium-Konzentration zwischen 3 und 3,5 mÄq/dl).
3. Eine Digitalisintoxikation als Ursache der Arrhythmie muß ausgeschlossen werden. Bei einer polymorphen Tachykardie (torsades de pointes) sollte an eine Intoxikation mit Chinidin, Procainamid oder Disopyramid gedacht werden.[121, 122]
4. Die intravenöse oder intramuskuläre Verabreichung von Chinidinglukonat sollte erwogen werden. Chinidinglukonat muß intravenös langsam über einen Zeitraum von 5 bis 10 Minuten unter Kontrolle des Blutdrucks injiziert werden.
5. Es sollte ein Therapieversuch mit einem Antiarrhythmikum der Klasse I (Tab. 10-2) in Kombination mit einem β-Rezeptorenblocker wie Propranolol unternommen werden.
6. Eventuell sollte Bretyliumtosylat[123, 124] (2 bis 4 mg/kg KGW intravenös) oder eines der neueren, weniger erprobten Antiarrhythmika mit einer Wirkung auf Kammertachykardien verabreicht werden.
7. Das Medikament mit der stärksten Wirkung auf die Tachykardie sollte jetzt in der höchstmöglichen Dosierung verabreicht werden. Zum Zeitpunkt der erwarteten höchsten Plasmakonzentration sollte die Plasmakonzentration des Medikamentes bestimmt werden und auf diese Weise überprüft werden, ob eine therapeutische Plasmakonzentration vorliegt.
8. Führen alle bisherigen Maßnahmen nicht zum therapeutischen Erfolg, sollte eine elektrische Kardioversion durchgeführt werden.
9. Ergibt das EKG zweifelsfreie Hinweise auf das Vorliegen einer polymorphen Kammertachykardie, sollte unter Umständen intravenös Isoproterenol verabreicht werden.[112, 121]
10. Es sollte überprüft werden, ob der Patient sich für die Implantation eines Herzschrittmachers eignet.
11. Schließlich besteht die Möglichkeit, auf alle therapeutischen Maßnahmen zu verzichten, wenn es der klinische Zustand erlaubt. Statt dessen werden lediglich symptomatisch unterstützende Maßnahmen eingeleitet.

Neuere antiarrhythmische Medikamente

In der Humanmedizin gibt es seit einigen Jahren eine ganze Anzahl neuer Antiarrhythmika (Tab. 10-11).[21] Viele dieser Medikamente wurden bereits weltweit eingesetzt, so daß es zumindest für den Bereich der Humanmedizin bereits umfangreiche Erfahrungen mit diesen Medikamenten gibt. All diese Substanzen wurden in einer großen Anzahl von Arrhythmiemodellen an Hunden und zu einem geringeren Umfang auch an Katzen getestet. Wegen der großen Bedeutung von Ischämien des Myokards beim Menschen wurden viele dieser experimentellen Untersuchungen jedoch an Arrhythmien, die nach artifiziellem Verschluß der Koronargefäße entstanden, vorgenommen. Darüber hinaus muß berücksichtigt werden, daß diese Untersuchungen ausschließlich an klinisch gesunden Tieren durchgeführt wurden, denen die Medikamente für einen relativ kurzen Zeitraum verabreicht wurden. Bei aller Schwierigkeit der Extrapolation von Laborergebnissen auf Klinikverhältnisse lassen sich jedoch bereits einige Aussagen zur Verwendung dieser neueren, in der klinischen Erprobung befindlichen Medikamente machen.

Aprindin

Aprindin ist ein Lokalanästhetikum mit hoher Wirksamkeit auf therapieresistente Kammerarrhythmien bei Hunden.[125-128] Es zeigte sich, daß Aprindin (0,5 bis 2 mg/kg KGW intravenös oder 3mal tägl. oral) häufig in der Lage ist, Kammertachykardien, die nicht auf Lidocain, Procainamid und Propranolol reagieren, zu beenden. Es eignet sich auch zur Kontrolle von Kammertachykardien im Zusammenhang mit der dilatativen Form der Kardiomyopathie bei Hunden.[127] Wegen seiner möglichen Nebenwirkungen (Leukopenie, Hepatopathie) sollte Aprindin allerdings nur bei ansonsten therapieresistenten Kammertachykardien eingesetzt werden. Es eignet sich bei Hunden sowohl zur intravenösen als auch zur oralen Applikation. Bei Katzen gibt es noch keine Erfahrungen mit diesem Medikament.

Mexiletin

Mexiletin ist ein oral wirksames Antiarrhythmikum mit elektrophysiologischen und toxischen Eigenschaften, die denen des Lidocains sehr ähnlich sind. Haupteinsatzgebiet dieses Medikamentes bei Hunden ist die orale Dauertherapie von Arrhythmien, die auf eine parenterale Verabreichung von Lidocain reagieren und einer längerfristigen antiarrhythmischen Therapie bedürfen. Die therapeutischen Plasmakonzentrationen dieses Medikamentes beim Menschen liegen zwischen 0,5 und 2 µg/ml; Intoxikationserscheinungen sind jedoch bereits ab 1,5 µg/ml beschrieben.[21, 129] Mexiletin wurde bei Hunden auch zur Beendigung von ventrikulären Extrasystolen als Folge von Intoxikationen mit Ouabain und Halothan-Adrenalin sowie Ischämien des Myokards eingesetzt.[129] In diesen Untersuchungen wurde es in einer Dosierung von 0,25 bis 8,0 mg/kg KGW verwendet. Wir haben Mexiletin bei einer kleineren Anzahl von Hunden (1 bis 2 mg/kg/Tag, geteilt in 2 bis 3 Dosierungen) mit begrenztem Erfolg eingesetzt. Bei einem

Hund kam es zu plötzlichen Anfällen. Vollständige, systematische Untersuchungen wurden bei Hunden bisher noch nicht durchgeführt. Wegen seiner lidocainähnlichen Wirkung sollte Mexiletin bei Katzen nur mit äußerster Vorsicht verwendet werden.

Amiodaron

Die Hauptwirkung von Amiodaron auf isoliertes Myokardgewebe besteht in einer Verlängerung der Dauer des Aktionspotentials und der Dauer der Refraktärzeit. Amiodaron verlängert das AH-Intervall im Elektrogramm des Hisschen Bündels, hemmt die AV-Überleitung und die Erregungsleitung in akzessorischen Leitungsbahnen und hat unterschiedliche Effekte auf die intraatriale und intraventrikuläre Erregungsleitung.[21] In der Humanmedizin eignet sich Amiodaron zur Behandlung von atrialen und ventrikulären Arrhythmien und wurde bei ventrikulären Extrasystolen, Kammertachykardie, paroxysmalem Vorhofflimmern und supraventrikulären Tachykardien im Verlaufe des Wolff-Parkinson-White-Syndroms eingesetzt. Es gibt keine systematischen Untersuchungen zur Verwendung von Amiodaron bei Tieren, doch sind die bisherigen Ergebnisse wenig ermutigend.[130] Zu den bei Menschen beobachteten Intoxikationserscheinungen gehören die Entstehung von pulmonalen Fibrosen, Ablagerungen in der Cornea, Hautverfärbungen, Funktionsstörungen der Schilddrüse, Störungen der Leberenzyme und Wechselwirkungen mit Digoxin.

Tocainid

Tocainid, ein Antiarrhythmikum der Klasse I, ist ein synthetisches Analog von Lidocain. Wie Mexiletin ist auch Tocainid ein Ergebnis der Erforschung von oral wirksamen lidocainartigen Medikamenten. Die elektrophysiologischen, elektrokardiographischen, hämodynamischen und toxischen Effekte dieses Medikamentes sind mit denen von Lidocain identisch. Im Gegensatz zu Lidocain wird es bei Hunden jedoch sowohl hepatisch als auch renal ausgeschieden. Die Halbwertzeit nach intravenöser Applikation beträgt bei Hunden ungefähr 5 Stunden. Durch die Verabreichung von oralen Zubereitungen läßt sich jedoch ein therapeutisch wirksamer Plasmaspiegel über etwa 12 Stunden aufrechterhalten.

Encainid und Flecainid

Encainid[131, 132] und Flecainid[133, 134] sind Antiarrhythmika der Klasse I mit vielfältigen pharmakologischen und pharmakokinetischen Eigenschaften. Beide Medikamente sind das Ergebnis der Forschungsarbeiten zur Entwicklung neuer Antiarrhythmika für die Behandlung von therapieresistenten Arrhythmien. Obwohl sie sich in ihren elektrophysiologischen Eigenschaften unterscheiden, führen doch beide zu einer Hemmung der Erregungsleitung und zu einer Verlängerung der ventrikulären Refraktärzeit. Die hämodynamischen Eigenschaften von Encainid und Flecainid wurden bisher noch nicht systematisch untersucht; es ist jedoch bekannt, daß sie zu Hypotonie und zu einer Reduzierung der Kontraktilität des Myokards führen können. Auch ihre pharmakokinetischen Eigenschaften sind noch nicht vollständig untersucht, doch haben beide offensichtlich eine Halbwertzeit bei Hunden von mehr als 6 Stunden. Dabei könnten aktive Metaboliten zumindest teilweise für ihre antiarrhythmischen Wirkungen verantwortlich sein.

Encainid und Flecainid werden zur Therapie von allen ventrikulären Tachyarrhythmien empfohlen. Encainid eignet sich insbesondere zur Behandlung von Arrhythmien mit Erregungsleitung in akzessorischen Leitungsbahnen. Es müssen jedoch noch weitere klinische Erfahrungen gesammelt werden, bevor genaue Empfehlungen zur Verwendung bei Tieren gemacht werden können. Die toxischen Eigenschaften von Encainid und Flecainid sind mit denen der anderen Klasse-I-Antiarrhythmika identisch. Sie können ventrikuläre Arrhythmien verstärken oder induzieren und zur Stauungsinsuffizienz führen. Bei Menschen beobachtete Intoxikationserscheinungen sind Somnolenz, Schwäche, Übelkeit und Erbrechen.

Literatur

1. McIntosh, H.D., and Morris, J.J.: The hemodynamic consequences of arrhythmias. Prog. Cardiovasc. Dis., *8*:330, 1966.
2. Resnekov, L.: Circulatory effects of cardiac dysrhythmias. Cardiovasc. Clin., *2*:24, 1970.
3. Stewart, H.J., Crawford, J.H., and Hastings, A.B.: The effect of tachycardia on the blood flow in dogs. I. The effect of rapid irregular rhythms as seen in auricular fibrillation. J. Clin. Invest., *3*:435, 1926.
4. Smirk, F.H., Nolla-Panades, J., and Wallis, T.: Experimental ventricular flutter and ventricular paroxysmal tachycardia. Am. J. Cardiol., *14*:79, 1964.
5. Wegria, R., Frank, C.W., Wang, H.H., and Lammerant, J.: The effect of atrial and ventricular tachycardia on cardiac output, coronary blood flow and mean arterial blood pressure. Circ. Res., *6*:624, 1958.
6. Ettinger, S.J.: Cardiac arrhythmias. In *Textbook of Veterinary Internal Medicine*. Edited by S.J. Ettinger. Philadelphia, W.B. Saunders, 1983.
7. Bonagura, J.D.: Therapy of cardiac arrhythmias. In *Current Veterinary Therapy VIII*. Edited by R.W. Kirk. Philadelphia, W.B. Saunders, 1983.
8. Hilwig, R.W.: Cardiac arrhythmias in the dog: Detection and treatment. J. Am. Vet. Med. Assoc., *168*:789, 1976.
9. Singh, B.N., Collet, J.T., and Chew, C.Y.C.: New perspectives in the pharmacologic therapy of cardiac arrhythmias. Prog. Cardiovasc. Dis., *22*:243, 1980.
10. Waxman, M.B., Wald, R.W., and Cameron, D.: Interactions between the autonomic nervous system and tachycardias in man. Cardiology Clin., *1*:143, 1983.
11. Ten Eick, R.E., Baumgarten, C.M., and Singer, D.H.: Ventricular dysrhythmias: Membrane basis of currents, channels, gates, and cables. In *Cardiovascular Diseases*. Edited by E.H. Sonneblick. New York, Grune & Stratton, 1981.
12. Janse, M.J., and vanCapelle, F.J.L.: Electronic interactions across an inexcitable region as a cause of ectopic activity in acute regional myocardial ischemia. Circ. Res., *50*:527, 1982.
13. Kuo, C., Munakata, K., Reddy, C.P., and Surawicz, B.: Characteristics and possible mechanism of ventricular arrhythmia dependent on the dispersion of action potential durations. Circulation, *67*:1356, 1983.
14. Arnsdorf, M.F.: Electrophysiologic properties of antidysrhythmic drugs as a rational basis for therapy. Med. Clin. North Am., *60*:213, 1976.
15. Bassett, A.L., and Wit, A.L.: Recent advances in electrophysiology of antirhythmic drugs. Prog. Drug. Res., *17*:34, 1973.
16. Bigger, J.T., Jr., and Hoffman, B.F.: Antiarrhythmic Drugs. In *The Pharmacological Basis of Therapeutics*. 6th Edition. Edited by A.G. Gilman, L.S. Goodman, and A. Gilman. New York, Macmillan, 1980.
17. Malcolm, R., and Tozer, T.N.: *Clinical Pharmacokinetics: Concepts and Applications*. 1st Edition. Philadelphia, Lea & Febiger, 1980.
18. Singh, B.N., and Mandel, W.J.: Antiarrhythmic drugs: Basic concepts of their actions, pharmacokinetic characteristics, and clinical applications. In *Cardiac Arrhythmias*. Edited by W.J. Mandel. Philadelphia, J.B. Lippincott, 1980.
19. Woosley, R.L., and Shand, D.G.: Pharmacokinetics of antiarrhythmic drugs. Am. J. Cardiol., *41*:986, 1978.
20. De Rick, A., Rosseel, M.T., Belpaire, F., and Bogaert, M.: Lidocaine plasma concentrations obtained with a standardized infusion in the awake and anaesthetized dog. J. Vet. Pharmacol. Therap., *4*:129, 1981.
21. Heger, J.J., Prystowsky, E.N., and Zipes, D.P.: Drug therapy of cardiac arrhythmias. Cardiology Clin., *1*:305, 1983.
22. Button, C., Gross, D.R., Johnston, J.T., and Yakatan, G.J.: Pharmacokinetics, bioavailability and dosage regimens of digoxin in dogs. Am. J. Vet. Res., *41*:1230, 1980.
23. Carmeliet, E., and Saikawa, T.: Shortening of the action potential and reduction of pacemaker activity by lidocaine, quinidine, and procainamide in sheep cardiac Purkinje fibers. Circ. Res., *50*:257, 1982.

24. Colatsky, T.J.: Mechanisms of action of lidocaine and quinidine on action potential duration in rabbit cardiac Purkinje fibers. Circ. Res., *50*:17, 1982.
25. Nattel, S., and Bailey, J.C.: Time course of the electrophysiological effects of quinidine on canine cardiac Purkinje fibers: Concentration dependence and comparison with lidocaine and disopyramide. J. Pharmacol. Exp. Ther., *225*:176, 1983.
26. Walsh, R.A., and Horwitz, L.D.: Adverse hemodynamic effects of intravenous disopyramide compared with quinidine in conscious dogs. Circulation, *60*:1053, 1979.
27. Chassaing, C., Duchene-Marullas, P., and Paire, M.: Mechanism of action of quinidine on heart rate in the dog. J. Pharmacol. Exp. Ther., *222*:688, 1982.
28. Clohiosy, D.R., and Gibson, T.P.: Comparison of pharmacokinetic parameters of intravenous quinidine in dogs. J. Cardiovasc. Pharmacol., *4*:107, 1982.
29. Neff, C.A., Davis, L.E., and Baggot, J.D.: A comparative study of the pharmacokinetics of quinidine. Am. J. Vet. Res., *33*:1521, 1972.
30. Warner, N.J., et al.: Tissue digoxin concentrations during the quinidine-digoxin interaction. Am. J. Cardiol., *51*:1717, 1983.
31. Winkle, R.A., Glantz, S.A., and Harrison, D.C.: Pharmacologic therapy of ventricular arrhythmias. Am. J. Cardiol., *36*:629, 1975.
32. Velebit, V., et al.: Aggravation and provocation of ventricular arrhythmias by antiarrhythmic drugs. Circulation, *65*:886, 1982.
33. Singh, B.N., Cho, Y.W., and Kuemmerle, H.P.: Clinical pharmacology of antiarrhythmic drugs: a review and overview. Part I. Int. J. Clin. Pharm. Ther. Toxicol., *19*:139, 1981.
34. Badke, F.R., et al.: Hemodynamic effects of N-acetylprocainamide compared with procainamide in conscious dogs. Circulation, *6*:1142, 1981.
35. Schmid, P.G., et al.: Vascular effects of procaine amide in the dog. Circ. Res., *35*:948, 1974.
36. Pearle, D.L., Souza, J.D., and Gillis, R.A.: Comparative vagolytic effects of procainamide and N-acetylprocainamide in the dog. J. Cardiovasc. Pharmacol., *5*:450, 1983.
37. Mandel, W.J., et al.: Cardiorenal effects of lidocaine and procaineamide in the conscious dog. Am. J. Physiol., *228*:1440, 1975.
38. Dreyfus, J., Ross, J.J., Jr., and Schreiber, E.C.: Absorption, excretion, and biotransformation of procainamide-C14 in the dog and Rhesus monkey. Arzneim.-Forsch., *21*:948, 1971.
39. Kaufman, G.M., Weirich, W.E., and Mayer, P.R.: The pharmacokinetics of regular and sustained release procainamide in the dog. Abstract. Proceedings Am. Coll. Vet. Intern. Med., 1983, New York, p. 42.
40. Kus, T., and Sasyniuk, B.I.: Electrophysiological actions of disopyramide phosphate on canine ventricular muscle and Purkinje fibers. Circ. Res., *37*:844, 1975.
41. Mirro, M.J., Watanabe, A.M., and Bailey, J.C.: Electrophysiological effects of the optical isomers of disopyramide and quinidine in the dog. Circ. Res., *48*:867, 1981.
42. Ranney, R.E., Dean, R.R., Karim, A., and Radzialowski, F.M.: Disopyramide phosphate: pharmacokinetic and pharmacologic relationships of a new antiarrhythmic agent. Arch. Int. Pharmacodyn., *191*:162, 1971.
43. Rosen, M.R., Merker, C., and Pippenger, C.E.: The effects of lidocaine on the canine ECG and electrophysiologic properties of Purkinje fibers. Am. Heart J., *91*:191, 1976.
44. Obayashi, K., Hayakawa, H., and Mandel, W.J.: Interrelationships between external potassium concentration and lidocaine: Effects on canine Purkinje fiber. Am. Heart J., *89*:221, 1975.
45. Feely, J., et al.: Effect of hypotension on liver blood flow and lidocaine disposition. N. Engl. J. Med., *307*:866, 1982.
46. Wilcke, J.R., Davis, L.E., Neff-Davis, C.A., and Koritez, G.D.: Pharmacokinetics of lidocaine and its active metabolites in dogs. J. Vet. Pharmacol. Ther., *6*:49, 1983.
47. Handel, F., et al.: Lidocaine and its metabolites in canine plasma and myocardium. J. Cardiovasc. Pharmacol., *5*:44, 1983.
48. Branch, R.A., Shand, D.G., Wilkinson, G.R., and Nies, A.S.: The reduction of lidocaine clearance by dl-propranolol: An example of hemodynamic drug interaction. J. Pharmacol. Exp. Ther., *184*:515, 1973.
49. Ochs, H.R., Carstens, G., and Greenblatt, D.J.: Reduction in lidocaine clearance during continuous infusion and by coadministration of propranolol. N. Engl. J. Med., *303*:373, 1980.
50. Ikeda, M., Dohi, T., and Tsujimoto, A.: Inhibition of gamma-aminobutyric acid release from synaptosomes by local anesthetics. Am. Soc. Anesth., *38*:495, 1983.
51. Keene, B.W., and Hamlin, R.L.: Prophylaxis and treatment of digitalis-enhanced dysrhythmias with phenytoin in the dog. Abstract. Proceedings Am. Coll. Vet. Intern. Med., 1980, Washington, D.C., p. 118.
52. Sanders, J.E., and Yeary, R.A.: Serum concentrations of orally administered diphenylhydantoin in dogs. J. Am. Vet. Med. Assoc., *172*:153, 1978.
53. Conolly, M.E., Kersting, F., and Dollery, C.T.: The clinical pharmacology of Beta-adrenoceptor-blocking drugs. Prog. Cardiovasc. Dis., *19*:203, 1976.
54. Kates, R.E., Keene, B.W., and Hamlin, R.L.: Pharmacokinetics of propranolol in the dog. J. Vet. Pharmacol. Ther., *2*:21, 1979.
55. Weidler, D.J., Jallad, N.S., Garg, D.C., and Wagner, J.G.: Pharmacokinetics of propranolol in the cat and comparisons with three other species. Res. Comm. Chem. Path. Pharmacol., *26*:105, 1979.
56. Frishman, W.H.: Beta-adrenergic blockade in clinical practice. Hosp. Pract., *17*:57, 1982.
57. Frishman, W.: Clinical pharmacology of the new beta-adrenergic blocking drugs. Part 1. Pharmacodynamic and pharmacokinetic properties. Am. Heart J., *97*:663, 1979.
57a.Muir, W.W., and Sams, R.: Clinical pharmacodynamics and pharmacokinetics of beta-adrenoceptor blocking drugs in veterinary medicine. Comp. Cont. Educ., *6*:156, 1984.
58. Bigger, J.T., Jr., and Jaffe, C.C.: The effect of bretylium tosylate on the electrophysiologic properties of ventricular muscle and Purkinje fibers. Am. J. Cardiol., *27*:82, 1971.
59. Cardinal, R., and Sasyniuk, B.I.: Electrophysiological effects of bretylium tosylate on subendocardial Purkinje fibers from infarcted canine hearts. J. Pharmacol. Exp. Ther., *204*:159, 1978.
60. Bache, R.J., Cobb, F.R., and Greenfield, J.C.: Coronary and systemic haemodynamic effects of bretylium in the intact anesthetized dog. Cardiovasc. Res., *7*:755, 1973.
61. Breznock, E.M., Kagan, K., and Hibser, N.K.: Effects of bretylium tosylate on the in vivo fibrillating canine ventricle. Am. J. Vet. Res., *38*:89, 1977.
62. Gillis, R.A., Clancy, M.M., and Anderson, R.J.: Deleterious effects of bretylium in cats with digitalis induced ventricular tachycardia. Circulation, *47*:974, 1973.
63. Bacaner, M.B., Hoey, M., and Macres. M.G.: Suppression of ventricular fibrillation and positive inotropic action of bethanidine sulfate, a chemical analog of bretylium tosylate that is well absorbed orally. Am. J. Cardiol., *49*:45, 1982.
64. Antman, E.M., Stone, P.H., Muller, J.E., and Braunwald, E.: Calcium channel blocking agents in the treatment of cardiovascular disorders. Part I: Basic and clinical electrophysiologic effects. Ann. Intern. Med., *93*:875, 1980.
65. Kawai, C., Kanish, T., Matsuyama, E., and Okazaki, H.: Comparative effects of three calcium antagonists, diltiazem, verapamil, and nifedipine on the sinoatrial and atrioventricular nodes. Experimental and clinical studies. Circulation, *63*:1035, 1981.
66. McAllister, R.J., Jr.: Clinical pharmacology of slow channel blocking agents. Prog. Cardiovasc. Dis., *25*:83, 1982.
67. Nakaya, H., Schwartz, A., and Millard, R.W.: Reflex chronotropic and inotropic effects of calcium channel-blocking agents in conscious dogs. Diltiazem, verapamil, and nifedipine compared. Circ. Res., *52*:302, 1983.
68. Stone, P.H., Antman, E.M., Muller, J.E., and Braunwald, E.: Calcium channel blocking agents in the treatment of cardiovascular disorders. Part II: Hemodynamic effects and clinical applications. Ann. Intern. Med., *93*:886, 1980.
69. Keefe, D.L., and Kates, R.E.: Myocardial disposition and cardiac pharmacodynamics of verapamil in the dog. J. Pharmacol. Exp. Ther., *220*:91, 1982.
70. Klein, H.O., and Kaplinsky, E.: Verapamil and digoxin: Their respective effects on atrial fibrillation and their interaction. Am. J. Cardiol., *50*:894, 1982.
71. Hachisu, M., and Pappano, A.J.: A comparative study of the blockade of calcium-dependent action potentials by verapamil, nifedipine and nimodipine in ventricular muscle. J. Pharmacol. Exp. Ther., *225*:112, 1983.
72. Hoffman, B.F., and Bigger, J.T., Jr.: Digitalis and allied cardiac glycosides. In *The Pharmacological Basis of Therapeutics.* 6th Edition. Edited by A.G. Gilman, L.S. Goodman, and A. Gilman. New York, Macmillan, 1980.
73. Bolton, G.R., and Powell, W.: Plasma kinetics of digoxin in the cat. Am. J. Vet. Res., *43*:1994, 1982.
74. Gierke, K.D., Perrier, D., Mayersohn, M., and Marcus, F.I.: Digoxin disposition kinetics in dogs before and during azotemia. J. Pharmacol. Exp. Ther., *205*:459, 1978.
75. Bigger, J.T.: Pharmacologic and clinical control of antiarrhythmic drugs. Am. J. Med., *58*:479, 1975.

76. Greenblatt, D.J., and Koch-Weser, J.: Clinical pharmacokinetics. N. Engl. J. Med., *293*:702, 1975.
77. Loeb, J.M., Dalton, D.P., and Moran, J.M.: Sensitivity differences of SA and AV node to vagal stimulation: Attenuation of vagal effects at SA node. Am. J. Physiol., *241*:H684, 1981.
78. Schweitzer, P., and March, H.: The effect of atropine on cardiac arrhythmias and conduction. Am. Heart J., *100*:119, 1980.
79. Muir, W.W.: Effects of atropine on cardiac rate and rhythm in dogs. J. Am. Vet. Med. Assoc., *172*:917, 1978.
80. King, J.M., Roth, L., and Haschek, W.M.: Myocardial necrosis secondary to neural lesions in domestic animals. J. Am. Vet. Med. Assoc., *180*:144, 1982.
81. Ferrer, M.I.: The sick sinus syndrome. Circulation, *47*:635, 1973.
82. Mandel, W.J.: *Cardiac Arrhythmias*. Philadelphia, J.B. Lippincott, 1980.
83. Hamlin, R.L., Smetzer, D.L., and Breznock, E.M.: Sinoatrial syncope in Miniature Schnauzers. J. Am. Vet. Med. Assoc., *161*:1022, 1972.
84. Lombard, C.M., Tilley, L.P., and Yoshioka, M.M.: Pacemaker implantation in the dog. J. Am. Anim. Hosp. Assoc., *17*:751, 1981.
85. Boyden, P.A., et al.: Effects of left atrial enlargement on atrial transmembrane potentials and structure in dogs with mitral valve fibrosis. Am. J. Cardiol., *49*:1896, 1982.
86. Truccone, N.J., and Krangrad, E.: Hemodynamic effects of rapid atrial stimulation in adult and young dogs. Circ. Res., *4*:130, 1977.
87. Wildenthal, K., and Atkins, J.M.: Use of the "diving reflex" for the treatment of paroxysmal supraventricular tachycardia. Am. Heart J., *98*:536, 1979.
88. Hayes, A., and Cooper, R.G.: Studies on the absorption, distribution and excretion of propranolol in rat, dog, and monkey. J. Pharmacol. Exp. Ther., *176*:302, 1971.
89. Webb, J.G., Newman, W.H., Walle, T., and Daniell, H.B.: Myocardial sensitivity to isoproterenol following abrupt propranolol withdrawal in conscious dogs. J. Cardiovasc. Pharmacol., *3*:622, 1981.
90. Tse, F.L.S., Sanders, T.M., and Reo, J.P.: Bioavailability of propranolol in the dog. Arch. Int. Pharmacodyn., *248*:180, 1980.
91. Goad, D.L.: Calcium entry blockers: A review. J. Vet. Pharmacol. Ther., *5*:233, 1982.
92. Bohn, F.K., Patterson, D.F., and Pyle, R.L.: Atrial fibrillation in dogs. Br. Vet. J., *127*:485, 1971.
93. Bolton, G.R., and Ettinger, S.: Paroxysmal atrial fibrillation in the dog. J. Am. Vet. Med. Assoc., *158*:64, 1971.
94. Saito, D., et al.: Effect of atrial fibrillation on coronary circulation and blood flow distribution across the left ventricular wall in anesthetized open-chest dogs. Jap. Circ. J., *42*:417, 1978.
95. Hilwig, R.W.: Hemodynamic relationships in dogs with sinus arrhythmia and atrial fibrillation. Am. J. Vet. Res., *33*:475, 1972.
96. Brorson, L., et al.: Effects of concentration and steric configuration of propranolol on AV conduction and ventricular repolarization in the dog. J. Cardiovasc. Pharmacol., *3*:692, 1981.
97. D'Agrasa, L.S.: Cardiac arrhythmias of sympathetic origin in the dog. Am. J. Physiol., *233*:H535, 1977.
98. Vassalle, M., Greenspan, K., and Hoffman, B.K.: An analysis of arrhythmias induced by ouabain in intact dogs. Circ. Res., *13*:132, 1963.
99. Muir, W.W.: Electrocardiographic interpretation of thiobarbiturate-induced dysrhythmias in dogs. J. Am. Vet. Med. Assoc., *170*:1419, 1977.
100. Muir, W.W.: Gastric dilatation-volvulus in the dog, with emphasis on cardiac dysrhythmias. J. Am. Vet. Med. Assoc., *180*:739, 1982.
101. Zenoble, R.D., and Hill, B.L.: Hypothermia and associated cardiac arrhythmias in two dogs. J. Am. Vet. Med. Assoc., *175*:840, 1979.
102. Buss, D.D., Hess, R.E., Webb, A.I., and Spencer, K.R.: Incidence of postanaesthetic arrhythmias in the dog. J. Small Anim. Pract., *23*:399, 1982.
103. Lister, J.W., et al.: Effect of pacemaker site on cardiac output and ventricular activation in dogs with complete heart block. Am. J. Cardiol., *14*:494, 1964.
104. Lown, B., and Graboys, T.B.: Management of patients with malignant ventricular arrhythmias. Am. J. Cardiol., *39*:910, 1977.
105. Vlay, S.C., and Reid, P.R.: Ventricular ectopy: Etiology, evaluation, and therapy. Am. J. Med., *73*:899, 1982.
106. Whiting, R.B.: Ventricular premature contractions: Which should be treated? Arch. Intern. Med., *140*:1423, 1980.
107. Vassalle, M., et al.: An analysis of fast idioventricular rhythm in the dog. Circ. Res., *13*:218, 1977.
108. Hordof, A.J., Rose, E., Danilo, P., Jr., and Rosen, M.R.: Alpha and beta-adrenergic effects of epinephrine on ventricular pacemakers in dogs. Am. J. Physiol., *242*:H677, 1982.
109. Collinsworth, K.A., Sumner, M.K., and Harrison, D.C.: The clinical pharmacology of lidocaine as an antiarrhythmic drug. Circulation, *50*:1217, 1974.
110. LeLorier, J., Moisan, R., Gagne, J., and Caille, G.: Effect of the duration of infusion on the disposition of lidocaine in dogs. J. Pharmacol. Exp. Ther., *203*:507, 1977.
111. Carson, D.L., and Dresel, P.E.: Effects of lidocaine on conduction of extrasystoles in the normal canine heart. J. Cardiovasc. Pharmacol., *3*:924, 1981.
112. Lamanna, V., Antzelev, C., and Moe, G.K.: Effects of lidocaine on conduction through depolarized canine false tendons and on a model of reflected reentry. J. Pharmacol. Exp. Ther., *221*:353, 1982.
113. Muir, W.W., and Lipowitz, A.J.: Cardiac dysrhythmias associated with gastric dilatation-volvulus in the dog. J. Am. Vet. Med. Assoc., *172*:683, 1978.
114. Difazio, C.A., and Brown, R.E.: Lidocaine metabolism in normal and phenobarbital pre-treated dogs. Anesthesiology, *36*:238, 1972.
114a. Muir, W.W., and Bonagura, J.D.: Treatment of cardiac arrhythmias in dogs with gastric distention-volvulus. J. Am. Vet. Med. Assoc., *184*:1366, 1984.
115. Lown, B., et al.: Effect of a digitalis drug on ventricular premature beats. N. Engl. J. Med., *296*:301, 1977.
116. Stargel, W.W., et al.: Clinical comparison of rapid infusion and multiple injection methods for lidocaine loading. Am. Heart J., *102*:872, 1981.
117. Davison, R., Parker, M., and Atkinson, A.J.: Excessive serum lidocaine levels during maintenance infusions: Mechanisms and prevention. Am. Heart J., *104*:203, 1982.
118. Bonagura, J.D., Helphrey, M.L., and Muir, W.W.: Complications associated with permanent pacemaker implantation in the dog. J. Am. Vet. Med. Assoc., *182*:149, 1983.
119. Wellens, H.J.J., Farre, J., and Bar, F.W.H.M.: The Wolff-Parkinson-White syndrome. In *Cardiac Arrhythmias*. Edited by W.J. Mandel. Philadelphia, J.B. Lippincott, 1980.
120. Josephson, M.E., and Horowitz, L.N.: Electrophysiologic approach to therapy of recurrent sustained ventricular tachycardia. Am. J. Cardiol., *43*:631, 1979.
121. Sclarovsky, S., Strasberg, B., Lewin, R.F., and Agman, J.: Polymorphous ventricular tachycardia: Clinical feature and treatment. Am. J. Cardiol., *44*:339, 1979.
122. Keren, A., et al.: Etiology, warning signs and therapy of torsade de pointes. A study in 10 patients. Circulation, *64*:1167, 1981.
123. Patterson, E., Gibson, J.K., and Lucchesi, B.R.: Prevention of chronic ventricular tachyarrhythmias with bretylium tosylate. Circulation, *64*:1045, 1981.
124. Anderson, J.L., et al.: Kinetics of antifibrillatory effects of bretylium: Correlation with myocardial drug concentrations. Am. J. Cardiol., *46*:583, 1980.
125. Danilo, P., Jr.: Aprindine. Am. Heart J., *97*:119, 1979.
126. Muir, W.W., and Bonagura, J.D.: Aprindine for treatment of ventricular arrhythmias in the dog. Am. J. Vet. Res., *43*:1815, 1982.
127. Calvert, C.A., Chapman, W.L., and Toal, R.L.: Congestive cardiomyopathy in Doberman Pinscher dogs. J. Am. Vet. Med. Assoc., *181*:598, 1982.
128. DeSurray, J.M., and Breekpot, F.: Pharmacokinetic study of aprindine and moxaprindine in dogs. Int. J. Clin. Pharmacol. Ther. Toxicol., *19*:209, 1981.
129. Danilo, P., Jr.: Mexiletine. Am. Heart J., *97*:399, 1979.
130. Latini, R., Connolly, S.J., and Kates, R.E.: Myocardial disposition of amiodarone in the dog. J. Pharmacol. Exp. Ther., *224*:603, 1983.
131. Sami, M., Mason, J.W., Oh, G., and Harrison, D.C.: Canine electrophysiology of encainide, a new antiarrhythmic drug. Am. J. Cardiol., *43*:1149, 1979.
132. Elharrar, V., and Zipes, D.P.: Effects of encainide and metabolites (MJ14030 and MJ9444) on canine cardiac Purkinje and ventricular fibers. J. Pharmacol. Exp. Ther., *220*:440, 1982.
133. Hodges, M., et al.: Suppression of ventricular ectopic depolarizations by flecainide acetate, a new antiarrhythmic agent. Circulation, *65*:879, 1982.
134. Legrand, V., Vandormael, M., Collignon, P., and Kulbertus, H.E.: Hemodynamic effects of a new antiarrhythmic agent, Flecainide (R-818), in coronary heart disease. Am. J. Cardiol., *51*:422, 1983.

11 Besondere Methoden zur Analyse und Behandlung von Arrhythmien

Die einzige Aufgabe der Medizin ist es, die seltsame Harfe des menschlichen Körpers (bzw. des Körpers der Tiere) zu stimmen und zur Harmonie zu bringen.

SIR FRANCIS BACON, 1605

Ich kann nicht mit Sicherheit behaupten, daß dieses Bündel tatsächlich die Impulse vom Vorhof zur Herzkammer überleitet... Sein Vorhandensein steht aber in jedem Falle im Widerspruch zur Meinung derjenigen, die trotz des Fehlens einer muskulösen Verbindung zwischen Vorhof und Kammer versuchen, die Existenz einer nervalen Übertragung zu beweisen.[1]

WILHELM HIS, JR., 1893

Das Einkanal-EKG-Gerät ist die wesentliche Stütze der praktischen Elektrokardiographie. Mit solchen Geräten sind auch die Grundkenntnisse zum besseren Verständnis der Rhythmusstörungen erarbeitet. Um bei einem Tier, das mit Ohnmachtsanfällen zur kardiologischen Untersuchung in die Klinik eingeliefert wird, eine möglicherweise ursächliche Arrhythmie zu diagnostizieren, ist das Einkanal-EKG-Gerät in der Regel ausreichend. Die Prüfung verschiedener Vagusreflexe oder die intravenöse Gabe von Herzmedikamenten reicht im Normalfall unter laufender EKG-Kontrolle aus, um die fragliche Arrhythmie zu diagnostizieren. Gelegentlich sind weiterführende Methoden zur Analyse und Behandlung der Arrhythmie angezeigt.

Bisweilen können sich Diagnose und Behandlung von Arrhythmien schwierig gestalten. Für die Analyse und Behandlung einiger Arrhythmien sind besondere, in unterschiedlichem Maße entwickelte Techniken erforderlich. Innerhalb der letzten 10 bis 15 Jahre wurden bei den Möglichkeiten zur klinischen Untersuchung der elektrischen Herzaktivität erhebliche Fortschritte gemacht. Die Pathomechanismen bestimmter Arrhythmien wurden präziser definiert, Ursache und Lokalisation verschiedener Formen von Blockierungen konnten ermittelt werden. Darüber hinaus wurden Methoden entwickelt, mit deren Hilfe die Funktionsfähigkeit des übrigen Erregungsleitungssystems beurteilt werden kann. Diese Fortschritte aus der Human- als auch aus der Tiermedizin führten zur Einführung der Schrittmachertherapie und ermöglichten weitere Erfolge in der Diagnose und der Therapie lebensbedrohlicher Arrhythmien.

In diesem Kapitel werden folgende Methoden zur Analyse und Behandlung von Arrhythmien behandelt: Verwendung von Zirkel oder weißer Karte bei der Analyse von Arrhythmien, Unterscheidung von nichtkompensatorischen und kompensatorischen Pausen, Vagusstimulation, Anwendung der präkordialen Brustwandableitungen, Benutzung des Mehrkanal-EKG-Gerätes, »Brustschlag«-Methode, computerisierte Elektrokardiographie, Langzeitregistrierung, intrakardiale Elektrokardiographie, Elektrokardiographie des Hisschen Bündels, Implantierung epikardialer Schrittmacher, kardiopulmonale Wiederbelebung und elektrische Kardioversion sowie Defibrillierung. Tabelle 10-1 im vorausgegangenen Kapitel faßt die zur Verfügung stehenden Methoden zusammen, um Arrhythmien zu beenden. Leider ist es im Rahmen dieses Buches nicht möglich, alle Methoden detailliert zu beschreiben. Auch kann die zur Verfügung stehende Literatur nicht erschöpfend wiedergegeben werden. Daher seien dem Leser insbesondere die im Literaturverzeichnis am Ende des Kapitels aufgeführten Bücher und Zeitschriftenartikel zum weitergehenden Studium empfohlen.

Verwendung eines Zirkels oder einer weißen Karte zur Analyse von Arrhythmien

Falls die erste Durchsicht des EKG auf eine Arrhythmie schließen läßt, sollte ein längerer Streifen aufgezeichnet werden. Die Analyse von Arrhythmien kann auch durch den Vergleich mit einem vor dem Auftreten der Arrhythmie aufgezeichneten EKG erleichtert werden. Dadurch kann die Beschaffenheit der P-Wellen und der QRS-Komplexe unmittelbar gegenübergestellt werden.

Der Kliniker kann aber auch einen Stechzirkel verwenden, um die Intervalle auszumessen. Falls solch ein Zirkel nicht zur Verfügung steht, so gibt es noch die einfachere Möglichkeit, die EKG-Intervalle mit Hilfe einer weißen Karte zu vergleichen. Diese wird unter die Basis einer P-Welle oder eines QRS-Komplexes gelegt (ABB. 11-1). Dann wird eine vertikale Linie direkt unter der Basis jeder deutlich erkennbaren P-Welle (bzw. jeder R-Zacke, falls diese untersucht werden soll) aufgetragen. Nun können die Markierungen der Karte durch Verschieben nach rechts oder links mit anderen P-Wellen zur Deckung gebracht werden. Bei einem gleichmäßigen Rhythmus liegen alle Markierungen unter den entsprechenden Wellen bzw. Zacken. Auf diese Weise kann die Lokalisation aller P-Wellen angezeigt oder vorausgesagt werden. Mit dieser Methode können beispielsweise P-Wellen bei solchen Arrhythmien, bei denen die P-Wellen von den QRS-Komplexen überlagert werden, festgestellt werden.

Unterscheidung von nichtkompensatorischen und kompensatorischen Pausen — Differenzierung von Extrasystolen

Zirkel oder weiße Karte sind zum Ausmessen der Pausenlänge nach Extrasystolen unerläßlich. Normalerweise folgt der Extrasystole eine Pause, die je nach ihrer Dauer als kompensatorisch oder nichtkompensatorisch bezeichnet wird (ABB. 11-2). Da die Länge der Pause im EKG von der Lage des ektopen Schrittmachers abhängt, ist sie ein wichtiges Kriterium zur Unterscheidung zwischen Vorhofextrasystolen und ventrikulären Extrasystolen.

Bei einer Vorhofextrasystole depolarisiert der ektope Schrittmacher sowohl den Sinusknoten als auch das Vorhofmyokard. Hierdurch wird der Grundrhythmus des Sinusknotens gestört, und der Sinusknoten nimmt seine physiologische Schrittmacherfunktion früher wieder auf, als dies in einem normalen R-R-Intervall der Fall wäre. Das auf diese Weise entstehende Intervall zwischen Extrasystole und nächstem normalen Sinusknotenimpuls wird als »nichtkompensatorische Pause« (oder als nicht voll kompensierte Pause) bezeichnet (ABB. 11-2). Das RR-Intervall der beiden

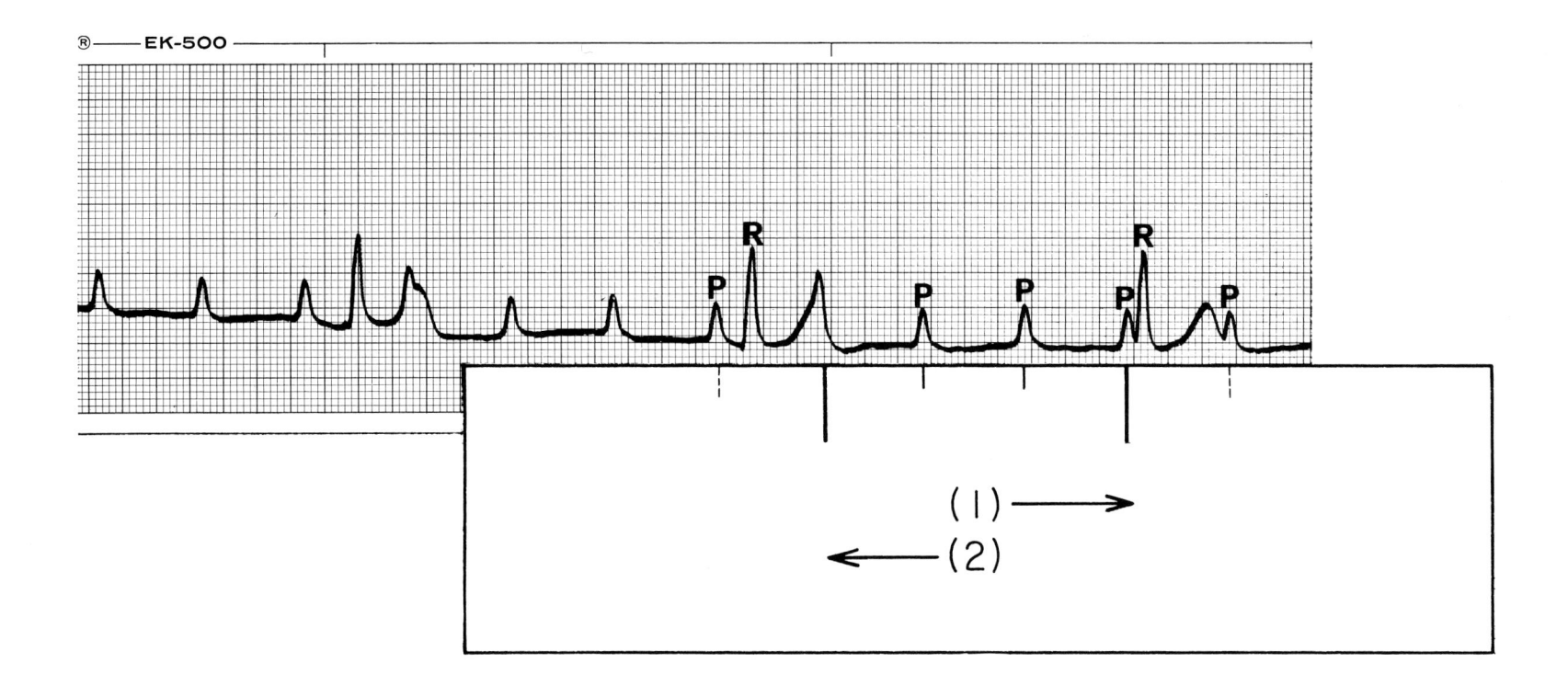

ABB. 11-1: Benutzung einer weißen Karte zur Auswertung eines EKG. Zunächst werden zwei Markierungen unter die Spitzen zweier benachbarter P-Wellen gezeichnet (kurze Striche). Durch nachfolgendes Verschieben der Karte nach rechts kann man in diesem Fall feststellen, daß eine P-Welle (langer Strich) mit einer R-Zacke zusammenfällt. Durch Verschieben nach links ergibt sich, daß eine andere P-Welle (langer Strich) von einer T-Welle überlagert wird, woraus hohe EKG-Ausschläge resultieren. Dieses EKG ist ein Beispiel für einen totalen Herzblock.

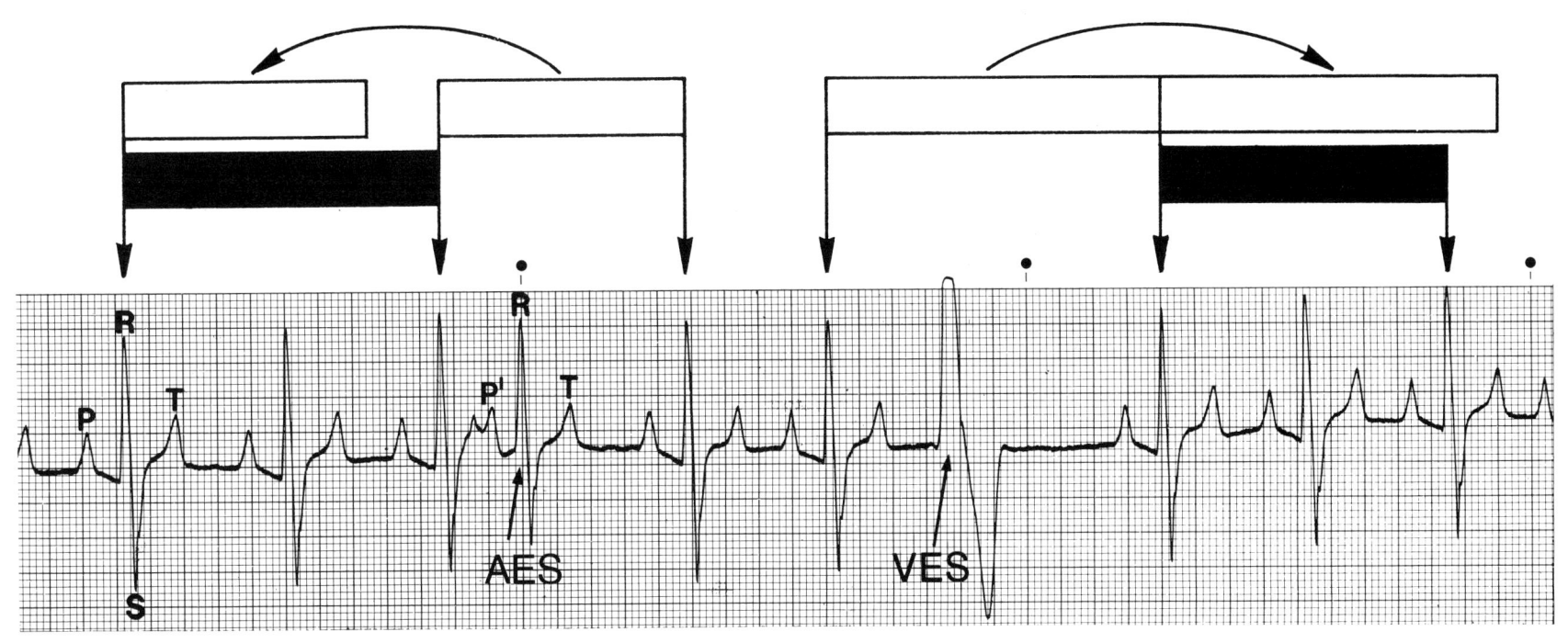

AES mit nichtkompensatorischer Pause   VES mit kompensatorischer Pause

ABB. 11-2: Unterscheidung von nichtkompensatorischer und kompensatorischer Pause bei einer Vorhofextrasystole (P', AES) und einer ventrikulären Extrasystole (VES).

normalen Sinusknotenimpulse, die den Komplex der Extrasystole einschließen, ist kürzer als das Zweifache eines normalen RR-Intervalls. Auf Vorhof- und AV-Extrasystolen folgt im allgemeinen eine nichtkompensatorische Pause.

Ventrikuläre Extrasystolen werden in der Regel retrograd zum AV-Knoten geleitet, können jedoch nicht auf Vorhöfe und Sinusknoten zurückspringen. Der nichtdepolarisierte Sinusknoten setzt seinen Rhythmus fort und aktiviert die Vorhöfe. Die kurz vor, während oder kurz nach einer Extrasystole auftretende P-Welle fällt in die Refraktärphase der Ventrikel und kann somit keine Reaktion der Ventrikel auslösen. In einem solchen Fall wird das Intervall zwischen ventrikulärer Extrasystole und nächstem normalen Sinusknotenimpuls als »kompensatorische Pause« bezeichnet (ABB. 11-2).

Die einer ventrikulären Extrasystole folgende Pause ist lang genug, um das RR-Intervall zwischen den beiden die Extrasystole begrenzenden Sinusimpulsen gleich lang oder nur wenig länger als die Summe zweier normaler RR-Intervalle zu machen. Einer ventrikulären Extrasystole folgt in der Regel eine kompensatorische Pause, es sei denn, es handelt sich um eine eingeschobene ventrikuläre Extrasystole oder aber eine retrograde Vorhofaktivierung beeinflußt den Sinusknotenrhythmus.

Fehlt eine Pause nach einer Extrasystole, so wird diese Systole als »interpoliert« bezeichnet. Der ektope Impuls wird hierbei zwischen zwei Sinusimpulse eingeschoben, wodurch der Grundrhythmus wenig oder gar nicht beeinflußt wird.

Vagusstimulation

Bei der Vagusstimulation wird mechanisch Druck auf bestimmte Rezeptoren ausgeübt, wodurch der Vagotonus reflektorisch ansteigt. Der Nervus vagus innerviert den Sinusknoten, die Vorhöfe, den AV-Knoten und die Ventrikel. Die Auswirkungen eines erhöhten Vagotonus sind hauptsächlich supraventrikulärer Art: Die Herschlagfrequenz wird herabgesetzt, die Überleitung zum AV-Knoten verlangsamt. Die Vagusstimulation kann sowohl diagnostisch als auch therapeutisch Anwendung finden.[2] Die Verlangsamung der atrioventrikulären Überleitung führt zu einer Reduzierung der Ventrikelschlagfrequenz, wodurch supraventrikuläre Rhythmen leichter beurteilt werden können. In den ABB. 11-3 und 11-4 wird gezeigt, wie die temporäre Vagusstimulation zur Beendigung einer supraventrikulären Tachykardie und damit zum Auffinden verdeckter P-Wellen eingesetzt werden kann (siehe hierzu auch die ABB. 10-10 und 10-11). Auch die hämodynamischen Folgen der supraventrikulären Arrhythmie können durch die Reduzierung der Herschlagfrequenz des ektopen Schrittmachers vorübergehend beseitigt werden.

Der Vagotonus kann durch zwei Methoden erhöht werden: durch Druck auf den Augapfel oder durch Massage des Karotissinus bzw. Druck auf denselben. Im ersten Fall wird auf beide Augäpfel leichter Druck ausgeübt, im zweiten müssen unterhalb der Bifurkation der Karotisarterien oder genau unter dem Unterkieferwinkel leichte massierende Bewegungen ausgeführt werden. Eine Vagusstimulation sollte, außer in Notfallsituationen, immer unter EKG-Kontrolle stattfinden, um jegliche Reaktion des Kör-

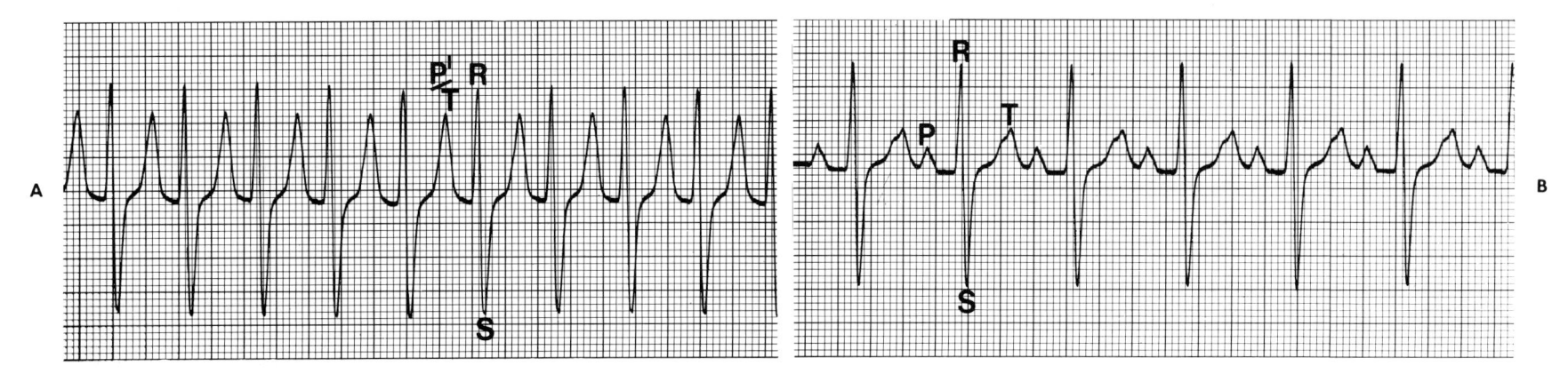

ABB. 11-3: Wirkung der Vagusstimulation durch Druck auf den Augapfel zur Untersuchung und vorübergehenden Therapie einer Tachykardie bei einem Hund. A: Bevor Druck auf den Augapfel ausgeübt wurde und B: nachdem auf den Augapfel gedrückt wurde. P- und T-Wellen können jetzt deutlich voneinander unterschieden werden. Eine so ausgeprägte Reaktion auf die Vagusstimulation kann als deutlicher Hinweis auf das Vorliegen einer supraventrikulären Tachykardie gewertet werden. In A werden die ektopen Vorhofkomplexe (P') von den vorangehenden T-Wellen überlagert (P'/T).

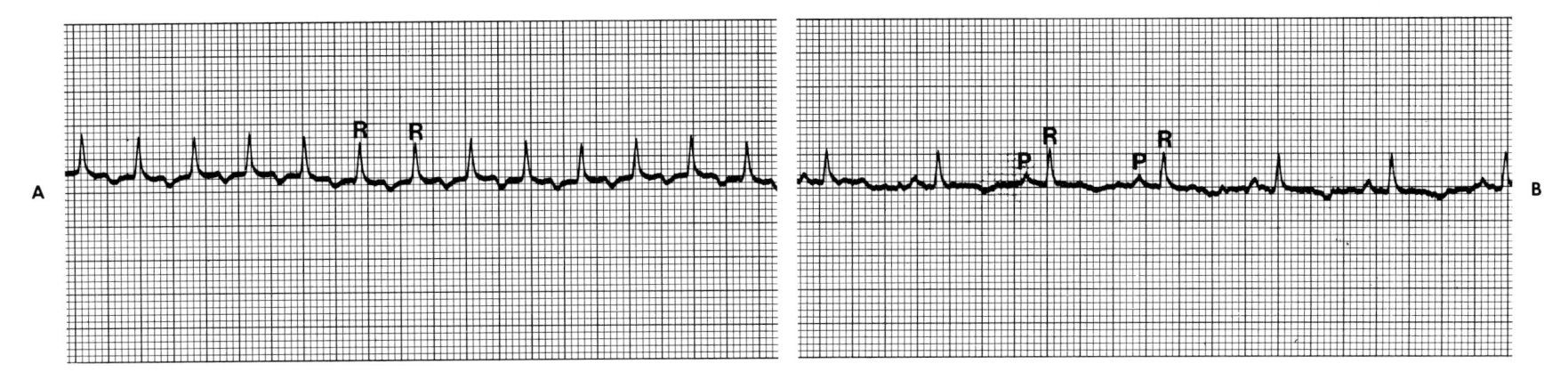

ABB. 11-4: Wirkung der Vagusstimulation durch Druck auf den Augapfel zur Untersuchung und vorübergehenden Therapie einer Tachykardie bei einer Katze. A: Bevor Druck auf den Augapfel ausgeübt wurde und B: nachdem auf den Augapfel gedrückt wurde. Die Tachykardie konnte beseitigt werden. P-Wellen sind jetzt deutlich zu erkennen. Diese Reaktion weist auf das Vorliegen einer supraventrikulären Tachykardie hin. Allerdings muß berücksichtigt werden, daß Druck auf den Augapfel zur Beseitigung einer Tachykardie bei Katzen häufig nicht so erfolgreich angewendet werden kann wie beim Hund.

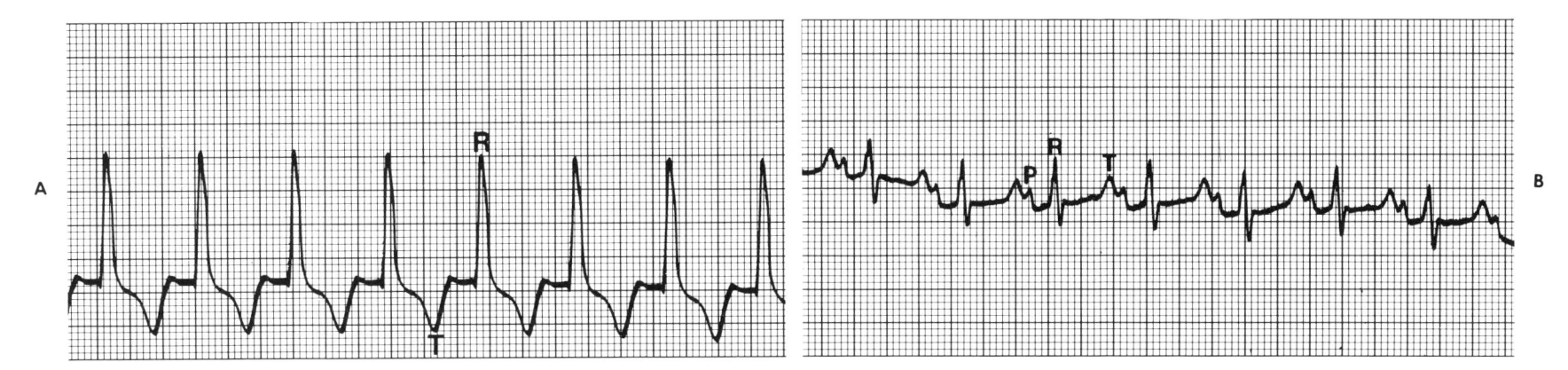

ABB. 11-5: Anwendung der präkordialen Brustwandableitungen zur Identifizierung der P-Wellen. A: Ableitung II bei einer Katze mit der hypertrophen Form der Kardiomyopathie. Wegen der hohen QRS-T-Komplexe und des Fehlens deutlicher P-Wellen muß differentialdiagnostisch an eine Kammertachykardie (mit Ursprung im rechten Ventrikel) gedacht werden. B: In der präkordialen Brustwandableitung CV_6LL sind deutliche P-Wellen zu erkennen. Folglich liegt eine supraventrikuläre Tachykardie vor, bei der die P-Wellen in den Standardableitungen von der jeweils vorangehenden T-Welle überlagert werden. Gleichzeitig besteht ein intraventrikulärer Erregungsleitungsdefekt und/oder eine ventrikuläre Vergrößerung.

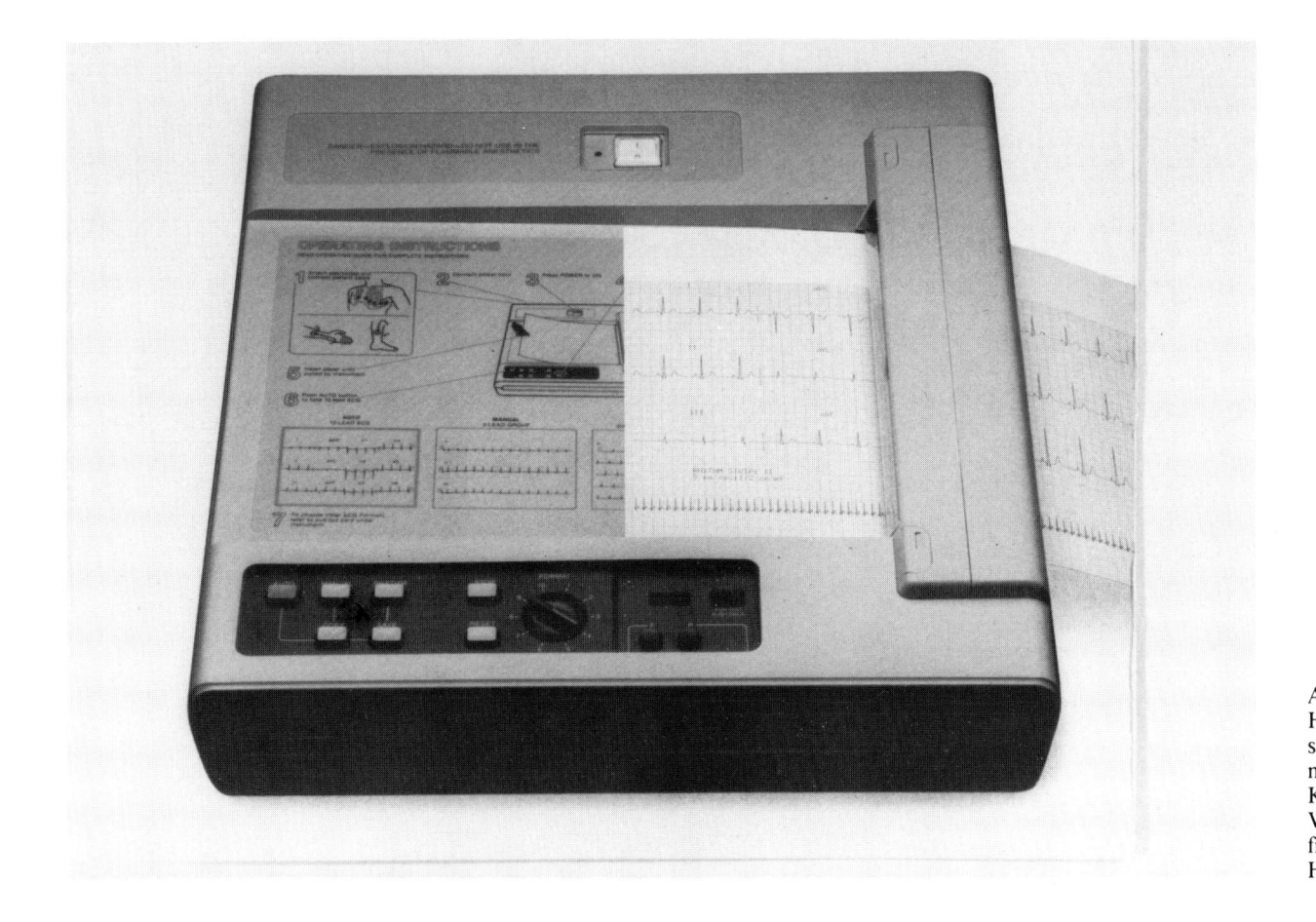

ABB. 11-6: Mehrkanal-EKG-Gerät (Modell Hewlett Packard Nr. 4700A), das die verschiedenen Ableitungen simultan auf einem EKG-Streifen aufzeichnet. Per Knopfdruck kann zwischen verschiedenen Verstärkungen gewählt werden. (Mit freundlicher Genehmigung der Firma Hewlett Packard, Waltham, M. A.).

pers zu bemerken. Sobald im EKG ein positiver Effekt sichtbar wird, sollte der Druck reduziert werden (ABB. 11-3 und 11-4). Beim Menschen kann Vagusstimulation eventuell zum Herzstillstand, zur Kammertachykardie oder zum Kammerflimmern führen.[2] Bei Tieren habe ich diese Komplikationen noch nicht beobachtet, mit ernstzunehmenden Zwischenfällen muß jedoch immer gerechnet werden.

Verwendung der präkordialen Brustwandableitungen

Mit Hilfe der präkordialen Brustwandableitungen kann die elektrische Aktivität des Herzens in unmittelbarer Nähe der dorsalen und ventralen Flächen des Herzens abgeleitet werden. Ist der Elektrokardiograph auf Position V gestellt, kann die Spannung zwischen dem Herzen und der gewählten Lokalisation der Brustwandelektroden gemessen werden (ABB. 4-86). Die präkordialen Brustwandableitungen sind zur Diagnose von Herzarrhythmien nützlich, da die P-Wellen mit ihnen häufig besser dargestellt werden können.

Benutzung des Mehrkanal-EKG-Gerätes

Es wurden neue Mehrkanal-EKG-Geräte entwickelt, die eine diagnostische EKG-Registrierung zusammen mit anderen Daten auf eine einzige standardisierte EKG-Seite drucken. Verschiedene Formate können per Knopfdruck vorgewählt werden. Zu den Registriermöglichkeiten gehören automatische Mehrkanal-EKG, ein 12-Kanal-EKG mit dazugehörendem EKG-Papier und ein EKG mit verschiedenen vorgewählten Ableitungen für längere Zeitabschnitte (ABB. 11-7 und 11-8). Eine automatische Kennzeichnung der Ableitungen ist bei normaler Papiergeschwindigkeit oder auch bei Geschwindigkeiten von 100 bis 200 mm/Sek. möglich. Das auf einer einzigen Seite abgebildete EKG läßt sich besonders gut abheften, auch bietet es Platz für wichtige Informationen zum Vorbericht und die zusammenfassende Beurteilung. Das Mehrkanal-Gerät hat viele offensichtliche Vorzüge. Die gleichzeitige Aufzeichnung verschiedener Ableitungen ermöglicht eine sehr eingehende Auswertung von Arrhythmien und Erregungsleitungsstörungen. Die ABB. 11-7 und 11-8 zeigen Anomalien im

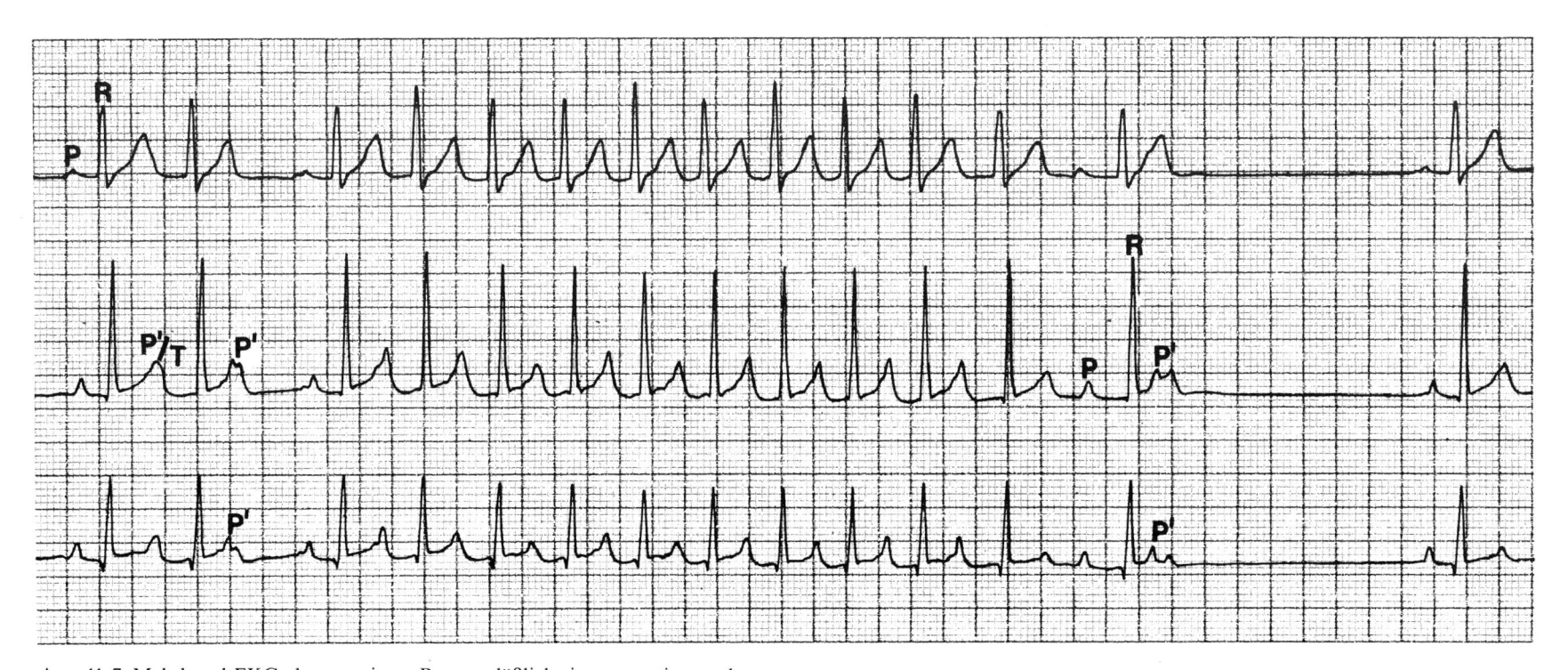

ABB. 11-7: Mehrkanal-EKG, das von einem Boxer anläßlich einer operationsvorbereitenden Untersuchung abgeleitet wurde. Gleichzeitig werden die präkordialen Brustwandableitungen CV_5RL, CV_6LL und CV_6LU aufgezeichnet. Nach dem dritten QRS-Komplex setzt eine paroxysmale Vorhoftachykardie ein. Nicht übergeleitete Vorhofextrasystolen (P') erscheinen nach dem zweiten QRS-Komplex und am Ende der Vorhoftachykardie (nachdem ein Sinuskomplex die Arrhythmie unterbrochen hat). Es ist offensichtlich, daß nicht übergeleitete Vorhofextrasystolen durch die simultane Aufzeichnung mehrerer Ableitungen mit größerer Wahrscheinlichkeit ausgemacht werden können, da sie häufig in mehreren Ableitungen von der vorangehenden T-Welle überlagert werden. Beispielsweise sind in diesem Fall die P'-Wellen nicht zu erkennen. Nach dem ersten P-QRS-Komplex erscheint eine Vorhofextrasystole (P'/T), die jedoch noch auf die Ventrikel übergeleitet wird. Die simultane EKG-Aufzeichnung ermöglicht in diesem Beispiel eine sehr genaue EKG-Diagnostik. (Mit freundlicher Genehmigung von DR. ANNA TIDHOLM, Stockholm).

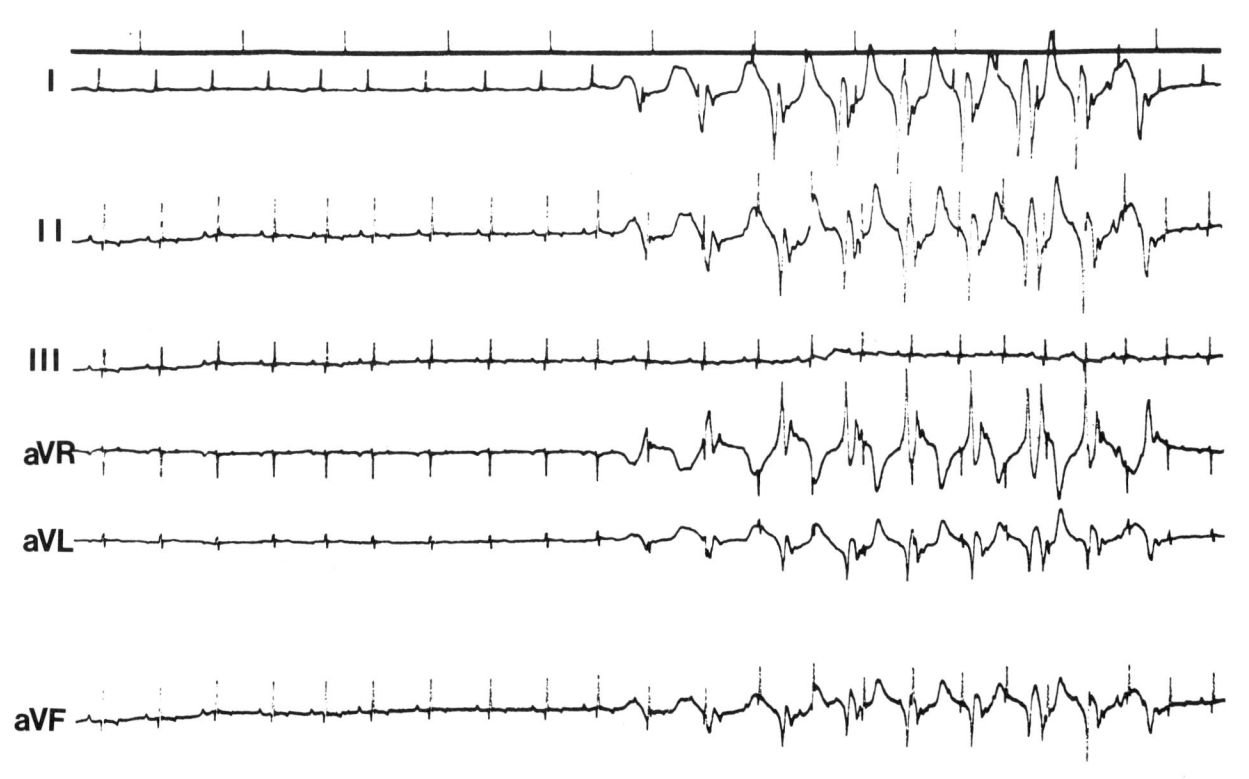

ABB. 11-8: Simultane Aufzeichnung der sechs Standardableitungen bei einem Welpen mit dem Verdacht auf das Vorliegen einer Myokarditis als Folge einer Parvovirusinfektion. In allen Ableitungen außer Ableitung III ist eine Arrhythmie zu erkennen (möglicherweise eine Kammertachykardie). Sobald der Welpe jedoch aufhörte, mit dem Schwanz zu wedeln, verschwand die vermeintliche Arrhythmie. Lediglich Ableitung III blieb also von diesem Bewegungsartefakt unbeeinflußt. Ohne die simultane EKG-Aufzeichnung wäre wahrscheinlich eine ernst zu nehmende Arrhythmie diagnostiziert worden. (Mit freundlicher Genehmigung aus: FISHER, E. W.: Electrocardiogram of a tail wag. Vet. Rec. 111 : 461, 1982).

Rhythmus, die in einer Einkanal-Aufzeichnung wahrscheinlich fehlinterpretiert worden wären. Auch durch die Ausnutzung der höheren Papiergeschwindigkeiten bis zu 200 mm/Sek. ist häufig eine detailliertere Beurteilung der EKG-Ausschläge möglich.

»Brustschlag«-Methode

Ein Schlag oder ein Stoß gegen die linke präkordiale Brustwand hat sich, insbesondere in Notfallsituationen, wenn Medikamente und Geräte zur Wiederbelebung nicht zur Verfügung stehen, als wirksame Methode zur Beendigung von Vorhof-[4] und Kammertachykardien[3] erwiesen (ABB. 11-9). Pennington berichtet von 12 Anfällen paroxysmaler Kammertachykardie bei fünf Patienten, die durch die »Brustschlag«-Methode beendet wurden.[5] Der harte Schlag gegen den Brustkorb führt zu einem niederenergetischen Depolarisationsstrom, der durch elektromechanische Übertragung zum Herzen gelangt, wodurch der Re-entry-Mechanismus unterbrochen wird.[6]

Computerelektrokardiographie

In der Humanmedizin ist die computergesteuerte EKG-Auswertung eine sich schnell entwickelnde Methode der modernen Elektrokardiographie. In der Veterinärmedizin wurde diese Technik von einigen Laboratorien zur Untersuchung der Kardiotoxizität angewendet.[7] Die Kosten der computergesteuerten EKG-Auswertung sind vor allen Dingen vom Umfang der Einsatzmöglichkeiten abhängig, da die Ausrüstung mit EKG-Übermittlungseinrichtungen und Computersystemen zunächst einmal beträchtliche Fixkosten verursacht. Zur Amortisierung eines Dreikanal-Übermittlungsgerätes werden mindestens drei bis zehn Elektrokardiogramme/Tag benötigt, wobei Kosten in Höhe von 3,50 Dollar für die Übermittlung und die Auswertung entstehen. Um einen EKG-Computer rentabel betreiben zu können, sind mehr als 50 Elektrokardiogramme pro Tag erforderlich, wobei die Kosten für die Auswertung mit ungefähr 2,00 Dollar zu veranschlagen sind.[8,9]

Es ist wichtig, daß ein EKG-Spezialist alle aufgezeichneten Elektrokardiogramme überprüft, so daß die Computerauswertung nicht die endgültige Analyse ist. In der Humanmedizin stellen sich die Vorzüge der computergesteuerten EKG-Auswertung bereits heute wie folgt dar: 1. verbesserte technische Qualität der Elektrokardiogramme, 2. verringerte Arbeitsbelastung des technischen Personals, 3. Verbesserung der diagnostisch verwertbaren Kriterien, 4. effektivere Gestaltung des Unterrichts für die EKG-Interpretation und 5. Entlastung des Klinikers bei der EKG-Auswertung.[8,10]

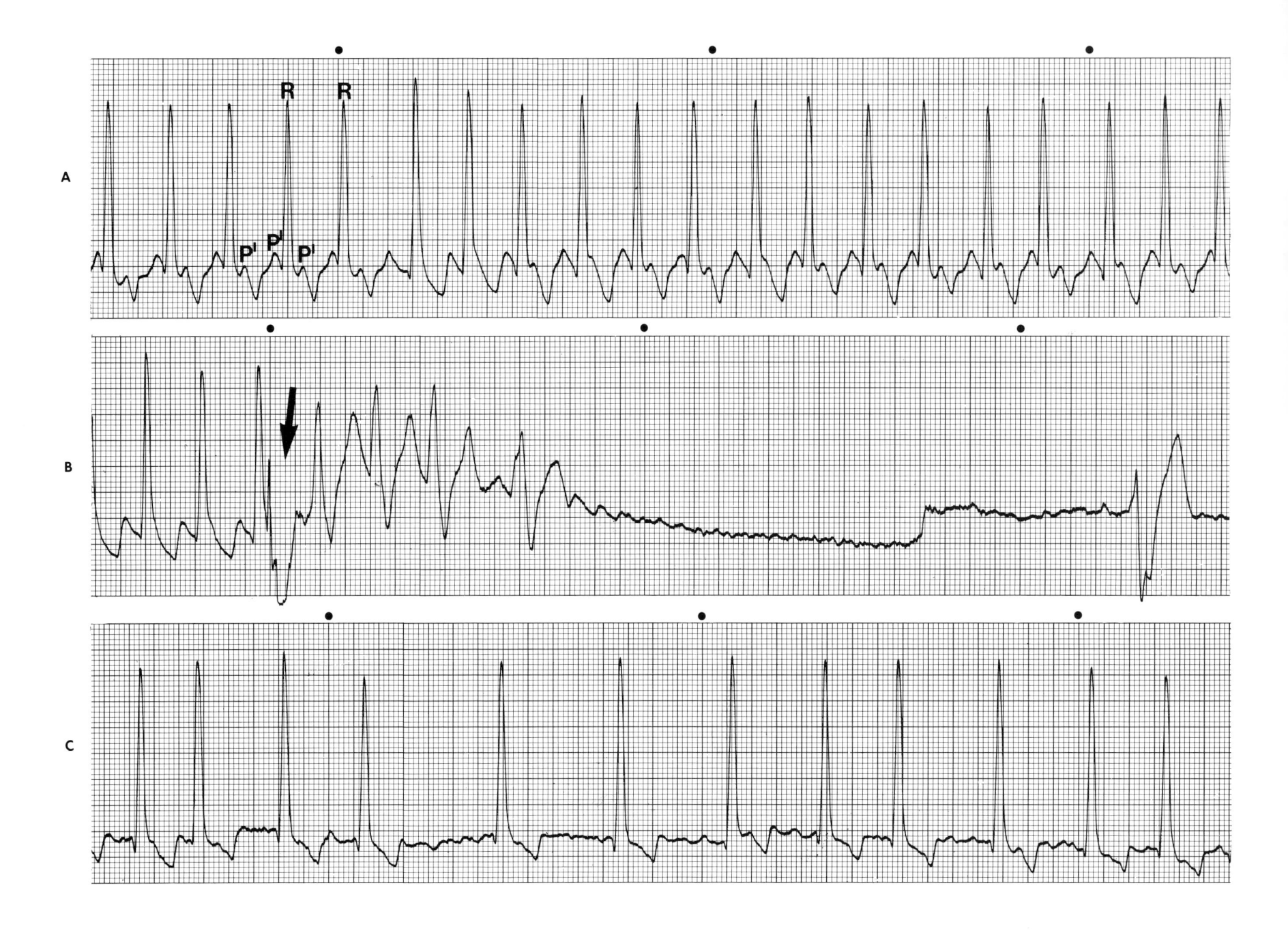

ABB. 11-9: A: Eine schnelle supraventrikuläre Tachykardie mit einem variierenden Überleitungsverhältnis (meistens 2 : 1) bei einem Hund. Die medikamentelle Therapie führte nicht zur Beseitigung der Arrhythmie. Da eine Ausrüstung zur elektrischen Kardioversion nicht zur Verfügung stand und der Hund sich in einem kritischen Zustand befand, wurde als Notfallmaßnahme mit der Hand gegen die linke Brustwand geschlagen. B: Durch den Schlag gegen die Brustwand wurde eine Extrasystole ausgelöst, die die Arrhythmie unterbricht. In den folgenden zwei Sekunden ist das Herz asystolisch. C: Sekunden später ist im EKG Vorhofflimmern zu erkennen, und die Ventrikelschlagfrequenz ist erheblich reduziert. Die »Brustschlag«-Methode ist häufig, insbesondere wenn Medikamente und Ausrüstungsgegenstände zur Wiederbelebung nicht zur Verfügung stehen, die erste mögliche therapeutische Maßnahme.

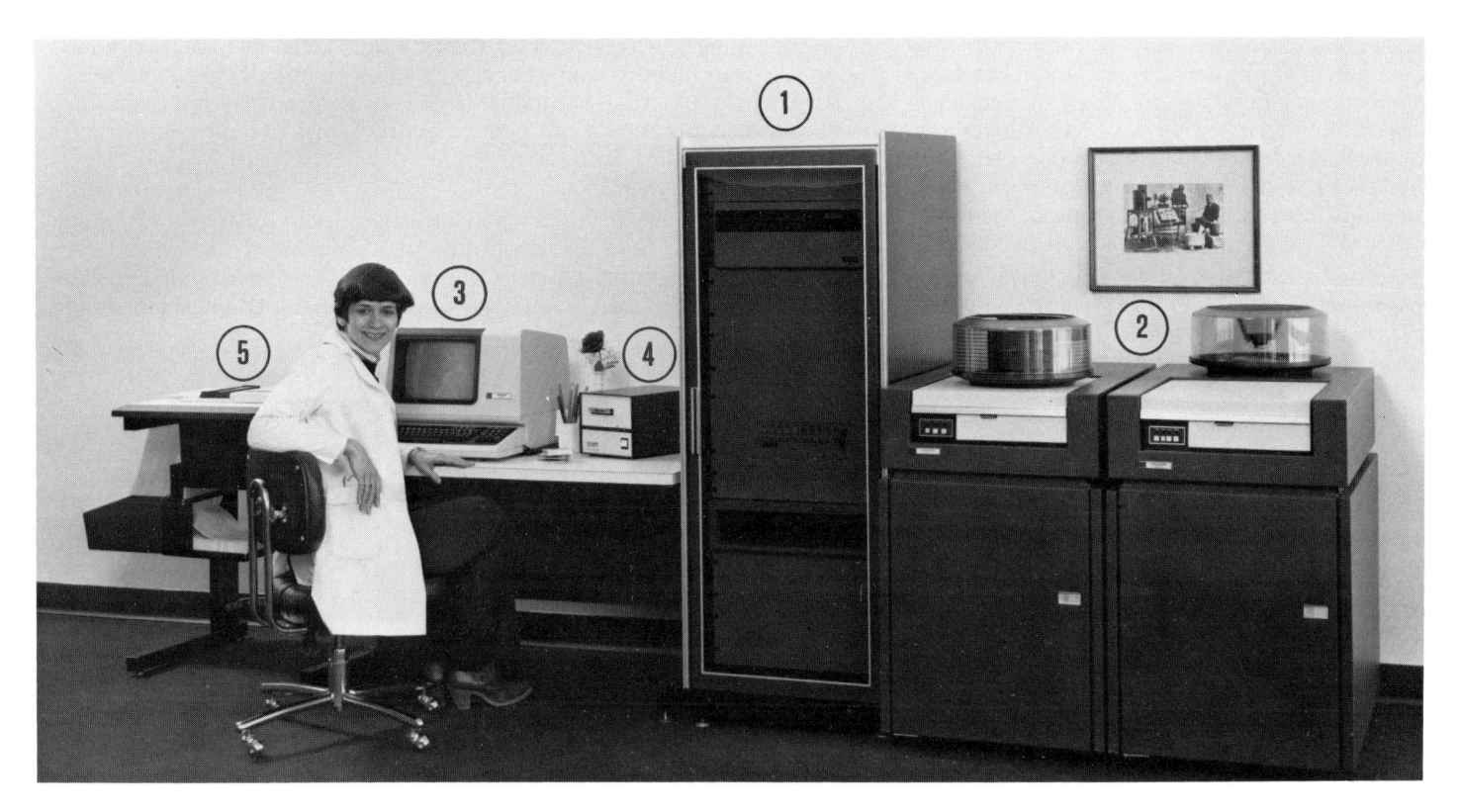

Abb. 11-10: Integriertes System zur automatischen Auswertung von Elektrokardiogrammen. 1. Zentrale Datenverarbeitung, 2. doppelte Speichereinheit (je 300 Megabyte), 3. Monitor zur EKG-Darstellung, 4. Interface (Kassettenrecorder) und 5. Drucker (12 Zeilen/3 Kanäle). (Mit freundlicher Genehmigung der Marquette Electronics Inc., Milwaukee, WI.).

Entscheidend für die Beurteilung der computergesteuerten EKG-Auswertung ist die diagnostische Genauigkeit der Computerprogramme. In der Humanmedizin kann die Mehrzahl der Programme normale Elektrokardiogramme mit einer Genauigkeit von mindestens 98 Prozent auswerten. Von der Norm abweichende Elektrokardiogramme können je nach Art der Veränderung mit 80- bis 90prozentiger Genauigkeit ausgewertet werden.[8, 11] Bisweilen unvermeidbare Artefakte sind die entscheidende Einschränkung der computergesteuerten Beurteilung des Rhythmus. Auch bei unregelmäßigen Rhythmen (z. B. bei Vorhofflimmern) mit verbreiterten QRS-Komplexen nach einem Schenkelblock kann sich die Ermittlung ventrikulärer Extrasystolen schwierig gestalten.[7]

Die Verwendung von Computersystemen zur Analyse und Speicherung von Standardelektrokardiogrammen hat in den letzten Jahren erheblich zugenommen. In der Humanmedizin gibt es ständig neue Entwicklungen der Hardware und der Software zur Verbesserung der EKG-Auswertung, der Aufzeichnungstechnik, der Datenspeicherung sowie des Datenverbunds mit anderen Krankenhäusern. ABB. 11-10 zeigt ein System zur EKG-Auswertung und Speicherung mit dem dazugehörenden Managementsystem.

ABB. 11-11 veranschaulicht die Basismechanismen der Datenverarbeitung und EKG-Auswertung im Computer. Das EKG-Signal wird von einem Standard-EKG-Gerät empfangen und normalerweise telefonisch einem Computersystem übermittelt. Die übertragenen Signale bestehen aus dem unverarbeiteten EKG-Signal und kodierten Informationen, wie z. B. Kliniknummer des Tieres, Name des Tierarztes, Diagnose und Behandlung.[12]

Sobald die Qualität der eingegangenen Daten bestätigt worden ist, gibt der Computer die digitalisierten Signale an die »Meßmatrix« weiter, die alle identifizierbaren Wellen und Zacken entsprechend der Programmierung erkennt und dann alle Messungen ausführt. Diese Daten werden dann an die »Entscheidungsmatrix« weitergeleitet, die zuvor festgelegte diagnostische Kriterien enthält. Sobald alle möglichen diagnostischen Kriterien berücksichtigt worden sind, werden die Diagnosen zusammen mit Standardmessungen wie Herzschlagfrequenz und Länge der Intervalle sowie Angaben zur Identifizierung der einzelnen EKG-Anteile auf einem Streifen ausgedruckt (ABB. 11-11 und 11-13). Dieser Streifen wird dem EKG-Spezialisten zusammen mit dem ausgedruckten EKG zur zusammenfassenden Beurteilung übergeben.[7, 10]

Die außerordentlich schnelle Entwicklung der Computertechnologie wird wahrscheinlich zu einer deutlichen Reduzierung der Kosten für Computersysteme führen. In großen Instituten und Laboratorien sollte außerdem berücksichtigt werden, daß der Computer auch kostensparende Hilfsfunktionen wie statistische Analysen und Buchhaltungsaufgaben erfüllen kann.[8, 10]

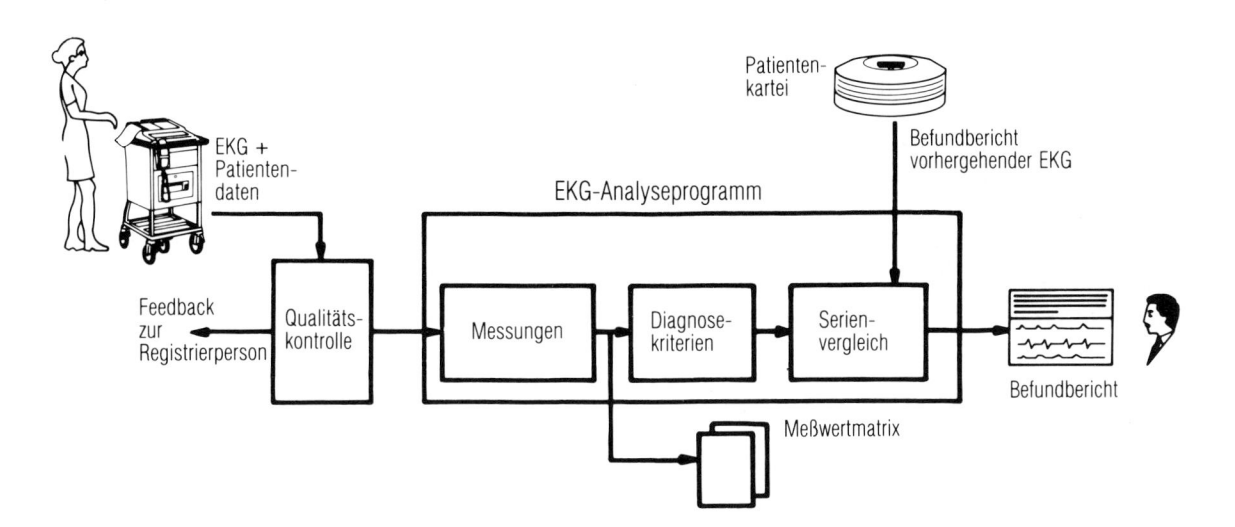

ABB. 11-11: Prinzipien der automatisierten EKG-Auswertung. Es sind die wesentlichen Datenverarbeitungsschritte eines EKG-Computers dargestellt. Das System besteht aus drei Untereinheiten, die das EKG sequentiell auswerten. Zunächst passiert das EKG eine Einheit zur Erfassung und Qualitätskontrolle der Daten. Danach wird das EKG ausgemessen, d. h. die verschiedenen Wellenanteile werden identifiziert und gemessen. Als nächstes werden diese Messungen in Relation zu einer großen Anzahl einprogrammierter medizinischer Kriterien zur EKG-Auswertung gesetzt. In dieser Entscheidungsmatrix sollten alle zur EKG-Interpretation zur Verfügung stehenden EKG-Kriterien gespeichert sein. Das Ergebnis dieser Auswertung wird abschließend, bevor es ausgedruckt wird, mit den gespeicherten EKG-Auswertungen verglichen. (Mit Genehmigung aus: Hewlett Packard ECG Analysis Program-Physicians Guide. Andover, Massachusetts, Hewlett Packard Company, 1979).

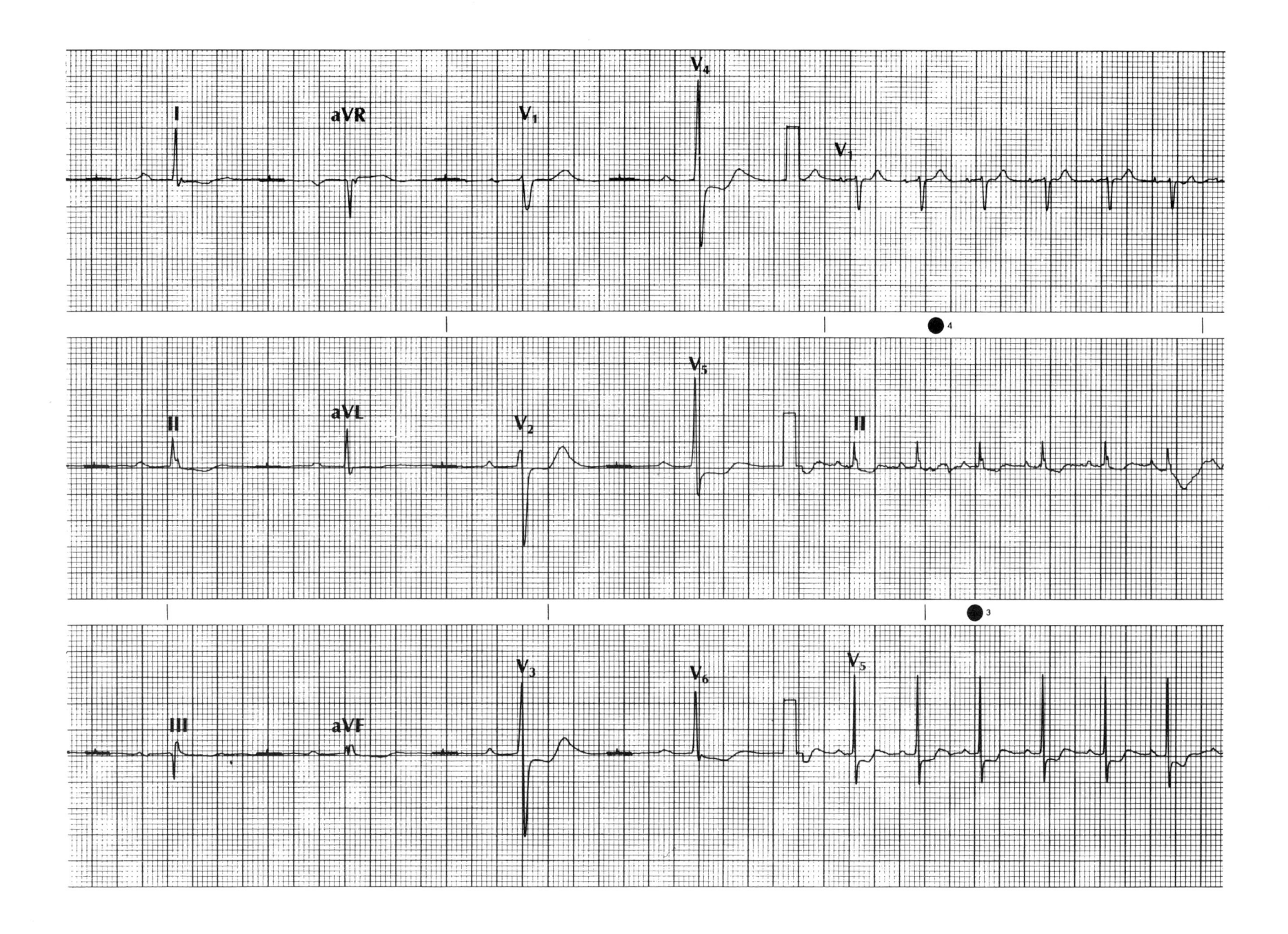

ABB. 11-12: Aufzeichnung, Auswertung und Speicherung von zwölf simultanen Ableitungen mit Hilfe des EKG-Computers aus ABB. 11-10. Das vollständige EKG sowie die gesamte Auswertung sind auf einem einzigen Blatt ausgedruckt. Da jedoch nur drei Ableitungen untereinander abgebildet werden können, werden die zwölf simultan aufgenommenen Ableitungen zur morphologischen EKG-Beurteilung nacheinander ausgedruckt (3×4). Am Ende des EKG-Streifens folgt ein durchgehender 10 Sekunden langer Abschnitt mit den Ableitungen V_1, II und V_5 zur Arrhythmiediagnostik. Die Auswertung aller zwölf Ableitungen ermöglicht eine erheblich genauere Beurteilung der P-Wellen. (Mit freundlicher Genehmigung der Marquette Electronics Inc., Milwaukee, WI.).

```
EKG - Befund

HERZSCHLAGFREQUENZ

97 Schläge/min

HERZACHSE in Grad

P  46        QRS  67      T  60

AMPLITUDEN in mV

Ableitung       P        Q         R        S        T       S-T

I              0.05    -0.04      0.52     0.00     0.23     0.04
II             0.05    -0.09      1.06    -0.08     0.35     0.01
III            0.02    -0.07      0.81     0.00     0.24     0.01
aVR           -0.05     0.03     -0.59     0.00    -0.24    -0.03
aVL            0.02     0.04     -0.15     0.05    -0.02     0.02
aVF            0.06    -0.01      0.75    -0.02     0.29     0.03

INTERVALLE in mSek

Ableitung          P      QRS       T       P-R      Q-T

I,II,III          94       46      104      131      287
aVR,aVL,aVF       47       31      123      127      289
alle Ableitungen  70       38      113      129      288

RHYTHMUSBEURTEILUNG

Vorhofflattern
unregelmäßiger R-R Abstand
unregelmäßige P-R Dauer
AV-Block 1.Grades
Hypertrophie des linken Ventrikels
```

ABB. 11-13: Beispiel einer EKG-Auswertung mit Hilfe eines Computers bei einem Affen. Die Diagnosen sowie die Standardmessungen sind ausgedruckt. (Mit freundlicher Genehmigung aus: TILLEY, L. P.: Advanced electrocardiographic techniques. Vet. Clin. North Am. 13: 365, 1983).

Langzeit-EKG-Registrierung

Das von der Körperoberfläche des ruhenden Tieres abgeleitete EKG hat den Nachteil, daß immer nur ein kurzer Abschnitt des Herzrhythmus aufgezeichnet wird. Viele Rhythmusstörungen werden durch Belastung verstärkt und können daher nicht mit Hilfe der Ableitungen vom ruhenden Tier diagnostiziert werden. Auch stellt das normale EKG nur einen kurzen Ausschnitt (60 bis 70 Schläge) der durchschnittlichen täglichen Zahl an Herzschlägen (mehr als 100 000 Schläge) dar. Aus diesem Grund können zweifelsohne durch eine 24stündige Bandaufzeichnung der elektrischen Herzaktivität mehr Arrhythmien festgestellt werden, als dies durch ein routinemäßiges klinisches EKG möglich ist (ABB. 11-14 und 11-15).[7]

Hochgeschwindigkeitswiedergabe und seit einiger Zeit auch die computergesteuerte EKG-Auswertung gestatten eine rasche Analyse der auf diese Weise gewonnenen elektrokardiographischen Informationen. Mit Hilfe dieser Aufzeichnungstechnik ist es möglich, Symptome mit der Aufzeichnung des sie begleitenden Rhythmus in Übereinstimmung zu bringen. Mittlerweile stehen eine ganze Anzahl von EKG-Geräten zur Verfügung, mit denen das Tier sich frei bewegen kann. Die meisten von ihnen bestehen aus einem kleinen EKG-Verstärker mit Eicheinheit und Frequenzmodulator. Damit kann ein EKG von den an der Brustwand befestigten Elektroden über 24 oder mehr Stunden abgeleitet werden. Allerdings waren die zur Auswertung der auf diese Weise erhaltenen Elektrokardiogramme erforderlichen Geräte bis vor kurzem außerordentlich zeit- und kostenintensiv. Heutzutage sind die Kosten geringer; außerdem stellen einige Firmen heute bereits Mietgeräte zur Verfügung. In einigen Lehr- und Forschungsinstitutionen hat sich dieses diagnostische Verfahren mittlerweile als nützlich und praktisch erwiesen.[7, 13]

Ein Gerätebeispiel zur Auswertung eines Langzeitelektrokardiogramms ist in ABB. 11-14 dargestellt. ABB. 11-15 zeigt verschieden lange Zeitintervalle eines EKG von einem Hund mit Arrhythmie.

In den folgenden Fällen kann die Technik der Langzeitaufzeichnung sinnvoll eingesetzt werden:[14, 15]

1. Zur Bestimmung der Ursache von Synkopen (ABB. 11-15 C) beim Verdacht eines kardialen Ursprungs.
2. Zur Beurteilung der Effektivität einer antiarrhythmischen Therapie.
3. Zur Untersuchung von symptomlosen, aber potentiell lebensbedrohlichen Arrhythmien bei Tieren mit chronischem bifaszikulärem oder totalem Herzblock. Selbst wenn keine Symptome vorhanden sind, kann die Implantation eines Schrittmachers oder eine antiarrhythmische Therapie indiziert sein.

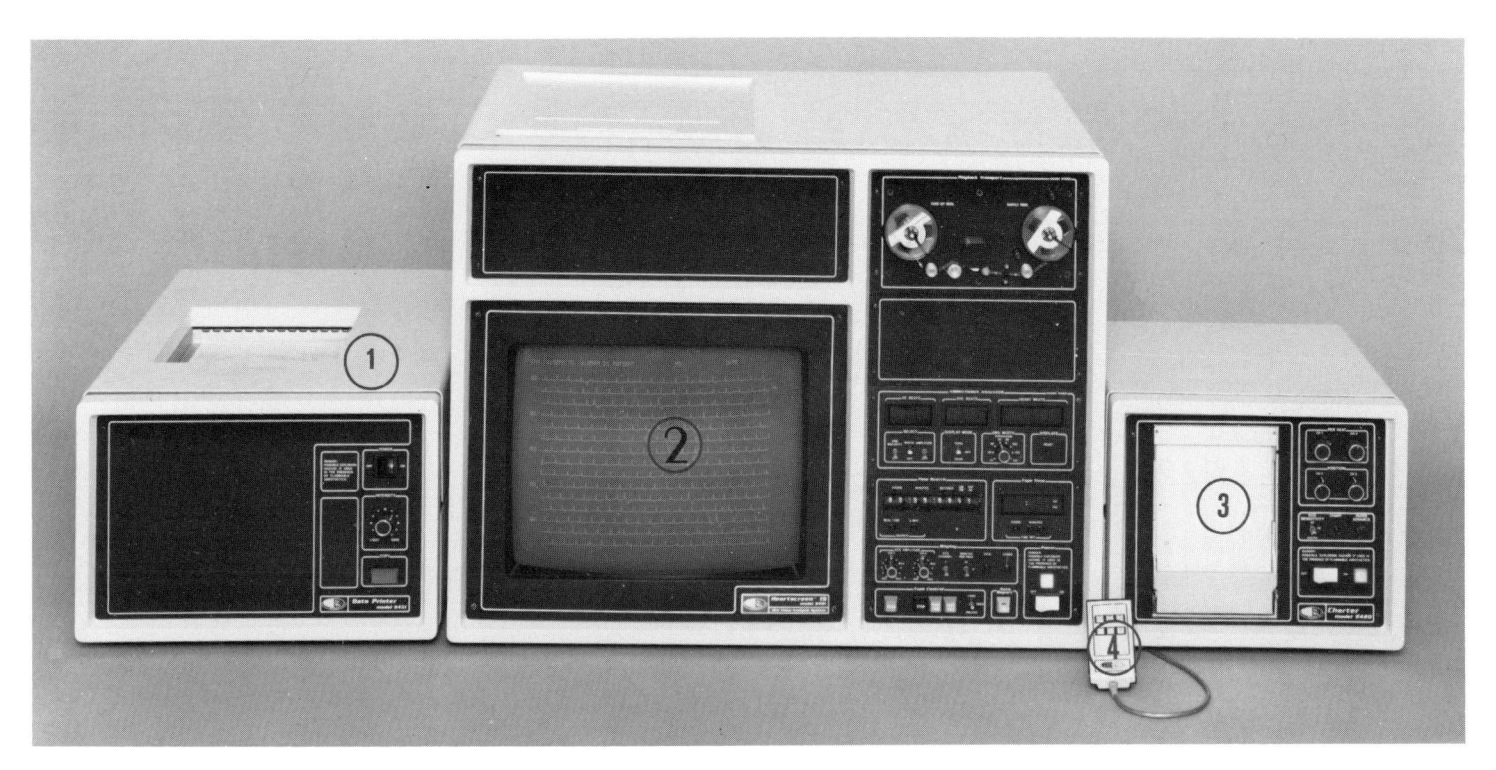

ABB. 11-14: Videomonitor zur Auswertung von Langzeitelektrokardiogrammen der Firma Del Mar Avionics (Modell 9401). Mit Hilfe dieses Systems kann ein ambulant aufgezeichnetes EKG in 60-, 10-, 5-Minuten- oder 15-Sekunden-Intervallen auf einem etwa 50 cm großen Monitor dargestellt werden (siehe ABB. 11-15). Die Einstellmöglichkeiten an der Frontplatte des Gerätes gestatten die Vergrößerung des EKG zur genaueren Beurteilung. 1. Separater Drucker zum Ausdrucken der Monitoranzeige. 2. EKG-Monitor. 3. Drucker zur fortlaufenden Protokollierung und 4. Handsteuerung. Darüber hinaus offeriert dieses Gerät eine ganze Anzahl weiterer Funktionen, einschließlich eines Computers zur automatischen EKG-Auswertung. (Mit Genehmigung der Del Mar Avionics, Irvine, California).

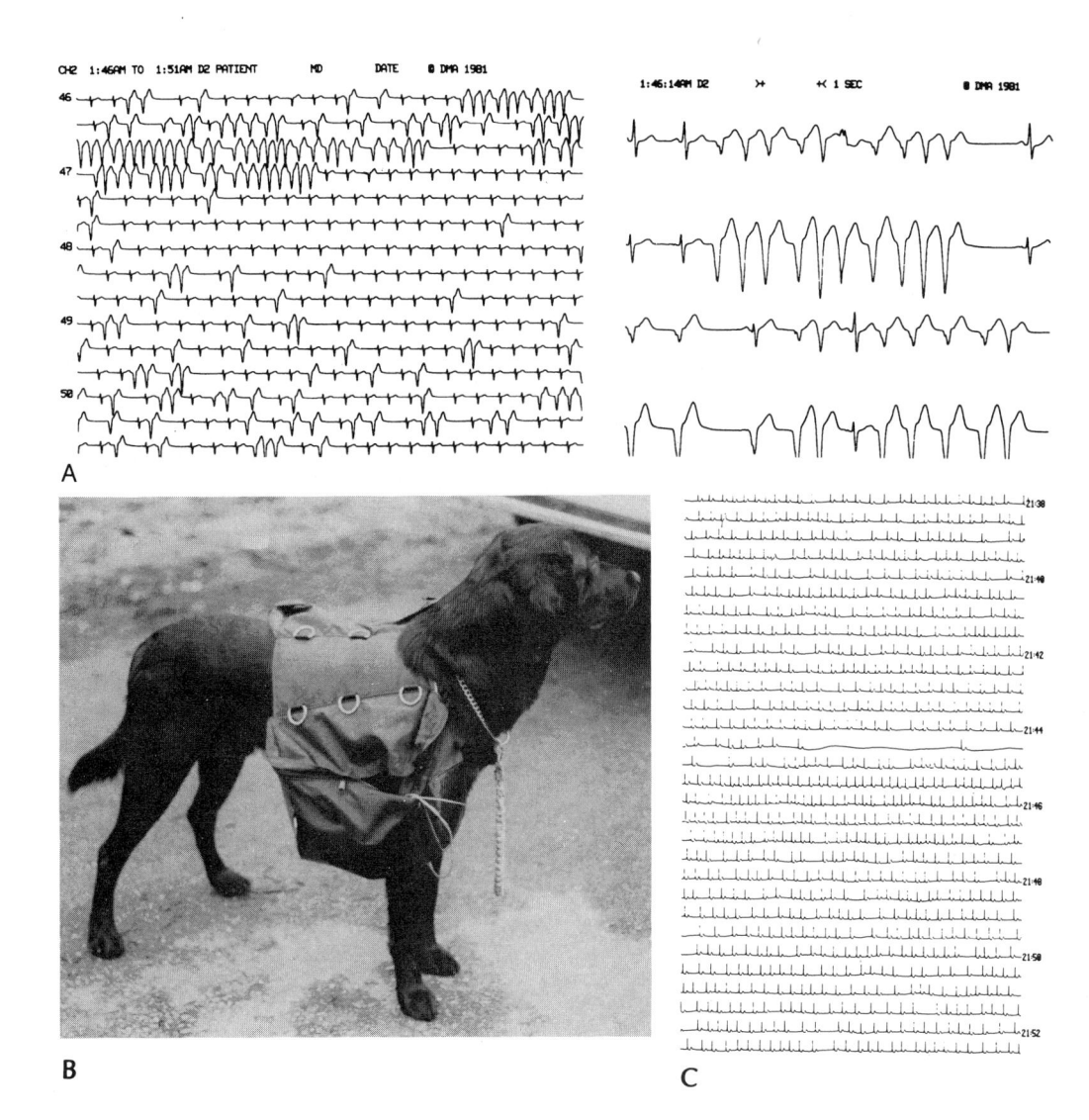

ABB. 11-15: A: Darstellung von zwei verschiedenen Zeitintervallen mit Hilfe des Systems aus ABB. 11-14. Die vorübergehende Kammertachykardie kann ohne Schwierigkeiten erkannt werden. Die digitale Zeitangabe auf dem EKG-Streifen gestattet die zeitliche Zuordnung. Ektope Kammeraktivität kann auf diese Weise in der Regel bereits in der Übersichtsdarstellung identifiziert werden. Die genauere Beurteilung ermöglicht dann die Vergrößerung auf dem 15-Sekunden-Streifen. (Mit Genehmigung der Del Mar Avionics, Irvine, California.) B: Hund mit einem mobilen Gerät zur EKG-Aufzeichnung (Holter-Monitor). (Mit Genehmigung von DR. T. BAUER). C: Ausschnitt aus einem 24-Stunden-EKG von einem Patienten mit Vorhofflimmern und unerklärbaren Synkopen. Zu beachten ist die lange Phase eines Sinusstillstands in der Mitte der Aufzeichnung. (Mit Genehmigung von DR. T. BAUER).

Intrakardiale elektrophysiologische Untersuchungen

Verschiedene intrakardiale EKG-Techniken stehen zur klinischen Untersuchung der elektrischen Aktivität des Herzens zur Verfügung.[16-18, 18a] Diese Tests können als Grundlage für die Behandlung von Tieren mit Herzarrhythmien dienen; das gilt insbesondere für die möglichen Arrhythmieursachen von Synkopen.[15, 19] Viele klinisch bedeutsame Arrhythmien können unter kontrollierten Bedingungen reproduziert werden. Zu einer umfassenden Untersuchung gehören normalerweise die Überprüfung der Sinusknotenfunktion, der atrioventrikulären Überleitung und der Reaktionen auf gezielte Stimulation von Vorhöfen und Kammern. Die elektrophysiologischen Verfahren können an dieser Stelle nicht umfassend erläutert werden, doch sei dem interessierten Leser die Literaturauswahl am Ende des Kapitels zum weitergehenden Studium empfohlen. Zu einer elektrophysiologischen Untersuchung sollten in jedem Falle die Aufzeichnung der intrakardialen elektrischen Aktivität und die Aufzeichnung von Reaktionen auf gezielte Reizung gehören. Auf die Technik der intrakardialen Elektrokardiographie, einschließlich der Elektrokardiographie des Hisschen Bündels, wird noch eingegangen. Die gezielte Stimulation ist mit verschiedenen Schrittmachertechniken möglich: als zusätzliche, in den Grundrhythmus des Patienten eingefügte Schläge, als regelmäßige Stimulation, der einzelne oder mehrere vorzeitige Reize folgen, sowie als Stimulation mit hohen Schlagfrequenzen.[18] Sie kann zur Induzierung ventrikulärer oder supraventrikulärer Tachykardien, zur Beendigung solcher Tachykardien und zur Untersuchung von Tachykardien nach Verabreichung verschiedener Pharmaka angewendet werden.

Beispielsweise kann die gezielte Stimulation der Vorhöfe bei Hunden mit Verdacht auf Sinusknotenerkrankung zur Messung der Erholungszeit des Sinusknotens eingesetzt werden. Dabei wird die Automatie des Sinusknotens durch rasche Reizung des Herzens mit einem in der Nähe oder in elektrischer Verbindung mit dem Sinusknoten lokalisierten Schrittmacher unterdrückt.

Die Fähigkeit des Sinusknotens, den Rhythmus nach Unterbrechung der künstlichen Stimulation wieder aufzunehmen, steht in enger Beziehung zu seinem Funktionsstatus und kann als diagnostisches Kriterium gewertet werden.[16, 19] Auch bei supraventrikulären Tachykardien, Tachyarrhythmien als Folge akzessorischer Erregungsleitung sowie wiederkehrenden Kammertachykardien ist die gezielte Stimulation als diagnostische Methode indiziert.[20] Die Ergebnisse einer elektrophysiologischen Untersuchung können besonders wertvoll sein, wenn dadurch ein spezifischer Arrtythmiemechanismus ermittelt werden kann. In den meisten Fällen kann der Versuch einer antiarrhythmischen Therapie unternommen werden.

Intrakardiale Elektrokardiographie

Intrakardiale elektrophysiologische Untersuchungen haben in erheblichem Maße zu unserem heutigen Verständnis der Arrhythmien beigetragen. Die meisten Rhythmusstörungen bei Hund und Katze können mit Hilfe der Standardableitungen diagnostiziert werden. Allerdings sind die P-Wellen häufig vom QRS-Komplex oder der T-Welle überlagert, wodurch eine ganze Anzahl von Arrhythmien, die eine genaue Identifizierung der P-Welle voraussetzen, nicht beurteilt werden können. In diesen Fällen kann die P-Welle durch Ableitung eines EKG mit Hilfe einer intrakardialen oder einer durch den Ösophagus in unmittelbare Nähe des Herzens gelegte Elektrode in einer Weise vergrößert werden, daß eine in den Standardableitungen nicht erkennbare Vorhofaktivität identifiziert werden kann. So kann beispielsweise durch intraatriale Aufzeichnung der elektrischen Aktivität während einer paroxysmalen Tachykardie zwischen einer ventrikulären und einer supraventrikulären Tachykardie unterschieden werden. Diese invasiven EKG-Untersuchungsmethoden sind sowohl beim Hund als auch bei der Katze beschrieben.[7, 21] Intrakardiale EKG-Elektroden können auch zur diagnostischen und therapeutischen Stimulation des Herzens verwendet werden.

Zur Registrierung der elektrischen Aktivität des Herzens können Elektroden als Katheter in verschiedenen Abschnitten des Herzens plaziert werden. Als Lokalisationen kommen der rechte Vorhof (ABB. 11-16), der Bereich der Trikuspidalklappen (Hissches Bündel), der rechte Ventrikel (ABB. 11-19) sowie bisweilen der linke Ventrikel in Frage. Der wesentliche Vorteil der intrakardialen Elektrokardiographie liegt in der Möglichkeit der Darstellung der Vorhofaktivität bei komplexen Arrhythmien (ABB. 11-21 bis 11-23). Die Methode ist auch zur Ermittlung geeigneter therapeutischer Maßnahmen brauchbar. Bei supraventrikulären Arrhythmien oder Erre-

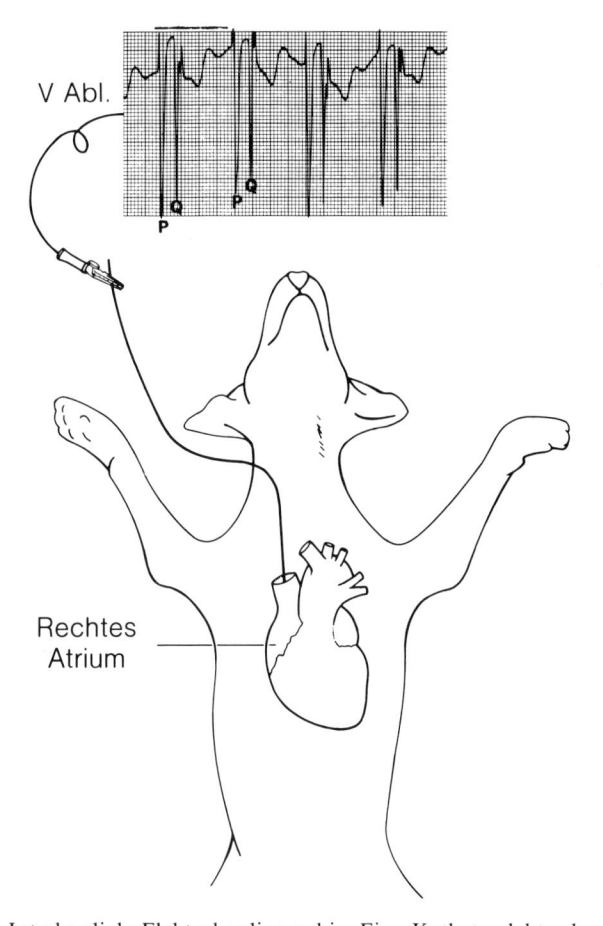

ABB. 11-16: Intrakardiale Elektrokardiographie. Eine Katheterelektrode wird über die Vena jugularis bis zum Herzen vorgeschoben. Dann wird der Elektrodendraht mit einer Krokodilklemme an der differenten Elektrode des EKG-Gerätes (Ableitung V) befestigt. Aus der Beschaffenheit der P-Wellen und der QRS-Komplexe kann auf die Lage der Katheterspitze geschlossen werden. In diesem Falle stammt die Aufzeichnung aus dem oberen Teil des rechten Vorhofes. Die P-Wellen sind deutlich zu erkennen, die Q-Zacken sind Ausdruck der Kammeraktivität.

gungsleitungsstörungen kann der rechte Vorhof oder die rechte Kammer durch vorübergehenden Anschluß der Elektrode an einen künstlichen Schrittmacher stimuliert werden. Diese Technik ist in der Fachliteratur eingehend beschrieben.[2, 22-24]

Zum Instrumentarium, das zur Durchführung der intrakardialen Elektrokardiographie benötigt wird, gehören unter anderem eine uni- oder bipolare Katheterelektrode (z. B. 003992, 4F-USCI, Billerica, Mass.), eine geeignete Kanüle, ein kurzes Stück isolierter Draht mit Krokodilklemmen an jedem Ende sowie ein EKG-Gerät. Darüber hinaus können Schrittmacherausrüstung und Sonde verwendet werden (KBE Balectrode Schrittmacherausrüstung und 0530 Balectrode Schrittmachersonde, Elecath, Rahway, NJ).

Zur praktischen Durchführung wird der Hund mit Diazepam prämediziert (0,1 bis 0,25 mg/kg KGW) und die Haut über der Injektionsstelle mit 2%igem Lidocain anästhesiert. Dann wird die Vena jugularis punktiert und die Katheterelektrode durch die Kanüle geführt. Dabei ist unbedingt auf aseptisches Vorgehen zu achten. Die Elektrode wird über die Krokodilklemmen des Drahtstückes mit dem EKG-Gerät verbunden (ABB. 11-16). Unter der Kontrolle des laufenden EKG-Gerätes wird die Elektrode vorsichtig vorgeschoben. Das Gerät muß ausreichend geerdet sein. In Abhängigkeit von der Lage der Spitze der Katheterelektrode erscheint jetzt eine Folge von P-Wellen (ABB. 11-17 und 11-18). Die Amplitude der P-Wellen wird in dem Maße größer, in dem sich die Elektrodenspitze dem rechten Vorhof nähert. Die Drahtelektrode kann auch bis in die rechte Kammer vorgeschoben werden, um eine rechtsventrikuläre Registrierung zu erhalten (ABB. 11-19). Nach Beendigung der Aufzeichnung wird die Drahtelektrode vorsichtig zurückgezogen.

Intrakardiale Katheterelektroden können uni-, bi-, tri-, quadri- oder hexapolar sein. Die Aufzeichnung der elektrischen Herzaktivität mit einer Elektrode aus dem Inneren des Herzens wird als »kardiales Elektrogramm« bezeichnet. Kardiale Elektrogramme lassen sich nach der Lage der Elektrode während der Aufzeichnung weiterhin einteilen. Beispielsweise wird ein im Bereich des AV-Knotens und des Hisschen Bündels aufgezeichnetes Elektrogramm als »Elektrogramm des Hisschen Bündels« bezeichnet. Insbesondere die Elektrokardiographie des Hisschen Bündels hat die genaue Bestimmung der Lage der Erregungsbildung und von Erregungsleitungsstörungen ermöglicht.

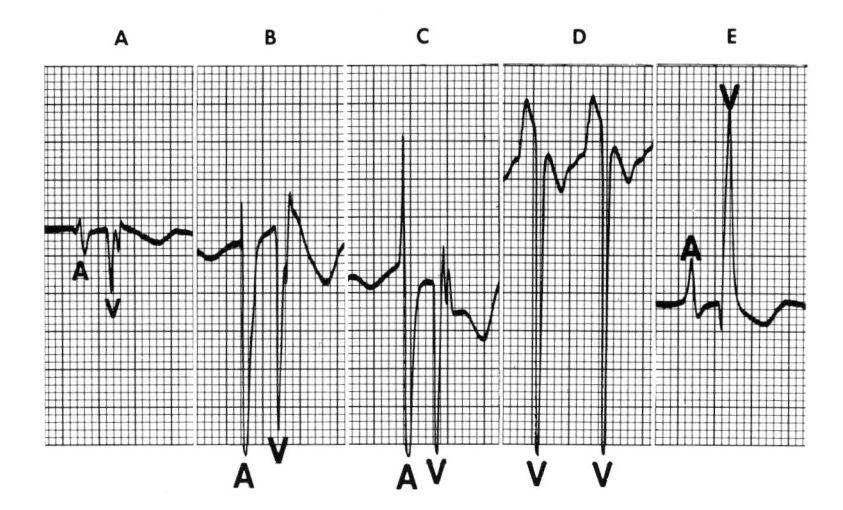

ABB. 11-17: Intrakavitäres Elektrogramm, das bei verschiedenen Positionen der Katheterspitze von einem gesunden Hund abgeleitet wurde. A: Katheterspitze in der Vena cava cranialis, B: an der Einmündung der Vena cava cranialis in den rechten Vorhof (zu beachten ist die Zunahme der EKG-Ausschläge), C: in der Mitte des rechten Vorhofes, D: im rechten Ventrikel (0,5 cm = 1 mV, Papiergeschwindigkeit: 25 mm/Sek.), (die EKG-Ausschläge sind jetzt sehr groß), E: in der Vena cava caudalis (die Ableitung sieht wie eine normale Ableitung II aus). A = Vorhofkomplexe, V = Kammerkomplexe.

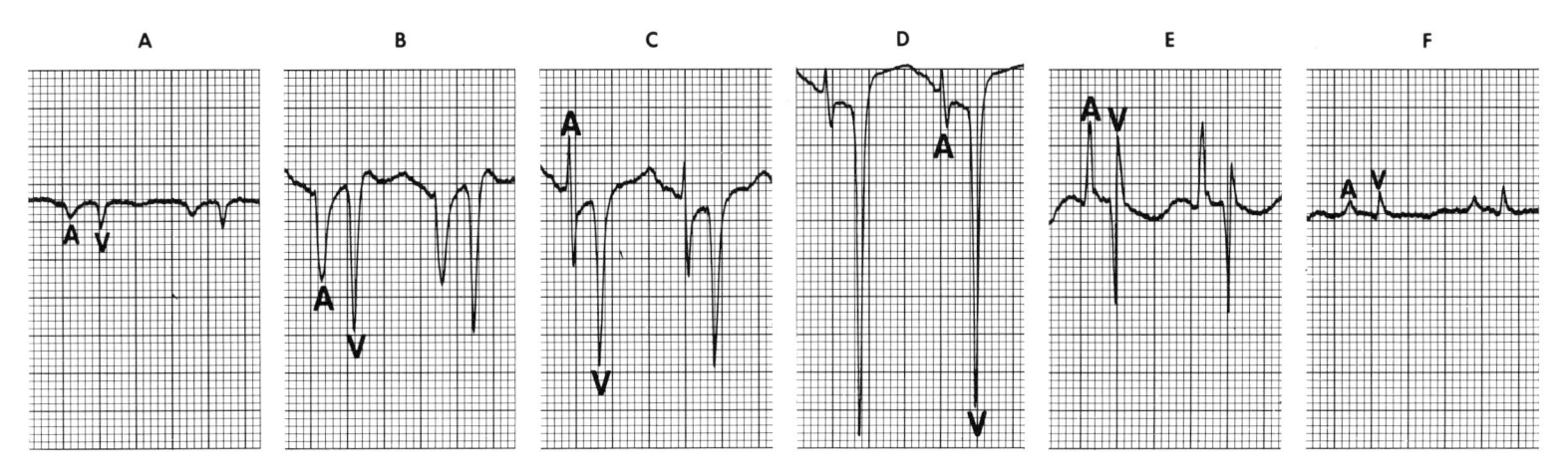

ABB. 11-18: Intrakavitäres Elektrogramm, das bei verschiedenen Positionen der Katheterspitze von einer gesunden Katze abgeleitet wurde. A: Katheterspitze in der Vena cava cranialis, B: an der Einmündung der Vena cava cranialis in den rechten Vorhof, C: in der Mitte des rechten Vorhofes, D: im rechten Ventrikel (sehr hohe Ausschläge), E: an der Einmündung der Vena cava caudalis in den rechten Vorhof, F: in der Vena cava caudalis (die Ableitung sieht wie eine normale Ableitung II aus). A = Vorhofkomplexe, V = Kammerkomplexe.

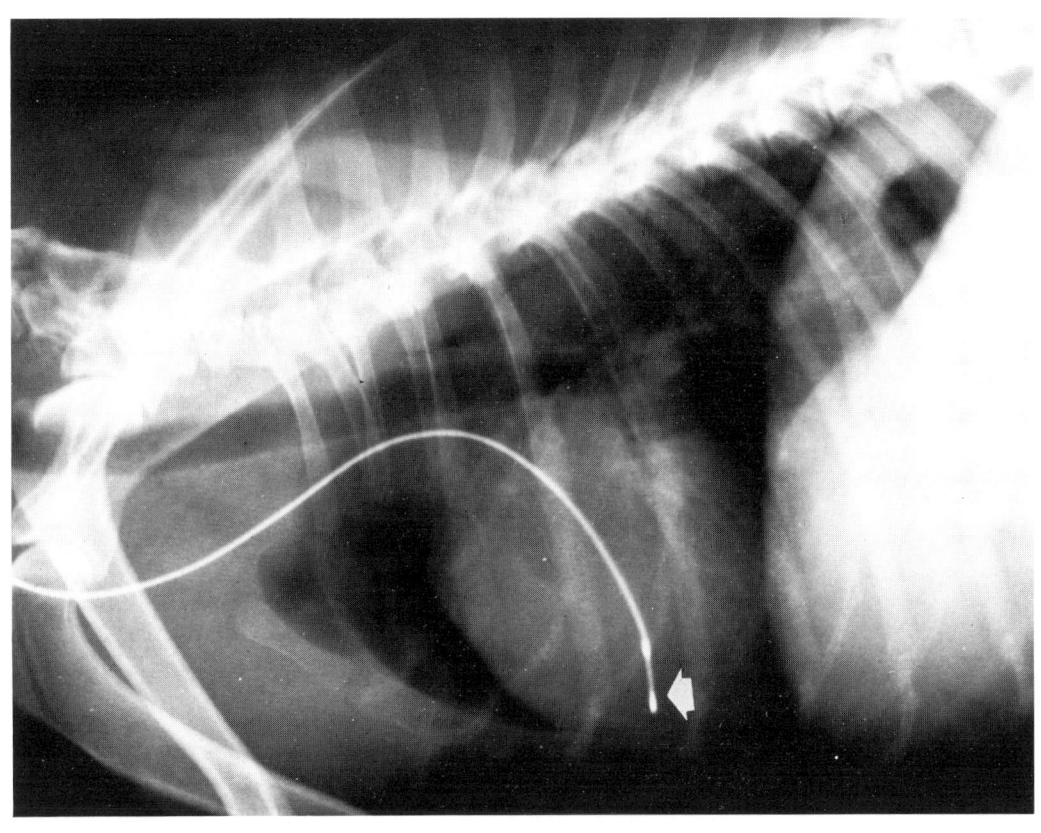

ABB. 11-19: Bipolarer Elektrodenkatheter im rechten Ventrikel. Der Katheter wurde ohne Röntgenkontrolle in den rechten Ventrikel geschoben, die Lage der Katheterspitze (Pfeil) wurde an Hand des Elektrogramms bestimmt (siehe ABB. 11-17).

Elektrokardiographie des Hisschen Bündels

Mit dem Oberflächenelektrokardiogramm können geringe Potentialschwankungen innerhalb des Erregungsleitungssystems nur ungenau erfaßt werden. Beispielsweise kann ein verlängertes PQ-Intervall auf eine Erregungsleitungsverzögerung, nicht jedoch auf ihre Lage hinweisen. Um präzisere Befunde zu erheben, kann deshalb die direkte elektrokardiographische Aufzeichnung vom Hisschen Bündel durchgeführt werden.[25] Zu diesem Zwecke wird eine intrakardiale Katheterelektrode verwendet. Angaben über elektrokardiographische Untersuchungen des Hisschen Bündels liegen in der Literatur vor.[13, 22, 26–29]

Der Katheter für die Elektrokardiographie des Hisschen Bündels wird normalerweise über die Vena jugularis eingeführt und unter Röntgendurchleuchtung durch die Trikuspidalklappen vorgeschoben (ABB. 11-24). Die Elektroden sind am distalen Ende des Katheters so plaziert, daß das Elektrogramm des Hisschen Bündels bei richtiger Lage des Katheters aufgezeichnet werden kann (ABB. 11-25 und 11-26). Das Elektrogramm des Hisschen Bündels liegt zwischen dem Vorhofelektrogramm (A) und dem Kammerelektrogramm (V) und hat kleine, bi- oder triphasische Ausschläge. Das PQ-Intervall wird in ihm in drei Abschnitte unterteilt (PA-, AH- und HV-Intervall). Das PA-Intervall ist ein ungefähres Maß für die intraatriale Erregungsleitungszeit vom Sinusknoten bis zum unteren Abschnitt des rechten Vorhofes. Das AH-Intervall kennzeichnet die Erregungsleitungszeit vom unteren Abschnitt des rechten Vorhofes in der Nähe des AV-Knotens bis zum Hisschen Bündel. Das HV-Intervall schließlich gibt die Erregungsleitungszeit vom proximalen Abschnitt des Hisschen Bündels bis zur Depolarisation des Kammermyokards an.

Es ist auch eine Methode zur Plazierung des Katheters ohne die Kontrolle durch Röntgendurchleuchtung beschrieben.[27, 28] Dazu wurde ein Katheter, der vier Elektroden und zwei innere Kapillarröhrchen enthält, entwickelt. Dieser Katheter hat zwei Öffnungen, die 18 mm voneinander entfernt liegen (ABB. 11-27). Die Position der Katheterspitze wird durch Blutdruckmessung durch die zwei Kapillarröhrchen ermittelt (ABB. 11-28). Liegt die Spitze richtig, wird an der proximalen Öffnung der Vorhofdruck und an der distalen Öffnung der Kammerdruck gemessen.

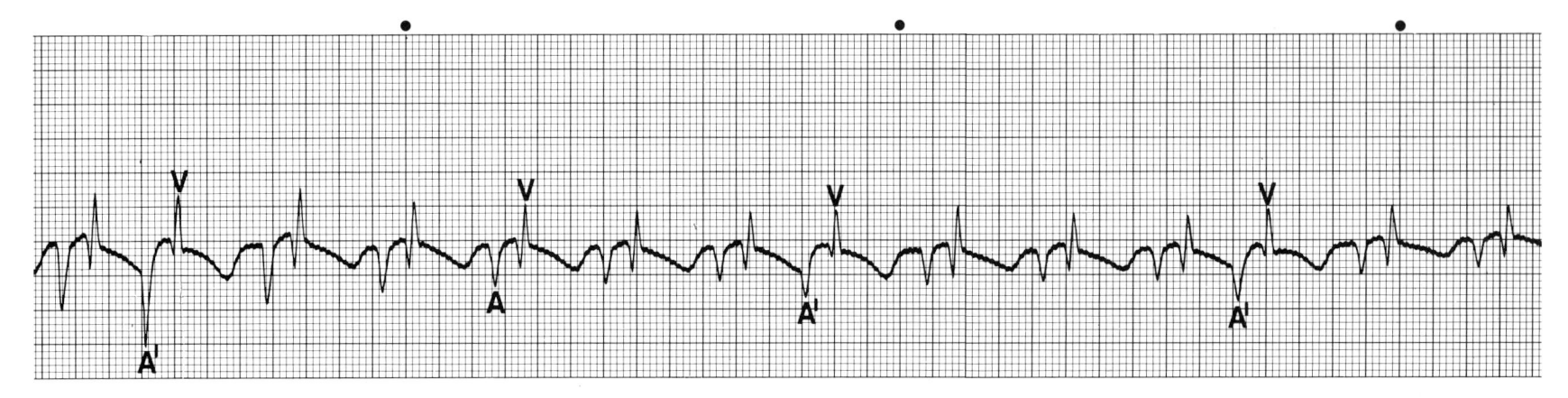

ABB. 11-20: Intrakavitäres Elektrogramm aus dem rechten Vorhof einer gesunden Katze. Die Vorhofextrasystolen sind möglicherweise eine Folge des vorübergehenden Kontakts der Katheterspitze mit dem Vorhofendokard. A = Vorhofkomplexe, V = Kammerkomplexe.

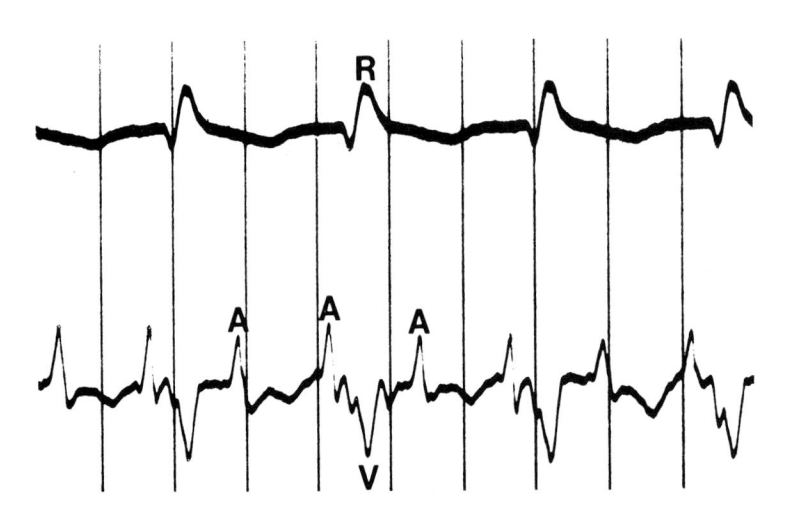

ABB. 11-21: Simultane Aufzeichnung von Ableitung II (oberer Streifen) und eines intraatrialen Elektrogramms (unterer Streifen). Im unteren Streifen ist eine supraventrikuläre Tachykardie mit einem Überleitungsverhältnis von 2 : 1 zu erkennen. Demgegenüber sind die P-Wellen in der oberen Ableitung II nicht zu identifizieren. Bei den senkrechten Linien handelt es sich um Zeitmarkierungen (Abstand = 0,1 Sek.), 0,5 cm = 1 mV. A = Vorhofkomplexe, V = Kammerkomplexe.

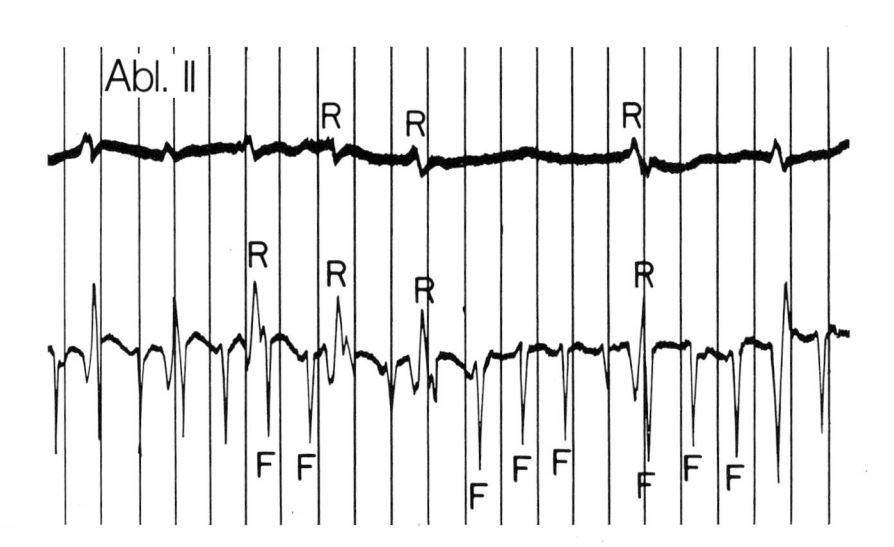

ABB. 11-22: Intrakavitäres Elektrogramm (unterer Streifen) aus dem rechten Vorhof von einer Katze mit Vorhofflimmern. Im oberen Streifen ist Ableitung II abgebildet. Die Herzschlagfrequenz ist hoch und unregelmäßig, P-Wellen fehlen. Demgegenüber sind die schnellen, unregelmäßigen Flimmerwellen (F) im Elektrogramm deutlich zu erkennen. (Mit freundlicher Genehmigung aus: TILLEY, L. P.: Pharmacologic and other forms of medical therapy in feline cardiac disease. Vet. Clin. North Am. 7 : 273, 1977).

Abb. 11-23: Vorhofstillstand bei einer Katze mit Hyperkaliämie als Folge einer Urethraobstruktion. P-Wellen sind im oberen EKG-Streifen (Ableitung II) nicht zu erkennen. Dieser Befund kann durch die untere intraatriale Ableitung, in der ebenfalls ausschließlich Kammerkomplexe (V) vorhanden sind, bestätigt werden. Das Fehlen der Vorhofkontraktionen ist auf den hohen Serumkaliumgehalt zurückzuführen. Dieser Rhythmus wird sinoventrikulär genannt, da die Impulse weiterhin aus dem Sinusknoten stammen und über internodale Leitungsbahnen auf die Ventrikel übergeleitet werden. (Mit Genehmigung aus: TILLEY, L. P., and WEITZ, J.: Pharmacologic and other forms of medical therapy in feline cardiac disease. Vet. Clin. North Am. 7 : 425, 1977).

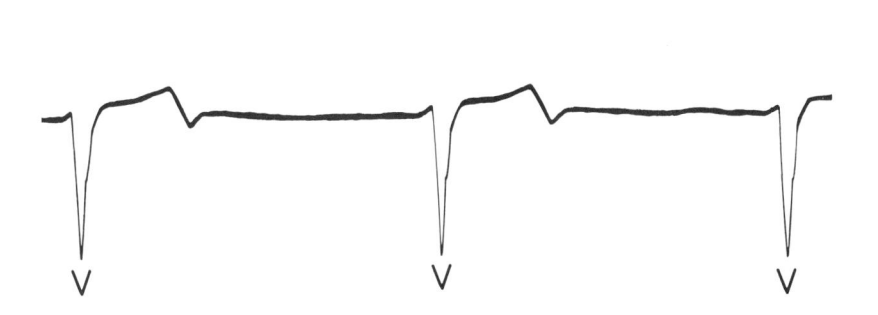

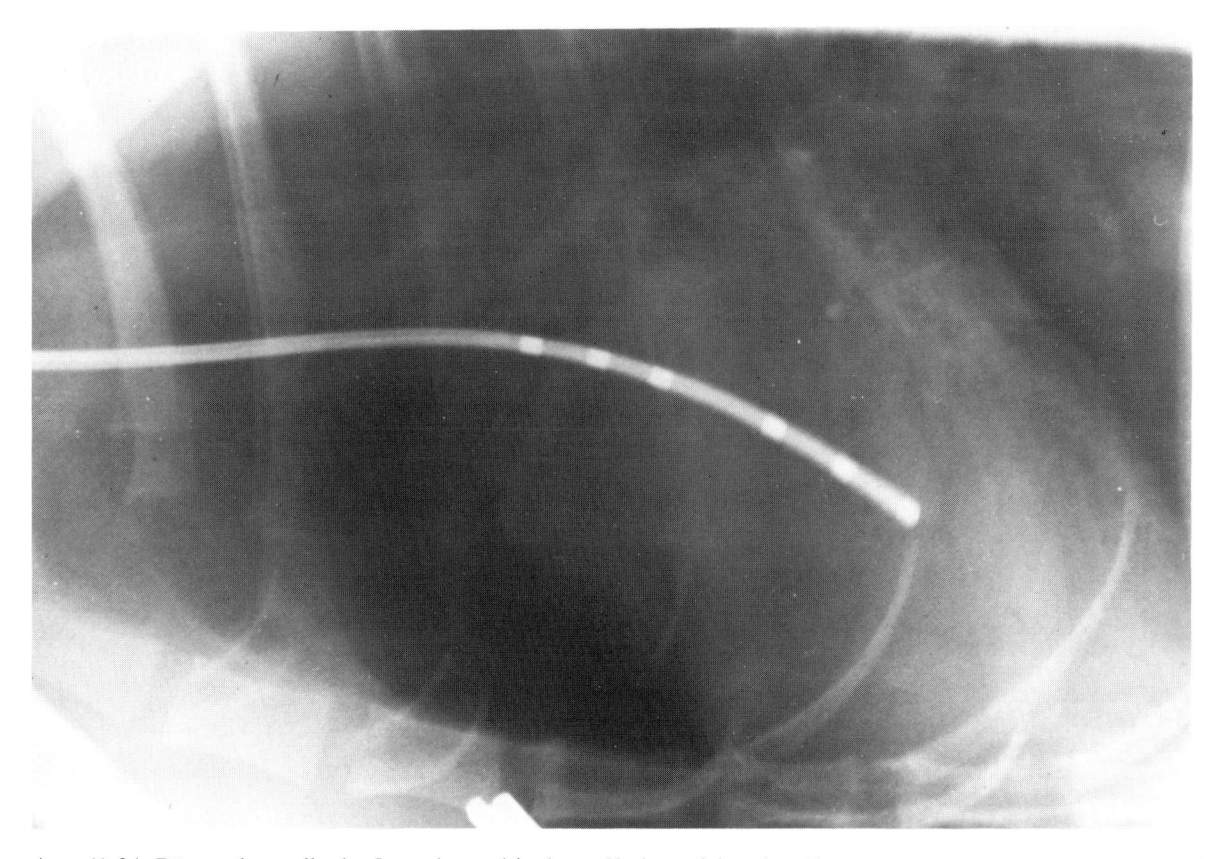

Abb. 11-24: Röntgenkontrolle der Lage der multipolaren Katheterelektrode während der Ableitung eines Elektrogramms des Hisschen Bündels. Die Spitze des Katheters liegt im rechten Ventrikel. Die hintereinander gelegenen Ableitungselektroden befinden sich in Höhe des rechten Ventrikels, des Hisschen Bündels und des Vorhofmyokards. Mit Hilfe eines Schalters kann die gewünschte Elektrode gewählt werden und ein Elektrogramm aus dem Bereich des Hisschen Bündels abgeleitet werden. Auf diese Weise entstandene Elektrogramme sind in den ABB. 11-25 und 11-26 dargestellt.

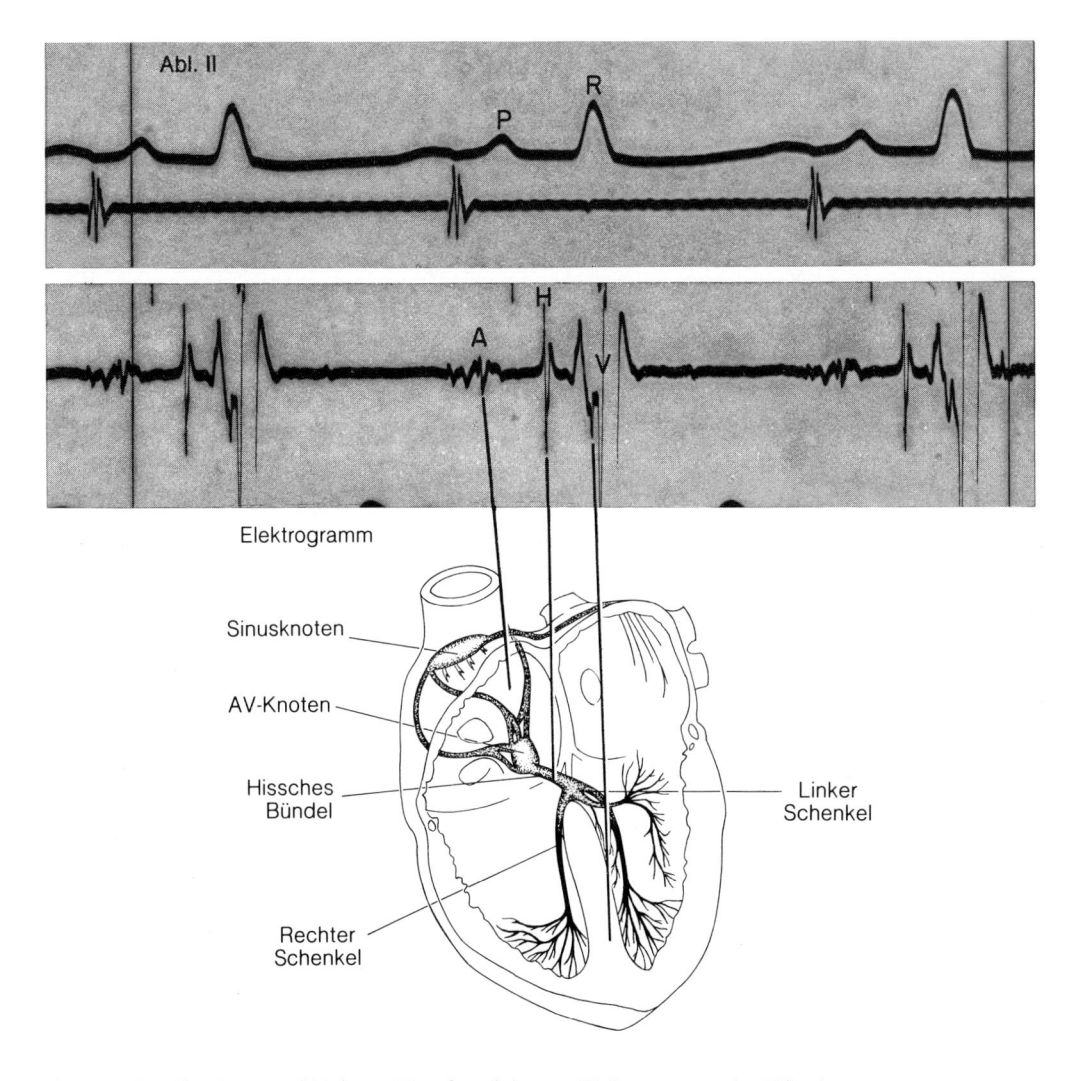

ABB. 11-25: Simultan zu Ableitung II aufgezeichnetes Elektrogramm des Hisschen Bündels. Die verschiedenen morphologischen Anteile des Erregungsleitungssystems sind hier in Beziehung zu den einzelnen Ausschlägen des Elektrogramms, das mit Hilfe eines transvenös verlegten Katheters abgeleitet wurde, gesetzt worden. Die intrakardiale Elektrokardiographie ist eine relativ neue Technik zur physiologischen und diagnostischen Untersuchung der elektrischen Erregungsleitungsvorgänge am Herzen. A: Vorhofausschläge, H: Ausschläge des Hisschen Bündels, V: Kammerausschläge. Das unmittelbar unter Ableitung II abgebildete Elektrogramm stammt aus dem rechten Vorhof.

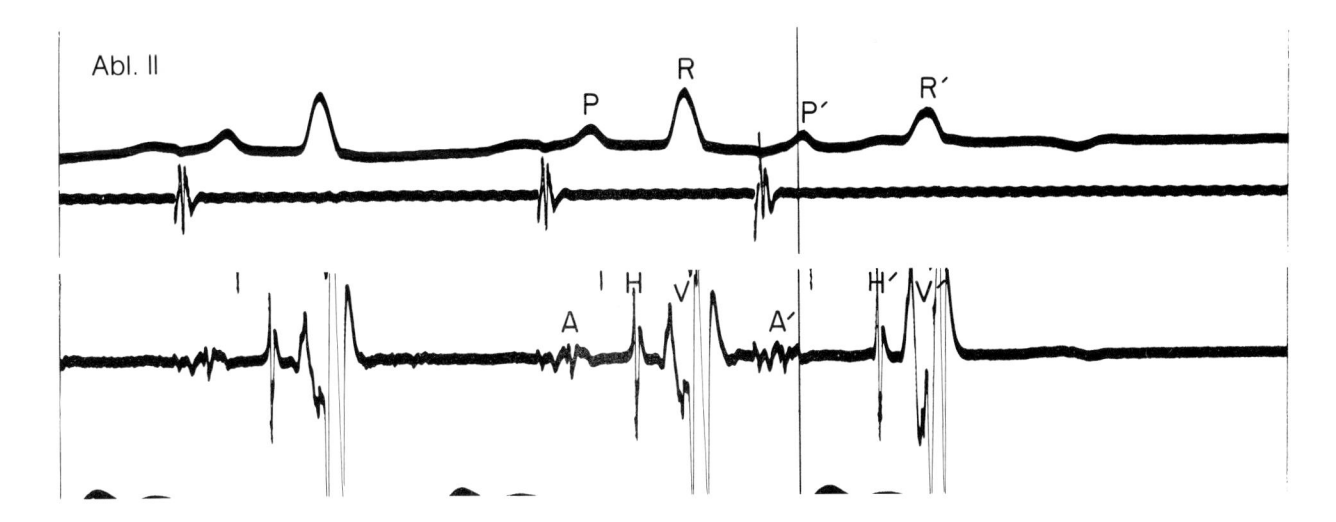

ABB. 11-26: Simultan zu Ableitung II (obere Kurve) aufgezeichnetes Elektrogramm des Hisschen Bündels (untere Kurve) von einem Hund. Im Elektrogramm sind folgende Anteile zu erkennen: A: Vorhofausschläge, H: Ausschläge des Hisschen Bündels, V: Kammerausschläge. Die Elektrokardiographie des Hisschen Bündels ermöglicht die Identifizierung aberranter Ventrikelkomplexe mit größerer Genauigkeit, als dies mit den Standardableitungen möglich wäre. Der dritte Komplex (P'R') ist geringfügig verändert. Dies dürfte auf eine vorzeitige Erregung, die auf noch refraktäre Teile der Tawara-Schenkel trifft, zurückzuführen sein. Das verlängerte A'H'-Intervall ist ein Hinweis darauf, daß der vorzeitige Impuls supraventrikulären Ursprungs ist. Das H'V'-Intervall des vorzeitigen Komplexes ist normal. Bei vorzeitigen Kammerkomplexen folgen die H'-Ausschläge den V'-Ausschlägen, werden von ihnen überlagert oder gehen ihnen mit weniger als einem normalen H'V'-Intervall voran. Bei der mittleren Ableitung handelt es sich um ein Elektrogramm aus dem rechten Vorhof.

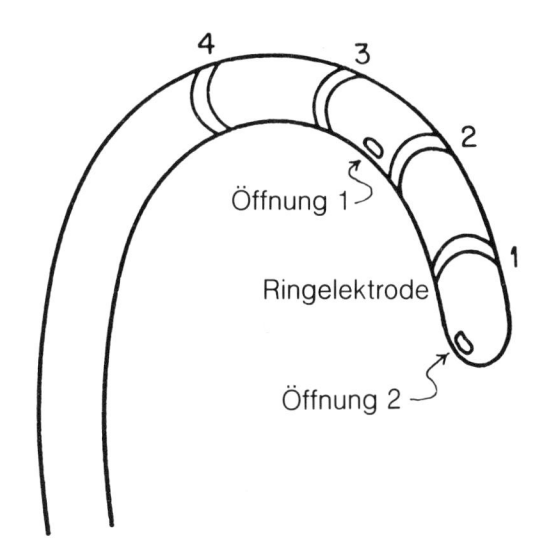

ABB. 11-27: Form und Aufbau des Elektrodenkatheters, mit dem das Elektrogramm in Abb. 11-28 abgeleitet wurde. (Mit Genehmigung aus: ISHIJIMA, M., and HEMBROUGH, F. B.: Electrode catheterization for recording electrical activity of fasciculus atrioventricularis [Bundle of His]. Am. J. Vet. Res. 40 : 1800, 1979).

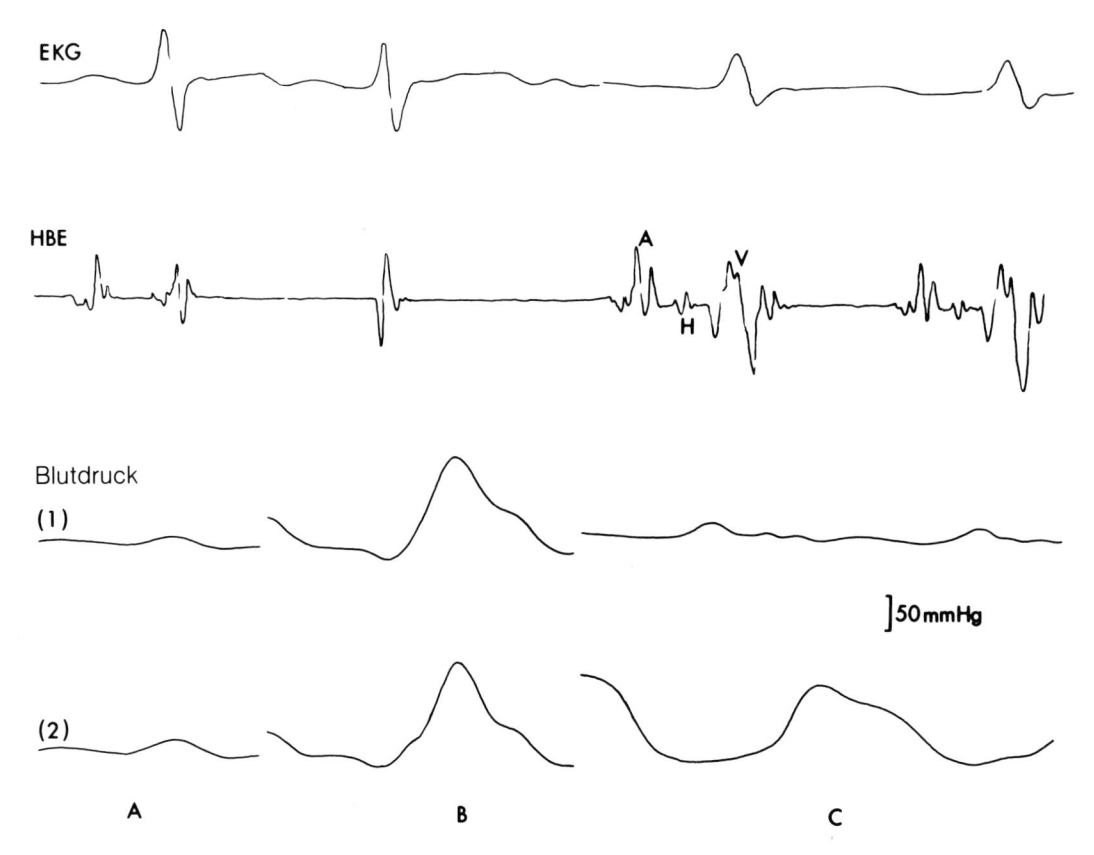

ABB. 11-28: Beziehungen zwischen EKG, Elektrogramm des Hisschen Bündels (HBE) und Blutdruck. Die obere Blutdruckkurve stellt die Druckverhältnisse an der ersten Öffnung des Elektrodenkatheters (12 mm vor dem Ende) dar, während die untere Kurve die Verhältnisse an der Öffnung am Ende des Katheters widerspiegelt. A: Katheterspitze im rechten Vorhof. B: Beide Ringelektroden im Ventrikel. C: Öffnungen des Katheters auf beiden Seiten der AV-Klappen. Die Ausschläge der Standardableitung sind kleiner und die Ausschläge des Elektrogramms größer als in A und B. (Mit Genehmigung aus: ISHIJIMA, M., and HEMBROUGH, F. B.: Electrode catheterization for recording electrical activity of fasciculus atrioventricularis [Bundle of His]. Am. J. Vet. Res. 40 : 1800, 1979).

Mittlerweile gibt es auch einige nichtinvasive Methoden zur Elektrokardiographie des Hisschen Bündels.[29-31] Die gebräuchlichste Methode ist die Technik der Bildung des Signalmittels. Durch weitere Verbesserung der Geräte und der Methoden kann diese Technik klinisch bedeutsam werden.

Es gibt zahlreiche Indikationen für die Elektrokardiographie des Hisschen Bündels. Dazu gehören: Abgrenzung supraventrikulärer von ventrikulären Tachykardien, AV-Block II. Grades, Präexzitation, Schenkelblock (bifaszikulär) mit klinischen Symptomen und Synkopen (falls neurologische und elektrokardiographische Untersuchungen keine diagnoseweisenden Befunde ergaben).

Einsatz von Herzschrittmachern

Herzschrittmacher werden in der Tiermedizin bereits seit einigen Jahren eingesetzt.[32-35, 35 a, 36, 36 a] In einer Übersicht von sechs veterinärmedizinischen Einrichtungen werden 31 Fälle zusammengefaßt.[37] Man kann vermuten, daß ungefähr 30 bis 60 Schrittmacher jährlich bei Kleintieren implantiert werden.[36 a] Herzschrittmacher lösen durch elektrische Reize Kontraktionen der Herzmuskulatur aus und führen so zu einem künstlichen Schrittmacherrhythmus.

Herzschrittmacher bestehen im wesentlichen aus zwei Teilen: einem Impulsgenerator und einem elektrodenführenden Kabel, das den Impulsgenerator mit dem Herzen verbindet (ABB. 11-29). Die Elektrode kann entweder transvenös (meist durch die Vena jugularis) verlegt werden, um das Herz über das Kammer- oder Vorhofendokard zu stimulieren, oder transthorakal im Myokard des linken Ventrikels festgenäht werden. Die Gefahr der unerwünschten Verlagerung ist jedoch bei endokardialen Elektroden größer. Eine nahtlose »Korkenzieherelektrode« (nahtlose myokardiale Schrittmacherelektrode, Modell 6917, Medtronics, Inc., Minneapolis, USA) wird zur Zeit im Animal Medical Center verwendet (ABB. 11-29). Dabei dreht sich die Elektrode in das Myokard, danach kommt es zu fibrösen Verklebungen mit dem Polyesternetz oberhalb der Elektrodenspitze.

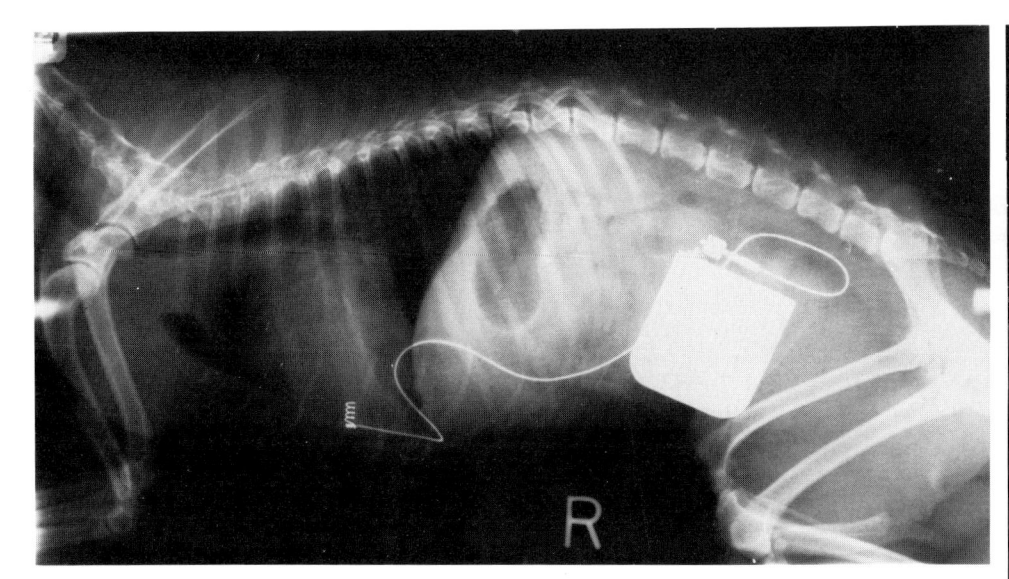

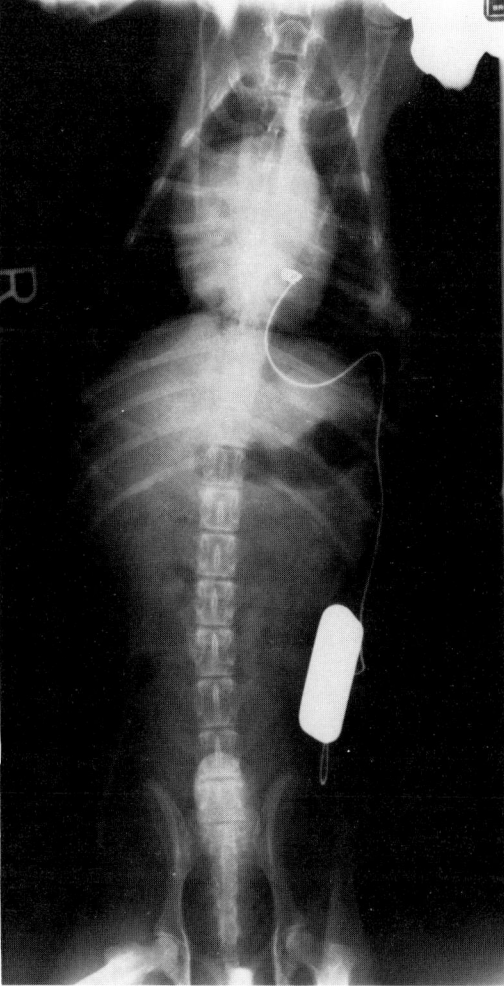

ABB. 11-29: Postoperative Röntgenaufnahme von einem Hund mit laterolateralem (linkes Photo) und dorsoventralem (rechtes Photo) Strahlengang nach der Implantation eines permanenten Schrittmachers und einer epikardialen Korkenzieherelektrode. Der Impulsgenerator wurde an der linken Bauchwand befestigt, die Elektrode wurde in der Spitze des linken Ventrikels verankert.

Impulsgeneratoren

Es gibt mehr als 30 verschiedene Schrittmacher. An unserer Klinik werden zwei Typen verwendet, die auch beim Menschen häufig eingesetzt werden: ein asynchroner (mit fester Frequenz) und ein synchroner (die Reizbildung des Herzens berücksichtigender) Schrittmacher. Asynchrone Schrittmacher senden fortwährend Reize mit konstanter Frequenz aus und sind nicht mit der herzeigenen Frequenz gekoppelt. Bei den meisten modernen Schrittmachern handelt es sich jedoch um synchrone Schrittmacher. Sie lassen sich in Stand-by- und Demand-Schrittmacher unterteilen. Bei ihnen nimmt eine Tastelektrode die spontane elektrische Ventrikelaktivität auf und leitet sie an den Impulsgenerator weiter. Wird Ventrikelaktivität wahrgenommen, so sendet der Impulsgenerator beim Stand-by-Schrittmacher keine Reize aus. Der Demand-Schrittmacher hingegen schaltet sich nur dann ein, wenn innerhalb einer bestimmten Zeit keine Ventrikelaktivität wahrgenommen wird. Die Weiterentwicklung in der Schrittmachertechnologie hat die Lebensdauer der Schrittmacher durch die Verringerung der Batteriebeanspruchung erheblich verlängert.[36a]

Schrittmacher werden zur Kennzeichnung ihrer Arbeitsweise mit einem Code aus drei Buchstaben versehen. Der erste Buchstabe lokalisiert die stimulierte Herzregion (A = Vorhof, V = Ventrikel, D = Vorhof und Ventrikel), der zweite Buchstabe bezeichnet die Lokalisation einer eventuellen Tastelektrode (A = Vorhof, V = Ventrikel, O = keine vorhanden), und der dritte Buchstabe bezeichnet die Art der Kopplung (I = Demand, T = Stand-by, O = keine Kopplung).[35a, 36a] Ein VVI-Schrittmacher ist folglich ein Demand-Schrittmacher, der eventuelle spontane R-Zacken wahrnimmt und dann keine Schrittmacherimpulse an den Ventrikel aussendet. Ein VOO-Schrittmacher dagegen reizt den Ventrikel mit einer konstanten Frequenz, ohne die eigene Erregungsbildung des Herzens zu berücksichtigen.

Moderne Schrittmacher sind mittlerweile recht komplexe elektronische Geräte, da große Fortschritte in der Art der Energieversorgung, der Art der Kopplung sowie bei der Vervollkommnung der Außenkapsel bzw. des Elektrodendesigns und der Elektrodentechnik erzielt werden konnten.[38] Ein typischer Schrittmacher der neuen Generation (ABB. 11-30) ist sehr

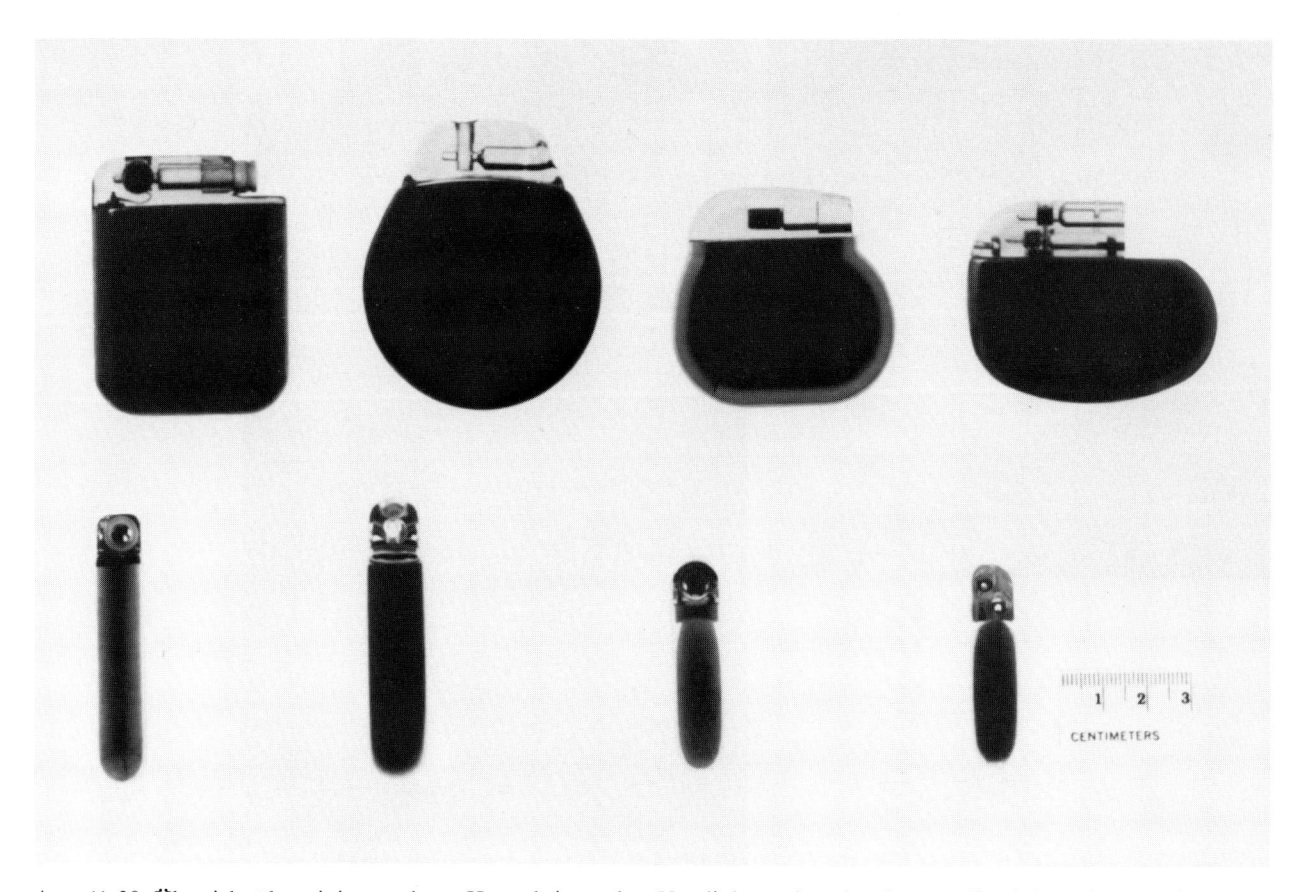

ABB. 11-30: Übersicht über einige moderne Herzschrittmacher. Von links nach rechts: Intermedics Cyber Lith, Cordis Onmi-Stanicor Theta, CPI Microthin und Medtronic Spectrac. Die obere Reihe zeigt die Schrittmacher in der Seitenansicht, darunter sind sie in der Frontansicht abgebildet. Der Kontakt für die Schrittmacherelektrode befindet sich an der oberen Plastikkappe. Der größere Anteil des Schrittmachers besteht jedoch aus einem Metallgehäuse, in dem die Batterie und die elektronische Steuereinheit untergebracht sind. Die Batterie (meistens eine Lithiumbatterie) dient als Energielieferant für die Impulsbildung. Die Dauer der Impulse (Millisekunden), ihre Spannung (Millivolt) sowie ihre Stromstärke (Milliampere) können je nach gewünschter Reizintensität eingestellt werden. (Mit Genehmigung aus: BELIC, N., and GARDIC, J. M.: Implantable cardiac pacemakers — An overview. Int. J. Dermatol. 21 : 543, 1982).

leicht (40 bis 80 g), ist von einer Metallkapsel umgeben, wird von einer Lithiumbatterie angetrieben (voraussichtliche Lebensdauer mindestens fünf bis zehn Jahre), enthält Mischstromkreise und ermöglicht die nicht-invasive Programmierung von Parametern für die künstliche Stimulation.[38, 38a]

EKG-Veränderungen beim Einsatz von Herzschrittmachern[39, 40] (ABB. 11-31 bis 11-38)

Die elektrischen Impulse des Schrittmachers (im EKG als scharfe Zacken [»spike«] zu erkennen) erreichen über die Drahtelektrode das Herz. Dort breiten sie sich über das His-Purkinje-System aus und führen durch die Depolarisation des linken und rechten Ventrikels zur Kontraktion des Herzens. Eine Stimulationsfrequenz von 90/Min. führt folglich zu einer Herzschlagfrequenz von 90/Min. Der elektrische Impuls wird im unipolaren System über den Körper weitergeleitet, wodurch der Stromkreis an einer Metallplatte des Impulsgenerators selbst oder an einer zweiten, an der Haut befestigten Elektrode geschlossen wird. Im bipolaren System befinden sich der positive und der negative Pol bei endokardialer Stimulation gemeinsam in einer Sonde, bei epikardialer Stimulation in zwei getrennten Sonden. In der neueren Literatur wird davon berichtet, daß die ventrikuläre Stimulation nicht immer zum höchstmöglichen Herzminutenvolumen für die betreffende Frequenz führt. Daraus resultiert die Empfehlung, insbesondere in Situationen, in denen die Auswurfleistung des Herzens/Min. von entscheidender Bedeutung ist und kein totaler Herzblock[40a] vorliegt, eine Reizung der Vorhöfe vorzuziehen.

1. Herzschlagfrequenz und Rhythmus: Bei einem asynchronen Schrittmacher mit konstanter Frequenz ist der Schrittmacherrhythmus regelmäßig. Der Demand-Schrittmacher (R-Zacken-inhibierter Schrittmacher) hingegen sendet nur dann Impulse, wenn innerhalb einer bestimmten Zeitspanne keine Kammerkomplexe registriert werden, wodurch ein unregelmäßiger Schrittmacherrhythmus entsteht.

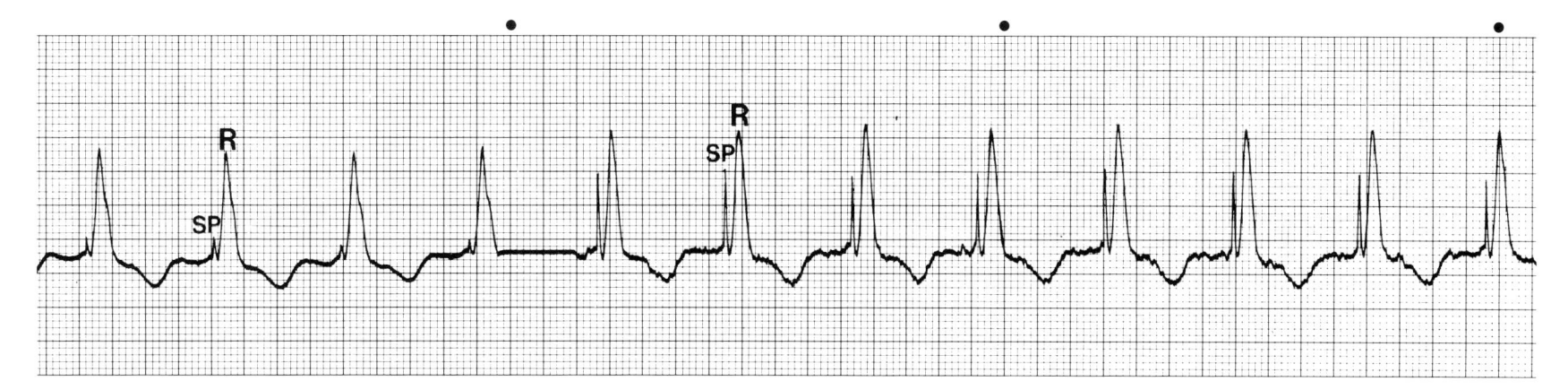

ABB. 11-31: Linksschenkelblockform bei einer Katze mit einer transvenös in den rechten Ventrikel verlegten Elektrode. Durch die Reizung des rechten Ventrikels wird der linke Ventrikel verspätet aktiviert. Dadurch wird der QRS-Komplex überwiegend positiv und auf 0,06 Sek. verlängert. Die ersten vier Komplexe stammen aus Ableitung I, der Rest des Streifens ist Ableitung II. SP bezeichnet die Schrittmacherzacke, d. h. den vom künstlichen Schrittmacher stammenden elektrischen Impuls.

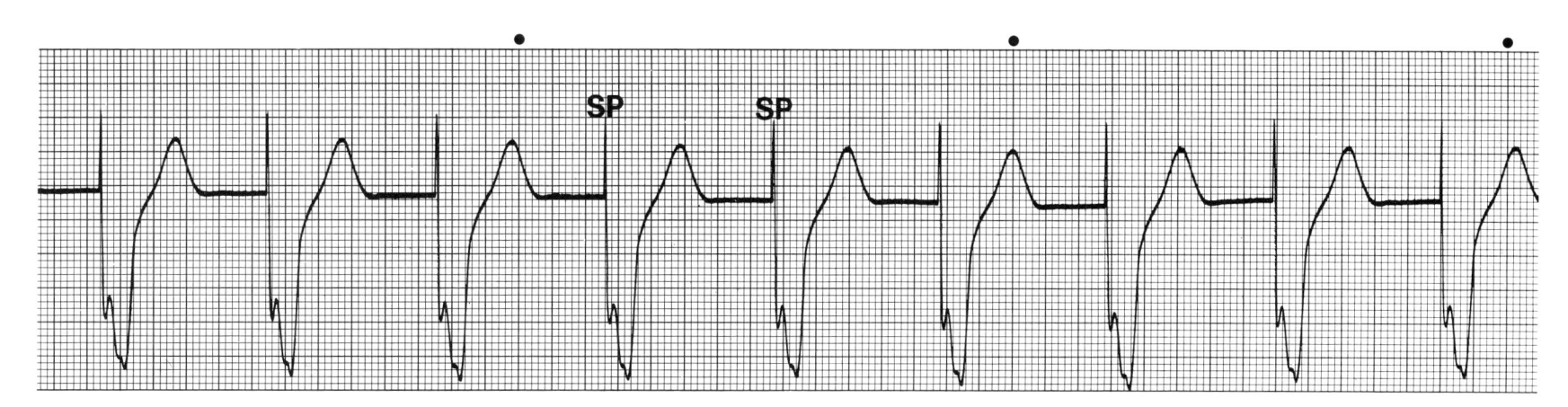

ABB. 11-32: Künstlicher Schrittmacherrhythmus mit konstanter Frequenz. Die Reizelektrode ist am linken Ventrikel fixiert. SP bezeichnet die Schrittmacherzacke, d. h. den vom künstlichen Schrittmacher stammenden elektrischen Impuls. Jeder SP-Zacke folgt ein breiter und bizarrer QRS-Komplex als Ausdruck der Ventrikelaktivität.

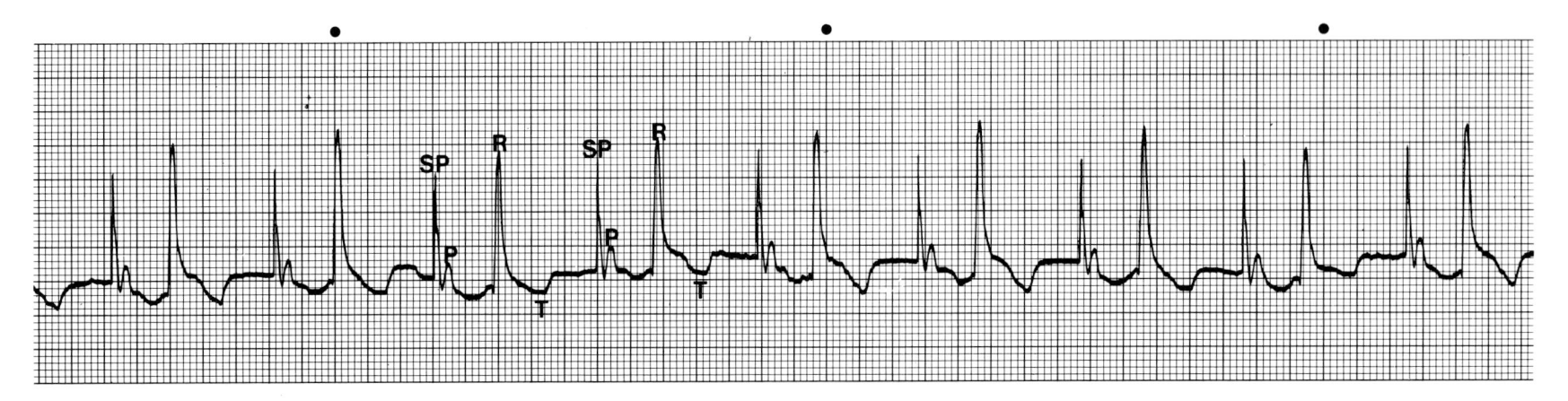

ABB. 11-33: Künstlicher Schrittmacherrhythmus mit konstanter Frequenz. Die Reizelektrode ist am Vorhof fixiert. Jeder SP-Zacke folgt eine P-Welle und ein QRS-Komplex.

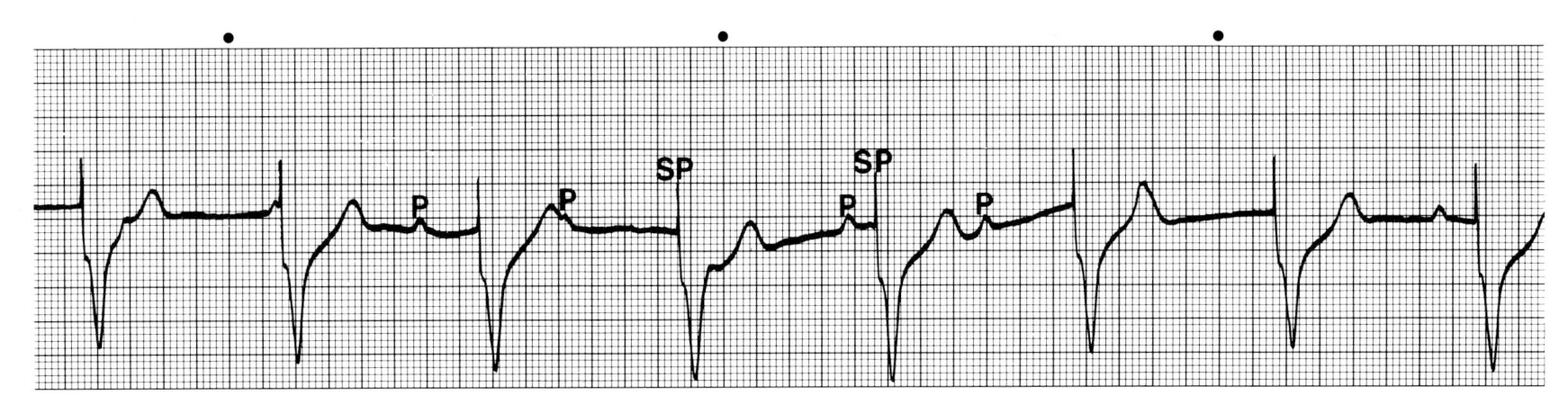

ABB. 11-34: Künstlicher Schrittmacherrhythmus mit konstanter Frequenz bei einem Hund mit totalem Herzblock. Die blockierten P-Wellen sind deutlich zu erkennen. Durch Erhöhung der Kammerschlagfrequenz im Herzschrittmacher konnten die Ohnmachtsanfälle des Hundes beseitigt werden.

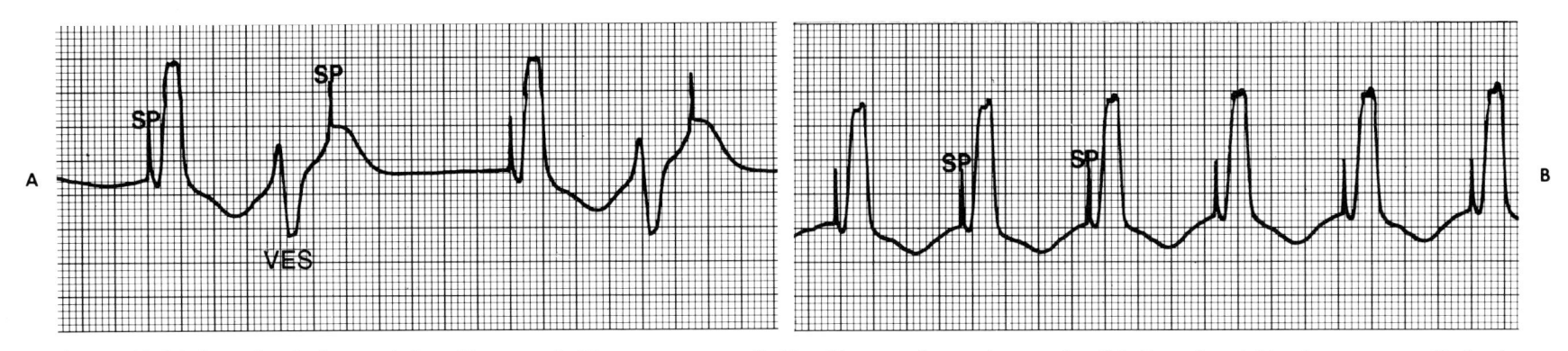

ABB. 11-35: Schrittmacherrhythmus mit fester Frequenz. A: Die spontanen ventrikulären Extrasystolen werden von dem Schrittmacher nicht wahrgenommen. Dadurch fällt die Schrittmacherzacke (SP) in die T-Welle und führt folglich nicht zur Erregung des refraktären Myokards. Die Verwendung dieses Schrittmachertyps ist relativ risikoreich, da Reizungen, die in die vulnerable Phase des Herzens fallen, zum Kammerflimmern führen können. B: Die Schrittmacherfrequenz wurde erhöht. Alle Schrittmacherzacken führen jetzt zu Kammerkontraktionen.

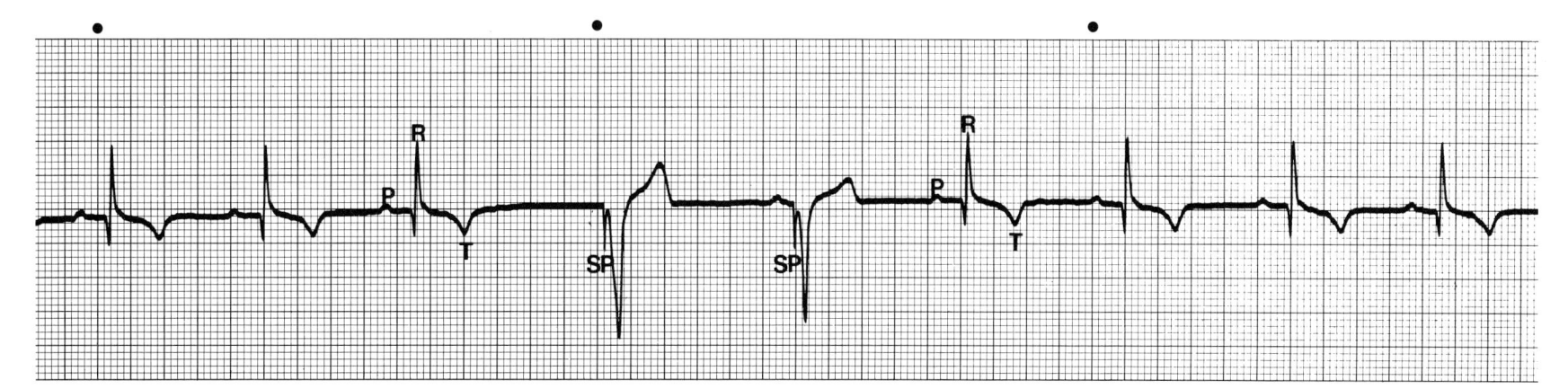

ABB. 11-36: EKG von einem Tier mit ventrikelgesteuertem Demand-Schrittmacher. Die ersten drei Komplexe sind spontane Sinusimpulse, die den Herzschrittmacher hemmen. Der Schrittmacher schaltet sich erst ein, wenn innerhalb einer bestimmten Zeit keine Ventrikelaktivität wahrgenommen wird. Er schaltet sich wieder ab, sobald die Frequenz der spontanen Komplexe höher ist als die Schrittmacherfrequenz. Der ventrikuläre Demand-Schrittmacher verfügt über einen Spezialschalter, über den die Registrierung der Ventrikelaktivität ausgeschaltet werden kann, indem ein Magnet über den Schrittmacher gelegt wird. Die künstlicher Reizung des Herzens wird durch diesen Vorgang jedoch nicht beeinflußt. Auf diese Weise ist eine Analyse der Schrittmacherimpulse auch dann möglich, wenn die Frequenz des spontanen Rhythmus die Schrittmacherfrequenz übersteigt.

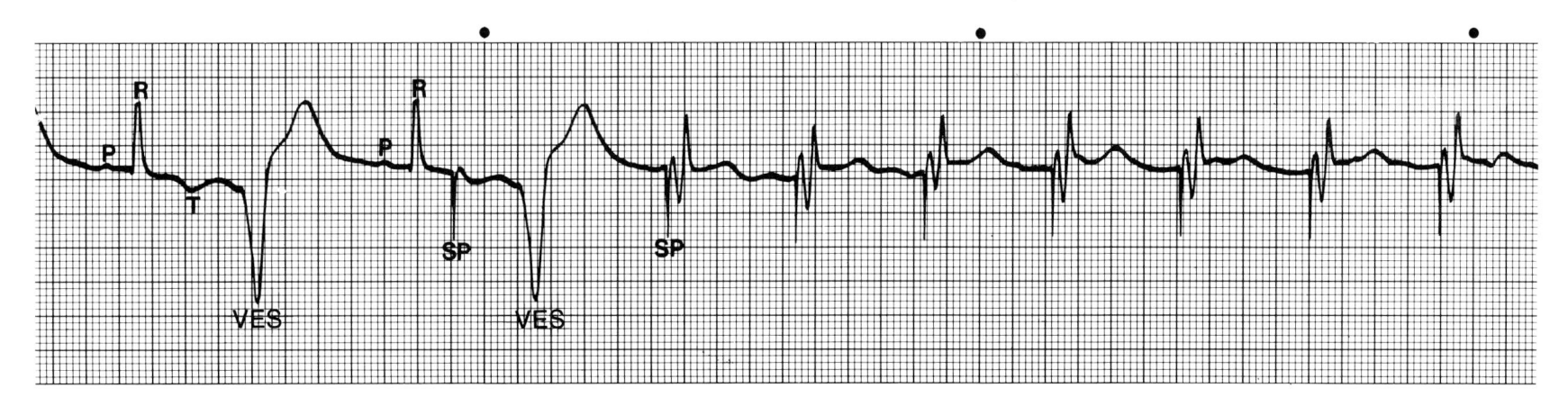

ABB. 11-37: Künstlicher Schrittmacherrhythmus mit konstanter Frequenz bei einem Hund mit zahlreichen therapieresistenten ventrikulären Extrasystolen. Nach Einschalten des Schrittmachers führt der erste Reiz zur Aktivierung des Herzens, da er in die T-Welle des vorangehenden Sinuskomplexes fällt. Der Einsatz des Schrittmachers bewahrt das Herz vor einer möglicherweise gefährlichen Arrhythmie. Die Papiergeschwindigkeit beträgt 25 mm/Sek. 0,5 cm = 1 mV.

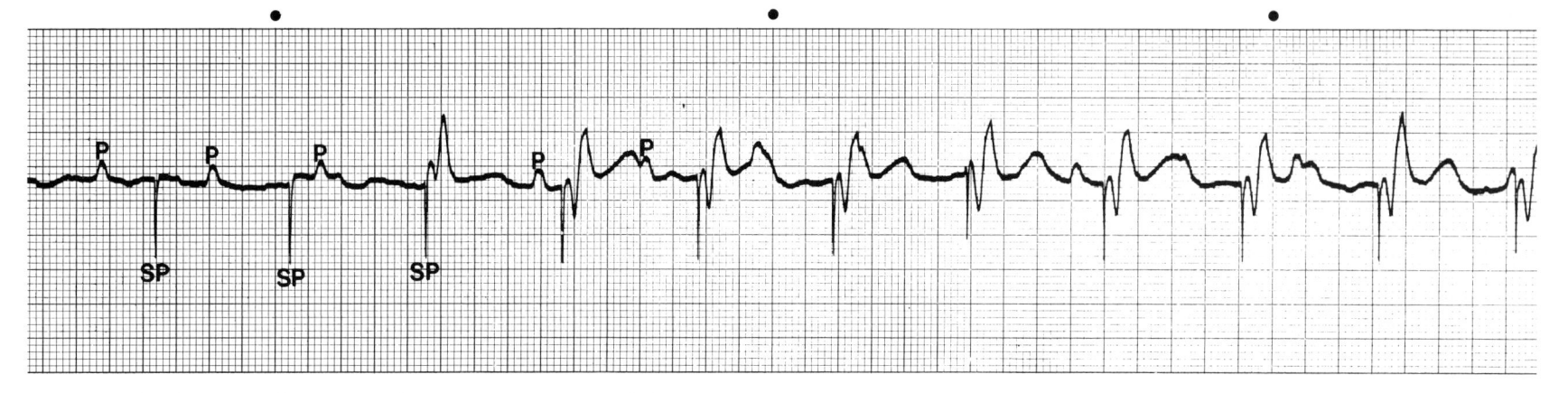

ABB. 11-38: Ausfall des Schrittmachers mit konstanter Frequenz bei einem Hund mit totalem AV-Block. Die ersten beiden Schrittmacherreize sind nicht in der Lage, die Ventrikel zu aktivieren, obwohl sie repolarisiert sind. Später wurde der Herzschrittmacher ausgetauscht. Die Papiergeschwindigkeit beträgt 25 mm/Sek. 0,5 cm = 1 mV.

2. Schrittmacherzacke (»spike«): Bei einem Vorhofschrittmacher folgen der Schrittmacherzacke eine P-Welle und ein QRS-Komplex, bei einem Kammerschrittmacher nur ein QRS-Komplex.
3. ORS-Komplex: Bei Stimulation des rechten Ventrikels erscheint der QRS-Komplex mit dem Bilde eines Linksschenkelblocks. Die Stimulation des linken Ventrikels führt zum Bild des Rechtsschenkelblocks.
4. Beziehung zwischen Schrittmacherzacke und QRS-Komplex: Beim frequenzstarren (asynchronen) Schrittmacher können die Schrittmacherzacken mit dem QRS-Komplex, der ST-Strecke oder der T-Welle von spontanen Herzaktionen zusammenfallen. Schrittmacherimpulse während der T-Welle können Kammerflimmern auslösen. Beim Demand- (synchronen-)Schrittmacher können Extrasystolen und übergeleitete spontane Kammerkomplexe den Schrittmacher vorübergehend ausschalten.

Indikationen zur Implantation eines Schrittmachers

Herzschrittmacher werden temporär oder permanent zur Behandlung symptomatischer Bradykardien und gelegentlich zur Regulierung pharmakologisch therapieresistenter Tachykardien eingesetzt. 1979 wurden beispielsweise am Animal Medical Center 13 permanente Schrittmacher implantiert, 6 davon wegen eines AV-Blocks, 2 wegen eines persistierenden Vorhofstillstands und 5 wegen der Sinusknotenerkrankung. Ein 15 Jahre alter Yorkshire-Terrier (der vor kurzem starb) lebte 6 Jahre lang mit einem Herzschrittmacher.

Viele Erregungsleitungsstörungen, bei denen die Implantation eines Schrittmachers erforderlich wäre, sind akut und vorübergehend. Dazu gehören infektiöse Erkrankungen, entzündliche Veränderungen, Schädigungen durch Medikamente (z. B. Digoxin oder Propranolol) und Störungen des Elektrolythaushalts (Kalium).[39] In solchen Fällen dürfte meistens die Implantation eines temporären Schrittmachers indiziert sein, permanente Schrittmacher sollten nur bei Dauererkrankungen Anwendung finden.

Indikationen zur Implantation eines Schrittmachers sind in Tab. 11-1 zusammengefaßt.[36 a, 40]

Tabelle 11-1: **Indikationen zur Implantation eines permanenten Schrittmachers***

1. Totaler Herzblock (erworben, symptomatisch).
2. Angeborener totaler Herzblock (symptomatisch).
3. AV-Block II. Grades Typ II (Mobitz-Typ-II-Block).
4. Bifaszikulärer Block (Rechtsschenkelblock und linksanteriorer Hemiblock) sowie Synkopen, die nicht auf anderen zentralnervösen oder vaskulären Erkrankungen beruhen.
5. Sinusknotenerkrankung (Bradykardie-Tachykardie-Syndrom) mit asystolischen Phasen, bei denen im EKG eine eindeutige Korrelation mit klinischen Symptomen schwerer Synkopen nachweisbar ist.
6. Überempfindlichkeit des Karotissinus (die Überempfindlichkeit des Karotissinus führt zur Stimulation des Vagus und zu Synkopen).
7. Schnelle Vorhofstimulation (»Overdrive«) zur Kontrolle einer Arrhythmie (in seltenen Fällen kann »Overdrive« auch zur Steuerung einer Tachyarrhythmie benutzt werden).
8. Persistierender Vorhofstillstand (symptomatisch).

---

* Modifiziert nach den Empfehlungen eines Komitees, die im Journal of the American Medical Association vom 14. August 1981 veröffentlicht wurden.[40] Diese Richtlinien wurden von einem Komitee aus Kardiologen und Herzchirurgen als Übersicht für die Angemessenheit von Schrittmacherimplantationen in einer großen Lehranstalt zusammengestellt. Sie sollten allerdings nicht als starre Regeln verstanden werden; im Einzelfall ist immer nach der Lage der Dinge zu entscheiden. Symptome wie Synkopen und Herzversagen im Zusammenhang mit bestimmten Arrhythmien erfordern allerdings im allgemeinen eine definitive Therapie.

Implantation eines Schrittmachers

Ein permanenter Schrittmacher wird entweder zwischen die beiden schiefen Bauchmuskeln (M. obliquus ext. und M. obliquus int.) oder in die Bauchhöhle implantiert. Ein temporärer Schrittmacher bleibt außerhalb des Körpers (ABB. 11-39), wobei der Elektrodendraht durch die Vena jugularis und die Haut hindurchtritt, um mit dem temporären Schrittmacher verbunden zu werden (ABB. 11-40). Temporäre Schrittmacher können für wenige Tage zur vorübergehenden Rhythmuskontrolle bis zur Implan-

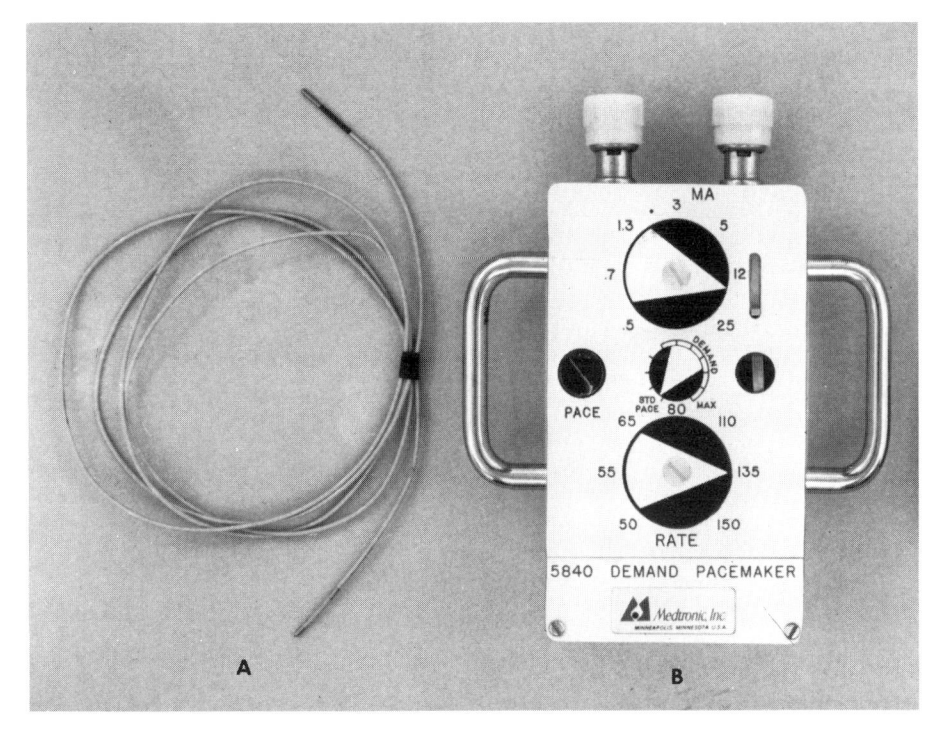

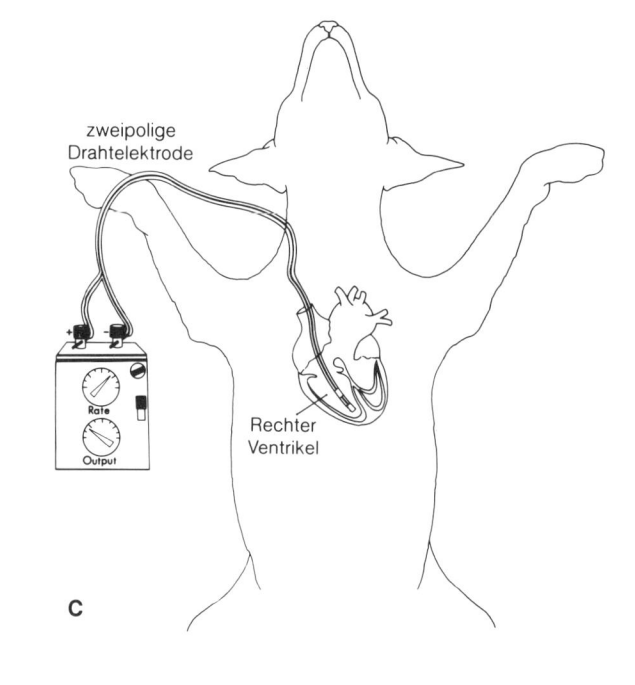

ABB. 11-39: Ein Teil der zur vorübergehenden künstlichen Reizung des Herzens erforderlichen Ausrüstung. A: Bipolare Katheterelektrode. B: Externer Medtronics Herzschrittmacher (Modell 5840) zur vorübergehenden Reizung. C: Verwendung eines temporären Schrittmachers. Der Elektrodendraht zur vorübergehenden Reizung des Herzens wird transvenös in den rechten Vetrikel verlegt.

tation eines permanenten Schrittmachers, zur Behandlung von Arrhythmien, die aller Voraussicht nach nicht lange andauern werden, und um den Erfolg einer künstlichen Stimulierung zu überprüfen, bevor ein permanenter Schrittmacher eingesetzt wird.[41] Vor kurzem wurde die Technik der nichtinvasiven Stimulierung des Herzens beim Menschen beschrieben, die sich als Alternative zur nicht gefahrlosen, einige Zeit und ein hohes Maß an Erfahrung erfordernden transvenösen Verlegung einer Elektrode entwikkeln könnte.[41 a]

Verwendung temporärer Schrittmacher

Eine Elektrode zur vorübergehenden Stimulation des Herzens wird in gleicher Weise wie bei der in diesem Kapitel bereits beschriebenen intrakardialen Elektrokardiographie verlegt. Gewöhnlich wird hierzu eine Elecath- oder Cordis-Elektrode benutzt, es kann jedoch auch jede Kombination aus einer weitlumigen Kanüle und einer hindurchpassenden Schrittmachersonde verwendet werden. Wird der Eingriff unter Röntgenkontrolle vorgenommen, kann die Lage der Drahtelektrode während des Vorschiebens durch vordere Hohlvene, rechten Vorhof und Trikuspidalklappen in den rechten Ventrikel verfolgt werden. Falls die Möglichkeit zur Röntgenkontrolle nicht gegeben ist, kann eine der beiden folgenden Methoden angewendet werden, um die Lage der Elektrodenspitze zu überwachen. Zum einen kann die Drahtelektrode an die Ableitung V eines geerdeten EKG-Gerätes angeschlossen und die Form der Komplexe auf dem EKG-Papier verfolgt werden, bis ein großer Kammerkomplex registriert wird (ABB. 11-17). Zum anderen kann die Drahtelektrode an einen batteriebetriebenen Schrittmacher mit ungefähr 5 mA und einer Impulsfrequenz angeschlossen werden, die etwa 10 bis 15 Schläge über der eigenen Herzschlagfrequenz des Patienten liegt (ABB. 11-39).[42] Die EKG-Überwachung bei künstlicher Stimulation des Herzens ist auf der Ebene der Vorhöfe (ABB. 11-33) oder der Kammern (ABB. 11-31) möglich. In den meisten Fällen wird ein temporärer Schrittmacher 24 bis 48 Stunden vor der Implantation eines permanenten Schrittmachers eingesetzt.

Implantation eines epikardialen Schrittmachers[42, 45]

Sobald der Zustand des Tieres durch den temporären Schrittmacher stabilisiert worden ist, kann eine allgemeine Anästhesie durchgeführt werden. Durch die künstliche Stimulation des Herzens im Zusammenhang mit der kontinuierlichen EKG-Überwachung läßt sich das Operationsrisiko minimieren.

Zur Anästhesie eignet sich eine Kombination aus Benzodiazepinen und Thiobarbituraten, die sich durch eine rasche, sichere und exzitationsfreie Einleitungsphase auszeichnet. Narkotika mit hemmender Wirkung auf die Purkinjeschen Fasern oder die Kontraktilität der Ventrikel, wie Halothan oder Pentobarbital, sollten nicht angewendet werden.[36, 36 a] Die Einleitung der Anästhesie ist auch durch niedrige Thiobarbituratdosen (3 bis 6 mg/kg KGW i. v.) und anschließende Inhalationsnarkose möglich. Zur Unterhaltung dieser Narkoseform eignen sich Inhalationsnarkotika in Kombination mit starken Analgetika (Fentanyl).[36 a]

Abb. 11-40: Sobald der Zustand des Patienten mit einem temporären Schrittmacher (am linken Bildrand) stabilisiert ist, kann die Vollnarkose eingeleitet werden.

Abb. 11-41: Linkslaterale Thorakotomie im fünften Interkostalraum. Die nahtlose Korkenzieherelektrode ist am einführenden Instrument befestigt.

Abb. 11-42: Die Elektrode wird gegen das Epikard gelegt und unter Schutz der Koronargefäße im Uhrzeigersinn in das Myokard geschraubt. Die nahtlose Elektrode wird durch bindegewebige Fixation eines Polyesternetzes oberhalb der Elektrodenspitze im Myokard verankert.

Abb. 11-43: Das Verbindungsstück der Elektrode wird mit dem Einführungsinstrument subkutan vom siebenten Interkostalraum zu einer zwischen den beiden schiefen Bauchmuskeln gelegenen Tasche zur Aufnahme des Impulsgenerators vorgeschoben.

Abb. 11-44: Das Ende des Verbindungsstückes wird mit dem Impulsgenerator verbunden. Danach muß das gesamte System getestet werden. Dazu wird die Frequenz des temporären Schrittmachers reduziert, bevor der Impulsgenerator in der Bauchmuskeltasche geerdet wird.

Abb. 11-45: Die den Impulsgenerator umgebende Muskulatur wird vernäht und der Thorax verschlossen.

Abb. 11-46: Implantation eines permanenten Schrittmachers durch ventromediale Laparatomie und kaudomediale Sternotomie. Der Elektrodendraht wird vom Herzen kommend um das Zwerchfell herumgeführt und durch das Peritonaeum kaudal vom linken Leberlappen verlegt. Dann wird der Impulsgenerator in einer netzförmigen Tasche versenkt und an der linkslateralen Peritonealfläche festgenäht.

Abb. 11-47: Zur postoperativen Nachsorge gehört die fortlaufende EKG-Überwachung. Zur Kontrolle sollte eine Röntgenaufnahme vom Thorax angefertigt werden.

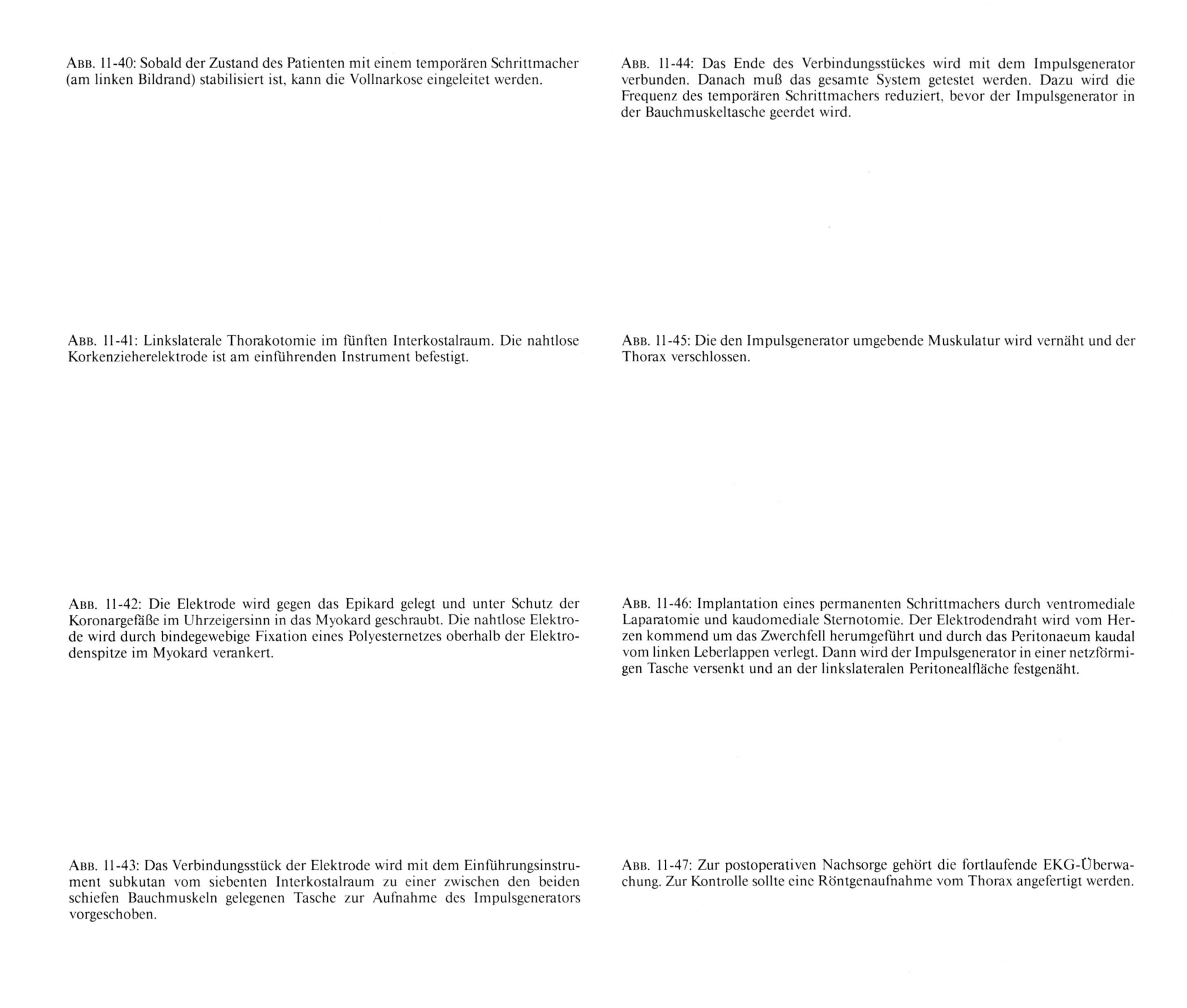

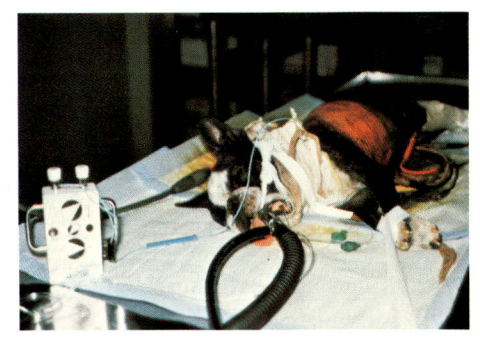

Abb. 11-40

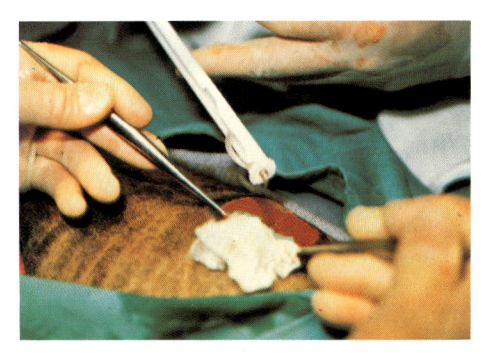

Abb. 11-41

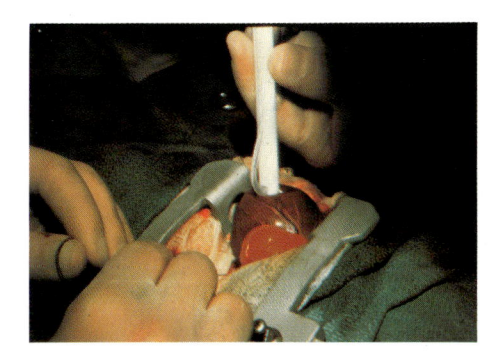

Abb. 11-42

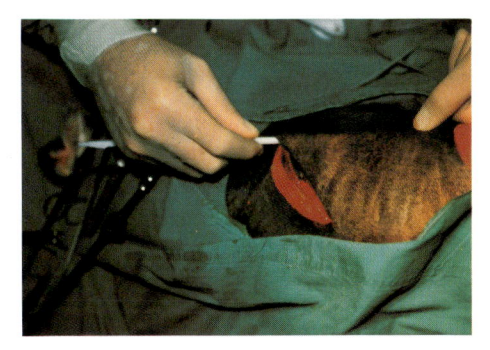

Abb. 11-43

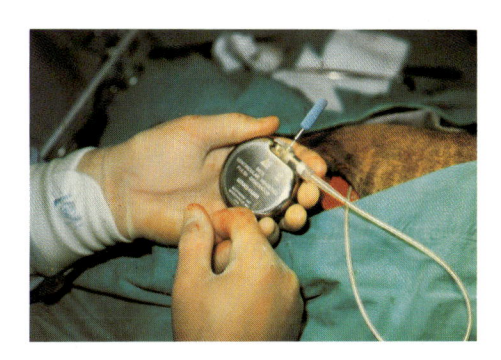

Abb. 11-44

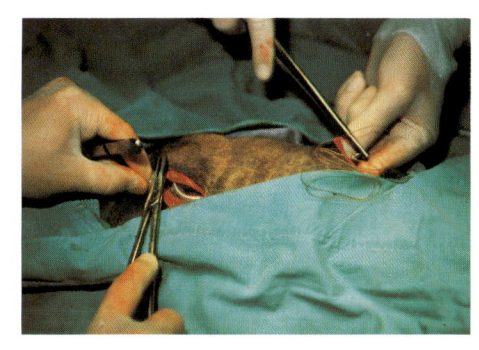

Abb. 11-45

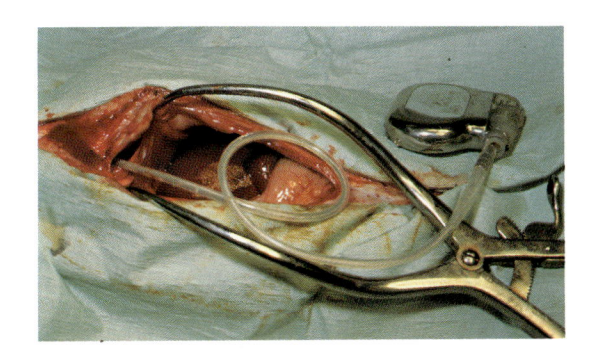

Abb. 11-46

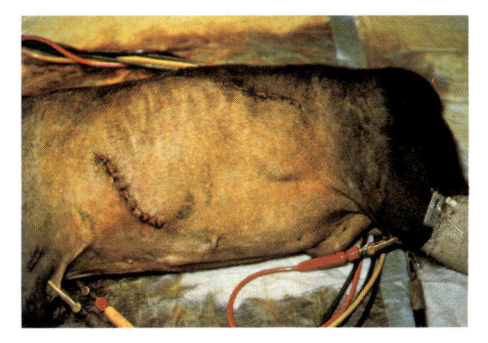

Abb. 11-47

Die Operation ist entweder als linkslaterale Thorakotomie oder als mediane Sternotomie im kaudalen Drittel und ventromediane Laparatomie möglich.[36, 36a] Die Bauchhöhle wird dabei in der Linea alba bis zum Nabel und das Sternum im kaudalen Drittel unter Verlängerung des Bauchhöhlenschnittes eröffnet. Die laterale Thorakotomie wird im fünften oder sechsten linken Interkostalraum durchgeführt (ABB. 11-41). Das Perikard über dem freiliegenden linken Ventrikel wird auf 2 bis 3 cm Länge eingeschnitten, um die Koronargefäße sichtbar zu machen. Die Spitze der Elektrode, die sich am Ende des einführenden Instrumentes befindet, wird gegen das Epikard gelegt und im Uhrzeigersinn in das Myokard eingedreht, wobei besonders auf Schonung der Koronargefäße geachtet wird (ABB. 11-42). Dann wird das einführende Instrument vorsichtig entfernt, ohne das Myokard zu verletzen. Das Perikard wird locker über die Elektrodenspitze gelegt. Das Dacronnetz oberhalb der Elektrodenspitze soll dem Ventrikel fest anliegen, da eine zu lockere Befestigung zur Bildung von Narbengewebe um die Elektrode herum führt. Die Anzahl der Windungen der korkenzieherartigen Schraube entspricht der Anzahl der Umdrehungen, die nötig ist, um die Elektrode ausreichend zu befestigen (meistens drei).

An der linken Flanke wird kurz hinter der letzten Rippe ein taschenförmiger Einschnitt zur Aufnahme des Impulsgenerators vorgenommen. Diese Tasche liegt zwischen dem äußeren und dem inneren schiefen Bauchmuskel. In unipolaren Systemen kann eine Anbringung zwischen Muskelschichten zur Muskelstimulation führen. Wird der Eingriff von der Bauchhöhle aus vorgenommen, kann der Generator auch im Peritonaeum befestigt werden. Sodann wird mit einem speziellen »Tunnelinstrument« subkutan eine Verbindung von der Hauttasche zum siebenten Interkostalraum geschaffen (ABB. 11-43). Die Elektrode wird in dieses »Tunnelinstrument« eingeführt, subkutan von der Brustwand zur Haupttasche vorgeschoben und mit dem Impulsgenerator verbunden (ABB. 11-44). Wird der Eingriff von der Linea alba aus vorgenommen, wird der Elektrodendraht um das Zwerchfell herumgeführt und durch das Peritonaeum kaudal vom linken Leberlappen verlegt. Dann wird getestet, ob der Schrittmacher ordnungsgemäß funktioniert. Dazu muß die Erdung des Generators (der Pluspol) durch Kontakt mit dem Muskelgewebe hergestellt werden. Die Frequenz des temporären Schrittmachers wird reduziert, um zwei miteinander konkurrierende Rhythmen zu vermeiden. In jedem Fall sollte vor Ingangsetzen eines permanenten Schrittmachers im EKG überprüft werden, ob der Schrittmacher tatsächlich die gewünschte Frequenz (in der Regel 80 bis 100 Schläge/Min.) hat und zu regelmäßigen Schrittmacherzacken und QRS-Komplexen führt. Das Kabel sollte locker verlegt werden, damit es nicht zum Zug auf die Elektrode und die Herzmuskulatur kommt. Schließlich werden die Muskeln um den Impulsgenerator herum vernäht und der Thorax wieder verschlossen (ABB. 11-45). Dabei ist insbesondere auf das sorgfältige Absaugen der Luft aus dem interpleuralen Spalt und das luftdichte Verschließen des Thorax zur Vermeidung eines Pneumothorax zu achen, gegebenenfalls ist die Luft durch Thorakozentese oder einen temporär gelegten Aspirationsschlauch abzusaugen. Um das Wandern des Impulsgenerators in der Muskulatur zu verhindern, kann auch eine Propylentasche zur Aufnahme des Generators verwendet werden (Prolen mesh, Ethicon, Summit, N. J.).[36a] Erfolgt die Operation von der Bauchhöhle, wird diese Tasche mit nichtresorbierbarem Nahtmaterial an der linken lateralen Peritonaealfläche kaudal der Leber angenäht (ABB. 11-46). Zur postoperativen Nachsorge gehören die EKG-Überwachung (ABB. 11-47) sowie die prophylaktische Antibiotikaapplikation. Zur Überprüfung der Lage des Impulsgenerators und des Elektrodendrahtes ist das Tier zu röntgen. Die meisten Hunde können nach drei bis vier Tagen entlassen werden, wenn sie danach noch einige Zeit im Hause gehalten werden. Nach zwei Wochen, einem Monat und danach alle drei Monate sollte ein EKG abgeleitet werden, um den ordnungsgemäßen Zustand von Elektrodendraht und Impulsgenerator zu überprüfen. Dabei ist insbesondere auf die Schrittmacherfrequenz und die Schrittmacherausschläge zu achten.

Auch in der Tiermedizin wurde von Komplikationen bei der Anwendung von Herzschrittmachern berichtet.[36, 37] Bei 11 Hunden traten schwerwiegende Komplikationen als Folge von Herzerkrankungen, Herzarrhythmien, Medikamenten und Narkotika, des Operationsverlaufs, Störungen des Impulsgenerators und des Elektrodendrahtes sowie Infektionen auf.[36, 36a] Vielen dieser Komplikationen kann wirkungsvoll vorgebeugt oder sie können erfolgreich behandelt werden. Allerdings gibt es mittlerweile eine ganze Anzahl von Hinweisen,[44, 45] daß es nach längerem Verbleiben eines transvenös verlegten Schrittmachers zur Dislokation der Elektrode und sekundären morphologischen Herzveränderungen kommen kann.

Maßnahmen zur Beseitigung eines Herzstillstands

Ein Herzstillstand ist eine Notfallsituation, die durch den plötzlichen Ausfall der Herzkontraktion gekennzeichnet ist. Durch den Zusammenbruch der Zirkulation kommt es zur Mangeldurchblutung lebenswichtiger Organe. Die elektrokardiographischen Zeichen eines Herzstillstands sind Kammerflattern oder -flimmern, Asystolie oder elektromechanische Dissoziation (vergleiche entsprechende Abschnitte in Kap. 6 und 7).

Eine ganze Anzahl von Faktoren, einschließlich eines breiten Spektrums akuter und chronischer Herz-Kreislauf-Erkrankungen, können ein Tier

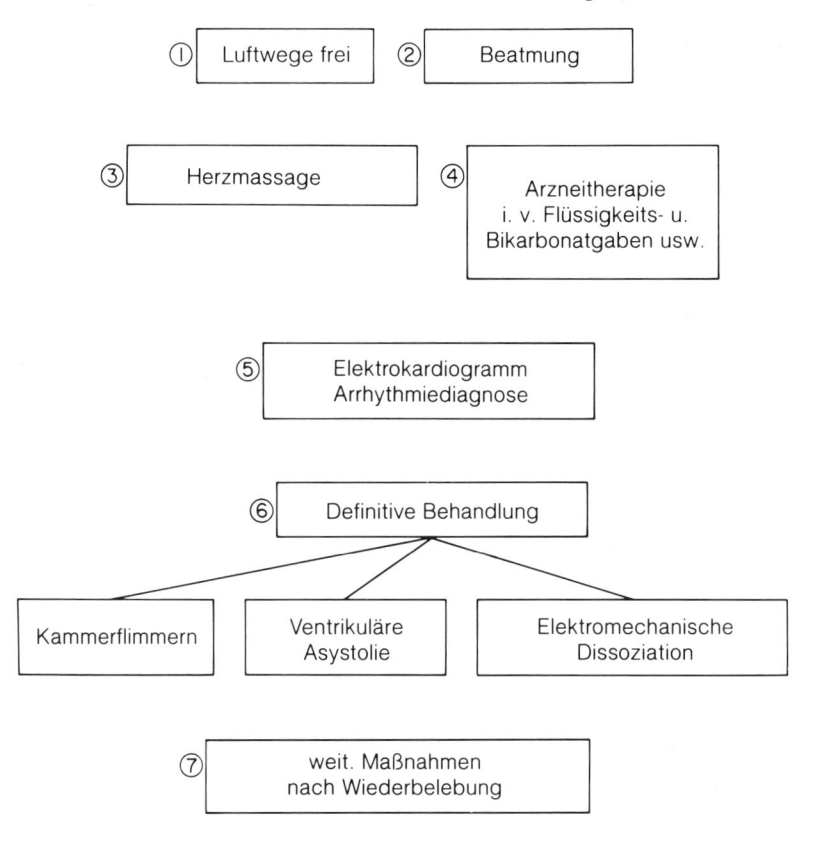

ABB. 11-48: Die sieben Schritte zur Beseitigung eines Herzstillstands.

zum Herzstillstand prädisponieren.[46, 47] Störungen des Elektrolythaushalts können bei Tieren mit chronischen Nierenerkrankungen (Hyperkaliämie) zum Ausfall der Herztätigkeit führen. Medikamente, einschließlich der verschiedenen Anästhetika, können einen Herzstillstand auslösen. Ein Herzstillstand kann auch sekundär nach einem Atemstillstand einsetzen. Da die Möglichkeiten der Verhinderung eines kardiopulmonalen Stillstands die Grundlage einer vernünftigen Intensivmedizin sind, ist es außerordentlich wichtig, mit den möglichen Ursachen eines Herzstillstands vertraut zu sein.

Klinisch ist ein Herzstillstand durch das Fehlen eines auskultierbaren Herzschlags und eines palpierbaren Pulses, grauer oder zyanotischer Verfärbungen der Schleimhäute, dilatierter Pupillen sowie fehlende Atembewegungen gekennzeichnet.[48, 48 a] Falls nicht zweifelsfrei ausgeschlossen, muß bei einem plötzlichen Kollaps immer an einen Herzstillstand gedacht werden. Eine erfolgreiche Behandlung setzt in jedem Fall eine schnelle Diagnosestellung voraus, denn bereits drei bis vier Minuten nach einem totalen Ausfall der Zirkulation kann es zu irreversiblen Hirnschäden kommen. Selbst wenn noch Atembewegungen vorhanden sind, sollten daher bei einem Pulsausfall bei einem kollabierten Tier unmittelbar Maßnahmen zur kardiopulmonalen Wiederbelebung eingeleitet werden.

Die wesentlichen Grundlagen zur Behandlung eines Herzstillstands sind in Form eines Flußdiagramms in ABB. 11-48 zusammengefaßt. Im folgenden werden die einzelnen Schritte kurz erläutert. Zum vertiefenden Studium muß allerdings auf die Fachliteratur verwiesen werden.[2, 46, 48–53] Um einen Herzstillstand mit einiger Sicherheit zu beseitigen, ist es empfehlenswert, sich nach Stellen der Diagnose und der Entscheidung, ob eine Wiederbelebung durchgeführt werden soll, an einem eindeutigen Schema zu orientieren. Die notwendigen Gerätschaften und Medikamente sollten immer bereitliegen. Eine Übersicht mit den Dosierungen der Medikamente und den durchzuführenden Maßnahmen sollte gut sichtbar in der Praxis angebracht werden. In den meisten Fällen gelingt eine Wiederbelebung innerhalb von fünf bis zehn Minuten, bisweilen kann es allerdings auch erforderlich sein, die lebensrettenden Maßnahmen 30 bis 40 Minuten lang weiterzuführen.[48 a]

Die sieben Schritte der kardiopulmonalen Wiederbelebung

Schritt 1: Durchgängigkeit der Atemwege
Die erste und meist entscheidende Maßnahme einer kardiopulmonalen Wiederbelebung ist die Überprüfung der Durchgängigkeit der Atemwege. In der Regel sollte ein Endotrachealtubus eingeführt und die Atemwege damit offengehalten werden.

Schritt 2: Beatmung
Das Tier sollte künstlich, wenn möglich mit reinem Sauerstoff, beatmet werden. Etwa alle fünf Sekunden oder bei gleichzeitiger Herzmassage nach jeder fünften Kompression des Brustkorbes sollte das Tier durch positiven Druck beatmet werden. Falls kein Tracheotubus vorhanden ist, kann die Atmung vorübergehend auch durch Mund-zu-Nase-Beatmung aufrechterhalten werden.

Schritt 3: Herzmassage
Zur externen Herzmassage wird das Tier in die rechte Seitenlage gelegt. Sodann wird eine Handfläche in Höhe des fünften Interkostalraumes unter den Thorax gelegt und die andere Hand mit einer Frequenz von 60 bis 80 Kompressionen/Min. vertikal auf die oben gelegene Brustseite gedrückt, so daß der Brustkorb zwischen den beiden Händen komprimiert wird. Be- und Entlastungsphasen sollten zeitlich etwa in einem Verhältnis von 1 : 2 stehen. In einer neueren Untersuchung konnte gezeigt werden, daß Herzschlagvolumen und koronare Durchblutung mit kurzen, mäßigen Kompressionen deutlich verbessert werden können.[48 b] Es ist außerordentlich wichtig, die Herzaktion so schnell wie möglich wieder in Gang zu bringen. Bei großen Hunderassen und solchen mit breitem Brustkorb hat eine Herzmassage nicht immer den gewünschten Erfolg.

Zusätzliche Maßnahmen, die den intrathorakalen Druck während der Brustkompressionen erhöhen, wie die gleichzeitige Beatmung (Beatmung mit hohem Druck während der Brustkompression)[48, 48 a, 54] und/oder eine Bauchbinde[55], können außerdem zur Anwendung gelangen. Andererseits gibt es auch die Empfehlung, von solchen Maßnahmen abzusehen, solange nicht zweifelsfrei erwiesen ist, daß sie die Überlebensrate erhöhen.[56] In einem neueren Artikel ist davon die Rede, daß durch diese Maßnahmen der Blutfluß in der A. carotis, nicht aber in den Koronargefäßen zunimmt.[56 a]

Führt die Herzmassage zur Stabilisierung der Kreislauffunktion, verbessert sich bald die Farbe der Schleimhäute, und die Pupillen werden kleiner. Fälschlicherweise wird häufig angenommen, daß die Herzmassage beendet werden kann, wenn ein deutlich palpierbarer Puls ermittelt werden kann. Man sollte sich darüber im klaren sein, daß der Erfolg der kardiopulmonalen Wiederbelebung in erster Linie nicht vom systolischen Arteriendruck, der während der Herzmassage erzeugt wird, sondern vielmehr vom diastolischen Aortendruck abhängt.[56] Daher sollten in jedem Fall auch Medikamente und solche Techniken, die den diastolischen bzw. den mittleren Blutdruck erhöhen, während der Wiederbelebung zur Anwendung gelangen.

Schritt 4: Venöser Zugang/medikamentöse Maßnahmen
Ein wichtiger Aspekt der kardialen Wiederbelebung ist das rasche Anlegen eines Venenkatheters. Zum Ausgleich des peripheren Volumenmangels ist die zügige Infusion von Ringerlösung oder einer äquivalenten Lösung indiziert.[48] Ziele der medikamentösen Maßnahmen während eines Herzstillstandes sind die Verbesserung der koronaren Durchblutung und die Regulierung der metabolischen Azidose als Folge der ungenügenden Gewebedurchblutung.[52] Adrenalinapplikation führt zur Erhöhung des peripheren Widerstandes und damit auch zur Erhöhung des diastolischen Aortendrucks.[56] Daraus resultiert auch eine verbesserte koronare Durchblutung.[56 b] Adrenalin kann außerdem »feines« Kammerflimmern in »grobes« überführen. Dies ist eine Vorbedingung für eine erfolgreiche Defibrillation. Die Anwendung von vasokonstriktiven Mitteln wie Adrenalin während eines Herzstillstandes sollte in keinem Fall unnötig verzögert werden.[56] Medikamente wie Isoproterenol, die in erster Linie stimulierend auf das Herz wirken, können eine unterstützende Wirkung auf die Kreislauffunktion haben, wenn der Herzstillstand beseitigt werden konnte, sind aber während des eigentlichen Herzstillstandes ohne Wirkung.[56] Wegen ihrer Eigenschaft, die Kontraktilität des Myokards und den Blutdruck zu steigern, gelangen Antihypotonika wie Dopamin oder Dobutamin nach erfolgreicher Wiederbelebung zur Anwendung.

Natriumbikarbonat wird zur Beseitigung der metabolischen Azidose, die die Gefahr des Kammerflimmerns erhöht, verabreicht. Häufig wird Natriumbikarbonat während der kardiopulmonalen Wiederbelebung zunächst in zu hohen Dosen verwendet. Kann eine adäquate Beatmung bereits innerhalb von drei Minuten nach Einsetzen des Kreislaufversagens sichergestellt werden, kommt es innerhalb der nächsten fünf Minuten häufig zur Alkalose.[56] Kurz nach der Defibrillation und/oder des Wiedereinsetzens eines adäquaten Perfusionsdrucks kommt es dann zu einem deutlichen

Tabelle 11-2: **Zur kardialen Wiederbelebung verwendete Medikamente*** [48a, 49]

Generischer Name	Handelsname	Indikation		Dosierung und Art der Verabreichung
Kardiostimulierende und vasoaktive Substanzen				
Adrenalin	Adrenalin	Herzstillstand	ic: iv:	6–10 µg/kg KGW 0,05–0,5 mg (0,5–0,05 der 1:1000-Verdünnung) für einen durchschnittlichen Hund (15 kg)
Isoproterenol	Isuprel	Sinusbradykardie, Totaler AV-Block, zur Herzstimulierung	iv:	0,4 mg in 250 ml 5% Glukose in Wasser Dosierung nach Wirkung
Dopamin	Intropin	Erhöht die Herzschlagfrequenz, die Auswurfleistung des Herzens und den mittleren arteriellen Blutdruck. Verbessert die Durchblutung der Koronargefäße und der Nieren	iv:	80–200 mg in 500 ml 5% Glukose in Wasser. Mit 2–10 µg/kg/Min. nach Wirkung dosieren
Mephentermin	Wyamin	Unterstützung des Blutdrucks	iv:	0,1–0,5 mg/kg KGW
Dobutamin	Dobutrex	Unterstützung des Blutdrucks	iv:	100–400 mg in 500 ml 5% Glukose in Wasser. Nach Wirkung dosieren. Infusionsgeschwindigkeit: 5 µg/kg/Min. Maximal: 10–20 µg/kg/Min.
Kalzium		Asystolie, Elektromechanische Dissoziation. Erhöht die Auswurfleistung des Herzens	iv, ic:	0,05–0,1 ml/kg KGW der 10%-Lösung
Natriumbikarbonat		Azidose	iv:	0,5–1,0 mÄq/kg KGW
Isotonische Infusionen iv		Volumenersatz Behandlung der Hypotonie. Erhöht die Gewebeperfusion	iv:	40 ml/kg KGW (Hund) 20 ml/kg KGW (Katze)
Atropin		Parasympathikolytisch	iv:	0,01–0,02 mg/kg KGW
Lidocain	Xylocain (ohne Adrenalin)	Ventrikuläre Extrasystolen, Kammertachykardie	iv:	2–4 mg/kg KGW, Nachdosieren bis maximal 8 mg/kg KGW. Dauertropfdosierung: 25–75 µg/kg/Min. (Hund), 0,25-1 mg/kg über 5 Min. (Katze)
Procainamid	Pronestyl	Ventrikuläre Extrasystolen, Kammertachykardie	iv:	6–8 mg/kg KGW in 5 Min., 25–40 µg/kg/Min. (nach Wirkung). Dauertropfdosierung: 25–40 µg/kg/Min.
Propranolol	Inderal	Supraventrikuläre Tachyarrhythmien, Ventrikuläre Extrasystolen	iv:	0,04–0,06 mg/kg KGW langsam injizieren
Mannitol		Osmotische Diurese: Verminderung des Hirnödems	iv:	1–2 g/kg KGW

ic = intrakardial, iv = intravenös
Berechnung der Dauertropfdosierung: Körpergewicht (in kg) × Dosierung (in µg/kg/Min.) × 0,36 = über 6 Stunden intravenös zu verabreichende Gesamtdosis in mg.
* Die antiarrhythmischen Medikamente werden ausführlich in Kapitel 10 diskutiert.

Abfall des pH. Dies ist genau der richtige Zeitpunkt für den Beginn der Natriumbikarbonatinfusion.[56]

Lidocain hat sich als ein geeignetes Mittel erwiesen, um die Schwelle zum Kammerflimmern anzuheben.[53] Auch ist es in der Lage, eine ektope Kammeraktivität zu unterdrücken. Kalziumapplikation im Zusammenhang mit den anderen wiederbelebenden Maßnahmen führt zur Erhöhung der Kontraktilität und der Erregbarkeit des Myokards. Dadurch können insbesondere die ersten schwachen Kontraktionen nach der Beseitigung der Asystolie unterstützt werden.

Zusammenfassend kann der Einsatz folgender Medikamente bei einem Herzstillstand als absolut erforderlich angesehen werden: Sauerstoffzufuhr, Natriumbikarbonat, Adrenalin, Atropin, Lidocain und Kalziumchlorid. Darüber hinaus können vasoaktive Substanzen (z. B. Norepinephrin = Noradrenalin), Isoproterenol, Propranolol, Kortikosteroide, Dopamin, Diuretika und Procainamid zur Anwendung gelangen.[53] Arzneimittel, die kardiotonisch wirken, wie Katecholamine und Kalzium, sollten unmittelbar in den linken Ventrikel injiziert werden. Ansonsten werden die Medikamente intravenös verabreicht, wenn sie peripher wirken sollen oder wenn größere Volumina appliziert werden müssen.[48a] In Tabelle 11-2 sind die während und nach der kardialen Wiederbelebung eingesetzten Medikamente mit den entsprechenden Dosierungen zusammengefaßt.[48a, 49]

Schritt 5: Elektrokardiographische Überwachung
In jedem Fall sollte ein EKG abgeleitet werden, um die genaue Ursache des Herzstillstands zu ermitteln. In der Regel dürfte es sich dabei um Kammerflimmern, Asystolie oder elektromechanische Dissoziation handeln.

Schritt 6: Definitive Behandlung der Arrhythmie
Auf die Behandlung der Arrhythmien wird in den entsprechenden Abschnitten der Kapitel 6 und 7 und auf die speziellen Aspekte der antiarrhythmischen Therapie in Kapitel 10 eingegangen. Es folgt eine Zusammenfassung der Maßnahmen, die bei Herzstillstand auslösenden Arrhythmien durchzuführen sind (ABB. 11-48).

Elektromechanische Dissoziation: Eine elektromechanische Dissoziation ist eine seltene Arrhythmie, die allerdings eine zweifelhafte Prognose hat. Die Behandlung erfolgt durch die Verabreichung von Natriumbikarbonat, Adrenalin, Kalziumchlorid und Isoproterenol. Bisweilen folgt einer elektrischen Reizung keine mechanische Kontraktion. Das kann eine Folge einer akuten Hypovolämie sein und muß nicht unbedingt Ausdruck einer Schädigung des Myokards sein. In solchen Situationen kann die Flüssigkeitssubstitution zur Besserung führen.[52]

Asystolie: Zur Asystolie kann es entweder als Folge eines primären Herzstillstands oder aber nach Zusammenbruch eines bereits gestörten Herzrhythmusses kommen. Zur Behandlung werden Natriumbikarbonat, Adrenalin, Kalziumchlorid, Atropin und Dopamin eingesetzt. Atropin führt häufig zur Besserung des Zustandes. Das gilt insbesondere, wenn die Asystolie Folge eines erhöhten Vagotonus ist.

Kammerflimmern: Kammerflimmern ist die häufigste Ursache eines Herzstillstands und hat von den genannten Ursachen noch die günstigste Prognose. Gerade vor kurzem hat die American Heart Association ihren Standpunkt dahingehend geändert, daß bei jedem Patienten mit Kammerflimmern umgehend die Defibrillation einzuleiten ist.[57] In der Vergangenheit gingen die Therapievorschläge immer dahin, zunächst die Azidose und die Hypoxie zu beseitigen und erst dann zu defibrillieren. Falls die Defibrillation erfolglos verläuft, sollten dem Tier zunächst Natriumbikarbonat, Adrenalin und Lidocain verabreicht werden. Danach sollte ein weiterer Versuch einer Defibrillation unternommen werden. Auch können andere Antiarrhythmika wie Procainamid zur Anwendung gelangen. Vor weiteren Defibrillationsversuchen ist auf eine ausreichende Sauerstoffversorgung und die Regulation der Azidose und der Störungen des Elektrolythaushalts zu achten. In jedem Fall sollte man versuchen, alle möglichen Ursachen zu bestimmen und zu beseitigen.[48, 48a, 57]

Führen andere Maßnahmen nicht zum Erfolg, kann der Versuch einer pharmakologischen Defibrillation unternommen werden. Dazu wird eine Mischung von 1,0 mÄq Kalium/kg KGW und 6,0 mg Acetylcholin/kg KGW intrakardial injiziert.

Schritt 7: Weitere Überwachung nach der kardialen Wiederbelebung
Abschließend muß der Zustand nach Beseitigung des Herzstillstands stabilisiert werden. Dazu gehört, eine ausreichende Beatmung zu sichern und einen effektiven Herzrhythmus sowie eine ausreichende Zirkulation zu schaffen und aufrechtzuerhalten. Für die fortlaufende EKG-Überwachung sowie die weitere intravenöse Verabreichung geeigneter Medikamente im Dauertropf muß gesorgt werden.

Kardioversion und Defibrillation

Bei der Kardioversion werden Arrhythmien durch kurze mit der R-Zacke synchronisierte Gleichstromelektroschocks in einen Sinusrhythmus überführt. Als Defibrillation wird die elektrische Konversion ohne EKG-Synchronisation beim Kammerflimmern bezeichnet. Die Technik der Kardioversion und der Defibrillation ist in der Literatur eingehend beschrieben.[46-51, 58-62] Die Elektroschocktherapie wird in Notfallsituationen

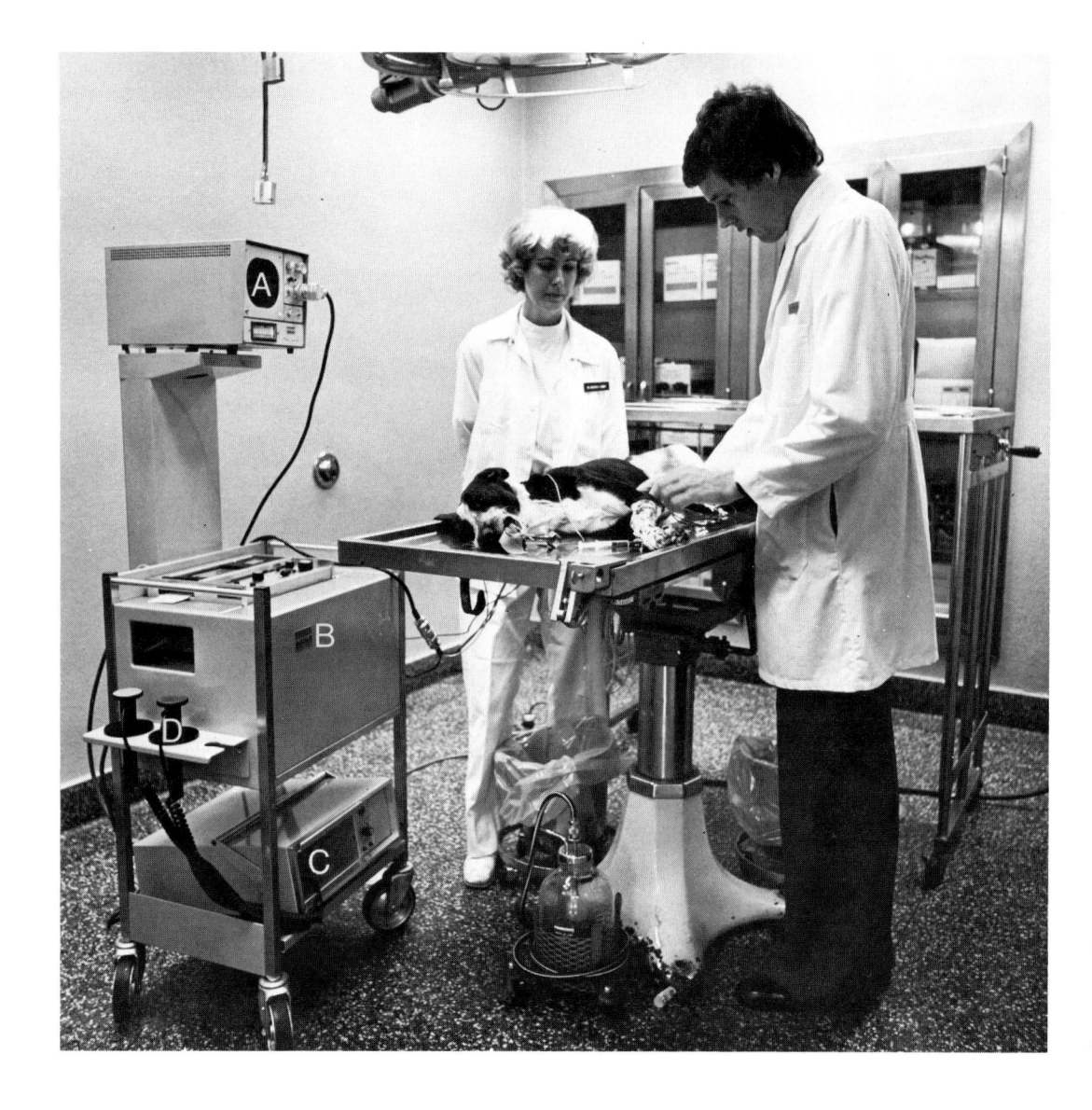

ABB. 11-49: Ein Oszilloskop (A) kann zur kontinuierlichen Überwachung des EKG (B) verwendet werden. Das untere Gerät (C) dient zur Kardioversion oder Defibrillation von Patienten mit bestimmten therapieresistenten Arrhythmien. Die Plattenelektroden (D) zur Kardioversion oder Defibrillation werden an beiden Seiten des Thorax befestigt. (Mit Genehmigung der Burdick Corp., Milton, Wis.).

zur Beseitigung des Kammerflimmerns und bestimmter Tachyarrhythmien eingesetzt. Ein elektrischer Stromstoß depolarisiert das gesamte Myokard, so daß der Sinusknoten Zeit findet, einen wirksamen Impuls zu bilden und damit wieder eine geordnete Kammerfunktion einzuleiten.

Kardioversion

Die derzeit verfügbaren Geräte zur elektrischen Kardioversion (ABB. 11-49) sind geeignet, Gleichstromelektroschocks bis zu 400 Wattsekunden über Plattenelektroden auf die Haut des Patienten zu leiten. Dabei werden die Stromstöße unter Berücksichtigung der am Herzen stattfindenden Erregungsleitungsvorgänge freigesetzt, d. h. die Kardioversion wird mit der R-Zacke des EKG sychronisiert, wodurch vermieden wird, daß der Stromstoß in den absteigenden Ast der T-Welle (die vulnerable Phase der Ventrikel) fällt (ABB. 11-50). Die vulnerable Phase hat ihren Gipfel beim Hund 27 mSek. vor dem Ende der Kammersystole. Dieser Zeitpunkt fällt ziemlich genau mit dem Ende der T-Welle zusammen.[60] Die Synchronisation mit der R-Zacke ist besonders gut zur Kardioversion tachykarder Herzrhythmusstörungen geeignet. Fehlt eine Einheit zur Synchronisation, sollte trotzdem mit der Anwendung von Gleichstromelektroschocks nicht gezögert werden, da die Gefahr der Induktion von Kammerflimmern nur etwa 2 Prozent beträgt.[60] Allerdings sollten in dieser Situation höhere Energiedosen verwendet werden. Bei der Defibrillation ist eine Synchronisation mit dem EKG nicht erforderlich.

Eine Kardioversion kann bei folgenden tachykarden Herzrhythmusstörungen durchgeführt werden: 1. Vorhofflimmern, z. B. nach chirurgischer Korrektur eines Ductus arteriosus persistens, 2. Vorhofflattern, 3. pharmakologisch nicht zu beeinflussende Kammertachykardien und 4. Vorhoftachykardien, die auf die üblichen therapeutischen Maßnahmen nicht reagieren und zu hämodynamischen Beeinträchtigungen führen.

Im einzelnen ist eine Kardioversion folgendermaßen durchzuführen:
1. Digoxin sollte, falls möglich, für ein bis zwei Tage abgesetzt werden, da die Elektrostimulation die Digoxinwirkung potenzieren kann. Bei wachen Patienten mit einem schnellen Herzrhythmus ist eventuell die intravenöse Applikation eines Kurzzeitbarbiturats oder von Diazepam erforderlich.[63]
2. Nach Befestigung der EKG-Elektroden wird der Herzrhythmus beurteilt. Die Plattenelektroden zur Kardioversion werden gründlich mit Kontaktgel bestrichen und so an den Brustkorb gehalten, daß eine über der Herzspitze und eine über der Herzbasis liegt.
3. Zur Kardioversion von Tachyrhythmien wird eine Synchronisation mit der R-Zacke durchgeführt.
4. Nachdem die Stromquelle angeschlossen worden ist, müssen alle anwesenden Personen vom Tisch zurücktreten. Dann erfolgt die Entladung des Elektroschocks und die sofortige Überprüfung des EKG. Die Anfangsenergiedosis zur Beseitigung von supraventrikulären und ventrikulären Tachykardien beträgt 10 bis 50 Wattsekunden. Wenn nötig, werden die Stromstöße zur Kardioversion um jeweils 25 bis 50 Wattsekunden gesteigert.
5. Führen auch diese Maßnahmen nicht zu einem normalen Sinusrhythmus, so muß die Prozedur mit höheren Stromstößen wiederholt werden.

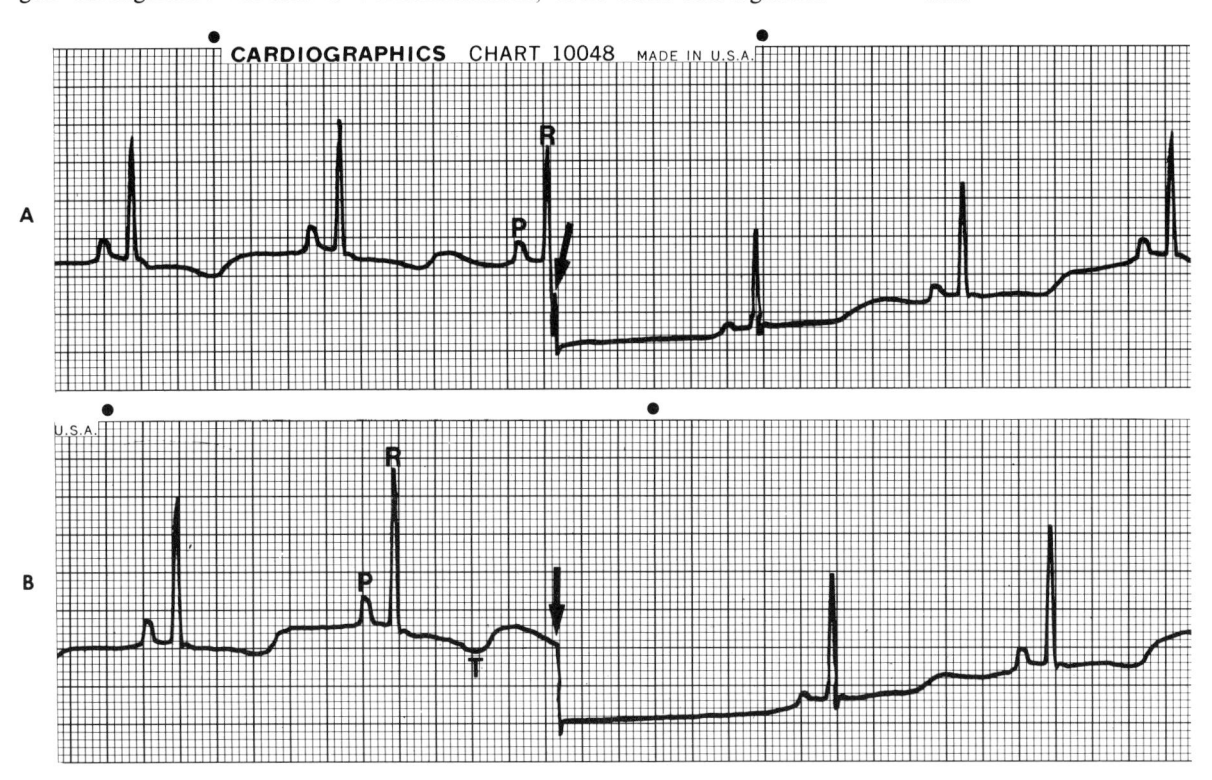

ABB. 11-50: Elektroschocktest (Pfeil). Die Plattenelektroden wurden kurzschlußartig zusammengehalten. A: Die Synchronisation mit der R-Zacke bei der Kardioversion ist die beste Methode zur Beseitigung tachykarder Rhythmusstörungen. B: Kardioversion ohne Synchronisation.

Defibrillation

Zur Beseitigung des Kammerflimmerns wird eine Initialdosis von 0,5 bis 10,0 Wattsekunden/kg KGW empfohlen. Falls diese Dosis keine Wirkung zeigt, wird die Defibrillation mit der doppelten Energiedosis wiederholt. Zur internen Defibrillation (mit löffelförmigen Elektroden) werden 0,2 bis 0,4 Wattsekunden/kg KGW empfohlen.[60] Die erforderliche Stromstärke beeinflussende Faktoren wie Körpergewicht, Störungen des Elektrolythaushalts, Ischämien des Myokards, Wechselwirkungen mit Medikamenten und die Körpertemperatur sollten dabei berücksichtigt werden.[64, 65] Auch die Größe und die Frequenz der Flimmerwellen beeinflussen den Erfolg einer Defibrillation. Adrenalin, ausreichende Sauerstoffversorgung, Kalzium und Bikarbonat können feines Flimmern in grobes Flimmern überführen, wodurch die Herzmuskulatur empfänglicher für eine Defibrillation wird. Die Wahrscheinlichkeit eines Myokardschadens als Folge einer Defibrillation steigt proportional mit der angelegten Spannung.[57, 58, 66] Diese Schädigungen können durch häufigere niederenergetische Elektroschocks und gleichzeitige intravenöse Verapamilgaben reduziert werden.[67] Nach adäquater unterstützender Therapie werden die mit Kontaktgel versehenen Platten- bzw. angefeuchteten Löffelelektroden fest an der Brustwand des Patienten oder am Herzen angelegt. Vor der Entladung des Elektroschocks ist wiederum darauf zu achten, daß alle umstehenden Personen vom Tier, vom Tisch und den Instrumenten zurücktreten. Nach dem Elektroschock ist das EKG sofort auf den Erfolg der Therapie zu überprüfen. Konnte das Kammerflimmern nicht beendet werden, ist die Defibrillation mit höheren Energiedosen zu wiederholen.

Literatur

1. His, W., Jr.: Die Thätigkeit des embryonalen Herzens und deren Bedeutung für die Lehre von der Herzbewegung beim Erwachsenen, *Arbeiten aus der med. Klin. zu Leipzig*, 1893, pp. 14–50.
2. Bilitch, M.: *A Manual of Cardiac Arrhythmias.* Boston, Little, Brown, 1971.
3. Lynfield, J.: Paroxysmal atrial tachycardia in infants and children. Lancet, *1*:1235, 1971.
4. Befeler, B.: Mechanical stimulation of the heart, its therapeutic value in tachyarrhythmias. Chest, *73*:832, 1978.
5. Pennington, J.E., Taylor, J., and Lown, B.: Chest thump for reverting ventricular tachycardia. N. Engl. J. Med., *283*:1192, 1970.
6. Banka, V.S., and Helfant, R.H.: Ventricular arrhythmias. In *Bellet's Essentials of Cardiac Arrhythmias.* Edited by R.H. Helfant. 2nd Edition. Philadelphia, W.B. Saunders, 1980.
7. Tilley, L.P.: Advanced electrocardiographic techniques. Vet. Clin. North Am., *13*:365, 1983.
8. Ariet, M., and Crevasse, L.E.: Status report on computerized ECG analysis. JAMA, *239*:1201, 1978.
9. Jenkins, J.M.: Automated electrocardiography and arrhythmia monitoring. Prog. Cardiovasc. Dis., *25*:367, 1983.
10. Anderson, G.J.: Computerized electrocardiographic systems in the 1980's. In *New Diagnostic Techniques. Proceedings from the 55th Hahneman Symposium.* Edited by H.A. Miller et al. New York, Grune & Stratton, 1982.
11. Bernard, P., et al.: Comparative diagnostic performance of the Telamed computer ECG program. J. Electrocardiol., *16*:97, 1983.
12. Rautaharju, P.M., et al.: Task Force III: Computers in diagnostic electrocardiography. Am. J. Cardiol., *41*:158, 1978.
13. Kehoe, R., et al.: Adriamycin-induced cardiac dysrhythmias in an experimental dog model. Cancer Treat. Rep., *62*:963, 1978.
14. Branch, C.E., Beckett, S.D., and Robertson, B.T.: Spontaneous syncopal attacks in dogs: a method of documentation. J. Am. Anim. Hosp. Assoc., *13*:673, 1977.
15. Klein, G.J., and Gulamhusein, S.S.: Undiagnosed syncope: search for an arrhythmic etiology. Stroke, *13*:746, 1982.
16. Fisher, J.D.: Role of electrophysiologic testing in the diagnosis and treatment of patients with known and suspected bradycardias and tachycardias. Prog. Cardiovasc. Dis., *24*:25, 1981.
17. Michelson, E.L., and Dreifus, L.S.: The diagnosis of arrhythmias—the relative roles of the ECG, Holter monitoring, exercise stress testing, and electrophysiologic studies. Med. Times, *108*:35, 1980.
18. Wiener, I.: Current applications of clinical electrophysiologic study in the diagnosis and treatment of cardiac arrhythmias. Am. J. Cardiol., *49*:1287, 1982.
18a. Scheinman, M.M., and Morady, F.: Invasive cardiac electrophysiologic testing: the current state of the art. Circulation, *67*:1169, 1983.
19. DiMarco, J.P., Garan, H., and Ruskin, J.N.: Approach to the patient with recurrent syncope of unknown cause. Mod. Concepts Cardiovasc. Dis., *52*:11, 1983.
20. Wellens, H.J.J.: Value and limitations of programmed electrical stimulation of the heart in the study and treatment of tachycardias. Circulation, *57*:845, 1978.
21. Tilley, L.P., and Weitz, J.: Pharmacologic and other forms of medical therapy in feline cardiac disease. Vet. Clin. North Am., *7*:425, 1977.
22. Muir, W.W.: Electrocardiographic interpretation of thiobarbiturate-induced dysrhythmias in dogs. J. Am. Vet. Med. Assoc., *170*:1419, 1977.
23. Pittman, D.E., and Gay, T.C.: Diagnostic uses of intraatrial electrocardiography. Angiology, *28*:599, 1977.
24. Vogel, J.K., et al.: A simple technique for identifying P waves in complex arrhythmias. Am. Heart J., *67*:158, 1964.
25. Damato, A.N., et al.: Study of atrioventricular conduction in man using electrode catheter recording of His bundle activity. Circulation, *39*:287, 1969.
26. Scherlag, B.J., Helfant, R.H., and Damato, A.N.: A catheterization technique for His bundle stimulation and recording in the intact dog. J. Appl. Physiol., *25*:425, 1968.
27. Scherlag, B.J., Kosowsky, B.D., and Damato, A.N.: Technique for ventricular pacing from the His bundle of the intact heart. J. Appl. Physiol., *22*:584, 1967.
28. Ishijima, M., and Hembrough, F.B.: Electrode catheterization for recording electrical activity of fasciculus atrioventricularis (Bundle of His). Am. J. Vet. Res., *40*:1800, 1979.
29. Allor, D.R.: A non-invasive method of recording a serial His-Purkinje study in man. J. Cardiovasc. Pulm. Technology, *8*:16, 1980.
30. Flowers, N.C., et al.: Surface recording of electrical activity from the region of the bundle of His. Am. J. Cardiol., *33*:384, 1974.
31. Beribari, E.J., et al.: Noninvasive technique for detection of electrical activity during the P-R segment. Circulation, *48*:1005, 1973.
32. Brown, K.K.: Bradyarrhythmias and pacemaker therapy. In *Current Veterinary Therapy: Small Animal Practice.* Volume 6. Edited by R.W. Kirk. Philadelphia, W.B. Saunders, 1977.
33. Buchanan, J.W., Dear, M.G., Pyle, R.L., and Berg, P.: Medical and pacemaker therapy of complete heart block and congestive heart failure in a dog. J. Am. Vet. Med. Assoc., *152*:1099, 1968.
34. Clark, D.R., et al.: Artificial pacemaker implantation for control of sinoatrial syncope in a miniature Schnauzer. Southwest. Vet., *28*:101, 1975.
35. Webb, T.J., Clark, D.R., and McCrady, J.D.: Artificial cardiac pacemakers and some clinical indications for pacemaking. Southwest. Vet., *28*:91, 1975.
35a. Kimm, S.M., and Hill, B.L.: Indications and technique for permanent cardiac pacemaker implantation in the dog. Iowa State Veterinarian, *45*:37, 1983.
36. Bonagura, J.D., Helphrey, M.L., and Muir, W.W.: Complications associated with permanent pacemaker implantation in the dog. J. Am. Vet. Med. Assoc., *182*:149, 1983.
36a. Helphrey, M.L., and Schollmeyer, M.: Pacemaker therapy. In *Current Veterinary Therapy: Small Animal Practice.* Volume 8. Edited by R.W. Kirk. Philadelphia, W.B. Saunders, 1983.
37. Lombard, C., Tilley, L.P., and Yoshioka, M.: Pacemaker implantation in the dog: Survey and literature review. Am. Hosp. Assoc. J., *17*:751, 1981.
38. Belic, N., and Gardin, J.M.: Implantable cardiac pacemakers—an overview. Int. J. Dermatol., *21*:543, 1982.

38a. Parsonnet, V. (Chairman), Furman, S., Smyth, N.P.D., and Bilitch, M.: Optimal resources for implantable cardiac pacemakers. Pacemaker study group. Circulation, *68*:227A, 1983.
39. Foster, P.R., and Zipes, D.P.: Pacing and cardiac arrhythmias. In *Cardiac Arrhythmias—Their Mechanisms, Diagnosis, and Management.* Edited by W.J. Mandel. Philadelphia, J.B. Lippincott Co., 1980.
40. Chokshi, A.B., et al.: Impact of peer review in reduction of permanent pacemaker implantations. JAMA, *246*:754, 1981.
40a. Zaidan, J.R.: Pacemakers. Anesthesiology, *60*:319, 1984.
41. Furman, S.: Cardiac pacing and pacemakers. I. Indications for pacing bradyarrhythmias. Am. Heart J., *93*:523, 1977.
41a. Falk, R.H., Zoll, P.M., and Zoll, R.H.: Safety and efficacy of noninvasive cardiac pacing. N. Engl. J. Med., *309*:1166, 1983.
42. Mansour, K.A., Dorney, E.R., and King III, S.B.: Techniques for insertion of pervenous and epicardial pacemakers. In *The Heart.* J.W. Hurst, Editor-in-chief. 5th Edition. New York, McGraw-Hill, 1982.
43. Yoshioka, M.M., et al.: Permanent pacemaker implantation in the dog. J. Am. Anim. Hosp. Assoc., *17*:746, 1981.
44. Cummings, J.R., et al.: Long term evaluation in large dogs and sheep of a series of new fixed-rate and ventricular synchronous pacemakers. J. Thorac. Cardiovasc. Surg., *66*:645, 1973.
45. Fishbein, M.C., et al.: Cardiac pathology of transvenous pacemakers in dogs. Am. Heart J., *93*:73, 1977.
46. Morgan, R.V.: Cardiac emergencies—Part II. Compend. Contin. Educ. Pract Vet., *3*:838, 1981.
47. Ross, J.N., and Breznock, E.M.: Resuscitation. In *Veterinary Critical Care.* Edited by F.P. Sattler, R.P. Knowles, and W.G. Whittick. Philadelphia, Lea & Febiger, 1981.
48. Haskins, S.C.: Cardiopulmonary resuscitation. Compend. Contin. Educ. Pract. Vet., *3*:170, 1982.
48a. Haskins, S.C.: Cardiopulmonary resuscitation. In *Current Veterinary Therapy: Small Animal Practice.* Volume 8. Edited by R.W. Kirk. Philadelphia, W.B. Saunders, 1983.
48b. Maier, G.W., et al.: The physiology of external cardiac massage: high impulse cardiopulmonary resuscitation. Circulation, *70*:86, 1984.
49. Bonagura, J.D.: Feline cardiovascular emergencies. Vet. Clin. North Am., *7*:385, 1977.
50. Paddleford, R., and Short, C.E.: Cardiopulmonary resuscitation in the small animal patient. Canine Pract., *4*:63, 1977.
51. Clark, D.R.: Recognition and treatment of cardiac emergencies. J. Am. Vet. Med. Assoc., *171*:98, 1977.
52. DeBard, M.C.: Cardiopulmonary resuscitation: Analysis of six years experience and review of the literature. Ann. Emerg. Med., *10*:408, 1981.
53. Adams, H.R.: Cardiovascular emergencies—drugs and resuscitative principles. Vet. Clin. North Am., *11*:77, 1981.
54. Luce, J.M., et al.: Regional blood flow during cardiopulmonary resuscitation in dogs using simultaneous and nonsimultaneous compression and ventilation. Circulation, *67*:258, 1983.
55. Koehler, R.C., et al.: Augmentation of cerebral perfusion by simultaneous chest compression and lung inflation with abdominal binding after cardiac arrest in dogs. Circulation, *67*:266, 1983.
56. Ewy, G.A.: Cardiopulmonary resuscitation: 1983. Medical Times, *111*:60, 1983.
56a. Nieman, J.T., Rosborough, J.P., Ung, S., and Criley, J.M.: Hemodynamic effects of continuous abdominal binding during cardiac arrest and resuscitation. Am. J. Cardiol., *53*:269, 1984.
56b. Michael, J.R., et al.: Mechanisms by which epinephrine augments cerebral and myocardial perfusion during cardiopulmonary resuscitation in dogs. Circulation, *69*:822, 1984.
57. Standards and guidelines for cardiopulmonary resuscitation (CPR) and emergency cardiac care (ECC). JAMA, *244*:453, 1980.
58. Chameides, L., et al.: Guidelines for defibrillation in infants and children. Report of the American Heart Association target activity group, Circulation, *56*:502A, 1977.
59. Ettinger, S.J.: Conversion of spontaneous atrial fibrillation in dogs, using direct current synchronized shock. J. Am. Vet. Med. Assoc., *152*:41, 1968.
60. Resenkov, L.: Present status of electroversion in the management of cardiac dysrhythmias. Circulation, *47*:1356, 1973.
61. Resnekov, L.: High-energy electrical current in the management of cardiac dysrhythmias. In *Cardiac Arrhythmias.* Edited by W.J. Mandel. Philadelphia, J.B. Lippincott, 1980.
62. Lown, B., and DeSilva, R.A.: The technique of cardioversion. In *The Heart.* Edited by J.W. Hurst. 5th Edition. New York, McGraw-Hill, 1982.
63. Muenster, J.J., Rosenburg, M.S., Carleton, R.H., and Graettinger, J.S.: Comparison between diazepam and sodium thiopental during DC countershock. JAMA, *10*:168, 1967.
64. Babbs, C.F.: Effect of pentobarbital anesthesia on ventricular defibrillation threshold in dogs. Am. Heart J., *95*:331, 1978.
65. Geddes, L.A., et al.: Electrical dose for ventricular defibrillation of large and small animals using precordial electrodes. J. Clin. Invest., *53*:310, 1974.
66. Van Vleet, J.F., Tacker, W.A., Geddes, L.A., and Ferrans, V.J.: Sequential cardiac morphologic alternations induced in dogs by single transthoracic dampened sinusoidal waveform defibrillator shocks. Am. J. Vet. Res., *39*:271, 1978.
67. Patton, J.N., Allen, J.D., and Pantridge, J.F.: The effects of shock energy, propranolol, and verapamil on cardiac damage caused by transthoracic countershock. Circulation, *69*:357, 1984.

TEIL VI

Interpretation komplexer Arrhythmien

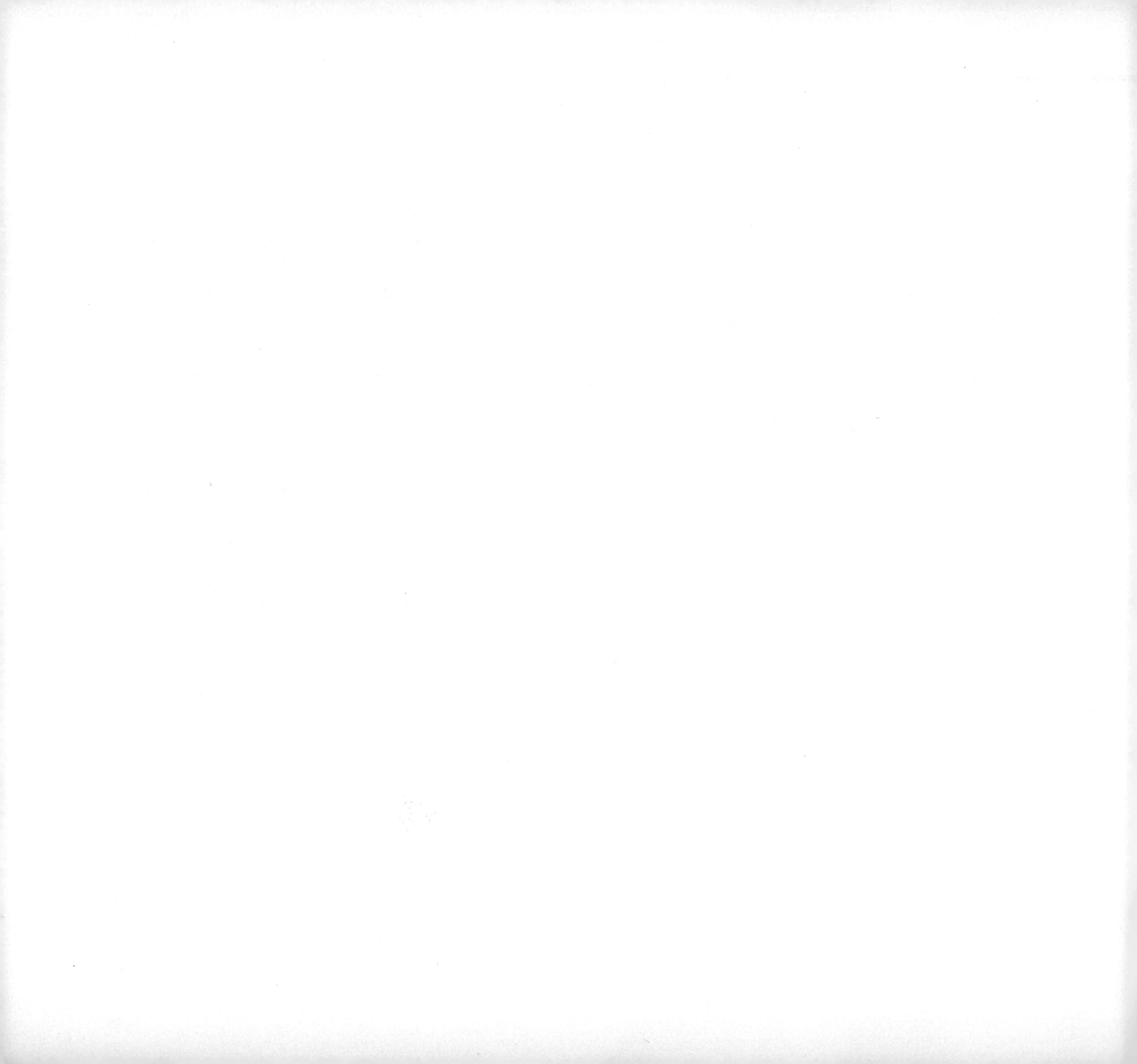

12 Seltene komplexe Arrhythmien

Da sie auch nur Menschen waren, versuchten sie ernstlich, die Wahrheit über das Herz niederzuschreiben, aus des Herzens drängender Vielfalt heraus für alle verwirrten und bedrängten Herzen, die nach ihnen schlagen würden.*

WILLIAM FAULKNER, 1942

Die Diagnose einiger Arrhythmien kann sich schwierig gestalten, da das routinemäßig angefertigte EKG von der Körperoberfläche nur eine ungenaue Vorstellung der elektrophysiologischen Vorgänge vermittelt. Die in Kapitel 11 besprochenen weitergehenden elektrophysiologischen Untersuchungen, wie beispielsweise das Elektrogramm des Hisschen Bündels, haben einen großen Teil dazu beigetragen, einige dieser beim Hund auftretenden Arrhythmien zu klären.[1-4] Doch werden immer noch viele komplexe Arrhythmien unter Kardiologen unterschiedlich beurteilt. Die Diagnostik komplexer Arrhythmien und das Verstehen der zugrundeliegenden Mechanismen können für den in der Elektrokardiographie bewanderten Kliniker reizvoll, aber bisweilen auch sehr enttäuschend sein.

Die Beurteilung von Impulsbildungs- und/oder Erregungsleitungsstörungen setzt die Kenntnis der wesentlichen elektrophysiologischen Vorgänge am Herzen voraus. Diese werden im einzelnen in Kapitel 9 besprochen. Die Vorstellungen über das Wesen der Arrhythmien haben sich in der Humanmedizin im Laufe der letzten Jahre vielfach verändert. Insgesamt ist das Wissen über die elektrophysiologischen Vorgänge und ihre klinische Bedeutung beim Menschen mittlerweile sehr umfangreich. Diese wesentlichen Prinzipien zu verstehen, ist auch zur Erklärung der Arrhythmien bei Hund und Katze unerläßlich.

Es würde den Rahmen dieses Buches sprengen, eine ausführliche Erläuterung der komplexen Arrhythmien zu vermitteln. Zum vertiefenden Studium muß auf die weiterführende Literatur verwiesen werden.[5-8a] Zusammenfassend werden einige Mechanismen komplexer Arrhythmien erläutert sowie Beispiele mehrerer Arrhythmien vorgestellt.

Leiterdiagramme

Die in der Humanmedizin weitverbreitete Technik des Leiterdiagramms erleichtert dem Kliniker die Auswertung eines EKG und fördert das Verständnis für die Arrhythmien.[9] Sie wurde in der veterinärmedizinischen Fachliteratur bisher noch nicht beschrieben. Leiterdiagramme können sehr gut zu Lehrzwecken und als Hilfsmittel für die Beurteilung von Elektrokardiogrammen eingesetzt werden und sollten unbedingt Eingang in die Veterinärkardiologie finden. In diesem Abschnitt werden sie nur dann zur Erläuterung komplexer Arrhythmien verwendet, wenn es schwierig ist, den zugrundeliegenden Mechanismus auf andere Weise darzustellen. Der Kliniker sollte aber nicht zögern, die Technik des Leiterdiagramms zum besseren Verständnis auch bei anderen Arrhythmien anzuwenden.

Die Handhabung des Leiterdiagramms (ABB. 12-1 und 12-2)
Zunächst wird das EKG auf ein Blatt Papier aufgeklebt, dann wird das AV-Leiterdiagramm eingezeichnet. Dazu werden als erstes drei waagerechte Spalten (A = Vorhoferregung, V = Kammererregung, A-V = Überleitung im AV-Knoten) unter dem EKG aufgetragen. Sodann wird mit einem Lineal der Anfang der P-Welle auf der darunterlaufenden Linie A senkrecht markiert. Der Beginn der Kammerkomplexe wird dann entsprechend auf der Linie V senkrecht markiert. Schließlich wird die AV-Überleitung eingezeichnet, indem das untere Ende der Linie A mit dem oberen Ende der Linie V verbunden wird. Mit einem Punkt wird der Ort der Impulsbildung bezeichnet.

Typische Beispiele für die Gestalt eines AV-Leiterdiagramms bei verschiedenen Arrhythmien werden in ABB. 12-1 dargestellt. Dieses einfache didaktische Hilfsmittel ist erstaunlich nützlich für das Verständnis komplexer Arrhythmien.

Aberrante ventrikuläre Erregungsleitung (ABB. 12-3, 12-11, 12-14, 12-15, 12-33, 12-34, 12-36, 12-37)

Bei aberranter ventrikulärer Erregungsleitung trifft ein supraventrikulärer Impuls auf refraktäre Bereiche im intraventrikulären Erregungsleitungssystem. In Beziehung zum vorangehenden Zyklus erscheinen solche Komplexe häufig verfrüht, so daß phasenweise eine aberrante ventrikuläre Erregungsleitung entsteht. Daraus resultiert in der Regel eine Schenkelblockform des QRS-Komplexes. Zur aberranten ventrikulären Erregungsleitung kann es während eines Sinusrhythmus und verschiedener supraventrikulärer Arrhythmien (z. B. Vorhof- oder AV-Extrasystolen, Vorhof- oder AV-Tachykardie, Vorhofflattern und -flimmern) kommen.

---

* FAULKNER, W.: »The Bear«. The Saturday Evening Post. Volume CCXIV, May 9, 1942.

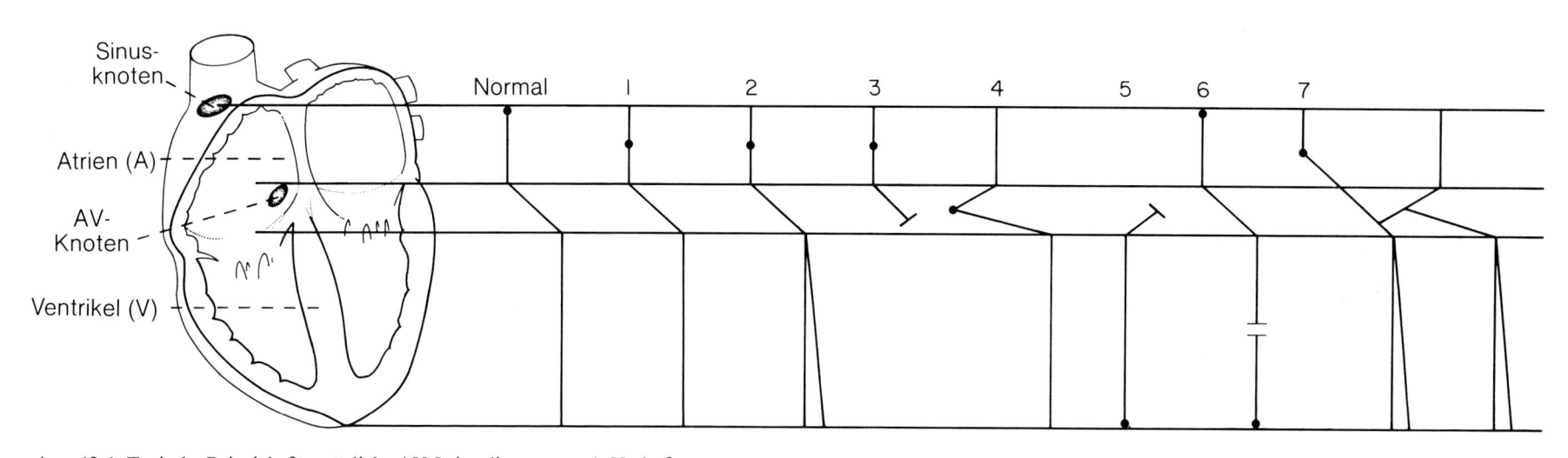

ABB. 12-1: Typische Beispiele für mögliche AV-Leiterdiagramme. 1: Vorhofextrasystole mit normaler Erregungsleitung. 2: Vorhofextrasystole mit aberranter Erregungsleitung (in gleicher Weise werden auch Links- und Rechtsschenkelblock dargestellt). 3: Nicht übergeleitete Vorhofextrasystole. 4: AV-Extrasystole mit anterograder Kammererregung und retrograder Vorhoferregung. 5: Ventrikuläre Extrasystole mit teilweiser retrograder Überleitung im AV-Knoten. 6: Ventrikuläre Fusionssystole aus einem Sinusimpuls und einem ektopen Kammerimpuls. 7: Vorhofextrasystole mit einem reziproken Komplex (Re-entry-Mechanismus) und aberranter ventrikulärer Erregungsleitung.

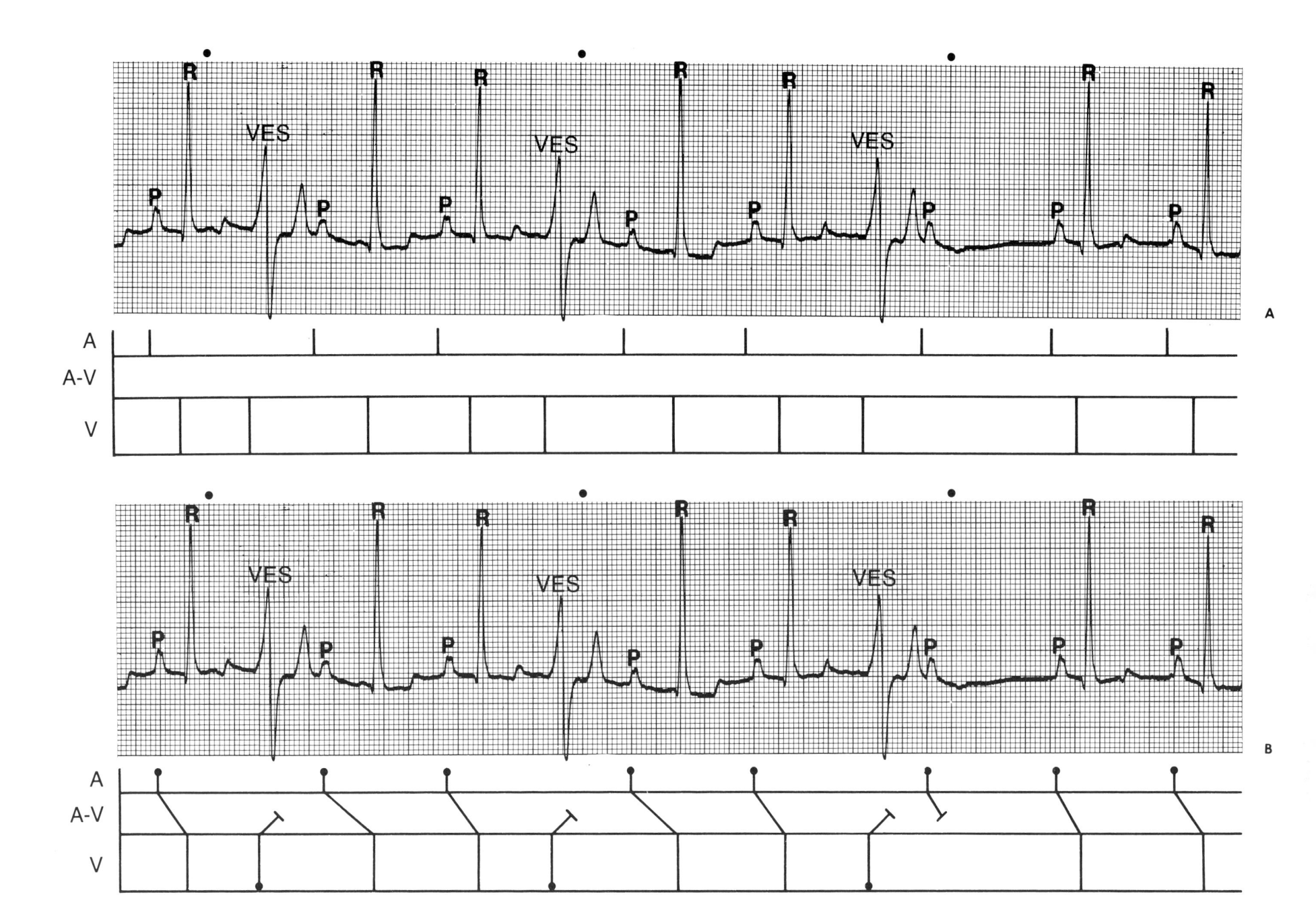

ABB. 12-2: Anwendung des AV-Leiterdiagramms. A: Zunächst werden der Beginn der P-Welle (Spalte A) und der QRS-Komplex (Spalte V) mit einer senkrechten Linie markiert. B: Dann wird die A- mit der V-Markierung zur Kennzeichnung der AV-Überleitung verbunden. Mit einem Punkt wird der Ort der Impulsbildung bezeichnet.

Mit Hilfe des Leiterdiagramms können die verlängerten PQ-Intervalle und die ersten beiden ventrikulären Extrasystolen (VES) sowie die blockierte P-Welle nach der dritten ventrikulären Extrasystole (VES) sehr übersichtlich dargestellt werden. Die ersten beiden interpolierten Extrasystolen werden teilweise retrograd in den AV-Knoten zurückgeleitet, wodurch die nachfolgenden PQ-Intervalle verlängert werden. Nach der dritten Extrasystole ist der AV-Knoten vollständig refraktär, so daß die nächste P-Welle blockiert wird. Es folgt eine kompensatorische Pause.

Ein Schenkelblock oder eine aberrante ventrikuläre Erregungsleitung kann in Abhängigkeit von der Herzschlagfrequenz bei mehreren Komplexen hintereinander auftreten[10, 11] (ABB. 12-15 und 12-34). Oberhalb einer kritischen Herzschlagfrequenz erreichen Impulse die Tawara-Schenkel während ihrer verlängerten Refraktärphase, woraus ein Erregungsleitungsblock resultiert. Unterhalb dieser kritischen Herzschlagfrequenz ist die Erregungsleitung normal, da die Impulse die Tawara-Schenkel erst nach Beendigung der Refraktärzeit erreichen. Ein Schenkelblock ist auch bei einer Bradykardie möglich.[7, 12]

EKG-Veränderungen[7, 12]

1. Beim Menschen hat das EKG in 80 Prozent der Fälle eine Rechtsschenkelblockform. Dies ist auch bei Hunden und Katzen häufig. Bei einem tatsächlichen Rechtsschenkelblock ist die Refraktärzeit in der Regel verlängert.
2. Jedem Komplex mit aberranter Erregungsleitung geht gewöhnlich eine P-Welle voraus.
3. Die aberranten Kammerkomplexe ähneln im allgemeinen normalen Komplexen derselben Ableitung. Dies gilt vor allen Dingen für den Anfangsteil der QRS-Komplexe.
4. Die aberranten Komplexe zeigen manchmal leichte Veränderungen von Komplex zu Komplex.
5. Die Intervalle zwischen den aberranten Kammerkomplexen und den vorangehenden sinusalen QRS-Komplexen können variieren.
6. Die Wahrscheinlichkeit aberranter Erregungsleitung nimmt zu, wenn lange Herzzyklen kurzen Herzzyklen vorausgehen. Es besteht eine direkte Beziehung zwischen der Zykluslänge und der Refraktärzeit des intraventrikulären Erregungsleitungssystems. Eine Folge von langen und kurzen Zyklen ist beim Vorhofflimmern häufig und wird als Ashman-Phänomen bezeichnet.

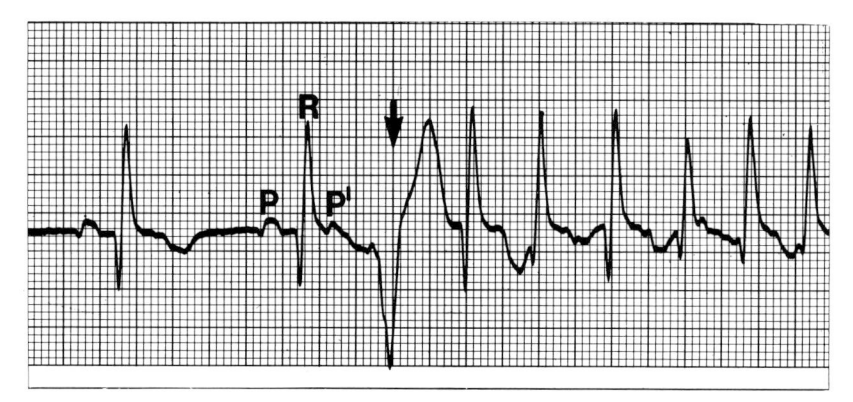

ABB. 12-3: Aberrante ventrikuläre Erregungsleitung bei einem Hund. Eine Vorhoftachykardie beginnt mit einer Vorhofextrasystole (nach dem zweiten Sinuskomplex) mit verlängertem PQ-Intervall und aberranter ventrikulärer Erregungsleitung (Pfeil). Die Erregungsleitungsstörung ist möglicherweise eine Folge des Ashman-Phänomens und resultiert aus dem Wechsel von einem langen Herzzyklus zu einem kurzen Herzzyklus. Sekundäre ST-T-Veränderungen sind ebenfalls vorhanden.

Es ist wichtig, aberrante Komplexe von ventrikulären Extrasystolen zu unterscheiden, da sie gewöhnlich unterschiedlich behandelt werden. So können z. B. fälschlicherweise diagnostizierte Extrasystolen beim tatsächlichen Vorliegen eines supraventrikulären Rhythmus mit aberranter Erregungsleitung zur Verabreichung von Chinidin führen, wenn eigentlich Digitalis indiziert wäre. Zur Unterscheidung kann ein Elektrogramm des Hisschen Bündels angefertigt werden. Auch andere Daten, die durch eine folgerichtige EKG-Auswertung entnommen werden, können dem Kliniker zur richtigen Diagnose verhelfen.

Differentialdiagnostisch sollte bei veränderten QRS-Komplexen ohne deutliche P-Wellen (ABB. 12-36) immer an eine ektope Kammertachykardie und eine supraventrikuläre Tachykardie mit aberranter ventrikulärer Erregungsleitung gedacht werden. Folgende Überlegungen sollten berücksichtigt werden:

1. Die Diagnose einer supraventrikulären Tachykardie mit schon vorher bestehendem intraventrikulärem Erregungsleitungsdefekt kann gestellt werden, wenn vor oder nach der Tachykardie aufgezeichnete EKG mit einem Sinusrhythmus denselben intraventrikulären Erregungsleitungsdefekt zeigen.
2. Durch Druck auf den Augapfel können manche supraventrikulären Tachykardien beendet werden.
3. Die Diagnose einer ventrikulären Tachykardie wird durch das Vorhandensein von übergeleiteten ventrikulären Systolen (ventricular capture complexes), die im EKG normal geformt sind, während die ektopen Komplexe verändert sind, unterstützt.
4. Das Vorhandensein ventrikulärer Fusionskomplexe beweist den ventrikulären Ursprung einer Tachykardie mit veränderten QRS-Komplexen.

Verborgene Erregungsleitung

Als verborgene Erregungsleitung bezeichnet man die teilweise Überleitung eines Sinus- oder ektopen Impulses im AV-Knoten. Eine solche teilweise Erregungsleitung ist auch innerhalb der Tawara-Schenkel möglich[7, 12] (ABB. 12-15). Beim Oberflächen-EKG kann (im Gegensatz zum Elektrogramm des Hisschen Bündels) das Eindringen eines Impulses in bestimmte Bereiche des Herzens nur durch die dadurch verursachte Veränderung der nachfolgenden Komplexe abgeleitet werden. Das klassische Beispiel einer verborgenen Erregungsleitung ist die retrograde Weiterleitung einer interpolierten ventrikulären Extrasystole in den AV-Knoten. Da der AV-Knoten auf diese Weise refraktär wird, folgt der Extrasystole ein verlängertes PQ-Intervall (Pseudoblock) (ABB. 12-2).

Durch die verborgene Erregungsleitung lassen sich die verschiedenen Grade des AV-Blocks bei einer Vorhoftachykardie und insbesondere beim Vorhofflattern erklären. Die zahlreichen supraventrikulären Impulse dringen teilweise in den AV-Knoten ein und blockieren die nachfolgenden Impulse.

Die unregelmäßige Ventrikelschlagfrequenz beim Vorhofflimmern könnte auch eine Folge verborgener Erregungsleitung in einem Tawara-Schenkel sein (ABB. 12-14).

Reziproke Komplexe und Rhythmen (Re-entry-Mechanismus)
(ABB. 12-4, 12-6, 12-16, 12-26, 12-31)

Der Re-entry-Mechanismus, der für das Auftreten reziproker Komplexe und Rhythmen verantwortlich ist, wird eingehend in Kapitel 9 erläutert. Darüber hinaus berichten einige Fallstudien in der veterinärmedizinischen Fachliteratur von reziproken Arrhythmien.[1, 3, 13]

Normalerweise wird das ganze Herz durch einen Sinusimpuls, der sich über die Vorhöfe und die Kammern ausbreitet, aktiviert, wodurch das Gewebe refraktär (nicht wieder erregbar) wird. Der Impuls läuft sich tot, wenn er von refraktären Fasern umgeben ist, von denen er nicht weitergeleitet werden kann. Am Ende der Plateauphase repolarisiert das Herz, und ein neuer Impuls kann vom Sinusknoten ausgesandt werden. Dieser Wechsel von De- und Repolarisation wiederholt sich 70- bis 240mal pro Minute beim gesunden Hunde- und Katzenherzen.

Unter bestimmten Bedingungen ist es möglich, daß der Impuls sich nicht totläuft, nachdem das Herz erregt worden ist. Dann kehrt der ursprüngliche Impuls über eine Leitungsbahn aus erregbaren Fasern in die Umgebung oder zumindest die Richtung seiner Entstehung zurück, um das ganze Herz oder Teile davon noch einmal zu erregen. Auf diese Weise entstehen reziproke Komplexe und Rhythmen, die ihren Ursprung im Sinus- oder AV-Knoten, in den Vorhöfen oder den Kammern haben können. Reziproke Komplexe und Re-entry-Rhythmen treten auf, wenn ein Impuls aus dem Sinusknoten, aus der AV-Region oder aus den Ventrikeln in einer Richtung weitergeleitet wird und auf einem anderen Wege zurückkehrt. Damit kehrt der Impuls an seinen Ursprungsort zurück. Zeitweilig wurde mit diesem als Re-entry-Mechanismus bezeichneten pathogenetischen Modell fast jede bekannte Herzarrhythmie erklärt.

Der Re-entry-Mechanismus kann zu einer (reziproker Komplex) oder mehreren (reziproker Rhythmus) Aktivierungen des ganzen Herzens oder Teilen davon führen. Die reziproke Erregungsleitung ist an folgende Pathomechanismen gebunden:

1. Es müssen mindestens zwei Erregungsleitungsbahnen vorhanden sein, von denen entweder beide im AV-Knoten (ABB. 12-4 und 12-6 A) oder eine im AV-Knoten und die andere in einer akzessorischen Leitungsbahn (ABB. 12-5) lokalisiert sind.
2. Die Leitungsbahnen müssen verschiedene Erregungsleitungsgeschwindigkeiten haben.
3. Der Impuls muß einmal während der reziproken Erregungsleitung in einer Richtung blockiert werden.

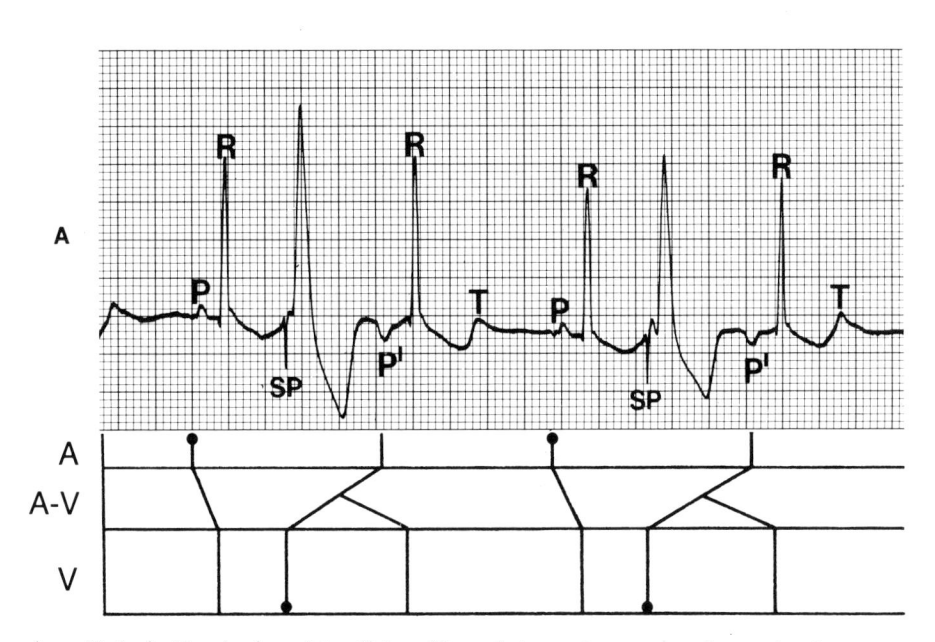

ABB. 12-4: A: Durch einen künstlichen Herzschrittmacher verursachte reziproke Kammerkomplexe. Jedem normalen Sinuskomplex folgt ein Kammerkomplex, der durch einen Schrittmacherimpuls (SP) ausgelöst wird. Diese Schrittmacherimpulse werden anterograd in die Ventrikel und retrograd in den AV-Knoten und die Vorhöfe geleitet. Die negativen P'-Wellen sind Ausdruck der retrograden Vorhoferregung. Diese P'-Welle wird auf den AV-Knoten und die Ventrikel übergeleitet und führt auf diese Weise zur Bildung eines normalen QRS-Komplexes. B: Mögliche Pathomechanismen bei der Entstehung reziproker Kammerkomplexe. Der durch den Herzschrittmacher hervorgerufene Kammerkomplex gelangt durch retrograde Erregungsleitung in den AV-Knoten (1). Die Erregungsleitungsgeschwindigkeit sinkt während der retrograden Überleitung im AV-Knoten (dick gestrichelte Linien). Bei starker Reduzierung der Erregungsleitungsgeschwindigkeit kann der Impuls sich umdrehen (2) und über eine nicht mehr refraktäre Leitungsbahn anterograd zu den Ventrikeln übergeleitet werden (3). Diese Situation, in der eine Leitungsbahn refraktär ist, während eine benachbarte noch überleiten kann, wird als unidirektionaler Block bezeichnet. (Mit Genehmigung aus: KASTOR, J. A., GOLDREYER, B. N., MOORE, N. E., and SPEAR, J. F.: Cardiovasc. Clin. 6:111, 1974).

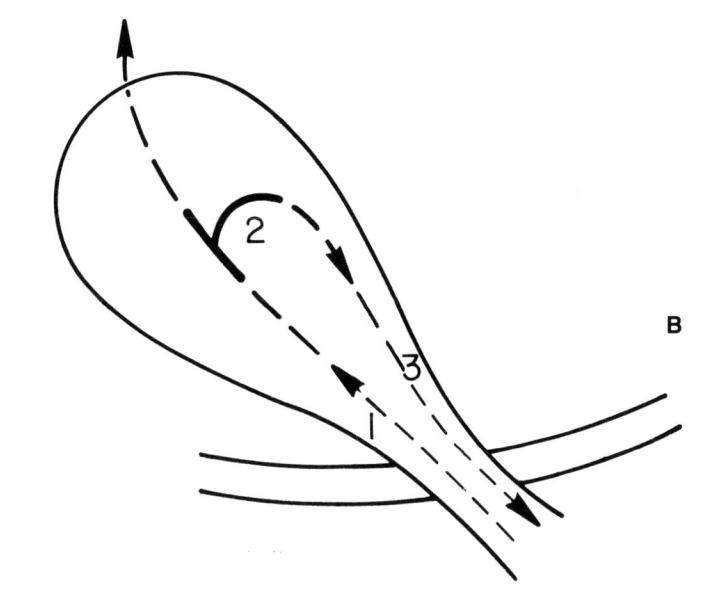

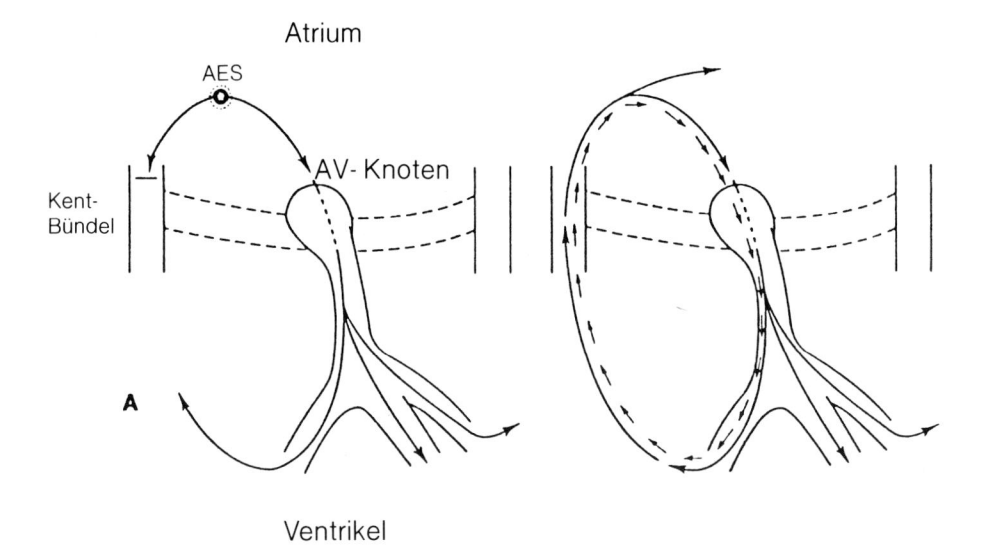

ABB. 12-5: **Reziproker Rhythmus.** **A:** Pathomechanismen einer paroxysmalen supraventrikulären Tachykardie im Zusammenhang mit dem ventrikulären Präexzitationssyndrom. Das WPW-Syndrom ist ein typisches Beispiel für einen Re-entry-Mechanismus über längere Abschnitte der Leitungsbahnen. Der ektope Vorhofimpuls (AES) wird über den AV-Knoten und das His-Purkinje-System, nicht aber über die akzessorische Leitungsbahn des Kent-Bündels geleitet. Nachdem der Impuls die Ventrikel erreicht hat, wandert er über das Kent-Bündel zurück in die Vorhöfe. Diese kreisförmige Erregungsleitung wiederholt sich, wodurch eine reziproke Tachykardie entsteht. **B:** WPW-Syndrom bei einem Hund. Die ventrikuläre Präexzitation ist durch die kurzen PR-Intervalle, die breiten QRS-Komplexe und die Delta-Welle in CV_6LU gekennzeichnet. Anfälle der supraventrikulären Tachykardie sind in dem langen EKG-Streifen aus Ableitung II dargestellt. Die QRS-Komplexe während der Tachykardie sind unterschiedlich geformt, da der Impuls anterograd über den AV-Knoten wandert. **C:** WPW-Syndrom bei einer Katze mit intermittierender Präexzitation als Folge eines Blocks mit 2 : 1-Überleitung in der akzessorischen Leitungsbahn. Normal übergeleitete Sinuskomplexe stehen zunächst im Wechsel mit Präexzitationskomplexen (Pfeile). Nach dem vierten Komplex setzt eine supraventrikuläre Tachykardie als Folge reziproker Erregungsleitung ein. Der Tachykardie folgt eine intermittierende Präexzitation.

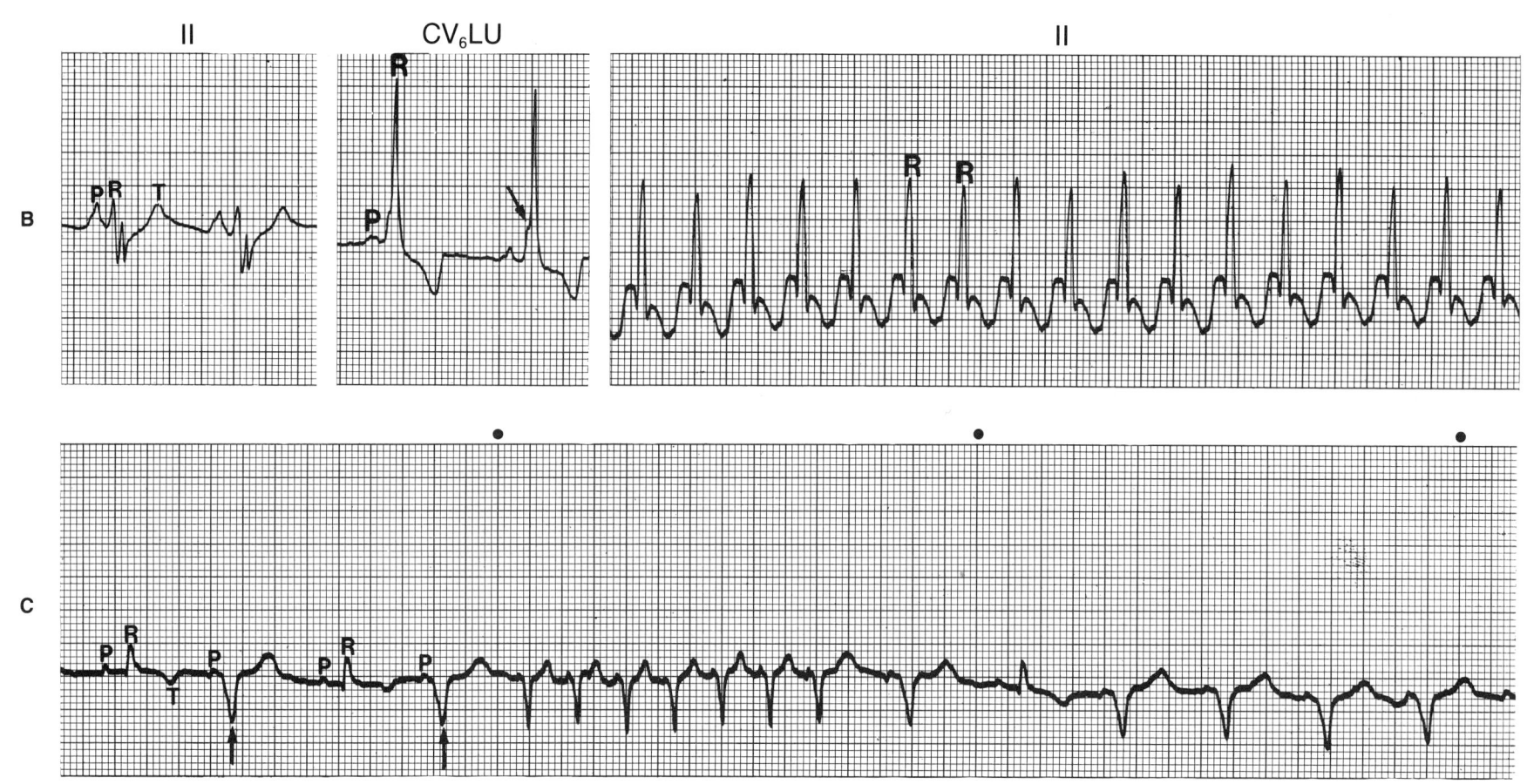

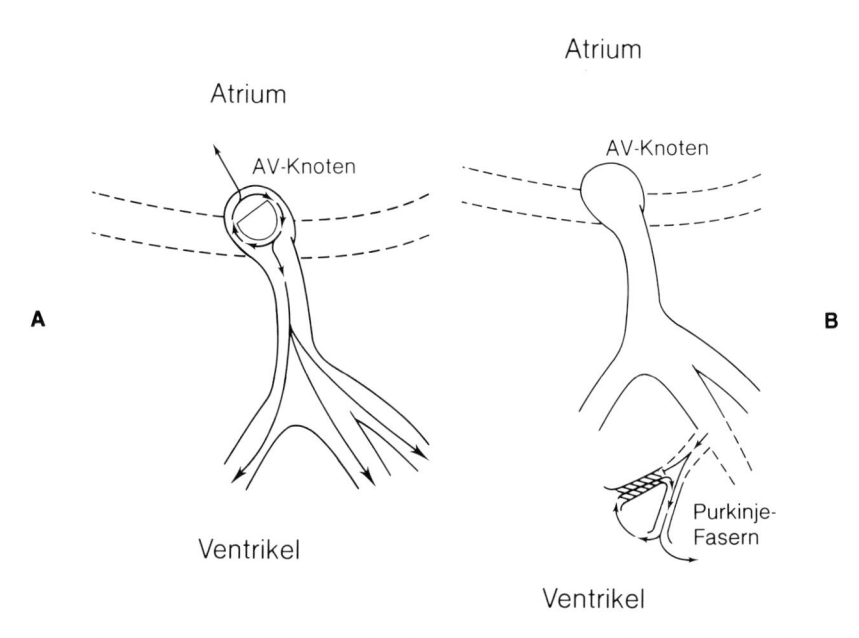

ABB. 12-6: Weitere mögliche Lokalisationen eines Re-entry-Mechanismus, der zu reziproken Rhythmen führt. A: Eine supraventrikuläre Tachykardie kann durch eine Re-entry-Erregungsleitung innerhalb des AV-Knotens ausgelöst werden. Es wurde postuliert, daß im AV-Knoten, wie in ABB. 12-4 dargestellt, zwei parallele Leitungsbahnen vorhanden sind. Durch unidirektionalen Block in einer der Leitungsbahnen kann eine Re-entry-Erregungsleitung entstehen. B: Eine Kammertachykardie kann aus einer Re-entry-Erregungsleitung innerhalb des Kammermyokards oder des His-Pukinje-Systems resultieren.

Die Ursache für die meisten supraventrikulären Tachykardien ist wahrscheinlich ein Re-entry-Mechanismus auf der Ebene des AV-Knotens nach einer initialen nodalen Erregungsleitungsverzögerung.[14] Falls eine P-Welle erkennbar ist, ist sie, außer beim ersten vorzeitigen Komplex, in der Regel negativ. Durch Druck auf den Bulbus oder den Carotissinus kann die Tachykardie häufig beendet werden, ohne daß ein AV-Block entsteht (ABB. 12-26).

Aus elektrophysiologischer Sicht sind höhere Grade des AV-Blocks nicht möglich, wenn ein Re-entry-Mechanismus im AV-Knoten die Ursache für eine supraventrikuläre Tachykardie ist. Bei einem Re-entry-Mechanismus ist die ventrikuläre Erregung Voraussetzung für das Erreichen des ventrikulären Teils der retrograden Leitungsbahn. Außerdem würde die nodale Re-entry-Erregungsleitung selbst durch einen AV-Block beeinträchtigt werden.[7, 15]

Die supraventrikulären Tachykardien bei Tieren mit dem ventrikulären Präexzitationssyndrom (WPW-Syndrom) sind ein sehr anschauliches Beispiel für den Re-entry-Mechanismus[16] (ABB. 12-5). Eine Vorhofextrasystole zum richtigen Zeitpunkt wird über die normale AV-Leitungsbahn, aber nicht über das Kent-Bündel geleitet. Während der Erregung der Ventrikel erreicht der Impuls das ventrikuläre Ende des Kent-Bündels und wird rückwärts (retrograd) in die Vorhöfe zurückgeleitet. Der retrograde Impuls aktiviert die Vorhöfe und erreicht den mittlerweile repolarisierten AV-Knoten, von wo aus er zum zweiten Mal auf die Ventrikel übergeleitet werden kann.

Dieser Kreislauf kann sich wiederholen, wodurch eine kontinuierlich zwischen den Vorhöfen und den Kammern kreisende Erregung entsteht (ABB. 12-5). Das führt zu einer supraventrikulären Tachykardie, die häufig mit dem WPW-Syndrom einhergeht. Kreisende Erregungsleitung als Folge des Re-entry-Mechanismus ist auch innerhalb des AV-Knotens möglich (ABB. 12-6 A). Es gibt sogar Hinweise darauf, daß Kammertachykardien durch eine Re-entry-Erregungsleitung innerhalb der Ventrikel ohne Beteiligung des AV-Knotens ausgelöst werden können[17] (ABB. 12-6 B).

Der Re-entry-Mechanismus erklärt das Zustandekommen vieler Arrhythmien, z. B. supraventrikulärer Tachykardien, ventrikulärer Bigeminie und einiger Kammertachykardien. Er macht auch sehr leicht verständlich, warum Medikamente, die die Erregungsleitung beeinflussen, therapeutisch eingesetzt werden können.

Beispielsweise kann die Verwendung von Digitalis zur Behandlung von Vorhofflimmern mit schneller Überleitung via akzessorischer Leitungsbahnen beim WPW-Syndrom gefährlich sein, da Digitalis die anterograde Refraktärzeit der akzessorischen Leitungsbahnen verkürzt und dadurch die AV-Überleitung beschleunigt.[18] Auch Verapamil und Propranolol wären kontraindiziert, da sie ebenfalls die Refraktärzeit der akzessorischen Leitungsbahnen verkürzen. In solchen Fällen sollten Lidocain oder Procainamid appliziert werden. Propranolol und Digitalispräparate sind die Mittel der Wahl zur Behandlung regelmäßiger reziproker supraventrikulärer Tachykardien.[19] Sicherer ist es in jedem Falle, Tieren mit WPW-Syndrom, bei denen die anterograde Erregungsleitung vorher nicht elektrophysiologisch untersucht wurde, weder Digoxin noch Verapamil zu verabreichen.

Atrioventrikuläre Dissoziation[7, 20, 21] (ABB. 12-7, 12-17, 12-35)

AV-Dissoziation bedeutet, daß Vorhöfe und Kammern durch zwei verschiedene, voneinander unabhängige Schrittmacherzentren erregt werden. Der Sinusknoten oder ein atrialer Schrittmacher depolarisiert die Vorhöfe, während der AV-Knoten oder ein ventrikulärer Schrittmacher die Kammern aktiviert. Unter bestimmten Umständen können beide Schrittmacher tätig sein, ohne sich gegenseitig zu beeinflussen. Dieses Phänomen kann viele verschiedene Ursachen haben und tritt bei einer ganzen Anzahl von Arrhythmien in Erscheinung. Der Kliniker sollte allerdings berücksichtigen, daß eine AV-Dissoziation niemals eine primäre Rhythmusstörung darstellt, sondern vielmehr Folge einer Störung der Erregungsbildung und/oder der Erregungsleitung ist.

Die AV-Dissoziation wurde nicht im Zusammenhang mit den Arrhythmien von Hund und Katze besprochen, da es keine elektrokardiographische Diagnose ist, wie »Fieber« auch keine klinische Diagnose ist. Eine AV-Dissoziation kann durch einen oder eine Kombination der folgenden Pathomechanismen ausgelöst werden:

1. Hemmung der Sinusknotenautomatie mit der Folge, daß der AV-Knoten oder ein ventrikulärer Schrittmacher Ersatzsystolen aussendet und den Ventrikelrhythmus reguliert.
2. Zunahme der Automatie des AV-Knotens oder der Ventrikel. Dann übernimmt ein ektoper Schrittmacher die Kontrolle über die Ventrikel, während die Vorhöfe weiterhin vom Sinusknoten aktiviert werden.
3. Störung der atrioventrikulären Überleitung. Die reduzierte Ventrikelschlagfrequenz führt dazu, daß ein unterhalb des Blocks gelegener Schrittmacher im AV-Knoten oder in den Ventrikeln den Kammerrhythmus kontrolliert. Dadurch treten zwei voneinander unabhängige Rhythmen auf, einer in den Vorhöfen, der andere unterhalb der Erregungsleitungsstörung.

Häufig ist es schwierig festzustellen, welcher der drei Pathomechanismen die Hauptursache für die Entstehung der AV-Dissoziation ist. Auch ist eine Kombination von zwei oder drei Mechanismen denkbar und möglich.

Die häufigste Form der AV-Dissoziation tritt zwischen Sinus- und AV-Knoten auf (ABB. 12-7 und 12-17). Die voneinander unabhängigen Erregungsbildungszentren können nebeneinander bestehen, da ihre Entladungsfrequenzen nahezu gleich sind und weil zwischen ihnen eine Blockierung oder zumindest eine Erregungsleitungsverzögerung besteht. Die aus dem Sinusknoten stammenden P-Wellen stehen nicht in Beziehung zu den im Bereich des AV-Knotens entstehenden QRS-Komplexen. Die P-Wellen können den QRS-Komplexen vorausgehen, von ihnen überlagert werden oder später erscheinen. Die Form der QRS-Komplexe ist in der Regel unverändert.

Wird beispielsweise der AV-Knoten depolarisiert, bevor der Sinusimpuls ankommt, so trifft dieser Sinusimpuls auf das refraktäre Gewebe des AV-Knotens und kann nicht mehr übergeleitet werden. Ist die Entladungsfrequenz des AV-Knotens ungefähr identisch mit der des Sinusknotens, trifft jeder Sinusimpuls auf einen refraktären AV-Knoten. Folglich kann in der ganzen Zeit, in der die beiden Schrittmacher in dieser Weise synchronisiert sind, kein Sinusimpuls die Ventrikel depolarisieren. Mit anderen Worten, der AV-Schrittmacher »steht den Sinuskomplexen im Weg«.

Daher ist der Ausdruck »AV-Dissoziation« eine sehr allgemeine Bezeichnung und bedeutet lediglich, daß atrialer und ventrikulärer Rhythmus unabhängig voneinander sind. Bei vollständiger pathologischer Unterbrechung der Überleitung zwischen Vorhöfen und Kammern schlagen diese ebenfalls unabhängig voneinander, die zugrundeliegenden Pathomechanismen sind aber nicht dieselben. Um eine Verwechslung auszuschließen, wird diese Rhythmusstörung totaler AV-Block und nicht AV-Dissoziation genannt.[21]

Ein totaler AV-Block führt zu einer AV-Dissoziation, umgekehrt bedeutet aber das Vorliegen einer AV-Dissoziation nicht, daß auch ein totaler AV-Block vorliegt. Der Hauptunterschied zwischen einer AV-Dissoziation und einem totalen AV-Block ist die Entladungsfrequenz beider Schrittma-

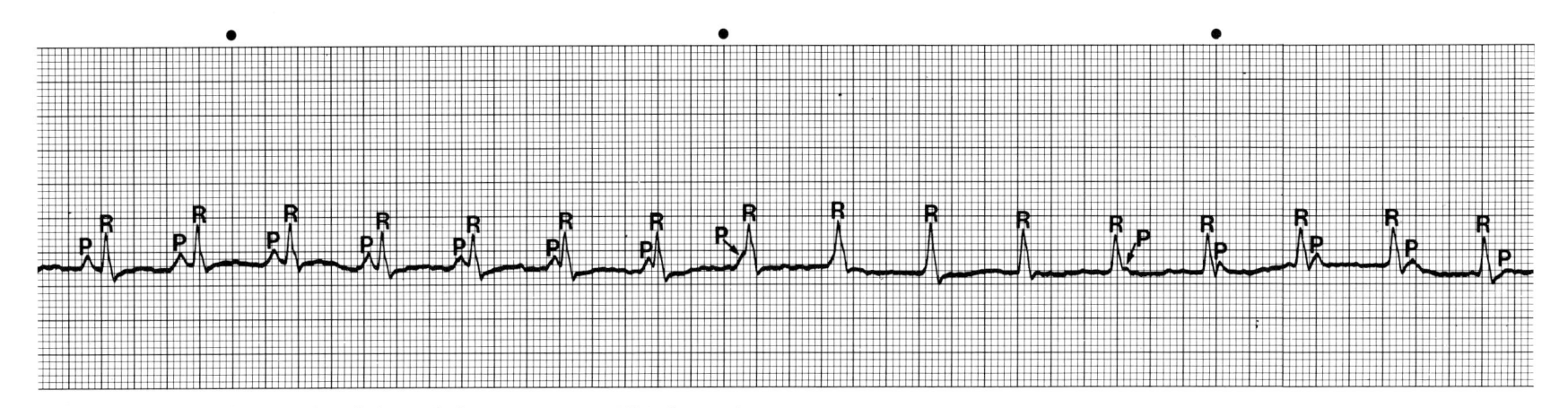

ABB. 12-7: Atrioventrikuläre Dissoziation bei einer Katze. Ursächlich liegt wahrscheinlich eine Kombination zweier Pathomechanismen zugrunde: Eine vermehrte Automatie im AV-Knoten und eine Störung der atrioventrikulären Überleitung. Dieses EKG stammt von einer Katze mit der dilatativen Form der Kardiomyopathie. Es bestehen zwei voneinander unabhängige Schrittmacherzentren nebeneinander, von denen eines im Sinusknoten und eines im AV-Knoten lokalisiert ist. Die P-Wellen gehen den QRS-Komplexen voraus, werden von ihnen überlagert oder erscheinen später. Die Sinusimpulse breiten sich über die Vorhöfe aus und führen zu normalen P-Wellen. Sie können die Ventrikel jedoch nicht erreichen, da sie auf einen refraktären AV-Knoten treffen. Die AV-Impulse ihrerseits breiten sich über die Ventrikel aus, können jedoch nicht auf die durch die Sinusimpulse refraktären Vorhöfe weitergeleitet werden.

cherzentren. Bei einem totalen AV-Block ist die Schlagfrequenz der Vorhöfe höher als die der Ventrikel, wohingegen sie bei einer AV-Dissoziation geringer als die Ventrikelschlagfrequenz ist.

Die Kontrolle von Vorhof- und Kammerrhythmus durch zwei voneinander unabhängige Schrittmacherzentren wird als vollständige AV-Dissoziation bezeichnet (ABB. 12-7 und 12-17). Werden hingegen bei einer AV-Dissoziation gelegentlich Sinusimpulse zu den Kammern übergeleitet, die zu Systolen oder auch Fusionssystolen führen, so spricht man von einer unvollständigen AV-Dissoziation (ABB. 12-35).

Zur Überleitung von normalen Sinuskomplexen oder von ektopen supraventrikulären Impulsen, die zu Kammersystolen oder eventuell zu Fusionskomplexen führen, kommt es, wenn die supraventrikulären Impulse auf den AV-Knoten und/oder die ventrikulären Leitungsbahnen treffen, nachdem diese bereits repolarisiert, aber noch nicht wieder spontan depolarisiert worden sind.

Übergeleitete Sinuskomplexe (ventricular capture complex): Erreicht ein normaler Sinusimpuls den AV-Knoten, wenn dieser gerade nicht mehr refraktär ist, kann der Impuls normal übergeleitet werden und zur ventrikulären Systole führen. Ein solcher übergeleiteter Sinuskomplex während der AV-Dissoziation erscheint als vorzeitige Systole. Dem normal geformten QRS-Komplex geht immer eine P-Welle voraus.

Ventrikuläre Fusionssystolen: Sie entstehen durch die gleichzeitige Aktivierung der Ventrikel durch einen supraventrikulären und einen ventrikulären Schrittmacher. Jede Fusionssystole erscheint bei der AV-Dissoziation als vorzeitiger Komplex, dem immer eine P-Welle vorausgeht. Die Gestalt des QRS-Komplexes liegt zwischen der eines normalen Sinuskomplexes und der eines ektopen Ventrikelkomplexes.

Zusammenfassung: Der Ausdruck AV-Dissoziation sollte nicht als elektrokardiographische Diagnose verwendet werden. Geschieht dies, ist es ein Ausdruck mangelnder Kenntnisse bei der EKG-Interpretation. Die Bezeichnung AV-Dissoziation kennzeichnet vielmehr eine sekundäre Veränderung bei verschiedenen Arrhythmien, die einer unterschiedlichen Therapie bedürfen. Ist die AV-Dissoziation beispielsweise auf einen AV-Block zurückzuführen, kann zur Behandlung die Implantation eines Schrittmachers indiziert sein, während ein beschleunigter AV-Rhythmus im Zusammenhang mit einer AV-Dissoziation Ausdruck einer Digitalisintoxikation oder einer Myokarditis sein kann.

Ventrikuläre Parasystolie

Die Parasystolie ist ein ektoper Rhythmus, der neben dem dominierenden Grundrhythmus besteht. Der Grundrhythmus ist in der Regel ein normaler Sinusrhythmus, es kann aber auch ein anderer Rhythmus, z. B. Vorhofflimmern, sein. Die Merkmale einer Parasystolie sind in ABB. 12-8 erläutert. Das zweite Schrittmacherzentrum bleibt durch einen unidirektionalen Block (entrance block)[22, 23] von der normalen Herzerregung unbeeinflußt. Die genaue Ursache für diesen Block ist nicht bekannt. Die Diagnose einer Parasystolie kann auf der Grundlage variierender Kopplungsintervalle (Zeitdauer zwischen der ektopen Erregung und der vorangehenden Erregung des Grundrhythmus) mit konstanten kurzen interektopen Intervallen (Dauer zwischen zwei ektopen Erregungen) gestellt werden. Eine Austrittsblockierung entsteht, wenn der zu erwartende parasystolische Impuls sich nicht über das Herz ausbreitet, so daß ein längeres interektopes Intervall folgt, dessen Dauer ein Vielfaches des kürzesten interektopen Intervalls beträgt. Auch Fusionssystolen können durch die gleichzeitige Aktivierung der Ventrikel durch zwei oder mehr Schrittmacherzentren entstehen.

Die Kriterien für die Diagnose einer Parasystolie können folgendermaßen zusammengefaßt werden:
1. Variierende Kopplungsintervalle.
2. Konstante kurze interektope Intervalle.
3. Lange interektope Intervalle, also ein Vielfaches der kurzen interektopen Intervalle.
4. Häufige Fusionssystolen (nicht in jedem Falle vorhanden).

Die etwas schwierige Vorstellung von einer ventrikulären Parasystolie kann durch den Vergleich mit einem Schrittmacher mit konstanter Frequenz erleichtert werden. Ein solcher Schrittmacher ist das perfekte künstliche Analogon zur natürlich auftretenden Parasystolie. Er wird durch die vorgegebene Frequenz nicht von den natürlichen Schlägen eines kompetitiven Rhythmus beeinflußt und schlägt ohne Abweichung in seinem eigenen Rhythmus weiter. Trotzdem führen die Schrittmacherimpulse nur dann zu QRS-Komplexen, wenn die Ventrikel gerade reagieren können, d. h. nicht refraktär sind. Der Schrittmacher wird insofern »geschützt«, als er nicht kompetitiv ausgeschaltet werden kann. Die entsprechenden interektopen Intervalle betragen das Vielfache derjenigen der Schrittmacherfrequenz, und es entstehen immer dann Fusionssystolen, wenn beide Rhythmen zusammenfallen. Ein Beispiel für einen Schrittmacher mit konstanter Frequenz wird in ABB. 12-9 dargestellt. ABB. 12-10 zeigt ein Beispiel für eine parasystolische Tachykardie bei einem Hund.[22]

Aus klinischer Sicht wird eine Parasystolie häufiger bei Herzpatienten als bei gesunden Patienten gefunden. Meistens ist die Arrhythmie jedoch nicht bedrohlich. Eine Behandlung ist in der Regel nicht erforderlich. Häufig ist der parasystolische Schrittmacher durch antiarrhythmische Medikamente schwer zu eliminieren, da er im Grunde genommen »auf seiner einsamen Insel lebt«.[23] Trotzdem ist es in jedem Falle wichtig, eine Parasystolie zu diagnostizieren, damit dem Patienten nicht unnötigerweise steigende Dosen möglicherweise toxischer Medikamente verabreicht werden, um die Arrhythmie zu beseitigen.[23]

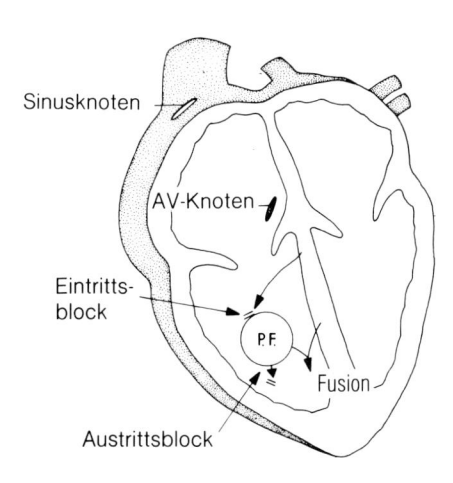

ABB. 12-8: Ventrikuläre Parasystolie. Das Diagramm zeigt, wie zwei Schrittmacher nebeneinander bestehen können. Der parasystolische Schrittmacher (PF) entläßt seine Impulse mit einer bestimmten Entladungsfrequenz. Er wird durch einen unidirektionalen Eintrittsblock geschützt, möglicherweise durch einen Austrittsblock selbst am Aussenden von Impulsen gehindert und kann durch zufälliges Zusammenfallen mit einem Sinusimpuls Fusionssystolen verursachen. Der Schlüssel zur richtigen Diagnose ist, im Gegensatz zu gewöhnlichen ventrikulären Extrasystolen, das Fehlen einer festen Kopplung zwischen den von den beiden Schrittmacherzentren ausgesandten Impulsen. (Mit Genehmigung aus: NELSON, W. P.: Parasystole — "one heart beating as two!" Medical Times 108:141, 1980).

ABB. 12-9: Erläuterung der Pathomechanismen einer Parasystolie mit Hilfe eines EKG von einem Tier mit einem Schrittmacher mit konstanter Frequenz. Die längeren interektopen Intervalle sind Vielfache der Dauer des zugrundeliegenden Schrittmacherzyklus (0,56 Sek. bzw. 107 Schläge/Min.). Der künstliche Schrittmacher wird von der herzeigenen Erregung nicht beeinflußt. In diesem Falle liegen ein totaler AV-Block (nicht übergeleitete P-Wellen) und ein wahrscheinlich oberhalb der Bifurkation des Hisschen Bündels lokalisierter Ersatzrhythmus vor. In beiden Streifen sind Artefakte durch die Schrittmacherzacken mit Pfeilen gekennzeichnet. Zunächst folgt jeder Schrittmacherzacke ein Kammerkomplex. Schließlich folgt eine mit F bezeichnete Fusionssystole aus einem herzeigenen AV-Ersatzimpuls und einem Schrittmacherimpuls. In den folgenden Komplexen erscheinen die Schrittmacherimpulse innerhalb der QRS-Komplexe der Ersatzsystolen. Der untere Streifen zeigt ein ähnliches Bild aus normalen Impulsen, Schrittmacherimpulsen und Fusionskomplexen. Der zweite Schrittmacherimpuls auf dem unteren Streifen kann die Ventrikel wieder erregen. Danach kontrolliert der Herzschrittmacher vorübergehend den Herzrhythmus bis zur nächsten Fusionssystole.[23]

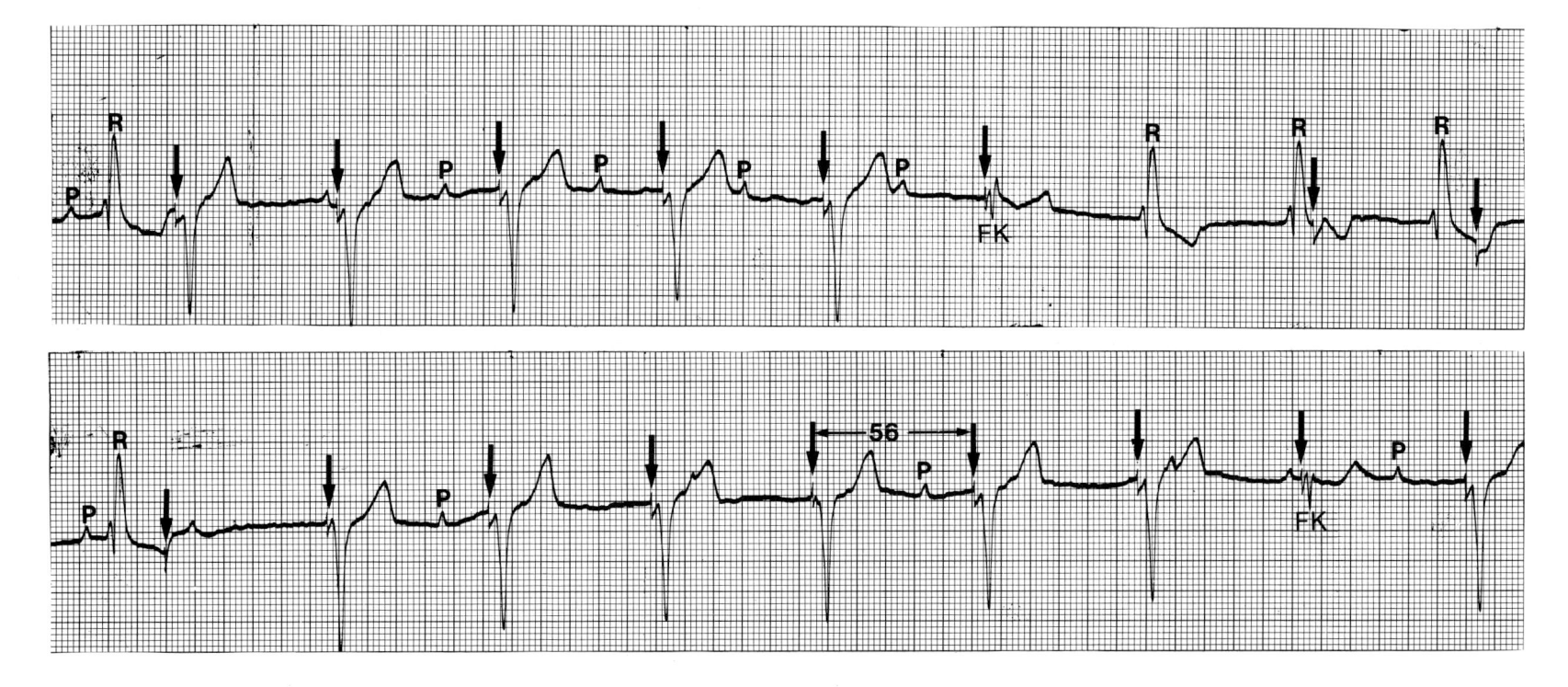

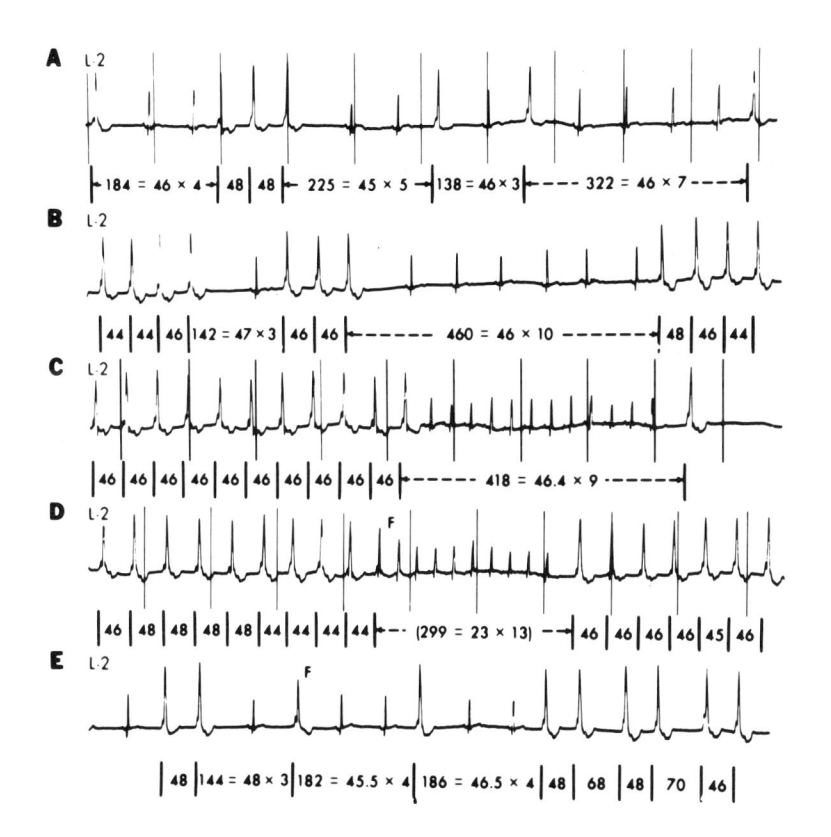

ABB. 12-10: Aufzeichnung einer experimentell induzierten parasystolischen Tachykardie bei einem Hund. Auffallend sind die deutlich variierenden Kopplungsintervalle und die Fusionssystolen (F). Die Dauer eines ektopen Zyklus beträgt 0,44 bis 0,48 Sek. (entsprechend einer durchschnittlichen Herschlagfrequenz von 130/Min.). Einige der langen interektopen Intervalle sind jedoch Vielfache der halben ektopen Zyklusdauer (in D). Das könnte bedeuten, daß die tatsächliche ektope Zyklusdauer 0,23 Sek. beträgt (Herzschlagfrequenz: 260/Min.) und die parasystolische Tachykardie mithin Ausdruck eines 2 : 1-Austrittsblocks ist. Die unterschiedlichen Intervalle in Streifen E lassen sich durch einen Wechsel zwischen einem 2 : 1- und einem 3 : 1-Austrittsblock erklären. Es ist zu beachten, daß die parasystolischen Impulse durch einen Vorhofschrittmacher mit einer Frequenz, die höher als die tatsächliche ektope Frequenz, jedoch deutlich geringer als die eigentliche Frequenz des ektopen Schrittmachers ist, unterdrückt werden können (in C und D). Die Zahlenangaben sind in Hundertstelsekunden. (Mit Genehmigung aus EL-SHERIF, N.: The ventricular premature complex: mechanisms and significance. In: Cardiac Arrhythmias. Edited by W. J. Mandel. Philadelphia, J. B. Lippincott 1980).

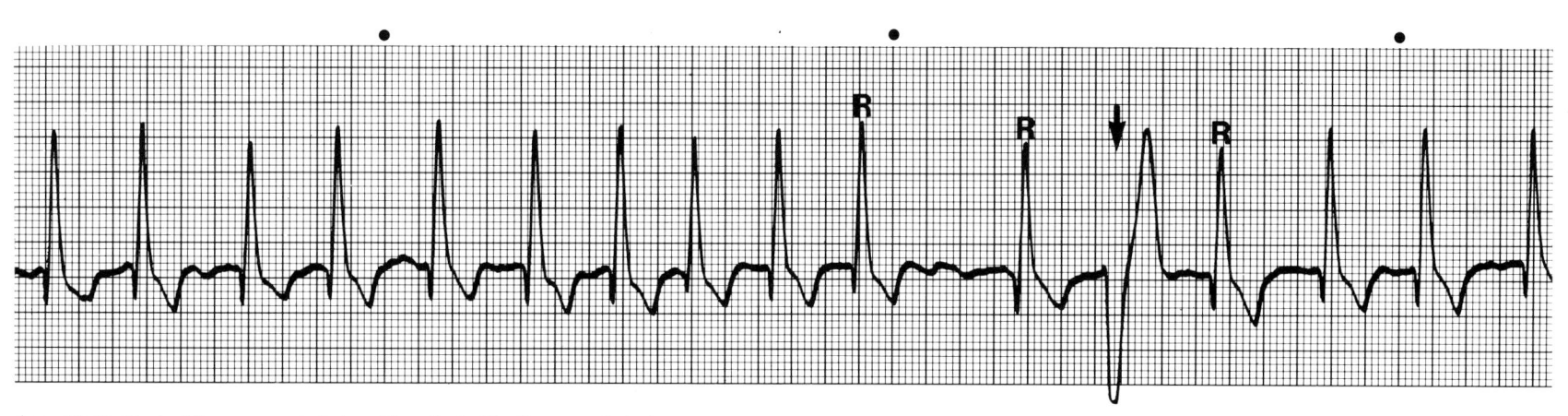

ABB. 12-11: Vorhofflimmern mit hoher Ventrikelschlagfrequenz bei einem Hund. Der deutlich veränderte Kammerkomplex (Pfeil) ist möglicherweise Ausdruck einer aberranten ventrikulären Erregungsleitung. Der aberrante Komplex hat Rechtsschenkelblockform, eine kompensatorische Pause folgt nicht. Beide Merkmale sind auch typisch für eine ventrikuläre Extrasystole. Der aberrante Komplex beendet jedoch einen kurzen Zyklus, dem ein längerer Zyklus vorausgeht (Ashman-Phänomen). Andererseits darf nicht vergessen werden, daß ein langer ventrikulärer Zyklus dazu neigt, eine ventrikuläre Extrasystole zu provozieren. Beim Vorhofflimmern können aberrante Ventrikelkomplexe leicht mit ventrikulären Extrasystolen verwechselt werden.

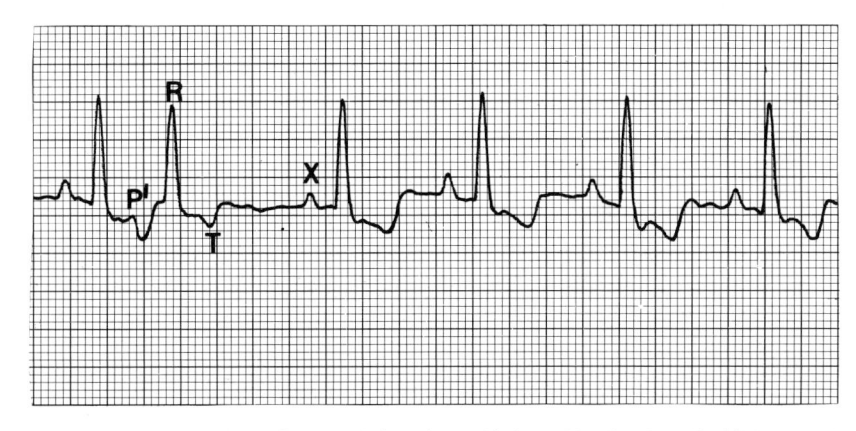

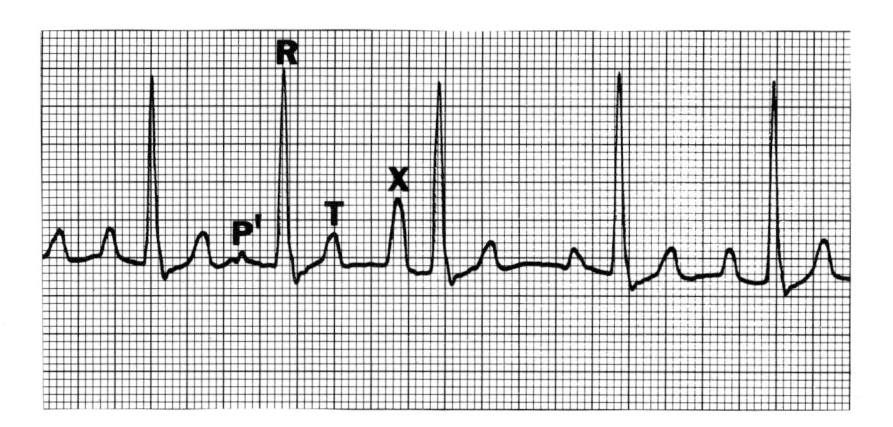

ABB. 12-12: Aberrante Vorhoferregung bei zwei verschiedenen Hunden. Den abgebildeten Vorhofextrasystolen (P') folgt jeweils eine veränderte P-Welle (X). Die einem ektopen Impuls (meistens ist es eine Vorhofextrasystole) folgende Sinus-P-Welle ist Ausdruck einer aberranten Vorhoferregung, die auch als »Chung-Phänomen« bezeichnet wird. Dieses Phänomen hat seine Ursache wahrscheinlich in einer Veränderung der Refraktärzeit der Vorhöfe nach einem ektopen Komplex. Dieser Befund ist nicht spezifisch und hat keine klinische Bedeutung.[24]

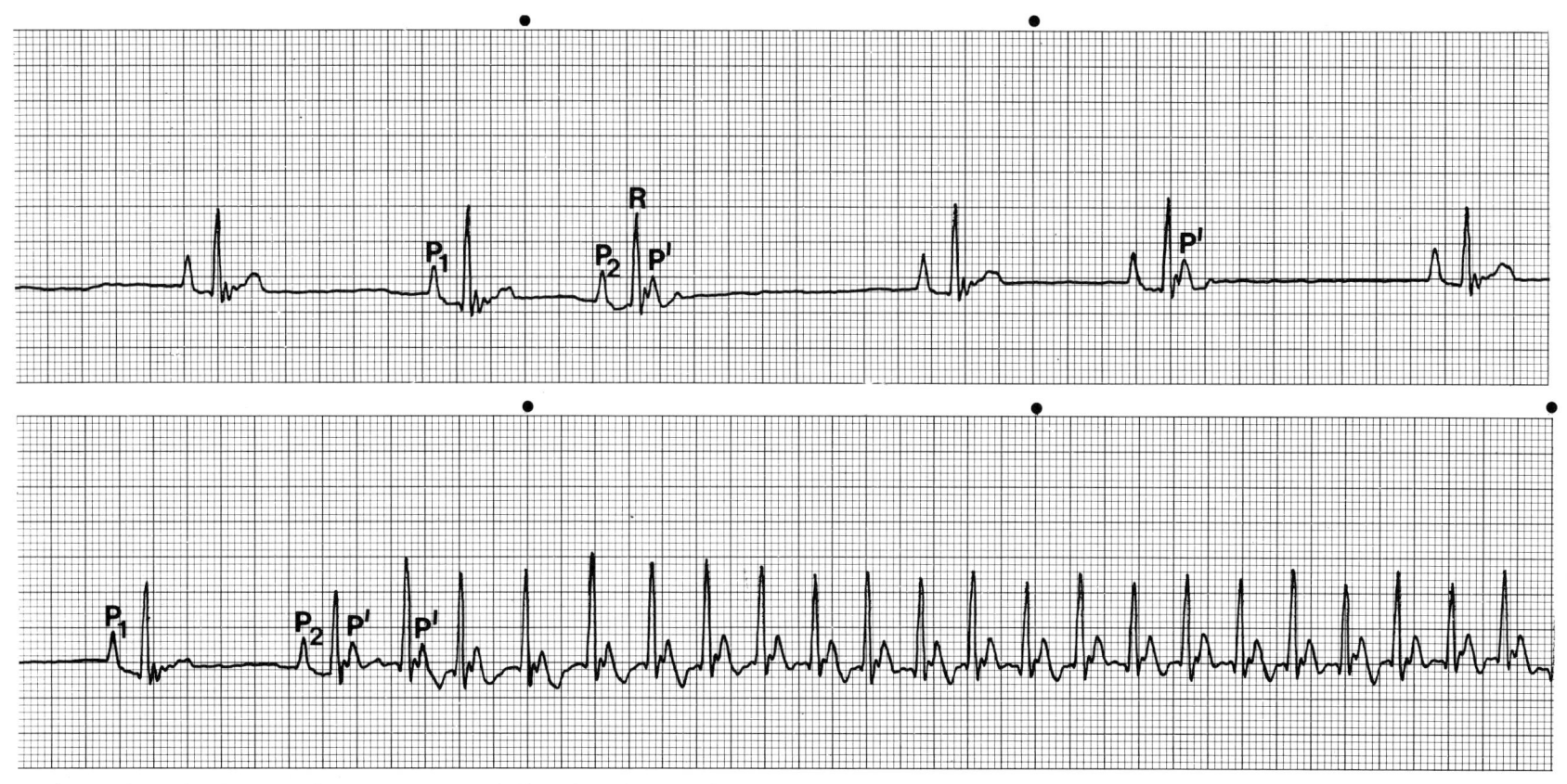

ABB. 12-13: Nichtübergeleitete Vorhofextrasystolen (oberer Streifen), die zu einer Vorhoftachykardie (unterer Streifen) führen. Die P'-Wellen folgen den Sinuskomplexen unmittelbar und treffen auf den AV-Knoten zu einem Zeitpunkt, da dieser noch refraktär ist. Den P'-Wellen folgt kein QRS-Komplex, daher werden sie als nichtübergeleitete Vorhofextrasystolen bezeichnet. Gehäuft auftretende Vorhofextrasystolen können Vorhoftachykardie, -flattern oder -flimmern auslösen, wenn die Extrasystole in die vulnerable Phase der Vorhöfe fällt. Für den Menschen wurde eine Formel erstellt, mit deren Hilfe sich feststellen läßt, ob die P'-Welle in die vulnerable Phase hineinfällt. Der Grad der Vorzeitigkeit einer einzelnen Vorhofextrasystole wird durch das Verhältnis zwischen Kopplungsintervall und der Dauer des vorangehenden Zyklus ausgedrückt:

$$\text{Kopplungsindex} = \frac{\text{Kopplungsintervall}}{\text{Dauer des vorangehenden Zyklus}} = \frac{P_2 - P'}{P_1 - P_2}$$

Dabei bezeichnet P' die Vorhofextrasystole, P_2 die unmittelbar vorangehende Vorhofsystole und P_1 die P_2 vorausgehende Vorhofsystole. Ist der Kopplungsindex geringer als 0,5, ist die Wahrscheinlichkeit für das Entstehen einer tachykarden Vorhofarrhythmie groß. Ist er größer als 0,6, ist die Gefahr, daß einer P'-Welle eine Tachyarrhythmie folgt, deutlich reduziert.[25, 26] Der Kopplungsindex der ersten vorzeitigen P'-Welle, die der Vorhoftachykardie vorausgeht, ist 0,25. Auch die Tatsache, daß die Vorhofextrasystolen nicht übergeleitet werden, da sie den vorangehenden Sinuskomplexen unmittelbar folgen, unterstreicht die hohe Wahrscheinlichkeit für das Entstehen einer Vorhoftachykardie. Die Verwendung der angegebenen Formel kann sich in Fällen mit zahlreichen übergeleiteten Vorhofextrasystolen als sehr nützlich erweisen.

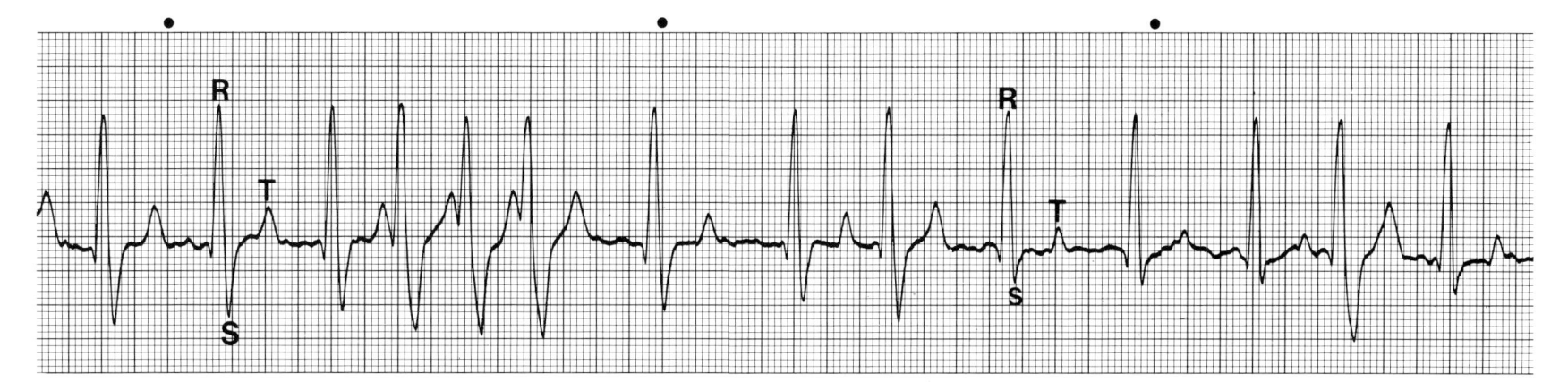

ABB. 12-14: Vorhofflimmern und intermittierende aberrante ventrikuläre Erregungsleitung bei einem Hund. Die aberrante Erregungsleitung kann leicht mit ventrikulären Extrasystolen verwechselt werden. Für eine aberrante ventrikuläre Erregungsleitung sprechen die Rechtsschenkelblockform der QRS-Komplexe, die unterschiedlichen Grade der Aberration im Anfangsteil der QRS-Komplexe sowie die variierenden Intervalle zwischen den aberranten Komplexen.

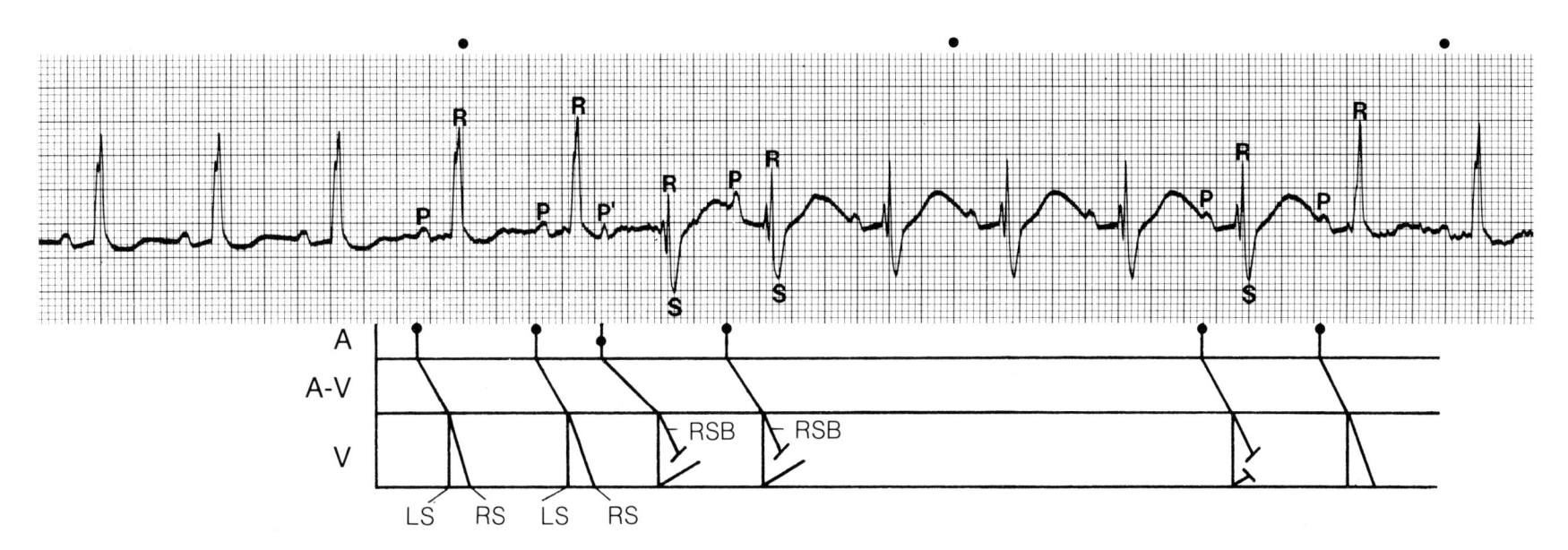

ABB. 12-15: Aberrante ventrikuläre Erregungsleitung bei einem Hund als Folge verborgener retrograder Erregungsleitung im rechten Tawara-Schenkel nach einer Vorhofextrasystole (P' im sechsten Komplex). Die Refraktärzeit des rechten Tawara-Schenkels dauert länger als die des linken. Diese Rechtsschenkelblockform erstreckt sich über sechs Komplexe; schließlich wird die retrograde Erregungsleitung aus ungeklärter Ursache unterbrochen.

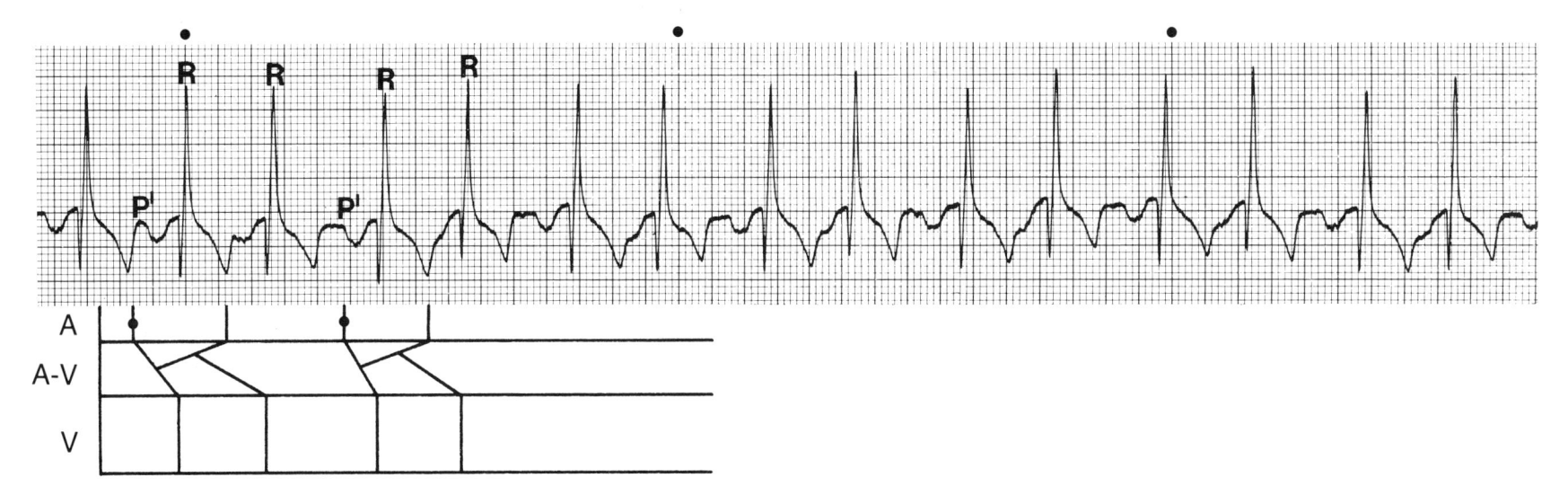

ABB. 12-16: Ventrikuläre Bigeminie bei einem Hund. Jedem ektopen Vorhof- oder AV-Impuls (P') folgt ein reziproker Komplex. Diese Arrhythmie ist in dem gesamten abgebildeten EKG-Streifen vorhanden.

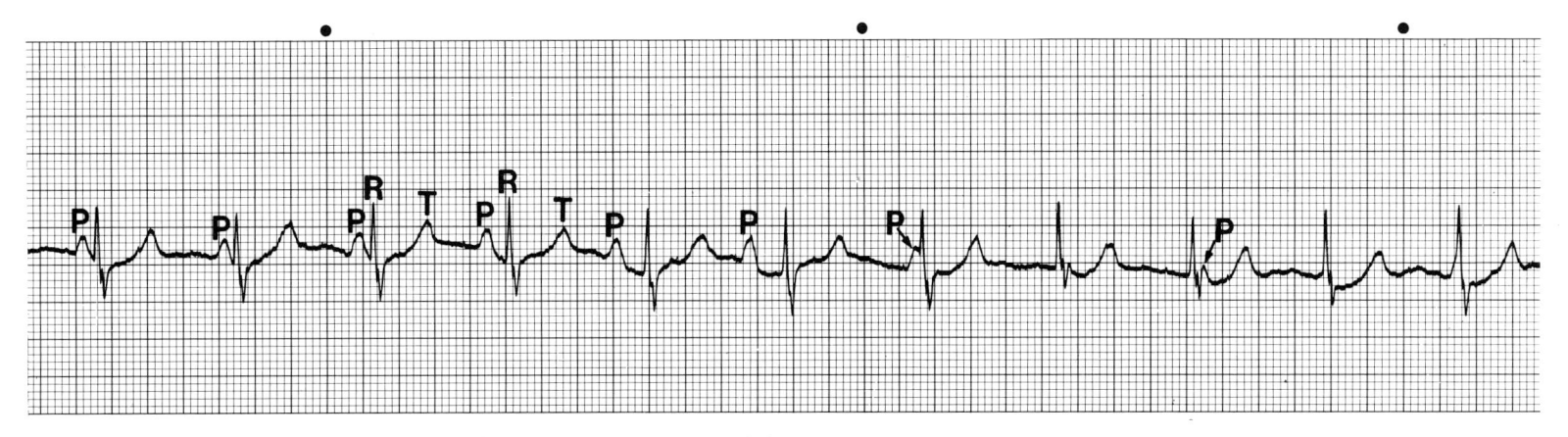

ABB. 12-17: AV-Dissoziation zwischen dem Sinus- und dem AV-Knoten bei einem Hund. Ursächlich liegt möglicherweise eine Beschleunigung des AV-Schrittmachers zugrunde. Die P-Welle geht dem QRS-Komplex zunächst voraus und wird später vom QRS-Komplex überlagert. Dieser Hund hatte eine hochgradige Digitalisintoxikation.

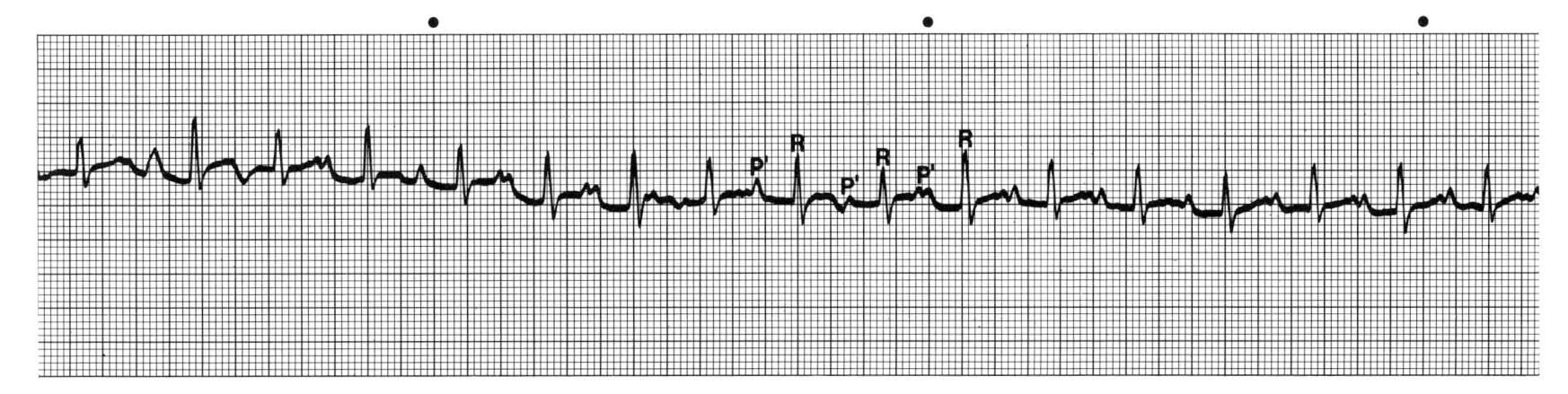

ABB. 12-18: Multifokale Vorhoftachykardie (ungeordneter Vorhofrhythmus) bei einem Hund. Die Arrhythmie hat ihre Ursache in dem wiederholten schnellen Aussenden von Impulsen aus zwei oder mehr ektopen Vorhofschrittmacherzentren. Der Vorhofrhythmus ist unregelmäßig, die Gestalt der P'-Wellen und die P'R-Intervalle variieren. Beim Menschen tritt diese Arrhythmie in der Regel im Zusammenhang mit Lungenerkrankungen oder nach größeren Operationen auf und reagiert nicht auf Digoxinapplikation. Die Behandlung sollte sich nach der zugrundeliegenden Lungenerkrankung richten.[12]

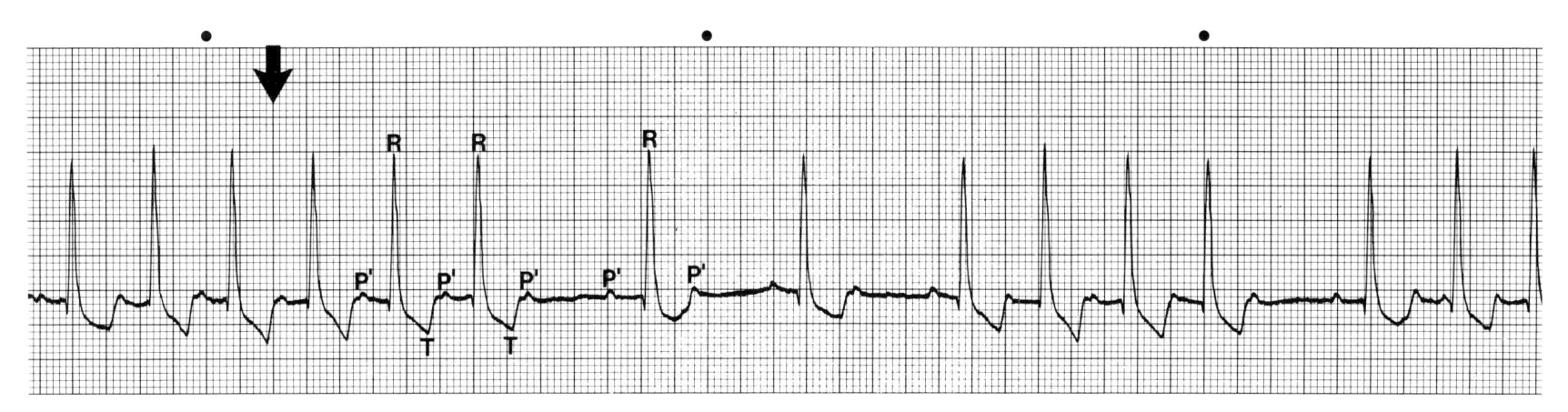

ABB. 12-19: Vorhoftachykardie nach Digitalisintoxikation bei einem Hund. Zu Beginn der Vorhoftachykardie wird durch Druck auf den Augapfel (Pfeil) der zugrundeliegende Pathomechanismus ermittelt. Das führt zu einem AV-Block, die Frequenz der P'-Wellen bleibt jedoch unverändert. Eine solche Tachykardie sollte von einer Tachykardie als Folge einer Re-entry-Erregungsleitung im Bereich des AV-Knotens unterschieden werden.

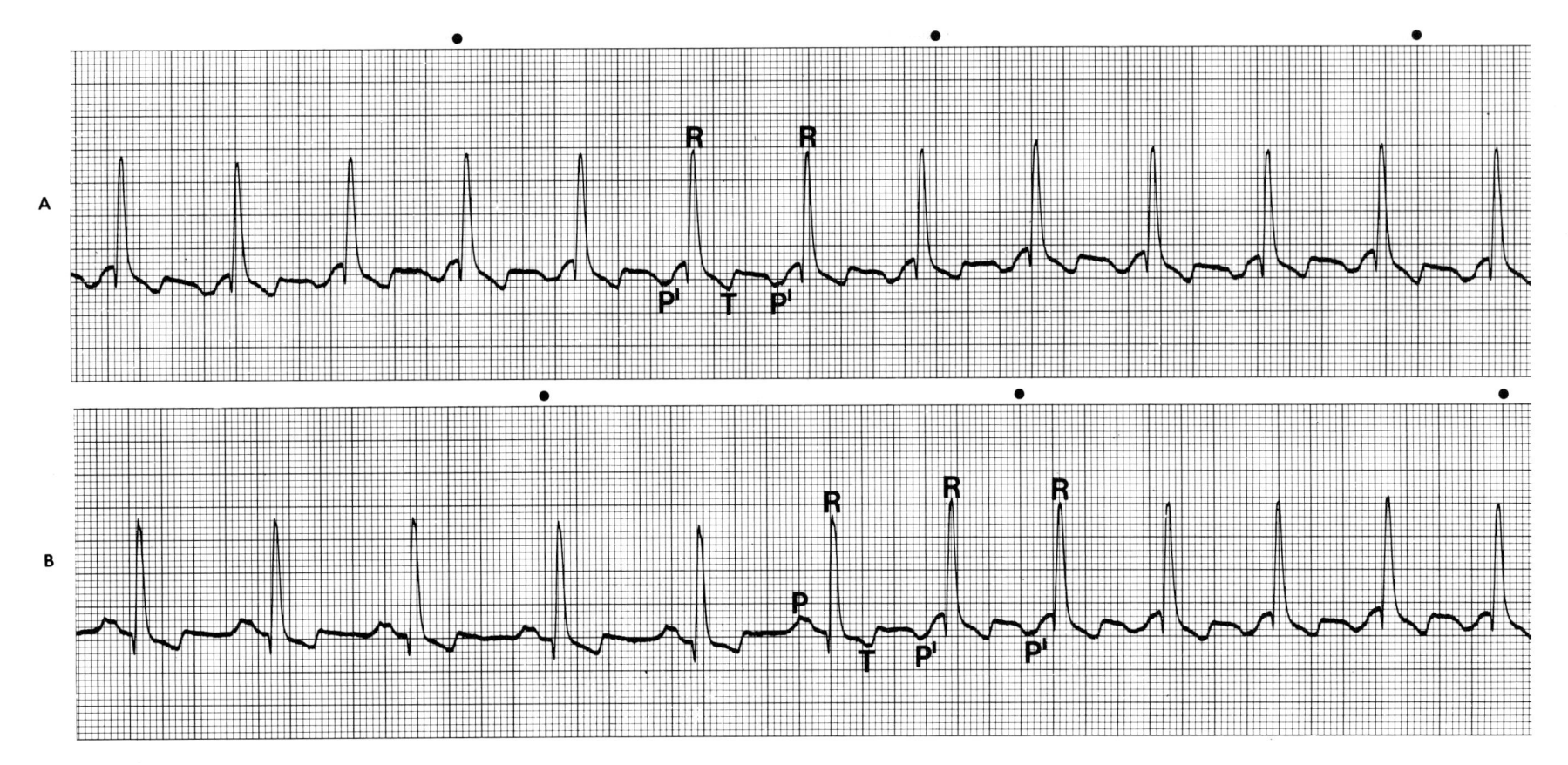

ABB. 12-20: Andauernde Tachykardie mit negativen retrograden P'-Wellen und normalen P'Q-Intervallen. A: Es ist nicht möglich, auf Grund dieses EKG-Streifens zu entscheiden, ob die Tachykardie ihren Ursprung in den Vorhöfen oder dem AV-Knoten hat oder Folge einer Re-entry-Erregungsleitung ist.[12] Zur Bestimmung der möglichen Pathomechanismen wird der EKG-Streifen benötigt, auf dem der Beginn dieses Rhythmus aufgezeichnet worden ist: 1. Beginnt die Tachykardie mit einer negativen P'-Welle und einem spiegelverkehrten QRS-Komplex, einem normalen bis verlängerten P'Q-Intervall und nachfolgenden P'-Wellen mit gleicher Gestalt, so liegt das Schrittmacherzentrum, von dem die Tachykardie ausgeht, in unteren Abschnitten der Vorhöfe. 2. Beginnt die Tachykardie mit einer negativen P'-Welle und verkürztem P'Q-Intervall, einer negativen P'-Welle, die dem QRS-Komplex folgt, oder einer, die vom QRS-Komplex überlagert wird, so hat die Tachykardie ihren Ursprung im AV-Knoten. 3. Beginnt die Tachykardie mit einer Vorhofextrasystole (P') und einem verlängerten P'Q-Intervall und sind die nachfolgenden P'-Wellen negativ, so handelt es sich um eine Tachykardie als Folge einer Re-entry-Erregungsleitung. B: Darstellung des Beginns einer paroxysmalen Tachykardie (nach dem sechsten Komplex). Die Tachykardie beginnt mit einer negativen P'-Welle und einem normalen P'Q-Intervall. Die nachfolgenden P'-Wellen haben alle die gleiche Gestalt. Die Diagnose für beide Streifen ist entweder eine Vorhoftachykardie (aus unteren Abschnitten der Vorhöfe) oder eine AV-Tachykardie mit verzögerter Überleitung zu den Ventrikeln.[12]

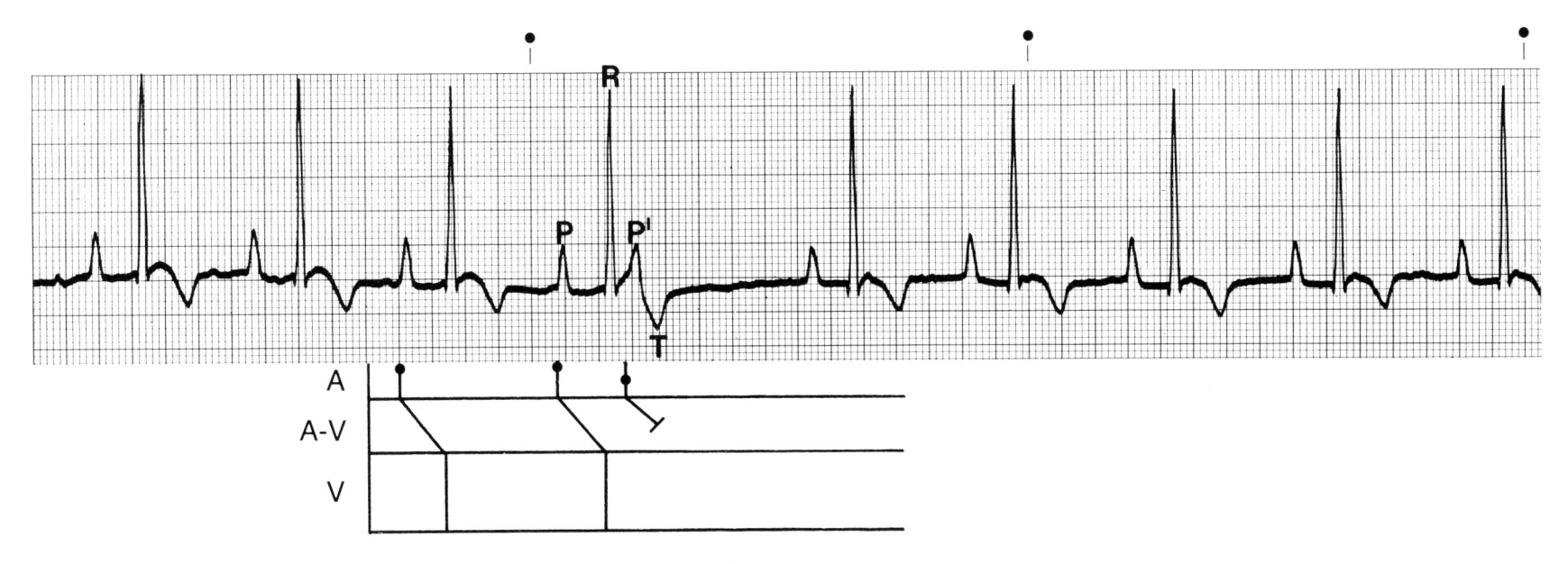

ABB. 12-21: Sinusrhythmus bei einem Hund mit einer nichtübergeleiteten Vorhofextrasystole (P'). Die P'-Welle folgt dem QRS-Komplex unmittelbar und trifft auf den noch refraktären AV-Knoten; daher wird der Impuls nicht auf die Ventrikel übergeleitet. Durch die P'-Welle wird die T-Welle des vorangehenden Komplexes jedoch verändert. Dem ektopen Vorhofimpuls folgt eine nichtkompensatorische Pause.

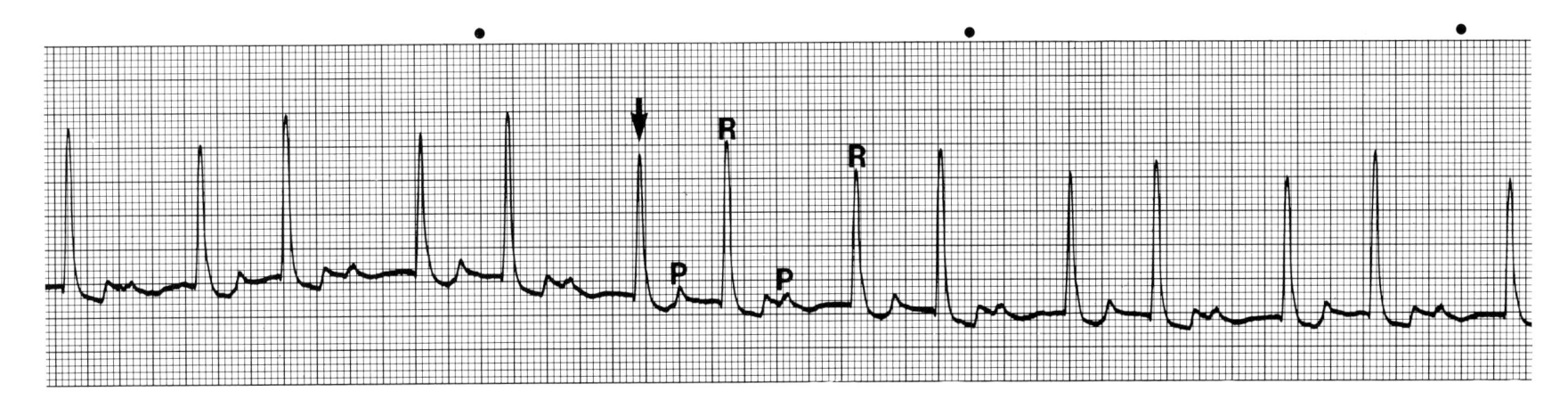

ABB. 12-22: Dieser ungewöhnlichen Arrhythmie bei einem Hund können eine ganze Anzahl verschiedener Pathomechanismen zugrundeliegen. Zwei mögliche Interpretationen sind: 1. Eine regelmäßige supraventrikuläre Tachykardie wird über zwei verschiedene Leitungsbahnen, eine langsame (die längeren PR-Intervalle) und eine schnellere (die kürzeren PR-Intervalle), im AV-Knoten übergeleitet. 2. Als Folge eines AV-Blocks II. Grades mit einer 2:1-Überleitung entstehen AV-Extrasystolen (Pfeil). Ihnen geht jeweils eine längere Pause nach der blockierten P-Welle voraus. Die der Extrasystole folgende P-Welle wird wieder übergeleitet. Auf diese Weise entsteht eine Bigeminie.

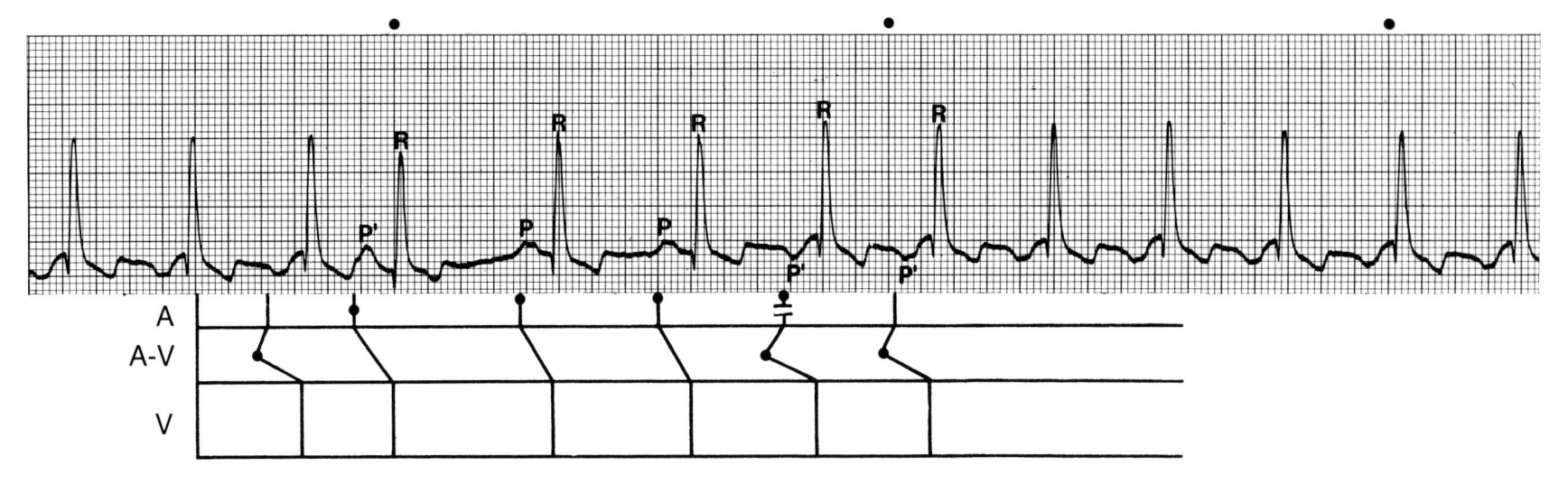

ABB. 12-23: Beschleunigter AV-Rhythmus bei einem Hund (negative P'-Wellen). Nach dem vierten Komplex unterdrückt eine Vorhofextrasystole den AV-Schrittmacher und ermöglicht die Überleitung von zwei normalen Sinuskomplexen. Danach ist die Entladungsfrequenz des AV-Schrittmachers jedoch wieder höher als die des Sinusknotens, so daß er die Kontrolle über den Rhythmus übernimmt. Dieser erneute AV-Rhythmus beginnt mit einer Fusionssystole in den Vorhöfen. Diese ist eine Folge der gleichzeitigen Erregung der Vorhöfe durch einen AV- und einen Sinusimpuls. Dadurch bekommt die P-Welle eine Gestalt, die zwischen der einer Sinus-P-Welle und der einer retrograd aus dem AV-Knoten stammenden P-Welle liegt.

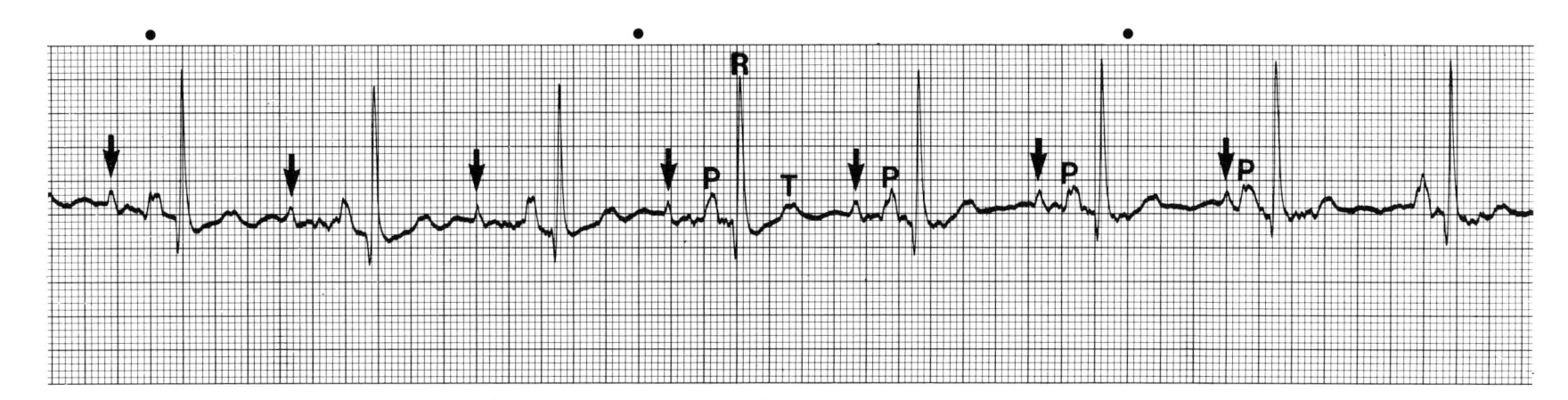

ABB. 12-24: Atriale Dissoziation bei einem Hund mit hochgradiger Stauungsinsuffizienz. Es bestehen zwei voneinander unabhängige Vorhofrhythmen, von denen einer ein sinuatrialer (P-Wellen) und einer ein ektoper (Pfeile) ist. Sowohl die R-R-Intervalle als auch die interektopen Intervalle sind konstant. Die ektopen Vorhofimpulse werden nicht auf die Ventrikel übergeleitet. Da möglicherweise ein intraatrialer Block im Bereich des ektopen Schrittmachers vorliegt, kontrolliert er nur einen kleineren Teil der Vorhöfe. Die Sinuskomplexe können nicht mit dem ektopen Rhythmus interferieren und umgekehrt. Beim Menschen wird diese Arrhythmie häufig bei fortgeschrittener Stauungsinsuffizienz beobachtet. Die Ausschläge eines solchen ektopen Vorhofschrittmachers können leicht mit Artefakten verwechselt werden. In diesem Fall fand sich die Arrhythmie jedoch auch in einem zu einem anderen Zeitpunkt aufgezeichneten EKG. Beim Menschen sind solche unabhängigen P-Wellen meistens Artefakte, die durch die Atmungsmuskulatur verursacht werden.[22]

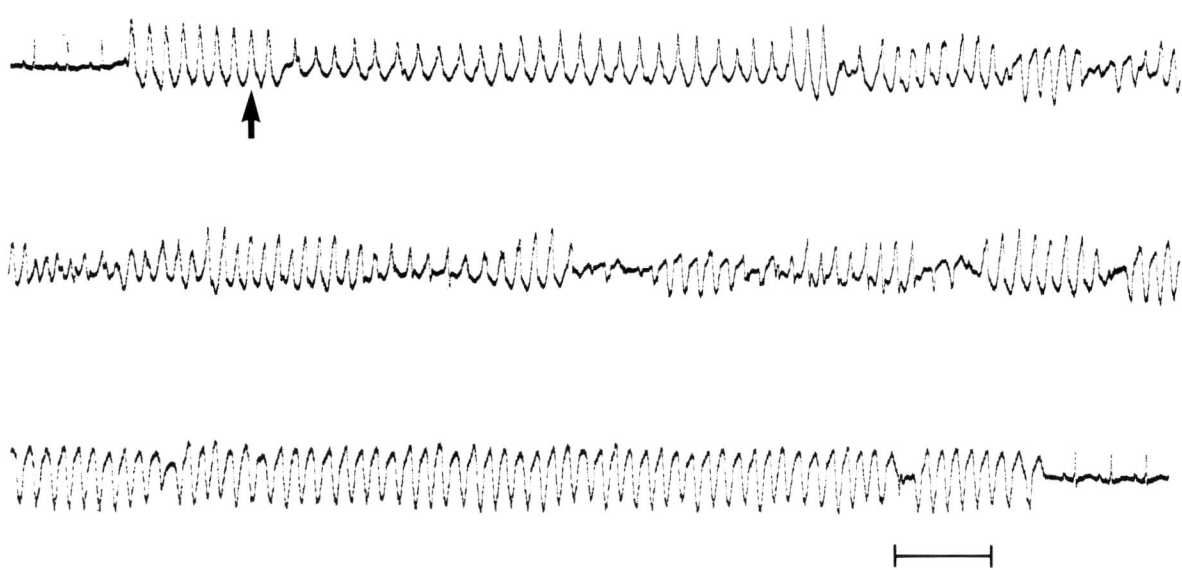

1000 mSek.

ABB. 12-25: Torsades de pointes. Diese Arrhythmie ist eine polymorphe Kammertachykardie, die durch periodisches, langsames An- und Abschwellen der QRS-Amplitude und der Frequenz gekennzeichnet ist. Die Arrhythmie tritt bei einer Reihe angeborener und erworbener Störungen (einschließlich der durch Medikamente und metabolische Störungen verursachten Arrhythmien), die zu einer Verlängerung der QT-Dauer führen, in Erscheinung.[27] Die Bezeichnung der Arrhythmie (schraubenförmiger Verlauf der Potentialspitzen) deutet bereits an, daß eine kontinuierliche Veränderung der Amplitude der tachykarden Komplexe vorliegt, die sich um die isoelektrische Linie herumzuwinden scheinen. Im Gegensatz zum torsades de pointes sind die QRS-Komplexe bei einer »normalen« Kammertachykardie gleichmäßig geformt. Auch ist bei einer Kammertachykardie die QT-Dauer des zugrundeliegenden Grundrhythmus unverändert. Die Unterscheidung von Kammerflimmern und torsades de pointes ist hingegen nicht immer zweifelsfrei möglich, doch können bei torsades de pointes die einzelnen QRS-Komplexe noch deutlich identifiziert werden, und es kann wieder ein spontaner Sinusrhythmus einsetzen.[28] Der genaue Pathomechanismus ist nicht bekannt, aus elektrophysiologischen Untersuchungen heraus wird jedoch ein Re-entry-Mechanismus vermutet.[28, 29] Die häufigsten Ursachen für torsades de pointes sind Myokarditis, totaler AV-Block, hochgradige Sinusbradykardie, zahlreiche Medikamente (z. B. Chinidin, Procainamid, Disopyramid), zentralnervöse Störungen, Hypothermie und Elektrolytstörungen wie beispielsweise eine Hyperkaliämie.[27] Es ist außerordentlich wichtig, die zugrundeliegende Ursache, sofern sie bekannt ist, zu beseitigen. Antiarrhythmische Mittel wie Chinidin sollten vermieden werden; in der Regel ist die Implantation eines Schrittmachers indiziert.[27] Eine Behandlung mit antiarrhythmischen Medikamenten, die die QT-Dauer nicht verlängern, wie Propranolol, Lidocain oder Phenytoin, kann versucht werden, die Wirkung ist aber nicht vorhersehbar. Die Implantation eines künstlichen Schrittmachers oder die Verabreichung von Magnesiumsulfat[29 a] ist in jedem Falle verläßlicher.
Die abgebildete Ableitung II stammt von einem Hund mit einer Serie von torsades de pointes, die durch eine schnelle achtschlägige Salve von einem ventrikulären Herzschrittmacher ausgelöst wurde (Zykluslänge von 165 mSek.). Zur Verlängerung der QT-Dauer war zunächst Chinidin verabreicht worden. Der Pfeil bezeichnet die letzte durch den künstlichen Schrittmacher ausgelöste Erregung. Die drei Streifen stammen aus einer fortlaufenden Aufzeichnung. Zu beachten ist die kontinuierliche Veränderung der Amplitude und der Gestalt der Kammerkomplexe, die so aussehen, als würden sie sich um die isoelektrische Linie winden. Die Arrhythmie wird von einzelnen QRS-Komplexen unterbrochen. Am Ende des Streifens setzt wieder ein normaler Sinusrhythmus ein. (Mit Genehmigung der American Heart Assoc. Inc. aus: BARDY, G. H., ET AL.: A mechanism of torsades de pointes in a canine model. Circulation 67:52, 1983).[30]

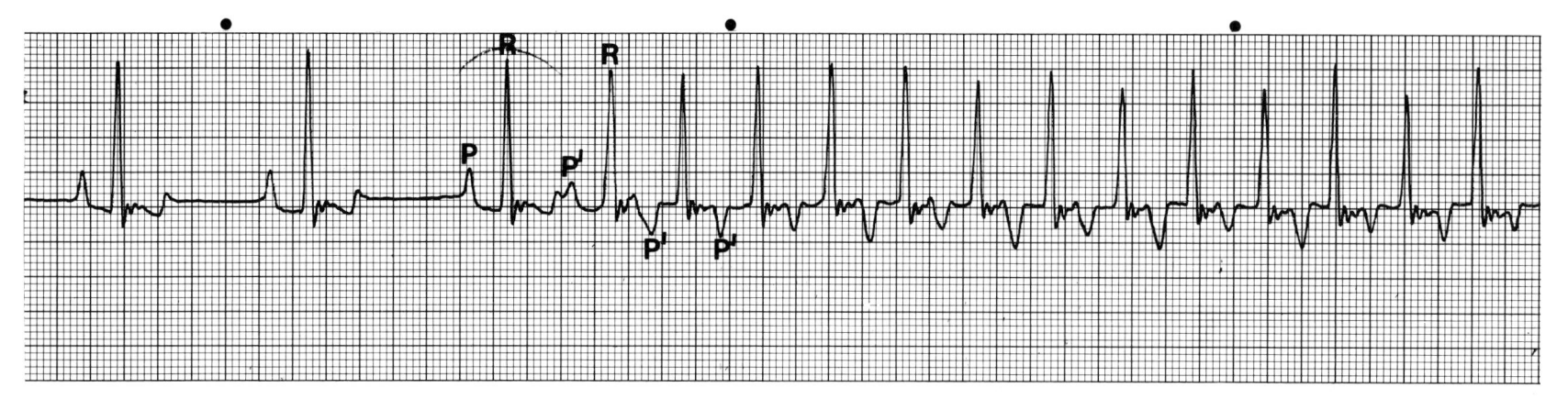

ABB. 12-26: Paroxysmale supraventrikuläre Tachykardie als Folge eines Re-entry-Mechanismus. Die Ursache für die meisten supraventrikulären Tachykardien dürfte wahrscheinlich ein Re-entry-Mechanismus im AV-Knoten sein. Es kann allerdings auch eine ektope Vorhoftachykardie sein. Bei einer Re-entry-Tachykardie ist die P-Welle negativ, lediglich bei der initialen Vorhofextrasystole ist sie positiv. Diese initiale Vorhofextrasystole erfährt eine Erregungsleitungsverzögerung im AV-Knoten. Kann die supraventrikuläre Tachykardie durch Druck auf den Carotissinus oder anderweitige Vagusreizung abrupt beendet werden, liegt der Verdacht auf einen Re-entry-Mechanismus nahe.[26] Es ist allerdings kein Nachweis eines Re-entry-Mechanismus, wenn die Kammeraktivierung möglicherweise Folge einer verzögerten Nachdepolarisation ist (siehe Kap. 9). Bei der vorliegenden Tachykardie ist eine Re-entry-Erregungsleitung wahrscheinlich. Zu beachten ist außerdem der elektrische Alternans während der Tachykardie, der in einer Form- und Amplitudenveränderung der QRS-T-Komplexe zum Ausdruck kommt. Dieses ist bei einer Tachykardie meistens ohne weitere Bedeutung, da er vermutlich eine Sekundärerscheinung als Folge variierender Refraktärzeiten ist.

ABB. 12-27: Künstliche Reizung des rechten Vorhofes bei einem Hund mit WPW-Syndrom. A: Die abgebildete Ableitung II zeigt ventrikuläre Präexzitationen. Die PR-Intervalle sind verkürzt und die QRS-Komplexe verbreitert. B: Künstliche Reizung des rechten Vorhofes. Den ersten vier Schrittmacherzacken (SP) folgen keine P-Wellen. Die ersten drei QRS-Komplexe sind weiterhin Ausdruck spontaner ventrikulärer Präexzitation. Nach Verstärkung der Schrittmacherreize folgen den Schrittmacherzacken P-Wellen und QRS-Komplexe, wodurch die ventrikulären Präexzitationen unterdrückt werden können. C: Der Elektrodendraht des Vorhofschrittmachers ist vermutlich näher an eine akzessorische Leitungsbahn herangerückt, wodurch erneut ventrikuläre Präexzitationen entstehen. D: Nach erneuter Bewegung des Elektrodendrahtes (dieses Mal weg von der akzessorischen Leitungsbahn) führt wieder jeder Schrittmacherreiz zu einer P-Welle und einem QRS-Komplex. In den Streifen B, C und D entspricht 0,5 cm 1mV.

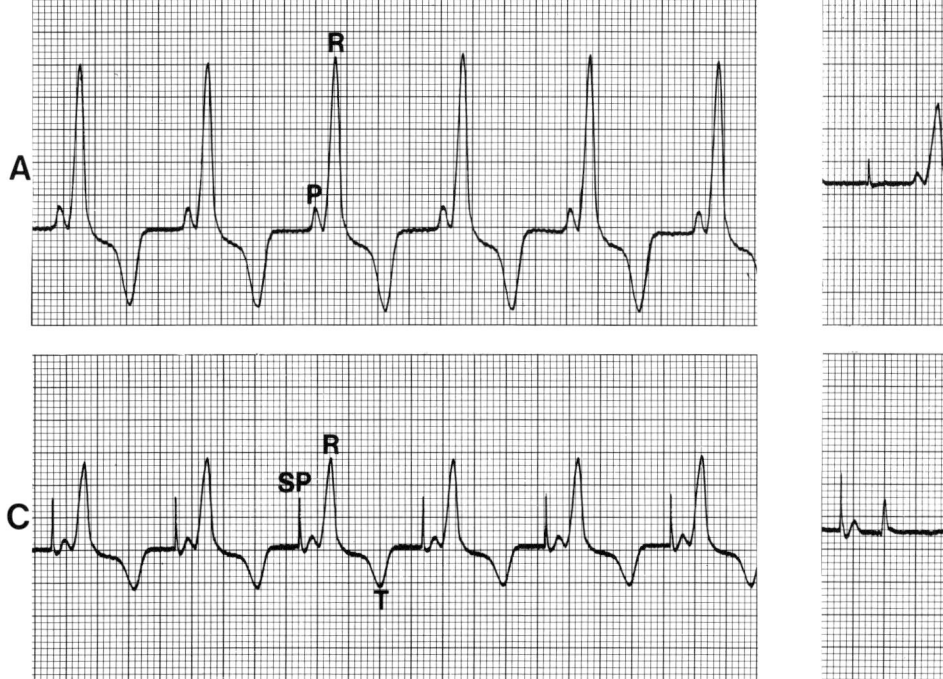

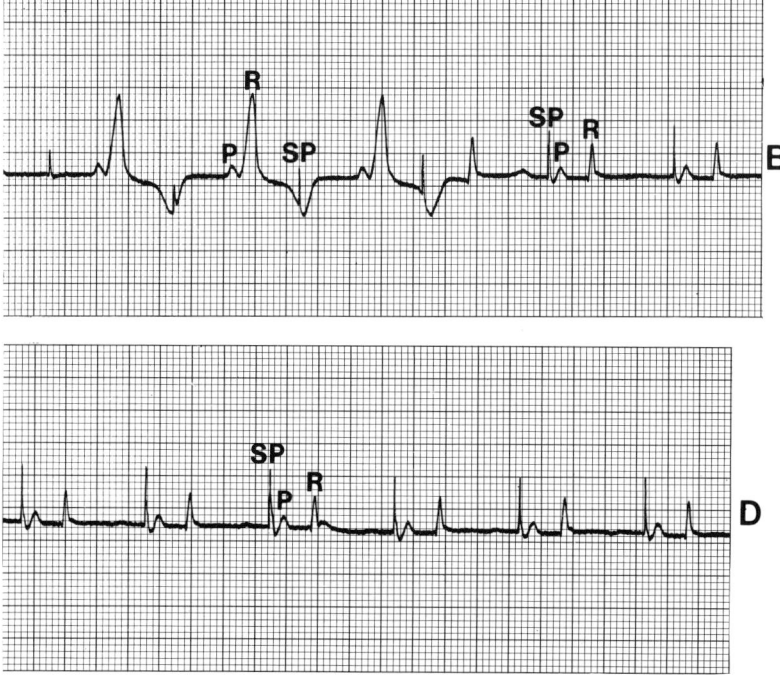

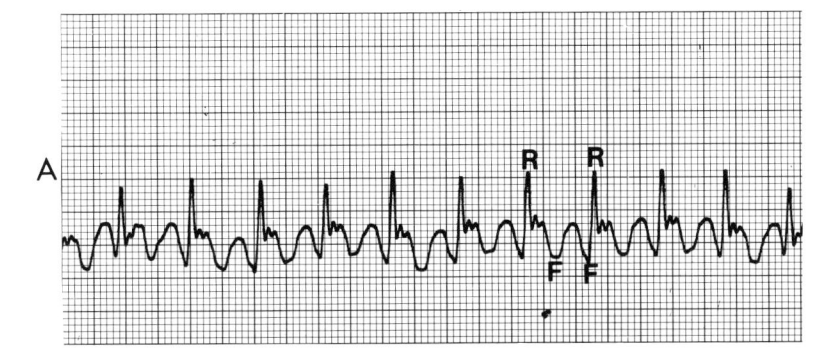

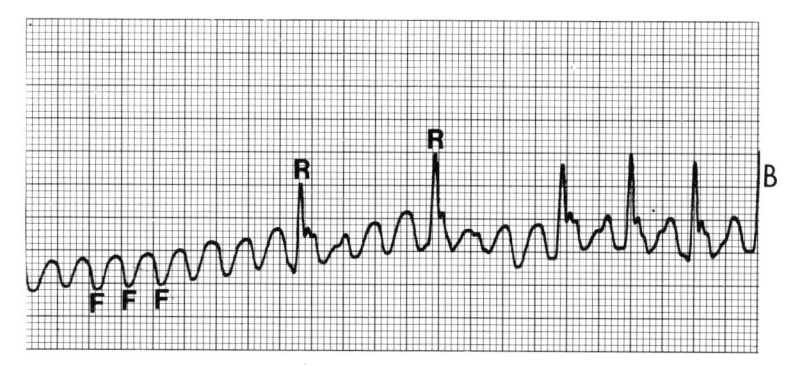

Abb. 12-28: A: Vorhofflattern mit einer 2 : 1-Überleitung. Die Ventrikelschlagfrequenz beträgt 300/Min. Bei jedem Rhythmus, bei dem die Ventrikelschlagfrequenz 300/Min. oder mehr beträgt und regelmäßig ist, muß differentialdiagnostisch an Vorhofflattern gedacht werden. Die 2 : 1-Überleitung hat ihre Ursache nicht in einem Block der Erregungsleitung, sondern in der längeren Refraktärzeit des AV-Knotens. B: Vagusstimulation durch Druck auf den Augapfel führt zur Erhöhung des Überleitungsverhältnisses, d. h. die Ventrikelschlagfrequenz sinkt. Die charakteristischen sägezahnartigen Flatterwellen (F) können jetzt deutlich erkannt werden. Die Vorhofschlagfrequenz beträgt 600/Min. Therapieversuche können medikamentell (z. B. mit Digitalis, Propranolol und Chinidin) und/oder elektrisch (z. B. durch Kardioversion oder künstliche Reizung des rechten Vorhofes) unternommen werden. Ist der Zustand des Patienten kritisch, sollte mit der elektrischen Kardioversion nicht gezögert werden. Durch Vorhofflattern kann die Durchblutung des Gehirns beeinträchtigt werden, woraus Schwäche und Synkopen resultieren. Digitalis ist das Mittel der Wahl zur Senkung der Ventrikelschlagfrequenz.

Abb. 12-29: Vorhoftachykardie mit 2 : 1-Überleitung im oberen Abschnitt des AV-Knotens (A-V1) und 3 : 2-Überleitung im unteren Abschnitt des AV-Knotens (A-V2).[8] Die Anordnung der Komplexe resultiert aus der unterschiedlichen Blockierung der Impulse in diesen beiden Ebenen. Da die Refraktärzeit des AV-Knotens länger ist als die der Vorhöfe, können nicht alle Impulse auf die Ventrikel übergeleitet werden. Das führt meistens zu einer 2 : 1-Überleitung, die ihre Ursache nicht in einem Block, sondern in der physiologisch längeren Refraktärzeit des AV-Knotens hat. Überleitungsverhältnisse, die größer als 2 : 1 sind, weisen jedoch auf einen AV-Block hin.[12] Die Impulse können im oberen und im unteren Abschnitt des AV-Knotens blockiert werden. Alle Impulse dringen eine gewisse Strecke in den oberen Abschnitt des AV-Knotens ein, doch nur einige von ihnen werden in den unteren Abschnitt weitergeleitet. Dort können wiederum einige Impulse blockiert werden. Ein solcher Block ist bei der Wenckebachschen Periodik häufig.[12] Geradzahlige Überleitungsverhältnisse wie beispielsweise 2 : 1 sind beim Vorhofflattern und bei Tachykardien häufig, während ungeradzahlige Überleitungsverhältnisse selten sind und das Vorliegen einer pathologischen Erregungsleitungsstörung im AV-Knoten vermuten lassen.[21] Zur Bestimmung der beiden Abschnitte im AV-Knoten, in denen die Erregungsleitung blockiert werden kann, sind häufig weitergehende elektrophysiologische Untersuchungen erforderlich. Auch an eine paroxysmale Tachykardie mit nur einem Block sollte gedacht werden.

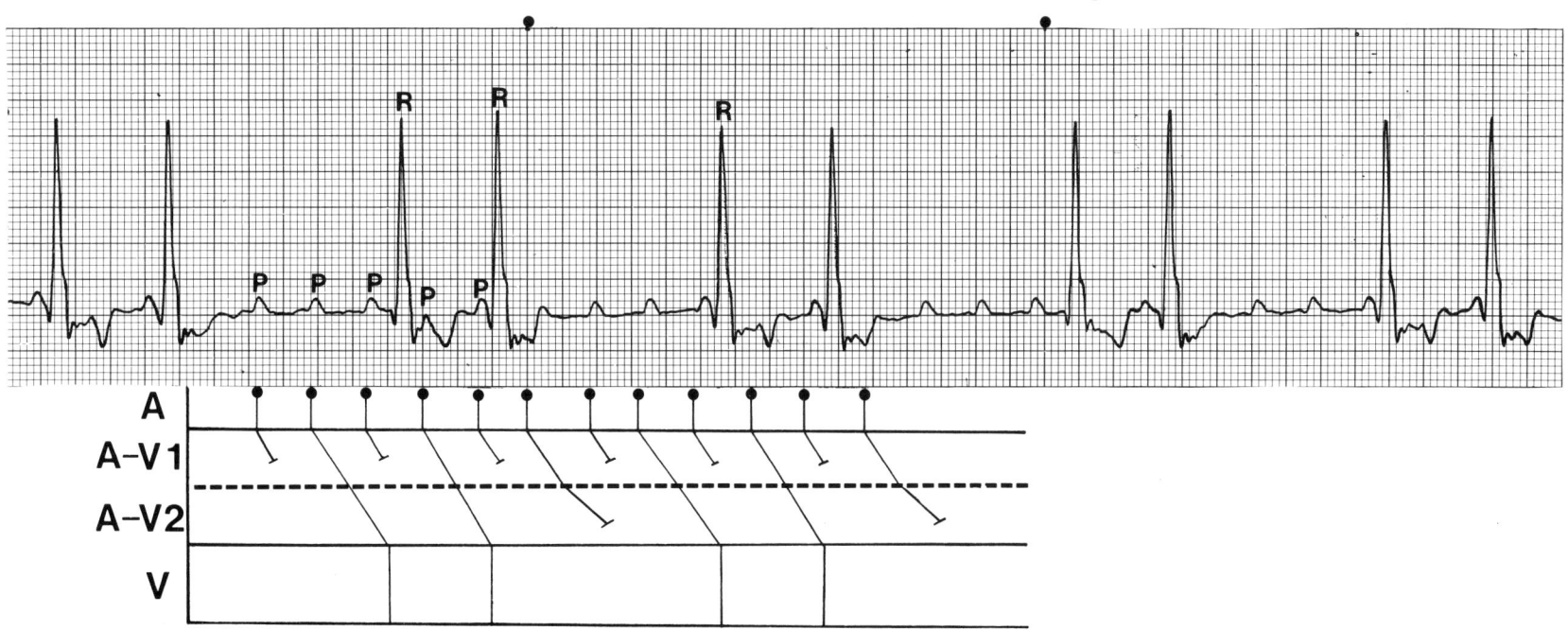

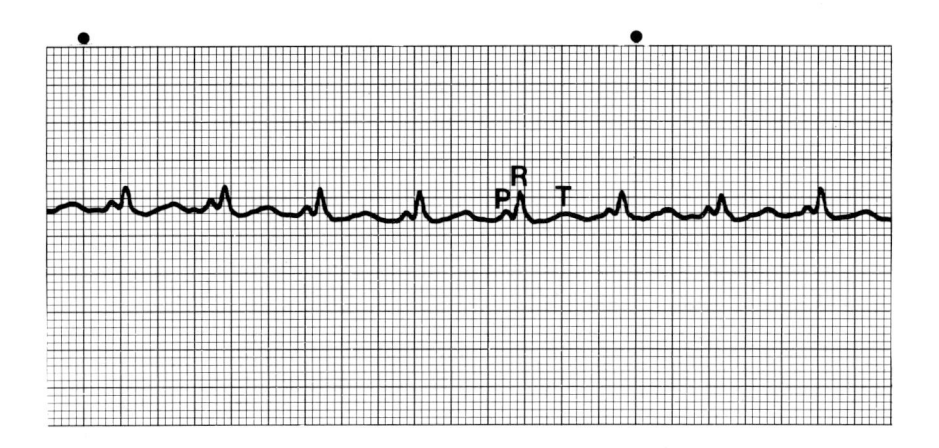

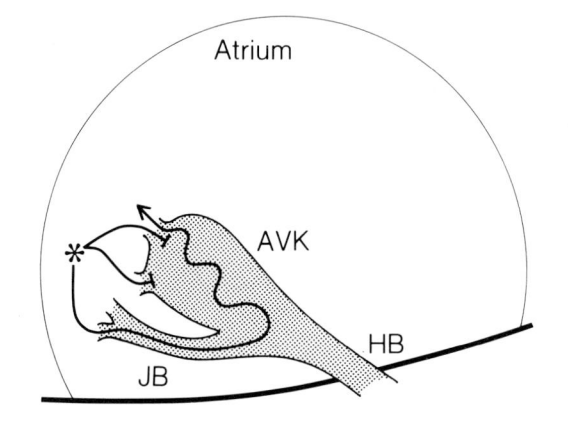

ABB. 12-30: Lown-Ganong-Levine (LGL)-Syndrom. Dieses EKG stammt von einer Katze mit Synkopen. Das PQ-Intervall ist sehr kurz, die QRS-Komplexe sind normal, eine Delta-Welle ist nicht vorhanden. Diese EKG-Befunde weisen nicht auf das WPW-Syndrom hin. Trotzdem ist das LGL-Syndrom eine Form des WPW-Syndroms, bei der eine Delta-Welle nicht vorhanden ist, da die akzessorische Leitungsbahn in unmittelbarer Nähe zur normalen AV-Leitungsbahn liegt. Das LGL-Syndrom ist gekennzeichnet durch kurze PQ-Intervalle, normale QRS-Komplexe und Neigung zu paroxysmaler supraventrikulärer Tachykardie.[31] Es muß jedoch darauf hingewiesen werden, daß das PQ-Intervall auch in Streßsituationen (starke Schmerzen, Angst) häufig verkürzt ist. Das gleiche gilt für Kreislaufzustände mit erhöhtem Herzschlagvolumen, wie beispielsweise im Zusammenhang mit einer Anämie oder als Folge eines Hyperthyreoidismus.

In der rechten Schemazeichnung ist die Verbindungsstelle des James-Bündels (JB) mit dem normalen Erregungsleitungssystem am Übergang von AV-Knoten (AVK) zu Hisschem Bündel (HB) dargestellt. Das James-Bündel ist als mögliche, zum LGL-Syndrom führende akzessorische Leitungsbahn in der Diskussion. Die Beziehungen zwischen den anatomischen und physiologischen Verhältnissen sind jedoch noch umstritten. Offensichtlich wird ein aus den Vorhöfen stammender Impuls nach einem Eintrittsblock in den AV-Knoten über eine akzessorische Leitungsbahn in die Ventrikel geleitet und retrograd in einem Re-entry-Mechanismus über den AV-Knoten in die Vorhöfe zurückgeleitet. Auf diese Weise kann ein Re-entry-Mechanismus über eine kurze Umleitungsbahn zu einer regelmäßigen supraventrikulären Tachykardie führen. (Mit Genehmigung aus: LAZZARA, R.: Anomalous atrioventricular conduction and the preexcitation syndrome. In: Bellet's Essentials of Cardiac Arrhythmias. Herausgegeben von R. H. Helfant. 2. Auflage. Philadelphia, W. B. Saunders 1980).[18]

ABB. 12-31: Ventrikuläre Extrasystole mit nachfolgendem reziproken Komplex (X) als Folge eines Re-entry-Mechanismus. Der Pfeil bezeichnet die retrograde P-Welle. Der der negativen P-Welle folgende QRS-Komplex zeigt an, daß die P-Welle durch eine Re-entry-Erregungsleitung in den AV-Knoten und von dort in die Ventrikel geleitet wird. Die zugrundeliegenden Pathomechanismen werden in ABB. 12-4 erläutert. Sobald einmal ein reziproker Komplex entstanden ist, kann der Re-entry-Kreislauf sich wiederholen, so daß ein reziproker Rhythmus bzw. eine Tachykardie entsteht.

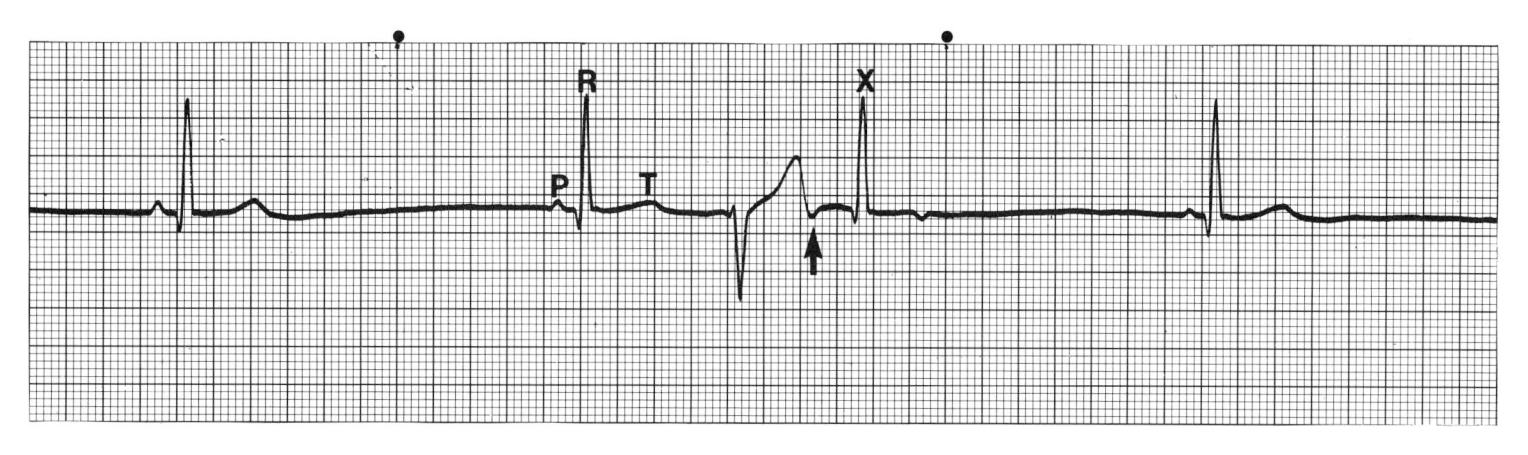

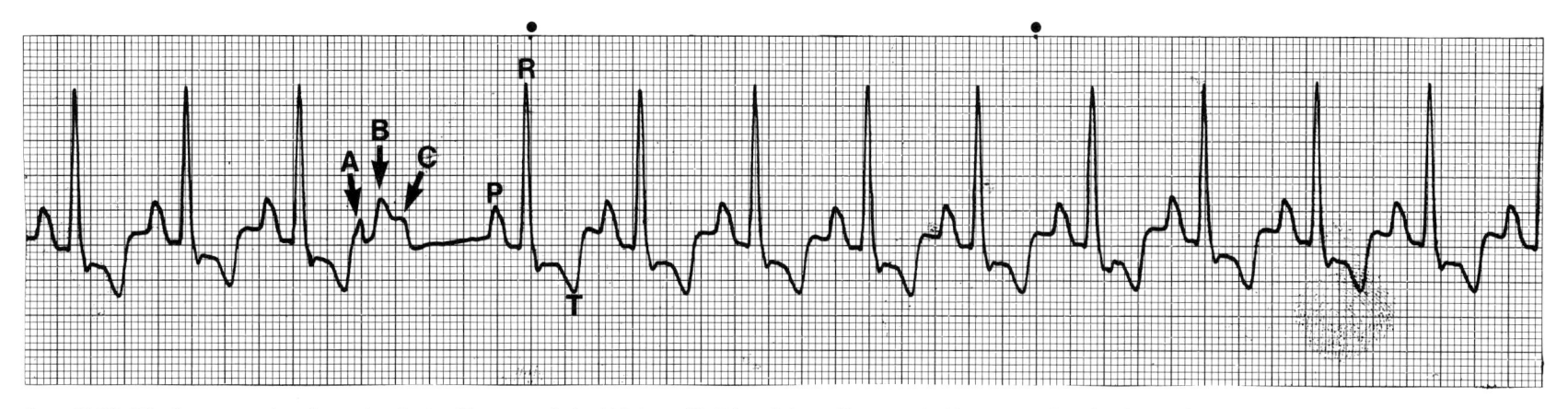

ABB. 12-32: Rhythmusunterbrechung durch eine Extrasystole in Ableitung II. B bezeichnet die normale Sinus-P-Welle, die nicht auf die Ventrikel übergeleitet werden kann, da entweder der AV-Knoten oder die Ventrikel durch den mit A gekennzeichneten Ausschlag refraktär sind. Der B-Ausschlag folgt dem A-Ausschlag unmittelbar, d. h. A hinterläßt den Vorhof nicht refraktär, muß also ventrikulären Ursprungs sein. Da A jedoch nicht die Form eines übergeleiteten Sinuskomplexes hat, muß es sich um eine ventrikuläre Extrasystole handeln. Das bedeutet, A ist der QRS-Komplex und C die T-Welle der Extrasystole.

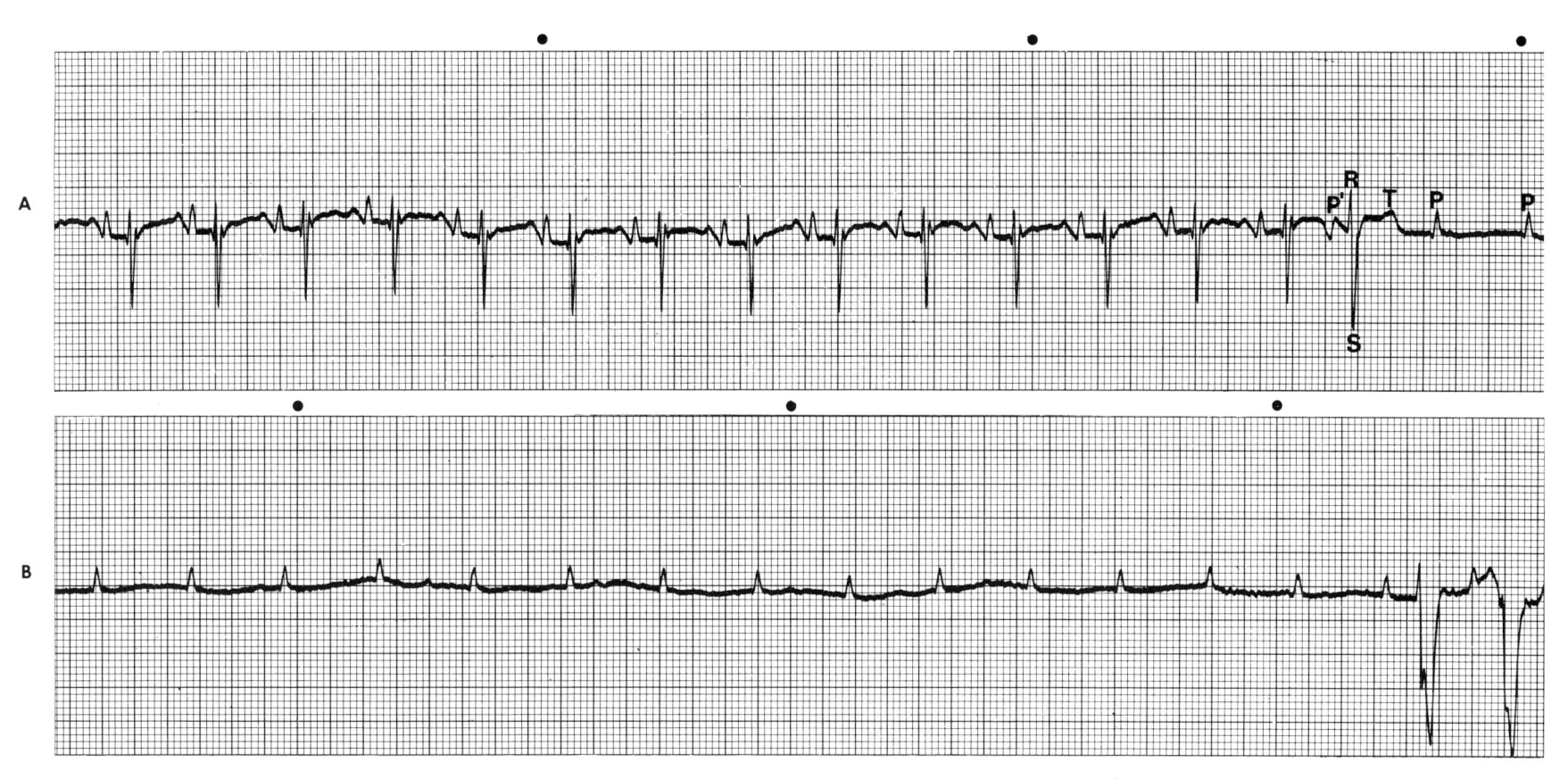

ABB. 12-33: AV-Block als Folge einer Bradykardie bei einer Katze mit der hypertrophen Form der Kardiomyopathie. A: Einer Vorhofextrasystole (P') mit aberranter ventrikulärer Erregungsleitung folgt eine Pause, die dazu führt, daß die nachfolgenden P-Wellen blockiert werden. Aus der Humanmedizin ist bekannt, daß in dieser Pause Teile des Hisschen Bündels spontan depolarisiert werden, weshalb die nächste P-Welle nicht übergeleitet werden kann.[33] Die depolarisierten Teile bleiben refraktär, so daß auch die nachfolgenden P-Wellen blockiert werden. B: Am Ende des Streifens erscheinen zwei ventrikuläre Ersatzsystolen. Ist die der Ersatzsystole folgende Pause kurz genug, um eine spontane Depolarisation von Teilen des Hisschen Bündels zu unterbinden, können die nächsten P-Wellen wieder übergeleitet werden.

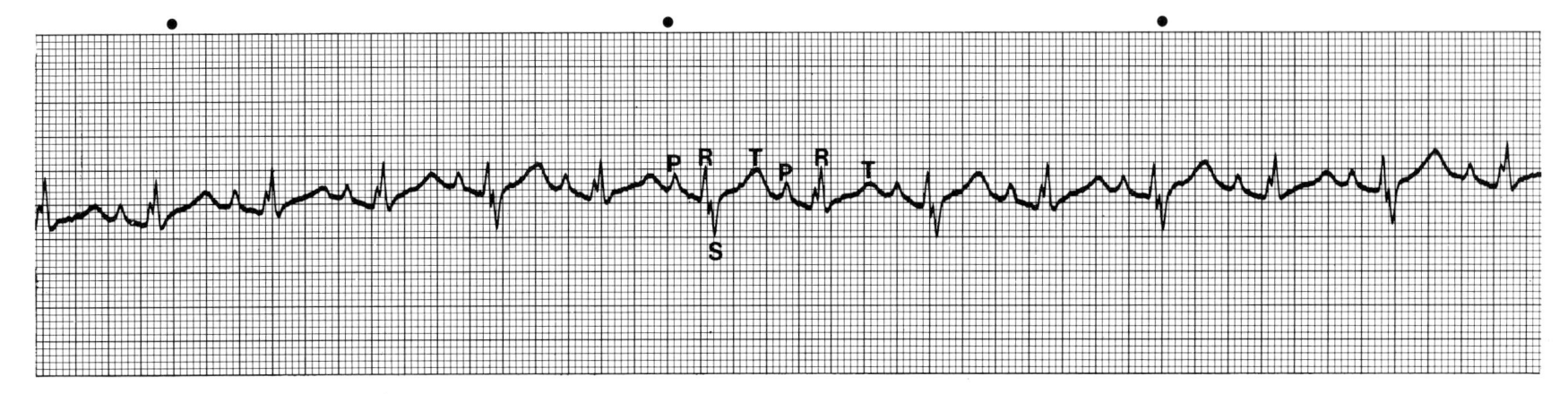

ABB. 12-34: Erregungsleitungsblock mit einer 2 : 1-Überleitung im intraventrikulären Erregungsleitungssystem bei einer Katze. Nach den ersten drei Sinuskomplexen wird jeder zweite Komplex blockiert. Die Dauer der Refraktärzeiten des erregungsleitenden Gewebes ist häufig von der Herzschlagfrequenz abhängig. Dieses Phänomen wird auch als frequenzabhängige aberrante ventrikuläre Erregungsleitung bezeichnet.

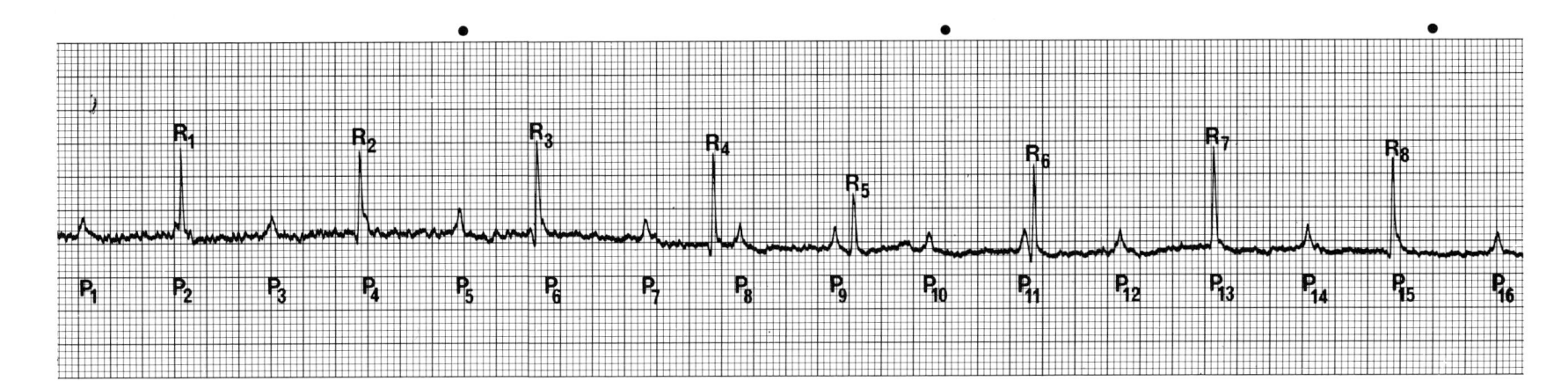

ABB. 12-35: Die Diagnose könnte lauten: »Sinusrhythmus mit einer Störung der Erregungsleitung im AV-Knoten und AV-Ersatzsystolen« oder auch »AV-Dissoziation als Folge eines Sinusrhythmus mit einer Störung der Erregungsleitung im AV-Knoten und AV-Ersatzsystolen«. Der Ausdruck AV-Dissoziation sollte nicht ohne weitere Erläuterung verwendet werden. Dieses EKG stammt von einer Katze mit einem AV-Block als Folge einer Myokarditis. Tatsächlich zeigt das EKG eine unvollständige AV-Dissoziation als Folge einer Störung der atrioventrikulären Erregungsleitung. Unvollständig ist sie, weil R_5 vorzeitig erscheint; die R-R-Intervalle sind außer R_4-R_5, das kürzer ist, alle gleich lang. Das bedeutet, R_5 ist durch die Überleitung von P_9 entstanden. Würde P_9R_5 fehlen, wäre die AV-Dissoziation als Folge einer Störung der atrioventrikulären Erregungsleitung vollständig. Diese Arrhythmie kann nicht als totaler AV-Block bezeichnet werden, da nicht zweifelsfrei feststeht, ob wirklich alle P-Wellen blockiert werden. P_1, P_3, P_5, P_7, P_8, P_{10}, P_{12}, P_{14} und P_{16} sind blockierte P-Wellen. P_9 wird mit einem PQ-Intervall von 0,06 Sek. übergeleitet. Die anderen P-Wellen (P_2, P_4, P_6, P_{11}, P_{13} und P_{15}) gehen den QRS-Komplexen mit weniger als 0,06 Sek. voraus oder werden von ihnen überlagert, so daß sie gar nicht übergeleitet werden könnten, da die Ventrikel durch die Ersatzsystolen refraktär sind.

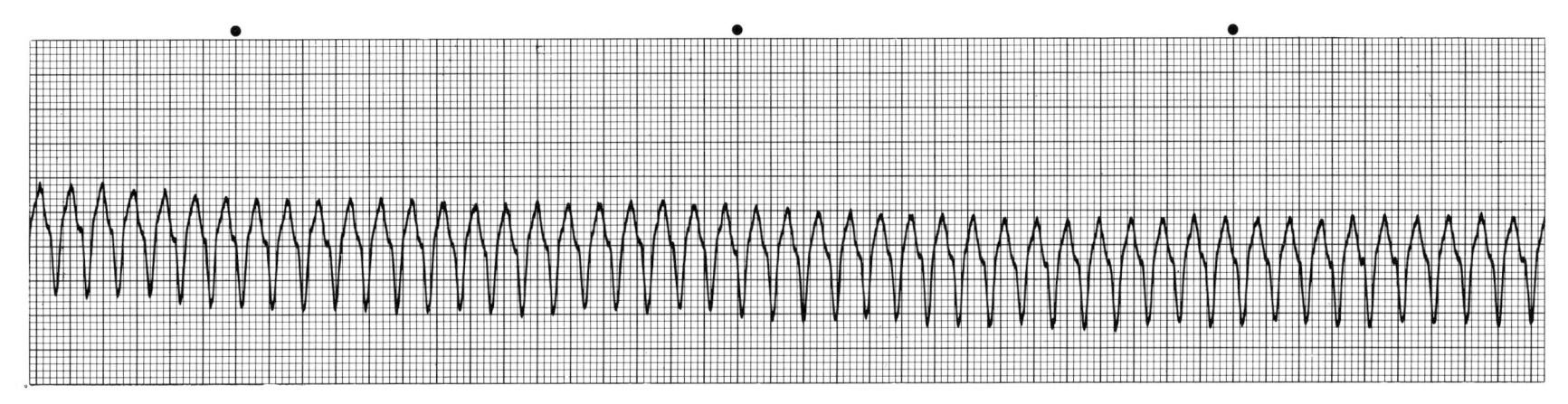

ABB. 12-36: Supraventrikuläre Tachykardie mit aberranter ventrikulärer Erregungsleitung (Vorhoftachykardie, Vorhofflattern, WPW-Syndrom) oder Kammertachykardie bei einer Katze. Papiergeschwindigkeit: 25 mm/Sek. Auch nach der Erhöhung der Papiergeschwindigkeit auf 50 mm/Sek. (nicht abgebildet) waren die P-Wellen nicht zu erkennen. In solchen Fällen kann es hilfreich sein, das EKG mit vorangehenden EKG-Aufzeichnungen zu vergleichen. Führt die Arrhythmie zu schwereren klinischen Symptomen, ist die elektrische Kardioversion indiziert.

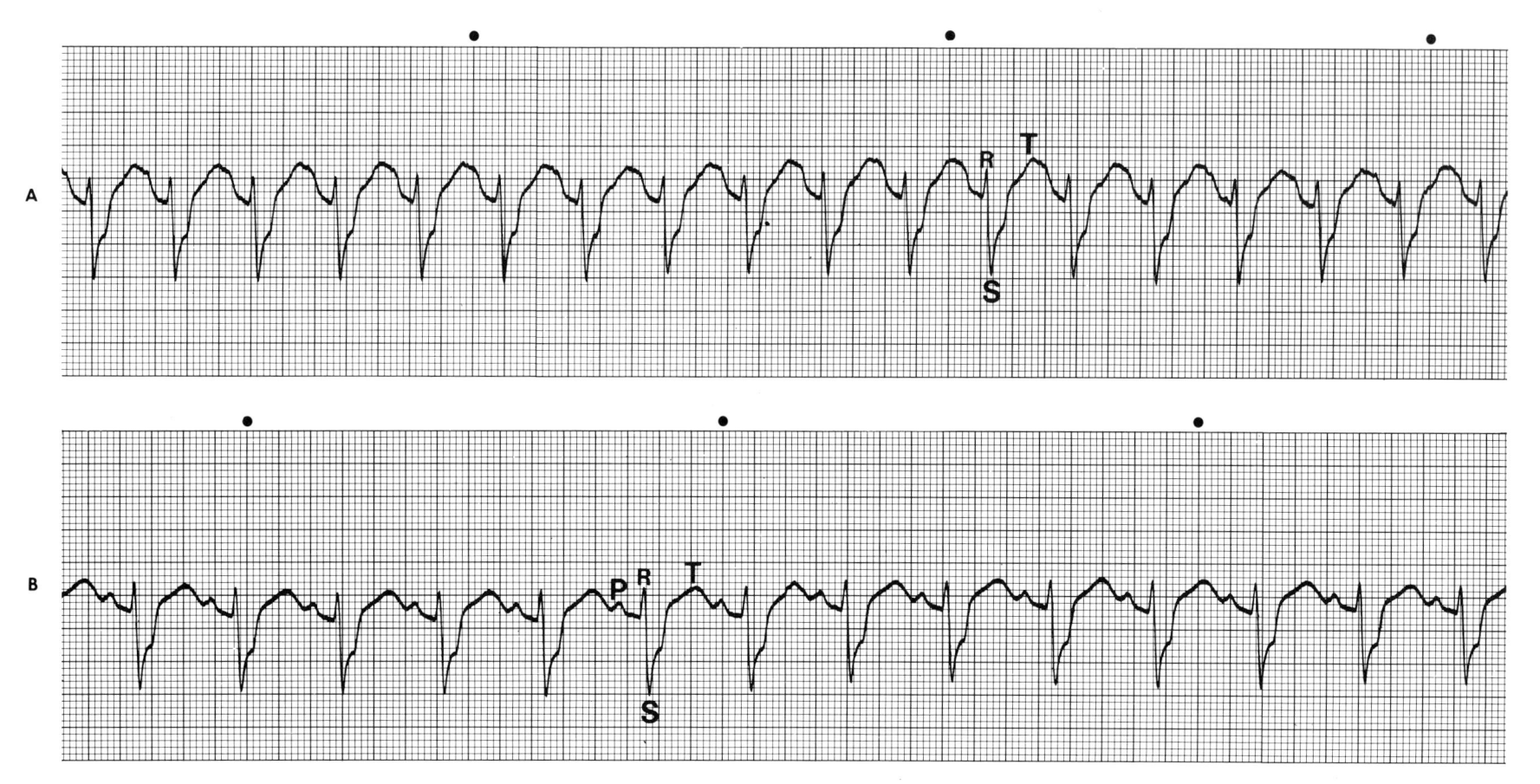

ABB. 12-37: Supraventrikuläre Tachykardie mit schon vorher bestehendem intraventrikulären Block bei einer Katze. A: Tachykardie mit einer Frequenz von 230 Schlägen/Min. und bizarren, verbreiterten QRS-Komplexen. Differentialdiagnostisch muß an eine Kammertachykardie und an eine supraventrikuläre Tachykardie mit schon bestehendem Erregungsleitungsblock oder aberranter ventrikulärer Erregungsleitung gedacht werden. B: Normaler Sinusrhythmus. Die Tachykardie konnte durch Druck auf den Augapfel (Vagusstimulation) beendet werden. Die QRS-Komplexe beider Streifen sind identisch, was dafür spricht, daß die Tachykardie in A supraventrikulären Ursprungs ist. Auf diese Weise konnte eine bedrohliche Arrhythmie differentialdiagnostisch ausgeschlossen werden. Auch in den anderen Gliedmaßenableitungen hat der QRS-Komplex eine Rechtsschenkelblockform.

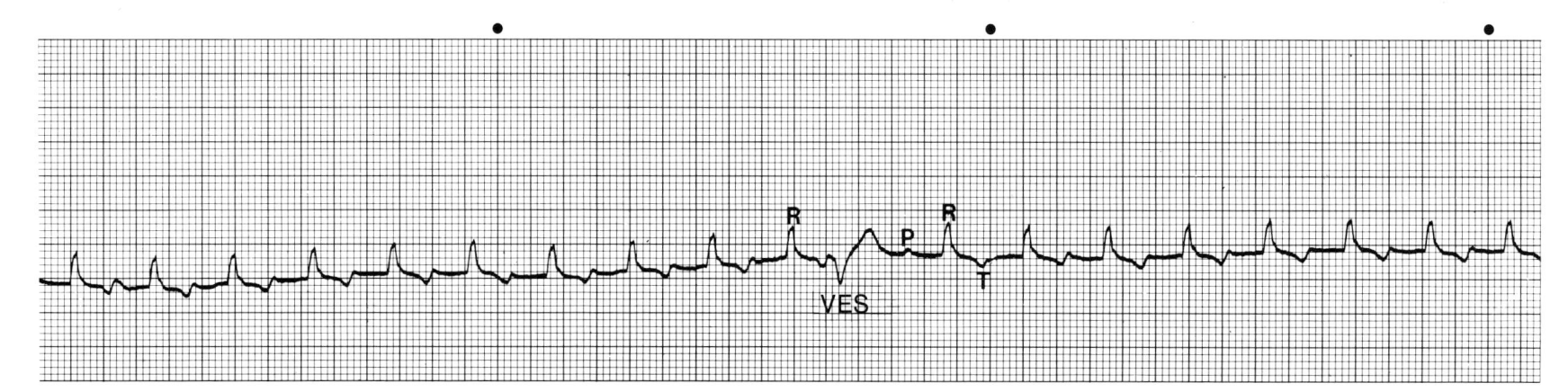

ABB. 12-38: Supraventrikuläre Tachykardie mit einer Frequenz von 250 Schlägen/Min. bei einer Katze. Der Rhythmus vor der ventrikulären Extrasystole ist schwierig zu beurteilen, da die P-Wellen kaum von den T-Wellen unterschieden werden können. Immerhin könnte die T-Welle auch biphasisch sein, so daß die P-Wellen vollständig fehlen würden. Erst nach der kompensatorischen Pause der ventrikulären Extrasystole ist eine deutliche P-Welle zu erkennen. Die P-Wellen entstammen alle dem Sinusknoten, sie werden jedoch von den vorangehenden T-Wellen überlagert.

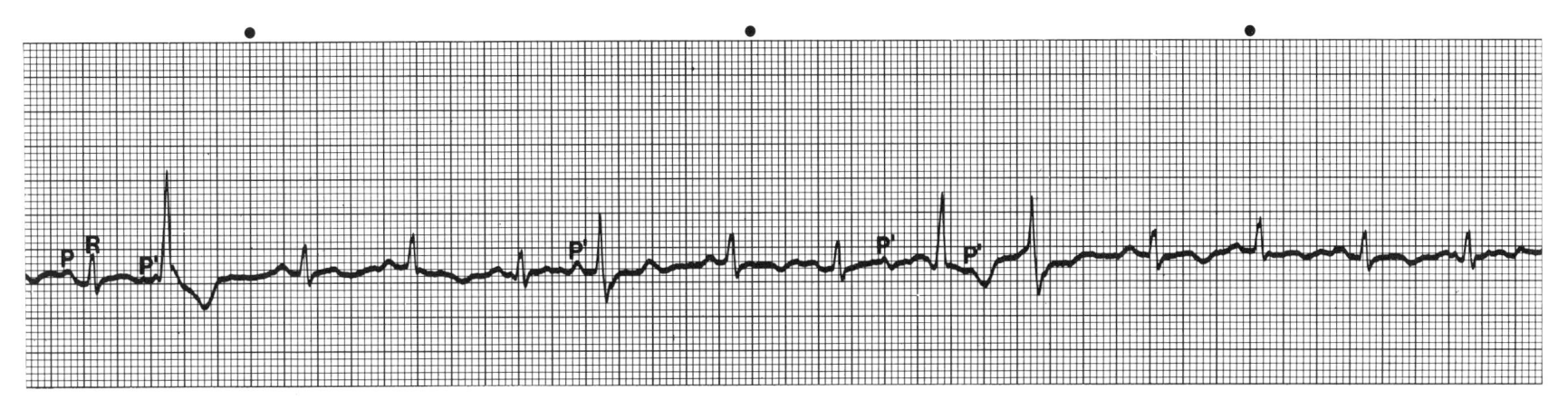

ABB. 12-39: Vorhofextrasystolen (der zweite, sechste, neunte und zehnte Komplex) mit aberranter ventrikulärer Erregungsleitung bei einer Katze. Allen diesen Komplexen gehen vorzeitige P'-Wellen voraus, eine nichtkompensatorische Pause schließt sich an.

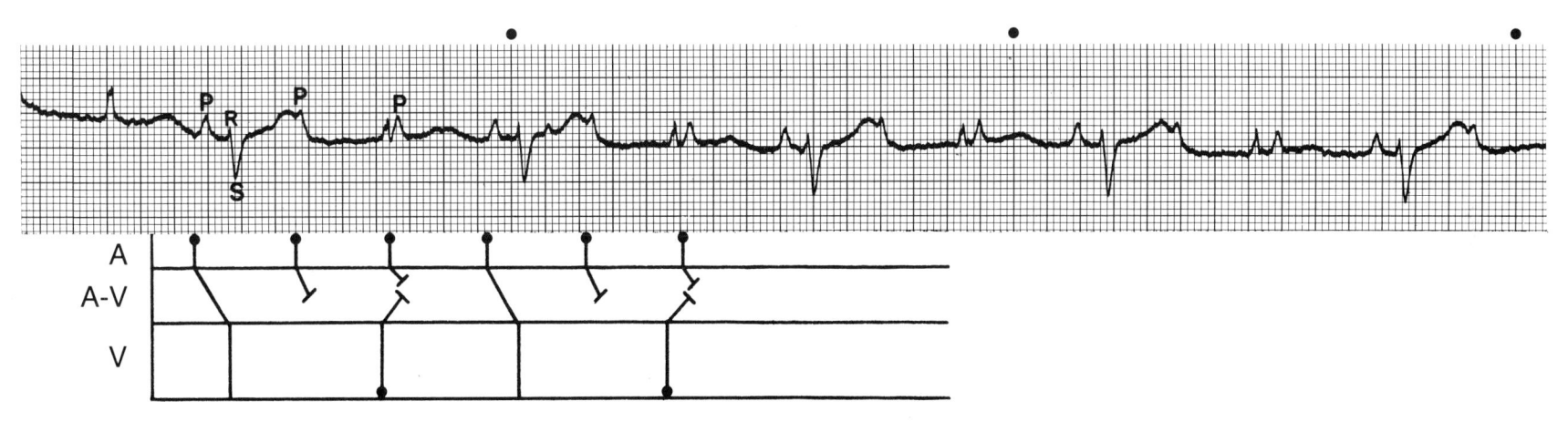

ABB. 12-40: AV-Block bei einer Katze mit 2 : 1-Überleitung (auf einen QRS-Komplex kommen zwei P-Wellen) und ventrikulären Extrasystolen, die zu einem physiologischen Block der dritten P-Welle in jeder Sequenz führen. Das abgebildete EKG ist eine Kombination zwischen Bigeminie und AV-Block.

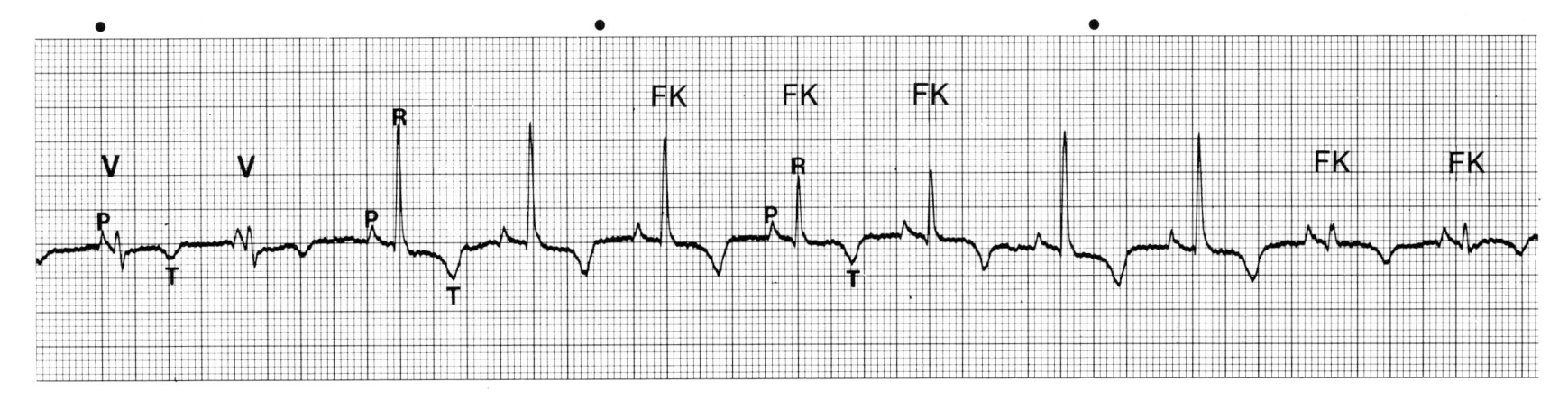

ABB. 12-41: Beschleunigter Kammerrhythmus bei einer Katze. Der dritte, vierte, achte und neunte Komplex sind normale Sinuskomplexe. Die übrigen QRS-Komplexe stammen von einem ventrikulären Schrittmacher (V), oder es sind Fusionskomplexe (FK). Bei dieser Katze wurde die dilatative Form der Kardiomyopathie diagnostiziert.

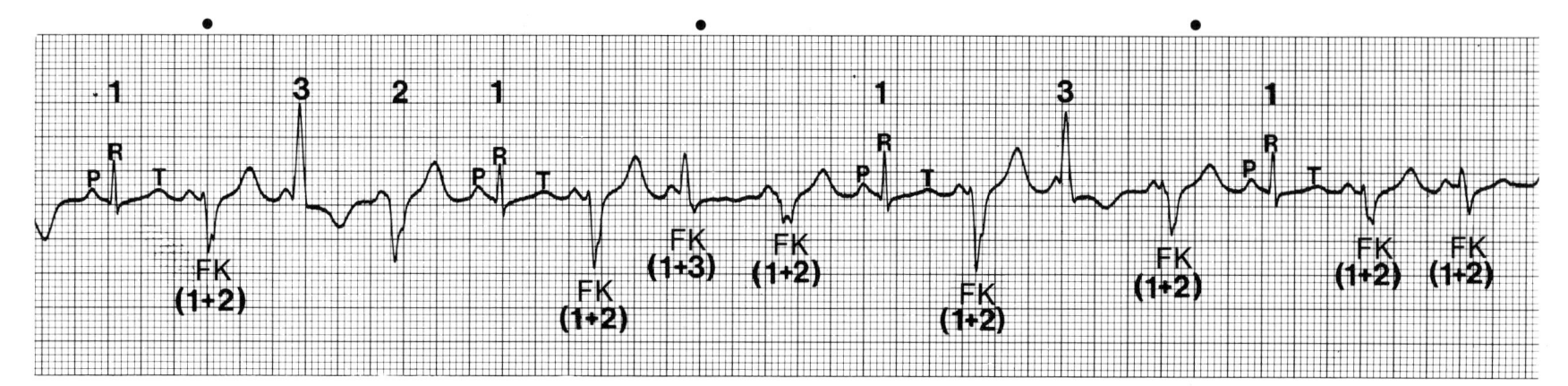

ABB. 12-42: Dieses EKG stammt von einer Katze mit der dilatativen Form der Kardiomyopathie. Die Impulse gehen möglicherweise von drei verschiedenen Schrittmacherzentren aus: 1. vom Sinusknoten, 2. und 3. von zwei verschiedenen ventrikulären Schrittmachern. Die gleichzeitige Aktivierung der Ventrikel durch einen Sinusimpuls und einen Impuls aus einem der beiden ventrikulären Schrittmacherzentren führt zu ventrikulären Fusionssystolen (FK). Einige Fusionssystolen könnten auch Ausdruck einer gleichzeitigen Aktivierung durch alle drei Schrittmacherzentren sein.

Literatur

1. Moore, E.N., Morse, H.T., and Price, H.L.: Cardiac arrhythmias produced by catecholamines in anesthetized dogs. Circ. Res., 15:77, 1964.
2. Muir, W.W.: Electrocardiographic interpretation of thiobarbiturate-induced dysrhythmias in dogs. J. Am. Vet. Med. Assoc., 170:1419, 1977.
3. Muir, W.W., Werner, L.L., and Hamlin, R.L.: Antiarrhythmic effects of diazepam during coronary artery occlusion in dogs. Am. J. Vet. Res., 36:1203, 1975.
4. Scherlag, B.H., Helfant, R.H., and Donato, A.N.: A catheterization technique for His bundle stimulation and recording in the intact dog. J. Appl. Physiol., 25:425, 1968.
5. Cranefield, P.F.: *The Conduction of the Cardiac Impulse.* Mt. Kisco, NY, Futura Publishing Co., 1975.
6. Kastor, J.A., Goldreyer, B.N., Moore, E.N., and Spear, J.F.: Re-entry: an important mechanism of cardiac arrhythmias. Cardiovasc. Clin., 6:111, 1974.
7. Mandel, W.J.: *Cardiac Arrhythmias—Their Mechanisms, Diagnosis, and Management.* Philadelphia, J.B. Lippincott, 1980.
8. Pick, A., and Langendorf, R.: *Interpretation of Complex Arrhythmias.* Philadelphia, Lea & Febiger, 1979.
8a. Marriott, H.J.L., and Conover, M.H.B.: *Advanced Concepts in Arrhythmias.* St. Louis, C.V. Mosby, 1983.
9. Conover, M.H., and Zalis, E.G.: *Understanding Electrocardiography, Physiological and Interpretive Concepts.* 2nd Edition. St. Louis, C.V. Mosby, 1976.
10. Jalife, J., Antzelevitch, C., Lamanna, V., and Moe, G.K.: Rate-dependent changes in excitability of depressed cardiac Purkinje fibers as a mechanism of intermittent bundle branch block. Circulation, 67:912, 1983.
11. Cohen, H.C., et al.: Tachycardia and bradycardia-dependent bundle branch block alternans. Circulation, 55:242, 1977.
12. Friedman, H.H.: *Diagnostic Electrocardiography and Vectorcardiography.* 2nd Edition. New York, McGraw-Hill, 1977.
13. Muir, W.W.: Thiobarbiturate-induced dysrhythmias: the role of heart rate and autonomic imbalance. Am. J. Vet. Res., 38:1377, 1977.
14. Wit, A.L., and Cranefield, P.F.: Reentrant excitation as a cause of cardiac arrhythmias. Am. J. Physiol., 235:H1, 1978.
15. Josephson, M.E.: Paroxysmal supraventricular tachycardia: an electrophysiologic approach. Am. J. Cardiol., 41:1123, 1978.
16. Moore, E.N., Spear, J.F., and Boineau, J.P.: Arrhythmias and conduction disturbances in simulated Wolff-Parkinson-White syndrome in the dog. Am. J. Cardiol., 26:650, 1971.
17. Wit, A.L., Rosen, M.R., and Hoffman, B.F.: Electrophysiology and pharmacology of cardiac arrhythmias. II. Relationship of normal and abnormal electrical activity of cardiac fibers to the genesis of arrhythmias. B. Re-entry. Section 2, Am. Heart J., 88:798, 1974.
18. Lazzara, R.: Anomalous atrioventricular conduction and the pre-excitation syndrome. In *Bellet's Essentials of Cardiac Arrhythmias.* Edited by R.H. Helfant. 2nd Edition. Philadelphia, W.B. Saunders, 1980.
19. Gunnar, R.M. (Chairman), et al.: Task Force IV: Pharmacologic interventions. Am. J. Cardiol., 50:393, 1982.
20. Ettinger, S.J., and Buergelt, C.D.: Atrioventricular dissociation with accrochage in a dog with ruptured chordae tendineae. Am. J. Vet. Res., 29:1499, 1968.
21. Watanabe, Y., and Dreifus, L.S.: *Cardiac Arrhythmias, Electrophysiologic Basis for Clinical Interpretation.* New York, Grune & Stratton, 1977.
22. El-Sherif, N.: The ventricular premature complex: mechanisms and significance. In *Cardiac Arrhythmias.* Edited by W.J. Mandel. Philadelphia, J.B. Lippincott, 1980.
23. Nelson, W.P.: Parasystole—"One heart beating as two!" Medical Times, 108:141, 1980.
24. Chung, E.K.: Cardiac arrhythmias: diagnostic approach. In *Quick Reference to Cardiovascular Diseases.* 2nd Edition. Philadelphia, J.B. Lippincott, 1983.
25. Killip, T., and Gault, J.H.: Mode of onset of atrial fibrillation in man. Am. Heart J., 70:172, 1965.
26. Friedman, H.H.: *Diagnostic Electrocardiography and Vectorcardiography.* 2nd Edition. New York, McGraw-Hill, 1977, p. 408.
27. Soffer, J., Dreifus, L.S., and Michelson, E.L.: Polymorphous ventricular tachycardia associated with normal and long Q-T intervals. Am. J. Cardiol., 49:2021, 1982.
28. Smith, W.M., and Gallagher, J.J.: "Les Torsades de Pointes": an unusual ventricular arrhythmia. Ann. Intern. Med., 93:578, 1980.
29. Tzivoni, D., Keren, A., and Stern, S.: Torsades de Pointes versus polymorphous ventricular tachycardia. Am. J. Cardiol., 52:639, 1983.
29a. Tzivoni, D., et al.: Magnesium therapy for Torsades de Pointes. Am. J. Cardiol., 53:528, 1984.
30. Bardy, G.H., Ungerleider, R.M., Smith, W.M., and Ideker, R.E.: A mechanism of Torsades de Pointes in a canine model. Circulation, 67:52, 1983.
31. Lown, B., Ganong, W.F., and Levine, S.A.: The syndrome of short P-R interval, normal QRS complex and paroxysmal rapid heart action. Circulation, 5:693, 1952.
32. Wiener, I.: Syndromes of Lown-Ganong-Levine and enhanced atrioventricular nodal conduction. Am. J. Cardiol., 52:637, 1983.
33. Rosenbaum, M.B., and Elizari, M.V.: Mechanisms of intermittent bundle-branch block and paroxysmal atrioventricular block. Postgrad. Med., 53(5):87, 1973.

TEIL VII

Übungen zum Selbststudium

Elektrokardiogramme von Hunden (1—47)

Elektrokardiogramme von Katzen (48—71)

Es liegt nicht in der Macht des Menschen, keine Fehler zu machen; doch wird der Kluge aus den Irrtümern und Fehlern lernen und zukünftig weiser sein.*
                                                                                    PLUTARCH

Dieser Übungsteil ermöglicht es dem Leser, seine elektrokardiographischen Kenntnisse durch die Beurteilung typischer klinischer Elektrokardiogramme zu überprüfen und zu verbessern. Es wird jeweils ein EKG abgebildet, die Anamnese wird kurz zusammengefaßt, und es werden die beurteilungsrelevanten Fragen gestellt. Auf der folgenden Seite ist die entsprechende Aufzeichnung nochmals mit gekennzeichneten EKG-Veränderungen und vollständiger Analyse dargestellt. Dabei wird zum Nachschlagen auf das jeweils korrespondierende Kapitel dieses Buches verwiesen. Darüber hinaus sollte in Kapitel 10 über die antiarrhythmische Arzneitherapie bei Hund und Katze und die detaillierte Beschreibung der empfohlenen Medikamente nachgelesen werden.

Vor der Beurteilung eines EKG in diesem Übungsteil sollte sich der Betrachter die Systematik der Arrhythmiediagnostik, wie sie in Kapitel 6 und 7 beschrieben ist, kurz ins Gedächtnis zurückrufen. Im allgemeinen wird der Kliniker, in dessen Obhut sich der Patient befindet, am geeignetsten sein, ein EKG adäquat zu interpretieren. Einer Beurteilung durch andere Personen sollte eine ausführliche Diskussion über den klinischen Zustand des Patienten mit dem behandelnden Kliniker vorausgehen.

Grundlage einer gewissenhaften EKG-Analyse sollte in jedem Falle eine sorgfältige und vollständige Befunderhebung sein. Dazu gehören bei der Untersuchung des Herz-Kreislauf-Systems Anamnese, klinische Untersuchung und Laboruntersuchungen. Anamnestisch sollten Angaben zu Alter, Rasse, Gewicht, Vorbehandlung (insbesondere mit Digitalis) und den beobachteten Krankheitssymptomen erfragt werden. Zu den weiterführenden Untersuchungen gehören das Röntgen des Thorax sowie Laboruntersuchungen von Blut, Urin und extravaskulären Körperflüssigkeiten.

Ein EKG sollte nach Möglichkeit im Ganzen, bevor es in einzelne Abschnitte zerschnitten worden ist, gelesen werden. Zur genauen Bestimmung des Rhythmus und der Herzschlagfrequenz sollten längere Abschnitte einer Ableitung in Augenschein genommen werden. Meistens wird Ableitung II zur Bestimmung der Herzschlagfrequenz und des Rhythmus sowie zur Ausmessung der Amplituden und Zeiten herangezogen. Hier die Schritte im einzelnen:

1. **Ermittlung der Herzschlagfrequenz**
2. **Bestimmung des Rhythmus**
3. **Ausmessen der Amplituden und Zeiten:** P-Welle, PQ-Intervall, QRS-Komplex, ST-Strecke, T-Welle und QT-Intervall
4. **Untersuchung der Gliedmaßenableitungen**
   I, II, III, aVR, aVL und aVF
5. **Bestimmung der mittleren elektrischen Herzachse**

Eine systematische Herangehensweise zur Arrhythmiediagnostik bei der Auswertung eines EKG-Streifens (in der Regel Ableitung II) richtet sich nach folgendem Schema:

Schritt 1: **Allgemeine Untersuchung des EKG.**
Ist der Rhythmus ein normaler Sinusrhythmus, oder weist er in charakteristischer Weise auf eine der Herzarrhythmien hin? Ist die Herzschlagfrequenz normal, schnell (Tachykardie) oder langsam (Bradykardie)?

Schritt 2: **Beurteilung der P-Wellen.**
Ist die Vorhofaktivität regelmäßig und die Form der P-Welle einheitlich?

Schritt 3: **Beurteilung der QRS-Komplexe.**
Ist die Gestalt der QRS-Komplexe normal? Sind die QRS-Komplexe gleichmäßig, regelmäßig, und ist die Form einheitlich?

Schritt 4: **Beziehung zwischen P-Wellen und QRS-Komplexen.**

Schritt 5: **Zusammenfassung der Befunde und Diagnosestellung.**
Welches ist der Grundrhythmus? Stellt die Arrhythmie eine Störung der Erregungsbildung oder -leitung (oder beider) dar? Wo ist die Arrhythmie lokalisiert?

Schließlich ergeben sich die folgenden diagnostischen Möglichkeiten:

1. Das EKG ist normal.
2. Das EKG liegt im Grenzbereich zwischen physiologischem und pathologischem Befund, d. h. es sind kleinere Veränderungen vorhanden, deren Bedeutung in Relation zu den klinischen Befunden und der Auswertung mehrerer in zeitlichem Abstand registrierter EKG zu werten ist.
3. Abweichendes EKG, spezifisch für (Bezeichnung der Erkrankung).
4. Abweichendes EKG, Erscheinungsbild wie bei (Bezeichnung der Erkrankung).
5. Abweichendes EKG, das nicht in Beziehung zu einer spezifischen Veränderung gebracht werden kann.

Wurde eine Arrhythmie diagnostiziert, sollten folgende Fragen eingehend überdacht werden:

1. Welche Ursache liegt dem Rhythmus und/oder der Erregungsleitungsstörung zugrunde?
2. In welchem Maße beeinflußt die arrhythmiebedingte Störung der Hämodynamik den klinischen Zustand des Tieres?
3. Welche Komplikationen sind möglich und wie kann ihnen vorgebeugt werden?
4. Welche therapeutischen Maßnahmen sind angezeigt?

---

* EDWARDS, T. (Ed.): The New Dictionary of Thoughts: A Cyclopedia of Quotations. Standard Book Co., 1957.

Fall 1

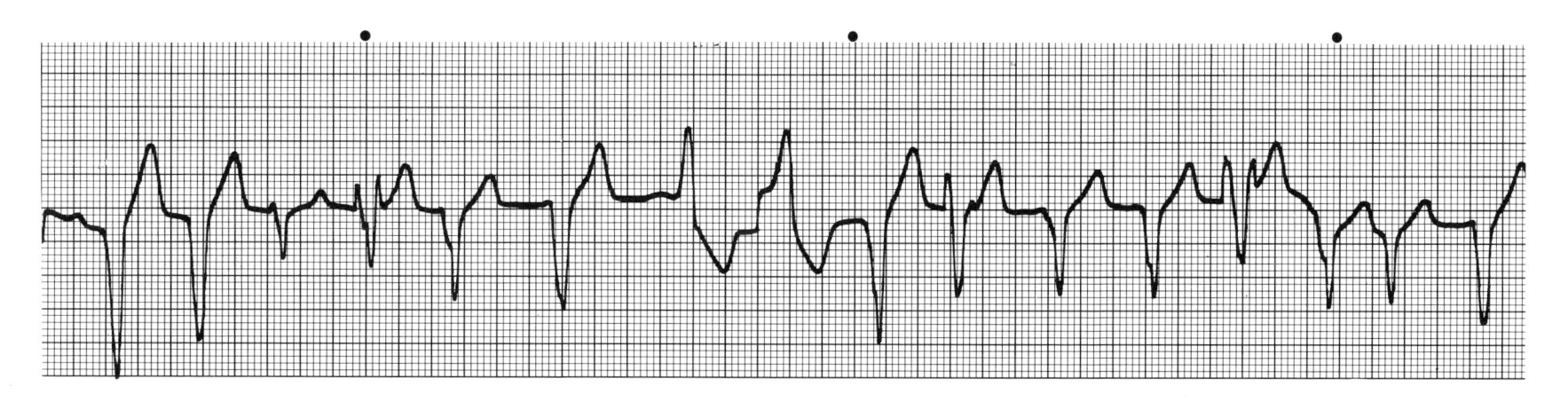

Frage: Dieses EKG wurde von einem Hund mit allgemeiner Schwäche, zwei Tage nachdem das Tier von einem Auto angefahren wurde, aufgezeichnet. Wie beurteilen Sie das EKG? Welche Therapie empfehlen Sie?

Fall 2

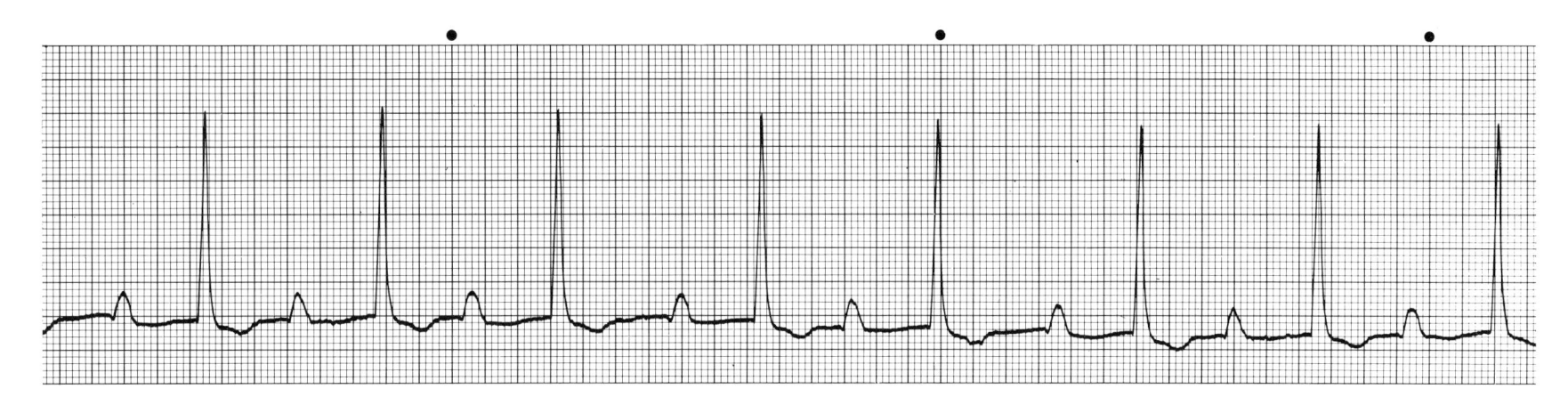

Frage: Diese Aufzeichnung stammt von einem Hund mit chronischer Mitralklappeninsuffizienz, der mit Digoxin behandelt wurde. Zwei Tage lang zeigte das Tier starkes Erbrechen und Diarrhoe. Wie beurteilen Sie das EKG? Welche Therapie empfehlen Sie?

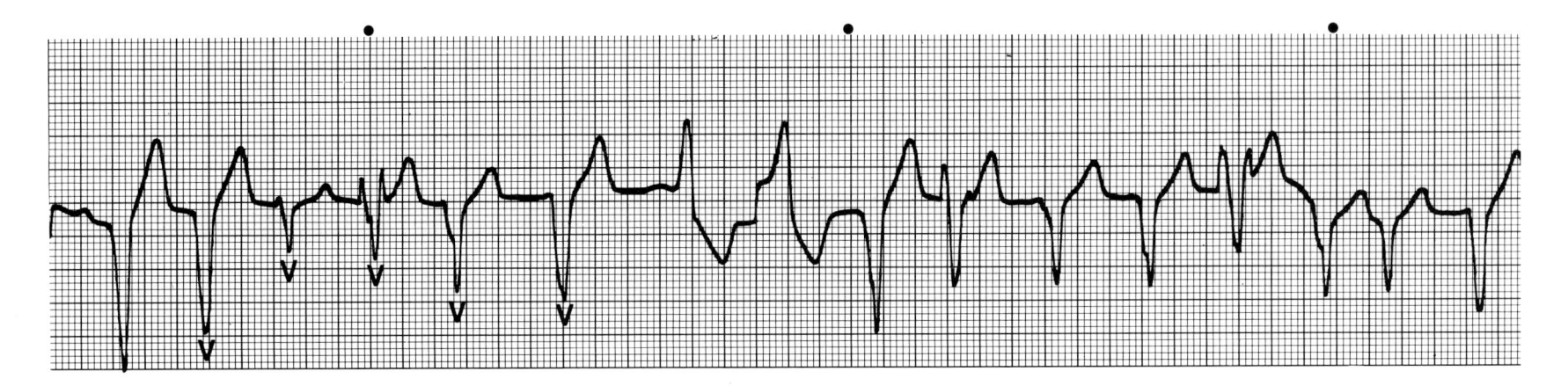

Fall 1
Antwort: Kammertachykardie, d. h. eine anhaltende Folge ventrikulärer Extrasystolen (V) mit wechselnder Gestalt (multiforme ventrikuläre Extrasystolen, vergleiche Kapitel 6). Therapeutische Maßnahmen sollten so schnell wie möglich eingeleitet werden, da sich aus einer Kammertachykardie leicht Kammerflimmern entwickeln kann. Aus diesem Grunde sollten Patienten mit Kammertachykardie fortlaufend überwacht werden. Das Medikament der Wahl ist Lidocain, entweder als Dauertropf oder als intravenöse Bolusinjektion (oder als Kombination beider Applikationsarten). Gerät das Tier in eine hämodynamische Krisensituation und führt Lidocain nicht zur Besserung, ist die elektrische Kardioversion indiziert. Jede zugrundeliegende Störung des Elektrolyt- oder Säure-Basen-Haushalts muß korrigiert werden. Orale Antiarrhythmika (Chinidin oder Procainamid) können zur Rezidivprophylaxe verwendet werden. Im allgemeinen werden Kammertachykardien als die gefährlichsten aller Tachyarrhythmien angesehen. Die Herzleistung ist meistens deutlich herabgesetzt, was insbesondere bei Erkrankungen des Myokards zur Reduzierung der zerebralen und renalen Durchblutung führt.

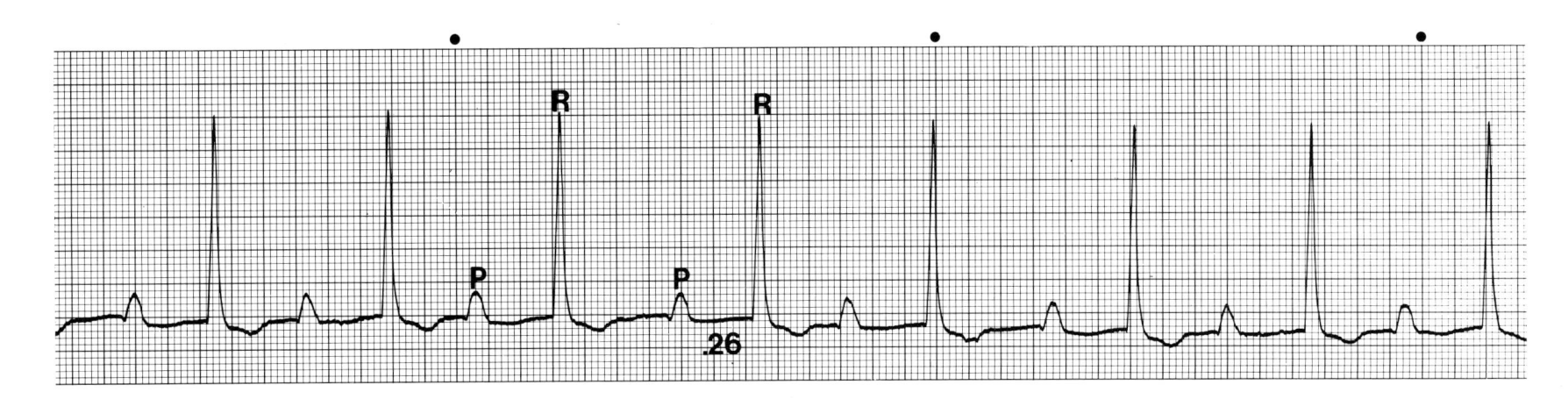

Fall 2
Antwort: Sinusrhythmus mit einer Frequenz von 110 Schlägen/Min. und ausgeprägtem AV-Block I. Grades (vergleiche Kapitel 6). Das PR-Intervall ist 0,26 Sek. lang (normalerweise nicht länger als 0,13 Sek.). Die breiten P-Wellen weisen auf eine mögliche Vergrößerung des linken Vorhofes hin (vergleiche Kapitel 4). Häufige Ursache eines AV-Blocks I. Grades ist eine Digoxinintoxikation. Aus diesem Grunde sollte Digoxin abgesetzt werden, bis nach einigen Tagen alle klinischen Symptome abgeklungen sind. Danach sollte die Digoxindosis auch unter Berücksichtigung der herabgesetzten Nierenfunktion und des Gewichtsverlustes reduziert werden. Die Digoxindosierung sollte immer auf der Grundlage des Körpergewichts des mageren Tieres (normalerweise 10 bis 15 Prozent weniger als das tatsächliche Gewicht) berechnet werden. In jedem Falle sollte bei der Verwendung von Digoxin immer an die Möglichkeit einer Intoxikation gedacht werden.

Fall 3

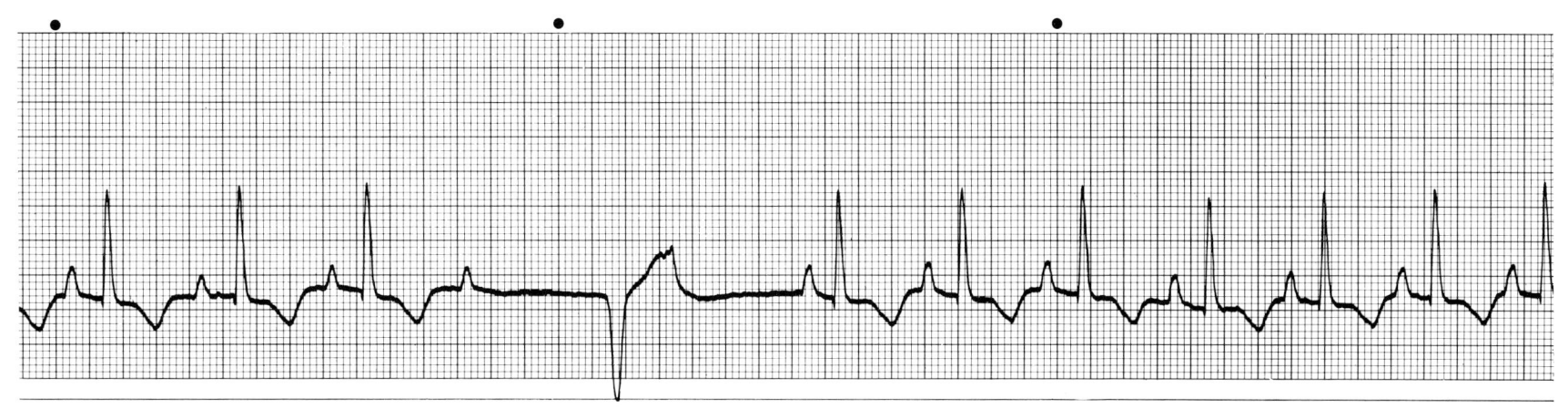

Frage: Dieses EKG stammt von einem Hund mit Ohnmachtsanfällen. Wie beurteilen Sie das EKG? Welche Therapie empfehlen Sie?

Fall 4

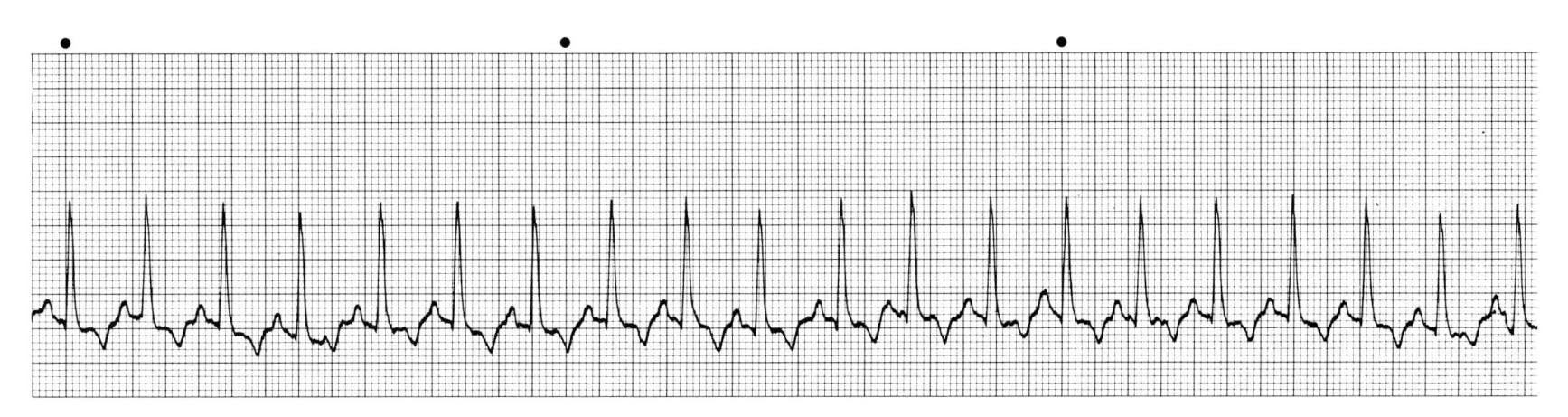

Frage: Dieses EKG stammt von einem Hund mit Fieber. Wie beurteilen Sie das EKG? Welche Therapie empfehlen Sie?

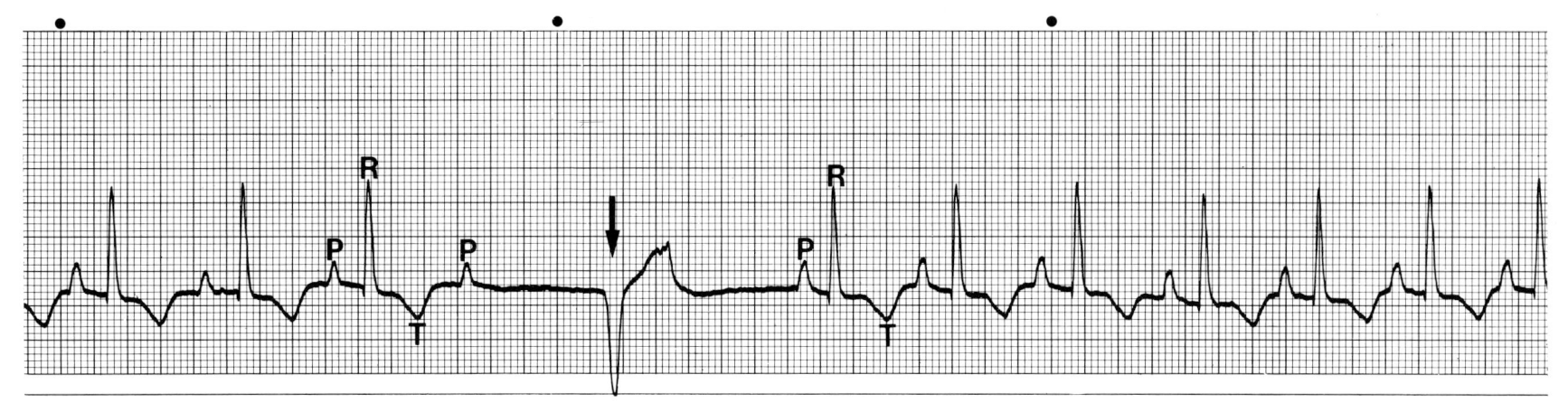

Fall 3
Antwort: Ventrikuläre Ersatzsystole (Pfeil) nach AV-Block II. Grades (vergleiche Kapitel 6). Die der Ersatzsystole vorausgehende Erregung (P-Welle) wird nicht auf die Ventrikel übergeleitet, wodurch der Rhythmus unterbrochen wird. Autonome Erregungsbildung in den Ventrikeln führt nach der Pause zur Kontraktion der Ventrikel. Danach erscheint wieder der normale Sinusrhythmus. Es ist ein häufiger Fehler, momentane ventrikuläre Ersatzsystolen durch Chinidinapplikation zu unterdrücken. Zur Behandlung sind in solchen Fällen Atropin, Glycopyrrolat, Isoproterenol und eventuell die Schrittmachertherapie indiziert. Bei symptomlosen Hunden kann ein AV-Block II. Grades (nicht allen P-Wellen folgt ein QRS-Komplex) auch ein Normalbefund sein. Meistens erscheinen dann allerdings keine Ersatzsystolen.

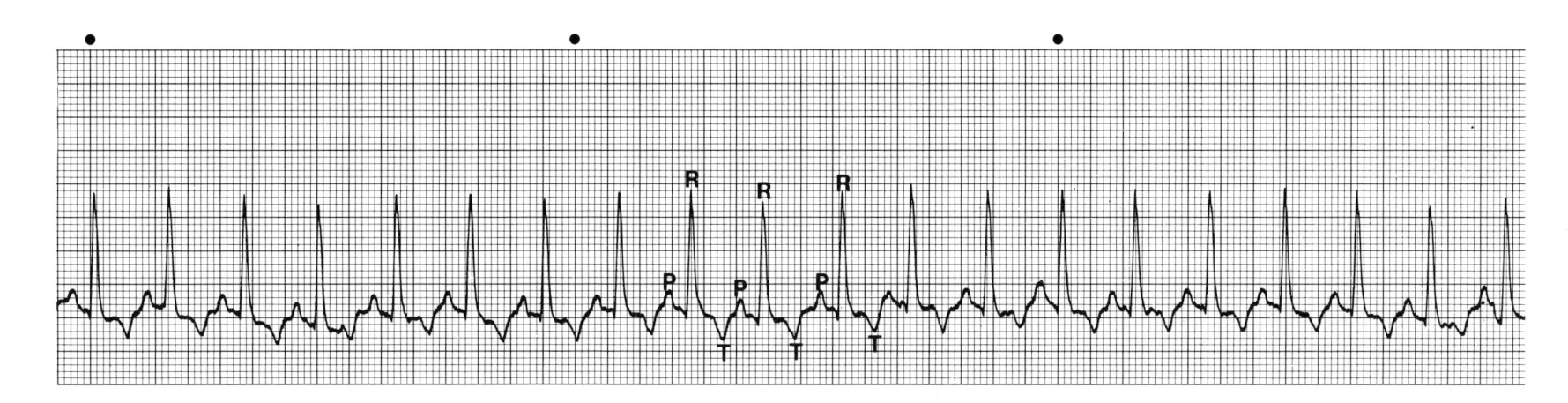

Fall 4
Antwort: Sinustachykardie mit einer Frequenz von 260 Schlägen/Min. (die Herzschlagfrequenz wird durch Auszählen der Anzahl der RR-Intervalle zwischen zwei Zeitmarkierungspunkten und anschließende Multiplikation mit 20 ermittelt; in diesem Fall 13×20 = 260, vergleiche Kapitel 6). Die Behandlung beschränkt sich auf die Bestimmung und die Beseitigung der zugrundeliegenden Störung. Diesem Hund wurden beispielsweise Antibiotika zur Behandlung der bakteriellen Infektion verabreicht, die das Fieber verursachte. Auf diese Weise konnten die Infektion und die damit einhergehende Sinustachykardie beseitigt werden. Ist eine Sinustachykardie die Folge einer Stauungsinsuffizienz, ist Digoxin zur Beseitigung der Herzinsuffizienz indiziert. Die Verkürzung des PQ-Intervalles ist bei Fieber, Anämie, Hyperthyreoidismus und anderen Zuständen mit erhöhtem Katecholaminspiegel ein häufiger Befund.

Fall 5

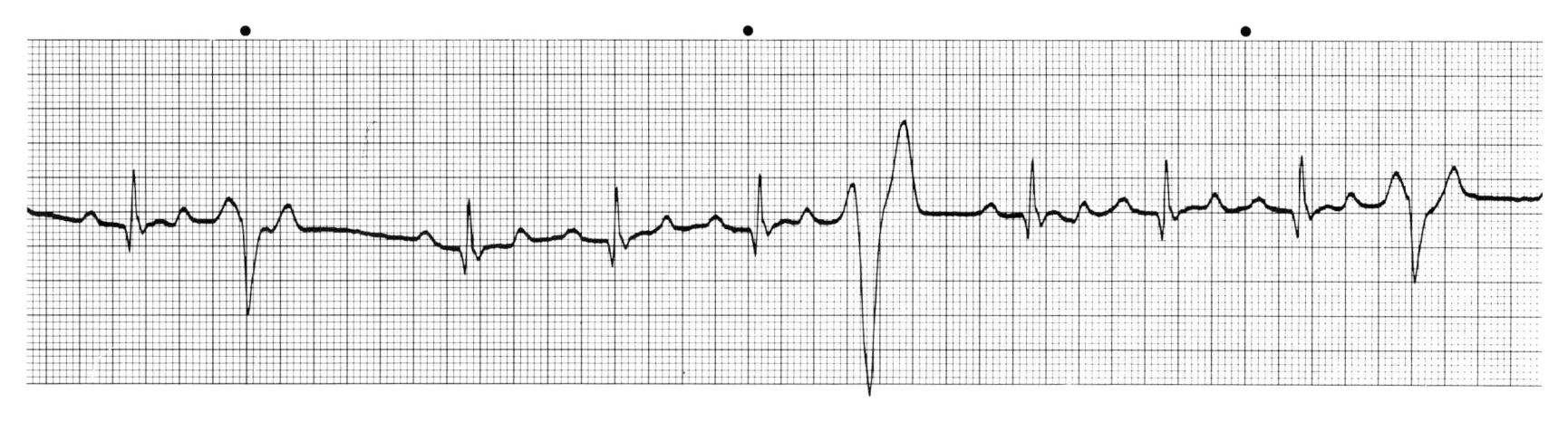

Frage: Dieser EKG-Streifen stammt von einer Deutschen Dogge mit Magendrehung. Wie beurteilen Sie das EKG? Welche Therapie empfehlen Sie?

Fall 6

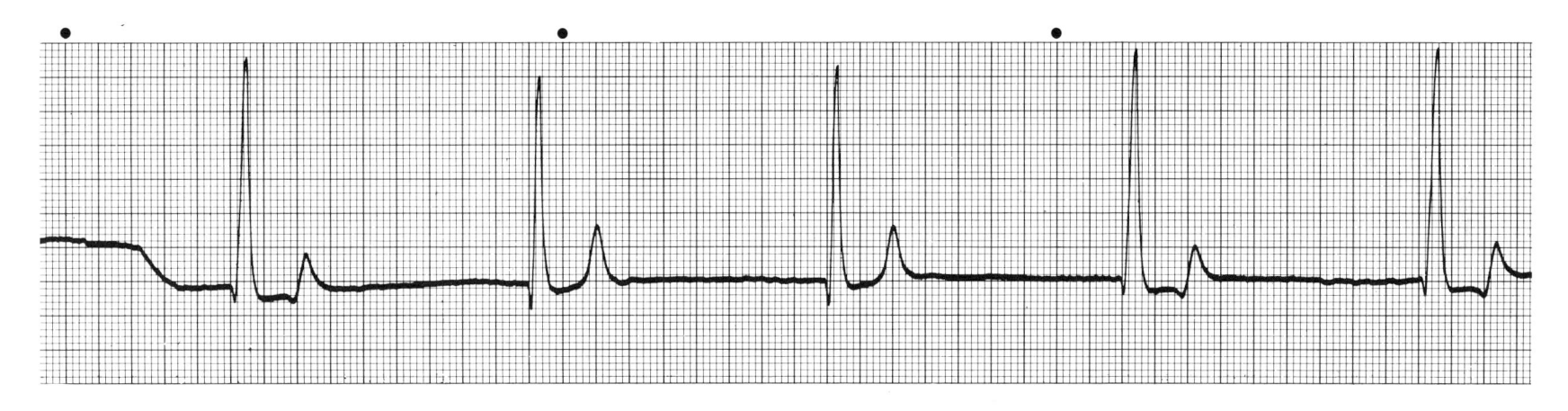

Frage: Dieser EKG-Streifen stammt von einem Hund mit akuter Diarrhoe und Schwäche. Wie beurteilen Sie das EKG? Welche Therapie empfehlen Sie?

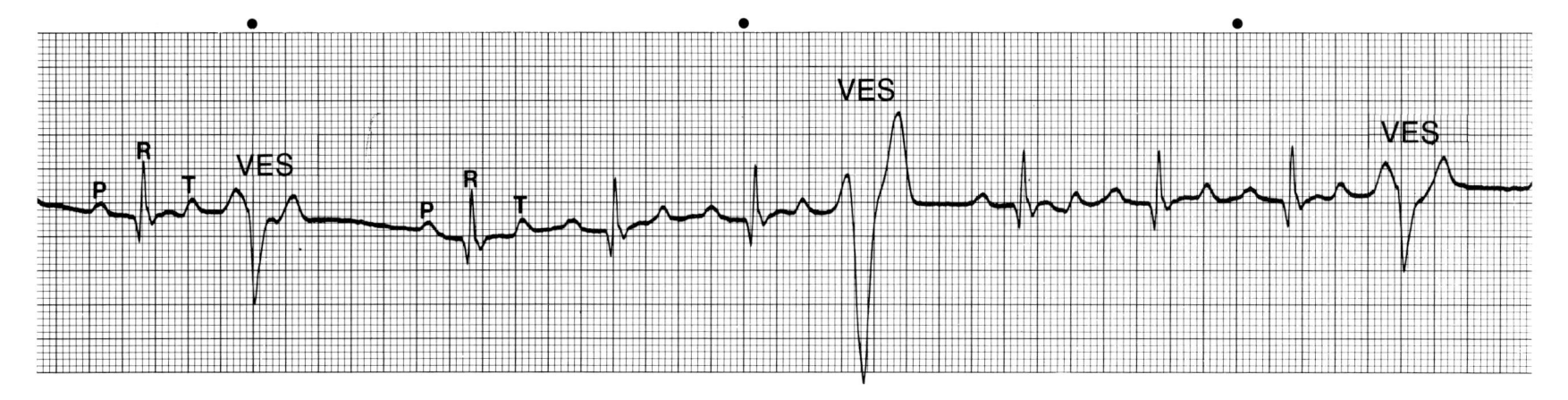

Fall 5
Antwort: Sinusrhythmus mit einer Frequenz von 140 Schlägen/Min. und drei multiformen (polymorphen) ventrikulären Extrasystolen (vergleiche Kapitel 4). Die zu beobachtende Niedervoltage der QRS-Komplexe ist bei Hunden mit großer Brusthöhle meistens normal. Neben der operativen Beseitigung der Magendrehung gehört die Applikation von Lidocain, Chinidin oder Procainamid zur Behandlung. Die fortlaufende EKG-Überwachung während der Operation ist unbedingt erforderlich. Außerdem sollten unterstützende Maßnahmen eingeleitet werden; dazu gehört die Korrektur von Störungen des Elektrolyt- und Säure-Basen-Haushalts. Es muß unbedingt bedacht werden, daß erst 12 bis 36 Stunden nach der operativen Beseitigung der Magendrehung Kammerarrhythmien auftreten können.

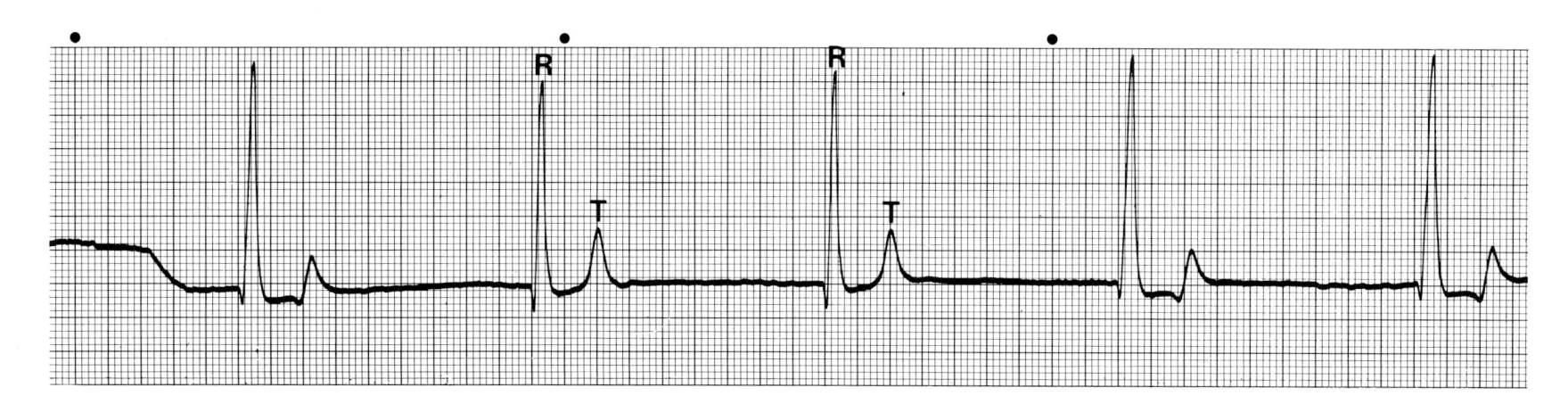

Fall 6
Antwort: Vorhofstillstand mit einem sinuventrikulären Rhythmus und einer Frequenz von 65 Schlägen/Min. bei einem Hund mit Addisonscher Krankheit (vergleiche Kapitel 6). P-Wellen fehlen, die T-Wellen sind sehr hoch und spitz. Außer einer Nebenniereninsuffizienz kann auch eine Niereninsuffizienz (mit Oligurie/Anurie nach Nierenversagen oder nach Obstruktion der harnableitenden Wege) zu einer Hyperkaliämie führen. Zur Senkung des Serumkaliumgehalts (in diesem Falle: 9,8 mÄq/l) gehören intravenöse Infusionen sowie die intravenöse Applikation von Natriumbikarbonat und Glukokortikoiden, regelmäßige Insulin- und Dextrosegaben (als Notbehandlung) und die Applikation von Mineralokortikoiden.

Fall 7

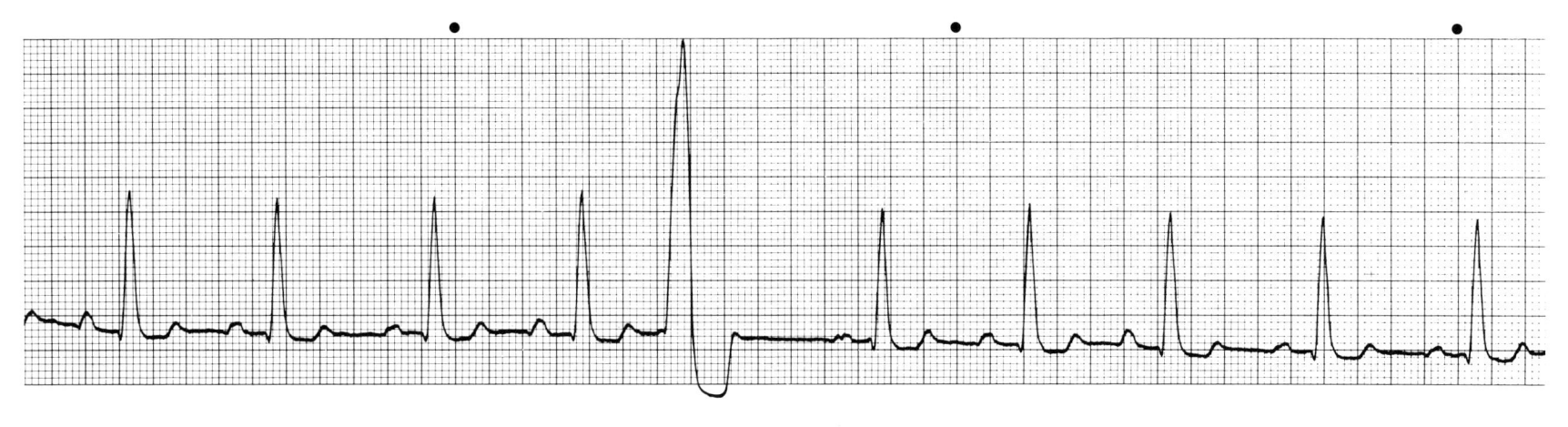

Frage: Dieses EKG stammt von einem Hund mit chronischer Mitralklappeninsuffizienz, der mit Digoxin behandelt wurde. Wie beurteilen Sie das EKG? Welche Therapie empfehlen Sie?

Fall 8

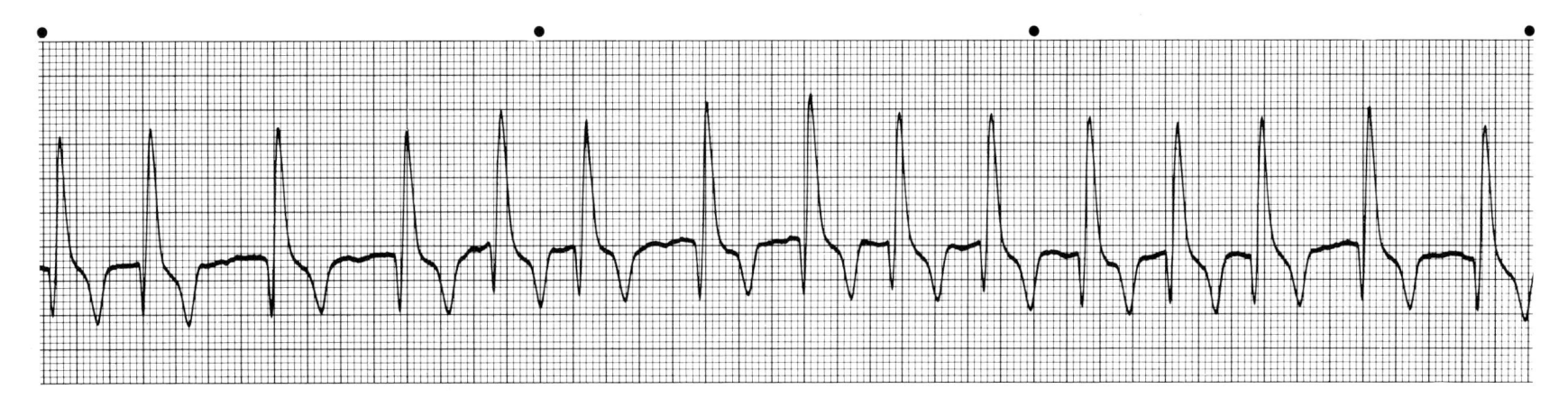

Frage: Dieser EKG-Streifen stammt von einer Deutschen Dogge mit Herzinsuffizienz. Welche beiden Erkrankungen des Herzens führen meistens zu dieser Arrhythmie? Welche Therapie empfehlen Sie?

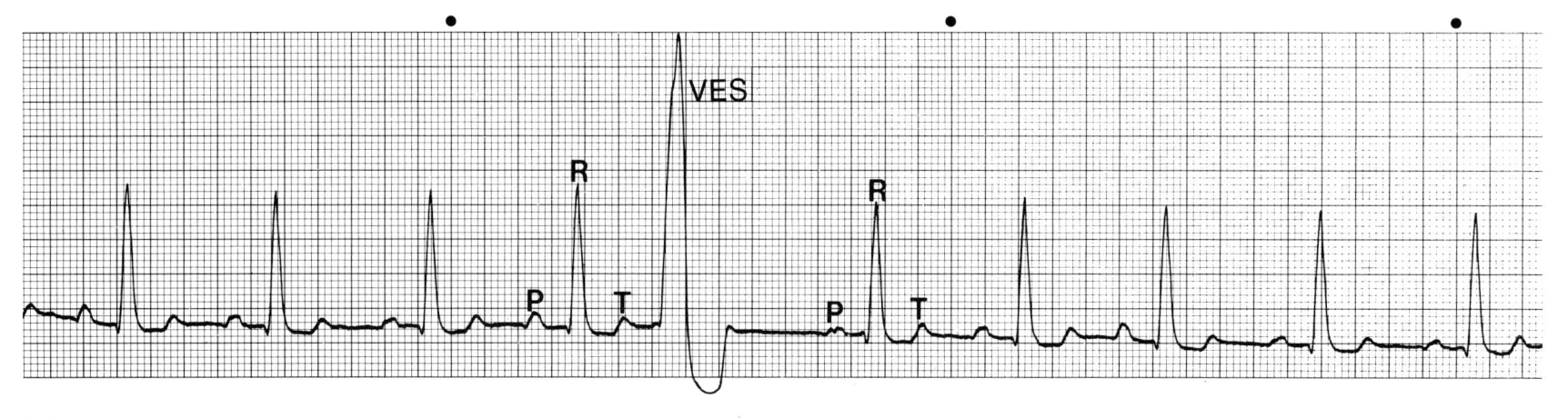

Fall 7
Antwort: Sinusrhythmus mit einer Frequenz von 140 Schlägen/Min. und einer ventrikulären Extrasystole (VES), die ihren Ursprung im rechten Ventrikel hat (positiver QRS-Komplex, vergleiche Kapitel 6). Die breiten P-Wellen (0,05 Sek.) und die breiten QRS-Komplexe (0,07 Sek.) machen eine Vergrößerung des linken Vorhofes und des linken Ventrikels wahrscheinlich. Die wechselnde Gestalt der P-Wellen ist Ausdruck eines wandernden sinusalen Schrittmachers. Eine gelegentliche ventrikuläre Extrasystole ist ohne diagnostische Bedeutung. Trotzdem ist auch an die Möglichkeit einer Digoxinintoxikation zu denken. Das Tier sollte zur Überprüfung der Digoxindosis nochmals gewogen werden. Darüber hinaus sollten Laboruntersuchungen zum Ausschluß einer eventuellen Niereninsuffizienz durchgeführt werden.

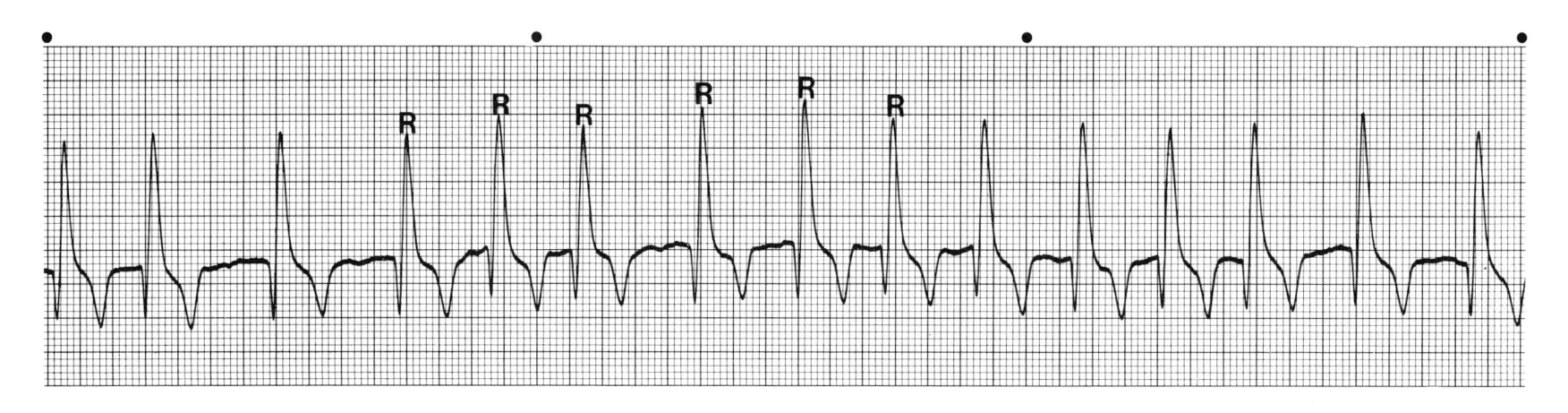

Fall 8
Antwort: Vorhofflimmern mit einer durchschnittlichen Ventrikelschlagfrequenz von 200/Min. (vergleiche Kapitel 6). Der Kammerrhythmus ist unregelmäßig; P-Wellen fehlen. Die breiten QRS-Komplexe und das Hereinziehen der ST-Strecke in die T-Welle weisen auf eine mögliche linksventrikuläre Vergrößerung hin (vergleiche Kapitel 4). Chronische AV-Klappeninsuffizienz (bei kleinen Rassen) und die dilatative Form der Kardiomyopathie (bei diesem Hund) führen häufig zu Vorhofflimmern. Die Behandlung der Wahl ist die Digitalisierung des Patienten, um die Herzschlagfrequenz auf Werte unter 160/Min. zu senken. Meistens ist jedoch zusätzlich Propranolol zur Reduzierung der Ventrikelschlagfrequenz erforderlich.

Fall 9

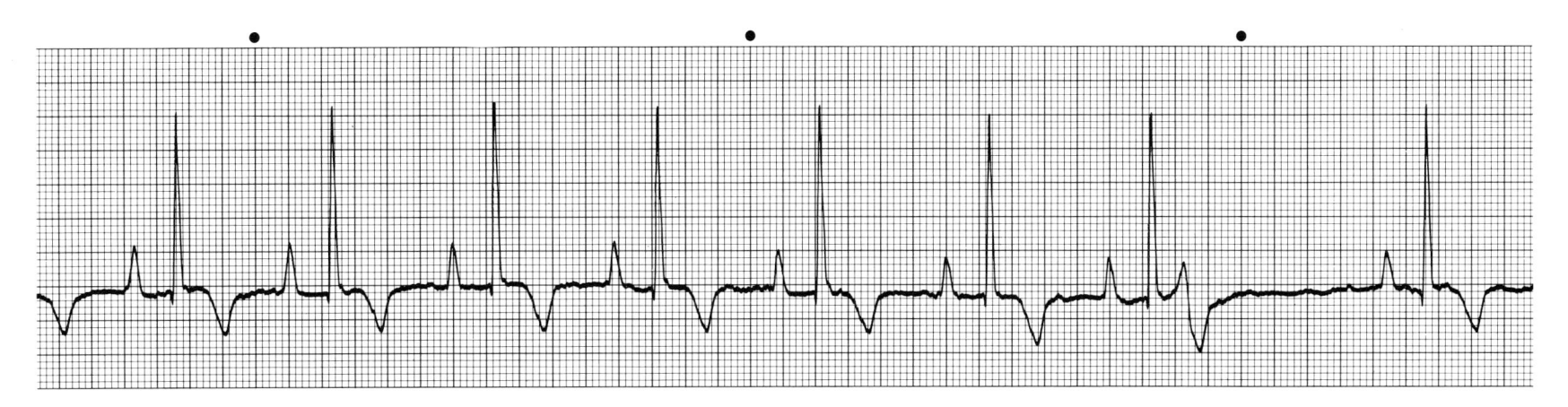

Frage: Dieses EKG stammt von einem Hund mit chronischem Husten. Wegen des Verdachts einer Herzinsuffizienz wurde das Tier mit Digoxin behandelt. Wie beurteilen Sie das EKG?

Fall 10

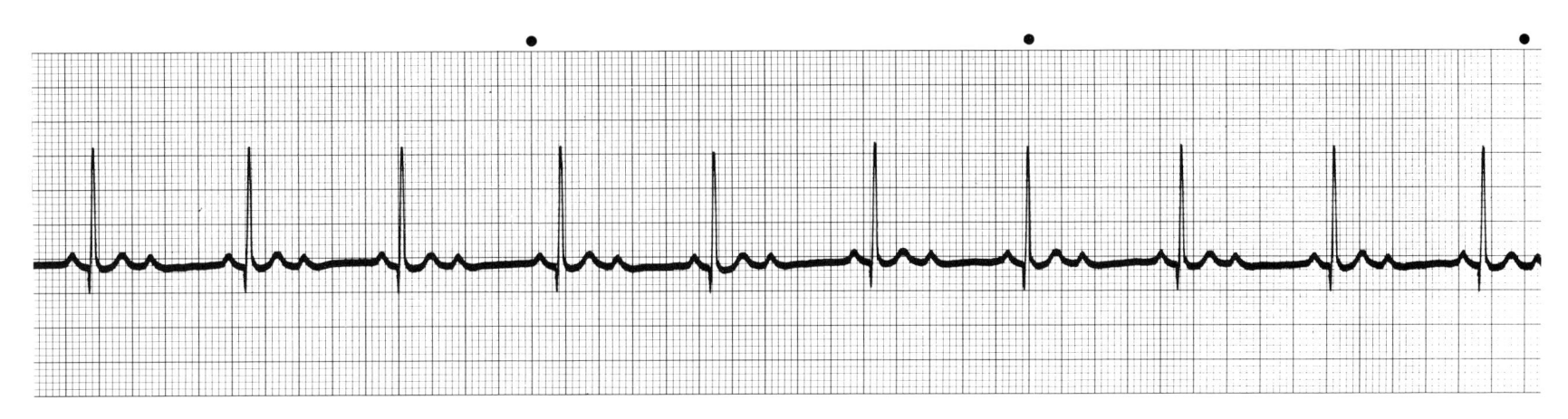

Frage: Diese Aufzeichnung stammt von einem 8 Jahre alten Pudel mit Synkopen (Papiergeschwindigkeit: 25 mm/Sek.). Wie beurteilen Sie das EKG? Welche Therapie empfehlen Sie?

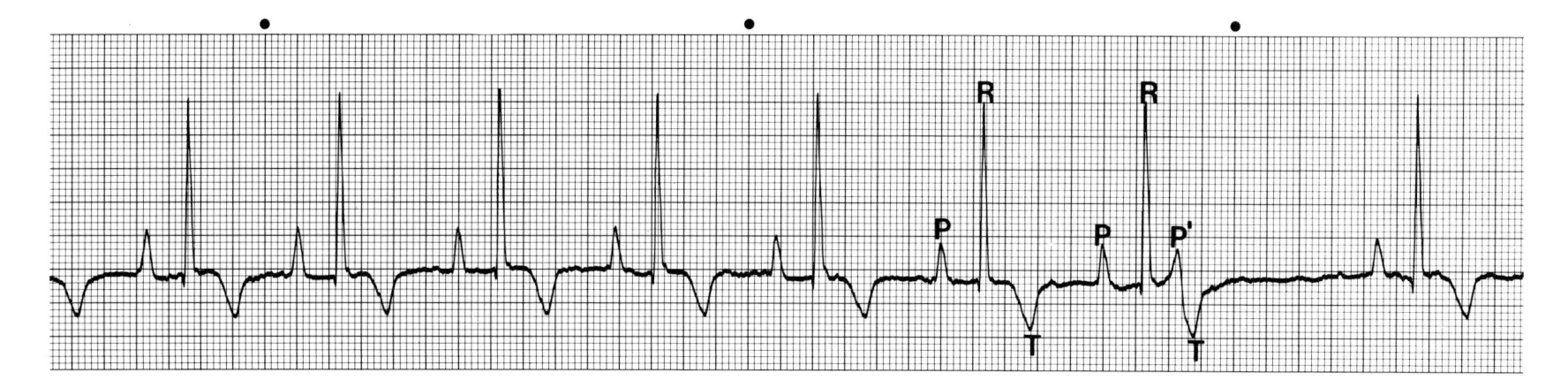

Fall 9

Antwort: Sinusrhythmus mit einer Frequenz von 120 Schlägen/Min. Die P'-Welle ist Ausdruck einer Vorhofextrasystole (vergleiche Kapitel 6). Sie erscheint unmittelbar nach einem sinusalen QRS-Komplex und überlagert die dazugehörende T-Welle. Der AV-Knoten ist zu diesem Zeitpunkt noch refraktär, so daß die P'-Welle nicht auf die Ventrikel übergeleitet werden kann. Die hohen, spitzen P-Wellen weisen auf eine Vergrößerung des rechten Vorhofes hin. Diese dürfte eine Folge der sekundären Hypertonie im Lungenkreislauf nach röntgenologisch festgestellter kollabierter Trachea sein (vergleiche Kapitel 4). In diesem Falle sollte kein Digoxin verabreicht werden. An dieser Stelle seien nochmals die Schritte einer systematischen EKG-Analyse zusammengefaßt: 1. Allgemeine Untersuchung des EKG — Ermittlung von Herzschlagfrequenz und Rhythmus (in diesem EKG normal; der P'-Welle folgt eine nicht kompensatorische Pause). 2. Beurteilung der P-Wellen (in diesem Falle erscheint neben relativ großen P-Wellen eine P'-Welle, die die T-Welle des vorangehenden Sinuskomplexes überlagert). 3. Beurteilung der QRS-Komplexe (normal). 4. Beziehung zwischen P-Wellen und QRS-Komplexen (der P'-Welle folgt kein QRS-Komplex, den anderen P-Wellen folgt jeweils ein QRS-Komplex, die PQ-Intervalle sind konstant). 5. Zusammenfassung der Befunde und Diagnosestellung (Sinusrhythmus mit einer nicht übergeleiteten Vorhofextrasystole).

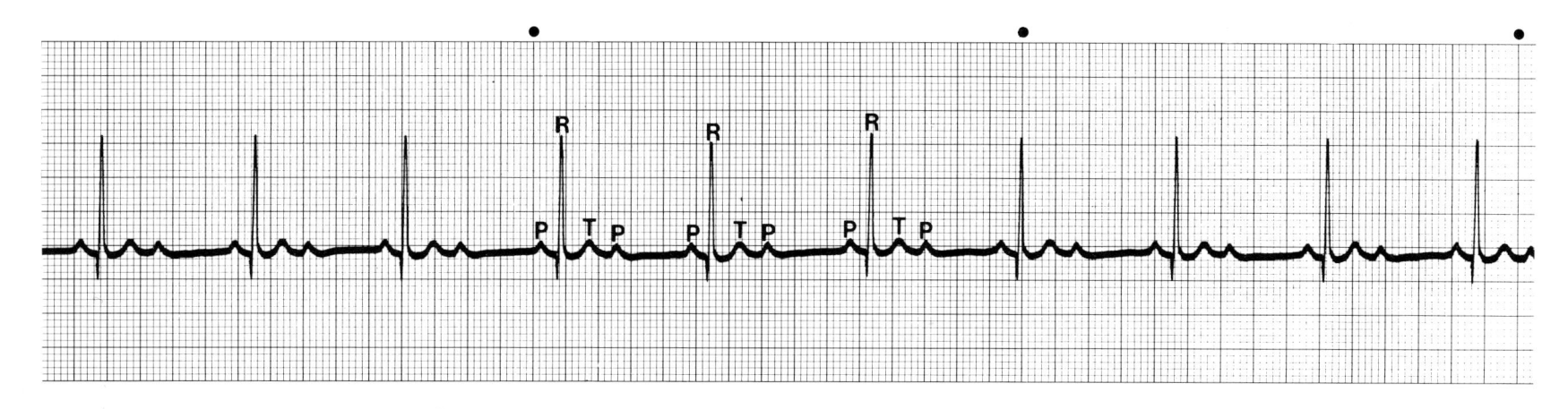

Fall 10

Antwort: AV-Block II. Grades mit einer Ventrikelschlagfrequenz von 65/Min. und einem Überleitungsverhältnis von 2 : 1 (vergleiche Kapitel 6). Die Schlagfrequenz der Vorhöfe beträgt 130/Min., jede zweite P-Welle wird nicht übergeleitet. Die blockierten P-Wellen können irrtümlicherweise für T-Wellen gehalten werden, doch sind die PP-Intervalle während der gesamten Aufzeichnung im wesentlichen konstant. Die QRS-Komplexe sind normal geformt, ein Hinweis darauf, daß die Tawara-Schenkel nicht geschädigt sind. Zur möglichen Therapie gehören Atropin-, Glycopyrrolat- und Isoproterenolapplikation sowie die Implantation eines künstlichen Schrittmachers.

Fall 11

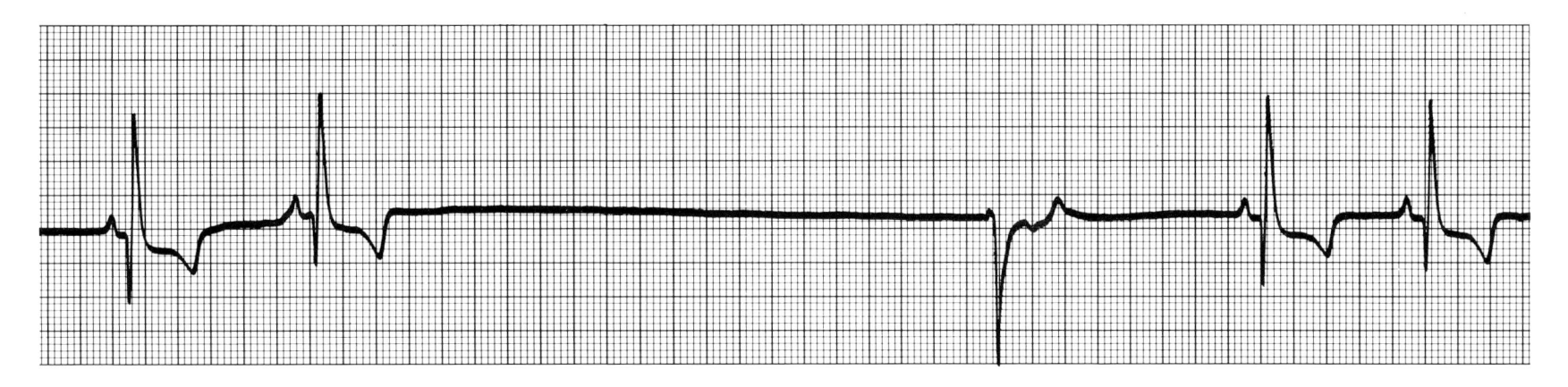

Frage: Diese Aufzeichnung stammt von einem Hund, der auf die Prämedikation mit Azetylpromazin reagierte. Wie beurteilen Sie das EKG? Welche Therapie empfehlen Sie?

Fall 12

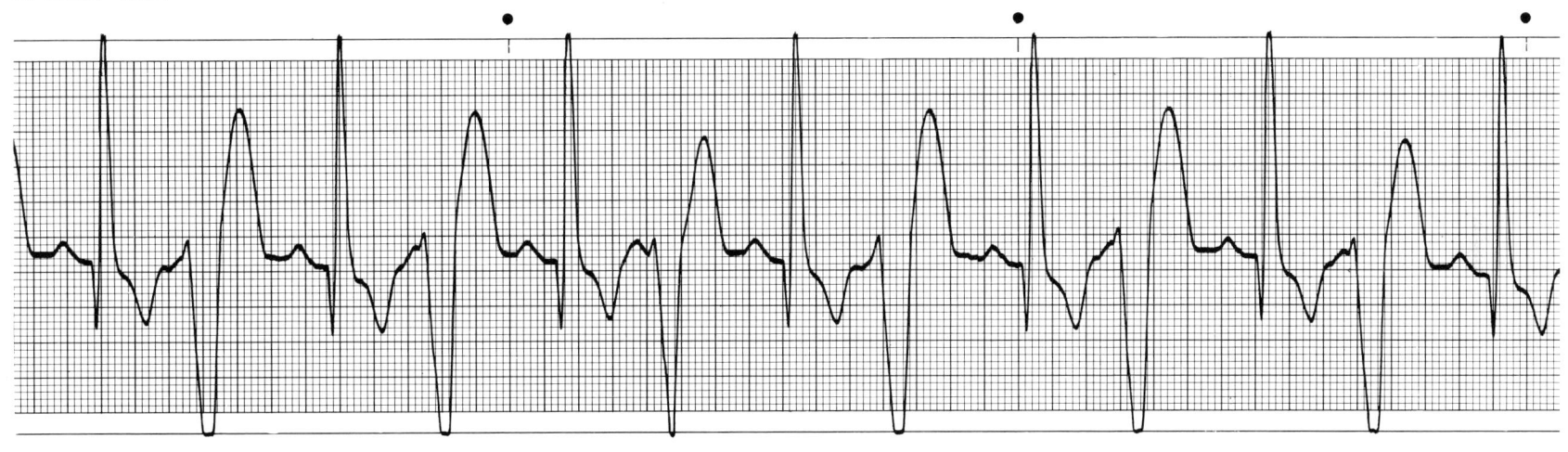

Frage: Dieser EKG-Streifen stammt von einem 8 Monate alten Collie mit Stauungsinsuffizienz und einem auskultatorisch ermittelten maschinenartigen Herzgeräusch. Wie beurteilen Sie das EKG? Welche Therapie empfehlen Sie?

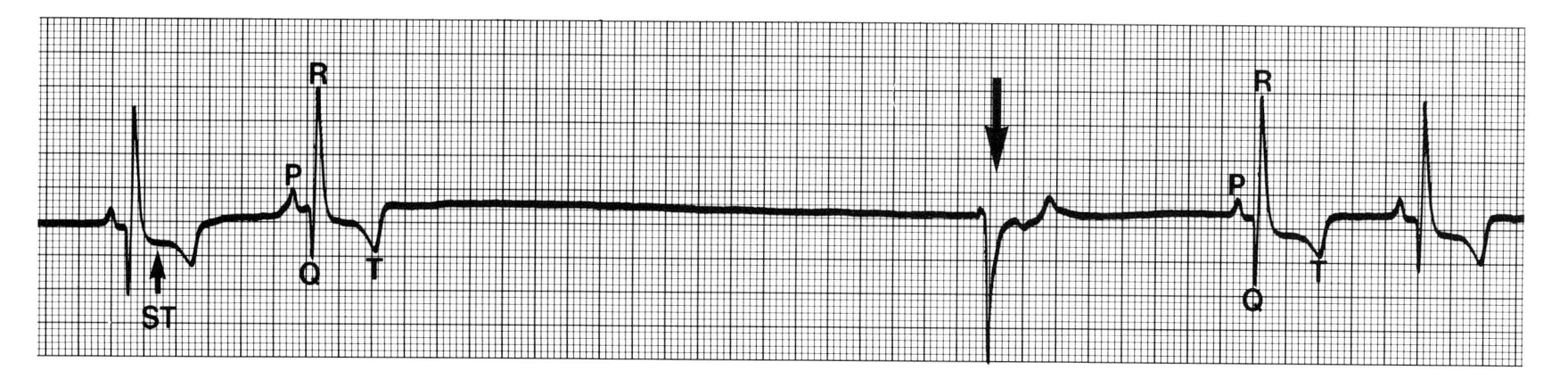

Fall 11
Antwort: Sinuatrialer Stillstand mit einer ventrikulären Ersatzsystole (Pfeil) nach einer längeren Pause (1,5 Sek., vergleiche Kapitel 6). Eine solche ventrikuläre Ersatzsystole ist ein Schutzmechanismus zur Aufrechterhaltung einer minimalen Herzfunktion. Danach setzt der normale Sinusrhythmus wieder ein. Die Behandlung richtet sich nach der Ursache, da die Ersatzsystole selbst nur ein sekundäres Phänomen darstellt. In diesem Falle konnten der aus der Acepromazinwirkung resultierende hohe Vagotonus und der dadurch verursachte Sinusstillstand durch Atropinapplikation beseitigt werden. Die Senkung der ST-Strecke ist als möglicher Hinweis auf eine Hypoxie des Myokards zu werten. Die tiefen Q-Zacken können insbesondere bei jungen Hunden und großen Rassen mit schmalem Brustkorb normal sein (vergleiche Kapitel 4).

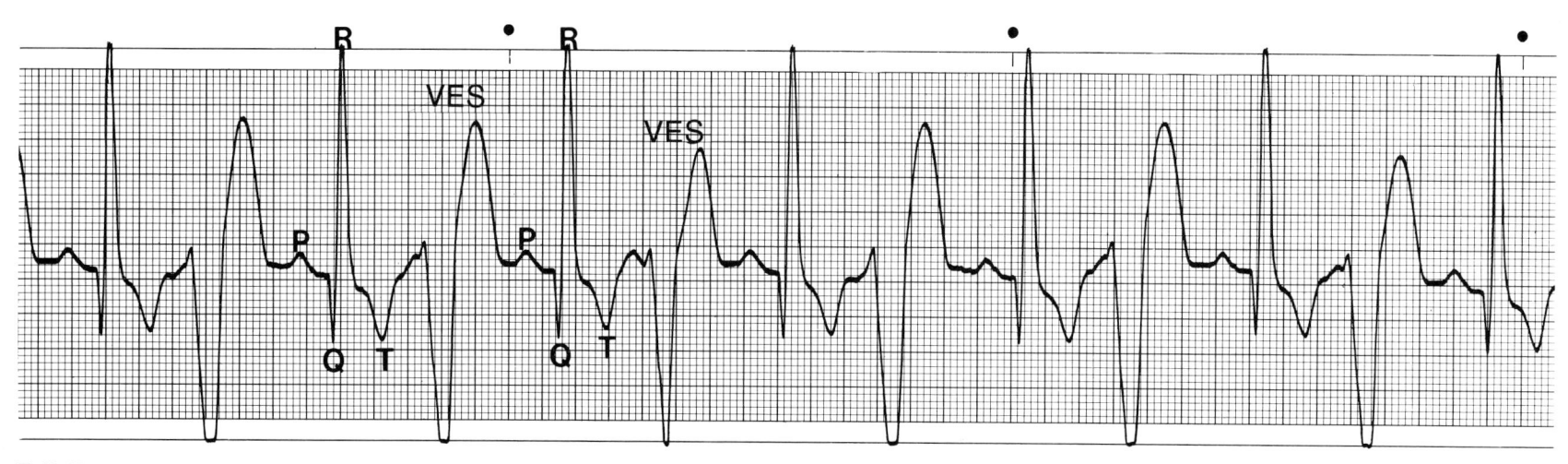

Fall 12
Antwort: Ventrikuläre Bigeminie, d. h. ständiger Wechsel von Sinuskomplexen und ventrikulären Extrasystolen (in diesem Falle mit Ursprung im linken Ventrikel, vergleiche Kapitel 6). Die breiten P-Wellen und die hohen, breiten QRS-Komplexe weisen auf eine Vergrößerung des linken Vorhofes und des linken Ventrikels hin (vergleiche Kapitel 4). Röntgenaufnahmen vom Thorax bestätigten den Verdacht auf einen Ductus arteriosus persistens und eine Linksherzinsuffizienz. Digoxin und Diuretika wurden zur Behandlung der Herzinsuffizienz verabreicht. Zur Beseitigung der Kammerarrhythmie wurden Lidocain und Procainamid appliziert. Später wurde der Ductus arteriosus persistens chirurgisch korrigiert.

Fall 13

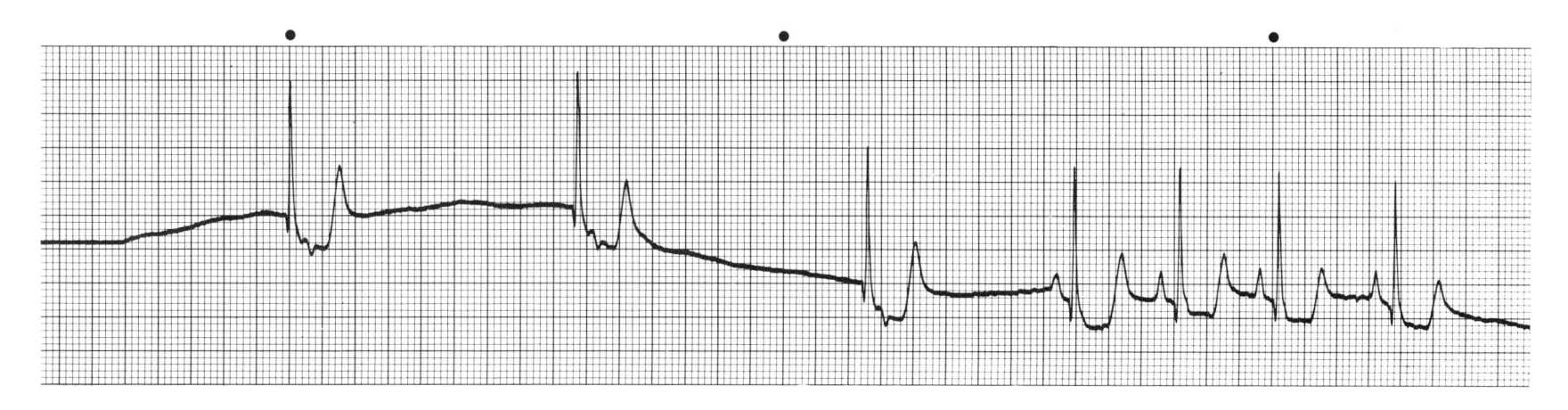

Frage: Dieser EKG-Streifen stammt von einem Zwergschnauzer mit Synkopen. Wie beurteilen Sie das EKG? Welche Therapie empfehlen Sie?

Fall 14

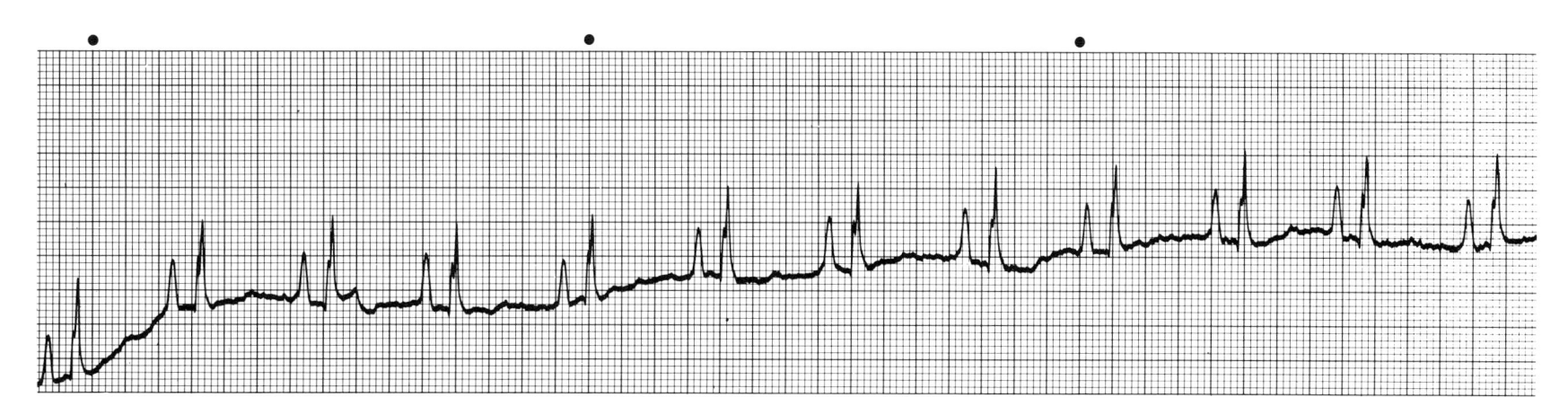

Frage: Diese Aufzeichnung stammt von einem adipösen Zwergpudel mit chronischem Husten. Wie beurteilen Sie das EKG? An welche Erkrankung sollte man zuerst denken?

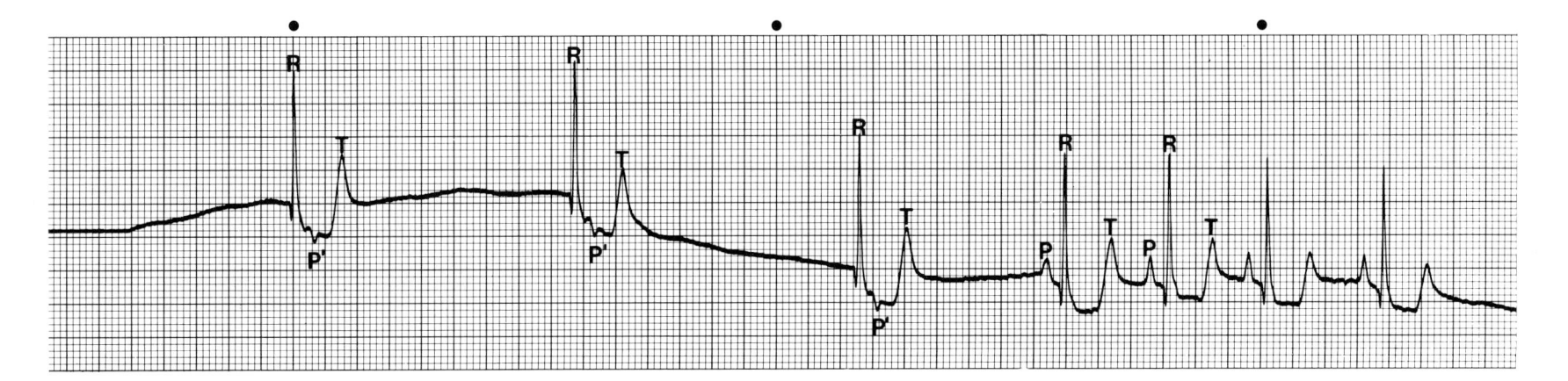

Fall 13

Antwort: AV-Ersatzrhythmus (die ersten drei Komplexe). Die bei einer Unterbrechung des normalen Herzrhythmus einsetzenden Ersatzsystolen stellen einen Schutzmechanismus des Herzens zur Aufrechterhaltung einer minimalen Herzfunktion dar (vergleiche Kapitel 6). Jedem der drei QRS-Komplexe folgt unmittelbar eine negative P'-Welle. Bei einem AV-Ersatzrhythmus kann sie dem QRS-Komplex vorausgehen, von ihm überlagert werden oder später erscheinen. Am Ende des EKG-Streifens setzt der normale Sinusrhythmus wieder ein. Diese Form des EKG ist typisch für die Sinusknotenerkrankung, die bei Zwergschnauzern relativ häufig ist. Die großen T-Wellen und die Senkung der ST-Strecke sind ein Hinweis auf eine Hypoxie des Myokards. Parasympathikolytika wie Atropin führen bei diesem Zustand normalerweise auch als vorübergehende Maßnahme nicht zur Besserung. Die wahrscheinlich einzig erfolgversprechende Therapie der Sinusknotenerkrankung ist die Implantation eines künstlichen Schrittmachers.

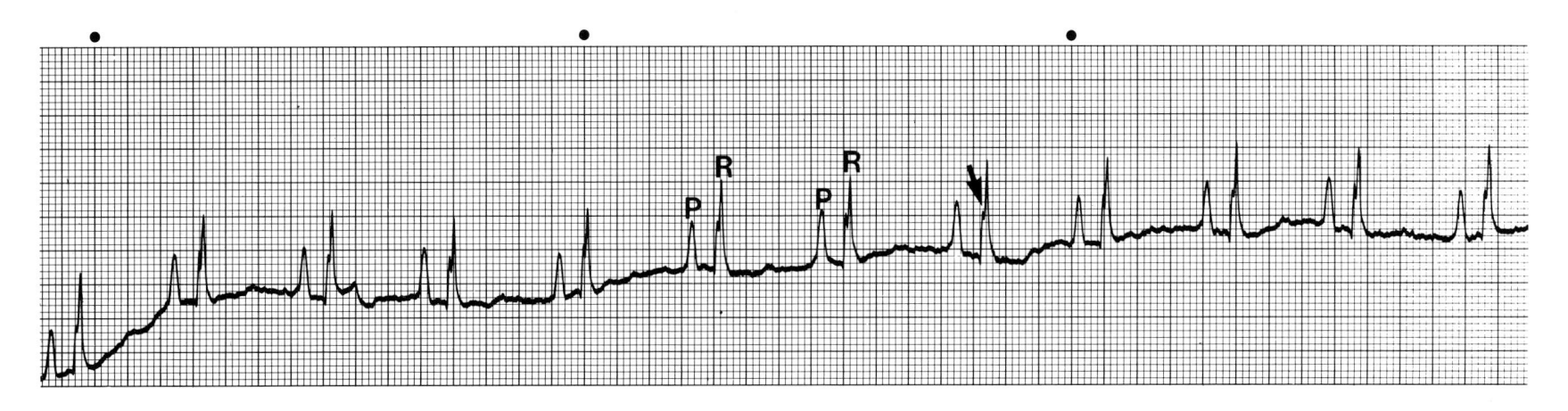

Fall 14

Antwort: Normaler Sinusrhythmus mit einer Frequenz von 140 Schlägen/Min. Die hohen (0,7 mV), schmalen und spitzen P-Wellen weisen auf eine Vergrößerung des rechten Vorhofes hin (vergleiche Kapitel 4). Diese elektrokardiographischen Veränderungen sind bei Hunden mit kollabierter Trachea relativ häufig. Da die QRS-Dauer normal ist, kann die Kerbung des QRS-Komplexes (Pfeil) ein Normalbefund oder eventuell auch Ausdruck eines geringfügigeren intraventrikulären Erregungsleitungsdefekts sein. Die Schwankungen der isoelektrischen Linie sind eine Folge der Bewegungen des Tieres während der Registrierung.

Fall 15

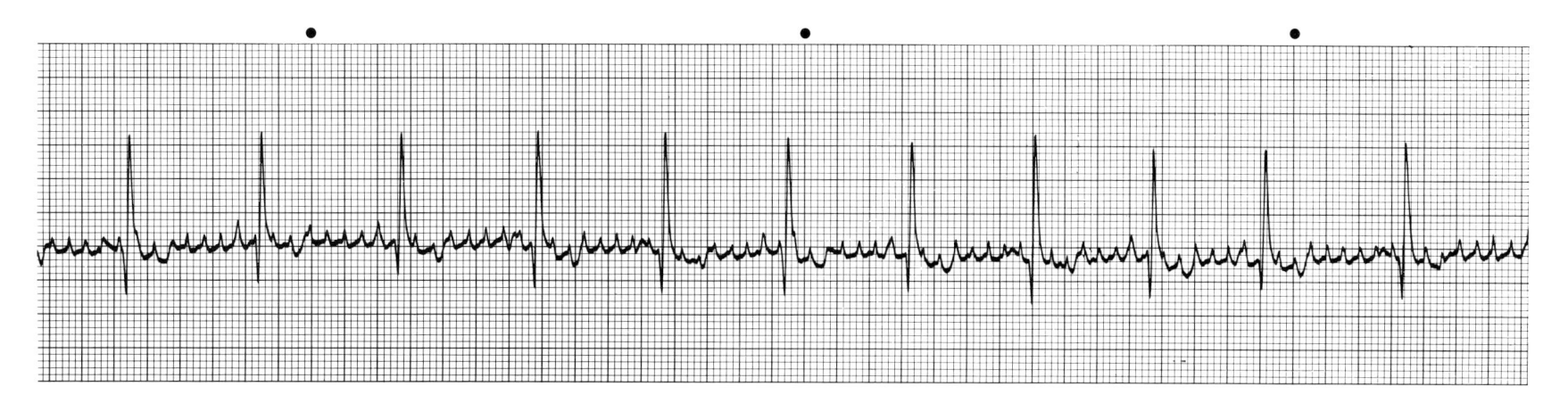

Frage: Dieser EKG-Streifen stammt von einem Hund mit Erbrechen. Wie beurteilen Sie das EKG?

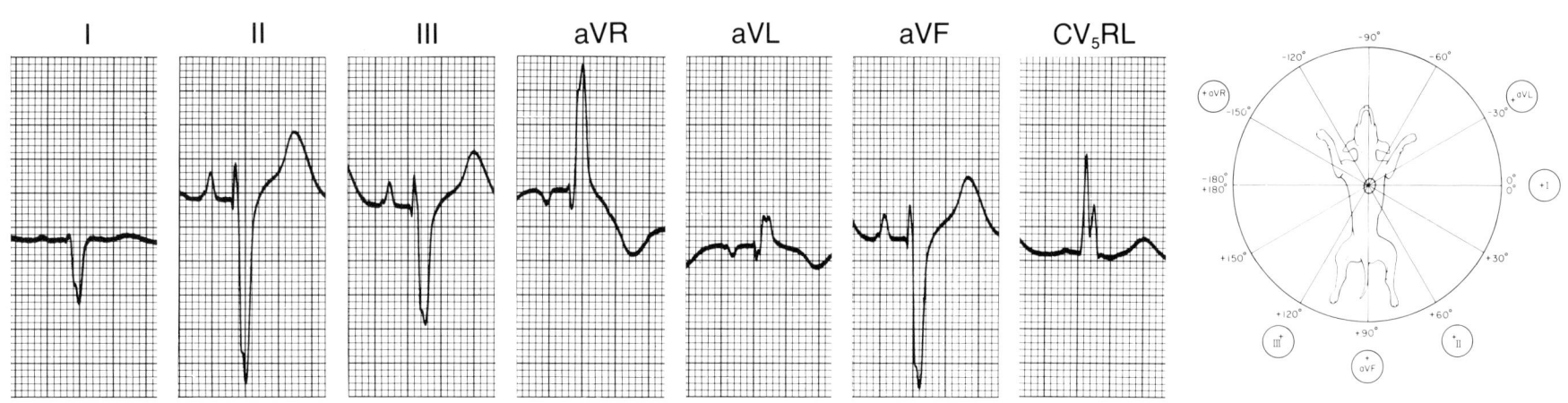

Fall 16

I II III aVR aVL aVF CV$_5$RL

Frage: Diese EKG-Ausschnitte wurden bei einem Hund nach Katheterisierung des rechten Ventrikels und Angiokardiographie aufgezeichnet. Vor der Untersuchung war das EKG normal. Wie beurteilen Sie das EKG? Welche Therapie empfehlen Sie?

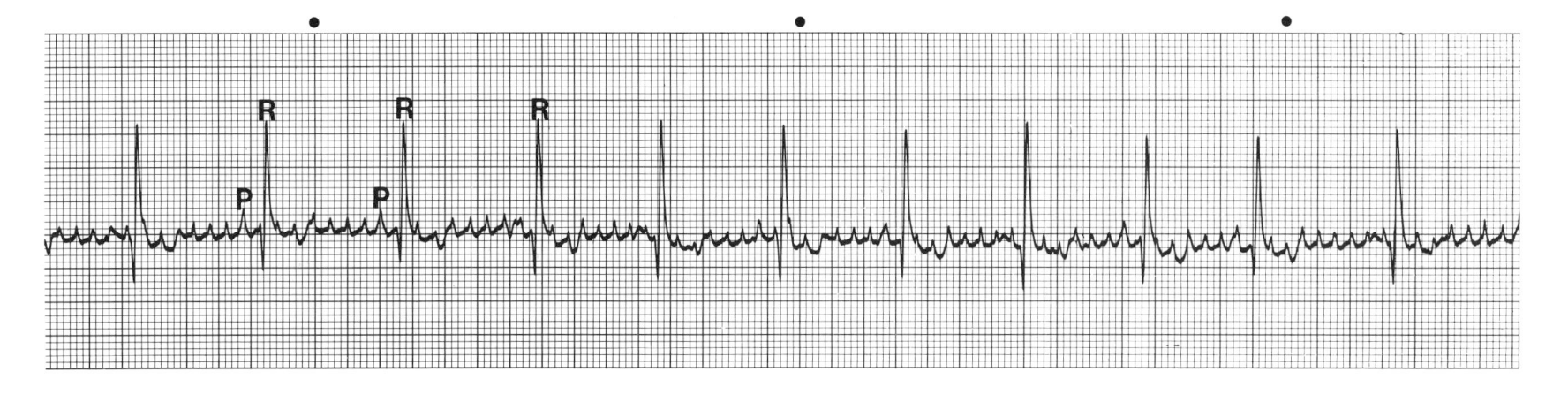

Fall 15

Antwort: Sinusrhythmus mit einer Frequenz von 140 Schlägen/Min. und Artefakte als Folge von Muskelzittern (vergleiche Kapitel 2). Die P-Wellen können nur schwierig zwischen den Artefakten ausgemacht werden. Der Ventrikelrhythmus ist regelmäßig. Die schnellen, unregelmäßigen Schwankungen der isoelektrischen Linie täuschen eine ektope Vorhofaktivität vor. Nach Abklingen der Exzitation des Hundes verschwanden die Artefakte (nicht abgebildet).

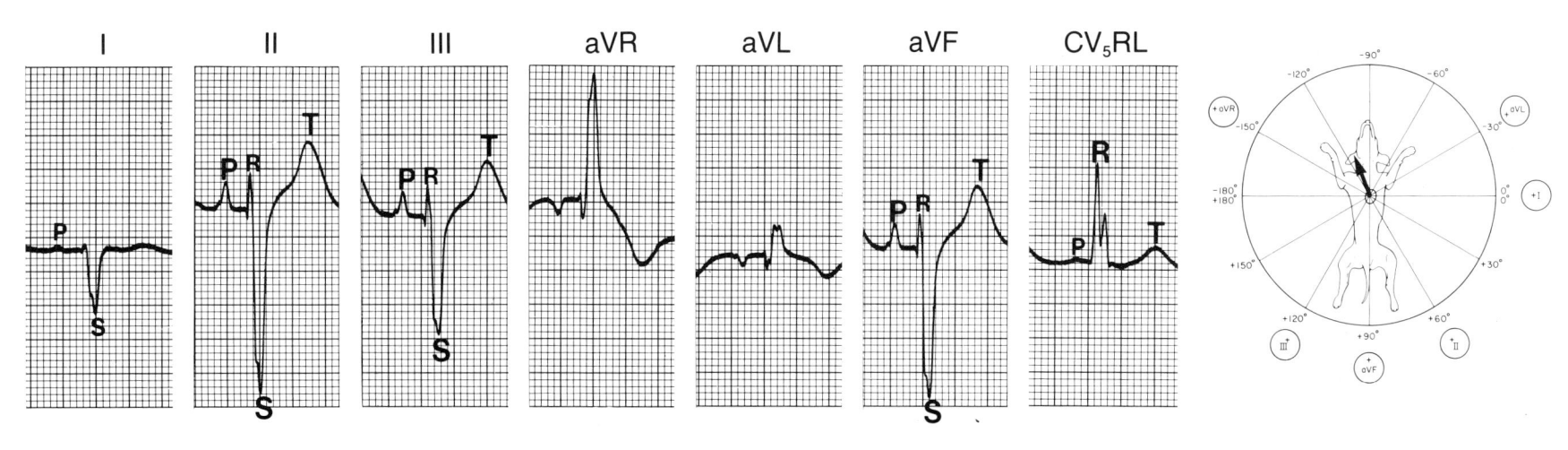

Fall 16

Antwort: Rechtsschenkelblock (vergleiche Kapitel 4). Er ist gekennzeichnet durch die Verlängerung der QRS-Dauer auf 0,08 Sek., den positiven QRS-Komplex in den Ableitungen aVR, aVL und CV₅RL (M-förmig) sowie die tiefen, breiten S-Zacken in den Ableitungen I, II, III und aVF. Wahrscheinlich wurde der rechte Tawara-Schenkel im Zusammenhang mit der Herzkatheterisierung mechanisch geschädigt. Nach zwei Tagen verschwand dieser Erregungsleitungsdefekt. Ein Rechtsschenkelblock führt nicht zur Beeinträchtigung der Hämodynamik. Elektrokardiographisch ist er von einer rechtsventrikulären Hypertrophie nicht zu unterscheiden. Zu ihrem Ausschluß ist eine Röntgenaufnahme des Thorax erforderlich.

Fall 17

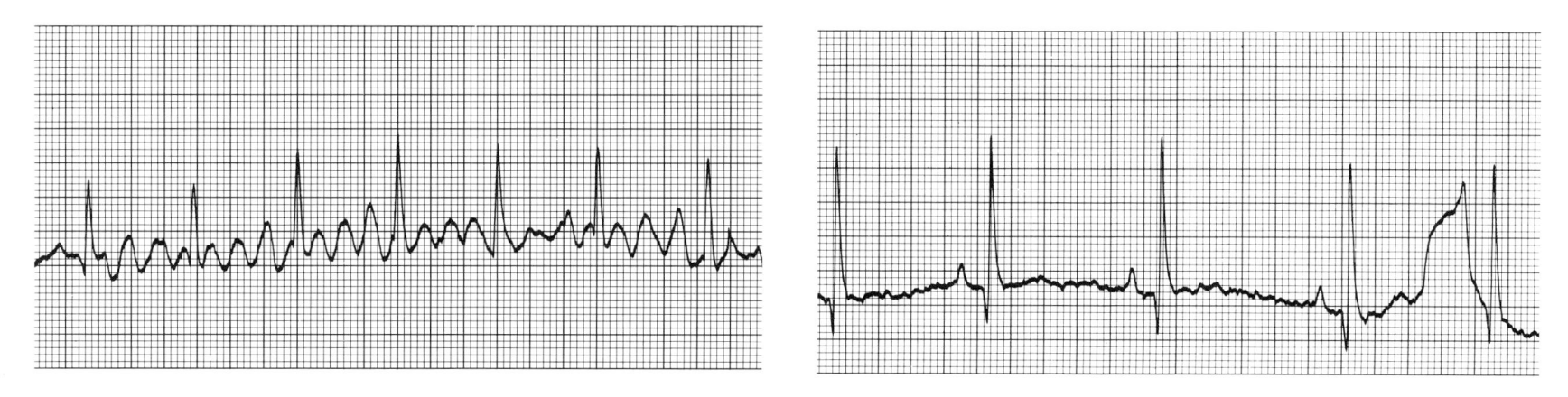

Frage: Diese beiden Aufzeichnungen stammen von zwei verschiedenen Hunden. Wie beurteilen Sie die beiden EKG?

Fall 18

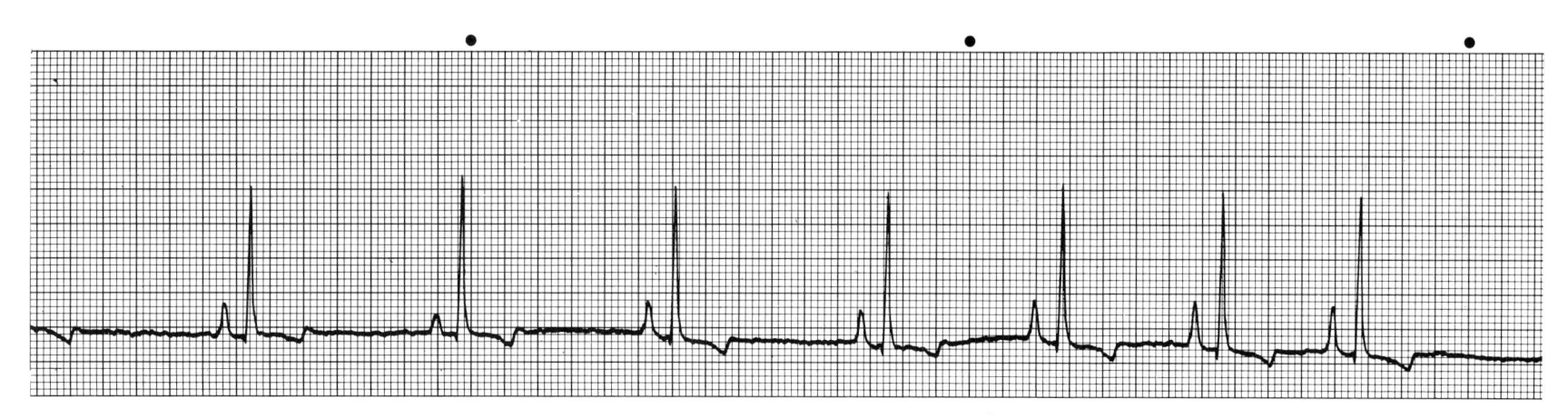

Frage: Dieses EKG stammt von einem Hund mit chronischer Atmungsstörung. Wie beurteilen Sie das EKG?

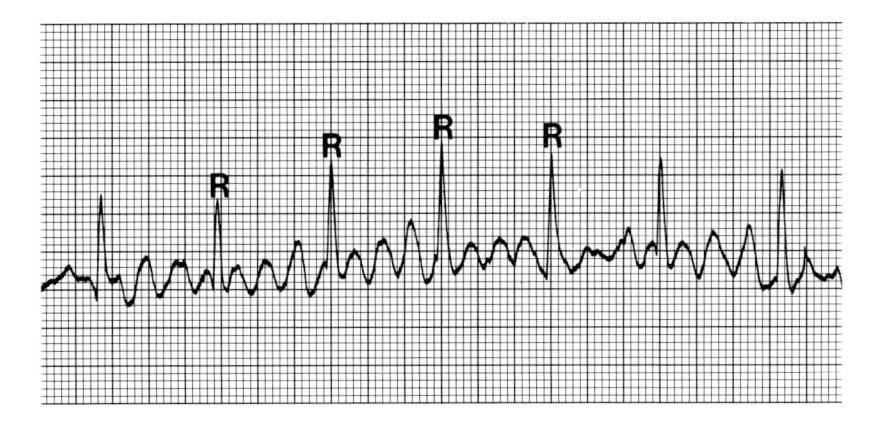

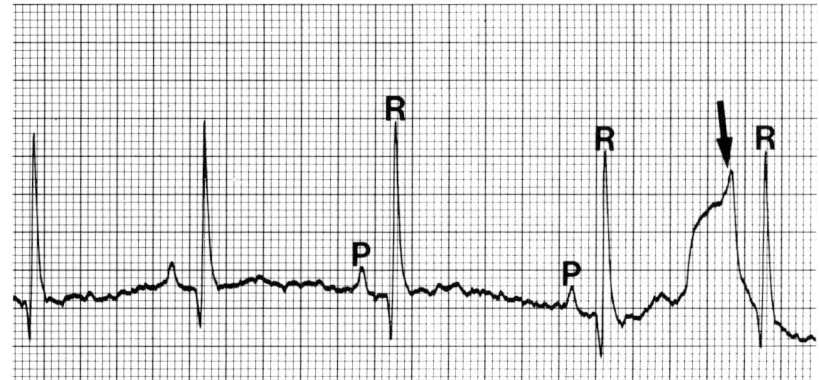

Fall 17
Antwort: Artefakte (vergleiche Kapitel 6). Die linke Aufzeichnung stammt von einem unruhigen Hund. Die schnellen, unregelmäßigen Schwankungen der isoelektrischen Linie täuschen ektope Vorhofwellen vor. Der Kammerrhythmus (R) ist regelmäßig. Wären die wellenartigen Schwankungen der isoelektrischen Linie Ausdruck einer beschleunigten Vorhofaktivität, wäre die Ventrikelschlagfrequenz je nach Überleitungsverhältnis wahrscheinlich höher und der Rhythmus unregelmäßig. Der Artefakt auf der rechten Abbildung (Pfeil) ist Folge einer plötzlichen Beinbewegung des Hundes. Er ähnelt einer ventrikulären Extrasystole, doch wird der Kammerrhythmus nicht unterbrochen.

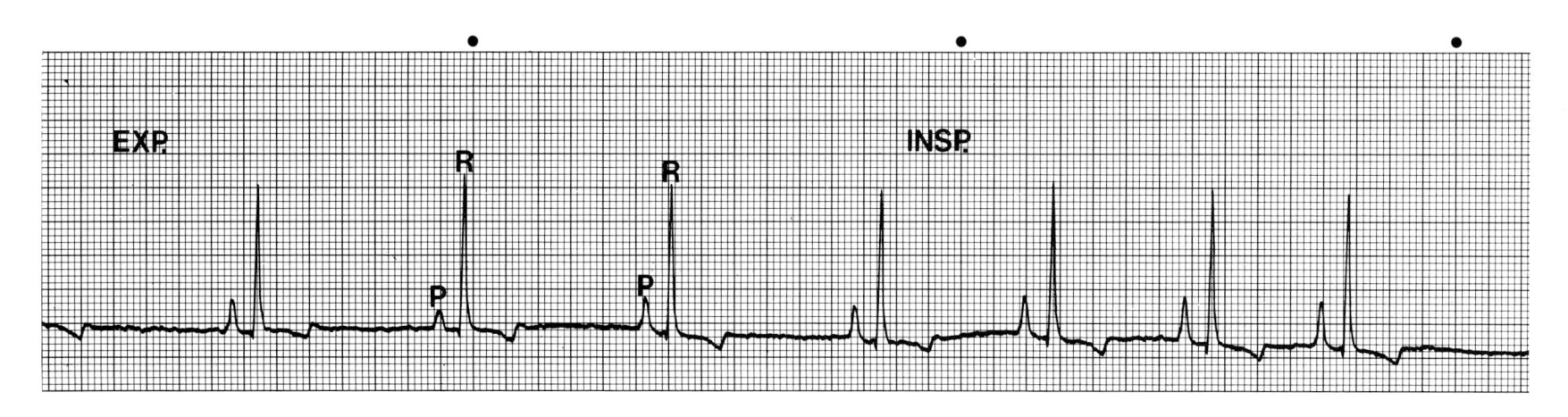

Fall 18
Antwort: Respiratorische Sinusarrhythmie mit einer durchschnittlichen Frequenz von 120 Schlägen/Min. (vergleiche Kapitel 6). Die Schwankungen der Herzschlagfrequenz sind von den Respirationsphasen abhängig; während der Inspiration (INSP) steigt die Herzschlagfrequenz, während der Exspiration (EXP) sinkt sie. Der normale Sinusschrittmacher steht unter ständiger neuraler Kontrolle des vegetativen Nervensystems. Die Gestalt der P-Wellen während der Inspiration unterscheidet sich von der während der Exspiration. Diese Veränderung könnte durch einen wandernden Schrittmacher verursacht sein. Die hohen, spitzen P-Wellen weisen auf eine Vergrößerung des rechten Vorhofes hin.

Fall 19

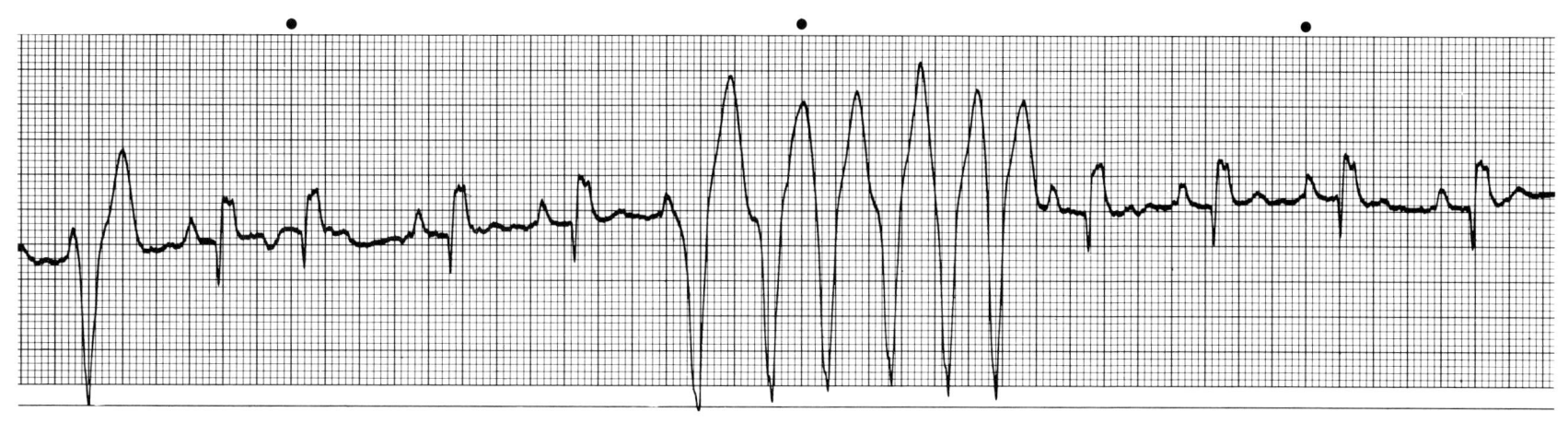

Frage: Dieser EKG-Streifen stammt von einem Hund mit Mitralklappeninsuffizienz und Lungenödem. Wie beurteilen Sie das EKG? Welche Therapie empfehlen Sie?

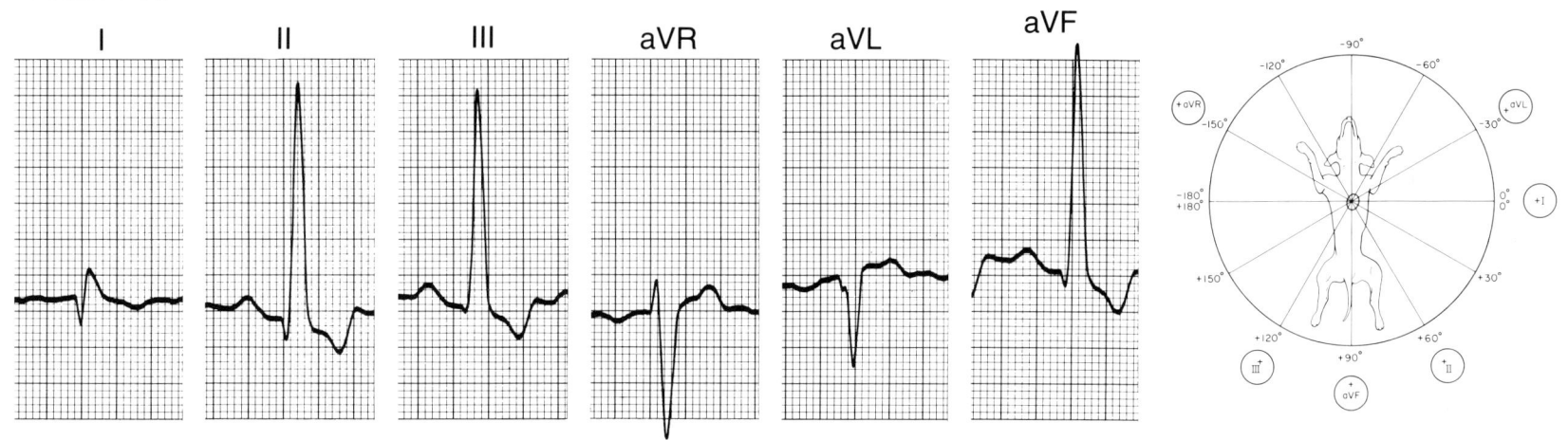

Fall 20

Frage: Diese EKG-Ausschnitte stammen von einem Colliewelpen mit einem Herzgeräusch. Wie beurteilen Sie das EKG? Welche weitere diagnostische Maßnahme ist anzuraten?

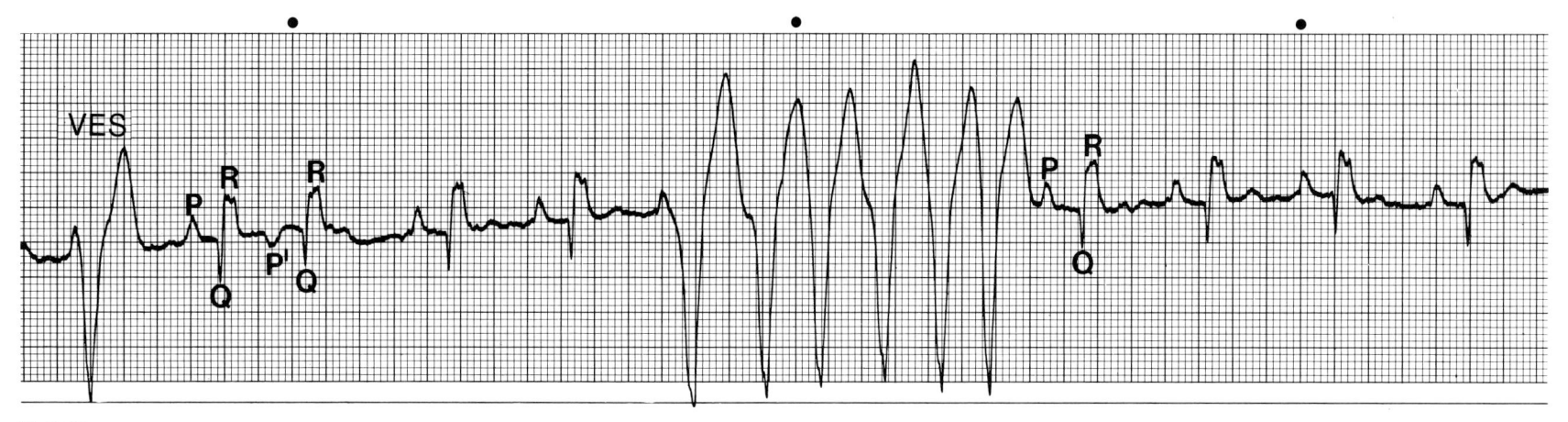

Fall 19
Antwort: Paroxysmale Kammertachykardie (in der Mitte des Streifens) sowie eine ventrikuläre Extrasystole (VES) und eine supraventrikuläre Extrasystole (P'-QR) (vergleiche Kapitel 6). Die P'-Welle ist negativ, ein Hinweis darauf, daß der Vorhofschrittmacher in den unteren Abschnitten der Vorhöfe in der Nähe des AV-Knotens lokalisiert ist. Supraventrikuläre Extrasystolen sind eine häufige Begleiterscheinung hochgradiger Mitralklappeninsuffizienzen. Die Kammertachykardie ist wahrscheinlich eine Folge der schweren Herzschädigung und der daraus resultierenden Hypoxie des Myokards. Käfigruhe und die Applikation von Digoxin, Diuretika und Sauerstoff führten zur Beseitigung der Kammerarrhythmie. Sollten sich erneut Anfälle einer Kammertachykardie einstellen, ist Lidocain wegen seiner guten Wirksamkeit und sicheren Anwendbarkeit indiziert. Das gilt in gleicher Weise für Procainamid und Chinidin. Das Herzminutenvolumen kann durch eine Kammertachykardie deutlich reduziert werden. Die Niedervoltage der Sinuskomplexe ist möglicherweise auf das Lungenödem zurückzuführen.

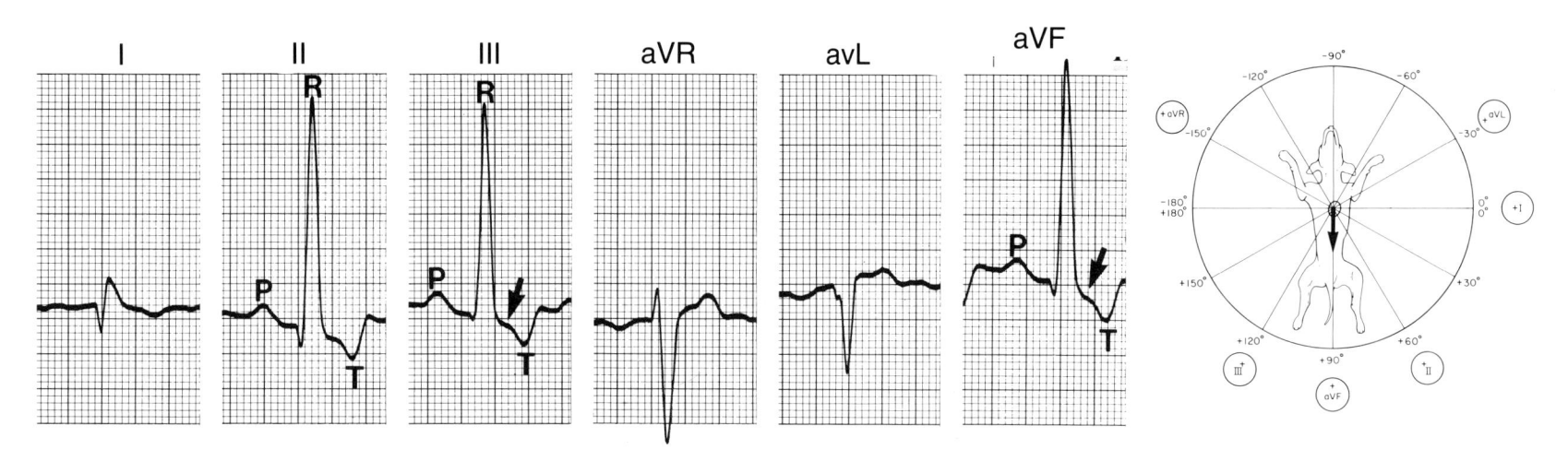

Fall 20
Antwort: Vergrößerung des linken Vorhofes und des linken Ventrikels (vergleiche Kapitel 4). Die linksventrikuläre Vergrößerung ist durch die hohen R-Zacken in den Ableitungen II, III und aVF (durchschnittlich 3,0 mV), die breiten QRS-Komplexe (0,08 Sek.) und das Hineinziehen der ST-Strecke in die T-Welle (Pfeile) gekennzeichnet. Die Richtung der elektrischen Herzachse ist normal (90°, Ableitung I ist annähernd isoelektrisch). Die breiten P-Wellen sind ein Hinweis auf die Vergrößerung des linken Vorhofes. In diesem Falle ist zunächst an eine kongenitale Herzanomalie als Ursache der Linksherzvergrößerung zu denken, z. B. Ductus arteriosus persistens, angeborene Mitralklappeninsuffizienz oder Aortenstenose (dabei ist das EKG allerdings häufig normal). Aus diesem Grunde ist als nächstes eine Röntgenaufnahme des Thorax anzuraten. Bei diesem Patienten konnte durch Röntgen ein Ductus arteriosus persistens diagnostiziert werden.

Fall 21

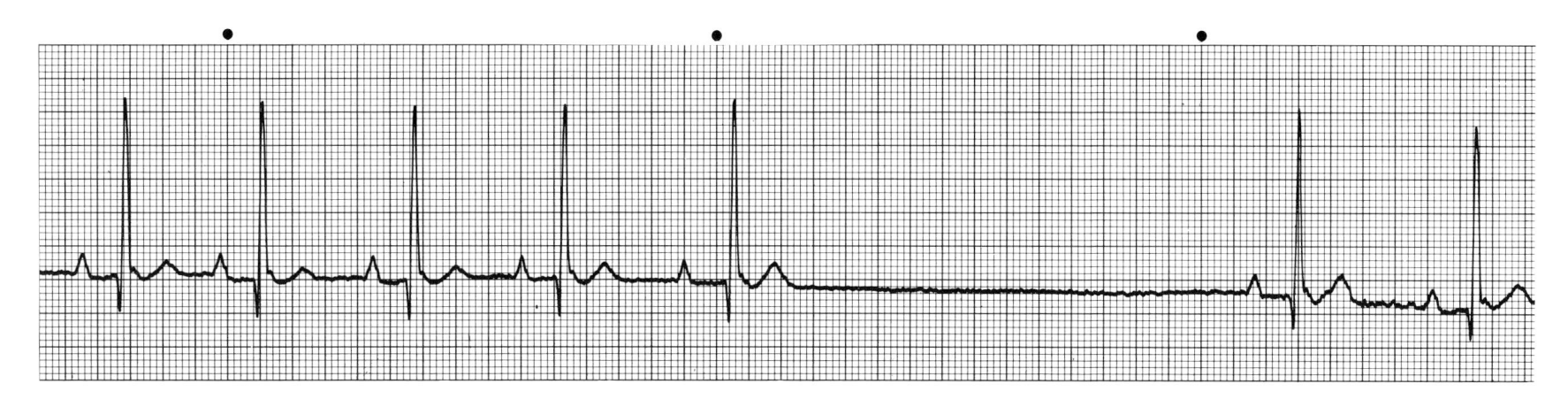

Frage: Diese Aufzeichnung stammt von einem Hund mit chronischer Mitralklappeninsuffizienz, der mit Digoxin und Diuretika behandelt wurde. Anläßlich einer Nachuntersuchung wurde festgestellt, daß sich der Zustand des Patienten deutlich verbessert hatte. Wie beurteilen Sie das EKG?

Fall 22

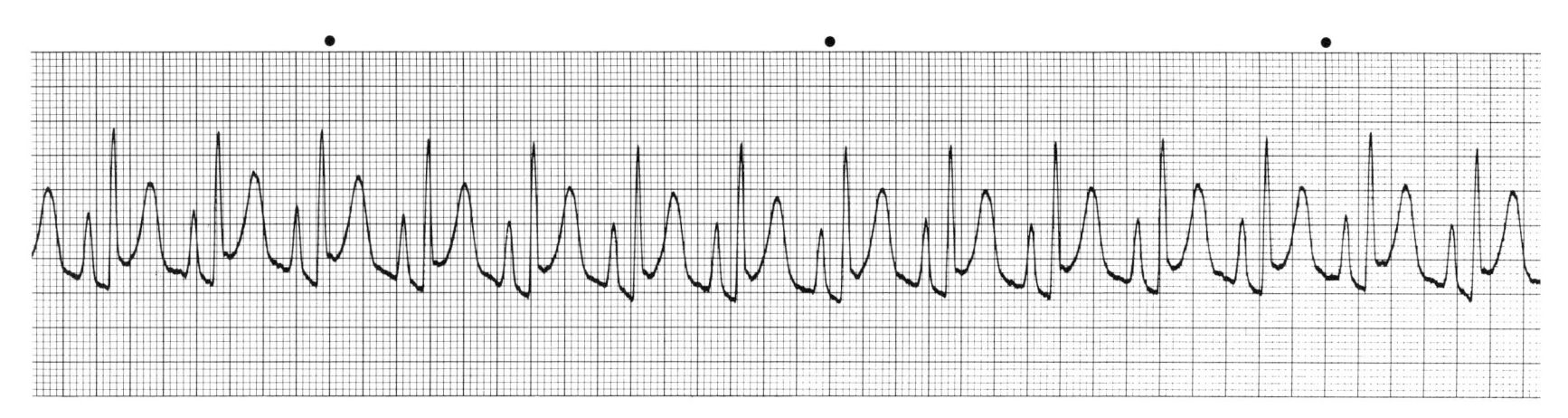

Frage: Dieses EKG stammt von einem Yorkshire Terrier, der seit neun Monaten Husten hatte. Der Hund wurde mit hochgradiger Dyspnoe zur Untersuchung vorgestellt. Wie beurteilen Sie das EKG? Welche Erkrankung führt meistens zu einem solchen EKG?

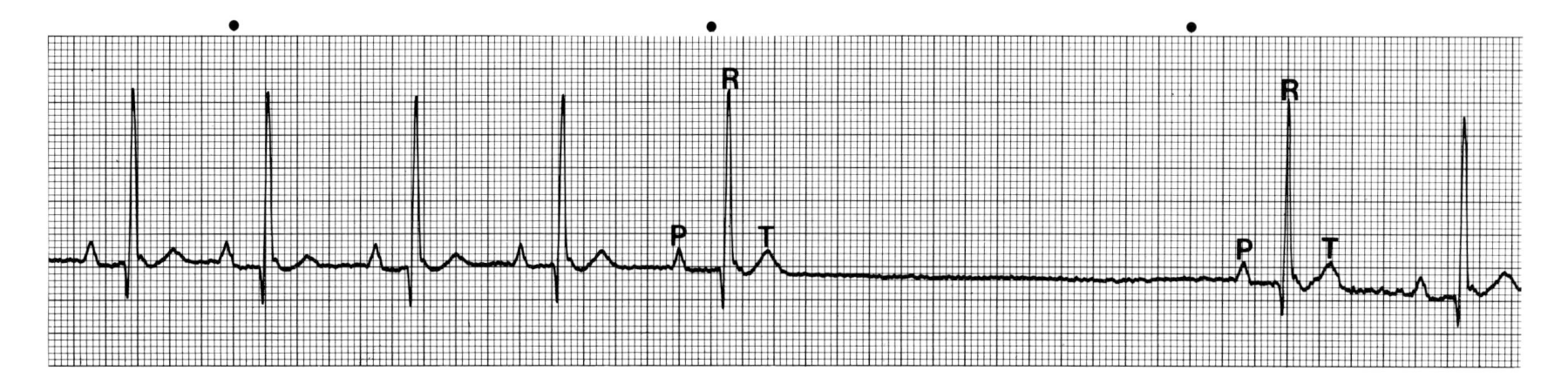

Fall 21
Antwort: Sinusstillstand (vergleiche Kapitel 6). Die Pause ist deutlich länger als zwei RR-Intervalle. Sie ist in diesem Falle möglicherweise auf eine beginnende Digoxinintoxikation mit erhöhtem Vagotonus zurückzuführen, da Digoxin den Vagus direkt beeinflußt. Die inkonstanten PQ-Intervalle (das PQ-Intervall unmittelbar vor der Pause ist auf 0,15 Sek. verlängert) könnten ebenfalls auf einen erhöhten Vagotonus zurückzuführen sein. Digoxin und das Diuretikum sollten vorübergehend für ein bis zwei Tage abgesetzt werden. Danach sollte ein zweites EKG aufgezeichnet werden. Auch sind Tests zur Überprüfung der Nierenfunktion in Erwägung zu ziehen.

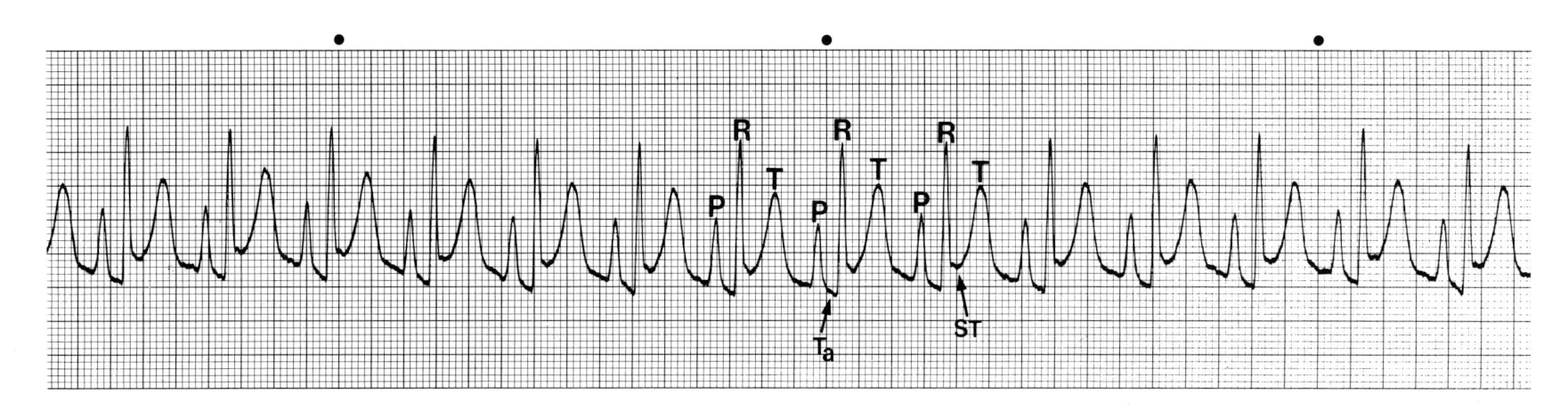

Fall 22
Antwort: Sinustachykardie mit einer Frequenz von 190 Schlägen/Min., Vergrößerung des rechten Vorhofes (hohe, spitze P-Wellen), Hebung der ST-Strecke, vergrößerte Amplitude der T-Welle sowie eine T_a-Welle (Senkung der Grundlinie nach der P-Welle) (vergleiche Kapitel 4). Die Hebung der ST-Strecke und die hohen T-Wellen sind Ausdruck der Hypoxie des Myokards. Eine T_a-Welle tritt häufig bei Vergrößerung des rechten Vorhofes in Erscheinung. Alle diese elektrokardiographischen Veränderungen sind bei Hunden mit schweren Atmungsstörungen als Folge einer kollabierten Trachea relativ häufig. Diese Diagnose konnte später röntgenologisch bestätigt werden.

Fall 23

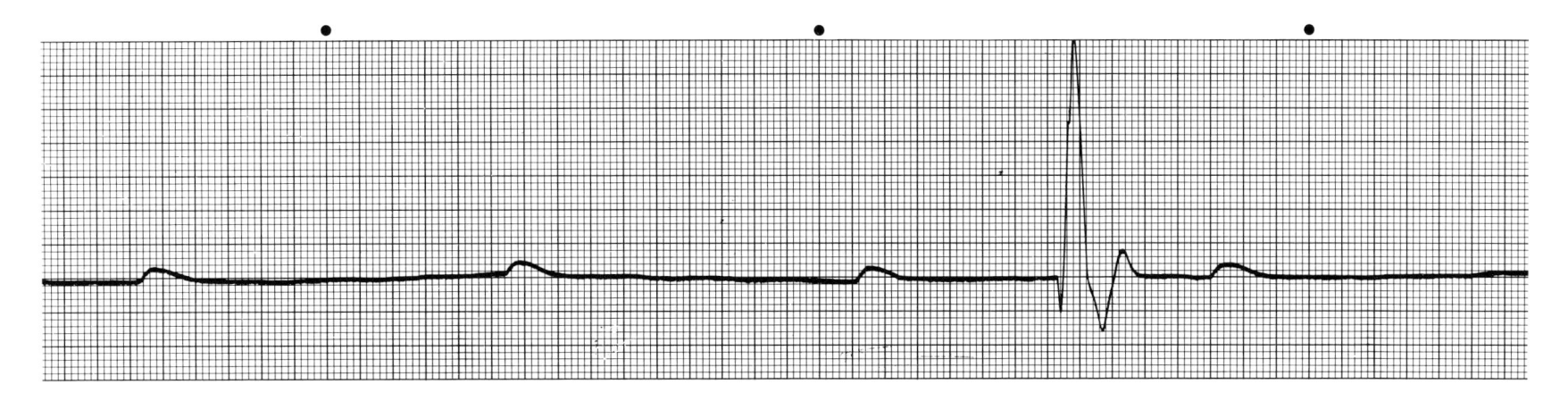

Frage: Dieser EKG-Streifen wurde bei einem Hund während eines Herzstillstands aufgezeichnet. Wie beurteilen Sie das EKG? Welche Therapie würden Sie einleiten?

Fall 24

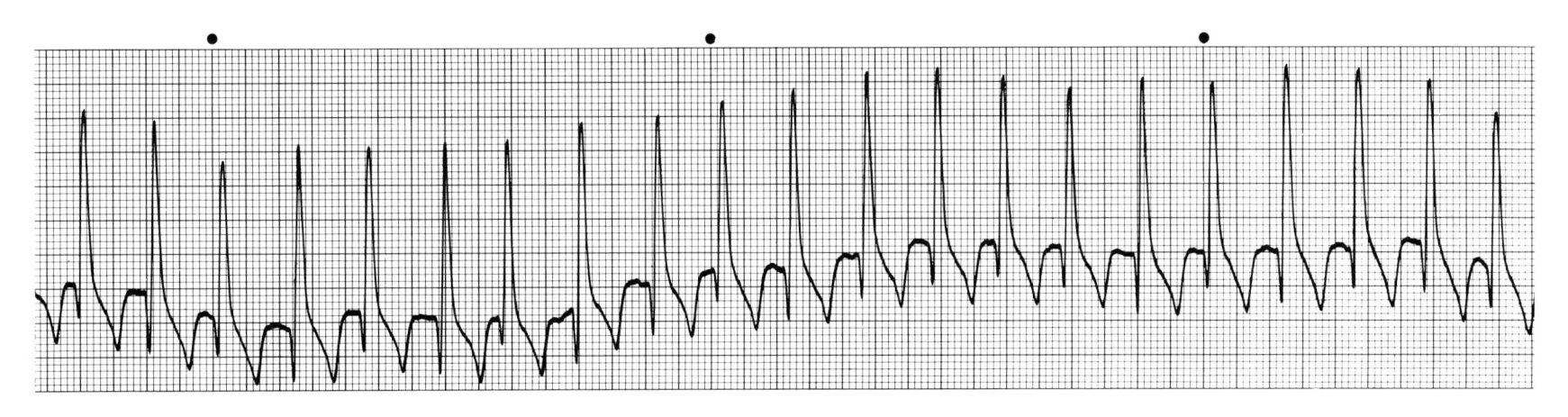

Frage: Dieses EKG stammt von einem Hund mit chronischer Mitralklappeninsuffizienz. Wie beurteilen Sie das EKG? Welche Therapie empfehlen Sie? Wie ist die Prognose?

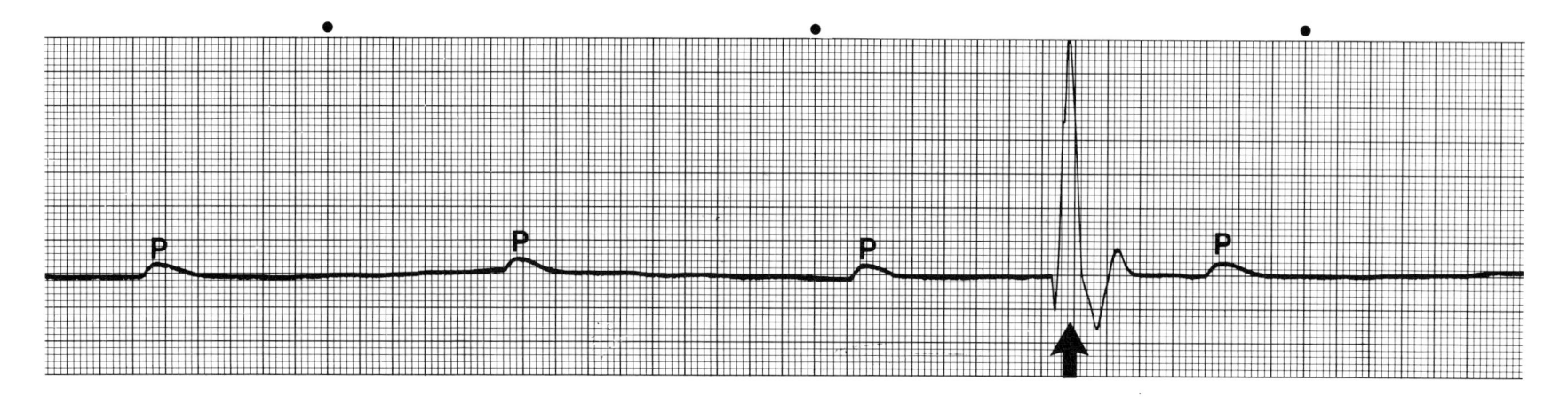

Fall 23
Antwort: AV-Block III. Grades (Asystolie) mit einer ventrikulären Ersatzsystole (Pfeil) (vergleiche Kapitel 6). Die Vorhofschlagfrequenz ist äußerst gering. Die breiten P-Wellen (0,12 Sek.) weisen auf eine schwere intraatriale Leitungsverzögerung hin. Sie könnten irrtümlicherweise zur Diagnose »Vergrößerung des linken Vorhofes« führen. Dies ist das EKG eines »sterbenden Herzens« mit einem möglichen finalen Herzstillstand. In diesem Stadium sind wiederbelebende Maßnahmen nur selten erfolgreich. Neben anderen Medikamenten ist insbesondere Isoprenalin (Isoproterenol) zur Beseitigung des AV-Blocks indiziert. Ein künstlicher Herzschrittmacher ist dringend erforderlich.

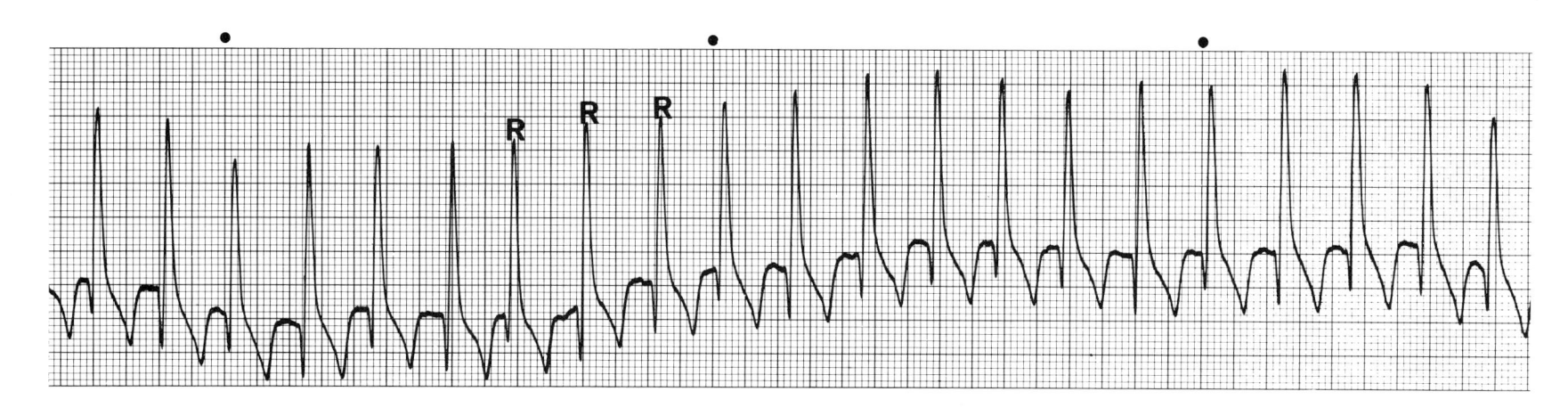

Fall 24
Antwort: Vorhofflimmern mit einer durchschnittlichen Ventrikelschlagfrequenz von 300/Min. (vergleiche Kapitel 6). Durch die hohe Frequenz wirkt der Kammerrhythmus nicht sehr unregelmäßig. Die Vorhofaktivität ist vollkommen ungeordnet; dadurch dürften die Vorhöfe ihre Förderleistung praktisch vollständig eingebüßt haben. Vorhofflimmern ist bei Hunden meistens eine Folge einer Mitralklappeninsuffizienz. Die schnelle, unregelmäßige Herzschlagfrequenz führt zu einigen unproduktiven Kammerkontraktionen, aus denen ein Pulsdefizit resultiert. Das Auftreten von Vorhofflimmern bei einer Mitralklappeninsuffizienz verursacht meistens eine deutliche klinische Verschlechterung. Aussagen zur Prognose sollten nur zurückhaltend gemacht werden. Zunächst ist die Digitalisierung des Patienten indiziert, die allerdings häufig durch Propranololapplikation zur weiteren Reduzierung der Ventrikelschlagfrequenz unterstützt werden muß.

Fall 25

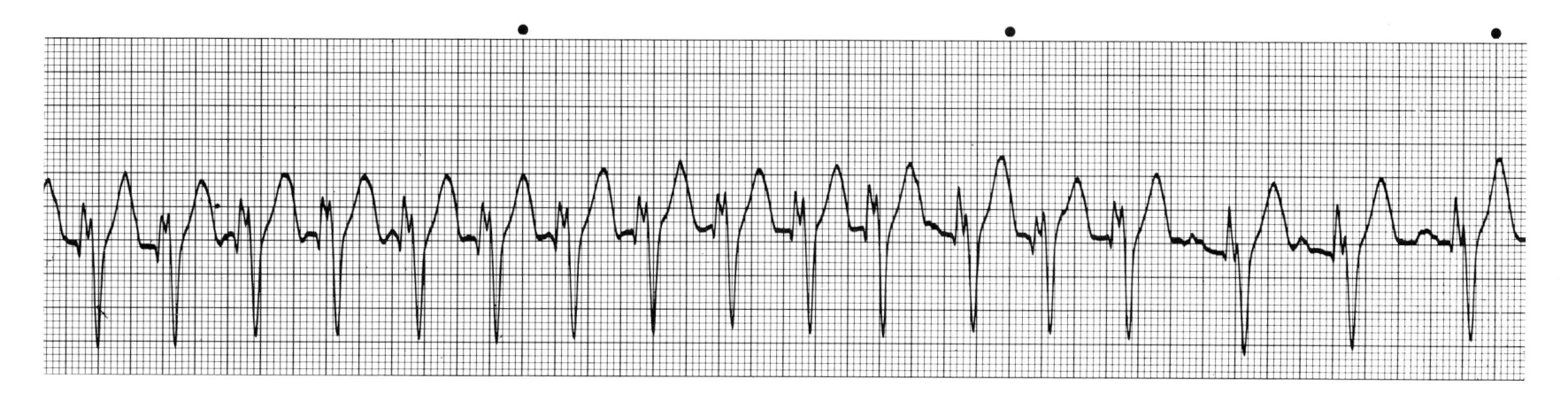

Frage: Diese Aufzeichnung stammt von einem 10 Jahre alten Hund mit Mitralklappeninsuffizienz und Ohnmachtsanfällen. Während der Aufzeichnung wurde Druck auf den Augapfel ausgeübt. Wie beurteilen Sie das EKG? Welche Therapie empfehlen Sie?

Fall 26

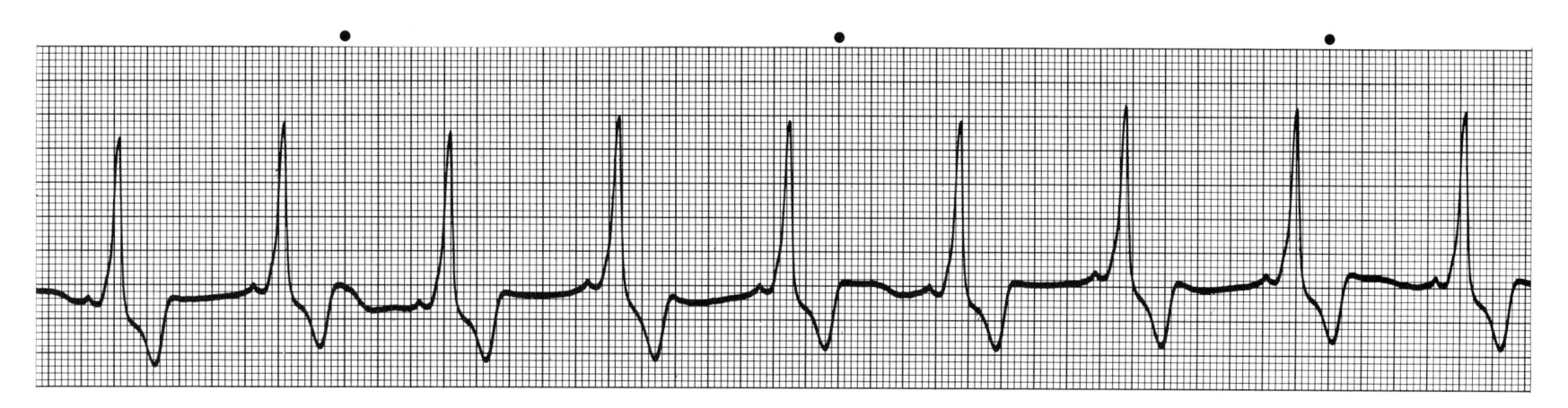

Frage: Dieses EKG wurde bei einem Hund anläßlich einer präoperativen Untersuchung aufgezeichnet. Klinische Symptome einer Herzerkrankung waren nicht vorhanden. Wie beurteilen Sie das EKG? Welche Therapie empfehlen Sie?

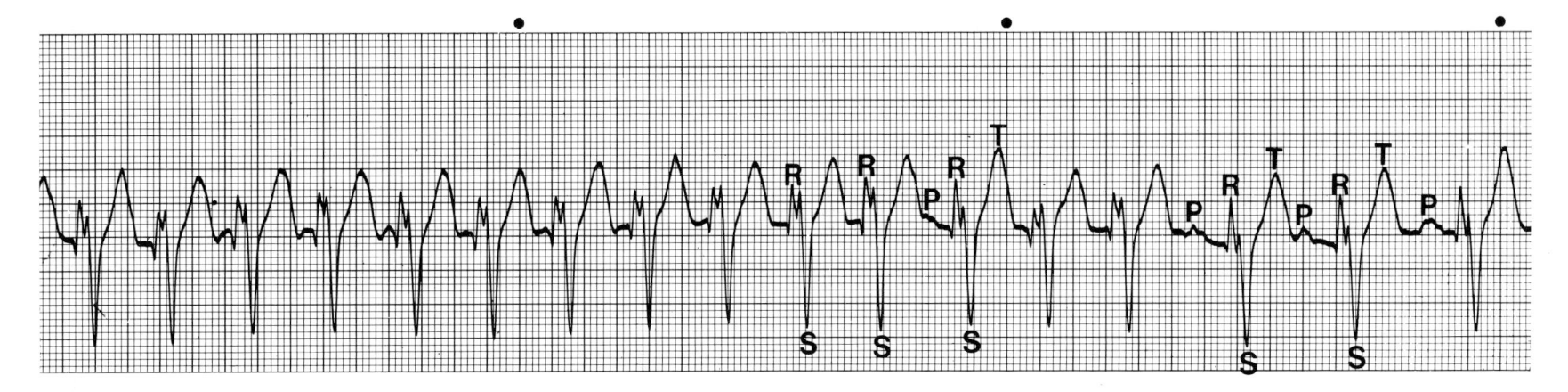

Fall 25

Antwort: Supraventrikuläre Tachykardie (vergleiche Kapitel 6) mit einem Rechtsschenkelblock bei einer Frequenz von 250 Schlägen/Min. Es läßt sich nicht zweifelsfrei feststellen, ob die Tachykardie zu Beginn des Streifens nicht vielleicht ventrikulären Ursprungs ist. P-Wellen fehlen. Druck auf den Augapfel führt zur Reizung des Vagus. Diese Maßnahme konnte die Tachykardie beenden, denn die letzten drei Komplexe und der sechstletzte Komplex sind Sinuskomplexe mit der gleichen Gestalt wie die QRS-Komplexe während der Tachykardie. Sie können auf Grund der vorausgehenden deutlichen P-Wellen als Sinuskomplexe identifiziert werden. Allerdings sind diese P-Wellen breit und gekerbt. Diese Veränderung könnte Folge einer Vergrößerung des linken Vorhofes sein und die supraventrikuläre Tachykardie erklären. Zur Prophylaxe einer erneuten Tachykardie kann Digoxin verwendet werden.

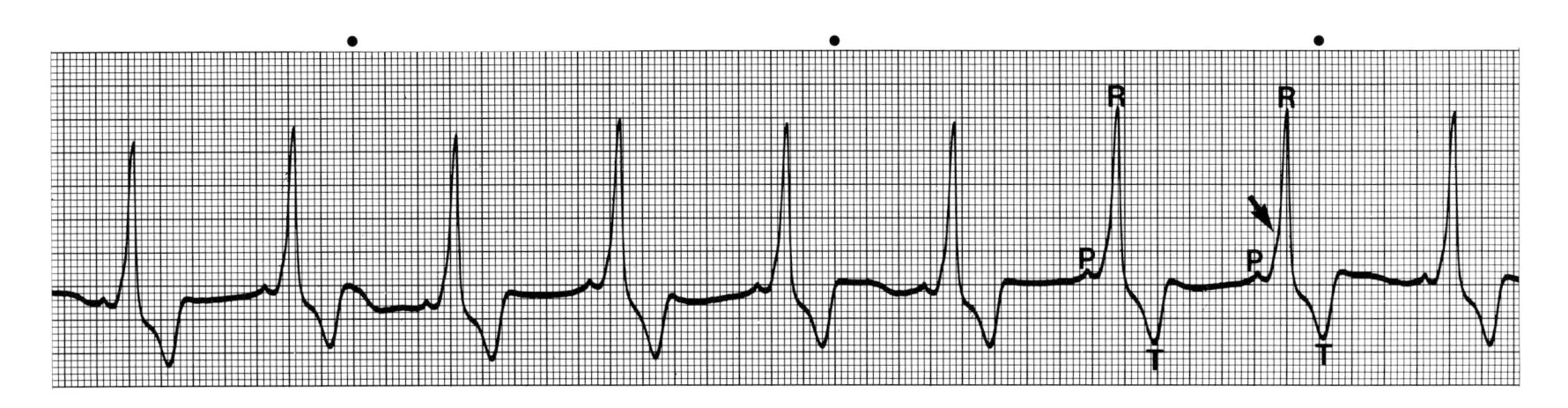

Fall 26

Antwort: Ventrikuläre Präexzitation (Wolff-Parkinson-White-Syndrom, falls Anfälle einer supraventrikulären Tachykardie in anderen EKG-Abschnitten vorhanden sind, vergleiche Kapitel 6). Eine ventrikuläre Präexzitation entsteht durch die akzessorische Weiterleitung der elektrischen Impulse aus dem Sinusknoten oder einem anderen Bereich der Vorhöfe zu den Ventrikeln unter Umgehung des AV-Knotens. Sie ist durch die Verkürzung des PQ-Intervalls und die Verbreiterung des QRS-Komplexes mit deutlicher Deltawelle im aufsteigenden Ast der R-Zacke (Pfeil) gekennzeichnet. Eine ventrikuläre Präexzitation ohne Tachykardie erfordert keine therapeutischen Maßnahmen. Dieser Hund sollte sorgfältig während der Operation überwacht werden; auf eine Atropinprämedikation sollte verzichtet werden.

Fall 27

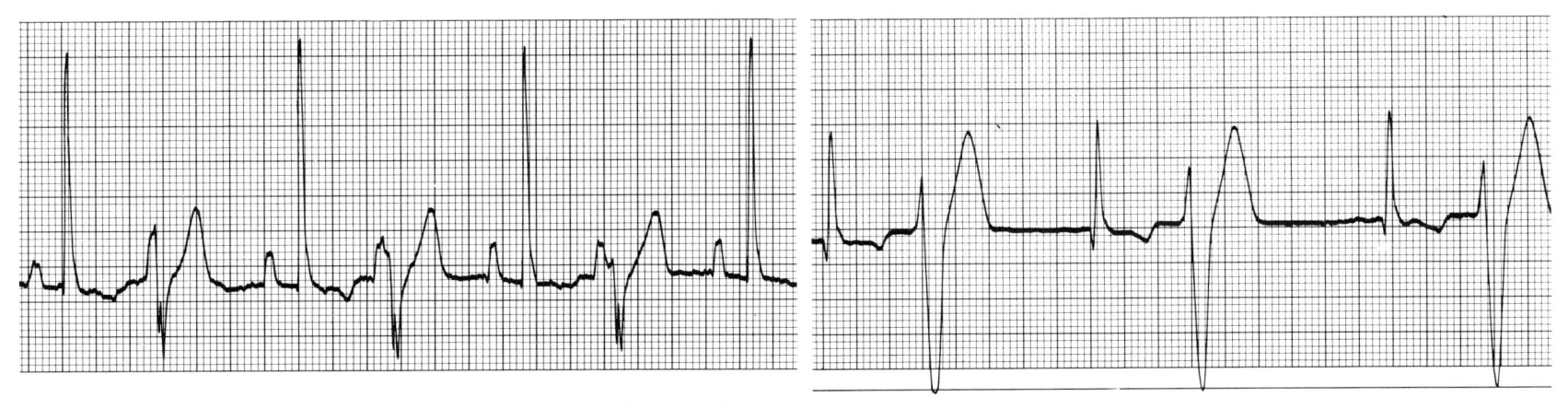

Frage: Diese beiden EKG-Streifen stammen von zwei verschiedenen Hunden. Der linke Streifen wurde bei einem gesunden Hund während der Narkose aufgezeichnet. Der rechte Streifen stammt von einem Hund mit Vorhofflimmern, der wegen einer chronischen Herzerkrankung mit Digoxin und Diuretika behandelt wurde. Wie beurteilen Sie die beiden EKG? Welche beiden Medikamente können diese Arrhythmien verursachen?

Fall 28

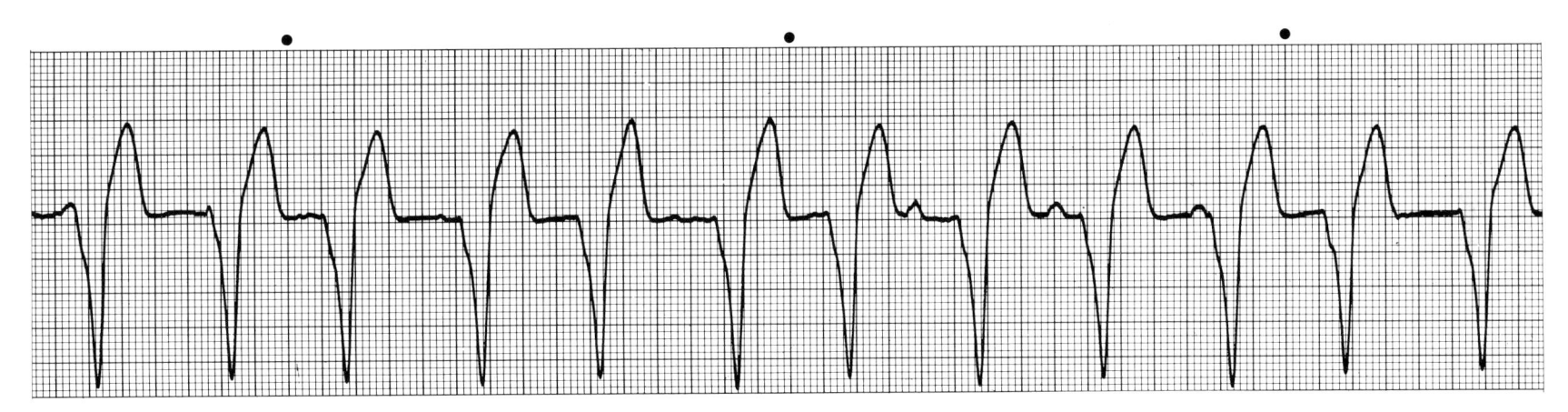

Frage: Diese Aufzeichnung stammt von einem Boxer mit geringem Bewegungsbedürfnis. Durch Röntgen des Brustkorbs konnte eine normale Herzgröße ermittelt werden. Wie beurteilen Sie das EKG? Welche Therapie empfehlen Sie?

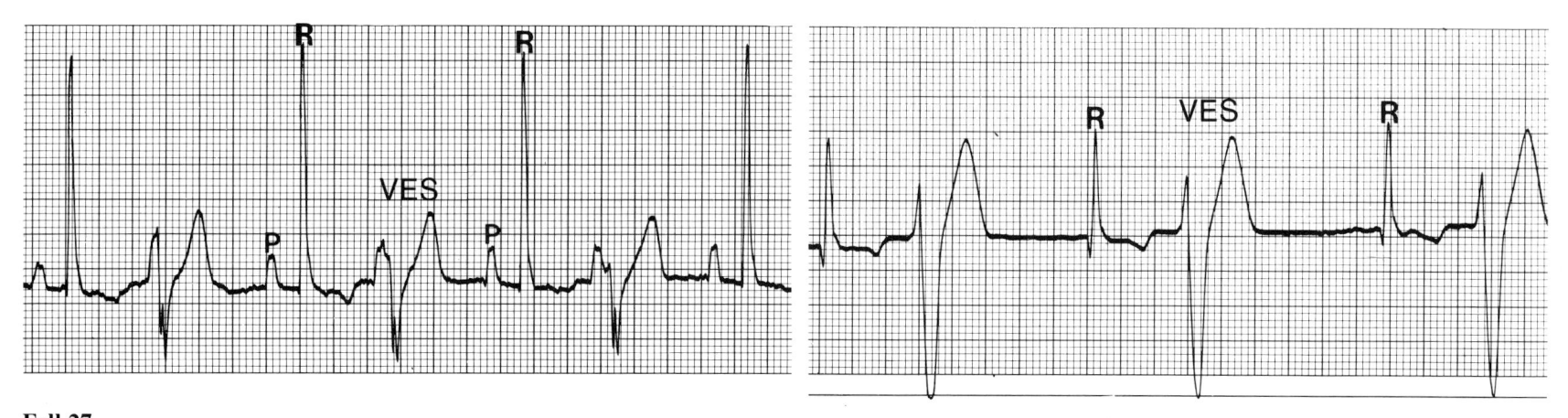

Fall 27
Antwort: Ventrikuläre Bigeminie (in beiden EKG) (vergleiche Kapitel 6). Im linken Streifen sind normale Sinuskomplexe (R) in ständigem Wechsel mit ventrikulären Extrasystolen (VES). Diese Arrhythmie wird häufig durch Barbiturate verursacht. Auf dem rechten Streifen ist neben der ventrikulären Bigeminie Vorhofflimmern abgebildet. P-Wellen fehlen. Die geringe, regelmäßige Ventrikelschlagfrequenz (R) weist auf einen möglichen Block im AV-Knoten hin. Stellt sich ein solcher Herzrhythmus während einer Digitalistherapie ein, ist eine Digoxinintoxikation die wahrscheinlichste Diagnose.

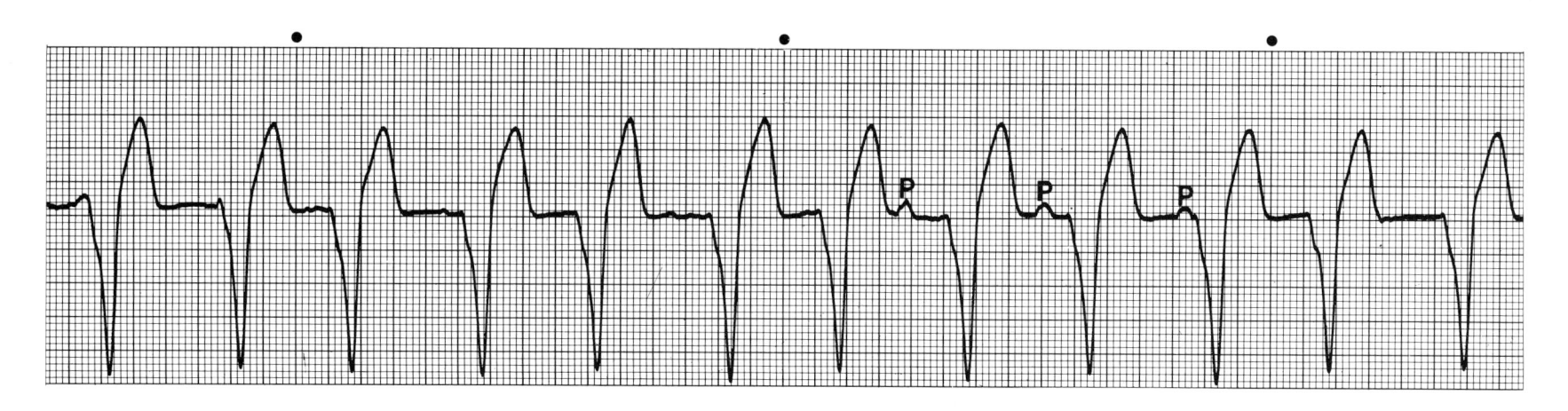

Fall 28
Antwort: Kammertachykardie (vergleiche Kapitel 6). Die breiten, deformierten QRS-Komplexe erscheinen mit einer Frequenz von 160 Schlägen/Min. Sie stehen nicht in Beziehung zu den P-Wellen. Es sind mehr QRS-Komplexe als P-Wellen vorhanden. Eine Kammertachykardie sollte so schnell wie möglich behandelt werden. Störungen des Elektrolyt- und Säure-Basen-Haushalts müssen korrigiert werden. Boxer scheinen besonders anfällig für Myokarditiden zu sein; die Ursache dafür ist nicht bekannt. Die Therapie der Wahl ist die intravenöse Lidocainapplikation. Falls Lidocain keine befriedigende Wirkung zeigt, kann Procainamid angewendet werden. Zur oralen Dauermedikation kommen Chinidin und Procainamid in Frage. Insbesondere in Notfallsituationen, wenn wiederbelebende Pharmaka nicht zur Verfügung stehen, ist ein Schlag gegen den Brustkorb häufig die einzig wirksame therapeutische Maßnahme.

Fall 29

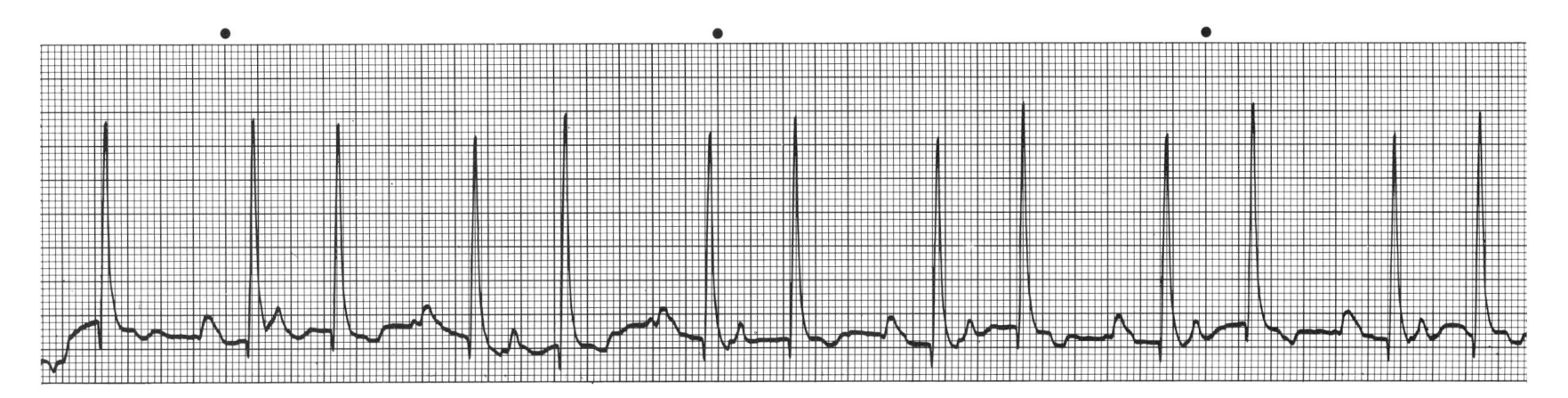

Frage: Dieses EKG stammt von einem 12 Jahre alten Hund mit chronischer Mitralklappeninsuffizienz. Wie beurteilen Sie das EKG? Welche Therapie empfehlen Sie?

Fall 30

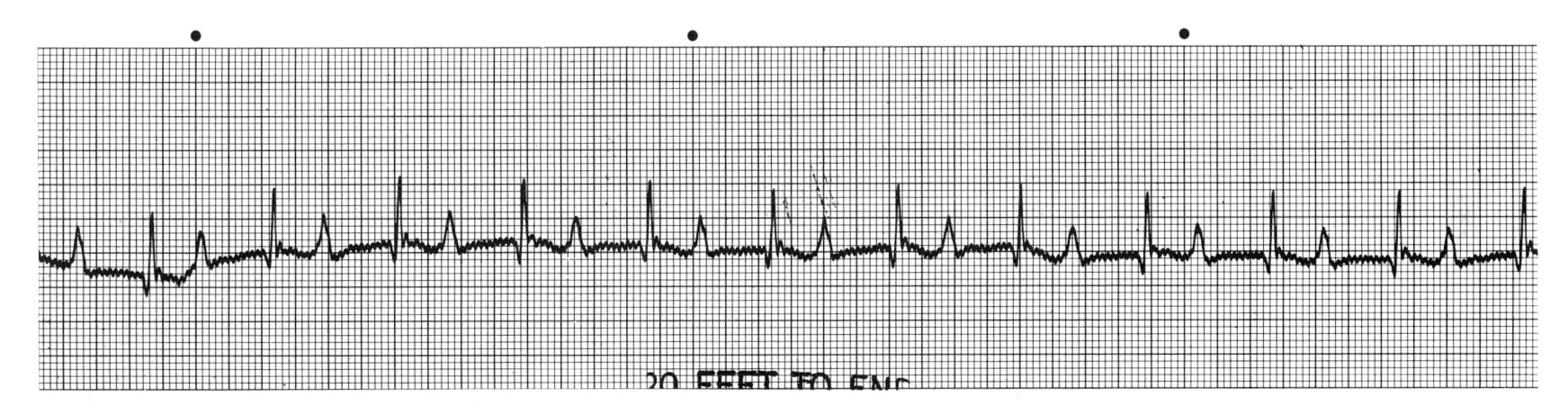

Frage: Diese Aufzeichnung stammt von einem Hund, der seit vier Tagen Erbrechen und Diarrhoe hatte. Wegen einer Herzerkrankung wurde das Tier mit Digoxin behandelt. Wie beurteilen Sie das EKG? Welche Therapie empfehlen Sie?

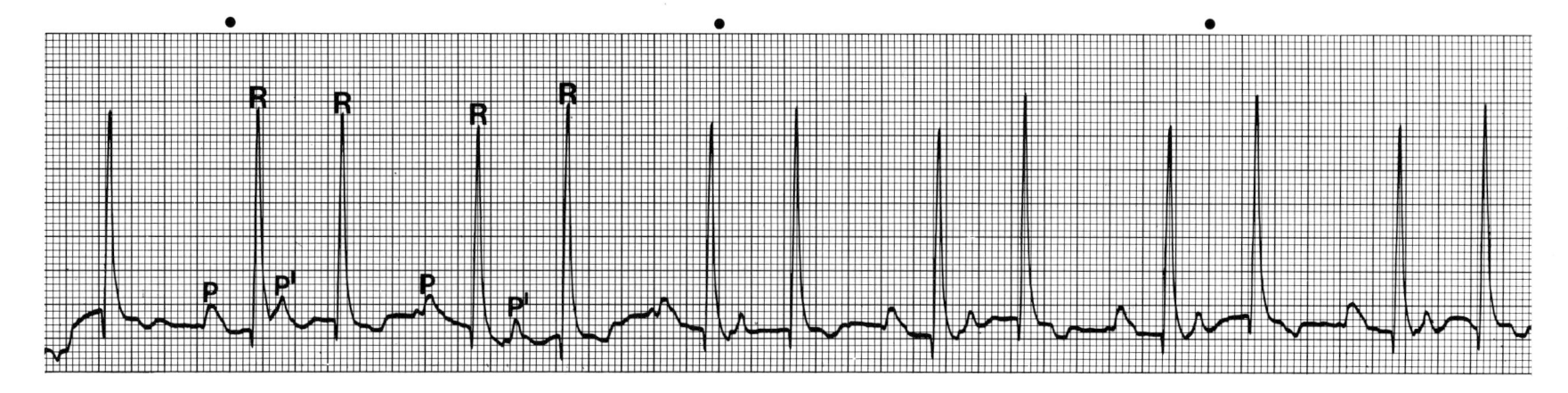

Fall 29
Antwort: Sinusrhythmus mit zahlreichen Vorhofextrasystolen, die in Form einer atrialen Bigeminie erscheinen (vergleiche Kapitel 6). Jeder zweite Komplex stellt eine Vorhofextrasystole dar. Die ektope, positive P'-Welle erscheint vorzeitig und wird von der T-Welle der vorangehenden Herzaktion überlagert. Die Gestalt der P'-Welle unterscheidet sich von der der sinusalen P-Wellen. Die breiten, gekerbten sinusalen P-Wellen weisen auf eine Vergrößerung des linken Vorhofes hin. Digoxin ist das Medikament der Wahl zur Beseitigung der Vorhofextrasystolen und der meistens vorhandenen Dekompensation des Herzens.

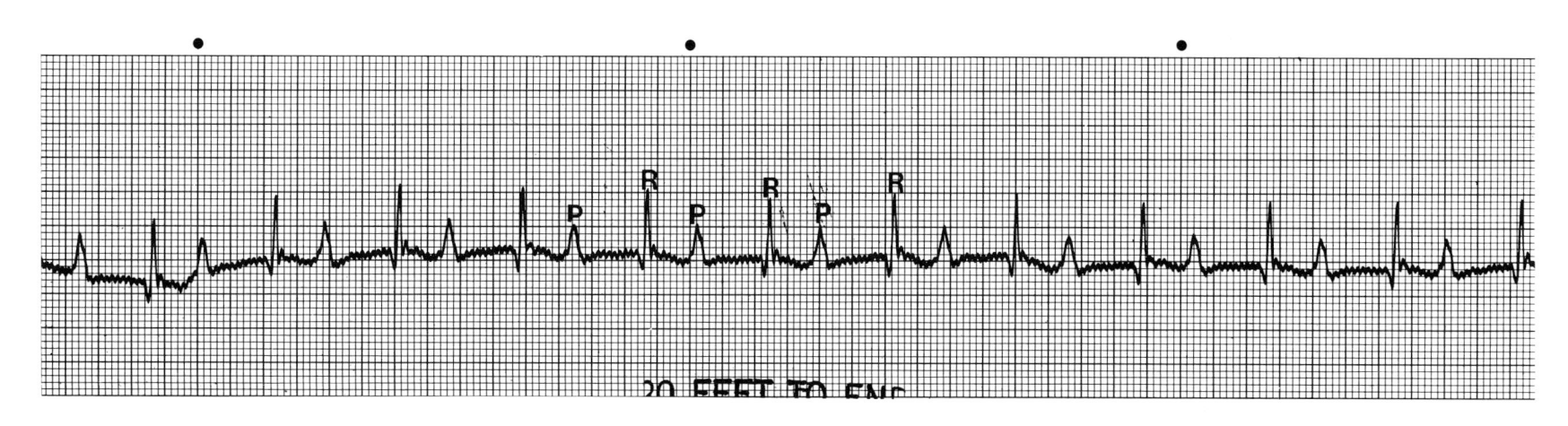

Fall 30
Antwort: Ausgeprägter AV-Block I. Grades (PQ-Intervall auf 0,22 Sek. verlängert) mit einer Ventrikelschlagfrequenz von 160/Min. (vergleiche Kapitel 6). Wegen des langen PQ-Intervalls kann die P-Welle leicht für eine T-Welle gehalten werden. In diesem Falle würde die fehlende P-Welle aber auf einen Vorhofstillstand oder einen AV-Rhythmus schließen lassen. Bei diesen beiden Arrhythmien wäre jedoch eine erheblich geringere Ventrikelschlagfrequenz zu erwarten. Die regelmäßigen, sägezahnartigen Zacken in der isoelektrischen Linie sind ein durch mangelhafte Erdung verursachter wechselstrombedingter Artefakt (60 Hertz). Die Veränderungen des EKG sind eine Folge einer Digoxinintoxikation. Die erwähnten gastrointestinalen Störungen treten in der Regel noch vor den elektrokardiographischen Veränderungen in Erscheinung. Digoxin sollte abgesetzt werden. Allerdings können die Symptome der Intoxikation noch einige Tage anhalten. In dieser Zeit sollte der Patient sorgfältig überwacht werden.

Fall 31

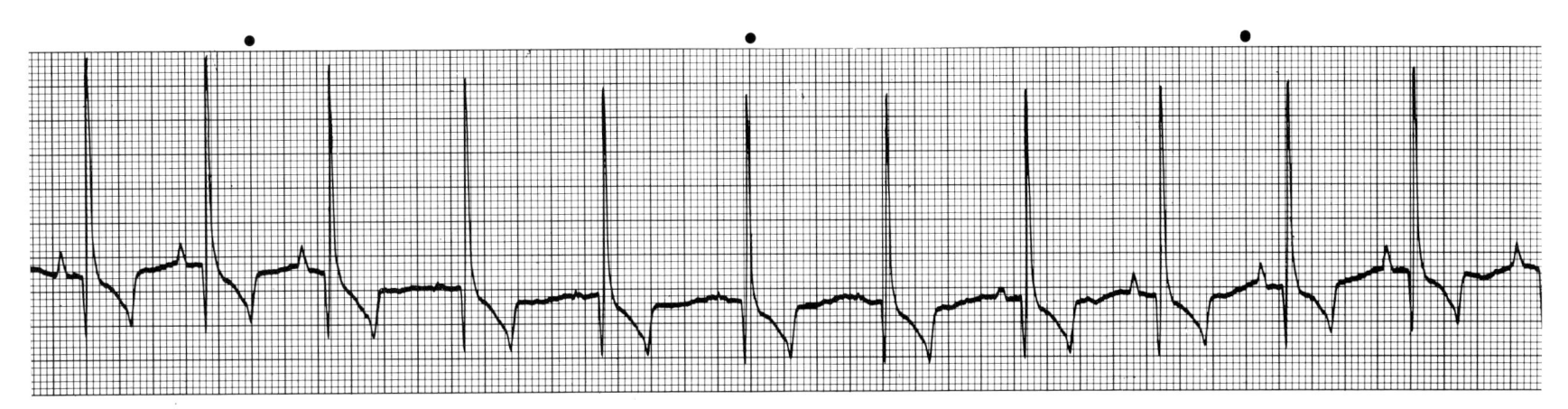

Frage: Diese Aufzeichnung stammt von einem einjährigen Collie, der anläßlich einer Operation untersucht wurde. Wie beurteilen Sie das EKG? Welche Therapie empfehlen Sie?

Fall 32

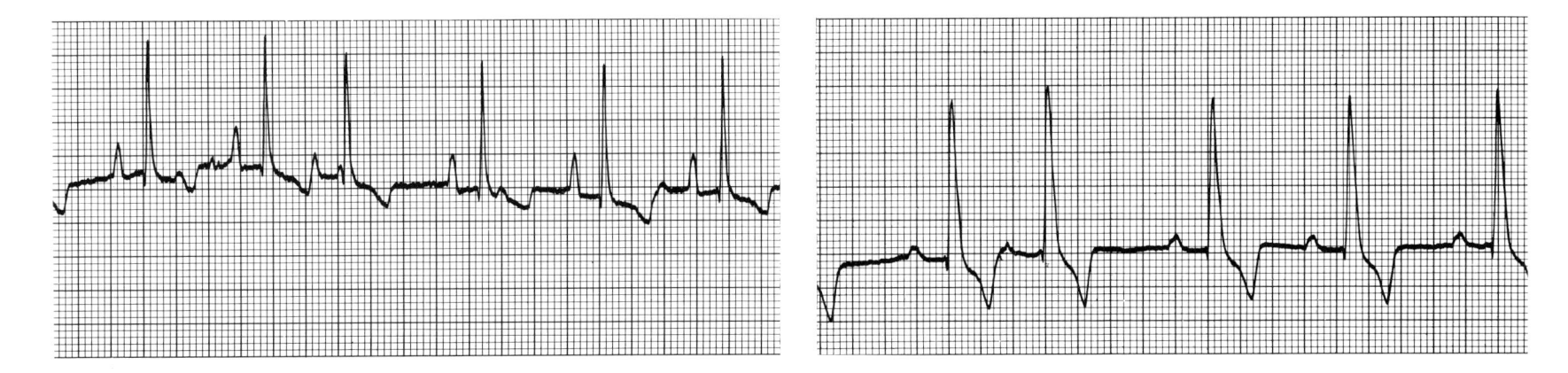

Frage: Diese beiden EKG-Streifen stammen von zwei verschiedenen Hunden, die beide eine Mitralklappeninsuffizienz hatten und bei denen vorberichtlich Husten erwähnt wurde. Der Hund, von dem das linke EKG aufgezeichnet wurde, wurde mit Digitalis behandelt. Welche Arrhythmie ist in beiden EKG vorhanden? Welche Ursachen können diesen Veränderungen zugrundeliegen? Welche Therapie empfehlen Sie?

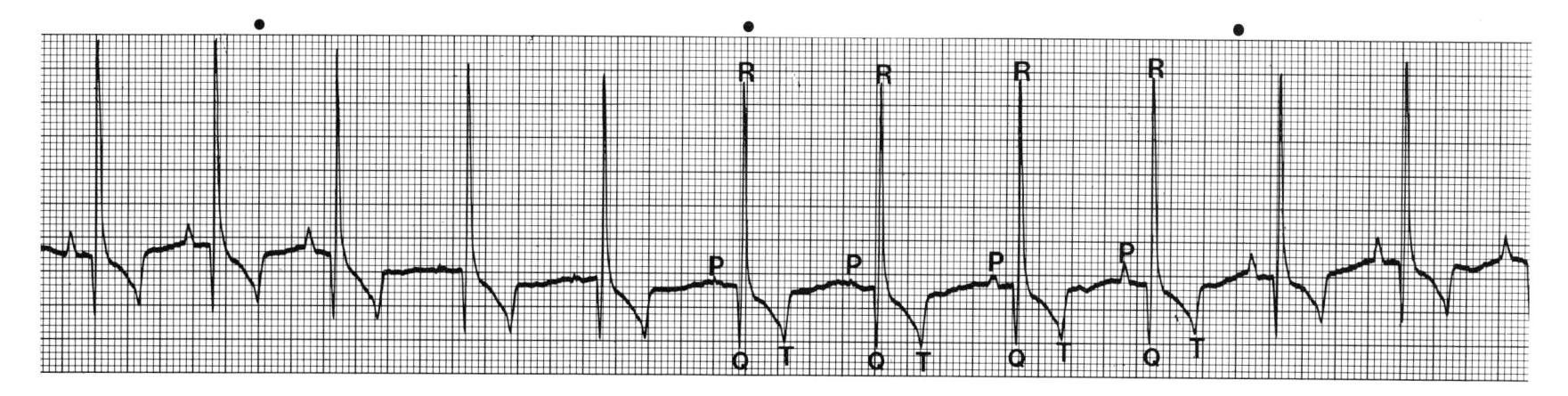

Fall 31
Antwort: Wandernder Schrittmacher (vergleiche Kapitel 4). Das Schrittmacherzentrum wechselt dabei innerhalb des Sinusknotens oder sogar vom Sinusknoten bis zum AV-Knoten. Die P-Welle wird kontinuierlich verändert, wodurch sie positiv, biphasisch, isoelektrisch oder negativ wird. Eine Behandlung ist nicht erforderlich. Allerdings sollte ein wandernder Schrittmacher unbedingt von anderen Arrhythmien abgegrenzt werden. Die hohen R-Zacken (3,0 mV) und die tiefen Q-Zacken (0,8 mV) sind normal, denn insbesondere bei dünnen Hunden mit tiefem Brustkorb unter zwei Jahren können die EKG-Ausschläge relativ groß sein.

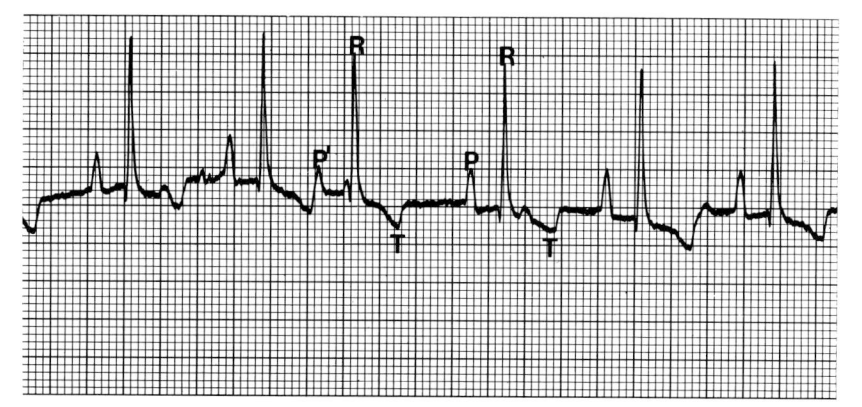

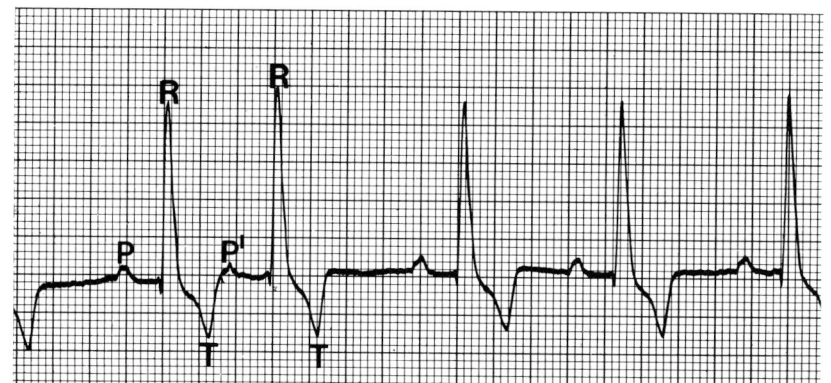

Fall 32
Antwort: Vorhofextrasystolen (vergleiche Kapitel 6). Die QRS-Komplexe der Vorhofextrasystolen sind wie normale Sinuskomplexe geformt, wohingegen die vorzeitigen P'-Wellen sich von den sinusalen P-Wellen unterscheiden. Die hohen, spitzen P-Wellen im linken Streifen weisen auf eine mögliche Vergrößerung des linken Vorhofes hin. Digoxin wurde abgesetzt, da es wahrscheinlich an der Entstehung der Arrhythmie beteiligt war. Der Husten war eine Folge einer chronischen Atmungsstörung und nicht auf eine Herzinsuffizienz zurückzuführen. Die Vorhofextrasystole im rechten Streifen wurde durch eine Vergrößerung des linken Vorhofes infolge der Mitralklappeninsuffizienz verursacht. In diesem Falle ist Digoxin indiziert. Sollte diesem Tier bereits Digoxin appliziert worden sein, ist allerdings auch an eine unerwünschte Medikamentenwirkung zu denken.

Fall 33

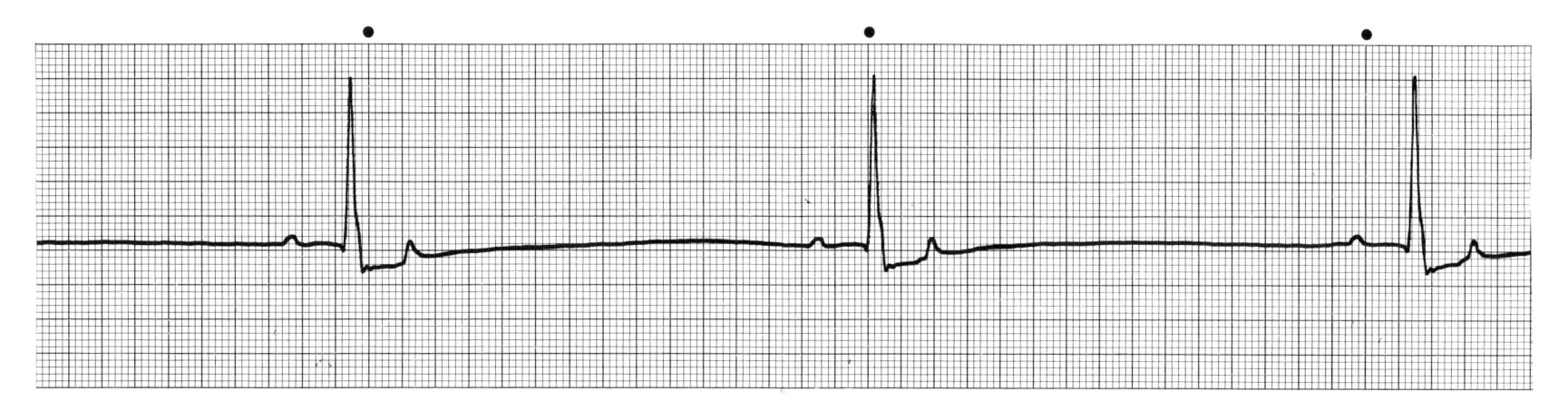

Frage: Diese Aufzeichnung stammt von einem 15 Jahre alten Schnauzer mit zahlreichen Synkopen. Blutuntersuchungen ergaben keine Abweichungen von der Norm. Wie beurteilen Sie das EKG? Welche Therapie empfehlen Sie?

Fall 34

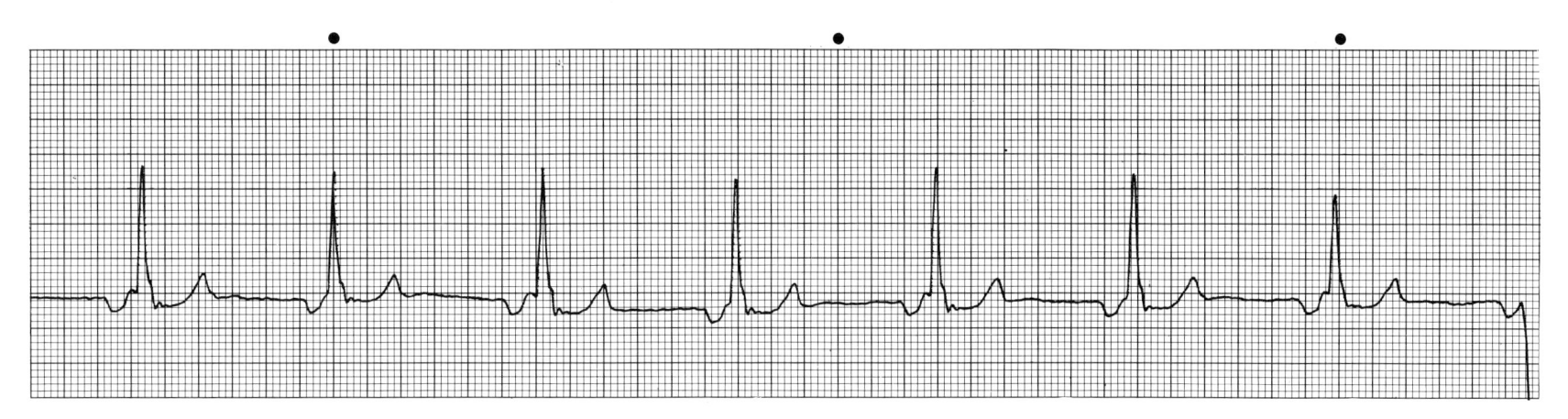

Frage: Dieser EKG-Streifen stammt von einem 9 Jahre alten Hund mit chronischer Mitralklappeninsuffizienz, der mit Digoxin behandelt wurde. Als klinische Symptome waren Anorexie und Erbrechen vorhanden. Wie beurteilen Sie das EKG? Welche Therapie empfehlen Sie?

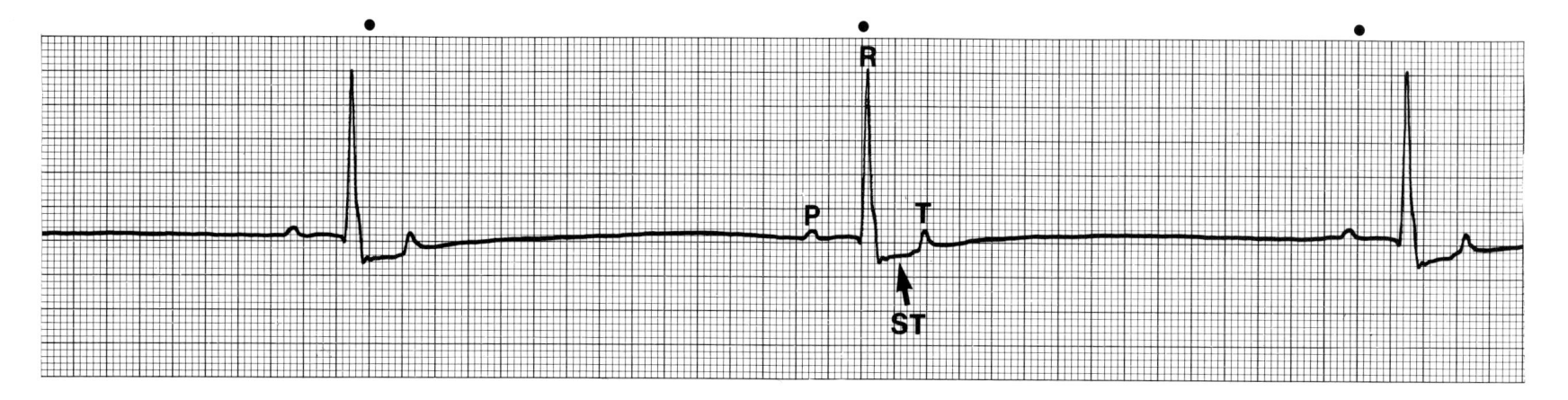

Fall 33

Antwort: Sinusbradykardie mit einer Frequenz von 40 Schlägen/Min. und einem AV-Block I. Grades (PQ-Intervall auf 0,17 Sek. verlängert) sowie einer Senkung der ST-Strecke. Die intravenöse Atropinapplikation führte nicht zur Erhöhung der Herzschlagfrequenz, ein Hinweis darauf, daß die Arrhythmie keine Folge eines erhöhten Vagotonus ist. Die wahrscheinlichste Ursache der elektrokardiographischen Veränderungen ist die Sinusknotenerkrankung. Dies ist ein Sammelbegriff für verschiedene Störungen des Sinusknotens und hat bei Zwergschnauzern möglicherweise eine genetische Disposition. Die Therapie der Wahl ist die Implantation eines künstlichen Schrittmachers. Die Senkung der ST-Strecke könnte Ausdruck einer Hypoxie des Myokards sein, während der AV-Block I. Grades wahrscheinlich auf degenerative Veränderungen des AV-Knotens, die bei älteren Hunden häufig sind, zurückzuführen ist.

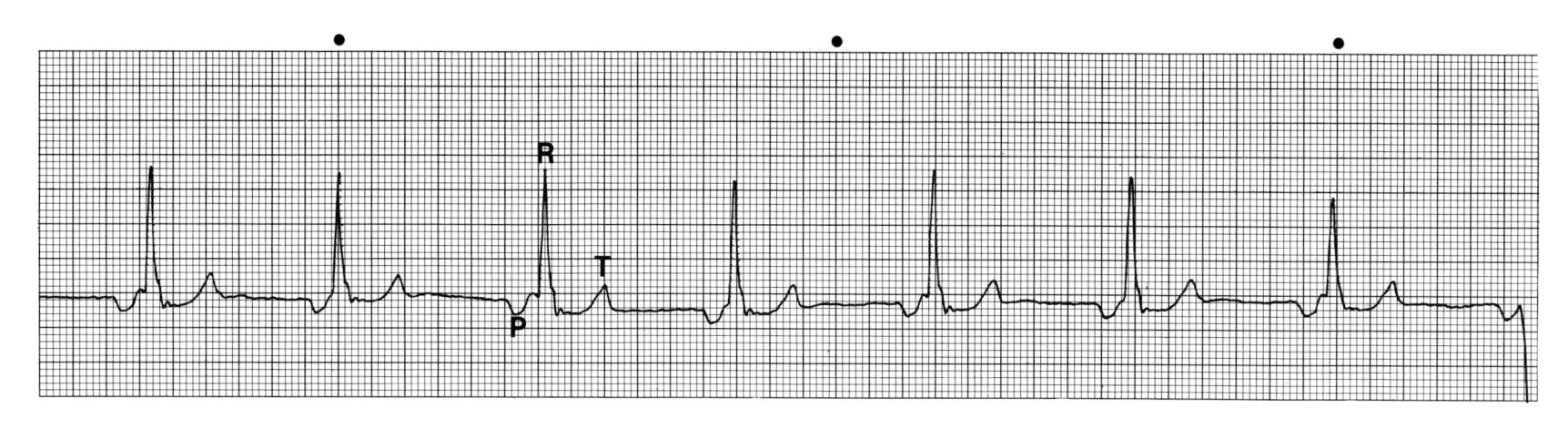

Fall 34

Antwort: AV-Tachykardie (vergleiche Kapitel 6) mit einer Frequenz von 100 Schlägen/Min. Die Herzschlagfrequenz ist höher als die dem AV-Knoten eigene Schrittmacherfrequenz von 40 bis 60 Schlägen/Min., ein Hinweis auf die Tachykardie. Negative P-Wellen gehen den QRS-Komplexen voraus. Die Veränderungen sind Folge einer Digoxinintoxikation. Digoxin sollte abgesetzt werden. Solange die Intoxikationssymptome anhalten, sollte drei- bis viermal täglich ein EKG aufgezeichnet werden, da die Veränderungen auch zu lebensbedrohlichen Arrhythmien führen können. Zu den therapeutischen Maßnahmen gehören die intravenöse Kalium- und Phenytoinapplikation sowie die vorübergehende transvenöse Verlegung eines künstlichen Schrittmachers.

Fall 35

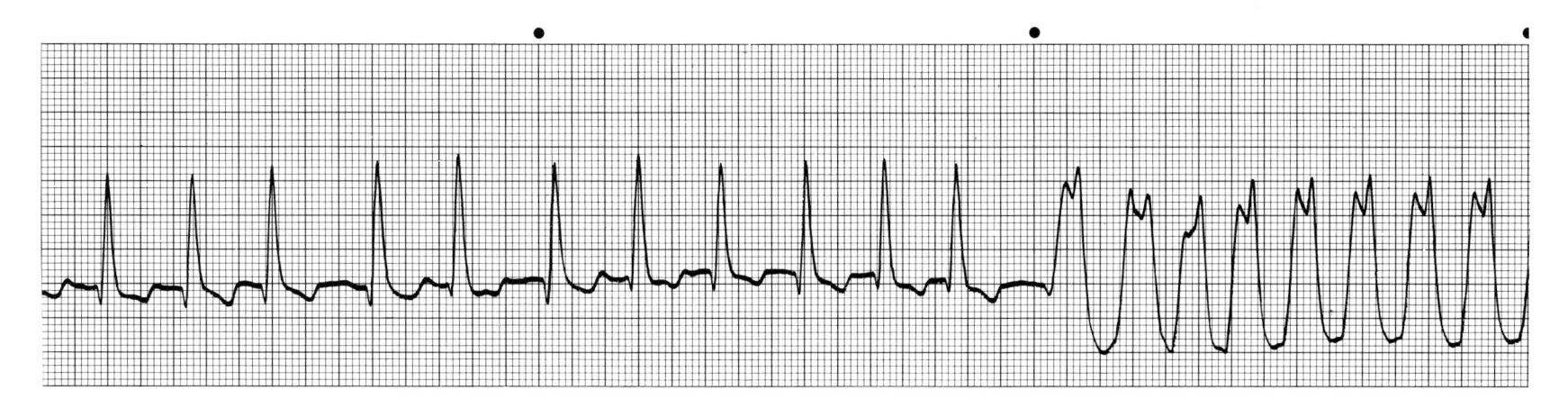

Frage: Dieses EKG stammt von einem 8 Jahre alten Boxer mit Aszites und Apathie. Wie beurteilen Sie das EKG? Welche Therapie empfehlen Sie?

Fall 36

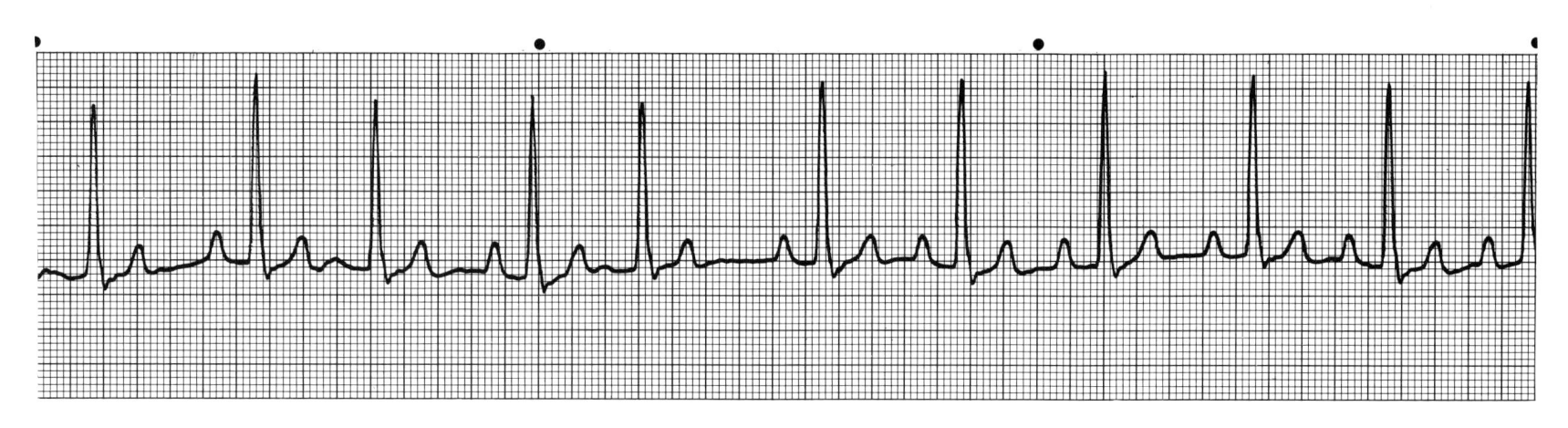

Frage: Diese Registrierung stammt von einem 9 Jahre alten Deutschen Schäferhund mit Mitralklappeninsuffizienz und Lungenödem. Wie beurteilen Sie das EKG? Welche Therapie empfehlen Sie?

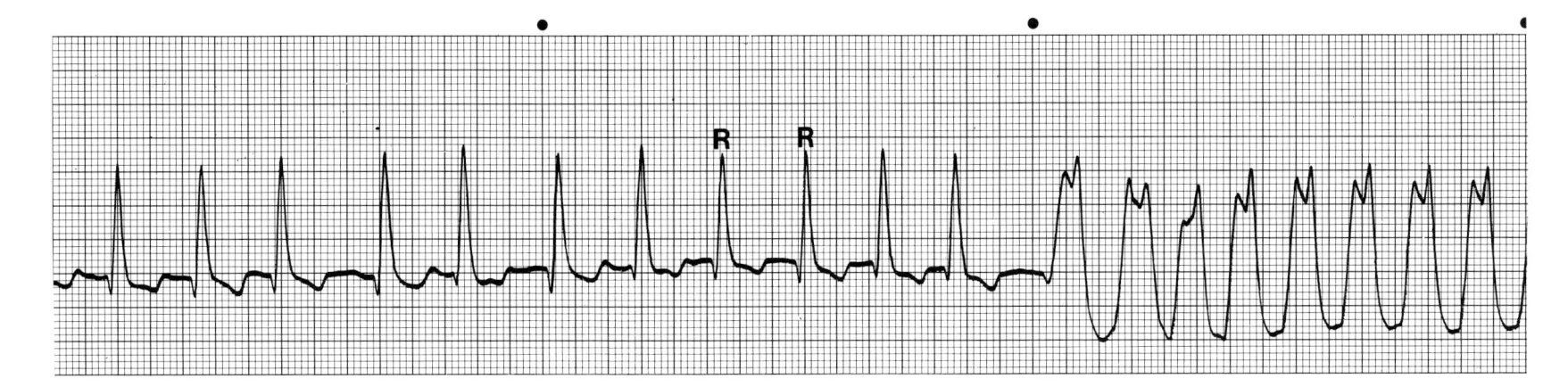

Fall 35
Antwort: Vorhofflimmern mit paroxysmaler Kammertachykardie am Ende des Streifens (vergleiche Kapitel 6). Ventrikuläre Extrasystolen sind eine häufige Begleiterscheinung von Vorhofflimmern. Sie treten mehr oder weniger regelmäßig auf, bei Boxern können sie relativ häufig beobachtet werden. In jedem Falle sollte eine aberrante Ventrikelaktivierung als Ursache des Kammerrhythmus ausgeschlossen werden. Zur Beseitigung des Vorhofflimmerns ist Digoxin und anschließend Propranolol geeignet. Chinidin oder Procainamid ist zur Korrektur der Kammerarrhythmie indiziert, bisweilen kann es auch das Vorhofflimmern wieder in den normalen Sinusrhythmus überführen. Vorhofflimmern führt infolge der fehlenden Kontraktionsleistung der Vorhöfe und des unregelmäßigen Kammerrhythmus zur deutlichen Beeinträchtigung der Hämodynamik.

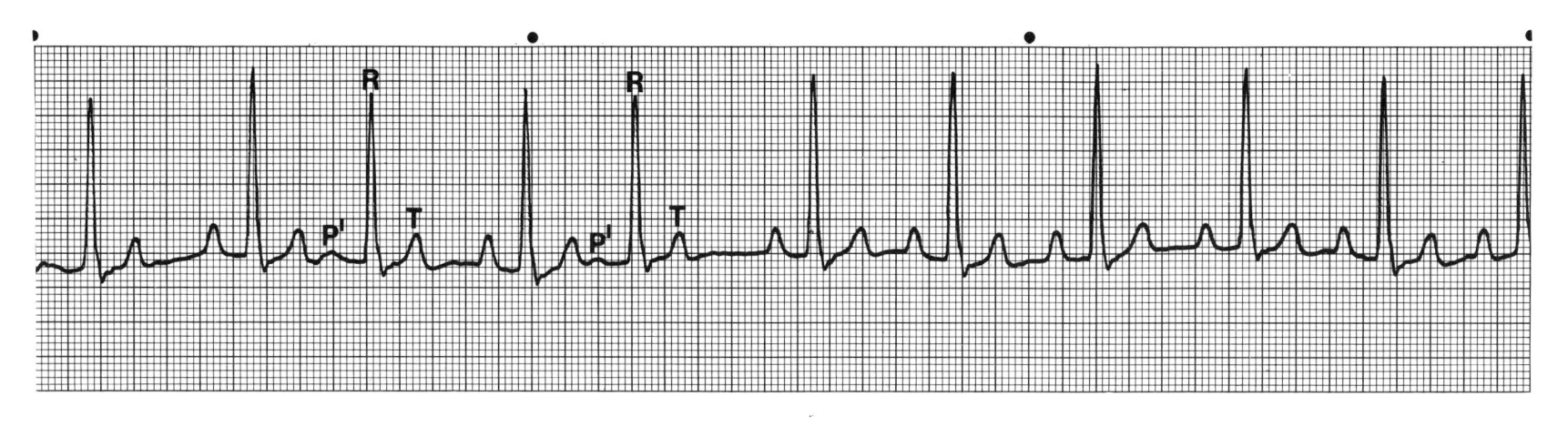

Fall 36
Antwort: Sinusrhythmus mit zwei Vorhofextrasystolen (vergleiche Kapitel 6). Die ektopen P'-QRS-Komplexe erscheinen vorzeitig, die Gestalt der P'-Welle unterscheidet sich von der der sinusalen P-Wellen. Digoxin ist das Medikament der Wahl, da es auch zur Beseitigung der normalerweise vorhandenen Herzinsuffizienz führt. Vorhofextrasystolen sind meistens eine Begleiterscheinung einer Vergrößerung der Vorhöfe nach chronischer AV-Klappeninsuffizienz. Bei sehr alten Hunden können sie jedoch auch eine normale EKG-Variante darstellen.

Fall 37

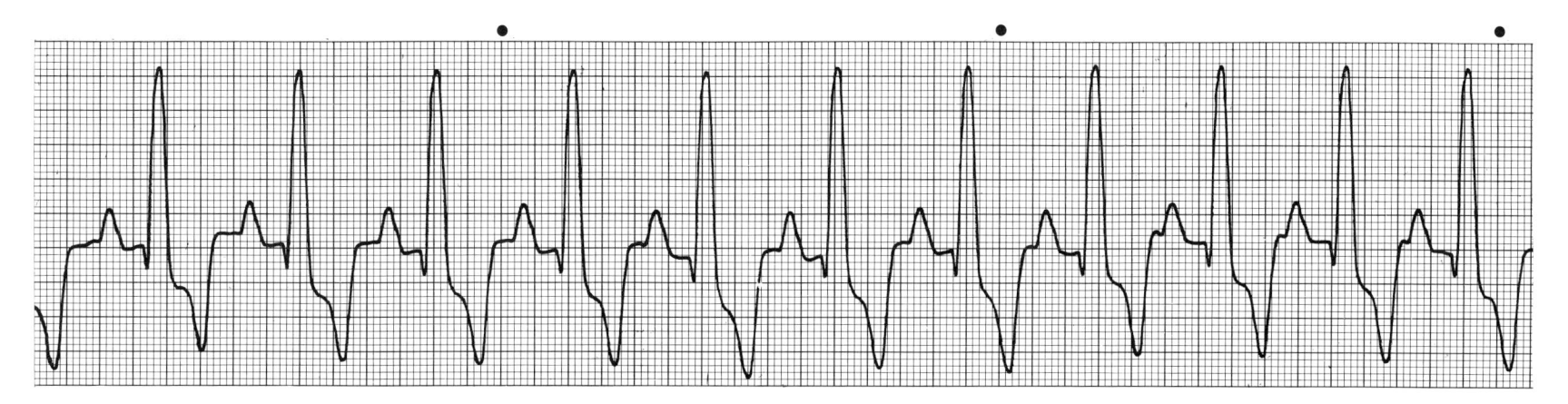

Frage: Dieser EKG-Streifen stammt von einem 16 kg schweren, 10 Jahre alten Mischlingshund mit chronischem Husten und gelegentlichen Ohnmachtsanfällen. Bei der Auskultation wurde eine Mitralklappeninsuffizienz diagnostiziert. Wie beurteilen Sie das EKG? Welche weiteren Untersuchungen sind sinnvoll?

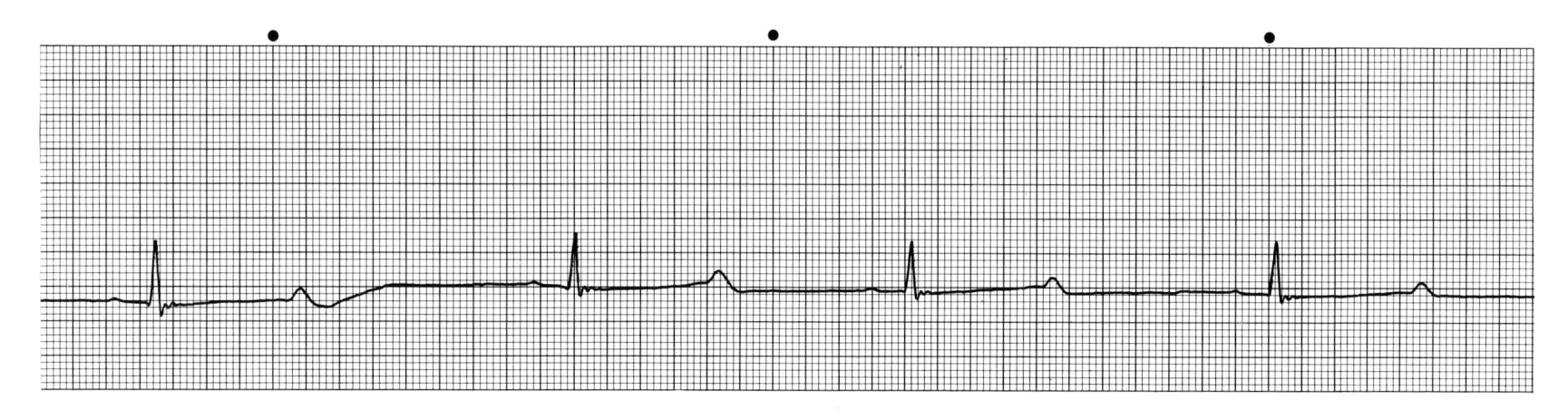

Fall 38

Frage: Diese Aufzeichnung stammt von einer Deutschen Dogge mit starkem Erbrechen und Diarrhoe nach einer Pankreatitis. Wie beurteilen Sie das EKG?

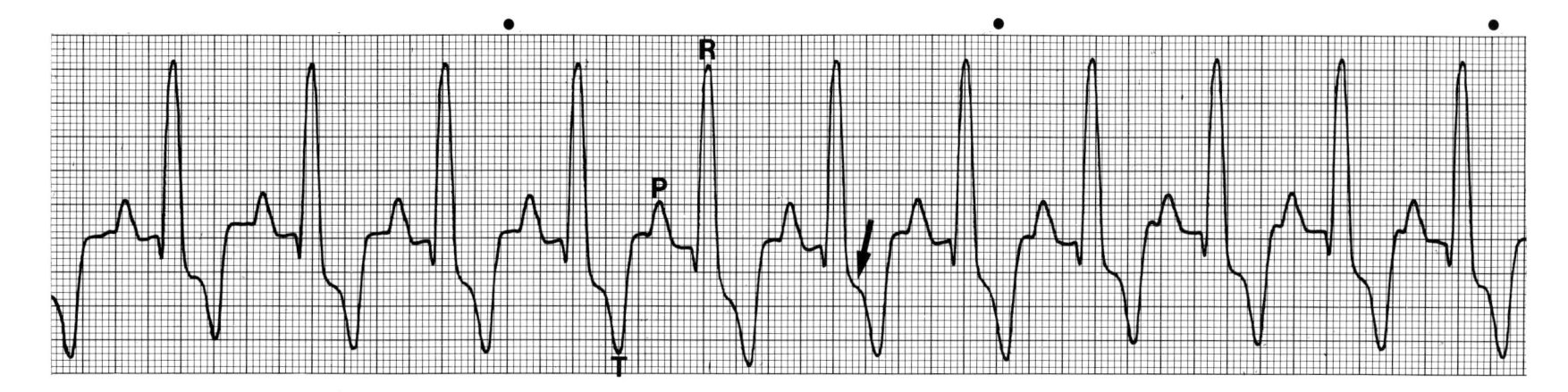

Fall 37
Antwort: Vergrößerung beider Vorhöfe und des linken Ventrikels (vergleiche Kapitel 4). Der QRS-Komplex ist breit (0,08 Sek.). Die Senkung der ST-Strecke bzw. das Hineinziehen in die T-Welle (Pfeil) unterstützt die Diagnose der linksventrikulären Vergrößerung. Die Breite (0,07 Sek.) und Höhe (0,5 mV) der P-Wellen sind ein Hinweis auf die Vergrößerung der Vorhöfe. Es besteht ein Sinusrhythmus mit einer Frequenz von 150 Schlägen/Min. Eine Röntgenaufnahme des Thorax sollte zur Bestimmung des Ausmaßes der Herzvergrößerung sowie des Grades der Stauungsinsuffizienz angefertigt werden. Digoxinapplikation ist indiziert. Die Ohnmachtsanfälle könnten eine sekundäre Folge von Vorhofarrhythmien sein, die bei starker Vergrößerung der Vorhöfe häufig sind.

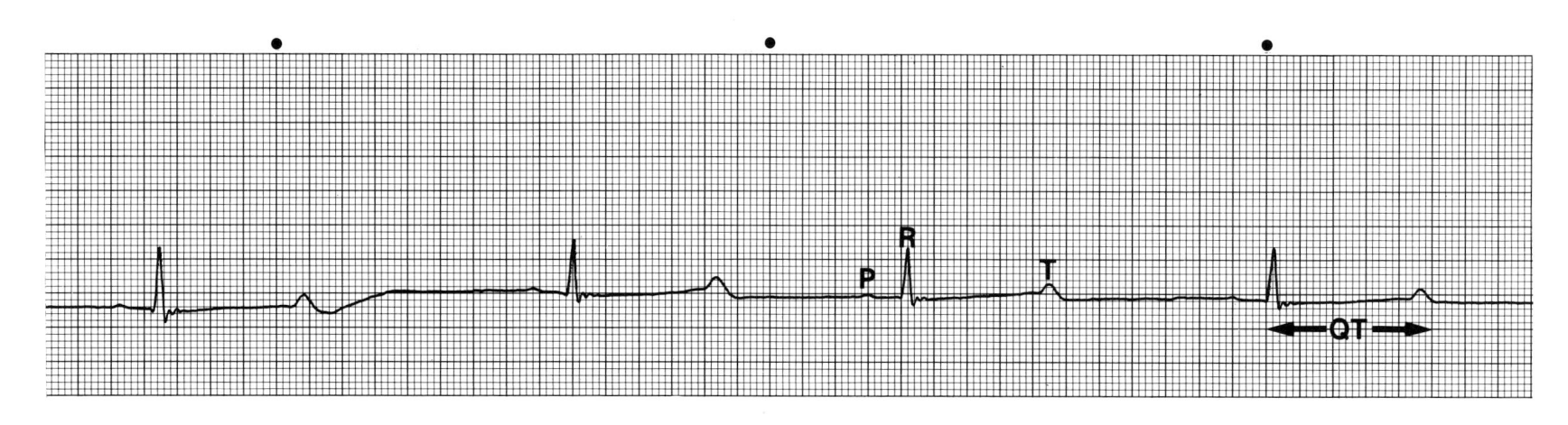

Fall 38
Antwort: Sinusbradykardie (die Herzschlagfrequenz beträgt ungefähr 50/Min., ein Wert, der bei großen Rassen noch normal sein kann) und Verlängerung der QT-Dauer (0,50 Sek.) (vergleiche Kapitel 4). Trotz der niedrigen Herzschlagfrequenz ist die QT-Dauer zu lang (vergleiche mit Tabellen in verschiedenen humanmedizinischen EKG-Büchern). Bei diesem Hund wurde eine hochgradige Hypokalzämie (Serumkalziumgehalt: 1,9 mg/100 ml) diagnostiziert. Diese war möglicherweise eine sekundäre Folge einer metabolischen und respiratorischen Alkalose und damit einhergehender Hypokaliämie. Die vulnerable Phase der Ventrikel ist verlängert, so daß ventrikuläre Extrasystolen, die in diese Phase fallen, zum Kammerflimmern führen können. Die QT-Dauer wird sich nach Regulierung der zugrundeliegenden Störung normalisieren.

Fall 39

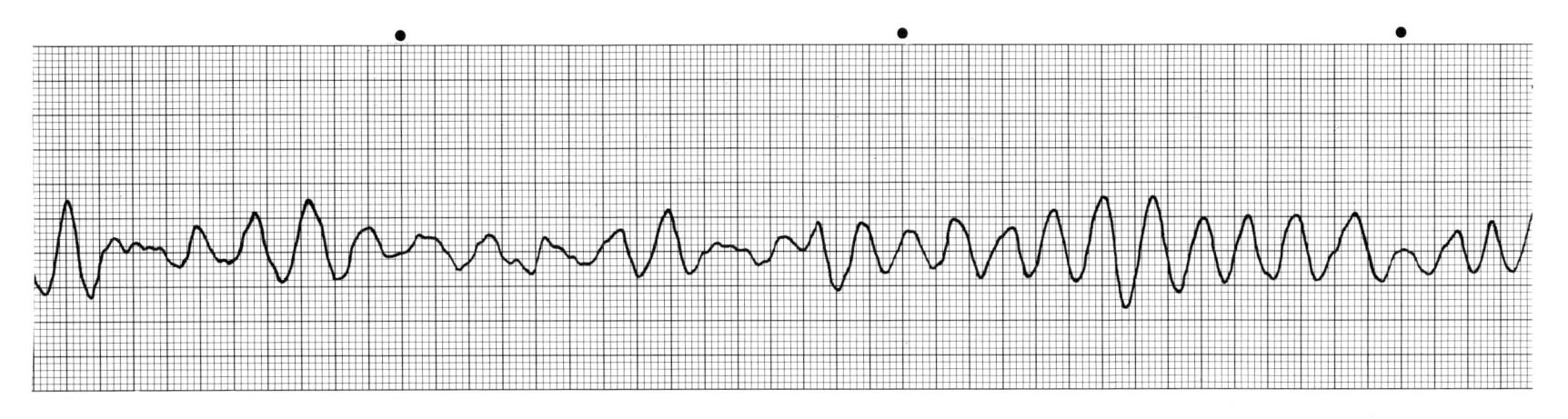

Frage: Dieser EKG-Streifen wurde bei einem Hund mit Herzstillstand während einer Operation aufgezeichnet. Wie beurteilen Sie das EKG? Welche therapeutischen Möglichkeiten gibt es?

Fall 40

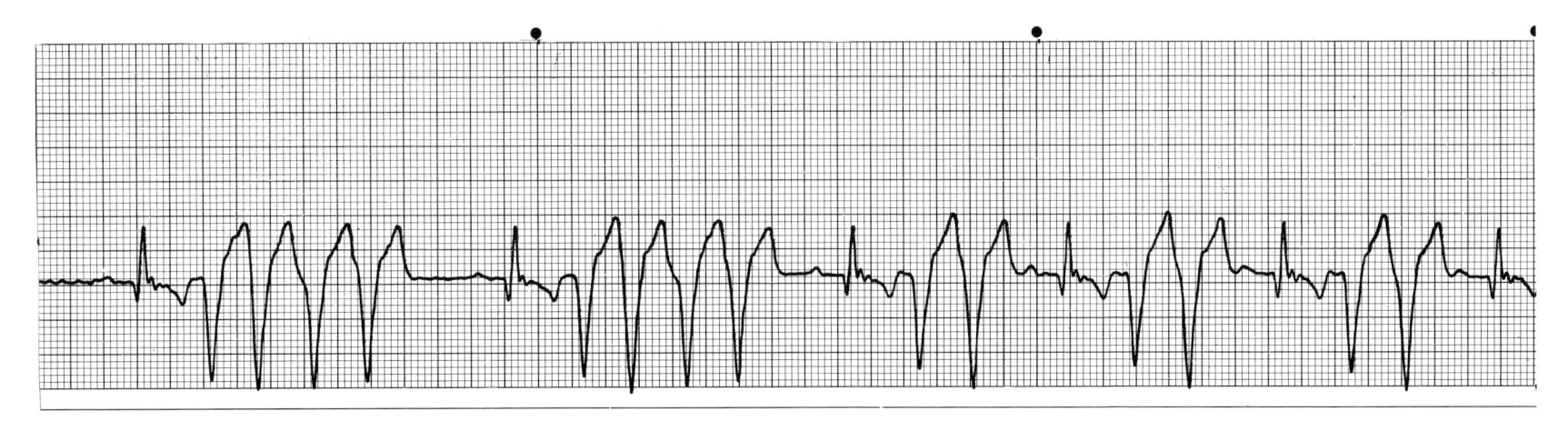

Frage: Diese Aufzeichnung stammt von einem 7 Jahre alten Collie mit anhaltendem Fieber, wechselhafter Lahmheit und Dyspnoe. Wie beurteilen Sie das EKG? Nach welcher diagnostischen Systematik gehen Sie vor, und welche therapeutischen Möglichkeiten gibt es?

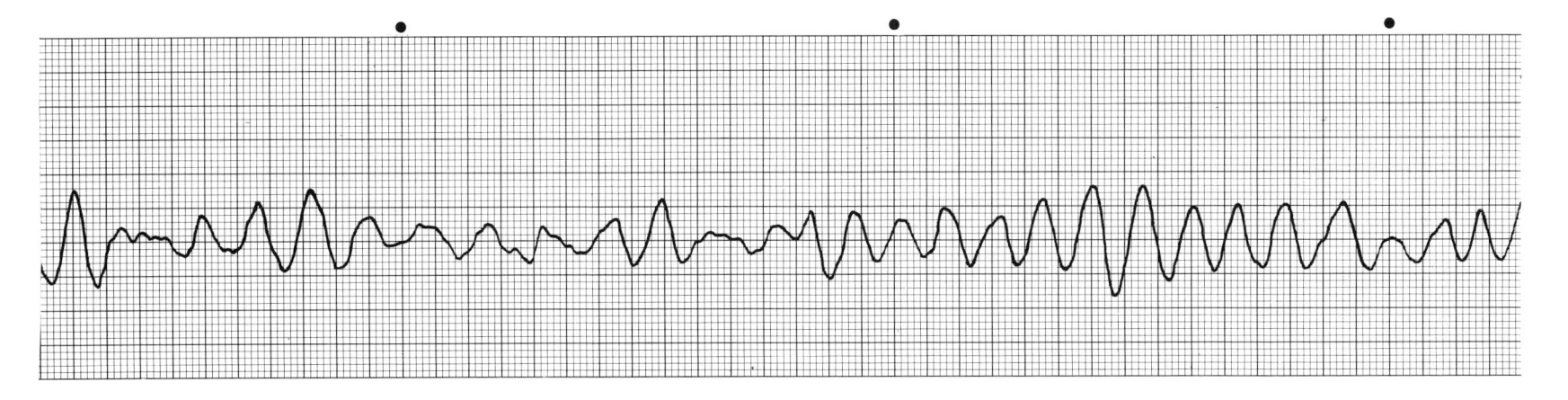

Fall 39
Antwort: Ventrikuläres Flimmerflattern (vergleiche Kapitel 6). Die EKG-Ausschläge sind vollkommen ungeordnet; ein Rhythmus ist nicht mehr zu erkennen. Trotz aller verfügbaren kardiopulmonalen Wiederbelebungsmaßnahmen hat diese Arrhythmie häufig einen letalen Ausgang. Aufgabe der Überwachungsmaßnahmen während einer Operation ist daher insbesondere die Verhütung von Kammerflimmern. Die ventrikulären Flimmerwellen können, wie in diesem Falle, relativ groß (grobschlägiges Flimmern) oder auch sehr klein (feinschlägiges Flimmern) sein. Im allgemeinen hat grobschlägiges Flimmern eine günstigere Prognose. Zur Behandlung gehören kardiopulmonale Wiederbelebungsmaßnahmen, direkter Elektroschock und der Einsatz von Medikamenten (vergleiche Kapitel 11).

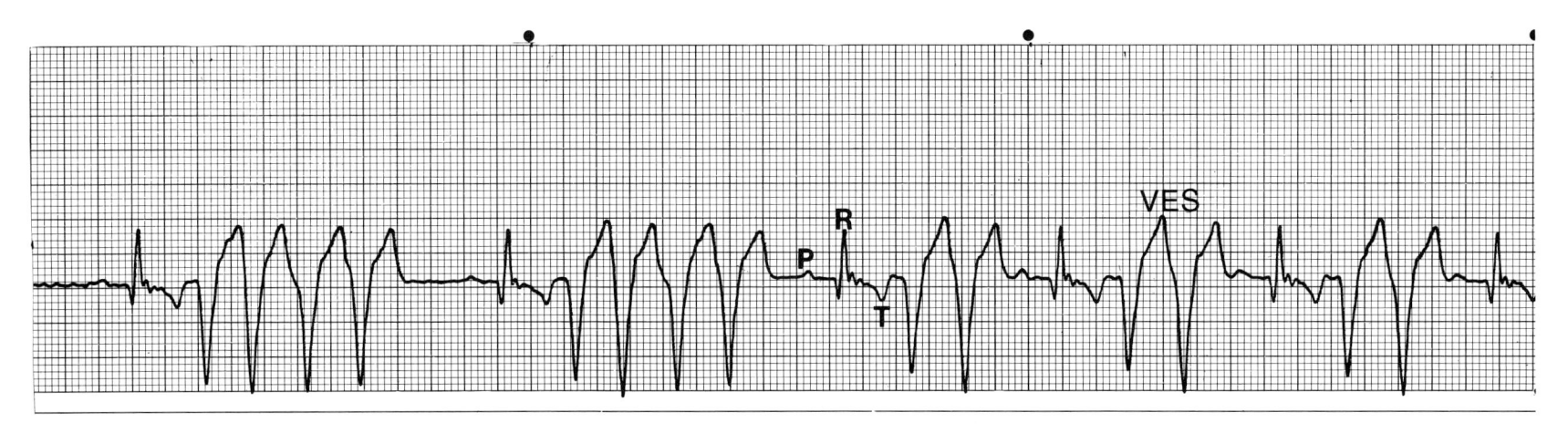

Fall 40
Antwort: Zahlreiche ventrikuläre Extrasystolen (vergleiche Kapitel 6), die teilweise als paroxysmale Kammertachykardie (drei oder mehr ventrikuläre Extrasystolen) erscheinen. Zweifelsohne kann diese Arrhythmie zur anhaltenden Kammertachykardie oder sogar zum Kammerflimmern führen. Ätiologisch sollte der Komplex Septikämie-Endomyokarditis in Betracht gezogen werden. Daher sind das Anlegen einer Blutkultur sowie die Erstellung eines vollständigen Blutbildes indiziert. Auch kann eine Stauungsinsuffizienz vorhanden sein. Die Grundkrankheit sollte behandelt und außerdem Lidocain und Procainamid appliziert werden. In der klinischen Untersuchung wird gewöhnlich ein Pulsdefizit während jeder ventrikulären Extrasystole festgestellt, da die Auswurfleistung des Herzens vorübergehend herabgesetzt ist. Die Funktionsbeeinträchtigung des Herzens ist bei bereits manifester Herzerkrankung deutlicher ausgeprägt.

Fall 41

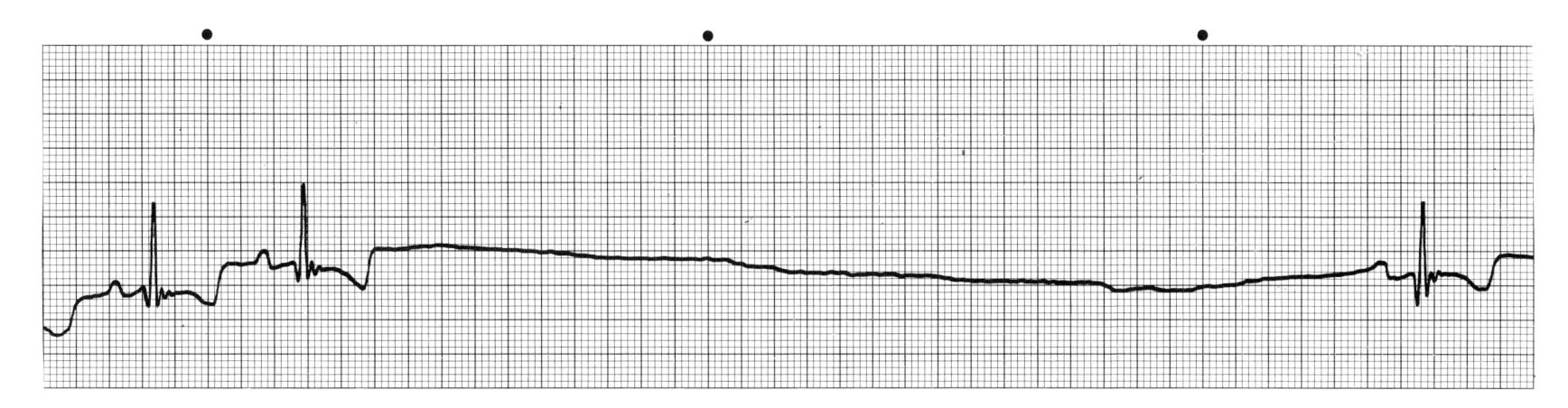

Frage: Diese telephonisch übermittelte Aufzeichnung stammt von einem Zwergschnauzer mit zahlreichen Synkopen. Wie beurteilen Sie das EKG? Welche therapeutischen Möglichkeiten gibt es? Welche Veränderungen wird die Palpation des Femoralispulses ergeben?

Fall 42

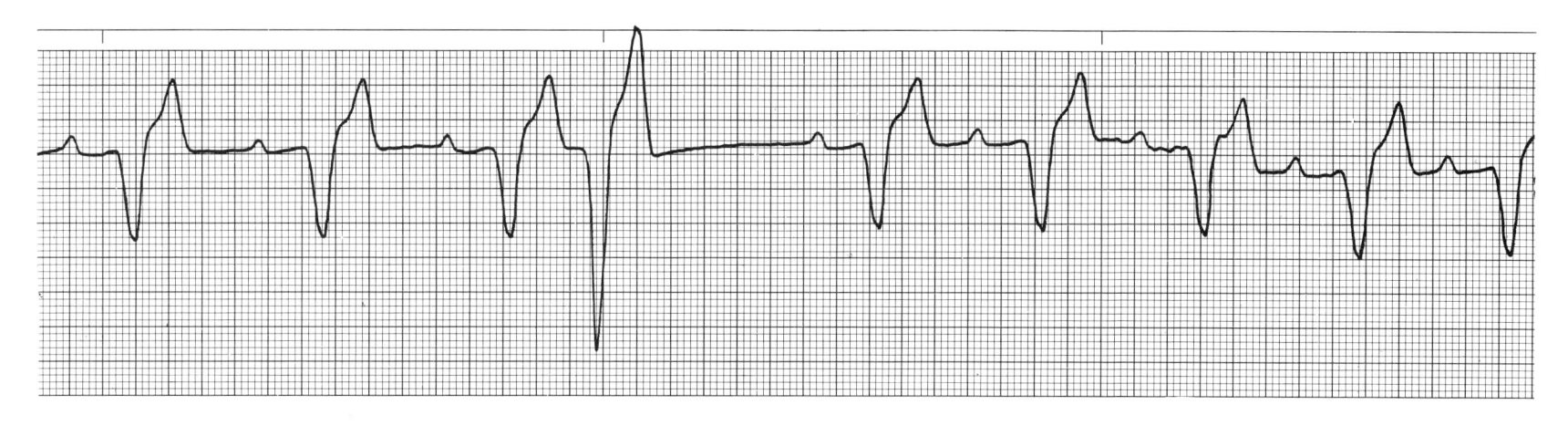

Frage: Dieser EKG-Streifen stammt von einem 10 Jahre alten, apathischen Deutschen Schäferhund. Welche drei Veränderungen liegen vor und welche möglichen Ursachen liegen ihnen zugrunde?

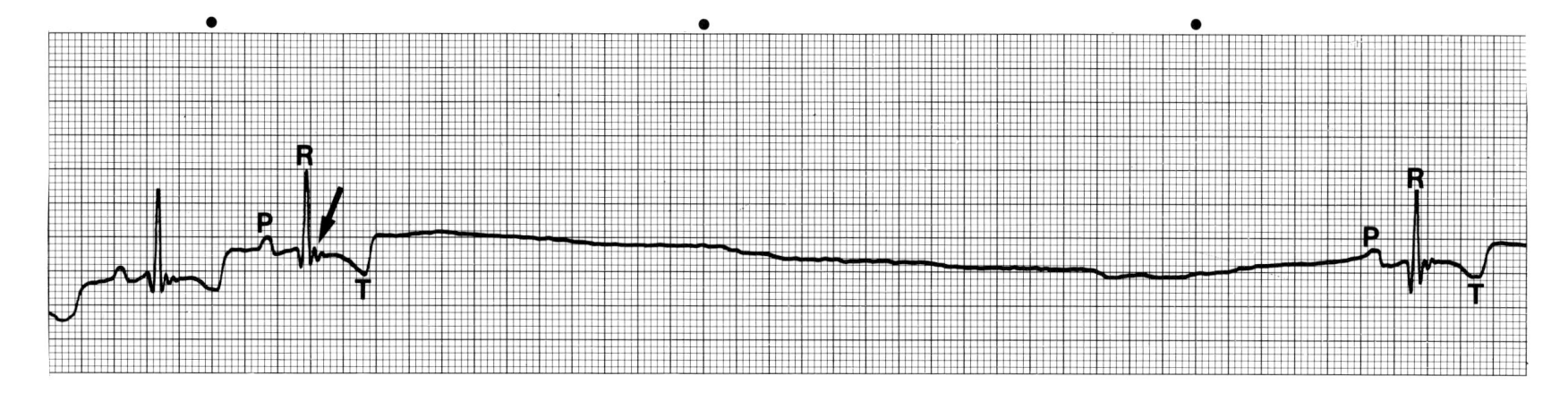

Fall 41
Antwort: Sinuatrialer Block (Sinusstillstand), der mit Sinusknotenerkrankung einhergeht, die bei dieser Rasse relativ häufig ist (vergleiche Kapitel 6). Die Schwankung der isoelektrischen Linie ist ein durch die Bewegungen des Hundes verursachter Artefakt. P-QRS-T-Komplexe fehlen für 3 Sek. Der ST-Artefakt (Pfeil) ist durch die telephonische Übermittlung bedingt. Zur Erhöhung der Herzschlagfrequenz kann Atropin angewendet werden. Häufig ist auch die Implantation eines künstlichen Schrittmachers indiziert. Die Palpation des Femoralispulses ergibt eine normale, gelegentlich verlangsamte Herzschlagfrequenz, die einen regelmäßigen Rhythmus hat, jedoch periodisch von einer Pause unterbrochen wird.

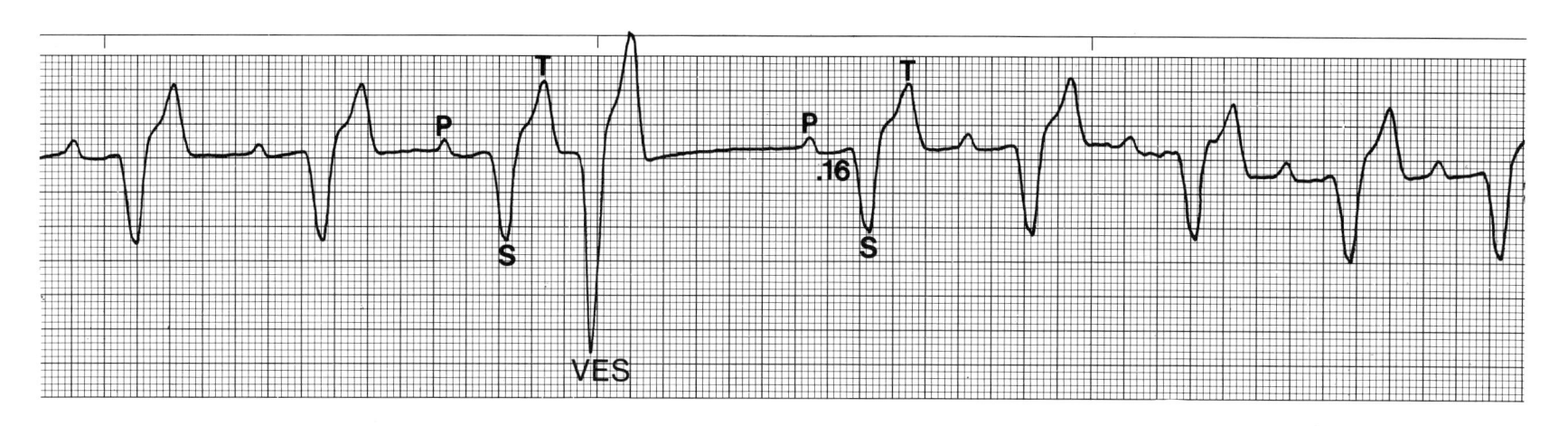

Fall 42
Antwort: AV-Block I. Grades (PQ-Intervall 0,16 Sek.), eine ventrikuläre Extrasystole (VES) sowie rechtsventrikuläre Vergrößerung und/oder Rechtsschenkelblock (wenn gleichzeitig große S-Zacken in den Ableitungen I, III und aVF vorhanden sind). Eine rechtsventrikuläre Vergrößerung sollte durch Röntgen des Thorax bestätigt werden; ist sie nicht vorhanden, ist ein Rechtsschenkelblock wahrscheinlich. Rechtsschenkelblock und AV-Block I. Grades (vergleiche Kapitel 4) können ein Hinweis auf umfangreichere Schädigungen des Herzens sein, aus denen ein totaler AV-Block resultieren kann. Ein AV-Block I. Grades und gelegentliche ventrikuläre Extrasystolen können bei älteren Hunden jedoch auch Normalbefunde sein.

Fall 43

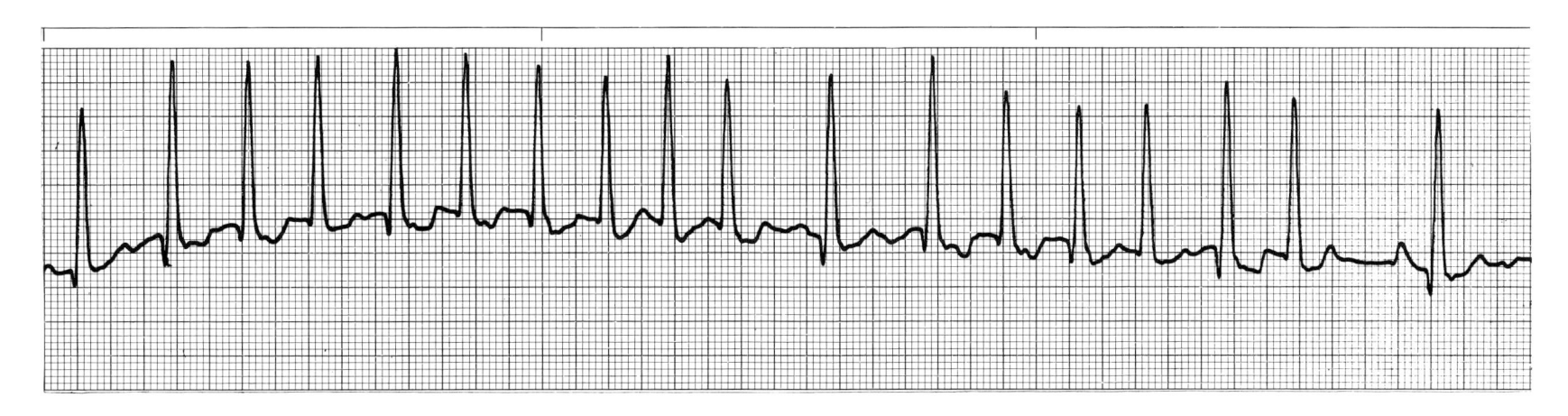

Frage: Dieses EKG stammt von einem Irischen Wolfshund mit anfallsweisem Kreislaufversagen und Abmagerung innerhalb der letzten beiden Wochen. Wie beurteilen Sie das EKG? Erstellen Sie einen Therapieplan.

Fall 44

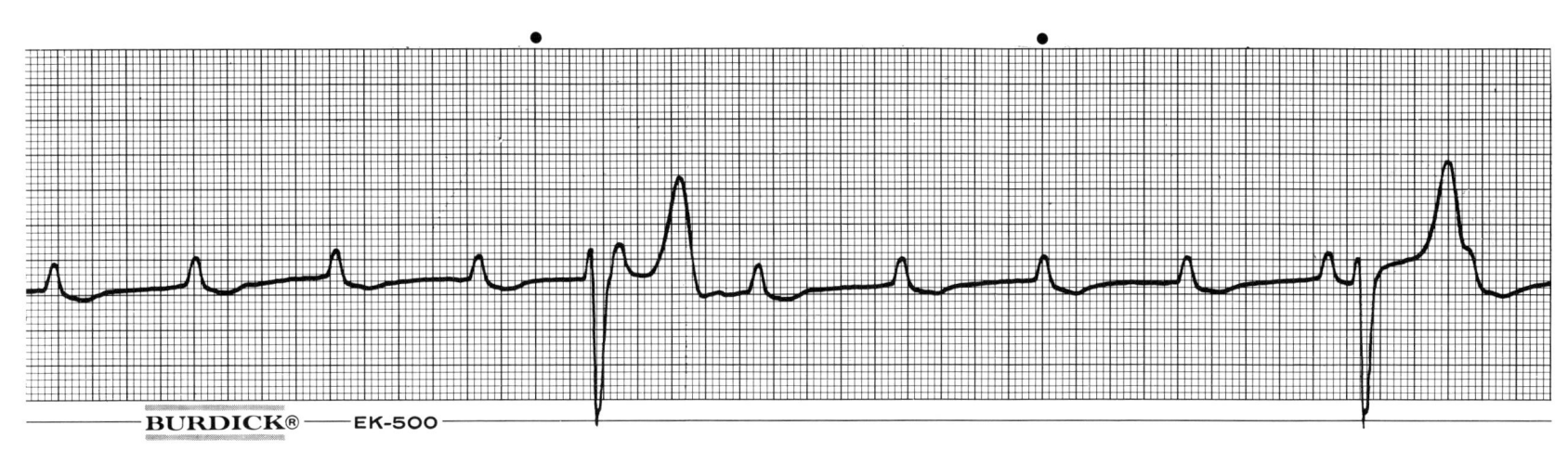

Frage: Dieser EKG-Streifen stammt von einem 9 Jahre alten Mischling mit klinisch manifesten Synkopen und hochgradigem Aszites. Drei Monate zuvor wurden dem Hund chirurgisch Mammatumoren entfernt. Wie beurteilen Sie das EKG? Welches ist die wahrscheinlich zugrundeliegende Störung und welche hämodynamischen Folgen ergeben sich durch die Arrhythmie?

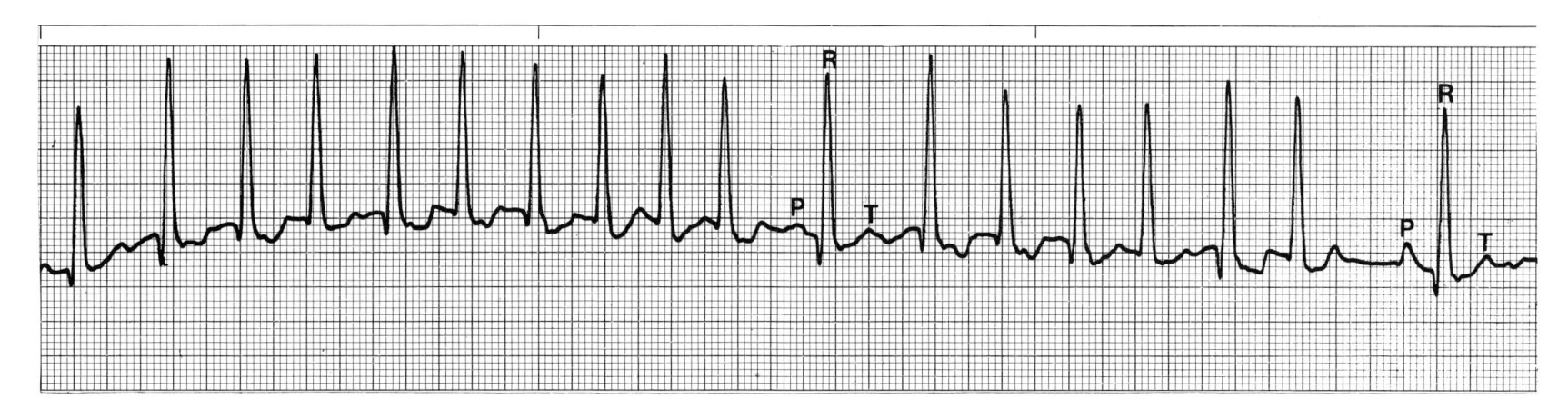

Fall 43
Antwort: Bei dieser seltenen Arrhythmie handelt es sich um paroxysmales Vorhofflimmern (vergleiche Kapitel 6). Auf Grund der schnellen und unregelmäßigen Ventrikelaktivität kann das elektrokardiographische Bild des Vorhofflimmerns einer multifokalen Vorhoftachykardie ähneln. Bei einer multifokalen Vorhoftachykardie ist jedoch vor jedem QRS-Komplex eine P'-Welle sichtbar. Auch Vorhofflattern mit wechselnder Ventrikelaktivität kann dem Vorhofflimmern ähnlich sein. Deshalb sollte auch in den anderen Ableitungen sorgfältig nach Flatterwellen und P'-Wellen gesucht werden. Auffallend sind in diesem EKG-Abschnitt außerdem die beiden sehr deutlichen Sinuskomplexe. Die dilatative Form der Kardiomyopathie ist die wahrscheinlichste Ursache und Digoxin als Medikament der Wahl indiziert. Bei diesem Hund jedoch hielt das Vorhofflimmern trotz der Digoxinapplikation während der gesamten Aufzeichnungsdauer an. Durch das Vorhofflimmern ist die koronare und zerebrale Durchblutung stark herabgesetzt. Das kann zu Herzinsuffizienz, Schwäche und Synkopen führen.

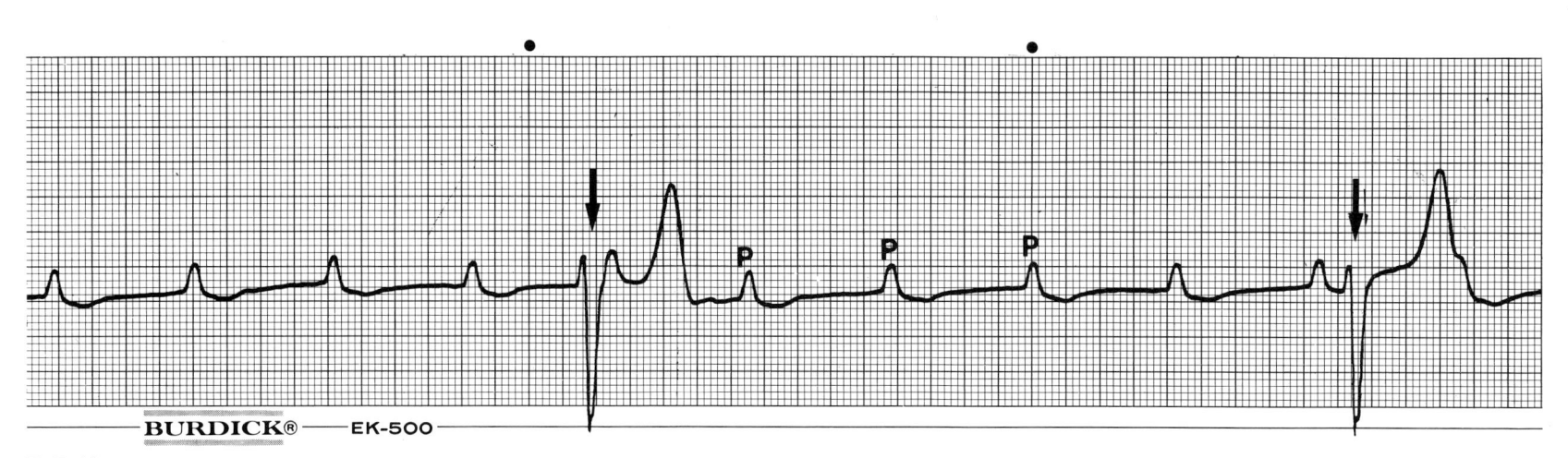

Fall 44
Antwort: Totaler Herzblock mit einem idioventrikulären Rhythmus von 30 Schlägen/Min. (vergleiche Kapitel 6). Die P-Wellen haben keinerlei Beziehung zu den QRS-Komplexen. Die deformierten QRS-Komplexe entstammen einem unterhalb des Hisschen Bündels gelegenen ektopen Schrittmacher. Bei der Sektion wurden Metastasen des Mammatumors im Herzmuskel gefunden. Ein klassisches Symptom bei totalem Herzblock ist der auskultatorische Intensitätswechsel des ersten Herztones, der aus der wechselnden zeitlichen Beziehung der Vorhof- und Kammerkontraktionen resultiert. Der venöse Blutdruck ist als Folge der häufigen Vorhofkontraktionen bei geschlossener Trikuspidalklappe erhöht.

Fall 45

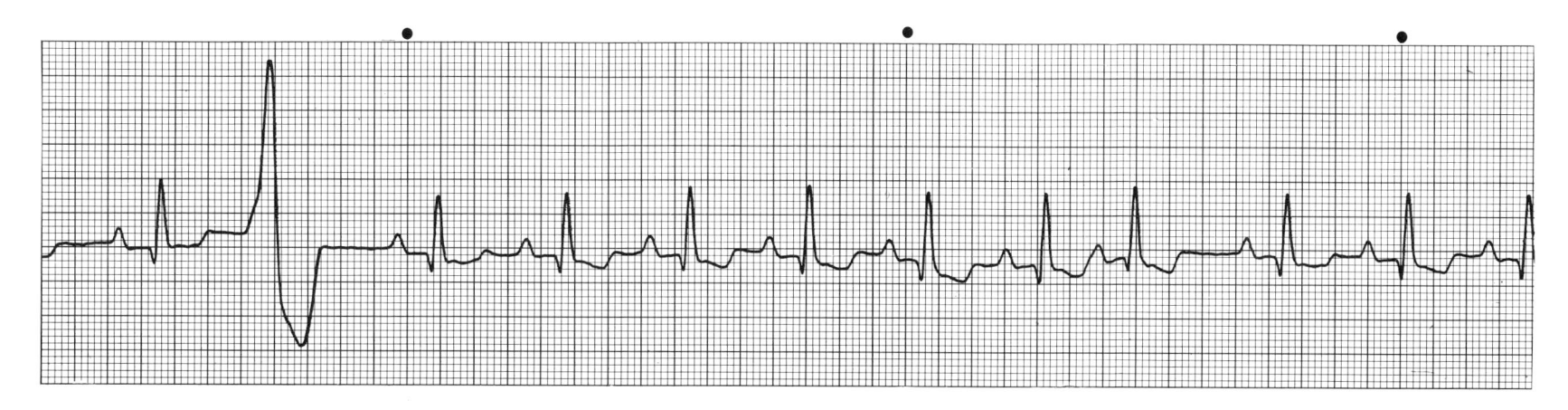

Frage: Diese Aufzeichnung stammt von einem Hund, der zwei Tage zuvor vom Auto angefahren wurde. Wie beurteilen Sie das EKG? Wodurch entstehen die unterschiedlich langen Pausen?

Fall 46

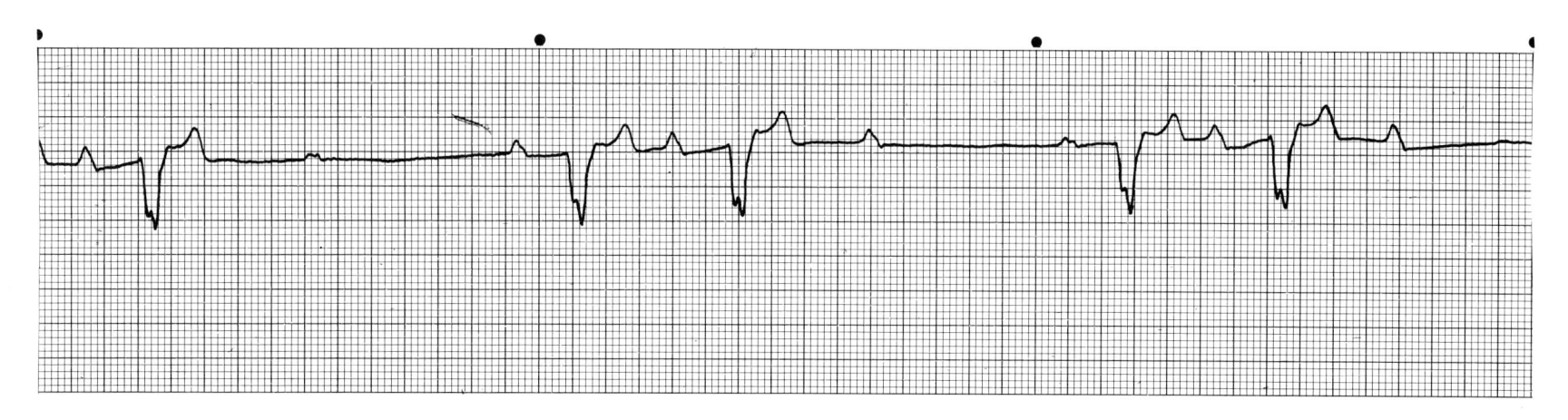

Frage: Dieses EKG stammt von einem klinisch unauffälligen Hund, bei dem jedoch auskultatorisch eine Arrhythmie mit wechselnder Intensität des ersten Herztones diagnostiziert wurde. Wie beurteilen Sie das EKG? Welche Therapie ist indiziert?

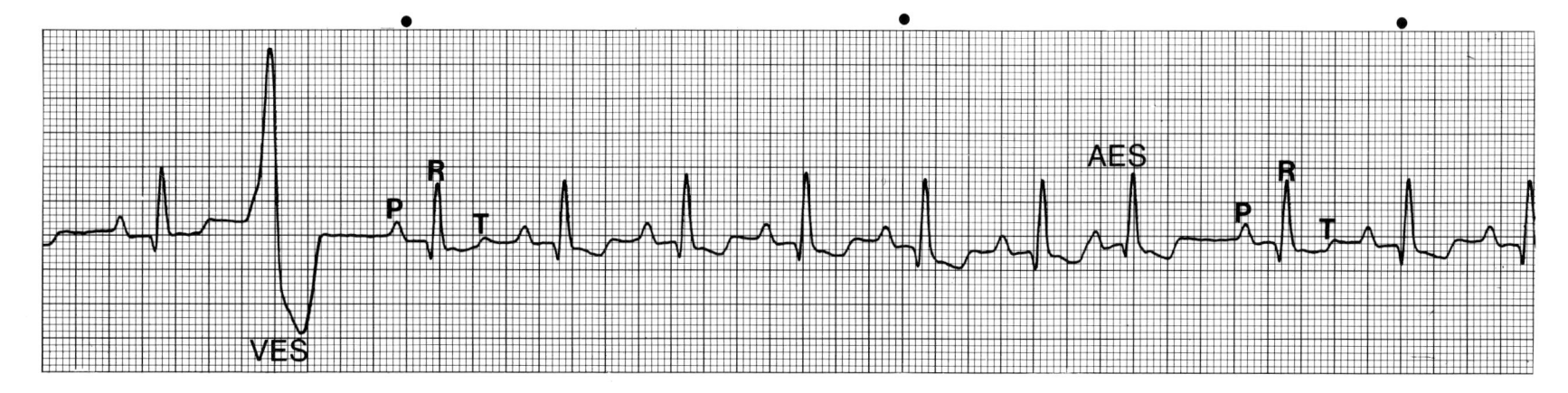

Fall 45
Antwort: Sinusrhythmus mit einer Herzschlagfrequenz von 165/Min. mit einer ventrikulären Extrasystole (VES) und einer Vorhofextrasystole (AES) (vergleiche Kapitel 6). In der Regel folgt einer Extrasystole eine kompensatorische oder nicht kompensatorische Pause. Bei einer ventrikulären Extrasystole kann der ektope Impuls im allgemeinen nicht über den AV-Knoten zurückspringen und den normalen Sinusrhythmus stören. Der nächste Sinusimpuls folgt im Takt des Sinusrhythmus, wird jedoch nicht übergeleitet, wodurch die kompensatorische Pause entsteht. Im Gegensatz dazu ist die Pause nach Vorhofextrasystolen nicht kompensatorisch, da der ektope Vorhofimpuls den Sinusknoten entlädt, woraufhin in diesem eine erneute Impulsbildung stattfinden muß.

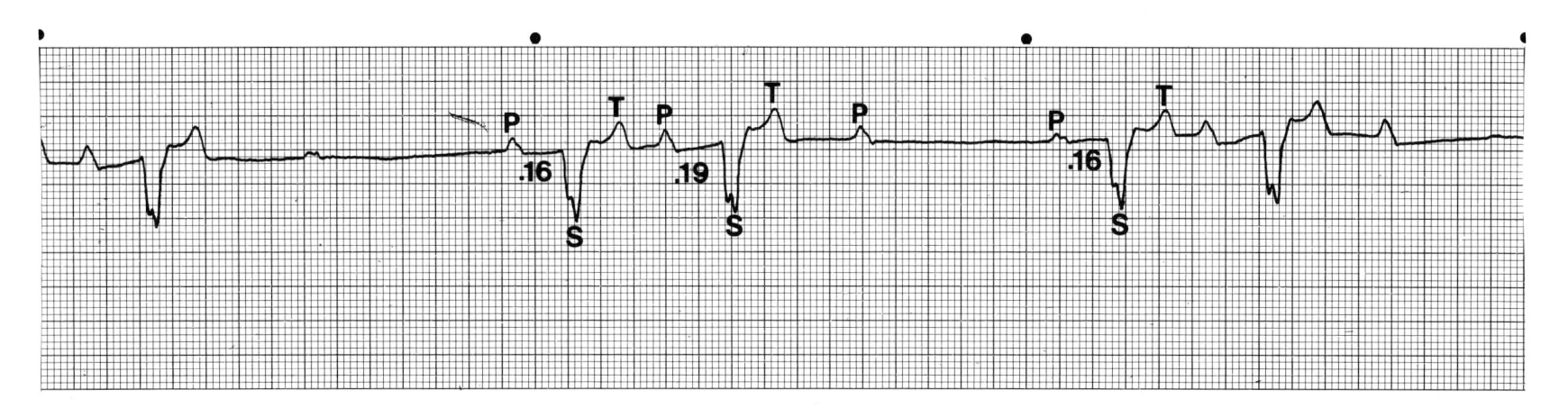

Fall 46
Antwort: AV-Block (Mobitz I, Wenckebachsche Periodik) mit 3 : 2-Überleitung (vergleiche Kapitel 6). Die Wenckebachsche Periodik des AV-Blocks ist durch fortschreitende Verlängerung des PQ-Intervalls, bis schließlich eine Vorhofaktion nicht mehr auf die Kammern übergeleitet wird, gekennzeichnet. Nach Auslassen einer Kammerkontraktion setzt der ursprüngliche Rhythmus mit kürzerem PQ-Intervall (0,16 Sek.) wieder ein, und die kontinuierliche Verlängerung des PQ-Intervalls beginnt von neuem. Bei den Komplexen mit verlängertem PQ-Intervall liegt ein AV-Block I. Grades vor. Die wechselnde Gestalt der P-Welle ist Ausdruck eines wandernden Schrittmachers. Die breiten, negativen QRS-Komplexe sind möglicherweise Folge einer unterhalb des AV-Knotens gestörten Erregungsleitung. Bei klinischer Manifestation (Synkopen, Apathie) oder Fortschreiten der Rhythmusstörung zum AV-Block III. Grades (totaler AV-Block) kann die Implantation eines künstlichen Schrittmachers angezeigt sein.

Fall 47

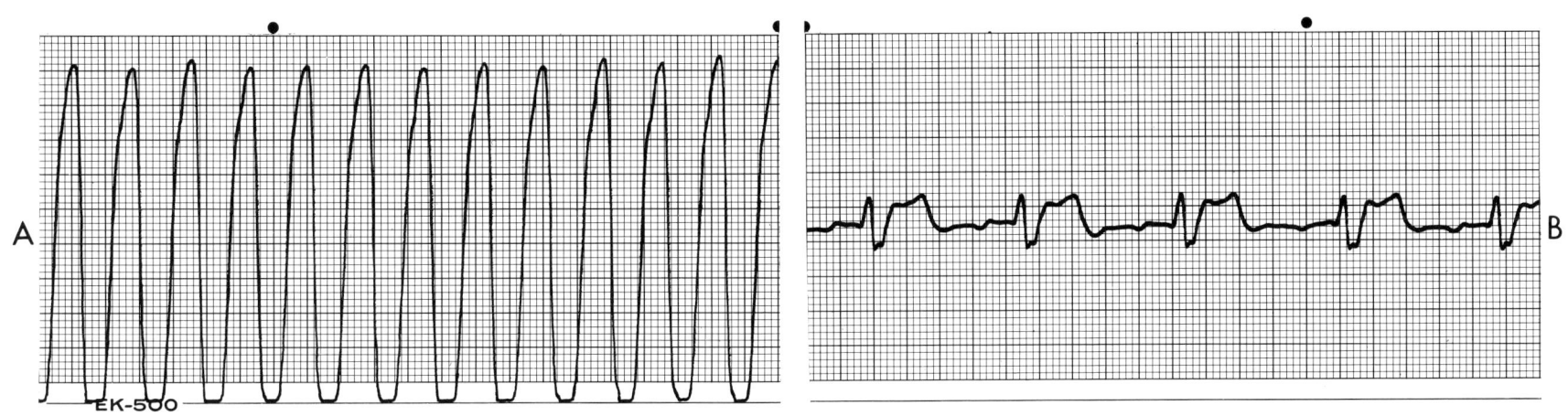

Frage: Streifen A stammt von einem Hund mit akutem Kreislaufversagen nach zwei Tagen Erbrechen und Diarrhoe. Streifen B stammt vom selben Patienten nach intravenöser Applikation eines herzaktiven Medikaments. Wie lautet die Differentialdiagnose der Tachykardie in Streifen A und welches Medikament wurde verabreicht? Welche Veränderungen liegen in Streifen B vor?

Fall 48

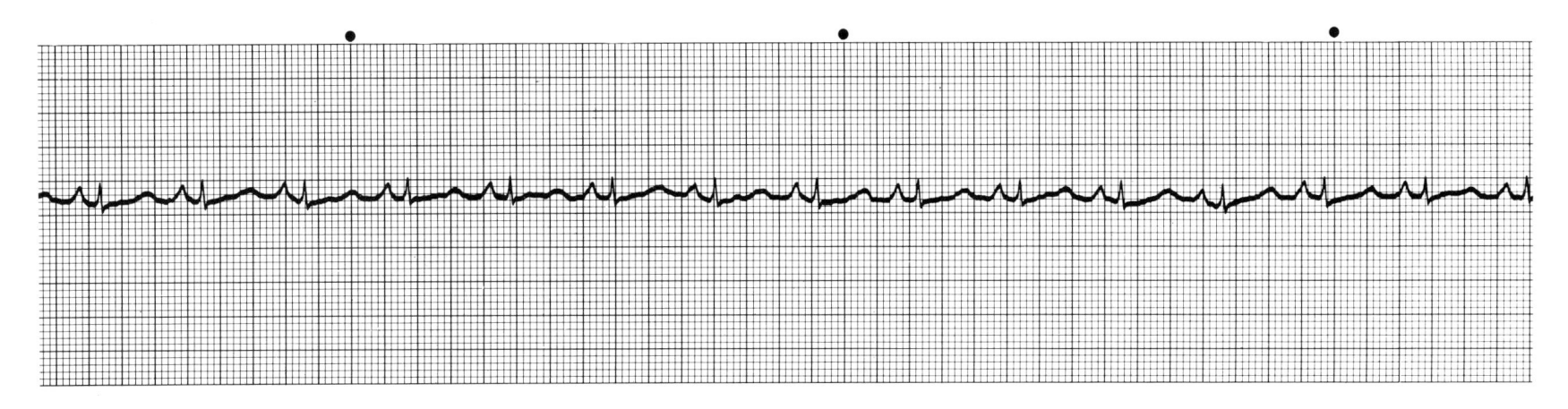

Frage: Dieses EKG wurde bei einer Katze anläßlich einer operationsvorbereitenden Untersuchung aufgezeichnet. Wie beurteilen Sie das EKG?

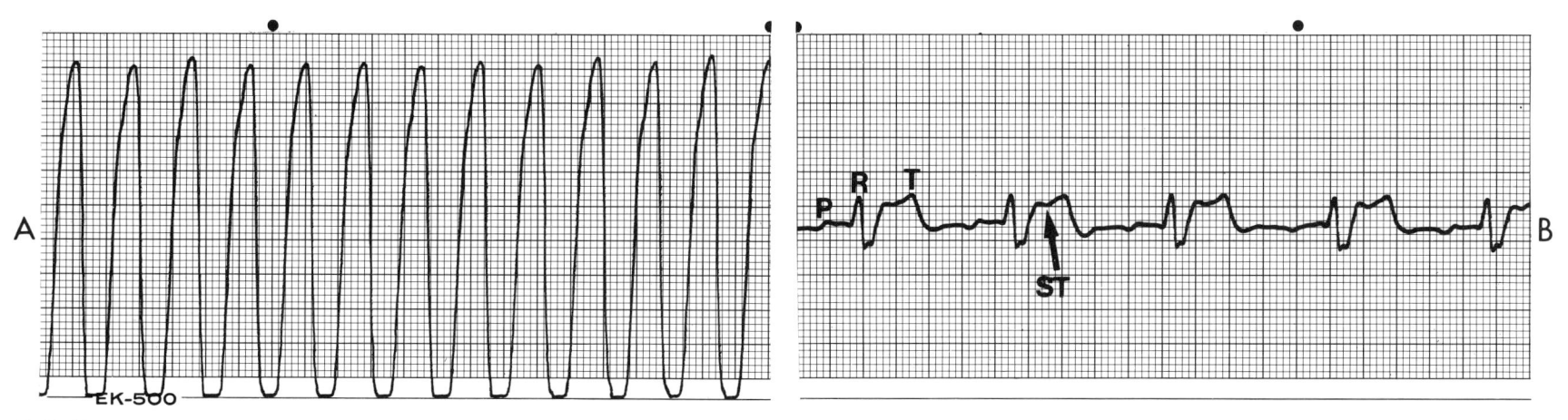

Fall 47

Antwort: A: Kammerflattern (vergleiche Kapitel 6). Der Rhythmus ist regelmäßig und sehr schnell. Die QRS-Komplexe sind stark deformiert. P-Wellen fehlen. Die einzelnen EKG-Anteile können nicht mehr differenziert werden, Haarnadelform! Differentialdiagnostisch müssen supraventrikuläre Tachykardien (z. B. Vorhoftachykardie) zusammen mit Schenkelblock, aberranter Ventrikelaktivierung, Wolff-Parkinson-White-Syndrom oder unspezifischer Verbreiterung der QRS-Komplexe (Hyperkaliämie/Azidose oder hochgradige linksventrikuläre Vergrößerung) abgegrenzt werden. Aus klinischer Sicht haben Kammerflattern und Kammerflimmern annähernd die gleiche Bedeutung. Zu den ersten Behandlungsmaßnahmen bei Kammerflattern gehören direkter Elektroschock und intravenöse Lidocainapplikation. B: Nach Lidocainapplikation. Ein Sinusrhythmus konnte wieder herbeigeführt werden. Die kleinen P-Wellen sowie die Anhebung der ST-Strecke sind möglicherweise Ausdruck einer sekundären Elektrolytstörung und/oder einer Hypoxie. Die Verbreiterung der QRS-Komplexe kann Folge eines intraventrikulären Erregungsleitungsdefekts sein. Die intravenöse Lidocainapplikation sollte fortgesetzt werden.

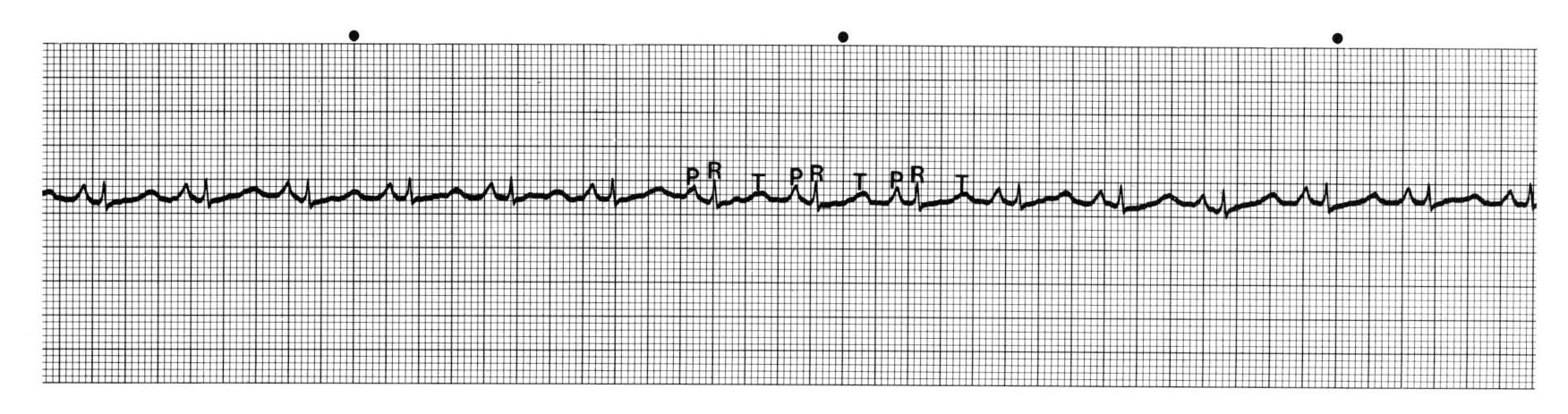

Fall 48

Antwort: Normaler Sinusrhythmus (vergleiche Kapitel 7) mit einer Frequenz von 195 Schlägen/Min. (9½ RR-Intervalle zwischen zwei Zeitmarkierungen × 20 = 190). Hier noch einmal eine Zusammenfassung des methodischen Vorgehens bei der Auswertung eines EKG: 1. Allgemeine Untersuchung des EKG — Ermittlung von Herzschlagfrequenz und Rhythmus (in diesem EKG normal, Sinusarrhythmien sind bei Katzen selten). 2. Beurteilung der P-Wellen. 3. Beurteilung der QRS-Komplexe (R-Zacke bei Katzen normalerweise klein). 4. Beziehung zwischen P-Wellen und QRS-Komplexen (in diesem EKG konstant). 5. Zusammenfassung der Befunde und Diagnosestellung.

Fall 49

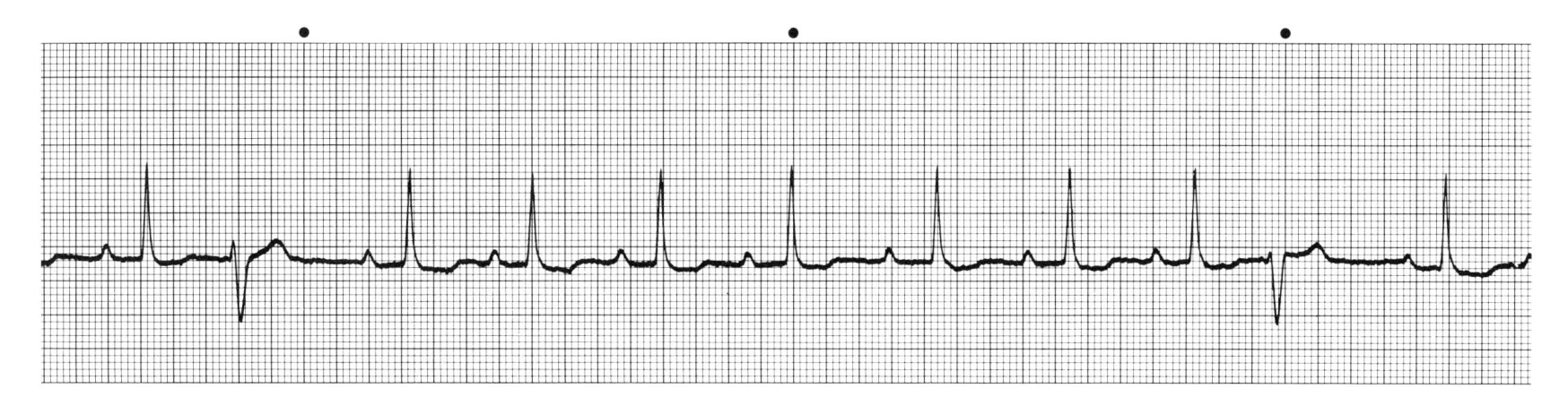

Frage: Dieser EKG-Streifen stammt von einer Katze mit dilatativer Kardiomyopathie. Appetit und Anteilnahme des Patienten waren herabgesetzt. Daraufhin wurde das Tier mit Digoxin behandelt. Wie beurteilen Sie das EKG? Welche Therapie empfehlen Sie?

Fall 50

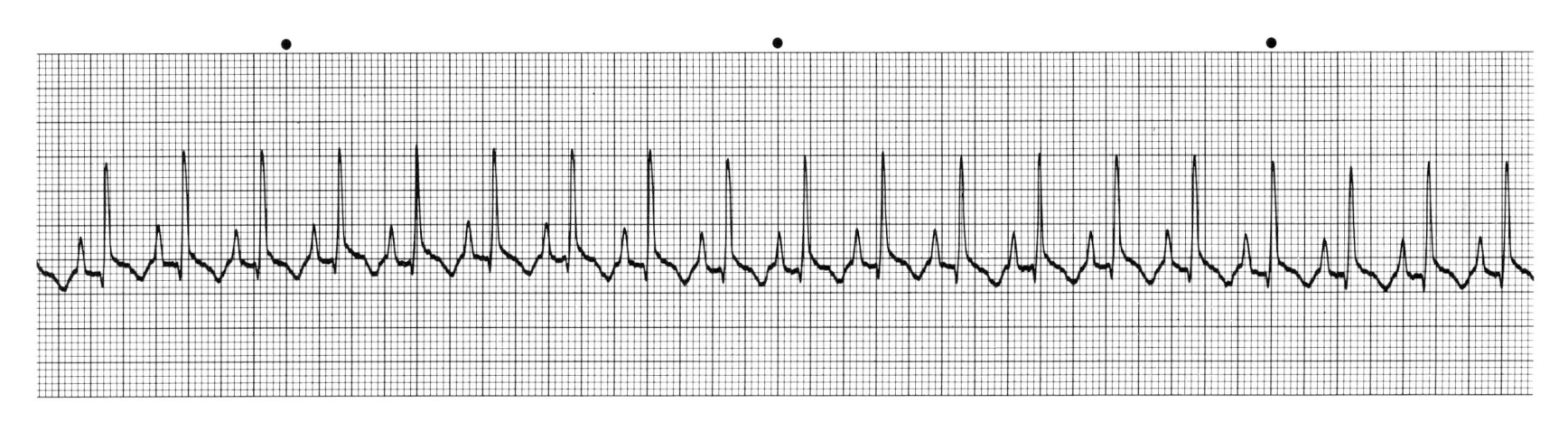

Frage: Dieser Rhythmusstreifen stammt von einer Katze mit hypertropher Kardiomyopathie und Stauungsinsuffizienz. Wie beurteilen Sie das EKG?

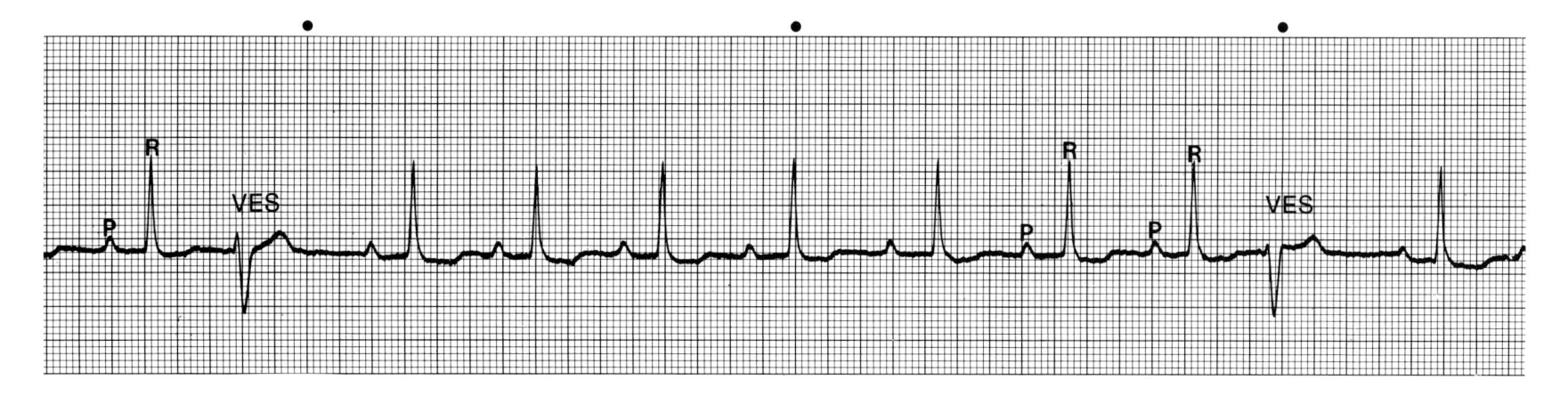

Fall 49
Antwort: Auf diesem Streifen ist ein Sinusrhythmus mit zwei ventrikulären Extrasystolen (VES) abgebildet (vergleiche Kapitel 7). Die Verlängerung des PQ-Intervalls auf 0,14 Sek. (normalerweise nicht länger als 0,09 Sek.) ist Ausdruck eines AV-Blocks I. Grades. Die hohen R-Zacken (1,4 mV; normalerweise nicht höher als 0,9 mV) weisen auf eine Vergrößerung des linken Ventrikels hin (vergleiche Kaptiel 5). Die wahrscheinliche Diagnose ist Digoxinintoxikation. Nach Absetzen des Digoxins verschwanden die Extrasystolen, das PQ-Intervall normalisierte sich, und das Allgemeinbefinden der Katze verbesserte sich. In der klinischen Untersuchung wird gewöhnlich ein Pulsdefizit während jeder ventrikulären Extrasystole festgestellt, da die Auswurfleistung des Herzens vorübergehend herabgesetzt ist. Das reduzierte Herzminutenvolumen ist bei bereits manifester Herzerkrankung deutlicher ausgeprägt.

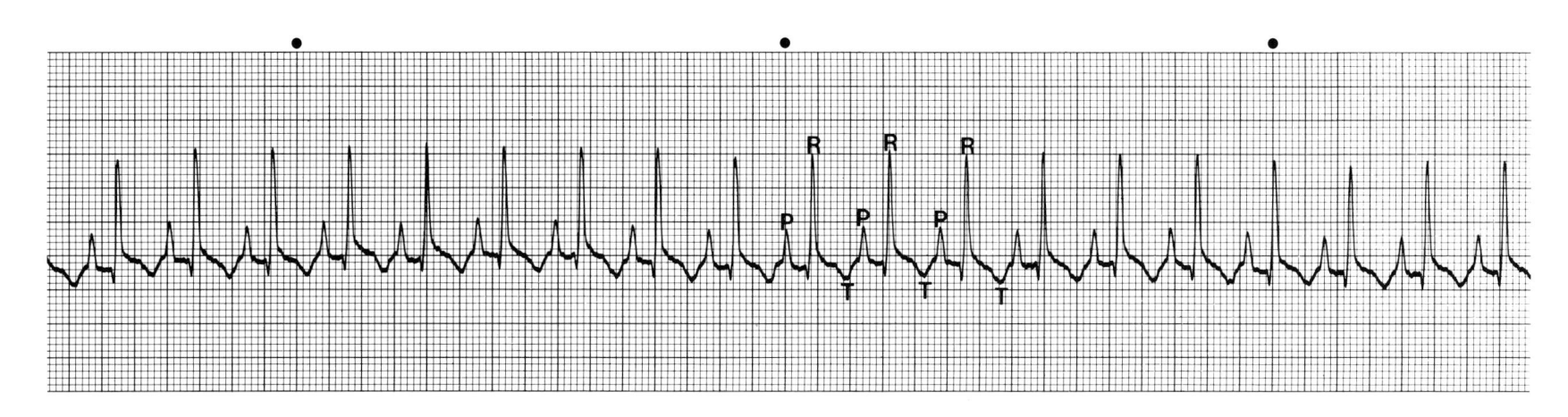

Fall 50
Antwort: Sinustachykardie mit einer Frequenz von 250 Schlägen/Min. (vergleiche Kapitel 7). Die T-Welle geht unmittelbar in die P-Welle der folgenden Herzaktion über. Die hohen (1,6 mV) und breiten (0,05 Sek.) R-Zacken sind Ausdruck einer linksventrikulären Vergrößerung. Die hohen (0,5 mV) P-Wellen weisen auf eine Vergrößerung des rechten Vorhofes hin (vergleiche Kapitel 5). Sie können jedoch auch durch die hohe Herzschlagfrequenz verursacht sein. Nach Käfigruhe und Applikation von Diuretika sank die Herzschlagfrequenz auf Normalwerte (unter 240/Min., nicht abgebildet). Später wurde Propranolol zur Prophylaxe der streßbedingten Sinustachykardie, die erneut zur Herzinsuffizienz führen könnte, verabreicht. Auch an Hyperthyreoidismus sollte differentialdiagnostisch gedacht werden.

Fall 51

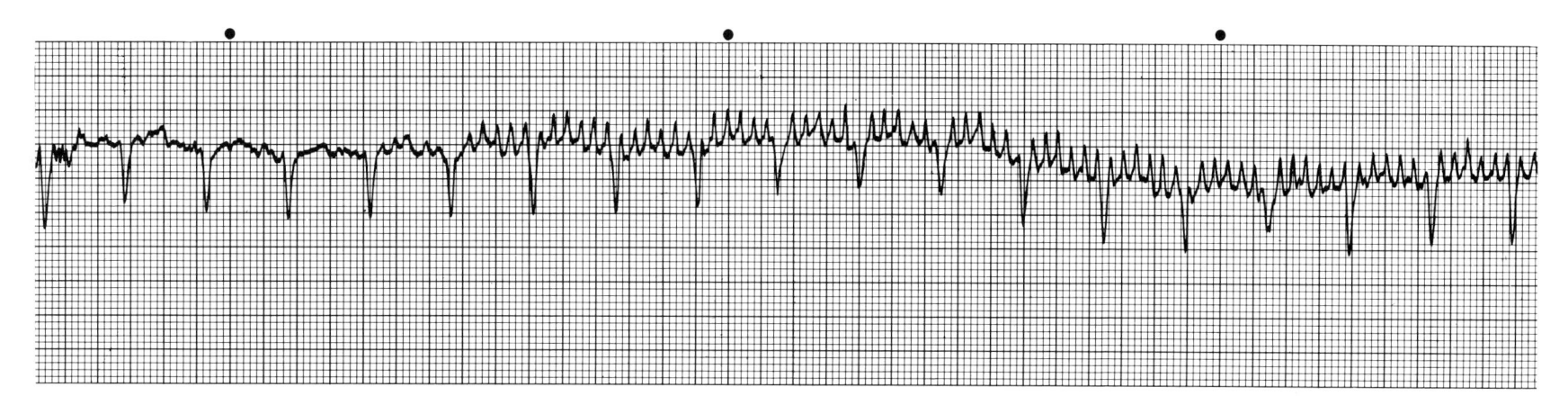

Frage: Dieser EKG-Streifen stammt von einer Katze mit Verdacht auf eine Herzerkrankung. Wie beurteilen Sie den Rhythmus?

Fall 52

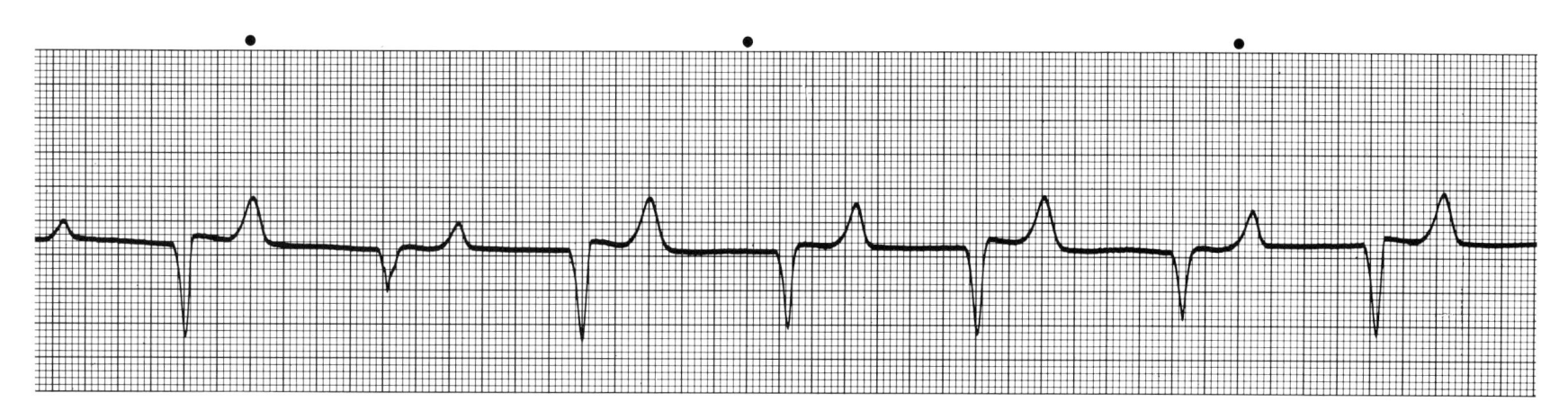

Frage: Dieses EKG stammt von einem Kater mit Urethraobstruktion. Wie beurteilen Sie den Rhythmus? Welche Therapie empfehlen Sie?

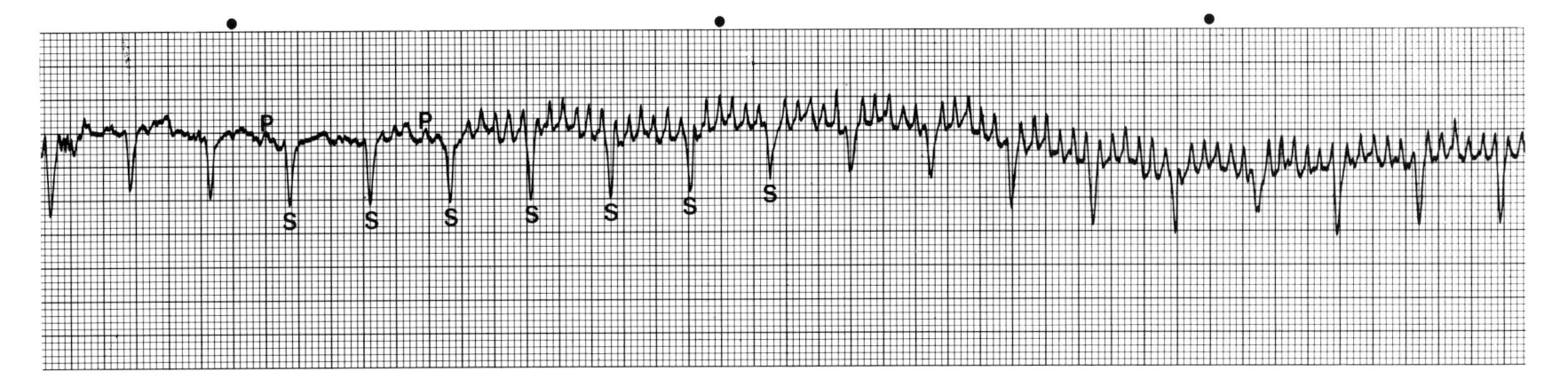

Fall 51
Antwort: Sinustachykardie mit einer Frequenz von 250 Schlägen/Min. Grobe Artefakte (verursacht durch das Schnurren der Katze) täuschen eine Vorhofarrhythmie vor, es können jedoch zwischen den Artefakten einige normale sinusale P-Wellen ausgemacht werden (vergleiche Kapitel 7). Auch der Kammerrhythmus (S-Zacken) ist regelmäßig. Folge einer Vorhofarrhythmie wäre ein schneller, meistens unregelmäßiger Rhythmus. Die Amplitude der S-Zacken ist der einzige Hinweis auf eine mögliche Herzerkrankung. Aus diesem Grunde sollten die anderen Ableitungen eingehender untersucht werden.

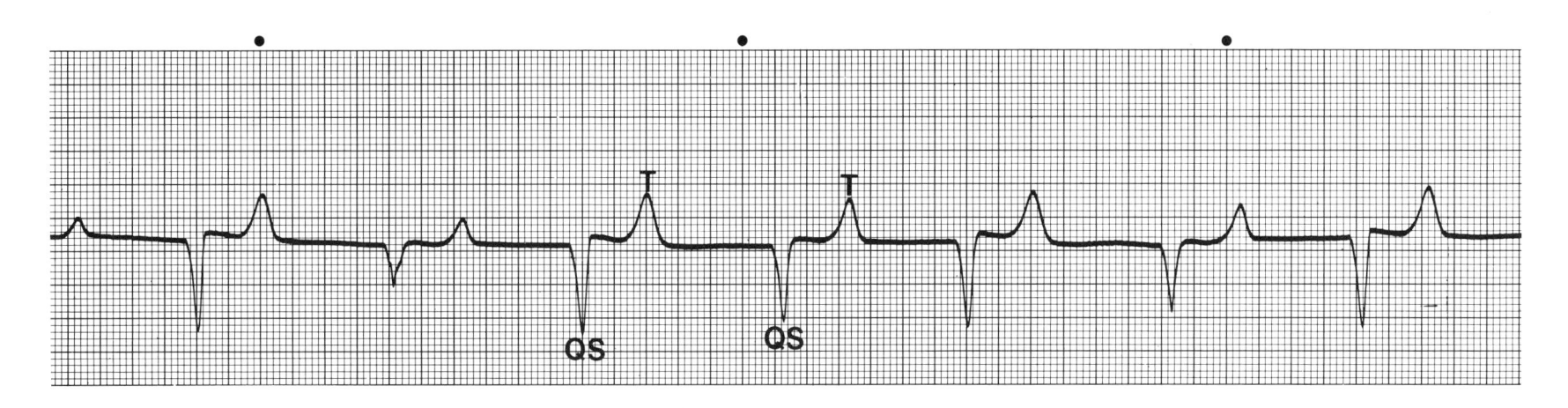

Fall 52
Antwort: In dieser Aufzeichnung ist ein Vorhofstillstand (keine sichtbaren P-Wellen) mit einem sinuventrikulären Rhythmus abgebildet (vergleiche Kapitel 7). Das Tier hatte eine Hyperkaliämie (Serumkaliumgehalt: 9,5 mÄq/l). Die breiten und bizarren QS-T-Komplexe (Ventrikelschlagfrequenz: 100/Min.) sind eine Folge der Beeinflussung der intraventrikulären Erregungsleitung durch die Hyperkaliämie. Zur Behandlung gehören die Beseitigung der Urethraobstruktion, intravenöse Infusionen sowie die Applikation von Natriumbikarbonat und Kalziumglukonat. Kann die Arrhythmie durch diese Maßnahmen nicht beseitigt werden, so daß der Zustand des Patienten kritisch bleibt, ist die regelmäßige Verabreichung von Insulin mit Dextrose indiziert.

Fall 53

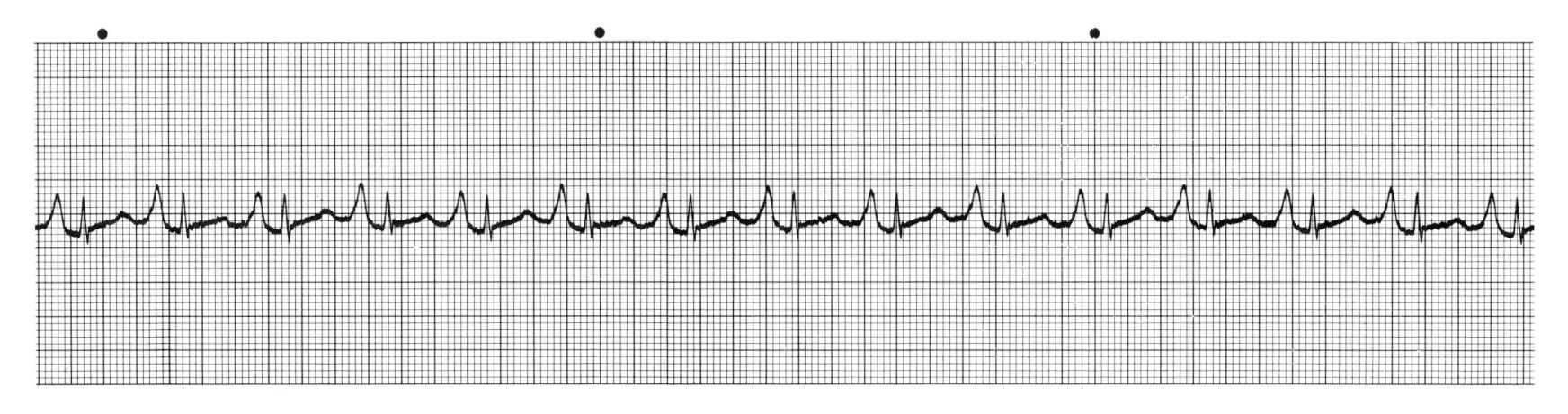

Frage: Dieses EKG stammt von einer jungen Katze, bei der auskultatorisch Herzgeräusche festgestellt wurden. Wie beurteilen Sie das EKG?

Fall 54

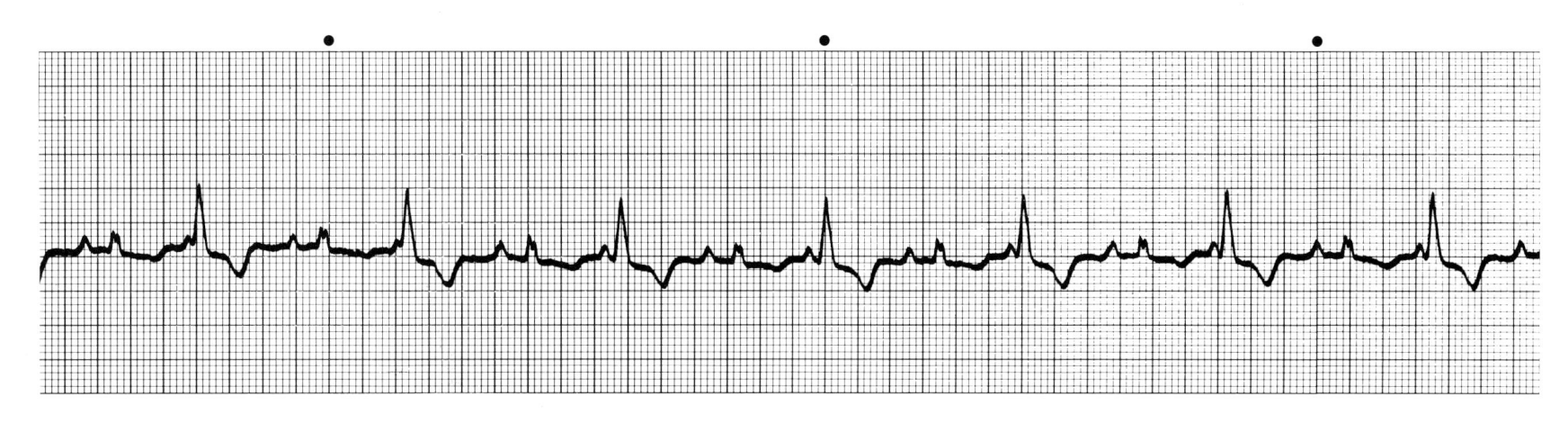

Frage: Dieser Rhythmusstreifen stammt von einer narkotisierten Katze. Wie beurteilen Sie das EKG? Welche Therapie empfehlen Sie?

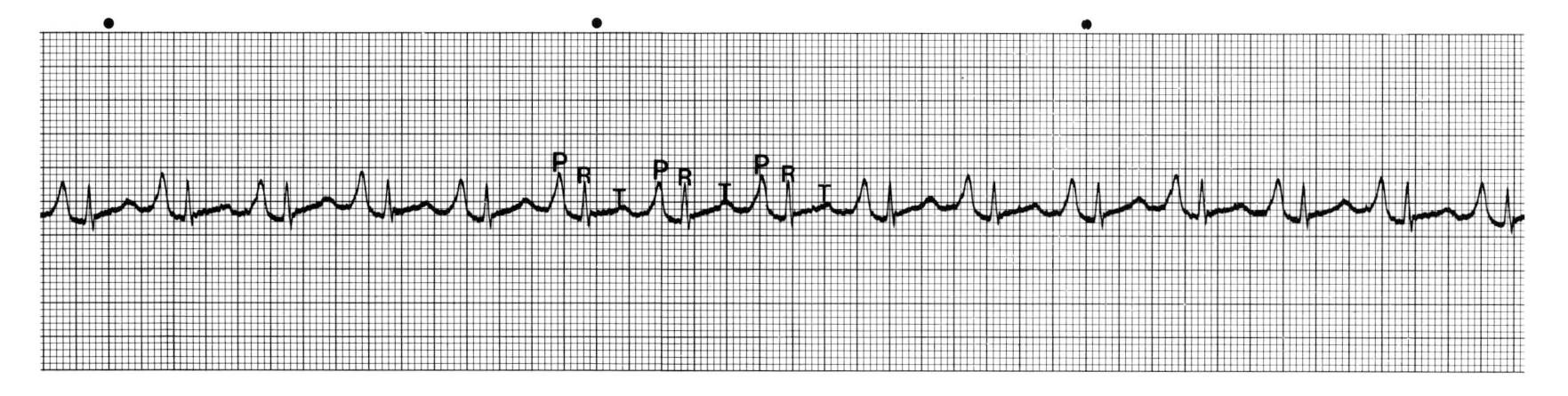

Fall 53
Antwort: Sinusrhythmus mit einer Frequenz von 190 Schlägen/Min. Auffallend sind die sehr hohen (annähernd 0,5 mV) und breiten (0,05 Sek.) P-Wellen. Sie sollten normalerweise nicht breiter als 0,04 Sek. und nicht höher als 0,2 mV sein. Auf Grund dieser Befunde ist die Diagnose »beidseitige Vergrößerung der Vorhöfe« wahrscheinlich. Klinische Erscheinungen einer Herzerkrankung stehen möglicherweise unmittelbar bevor, so daß eine gründliche Untersuchung (einschließlich Röntgen des Thorax und Angiokardiographie) angezeigt ist. Später wurde ein Canalis atrioventricularis communis (AV-Septumdefekt) diagnostiziert.

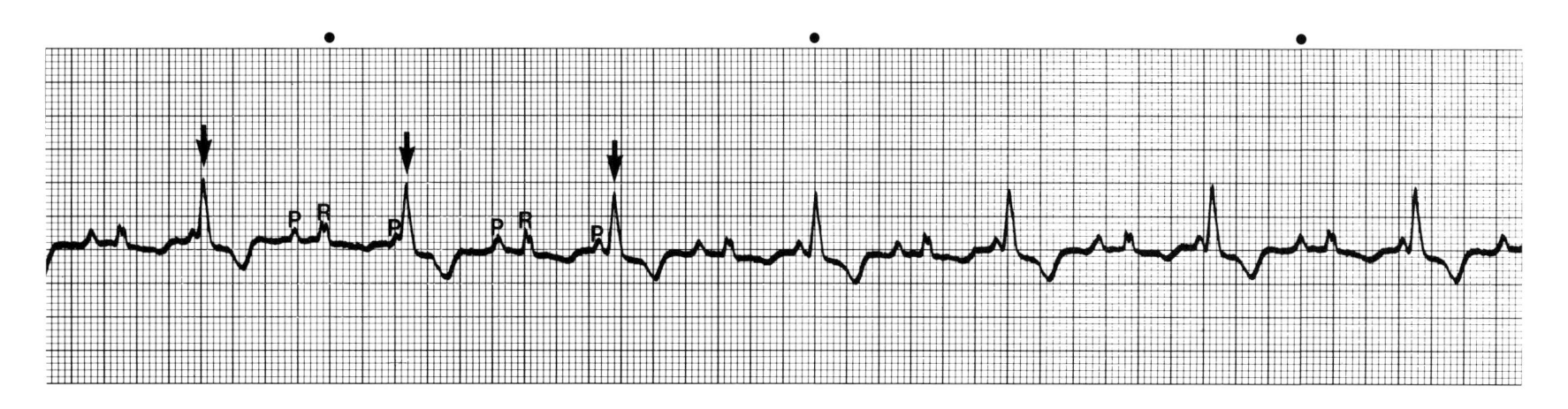

Fall 54
Antwort: Ventrikuläre Bigeminie, d. h. ständiger Wechsel zwischen ventrikulären Extrasystolen (Ursprung in diesem Falle im rechten Ventrikel) und normalen Sinuskomplexen (vergleiche Kapitel 7). Die Extrasystolen stehen nicht in Beziehung zu den P-Wellen (inkonstantes PQ-Intervall). Die unabhängigen, normalen P-Wellen gehen den Extrasystolen unmittelbar voraus oder werden von diesen überlagert. Nach Verringerung der Narkosetiefe verschwand die Arrhythmie. Es sollte immer bedacht werden, daß Narkose und Operation deutliche Beeinflussungen des Vagus und Sympathikus nach sich ziehen und auch zu Störungen des Elektrolyt- und Säure-Basen-Haushalts führen können. Die Kerbung der sinusalen R-Zacke ist auch bei normalen Katzen zu beobachten.

Fall 55

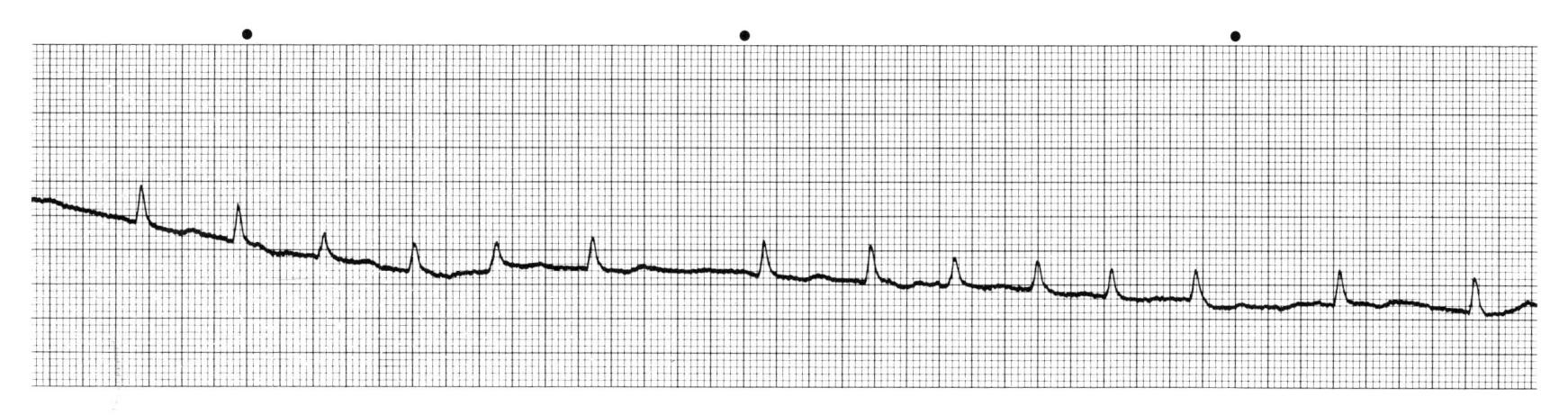

Frage: Dieser Rhythmusstreifen stammt von einer Katze mit Dyspnoe. Bei der Palpation des Femoralispulses wurde ein Pulsdefizit festgestellt. Wie beurteilen Sie den Rhythmus? Welche Herzerkrankung ist bei diesen Befunden häufig?

Fall 56

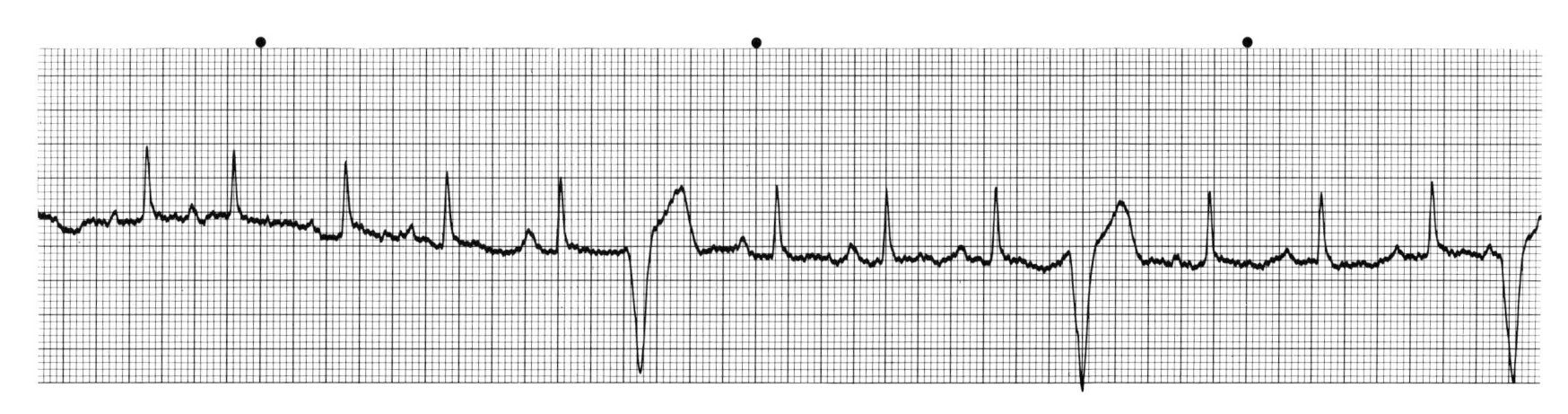

Frage: Diese Aufzeichnung stammt von einer Katze mit hypertropher Kardiomyopathie. Wie beurteilen Sie das EKG?

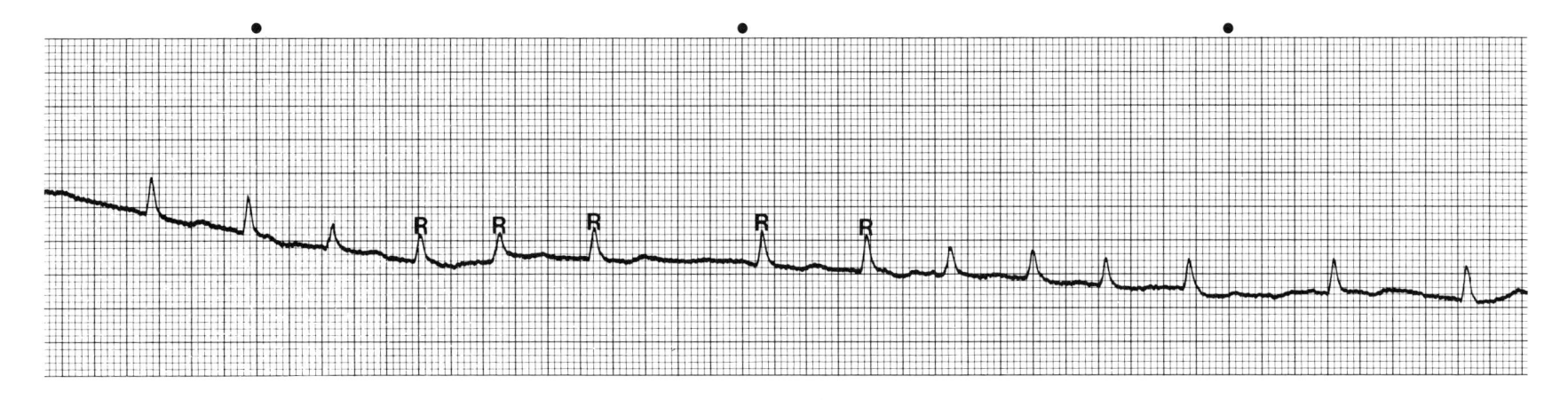

Fall 55
Antwort: Auf diesem Streifen ist Vorhofflimmern mit einer durchschnittlichen Ventrikelschlagfrequenz von 200/Min. abgebildet (vergleiche Kapitel 7). Ins Auge fallen die vollkommene Unregelmäßigkeit der R-Zacken und das Fehlen von P-Wellen. Die hypertrophe Form der Kardiomyopathie mit hochgradiger linksventrikulärer Vergrößerung ist die wahrscheinliche Ursache dieser elektrokardiographischen Veränderungen. Aus diesem Grunde wurden Digoxin und Propranolol gemeinsam verabreicht, wodurch die Ventrikelschlagfrequenz normalisiert werden konnte. Der Verlust der Vorhofaktivität im Zusammenhang mit der hohen Herzschlagfrequenz kann zu deutlicher Reduzierung der Herzleistung führen, aus der schließlich eine Stauungsinsuffizienz resultieren kann.

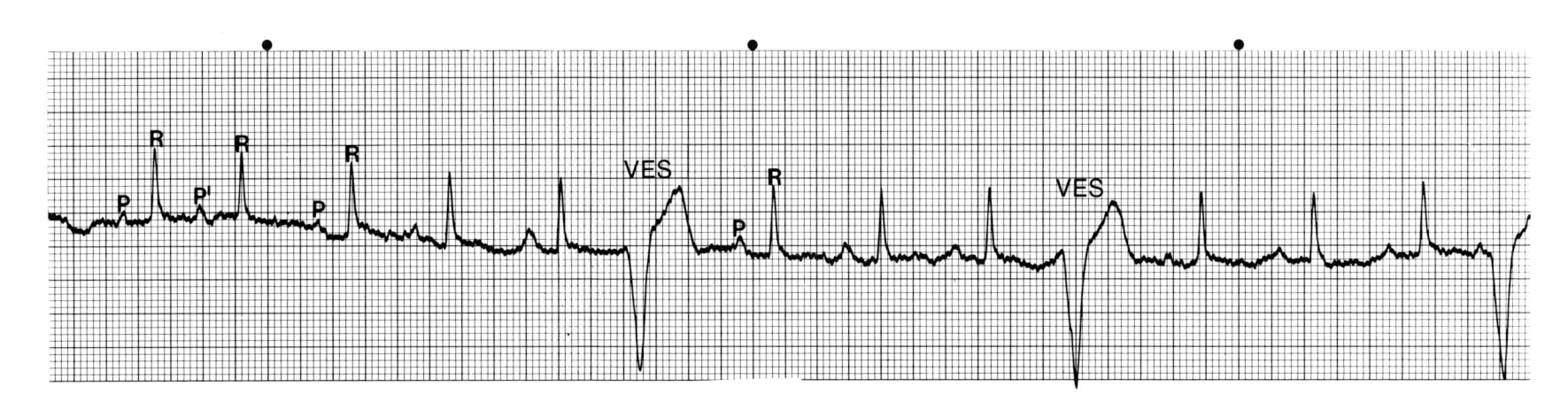

Fall 56
Antwort: Normaler Sinusrhythmus mit drei Extrasystolen im linken Ventrikel (Form ähnlich wie beim Rechtsschenkelblock). Es ist jedoch noch eine andere Extrasystole auf diesem Streifen abgebildet: Der zweite Komplex ist eine Vorhofextrasystole (vergleiche Kapitel 7). Sowohl die P'-Welle als auch der QRS-Komplex erscheinen vorzeitig. Um solche unauffälligen EKG-Veränderungen zu diagnostizieren, sollte ein EKG-Streifen immer systematisch von links nach rechts gelesen werden, wobei ständig auf vorzeitige Komplexe und Pausen geachtet werden muß. In diesem Falle konnte die Arrhythmie durch Käfigruhe und Verabreichung von Diuretika beseitigt werden. Die darüber hinaus vorhandenen Artefakte (Schwankungen der Basislinie) sind möglicherweise auf ungenügenden Hautkontakt der Elektroden zurückzuführen.

Fall 57

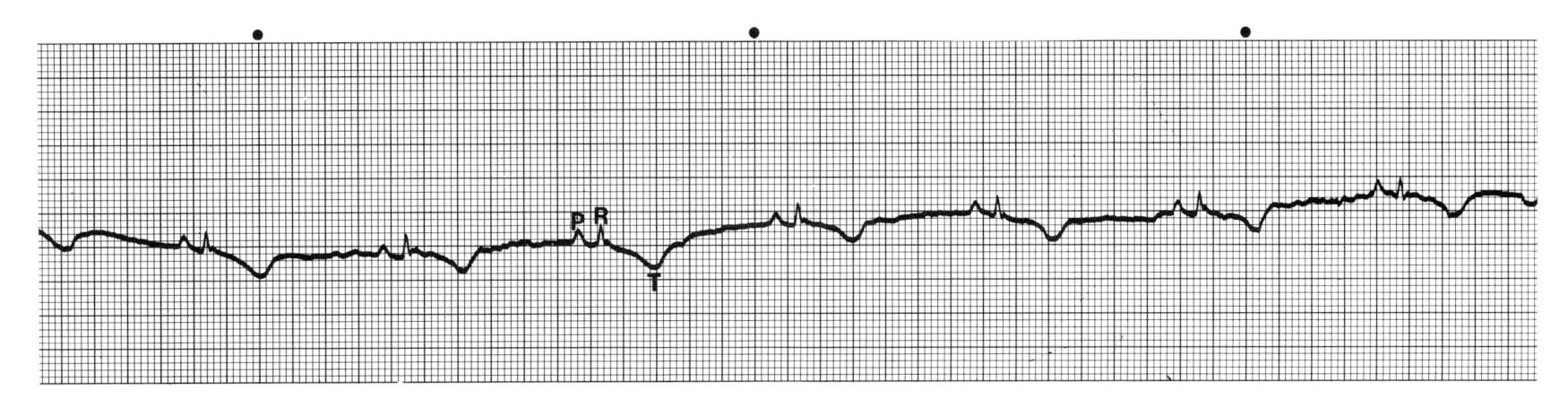

Frage: Dieses EKG wurde von einer Katze während einer Operation abgeleitet. Wie beurteilen Sie den Rhythmus? Welche Therapie empfehlen Sie?

Fall 58

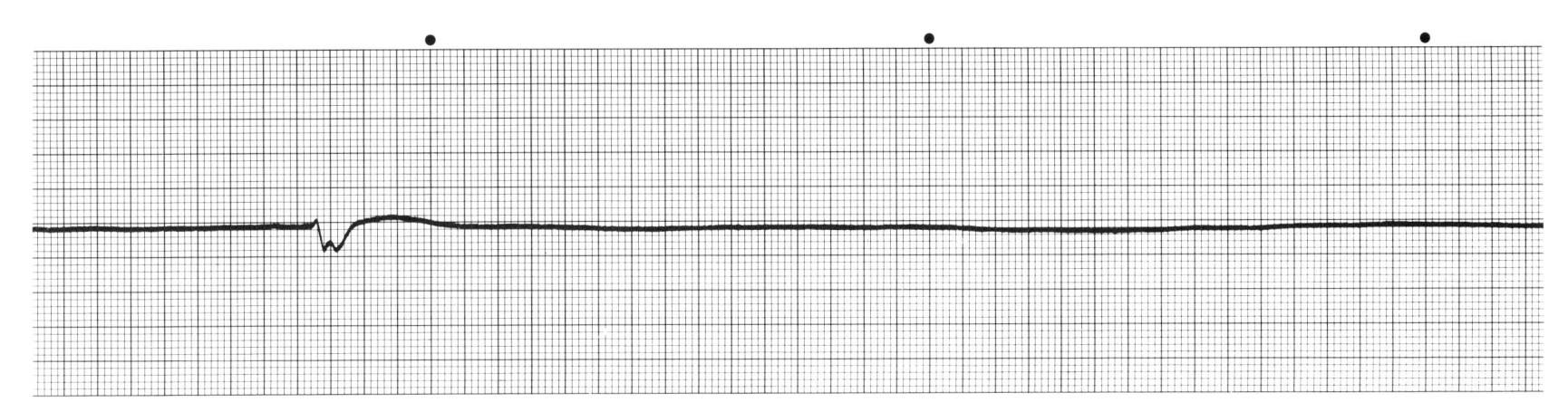

Frage: Dieses EKG stammt von einer Katze, die wegen einer Hyperkaliämie (Serumkaliumgehalt: 11 mÄq/l) und einer Urethraobstruktion behandelt wurde (intravenöse Infusionen und Natriumbikarbonatapplikation). Wie beurteilen Sie das EKG und welche Therapie empfehlen Sie?

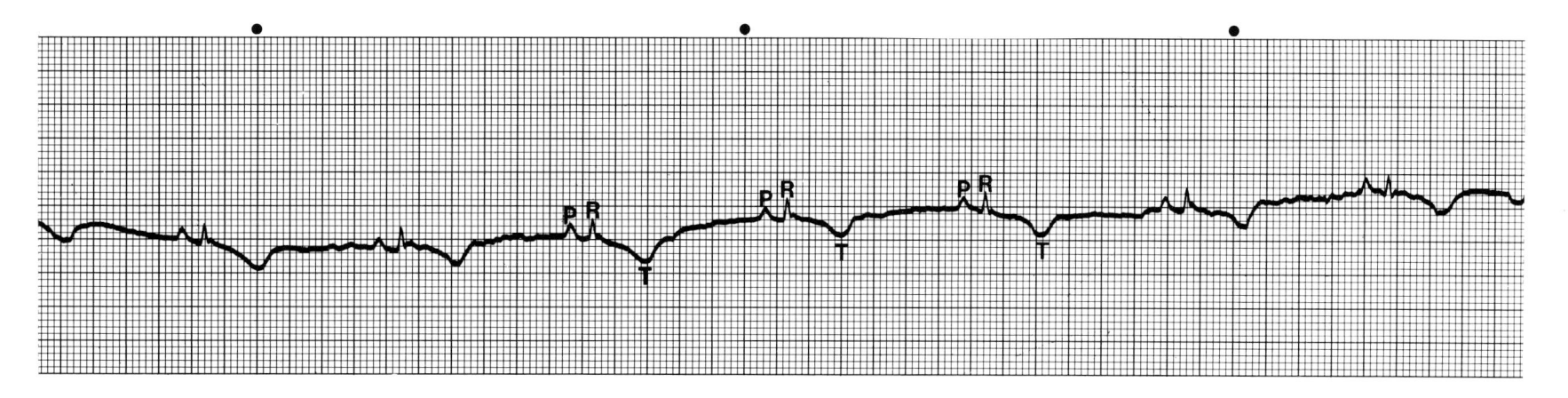

Fall 57
Antwort: Sinusbradykardie mit einer Frequenz von 100 Schlägen/Min. (vergleiche Kapitel 7). Die hohen T-Wellen könnten Folge einer Hypoxie des Myokards sein. Die geringfügige Schwankung der Basislinie ist als Artefakt zu werten. Eine Sinusbradykardie ist in der Regel ein Hinweis auf eine schwere Primärstörung und erfordert besondere Beachtung. Es könnte sich leicht Kammerflimmern entwickeln. Aus diesem Grund sind die Beendigung der Narkose, Applikation von Atropin und Zufuhr von Sauerstoff sowie die sorgfältige elektrokardiographische Überwachung erforderlich. Störungen des Elektrolyt- und Säure-Basen-Haushalts müssen behoben werden.

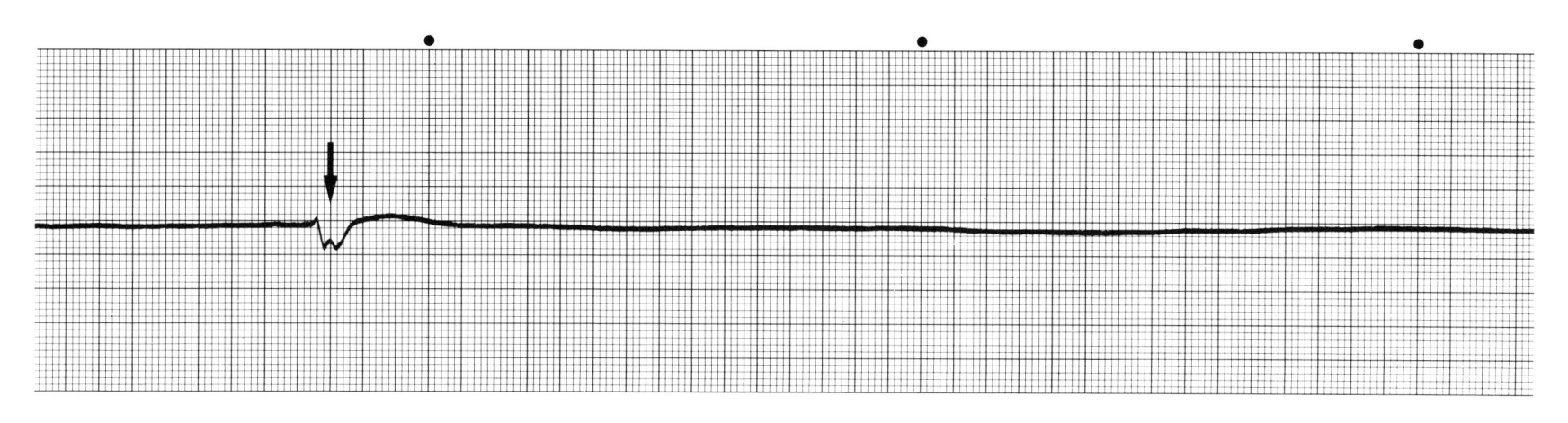

Fall 58
Antwort: Asystolie (Herzstillstand) mit einer deformierten ventrikulären Ersatzsystole (Pfeil). Es sollte sofort eine systematische kardiale Wiederbelebung durchgeführt werden (vergleiche Kapitel 11). Die Wiederbelebung verlief in diesem Falle erfolglos, so daß der Patient verstarb. Ansonsten sind regelmäßige Insulin- und Dextroseapplikation als Bestandteil der therapeutischen Maßnahmen indiziert.

Fall 59

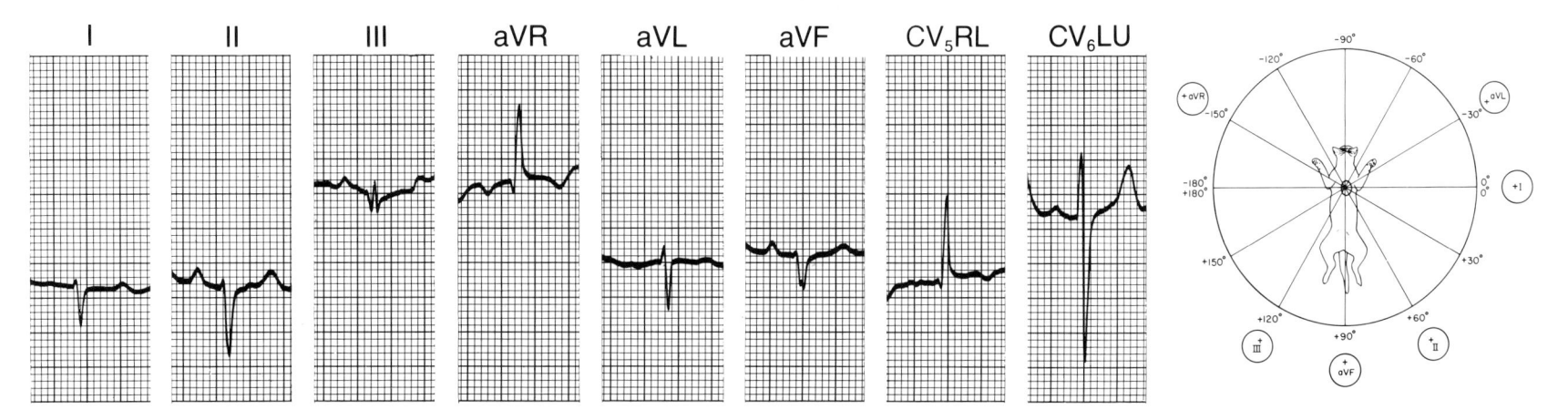

Frage: Diese EKG-Ausschnitte stammen von einer jungen Katze ohne klinische Symptome, bei der anläßlich einer routinemäßigen Untersuchung Herzgeräusche festgestellt wurden. Wie beurteilen Sie das EKG? Welche Veränderung führt meistens zu einem solchen EKG?

Fall 60

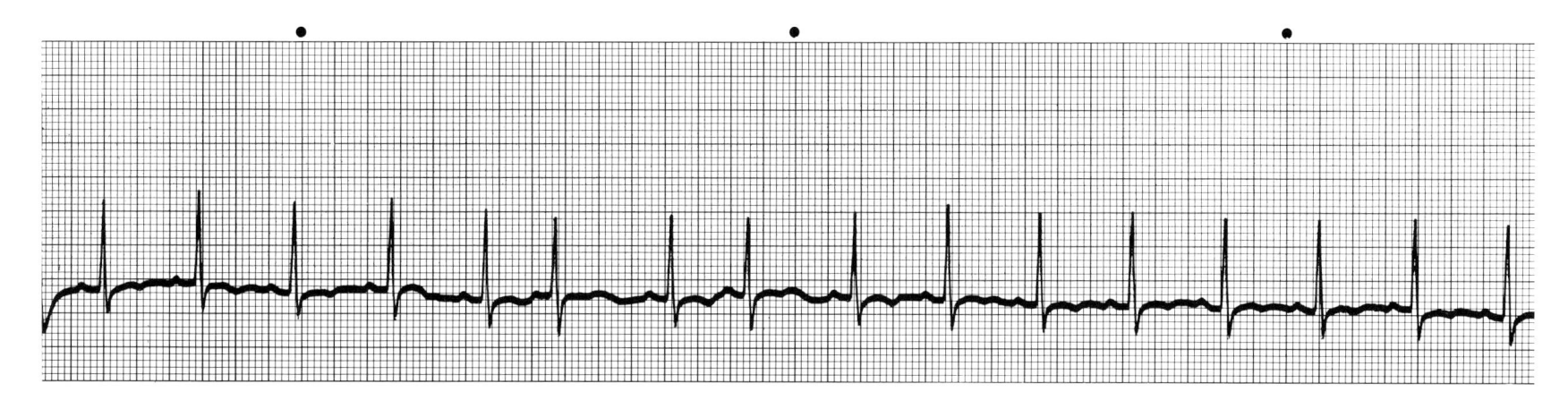

Frage: Dieser EKG-Streifen stammt von einer Katze mit Ohnmachtsanfällen. Wie beurteilen Sie das EKG? Welche Therapie empfehlen Sie?

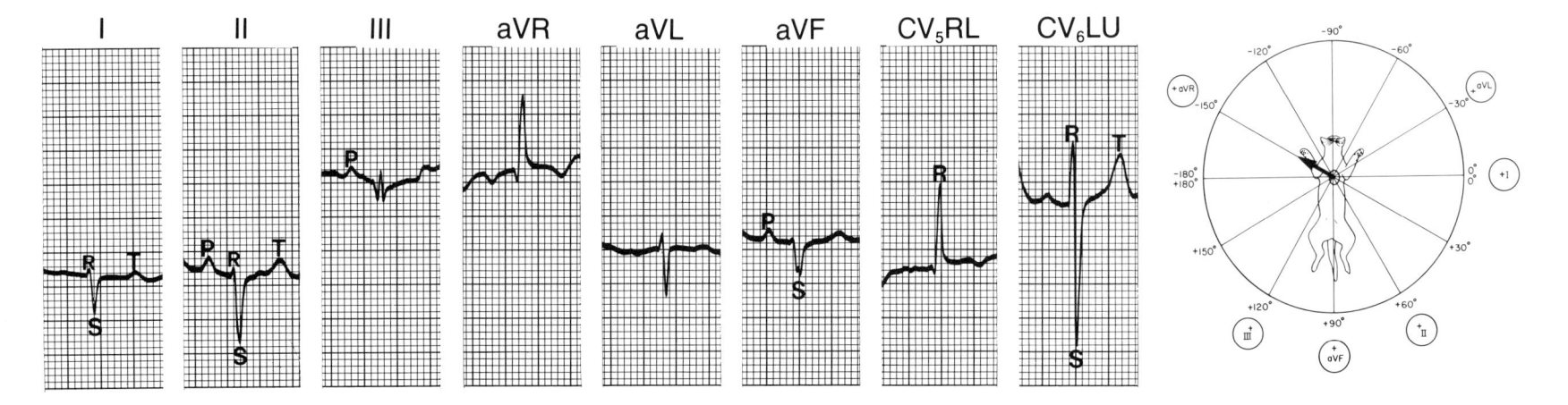

Fall 59
Antwort: Vergrößerung des rechten Ventrikels (vergleiche Kapitel 5). Daraus resultiert eine Verschiebung der elektrischen Herzachse auf Werte um −150° (Ableitung III annähernd »isoelektrisch«/äquipotential, aVR positiv). S-Zacken sind in den Ableitungen I, II, III, aVF und CV₆LU vorhanden. In den Ableitungen II und CV₆LU sind sie besonders groß. Da das Tier klinisch unauffällig war, ist zunächst an eine Pulmonalstenose zu denken. Im Falle einer Fallotschen Tetralogie oder eines Canalis atrioventricularis communis wäre eine deutliche Zyanose zu erwarten.

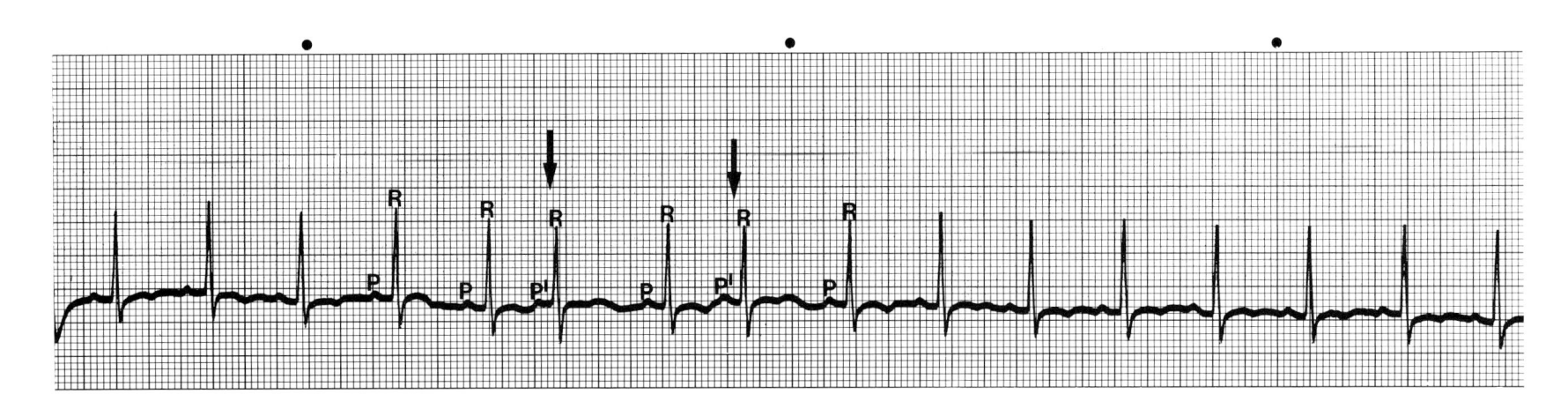

Fall 60
Antwort: Vorhofextrasystolen (Pfeile) (vergleiche Kapitel 7). Die P'-Wellen erscheinen vorzeitig, die Gestalt der QRS-Komplexe ist der der Sinuskomplexe ähnlich. Jeder Extrasystole folgt eine nicht kompensatorische Pause. Die hohen R-Zacken sind möglicherweise Ausdruck einer linksventrikulären Vergrößerung. Bei eingehenderer Untersuchung wurde später eine hypertrophe Kardiomyopathie diagnostiziert. Vorhofextrasystolen führen häufig zu intermittierender Vorhoftachykardie und Vorhofflimmern. Bei Katzen mit hypertropher Kardiomyopathie kann Propranolol mit gutem Erfolg angewendet werden.

Fall 61

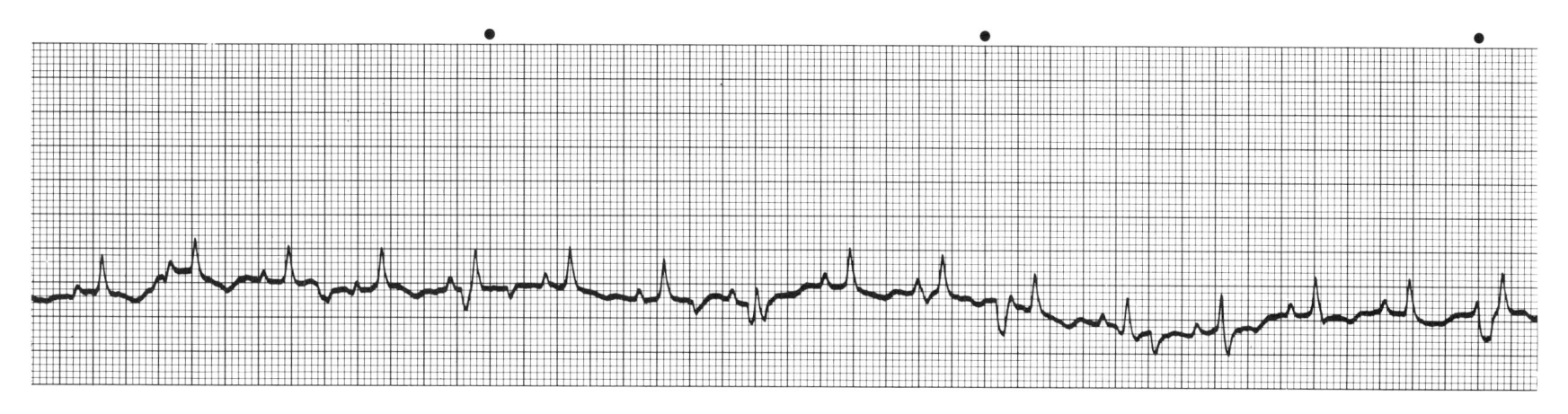

Frage: Diese Aufzeichnung stammt von einer klinisch gesunden Katze. Wie beurteilen Sie das EKG?

Fall 62

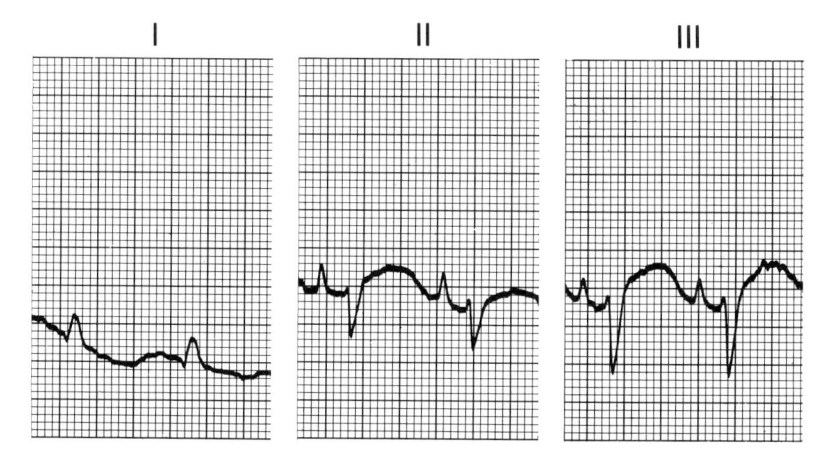

I II III

Frage: Diese EKG-Ausschnitte stammen von einer Katze mit Lungenödem. Wie beurteilen Sie das EKG? Welche Erkrankung führt meistens zu einem solchen EKG?

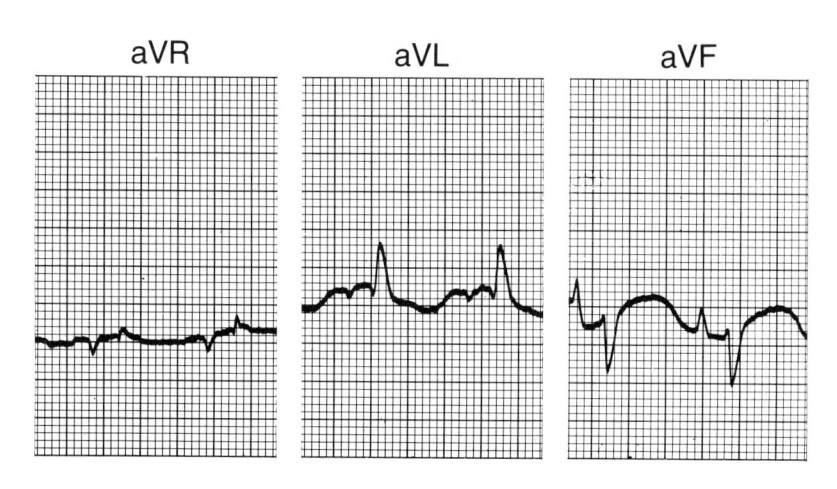

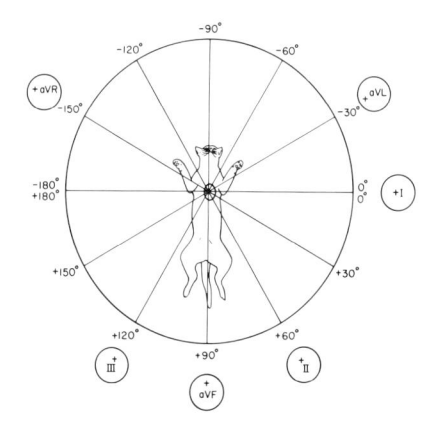

aVR aVL aVF

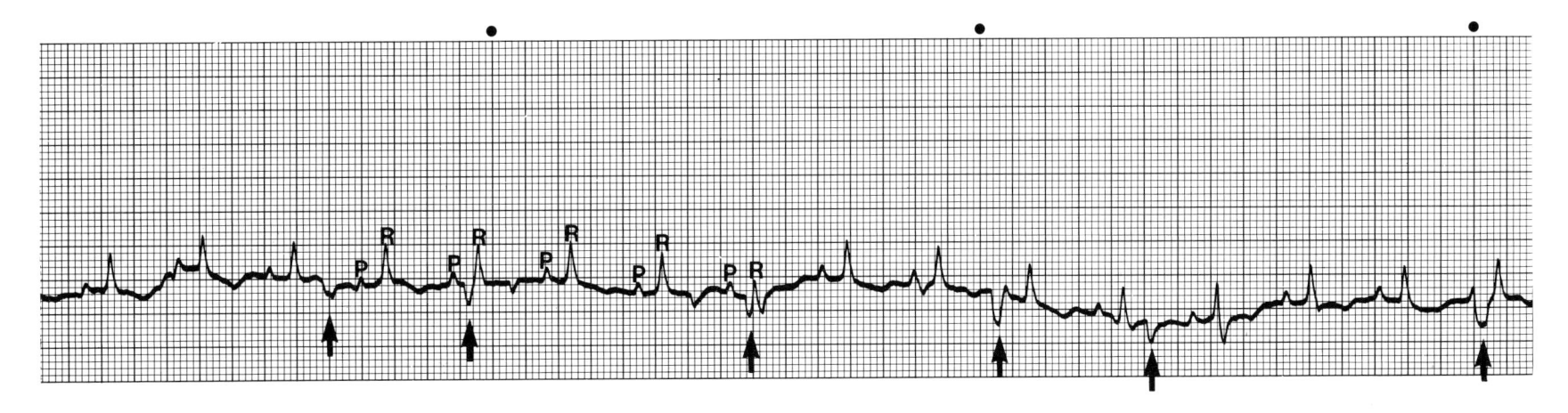

Fall 61
Antwort: Sinusrhythmus mit einer Frequenz von 210 Schlägen/Min. Die Pfeile markieren Artefakte innerhalb der P-R-T-Komplexe (vergleiche Kapitel 7). Sie sind eine Folge der Bewegungen des Tieres während der Aufzeichnung. Dadurch wird eine ektope Ventrikelaktivität vorgetäuscht, der normale Sinusrhythmus ist jedoch nicht unterbrochen.

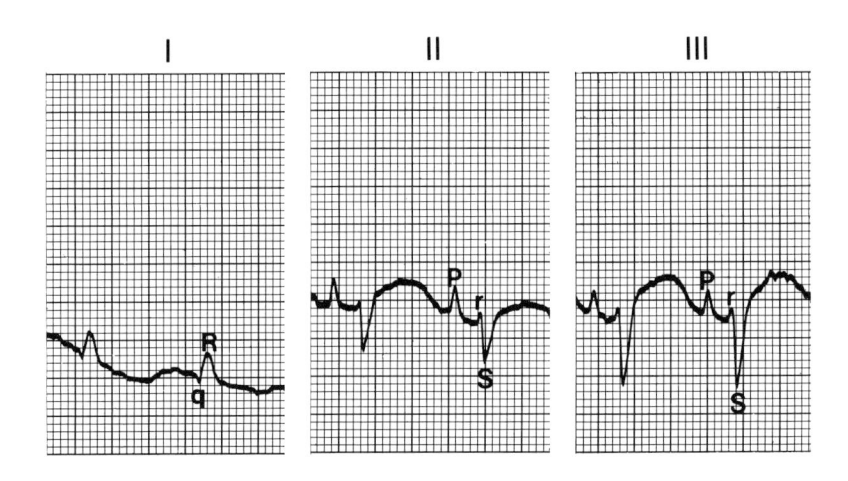

Fall 62
Antwort: Linksanteriorer Hemiblock und Vergrößerung des rechten Vorhofes (vergleiche Kapitel 5). Daraus resultiert ein deutlicher Linkstyp (– 60°) (Ableitung aVR »isoelektrisch«, Ableitung III negativ) mit qR-Form in den Ableitungen I und aVL sowie rS-Form in den Ableitungen II, III und aVF. Das elektrokardiographische Erscheinungsbild des linksanterioren Hemiblocks ist meistens eine Folge der hypertrophen Kardiomyopathie. Es ist mit einem Erregungsleitungsdefekt und/oder einer linksventrikulären Hypertrophie vereinbar. Die hohen, spitzen P-Wellen weisen auf die Vergrößerung des rechten Vorhofes hin, die möglicherweise mit einer Hypertonie im kleinen Kreislauf als Folge der chronischen passiven Lungenstauung einhergeht.

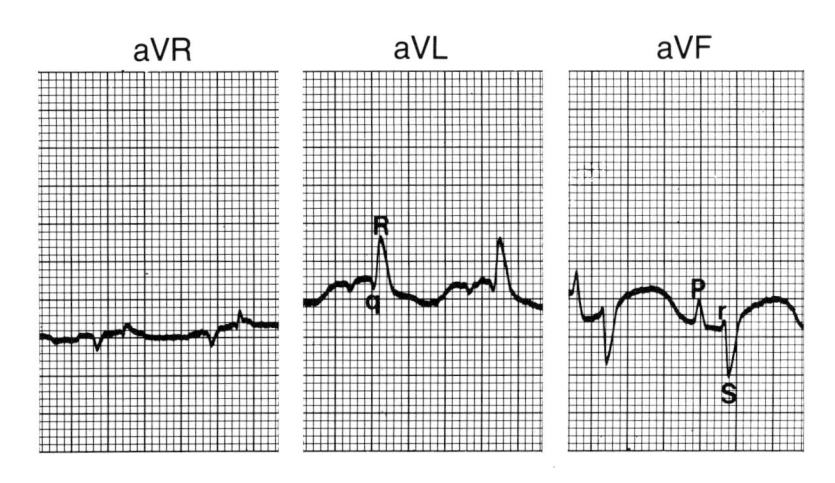

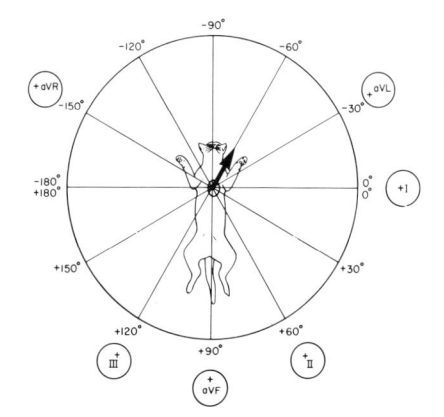

Fall 63

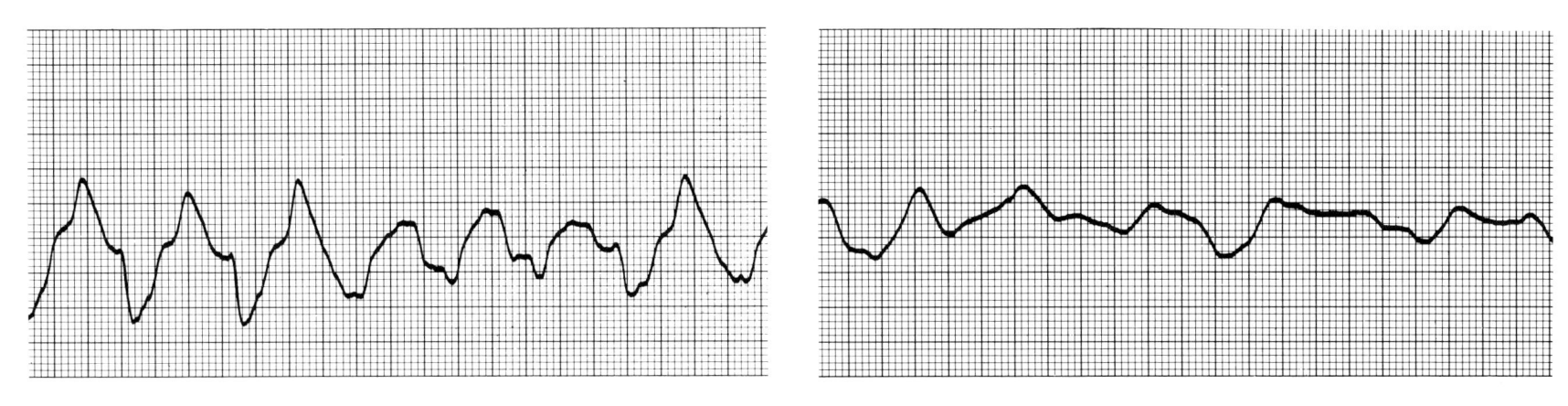

Frage: Diese beiden EKG-Streifen stammen von zwei Katzen mit Herzstillstand. Wie beurteilen Sie die beiden EKG? Welche Therapie empfehlen Sie?

Fall 64

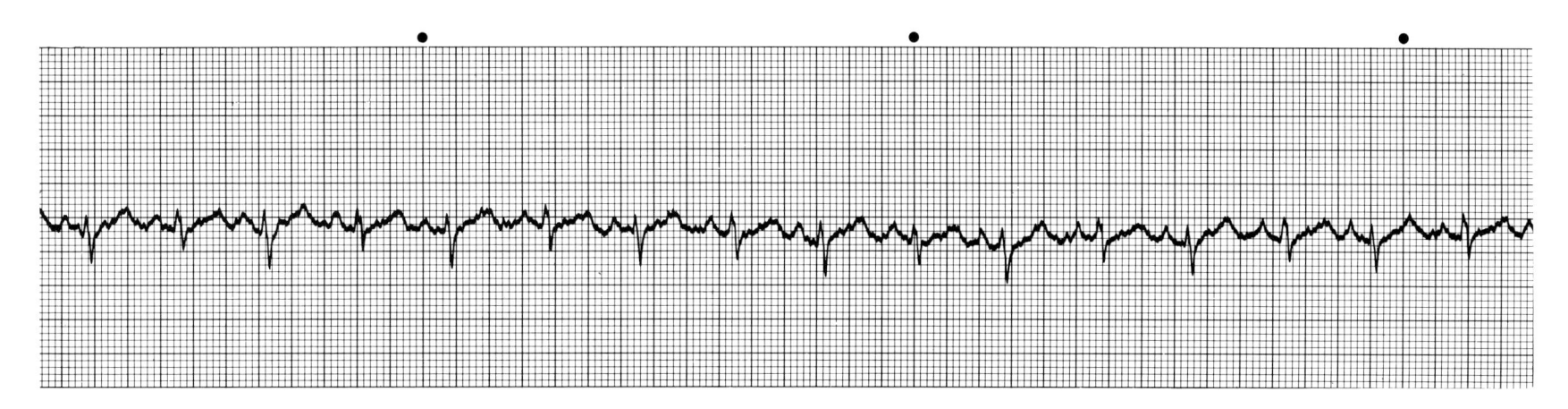

Frage: Diese Aufzeichnung stammt von einer Katze mit Stauungsinsuffizienz und gedämpften Herztönen. Wie beurteilen Sie das EKG? Welche Therapie empfehlen Sie? Nennen Sie eine Herzerkrankung, die zu dieser EKG-Veränderung führt.

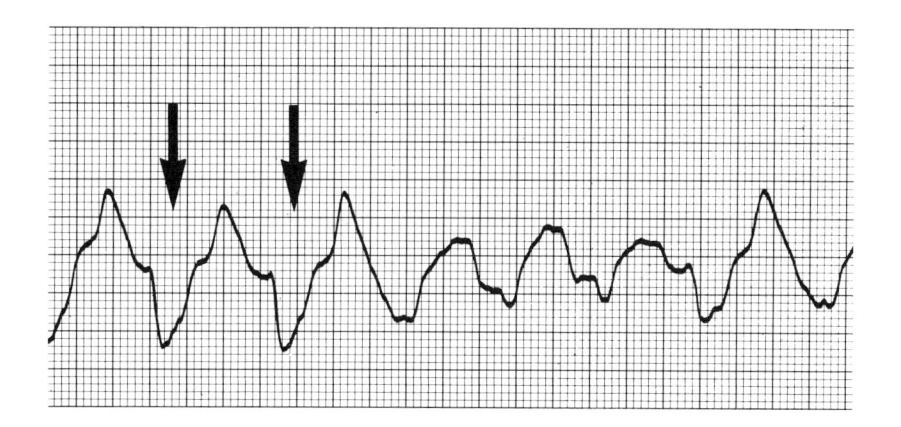

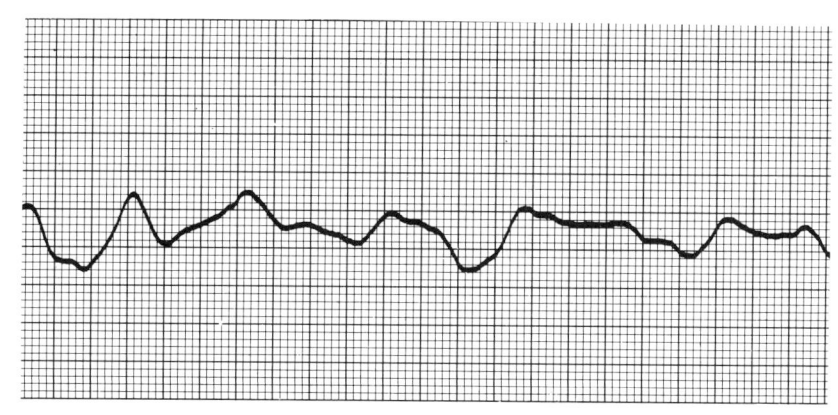

Fall 63
Antwort: Der linke Streifen zeigt zwei deformierte Kammerkomplexe (Pfeile) ohne dazugehörende P-Wellen (Kammertachykardie). Es folgt Kammerflimmern. Die deformierten Komplexe können Ausdruck einer Hyperkaliämie sein (vergleiche Kapitel 7). Auf dem rechten EKG-Streifen ist ebenfalls Kammerflimmern dargestellt. Zur Behandlung des Kammerflimmerns gehören sowohl wiederbelebende Maßnahmen als auch eine adäquate Rezidivprophylaxe. Zunächst sollte eine systematische kardiale Wiederbelebung durchgeführt werden (vergleiche Kapitel 11). Elektrische Defibrillation oder auch ein kräftiger Schlag gegen den Brustkorb kann unter Umständen wieder zum normalen Sinusrhythmus führen. Zur Rezidivprophylaxe gehören alle therapeutischen Maßnahmen zur Beseitigung einer Kammertachykardie.

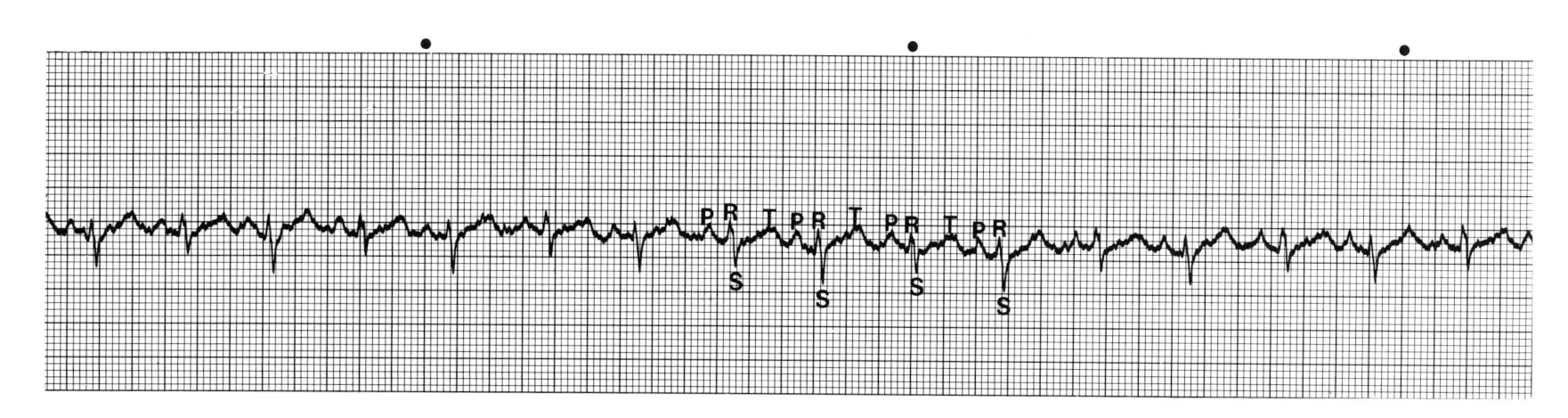

Fall 64
Antwort: Elektrischer Alternans (vergleiche Kapitel 7). Form und Amplitude der QRS-T-Komplexe wechseln von einer Aktion zur anderen. Die Herzschlagfrequenz ist normal (210/Min.). Bei eingehender Untersuchung wurde später ein Perikarderguß diagnostiziert. Andere mögliche Ursachen des elektrischen Alternans sind supraventrikuläre Tachykardien und wechselnde Erregungsleitung im ventrikulären Erregungsleitungssystem. Ventrikuläre Bigeminie und respirationsbedingte Artefakte dürfen nicht mit dem elektrischen Alternans verwechselt werden. Die gezackte isoelektrische Linie ist auf mangelnden Hautkontakt der Klemmelektroden zurückzuführen.

Fall 65

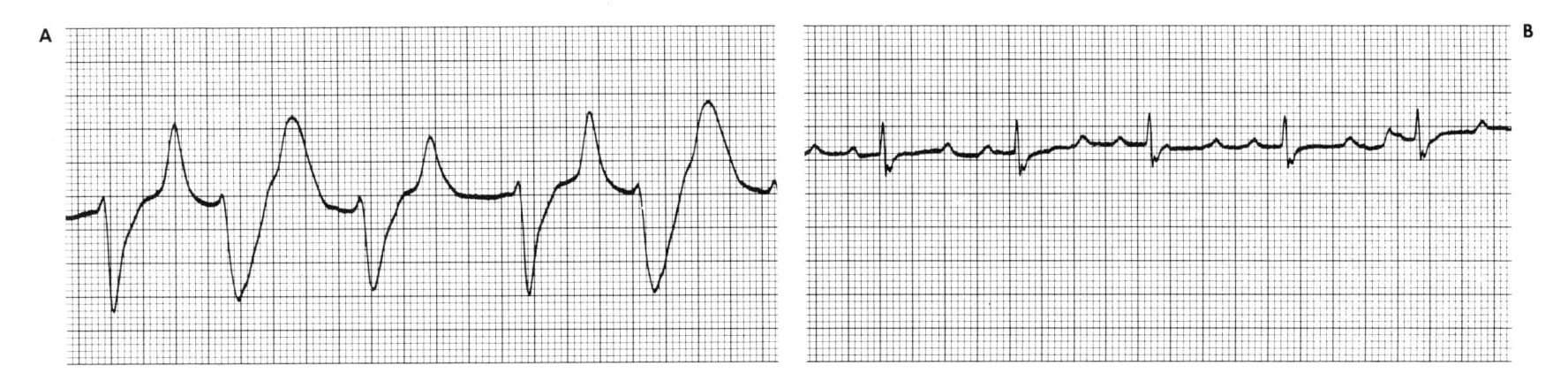

Frage: Streifen A stammt von einer liegenden, sich erbrechenden Katze mit Urethraobstruktion. Wie beurteilen Sie das EKG? Streifen B wurde 15 Minuten nach der Behandlung des Tieres aufgezeichnet. Welche Therapie wurde durchgeführt?

Fall 66

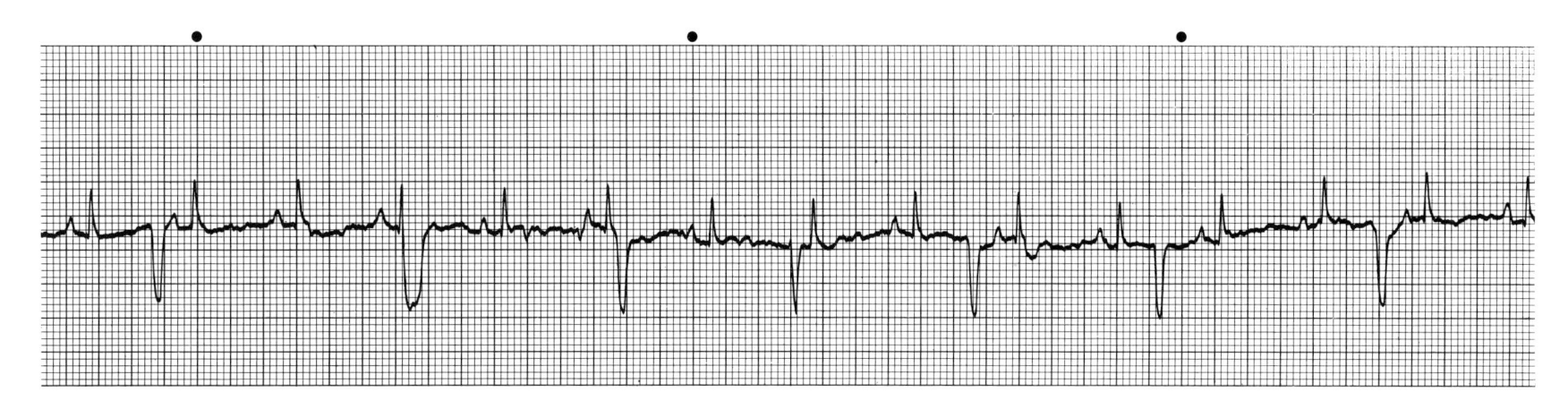

Frage: Dieses EKG stammt von einer Katze, die aus dem siebenten Stockwerk stürzte und sich dabei eine Humerusfraktur zuzog. Wie beurteilen Sie das EKG?

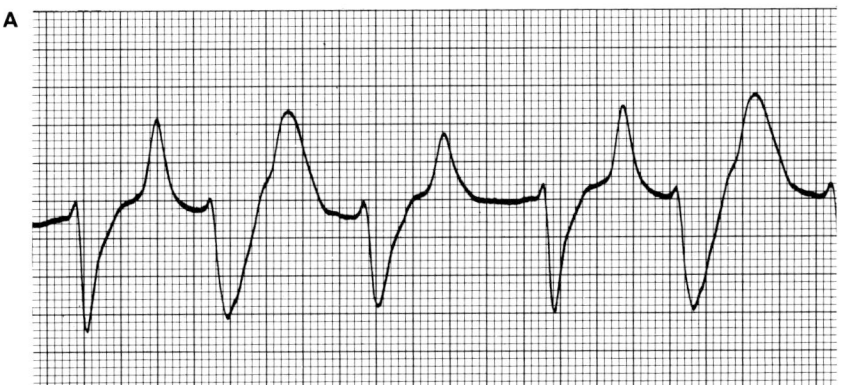

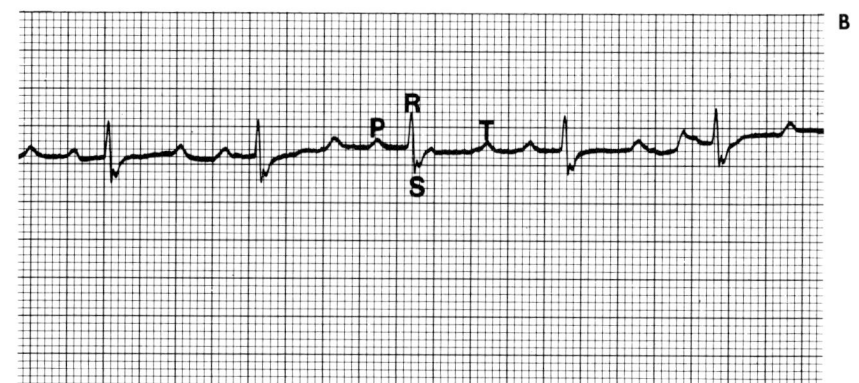

Fall 65
Antwort: In Streifen A ist ein Vorhofstillstand (P-Wellen fehlen) mit einem sinuventrikulären Rhythmus dargestellt (vergleiche Kapitel 7). Die breiten und bizarren QRS-Komplexe weisen auf eine deutliche Verzögerung der Erregungsleitung im intraventrikulären Erregungsleitungssystem hin. Der Serumkaliumgehalt lag bei 9,0 mÄq/l. Differentialdiagnostisch muß auch an eine Kammertachykardie gedacht werden, doch ist in diesem Falle die Herzschlagfrequenz normalerweise höher (über 150/Min.), und es sind von der Ventrikelschlagfrequenz unabhängige P-Wellen vorhanden. Auch ist eine Kammertachykardie keine typische Folge einer Hyperkaliämie. Zur Therapie gehören die Beseitigung der Urethraobstruktion, intravenöse Infusionen, Natriumbikarbonatapplikation sowie die regelmäßige Verabreichung von 0,5 bis 1,0 Einheiten/kg KGW Insulin in 2,0 g Dextrose pro Insulineinheit. Nach Behandlung (Streifen B) waren immer noch eine geringfügige Hyperkaliämie (Serumkaliumgehalt: 6,0 mÄq/l) sowie eine Verlängerung der PQ- und QT-Intervalle und eine Verbreiterung der S-Zacke vorhanden.

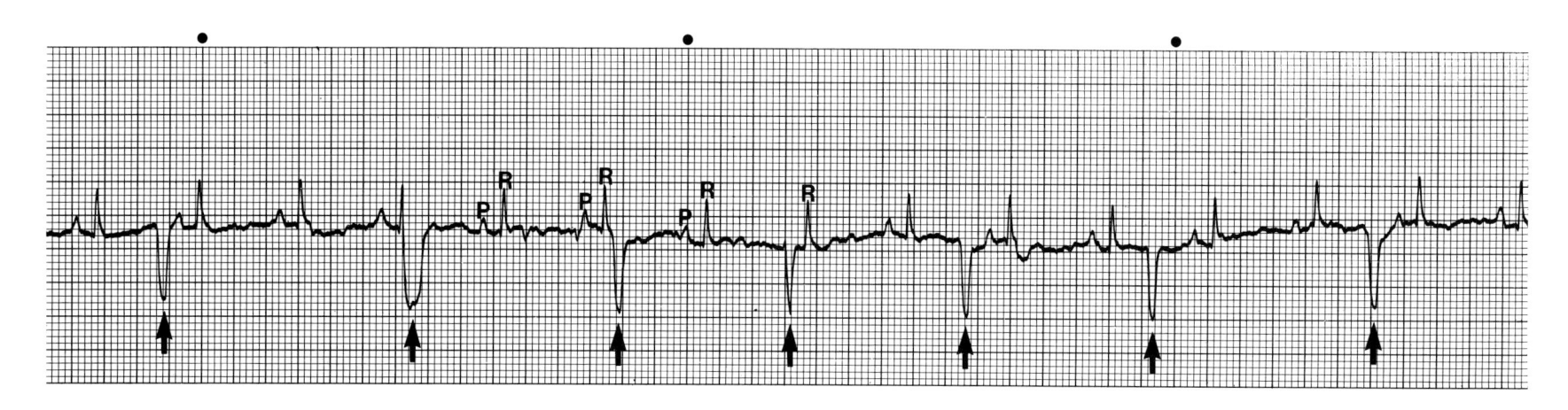

Fall 66
Antwort: Normaler Sinusrhythmus mit zahlreichen Artefakten (Pfeile). Die Artefakte sind eine Folge ruckartiger Beinbewegungen der Katze (vergleiche Kapitel 2). Sie erscheinen vor, innerhalb und nach den QRS-T-Komplexen und können leicht mit ektopen Kammerkomplexen verwechselt werden. Sie unterbrechen den Sinusrhythmus jedoch nicht. Außerdem stehen sie den Sinuskomplexen teilweise zu nahe, als daß sie Ausdruck einer doppelten Depolarisation der Ventrikel sein könnten.

Fall 67

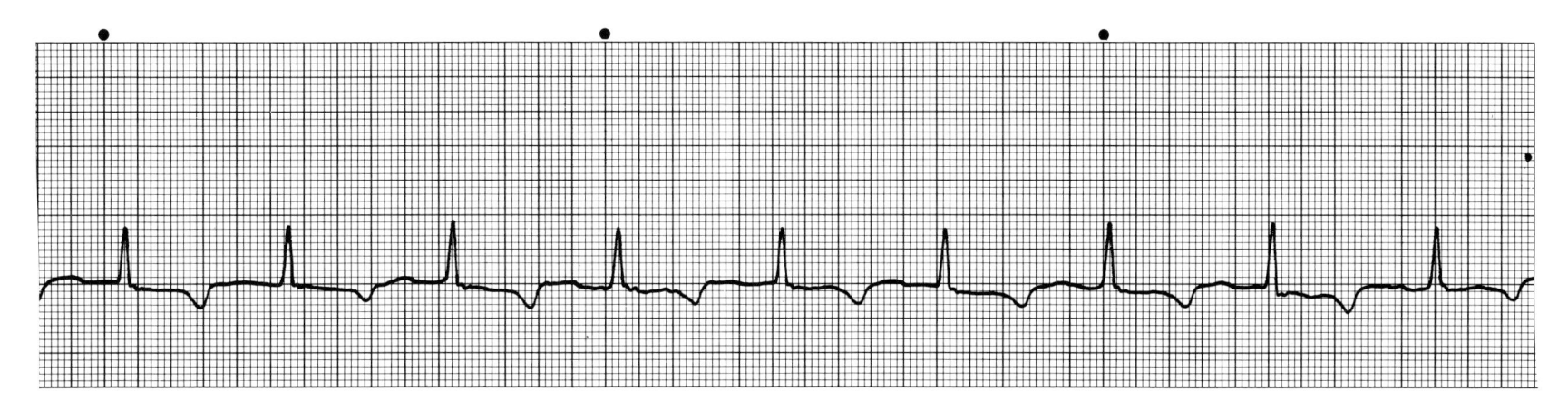

Frage: Dieses EKG stammt von einer Siamkatze mit schweren klinischen Symptomen von Hypothermie, Dyspnoe und starker Apathie. Wie beurteilen Sie das EKG? Welche Erkrankung liegt diesen Veränderungen wahrscheinlich zugrunde?

Fall 68

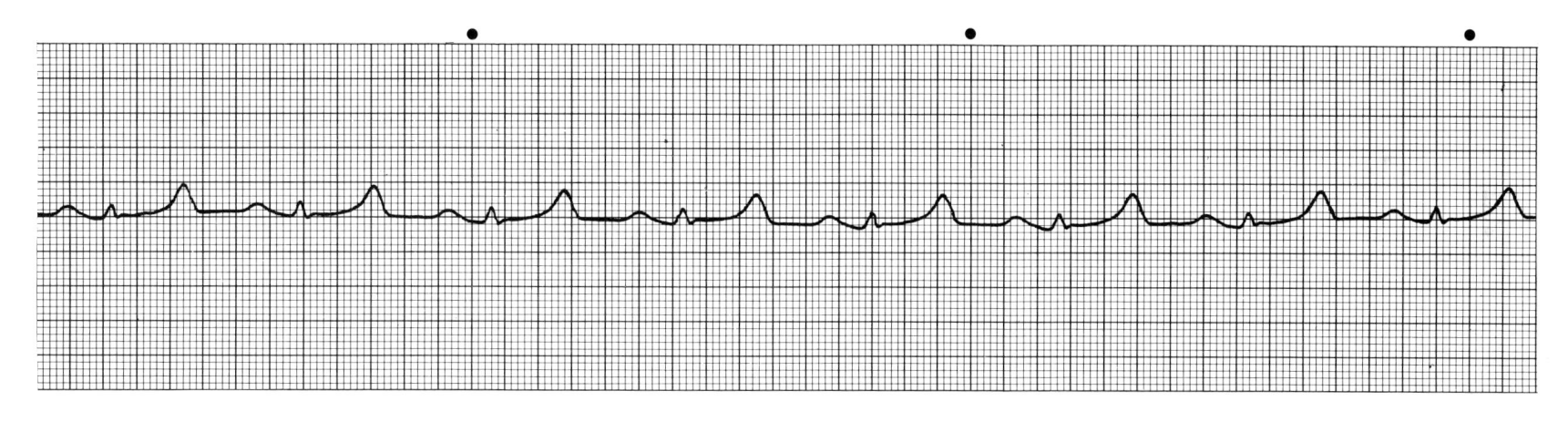

Frage: Dieses EKG stammt von einer Katze mit Erbrechen. Wie beurteilen Sie das EKG? Welche Behandlung empfehlen Sie?

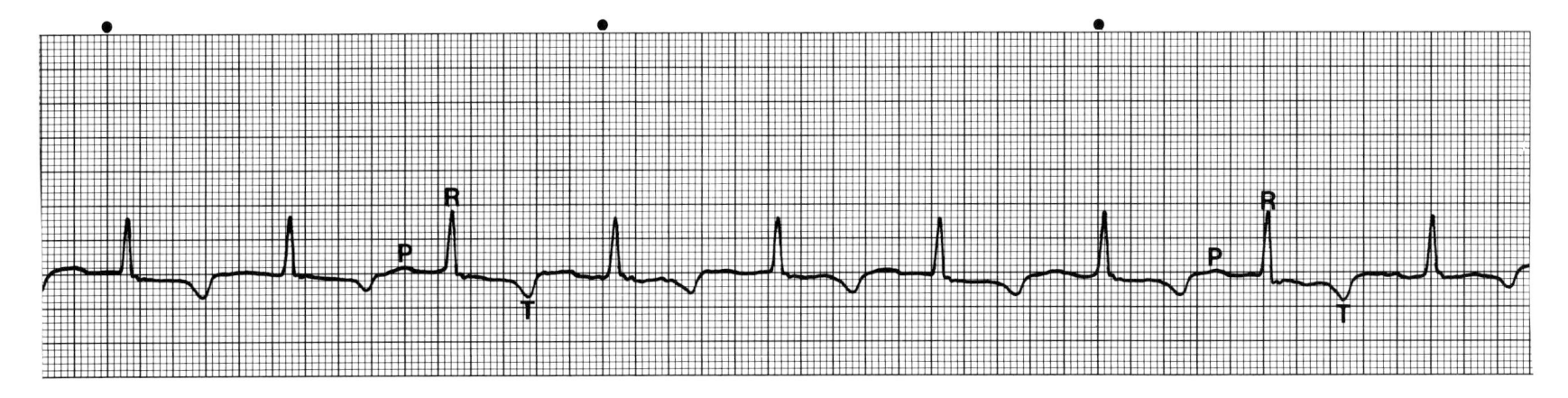

Fall 67
Antwort: Sinusbradykardie mit einer Herzschlagfrequenz von 125/Min. (vergleiche Kapitel 7). Die normal geformten QRS-Komplexe sind relativ hoch, ein Hinweis auf das mögliche Vorliegen einer linksventrikulären Vergrößerung. Die kleinen P-Wellen könnten Ausdruck einer reduzierten Vorhofaktivität als Folge einer krankhaften Schädigung des Vorhofmyokards sein. Eine dilatative Kardiomyopathie mit hochgradiger Vorhofhypoplasie wurde anläßlich der Sektion diagnostiziert. Dieses Syndrom ist bei Siam- und Burmakatzen relativ häufig.

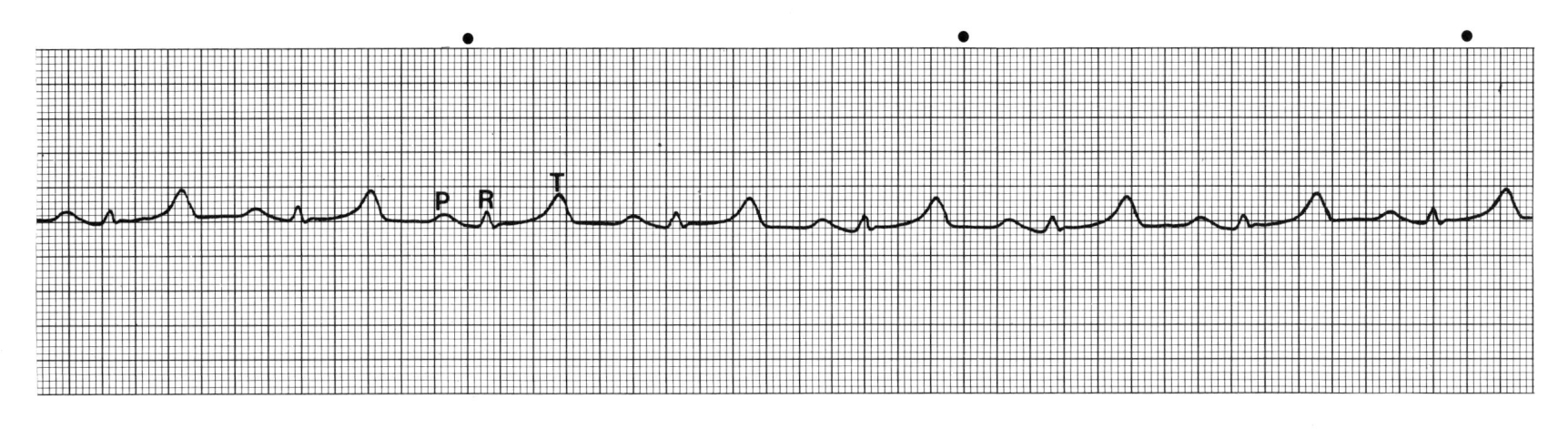

Fall 68
Antwort: Sinusbradykardie mit einer Herzschlagfrequenz von 110/Min. Die P-Wellen sind sehr breit (0,07 Sek.) und die T-Wellen sehr hoch. Differentialdiagnostisch müssen zunächst die Ursachen einer Hyperkaliämie erwogen werden (vergleiche Kapitel 7): Urethraobstruktion, Niereninsuffizienz und diabetische Ketoazidose. Eine Blutuntersuchung bestätigte später den Verdacht auf eine Niereninsuffizienz. Nach geeigneter Therapie wurden die P- und T-Wellen kleiner, und die Herzschlagfrequenz stieg an.

Fall 69

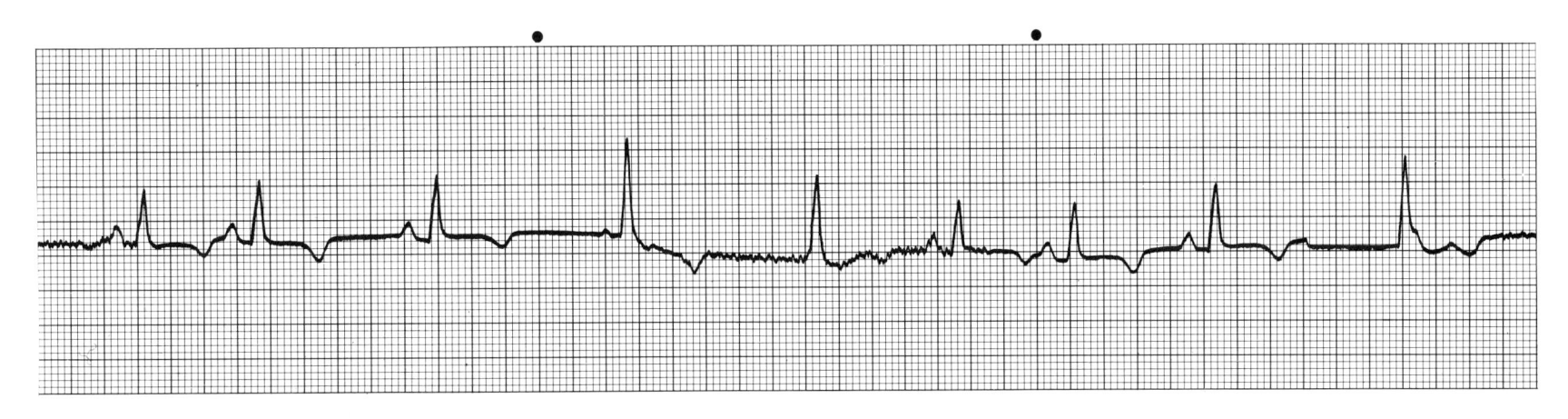

Frage: Dieser EKG-Streifen stammt von einer 16 Jahre alten Katze mit starkem Erbrechen. Wie beurteilen Sie das EKG?

Fall 70

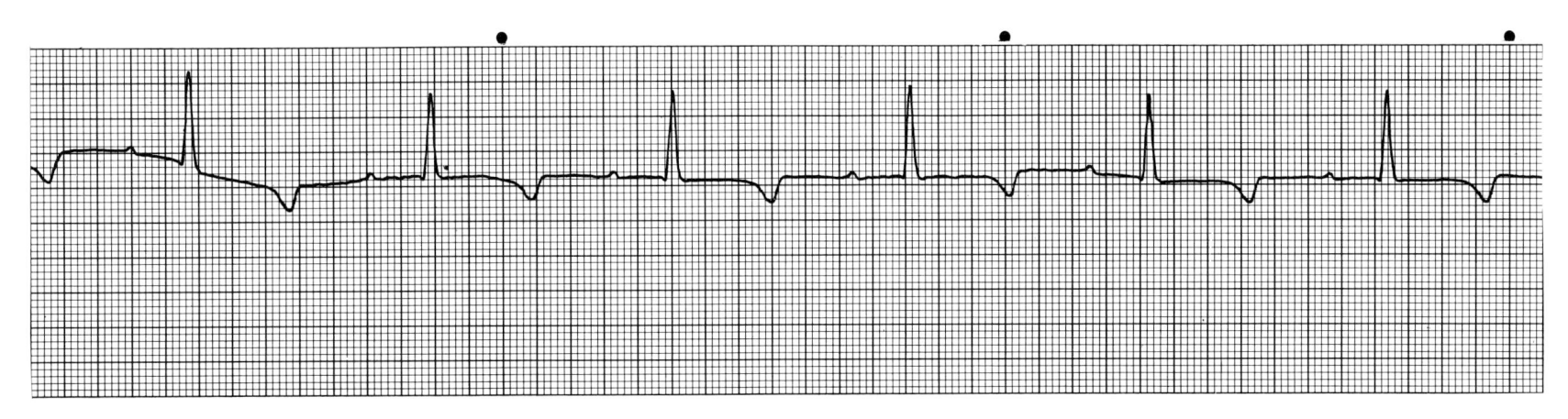

Frage: Dieser EKG-Streifen stammt von einer Siamkatze mit Dyspnoe, Hypothermie und starker Apathie. Röntgenologisch wurden Kardiomegalie und Pleuraerguß diagnostiziert. Wie beurteilen Sie das EKG? Wie lautet die Differentialdiagnose?

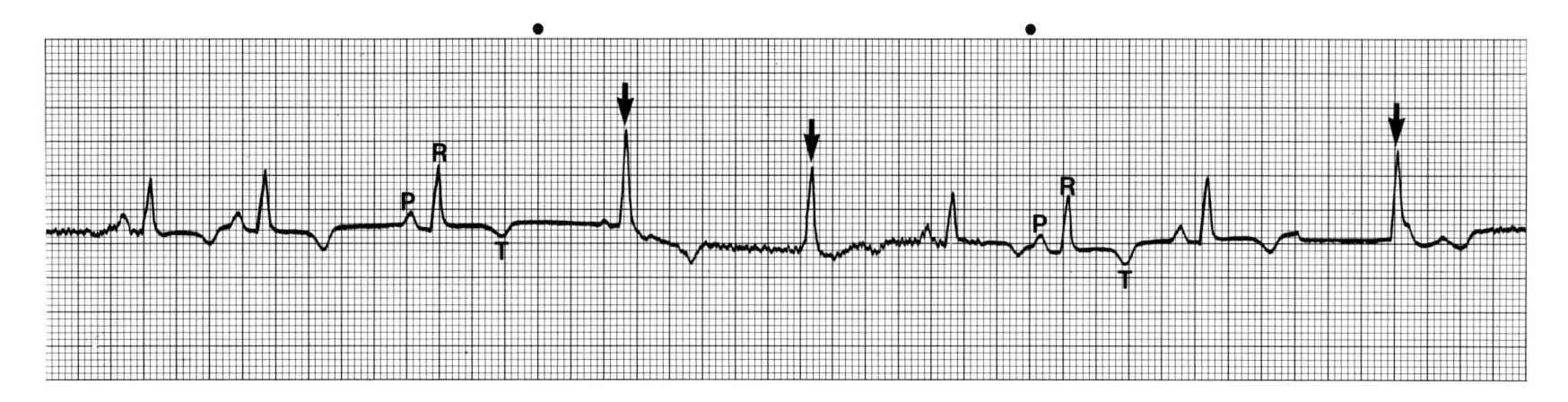

Fall 69
Antwort: Sinuatrialer Block (oder Sinusstillstand) mit ventrikulären Ersatzsystolen (Pfeile). Außerdem sind in verschiedenen Abschnitten des Streifens elektrische Artefakte vorhanden. Die hohen, normal geformten QRS-Komplexe (0,9 mV) lassen auf eine linksventrikuläre Vergrößerung schließen. Dies ist insbesondere bei älteren Katzen eine nicht ungewöhnliche Veränderung (häufig bei chronischen Nierenerkrankungen mit sekundärer Hypertonie). Der sinuatriale Stillstand (oder Block) kann Anzeichen fibrosierender Veränderungen im Sinusknoten sein oder aus einem erhöhten Vagotonus als Folge des Erbrechens resultieren. Auch systemische metabolische Störungen sollten differentialdiagnostisch in Betracht gezogen werden.

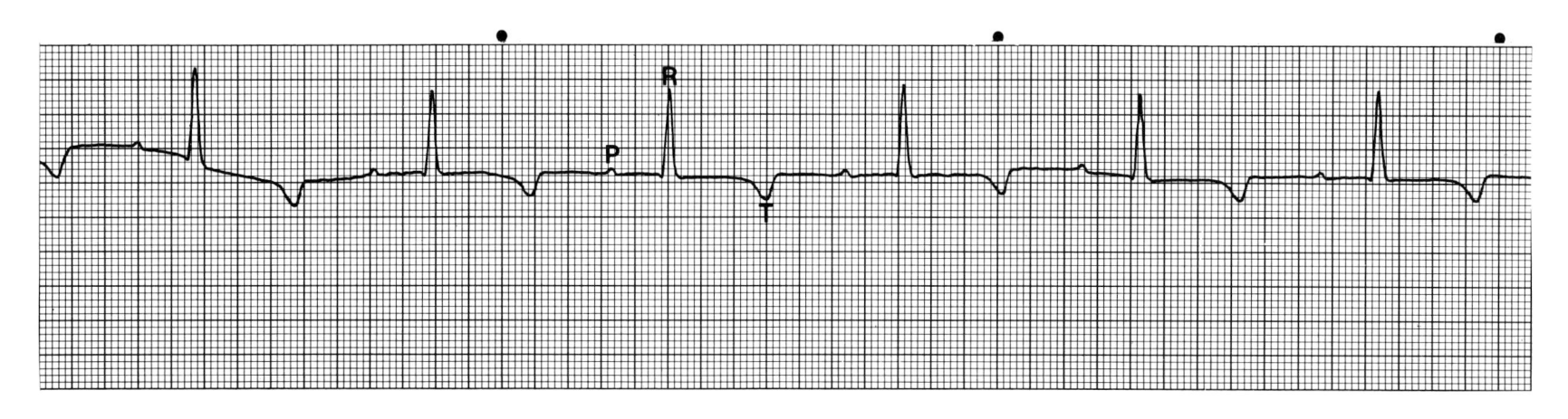

Fall 70
Antwort: AV-Block I. Grades (PQ-Intervall: 0,16 Sek.; normalerweise nicht länger als 0,09 Sek.), Sinusbradykardie und möglicherweise linksventrikuläre Vergrößerung (vergleiche Kapitel 7). Das QT-Intervall ist relativ lang, jedoch sollte bei der Beurteilung die niedrige Herzschlagfrequenz berücksichtigt werden, da die QT-Dauer negativ mit der Herzschlagfrequenz korreliert. Die R-Zacke ist 1,2 mV hoch (normalerweise nicht höher als 0,9 mV). Bei diesen elektrokardiographischen Veränderungen ist im Zusammenhang mit den klinischen Befunden in erster Linie an eine dilatative Kardiomyopathie zu denken. Doch sollten auch systemische metabolische Störungen in Erwägung gezogen werden. Die Prognose ist auf Grund der deutlichen elektrokardiographischen Veränderungen vorsichtig zu stellen.

Fall 71

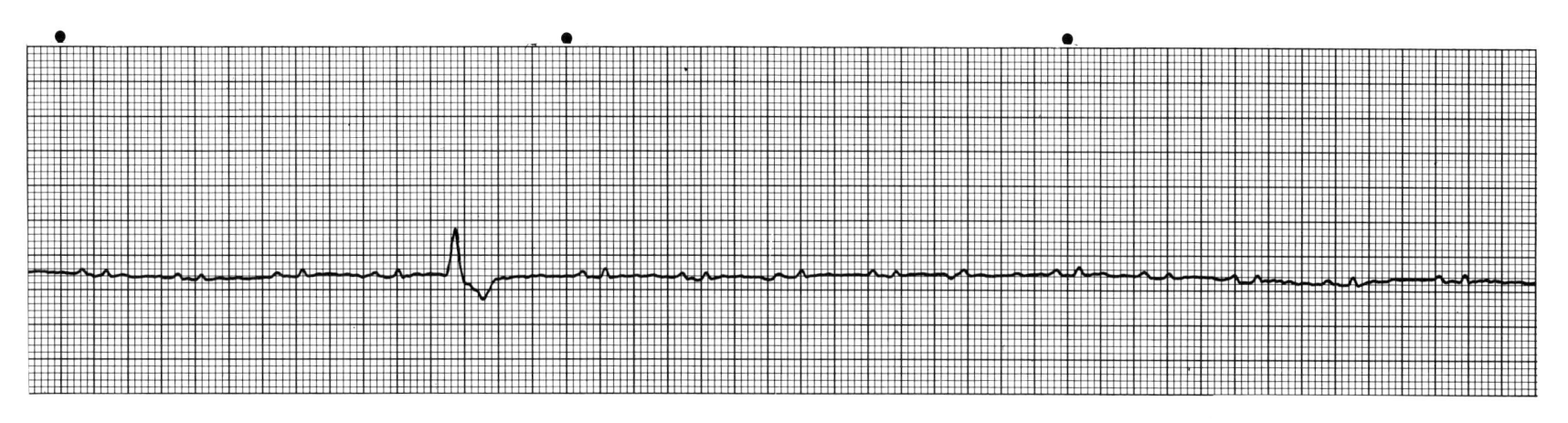

Frage: Dieses EKG stammt von einer 16 Jahre alten Katze mit Anorexie. Auskultatorisch waren keine Herzgeräusche vorhanden, es wurde jedoch eine Arrhythmie festgestellt. Wie beurteilen Sie das EKG?

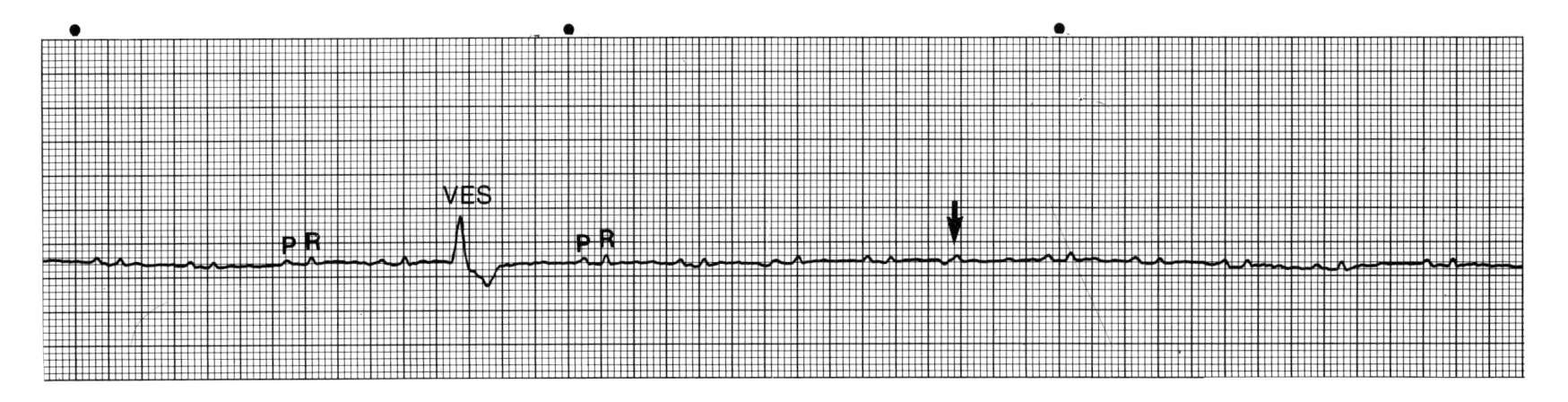

Fall 71
Antwort: Ins Auge fallen eine ventrikuläre Extrasystole und sehr kleine P-QRS-Komplexe ohne deutliche T-Wellen. Eine einzelne Extrasystole kann bei älteren Katzen als Normalbefund gewertet werden. Das gleiche gilt für die kleinen EKG-Ausschläge. Trotzdem sollte ein Pleura- oder Perikarderguß differentialdiagnostisch ausgeschlossen werden. Die ungefähre Herzschlagfrequenz beträgt 190/Min. Die RR-Intervalle variieren. Der Pfeil bezeichnet eine Unterbrechung des Rhythmus als Folge einer blockierten P-Welle oder einer supraventrikulären Extrasystole. Eine Aufzeichnung der präkordialen Brustwandableitungen erscheint sinnvoll, da die zu erwartenden höheren EKG-Ausschläge eine genauere Beurteilung ermöglichen.

Anhang A

Das normale Elektrokardiogramm des Hundes und der Katze

Tabelle A-1: **Übersicht über die elektrokardiographischen Normalwerte des Hundes**

Herzschlagfrequenz
70 bis 160 Schläge/Min. beim erwachsenen Hund
Bis 180 Schläge/Min. bei Zwergrassen
Bis 220 Schläge/Min. bei Welpen

Rhythmus
Normaler Sinusrhythmus
Sinusarrhythmie
Wandernder Schrittmacher

Messungen (Ableitung II, 50 mm/Sek., 1 cm = 1 mV)*
P-Welle
   Breite: maximal 0,04 Sek.
   Höhe: maximal 0,4 mV
PQ-Intervall
   Breite: 0,06 bis 0,13 Sek.
QRS-Komplex
   Breite: maximal 0,05 Sek. bei kleinen Rassen
           maximal 0,06 Sek. bei großen Rassen
   Höhe der R-Zacke: maximal 2,5 mV bei kleinen Rassen
                        maximal 3,0 mV bei großen Rassen
ST-Strecke
   Eine ST-Senkung sollte nicht mehr als 0,2 mV
   und eine ST-Hebung nicht mehr als 0,15 mV betragen
T-Welle
   Kann positiv, negativ oder biphasisch sein
   Nicht größer als ein Viertel der R-Zacke
QT-Intervall
   Breite: 0,15 bis 0,25 Sek. bei normaler Herzschlagfrequenz, das QT-Intervall verändert sich in Abhängigkeit von der Frequenz (höhere Frequenzen verkürzen das QT-Intervall und umgekehrt)

Elektrische Herzachse (Frontalebene)
+ 40° bis + 100°

Präkordiale Brustwandableitungen (nur besonders wichtige Werte)
CV$_5$ RL (rV$_2$): positive T-Welle
CV$_6$ LL (V$_2$): S-Zacke nicht größer als 0,8 mV
                R-Zacke nicht größer als 2,5 mV*
CV$_6$LU (V$_4$): S-Zacke nicht größer als 0,7 mV
               R-Zacke nicht größer als 3,0 mV*
V$_{10}$:   negativer QRS-Komplex, T-Welle außer bei Chihuahua negativ

* Gilt nicht für dünne Hunde mit tiefem Brustkorb, jünger als 2 Jahre.

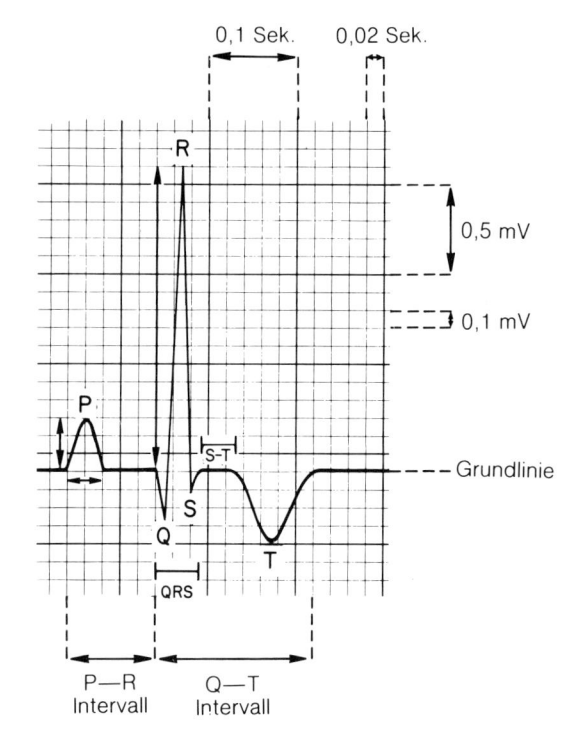

ABB. A-1: Vergrößerung eines normalen P-QRS-T-Komplexes der Ableitung II vom Hund. P-Welle: 0,04 Sek., 0,3 mV; PQ-Intervall: 0,1 Sek.; QRS-Komplex: 0,05 Sek., 1,7 mV; ST-Strecke: 0,04 Sek.; T-Welle: 0,09 Sek., 0,4 mV; QT-Intervall: 0,18 Sek.

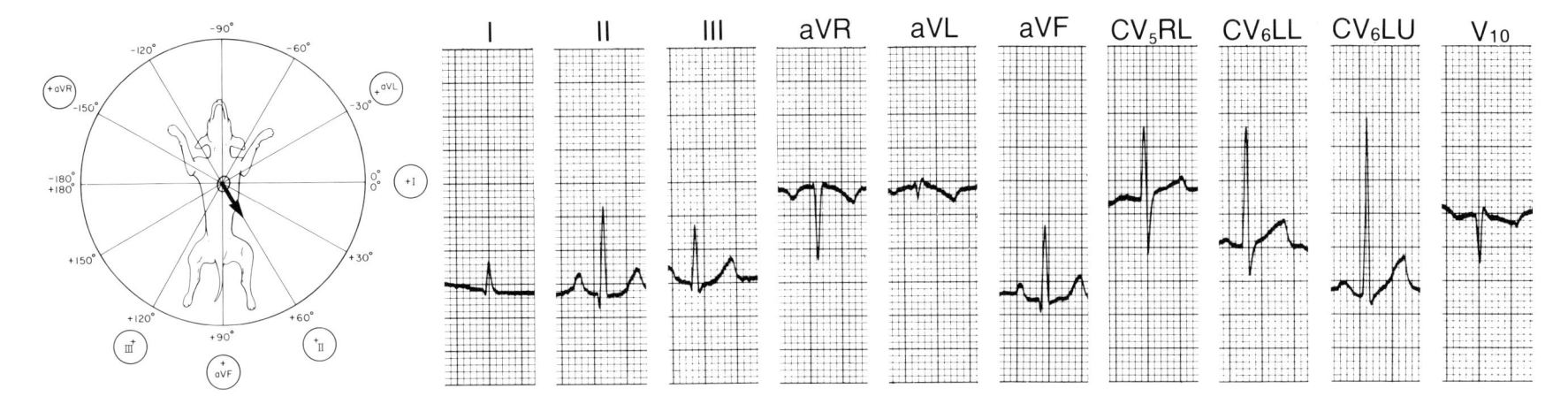

ABB. A-2: Normales Elektrokardiogramm eines Hundes mit den bipolaren Standardableitungen (I, II, III), den unipolaren Gliedmaßenableitungen (aVR, aVL, aVF) und den unipolaren präkordialen Brustwandableitungen (CV₅ RL, CV₆ LL, CV₆ LU und V₁₀). Mittlere elektrische Achse: + 60°

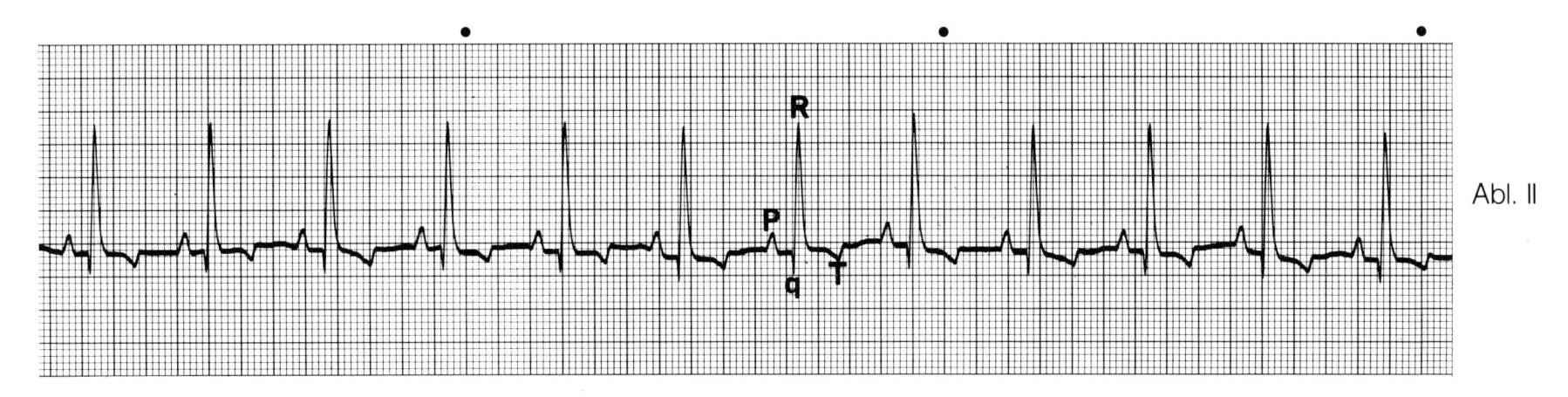

Abl. II

ABB. A-3: Normaler Sinusrhythmus (Ableitung II) mit einer Frequenz von 167 Schlägen/Min. Papiergeschwindigkeit: 50 mm/Sek., Verstärkung: 1 cm = 1 mV.

Tabelle A-2: **Übersicht über die elektrokardiographischen Normalwerte der Katze**

Herzschlagfrequenz
160 bis 240 Schläge/Min., Mittelwert: 197 Schläge/Min.

Rhythmus
Normaler Sinusrhythmus
Sinustachykardie (physiologische Anpassung als Folge von Aufregung)

Messungen (Ableitung II, 50 mm /Sek., 1 cm = 1 mV)
P-Welle
   Breite: maximal 0,04 Sek.
   Höhe: maximal 0,2 mV
PQ-Intervall
   Breite: 0,05 Sek. bis 0,09 Sek.
QRS-Komplex
   Breite: maximal 0,04 Sek.
   Höhe der R-Zacke: maximal 0,9 mV
ST-Strecke
   Keine sichtbare Senkung oder Hebung
T-Welle
   Positiv, negativ oder biphasisch, meist jedoch positiv
   Höhe: maximal 0,3 mV
QT-Intervall
   Breite: 0,12 Sek. bis 0,18 Sek. bei normaler Herzschlagfrequenz (variiert zwischen 0,07 Sek. und 0,20 Sek.); Breite der T-Welle ist von der Herzschlagfrequenz abhängig (eine höhere Frequenz verkürzt das QT-Intervall und umgekehrt)

Elektrische Herzachse (Frontalebene)
0° bis +160°

Präkordiale Brustwandableitungen
Noch nicht ausreichend untersucht, um Normalwerte festsetzen zu können.
CV_6 LU (V_4): R-Zacke nicht größer als 1,0 mV

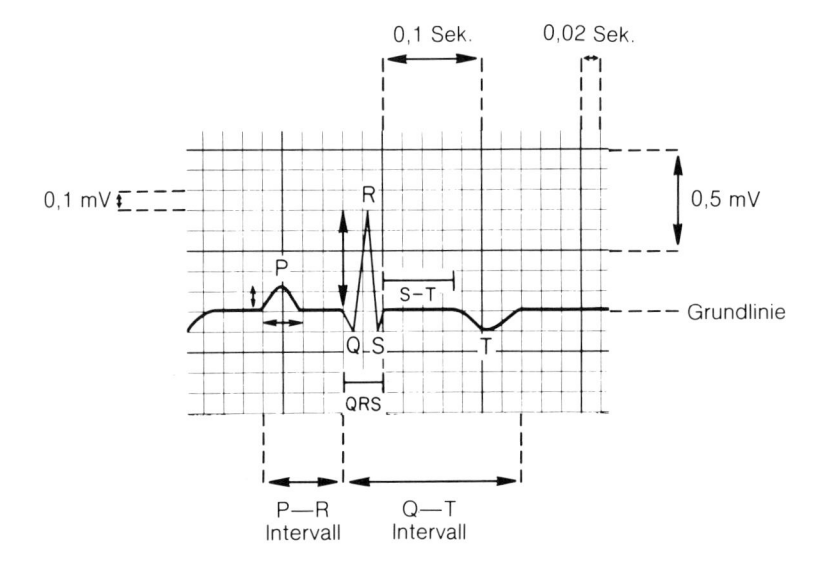

Abb. A-4: Vergrößerung eines normalen P-QRS-T-Komplexes einer Katze aus Ableitung II.

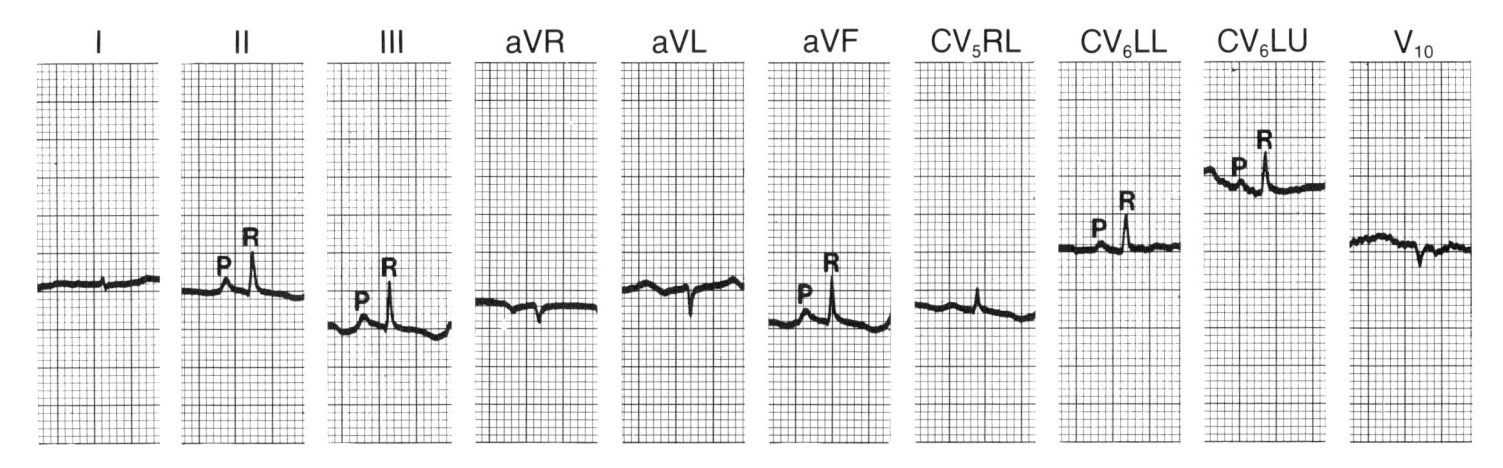

ABB. A-5: Normales Elektrokardiogramm der Katze mit den bipolaren Standardableitungen (I, II, III), den unipolaren Gliedmaßenableitungen (aVR, aVL, aVF) und den unipolaren präkordialen Brustwandableitungen (CV₅ RL, CV₆ LL, CV₆ LU und V₁₀). Mittlere elektrische Achse: + 90° (Ableitung I ist annähernd isoelektrisch, d. h. hier, die positiven und negativen Ausschläge sind nahezu gleich groß). Beachte die niedrigen Ausschläge in allen Ableitungen.

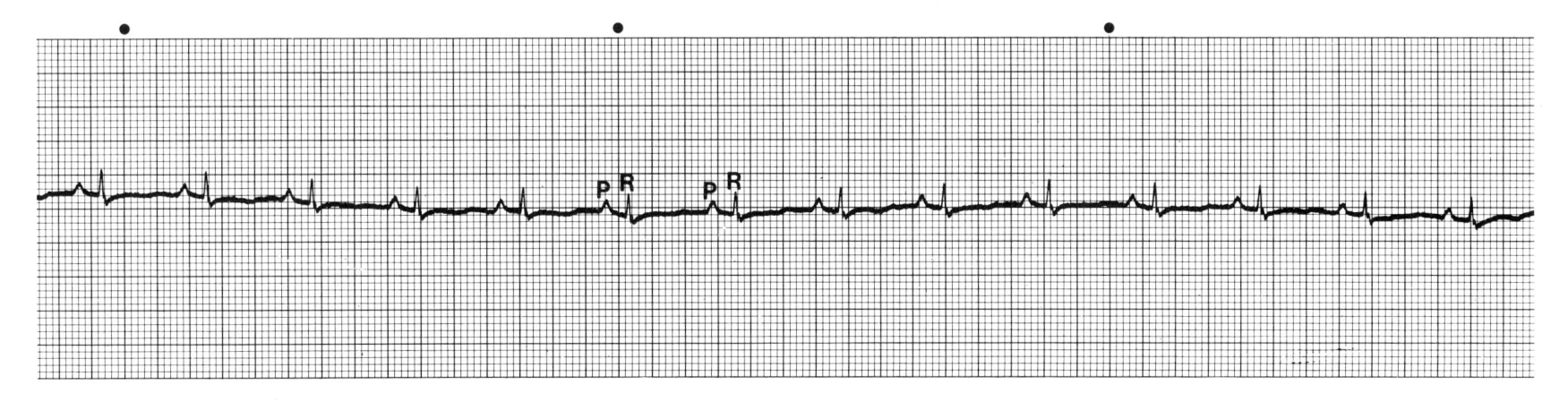

ABB. A-6: Normaler Sinusrhythmus (Ableitung II) bei einer Herzschlagfrequenz von 188/Min. Die Aufregung während der Untersuchung führt bei der Katze über Sympathikusreize meist zur Steigerung der Herzschlagfrequenz. Papiergeschwindigkeit: 50 mm/Sek.; Verstärkung: 1 cm = 1mV.

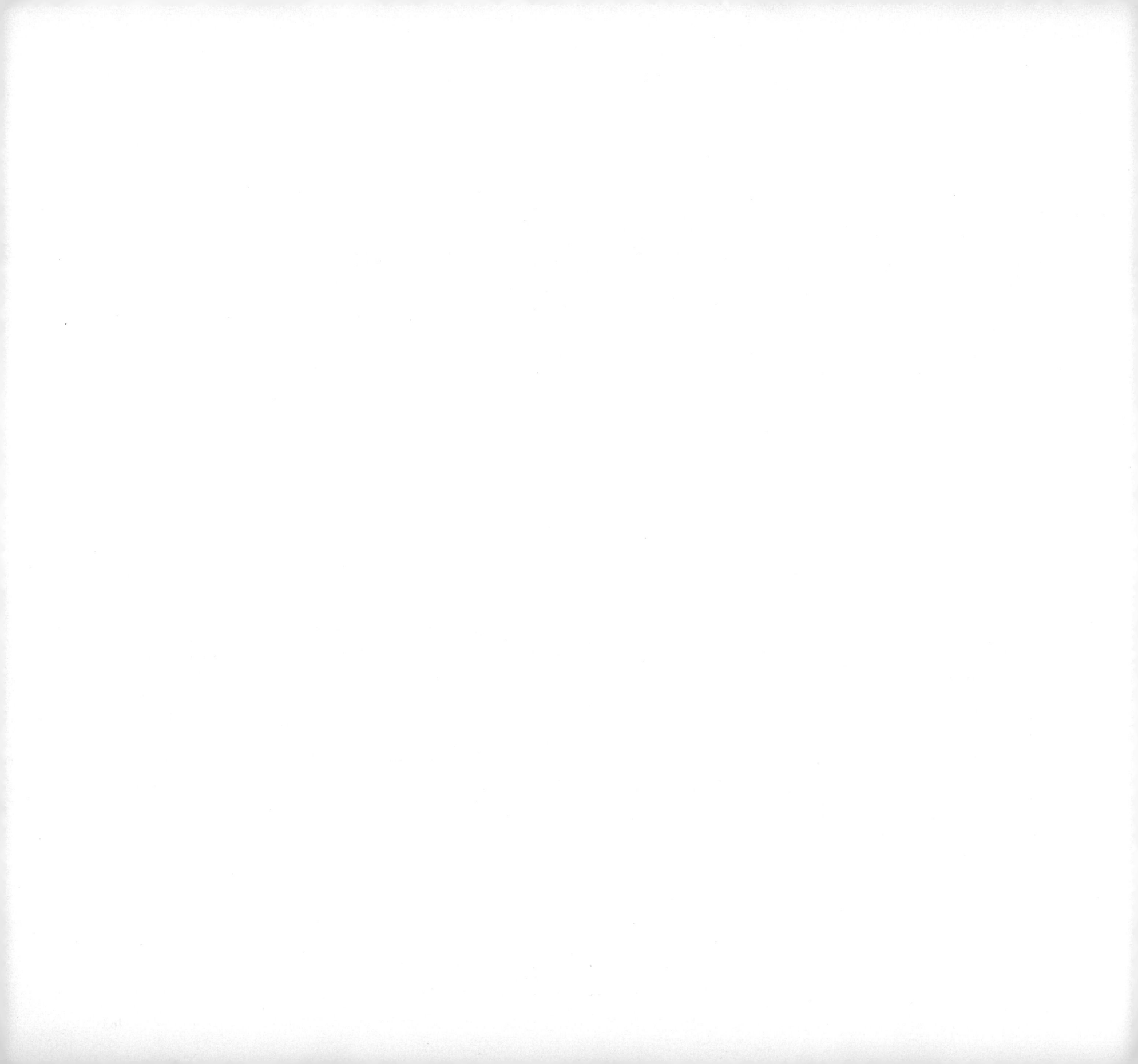

Anhang B

Tabellen zur Bestimmung der mittleren elektrischen Herzachse in der Frontalebene*

---

* Modifiziert aus: "Electrocardiographic Text Book", The American Heart Association, Inc., 1956. Aus: FRIEDMAN, H. H.: Diagnostic Electrocardiography and Vectorcardiography. New York, McGraw-Hill, 1971, mit Genehmigung der American Heart Association, Inc.

Die Tabellen B-1 bis B-4 zur Bestimmung der mittleren elektrischen Herzachse des QRS-Komplexes in der Frontalebene werden folgendermaßen angewendet:

1. Zunächst wird unter Berücksichtigung des Vorzeichens die Summe der einzelnen Wellen und Zacken eines P-QRS-T-Komplexes in Ableitung I gebildet. Ist dieser Wert positiv, sind die Tabellen B-1 und B-2 zu verwenden, bei negativen Werten gelten die Tabellen B-3 und B-4.
2. In gleicher Weise wird die Summe der Ausschläge eines P-QRS-T-Komplexes in Ableitung III gebildet.
3. Die so erhaltenen Werte werden in den Achsen der korrespondierenden Tabelle aufgesucht. Die Schnittstelle gibt die mittlere elektrische Achse in Grad an.
4. Die normale Lage der Herzachse ist bei Hunden zwischen +40° und +100° und bei Katzen zwischen 0° und +160°.

Tabelle B-1: **Mittlere elektrische Herzachse in der Frontalebene** (Summe in Ableitung I und Ableitung III positiv)

Summe Ableitung III, positiv	Summe Ableitung I, positiv																				
	0.0	0.5	1.0	1.5	2.0	2.5	3.0	3.5	4.0	4.5	5.0	6.0	7.0	8.0	9.0	10.0	11.0	12.0	13.0	14.0	15.0	20.0
0.0		30	30	30	30	30	30	30	30	30	30	30	30	30	30	30	30	30	30	30	30	30
0.5	90	60	49	44	41	39	38	37	36	35	35	34	33	33	33	32	32	32	32	32	32	31
1.0	90	71	60	53	49	46	44	42	41	40	39	38	37	36	35	35	34	34	34	33	33	32
1.5	90	76	67	60	55	52	49	47	45	44	43	41	39	38	38	37	36	36	36	35	35	33
2.0	90	79	71	65	60	56	53	51	49	47	46	44	42	41	40	39	38	38	37	37	36	35
2.5	90	81	74	68	64	60	57	54	52	51	49	47	45	43	42	41	40	39	39	38	38	36
3.0	90	82	76	71	67	63	60	57	55	53	52	49	47	45	44	43	42	41	40	39	39	37
3.5	90	83	78	73	69	66	63	60	58	56	54	51	49	47	46	44	43	42	42	41	40	38
4.0	90	84	79	75	71	68	65	62	60	58	56	53	51	49	47	46	45	44	43	42	42	39
4.5	90	85	80	76	73	69	67	64	62	60	58	55	53	51	49	48	47	45	44	43	43	40
5.0	90	85	81	77	74	71	68	66	64	62	60	57	55	52	51	49	48	47	46	45	44	41
6.0	90	86	82	79	76	73	71	69	67	65	63	60	57	55	53	52	50	49	48	47	46	43
7.0	90	87	83	81	78	75	73	71	69	67	65	63	60	58	56	54	53	51	50	49	48	44
8.0	90	87	84	82	79	77	75	73	71	69	68	65	62	60	58	56	55	53	52	51	50	46
9.0	90	87	85	82	80	78	76	74	73	71	69	67	64	62	60	58	57	55	54	53	52	48
10.0	90	88	85	83	81	79	77	76	74	72	71	68	66	64	62	60	58	57	56	54	53	49
11.0	90	88	86	84	82	80	78	77	75	73	72	70	67	65	63	62	60	59	57	56	55	50
12.0	90	88	86	84	82	81	79	78	76	75	73	71	69	67	65	63	61	60	59	57	56	52
13.0	90	88	86	84	83	81	80	78	77	76	74	72	70	68	66	64	63	61	60	59	58	53
14.0	90	88	87	85	83	82	80	79	78	77	75	73	71	69	67	66	64	63	61	60	59	55
15.0	90	88	87	85	84	82	81	80	78	77	76	74	72	70	68	67	65	64	62	61	60	55
20.0	90	89	88	87	85	84	83	82	81	80	79	77	76	74	72	71	70	68	67	65	65	60

Tabelle B-2: **Mittlere elektrische Herzachse in der Frontalebene** (Summe in Ableitung I positiv, in Ableitung III negativ)

Summe Ableitung III, negativ	Summe Ableitung I, positiv																				
	0.0	0.5	1.0	1.5	2.0	2.5	3.0	3.5	4.0	4.5	5.0	6.0	7.0	8.0	9.0	10.0	11.0	12.0	13.0	14.0	15.0	20.0
0.0		30	30	30	30	30	30	30	30	30	30	30	30	30	30	30	30	30	30	30	30	30
0.5	−90	−30	0	11	16	19	21	22	23	24	25	26	26	27	27	27	28	28	28	28	28	29
1.0	−90	−60	−30	−11	0	7	11	14	16	18	19	21	22	23	24	25	25	26	26	26	27	27
1.5	−90	−71	−49	−30	−16	−7	0	5	7	11	13	16	18	20	21	22	23	23	24	24	25	26
2.0	−90	−76	−60	−44	−30	−19	−11	−5	0	4	7	11	14	16	18	19	20	21	22	22	23	25
2.5	−90	−79	−67	−53	−41	−30	−21	−14	−8	−4	0	6	9	12	14	16	17	19	20	20	21	23
3.0	−90	−81	−71	−60	−49	−39	−30	−22	−16	−11	−7	0	5	8	11	13	15	16	17	18	19	22
3.5	−90	−82	−74	−65	−55	−46	−38	−30	−23	−18	−13	−6	0	4	7	10	12	14	15	16	17	21
4.0	−90	−83	−76	−68	−60	−52	−44	−37	−30	−24	−19	−11	−5	0	4	7	9	11	13	14	15	19
4.5	−90	−84	−78	−71	−64	−56	−49	−42	−36	−30	−25	−16	−9	−4	0	3	6	8	10	12	13	18
5.0	−90	−85	−79	−73	−67	−60	−53	−47	−41	−35	−30	−21	−14	−8	−4	0	3	6	8	9	11	16
6.0	−90	−86	−81	−76	−71	−66	−60	−54	−49	−44	−39	−30	−22	−16	−11	−7	−3	0	3	5	7	13
7.0	−90	−86	−82	−78	−74	−69	−65	−60	−55	−51	−46	−38	−30	−23	−18	−13	−9	−6	−3	0	2	10
8.0	−90	−87	−83	−80	−76	−72	−68	−64	−60	−56	−52	−44	−37	−30	−24	−19	−15	−11	−8	−5	−2	7
9.0	−90	−87	−84	−81	−78	−74	−71	−67	−64	−60	−56	−49	−42	−36	−30	−25	−20	−16	−13	−9	−7	3
10.0	−90	−87	−85	−82	−79	−76	−73	−70	−67	−63	−60	−53	−47	−41	−35	−30	−25	−21	−17	−14	−11	0
11.0	−90	−88	−85	−83	−80	−77	−75	−72	−69	−66	−63	−57	−51	−45	−40	−35	−30	−26	−22	−18	−15	−3
12.0	−90	−88	−86	−83	−81	−79	−76	−74	−71	−68	−66	−60	−54	−49	−44	−39	−34	−30	−26	−22	−19	−7
13.0	−90	−88	−86	−84	−82	−80	−77	−75	−73	−70	−68	−63	−57	−52	−47	−43	−38	−34	−30	−26	−23	−10
14.0	−90	−88	−86	−84	82	−80	−78	−76	−74	−72	−69	−65	−60	−55	−51	−46	−42	−38	−34	−30	−27	−13
15.0	−90	−88	−87	−85	−83	−81	−79	−77	−75	−73	−71	−67	−62	−58	−53	−49	−45	−41	−37	−33	−30	−16
20.0	−90	−89	−87	−86	−85	−83	−82	81	−79	−78	−76	−73	−70	−67	−63	−60	−57	−53	−50	−47	−44	−30

Tabelle B-3: **Mittlere elektrische Herzachse in der Frontalebene** (Summe in Ableitung I und Ableitung III negativ)

Summe Ableitung III, negativ	Summe Ableitung I, negativ																					
	0.0	0.5	1.0	1.5	2.0	2.5	3.0	3.5	4.0	4.5	5.0	6.0	7.0	8.0	9.0	10.0	11.0	12.0	13.0	14.0	15.0	20.0
0.0	−150	−150	−150	−150	−150	−150	−150	−150	−150	−150	−150	−150	−150	−150	−150	−150	−150	−150	−150	−150	−150	−150
0.5	−90	−120	−131	−136	−139	−141	−142	−143	−144	−145	−145	−146	−147	−147	−147	−148	−148	−148	−148	−148	−148	−149
1.0	−90	−109	−120	−127	−131	−134	−136	−138	−139	−140	−141	−142	−143	−144	−145	−145	−146	−146	−146	−147	−147	−148
1.5	−90	−104	−113	−120	−125	−128	−131	−133	−135	−136	−137	−139	−141	−142	−142	−143	−144	−144	−144	−145	−145	−147
2.0	−90	−101	−109	−115	−120	−124	−127	−129	−131	−133	−134	−136	−138	−139	−140	−141	−142	−142	−143	−143	−144	−145
2.5	−90	−99	−106	−112	−116	−120	−123	−126	−128	−129	−131	−133	−135	−137	−138	−139	−140	−141	−141	−142	−142	−144
3.0	−90	−98	−104	−109	−113	−117	−120	−123	−125	−127	−128	−131	−133	−135	−136	−137	−138	−139	−140	−141	−141	−143
3.5	−90	−97	−102	−107	−111	−114	−117	−120	−122	−124	−124	−129	−131	−133	−134	−136	−137	−138	−138	−139	−140	−142
4.0	−90	−96	−101	−105	−109	−112	−115	−118	−120	−122	−124	−127	−129	−131	−133	−134	−135	−136	−137	−138	−138	−141
4.5	−90	−95	−100	−104	−107	−111	−113	−116	−118	−120	−122	−125	−127	−129	−131	−132	−133	−135	−136	−137	−137	−140
5.0	−90	−95	−99	−103	−106	−109	−112	−114	−116	−118	−120	−123	−125	−128	−129	−131	−132	−133	−134	−135	−136	−139
6.0	−90	−94	−98	−101	−104	−107	−109	−111	−113	−115	−117	−120	−123	−125	−127	−128	−130	−131	−132	−133	−134	−137
7.0	−90	−93	−97	−99	−102	−105	−107	−109	−111	−113	−115	−117	−120	−122	−124	−126	−127	−129	−130	−131	−132	−136
8.0	−90	−93	−96	−98	−101	−103	−105	−107	−109	−111	−112	−115	−118	−120	−122	−124	−125	−127	−128	−129	−130	−134
9.0	−90	−93	−95	−98	−100	−102	−104	−106	−107	−109	−111	−113	−116	−118	−120	−122	−123	−125	−126	−127	−128	−132
10.0	−90	−92	−95	−97	−99	−101	−103	−104	−106	−108	−109	−112	−114	−116	−118	−120	−122	−123	−124	−126	−127	−131
11.0	−90	−92	−94	−96	−98	−100	−102	−103	−105	−107	−108	−110	−113	−115	−117	−118	−120	−121	−123	−124	−125	−130
12.0	−90	−92	−94	−96	−98	−99	−101	−102	−104	−105	−107	−109	−111	−113	−115	−117	−119	−120	−121	−123	−124	−128
13.0	−90	−92	−94	−96	−97	−99	−100	−102	−103	−104	−106	−108	−110	−112	−114	−116	−117	−119	−120	−121	−122	−127
14.0	−90	−92	−93	−95	−97	−98	−100	−101	−102	−103	−105	−107	−109	−111	−113	−114	−116	−117	−119	−120	−121	−125
15.0	−90	−92	−93	−95	−96	−98	−99	−100	−102	−103	−104	−106	−108	−110	−112	−113	−115	−116	−118	−119	−120	−125
20.0	−90	−91	−92	−93	−95	−96	−97	−98	−99	−100	−101	−103	−104	−106	−108	−109	−110	−112	−113	−115	−115	−102

Tabelle B-4: **Mittlere elektrische Herzachse in der Frontalebene** (Summe in Ableitung I negativ, in Ableitung III positiv)

Summe Ableitung III, positiv	Summe Ableitung I, negativ																				
	0.0	0.5	1.0	1.5	2.0	2.5	3.0	3.5	4.0	4.5	5.0	6.0	7.0	8.0	9.0	10.0	11.0	12.0	13.0	14.0	15.0	20.0
0.0		−150	−150	−150	−150	−150	−150	−150	−150	−150	−150	−150	−150	−150	−150	−150	−150	−150	−150	−150	−150	−150
0.5	90	150	180	−169	−164	−161	−159	−158	−157	−156	−155	−154	−154	−153	−153	−153	−152	−152	−152	−152	−152	−151
1.0	90	120	150	169	180	−173	−169	−166	−164	−162	−161	−159	−158	−157	−156	−155	−155	−154	−154	−154	−153	−153
1.5	90	109	131	150	164	173	180	−175	−172	−169	−167	−164	−162	−160	−159	−158	−157	−157	−156	−156	−155	−154
2.0	90	104	120	136	150	161	169	175	180	−176	−173	−169	−166	−164	−162	−161	−160	−159	−158	−158	−157	−155
2.5	90	101	113	127	139	150	159	166	172	176	180	−174	−171	−168	−166	−164	−163	−161	−160	−160	−159	−157
3.0	90	99	109	120	131	141	150	158	164	169	173	180	−175	−172	−169	−167	−165	−164	−163	−162	−161	−158
3.5	90	98	106	115	125	134	142	150	157	162	167	174	180	−176	−173	−170	−168	−166	−165	−164	−163	−159
4.0	90	97	104	112	120	128	136	143	150	156	161	169	175	180	−176	−173	−171	−169	−167	−166	−165	−161
4.5	90	96	102	109	116	124	131	138	144	150	155	164	171	176	180	−177	−174	−172	−170	−168	−167	−162
5.0	90	95	101	107	113	120	127	133	139	145	150	159	166	172	176	180	−177	−174	−172	−171	−169	−164
6.0	90	94	99	104	109	114	120	126	131	136	141	150	158	164	169	173	177	180	−177	−175	−173	−167
7.0	90	94	98	102	106	111	115	120	125	129	134	142	150	157	162	167	171	174	177	180	−178	−170
8.0	90	93	97	100	104	108	112	116	120	124	128	136	143	150	156	161	165	169	172	175	178	−173
9.0	90	93	96	99	102	106	109	113	116	120	124	131	138	144	150	155	160	164	167	171	173	−177
10.0	90	93	95	98	101	104	107	110	113	117	120	127	133	139	145	150	155	159	163	166	169	180
11.0	90	92	95	97	100	103	105	108	111	114	117	123	129	135	140	145	150	154	158	162	165	177
12.0	90	92	94	97	99	101	104	106	109	112	114	120	126	131	136	141	146	150	154	158	161	173
13.0	90	92	94	96	98	100	103	105	107	110	112	117	123	128	133	137	142	146	150	154	157	170
14.0	90	92	94	96	98	100	102	104	106	108	111	115	120	125	129	134	138	142	146	150	153	167
15.0	90	92	93	95	97	99	101	103	105	107	109	113	118	122	127	131	135	139	143	147	150	164
20.0	90	91	93	94	95	97	98	99	101	102	104	107	110	113	117	120	123	127	130	133	136	150

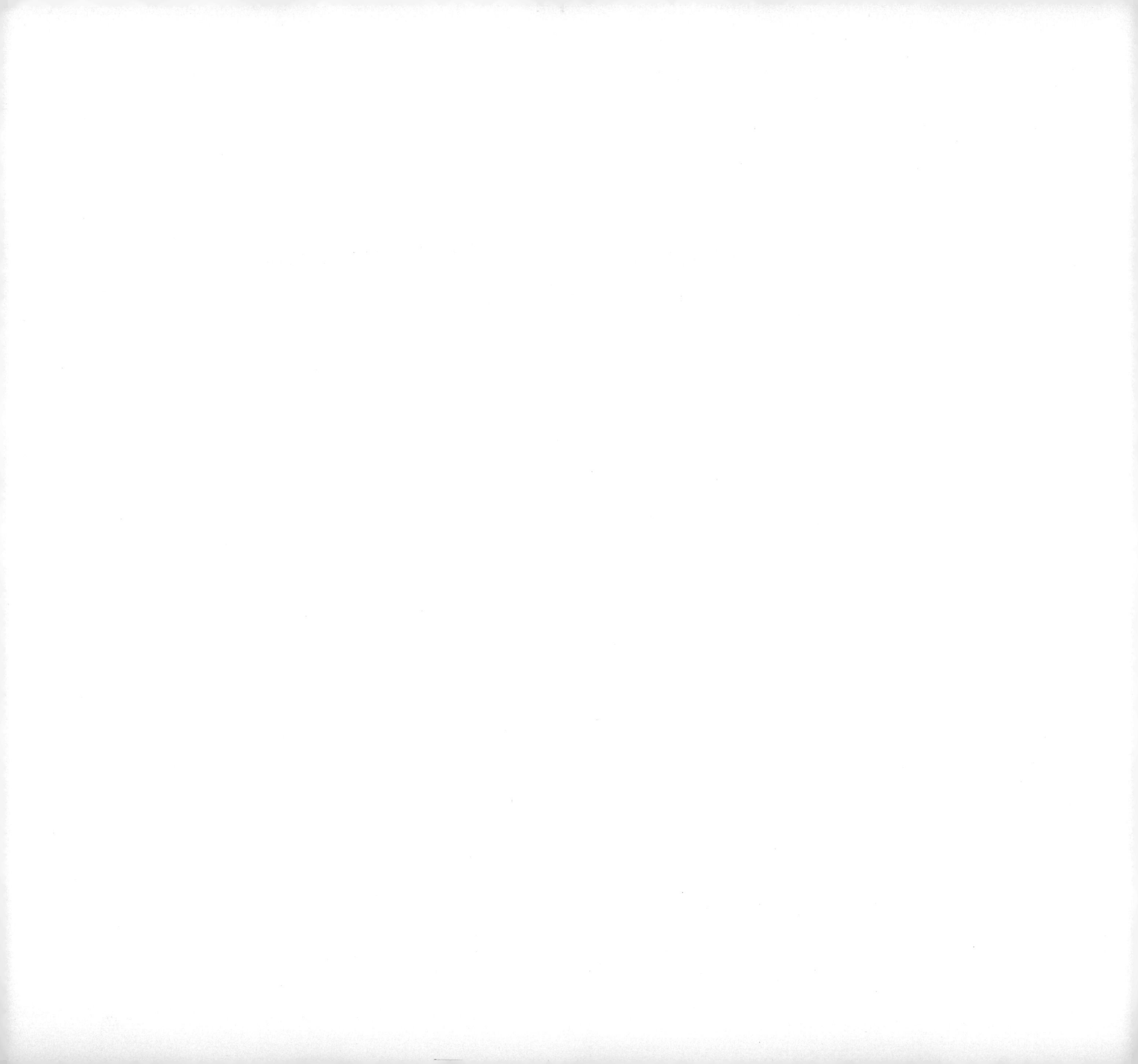

Anhang C

Information zur Unterweisung der Tierbesitzer

Das gesunde und das kranke Herz

Das gesunde Herz

Das Herz ist ein Hohlorgan, das als Doppelpumpe arbeitet. Es liegt ungefähr in der Mitte des Brustkorbs. Seine Wände bestehen aus Muskelgewebe, das Myokard genannt wird. Durch die Pumptätigkeit des Herzens strömt das Blut im Gefäßsystem des Kreislaufs, wodurch die Körpergewebe mit Sauerstoff und Nährstoffen versorgt werden. Das Herz wird durch eine Scheidewand in zwei Hälften geteilt: das »rechte Herz« und das »linke Herz«. Jede Seite besteht aus zwei Abteilungen: dem oben gelegenen Vorhof (Vorkammer) und der unten gelegenen Kammer, die das Blut vom Herzen wegpumpt. Vorhof und Kammer jeder Seite sind hintereinander geschaltet, wohingegen die rechte und die linke Seite nicht direkt miteinander in Verbindung stehen. Die Richtung des Blutflusses wird durch eine ganze Anzahl von Klappen bestimmt, während die treibende Kraft des Blutstromes aus der aktiven Kontraktion der Herzmuskulatur stammt. Die Klappen sorgen also lediglich dafür, daß das Blut nicht in die falsche Richtung fließt.

Das Blut, das aus dem Körper im rechten Vorhof ankommt, wird durch eine Klappe in die rechte Herzkammer gepumpt. Von dort wird es über die Lungenarterie in die Lunge weiterbefördert. In der Lunge findet der Gasaustausch statt, d. h., es wird Kohlendioxid abgegeben und Sauerstoff, den die Körperzellen für ihren Stoffwechsel benötigen, aufgenommen. Das Blut gelangt über die Lungenvenen in den linken Vorhof, von wo es durch eine Klappe in die linke Herzkammer gepumpt wird. Von dort wird das Blut durch die Kontraktion der Herzmuskulatur im gesamten Körper verteilt und kann so die Zellen mit Sauerstoff und Nährstoffen versorgen.

Das kranke Herz

Erkrankungen des Herzens gehören in der Kleintiermedizin zu den häufigen Krankheiten. Aufgabe des Herzens ist es, jederzeit für eine ausreichende Blutversorgung des Körpers zu sorgen. Eine ganze Anzahl von Erkrankungen der Herzklappen und der Herzmuskulatur kann zu einer Beeinträchtigung der normalen Kreislauffunktion führen. Mit Hilfe des Elektrokardiogramms (EKG) kann der Zustand des Erregungsleitungssystems des Herzens, der Herzmuskulatur und indirekt auch die Pumptätigkeit des Herzens untersucht werden. Es registriert fortlaufend die elektrischen Vorgänge bei der Aktivierung des Herzens und stellt diese auf einem Papierstreifen dar. Dadurch können mit einem EKG beispielsweise Unregelmäßigkeiten im Ablauf der Herzaktivierung (d. h. Störungen des Rhythmus) oder auch die Anzahl der Herzkontraktionen (die Herzschlagfrequenz) festgestellt werden.

Zu den häufigsten Anzeichen einer Herzerkrankung gehören Husten, schnelle, unregelmäßige Atmung, Gewichtsverlust, Zunahme des Bauchumfangs sowie bisweilen Ohnmachtsanfälle.

Mit Hilfe von Medikamenten, durch die Einhaltung einer Diät und die Einschränkung der körperlichen Aktivität kann eine Erkrankung des Herzens jedoch meistens unter Kontrolle gebracht werden. Allerdings sollte das Tier regelmäßig untersucht werden, um den Krankheitsverlauf zu verfolgen. Die Genesung ist in erster Linie davon abhängig, wie weit fortgeschritten die Krankheit ist. Doch auch Ihre Mithilfe kann erheblich zur Besserung beitragen. Befolgen Sie daher unbedingt die Ratschläge Ihres Tierarztes, um das Leben Ihres Haustieres durch fürsorgliche Pflege zu schützen, beschwerdefrei zu machen und zu verlängern.

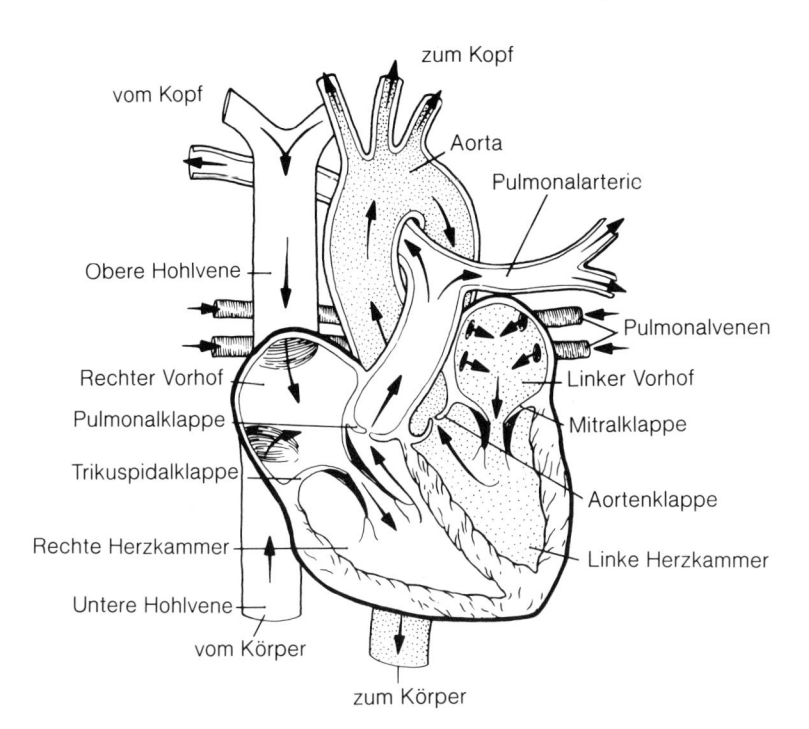

Das Elektrokardiogramm *

Was ist ein Elektrokardiogramm?

Ein Elektrokardiogramm (EKG) ist ein weitverbreitetes medizinisches Untersuchungsverfahren zur Beurteilung des Zustandes des Herzens. Mit Hilfe eines EKG kann der Zustand des Erregungsleitungssystems des Herzens, der Herzmuskulatur und indirekt auch die Pumptätigkeit des Herzens untersucht werden. Es ist eine graphische Darstellung der elektrischen Vorgänge bei der Erregung der Herzmuskulatur. Ein EKG-Gerät (Elektrokardiograph) ist also prinzipiell nichts anderes als ein fortlaufend aufzeichnendes Voltmeter. Das EKG-Gerät registriert die Herzschläge in Form einer wellenartigen Linie auf einem druckempfindlichen Spezialpapier. Die so entstehende Kurve ermöglicht es dem Tierarzt, viele Herzerkrankungen festzustellen. Die Herzschlagtätigkeit wird durch eine elektrische Energiewelle ausgelöst, die, ausgehend von den Vorhöfen, über ein Netz von erregungsleitenden Fasern das gesamte Herz aktiviert.

Das normale Elektrokardiogramm

In einem speziellen Gewebe in den Vorhöfen, das Sinusknoten genannt wird, entstehen die elektrischen Impulse. Von dort breiten sie sich über ein System erregungsleitender Fasern im Herzen aus. Die kleine, runde »P-Welle« entsteht in den Vorhöfen, wohingegen die hohe, spitze »R-Zacke« ihren Ursprung in den Kammern hat. Die P-Welle ist Ausdruck der Erregung und der nachfolgenden Kontraktion der Vorhöfe. Die R-Zacke (auch QRS-Komplex genannt) stellt die Erregung der Kammern dar. Die T-Welle entsteht durch die Rückbildung der Erregung in den Kammern, nachdem die Kammern bereit sind, einen neuen Impuls vom Sinusknoten zu empfangen. Schlägt das Herz mit einer Frequenz von 120 Schlägen pro Minute, so sollten auch 120 P-QRS-T-Komplexe abgebildet werden. Unregelmäßigkeiten in der Form des P-QRS-T-Komplexes weisen auf Veränderungen in der Herzmuskulatur hin.

Das veränderte Elektrokardiogramm

Unregelmäßigkeiten des EKG in einem oder mehreren Komplexen weisen auf Störungen der Herztätigkeit hin. Allerdings ist die Unterscheidung zwischen normalen, jedoch variierenden Befunden und Befunden, die auf spezifische Krankheitszustände hinweisen, nicht immer leicht und erfordert eine umfangreiche Erfahrung. Eine häufige Rhythmusveränderung ist ein zusätzlicher Herzschlag (Extrasystole). Eine solche zusätzliche Erregung kann praktisch in jedem Bereich des Herzens entstehen und führt zu folgendem Rhythmus: Schlag — Schlag — SchlagSchlag — Schlag. Solche Extrasystolen können durch eine ganze Reihe von Ursachen ausgelöst werden: Aufregung, Medikamente, Schock und häufig auch Herzerkrankungen. Ereignen sich diese zusätzlichen Schläge häufiger, kann dies zu schweren Symptomen einer Herzerkrankung führen. Die Folge kann eine »paroxysmale Tachykardie« sein, d. h., ohne jedes warnende Anzeichen beginnt das Herz, plötzlich anfallsweise sehr schnell zu schlagen: Schlag — SchlagSchlagSchlagSchlagSchlag und so weiter. Diese Rhythmusstörung kann unter Umständen zum Herzversagen und damit zum Kreislaufstillstand führen. Befolgen Sie daher in jedem Falle die Anweisungen Ihres Tierarztes, um den Erfolg der medizinischen Behandlung nicht in Frage zu stellen.

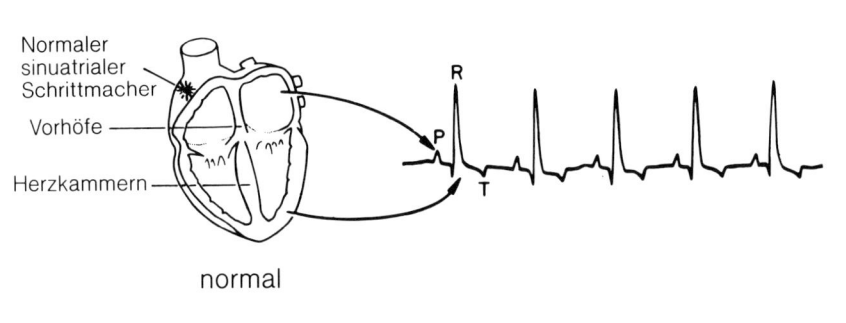

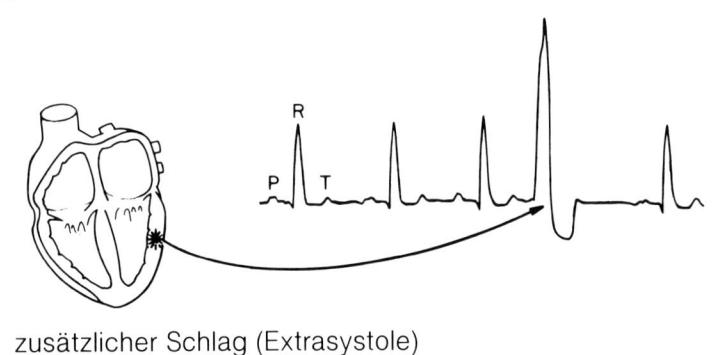

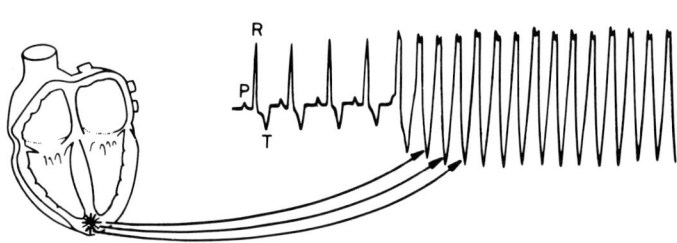

normal

zusätzlicher Schlag (Extrasystole)

Paroxysmale Tachykardie

---

* Mit Genehmigung, frei nach "What is an electrocardiogramm?" Hewlett-Packard. J., Okt. 1981.

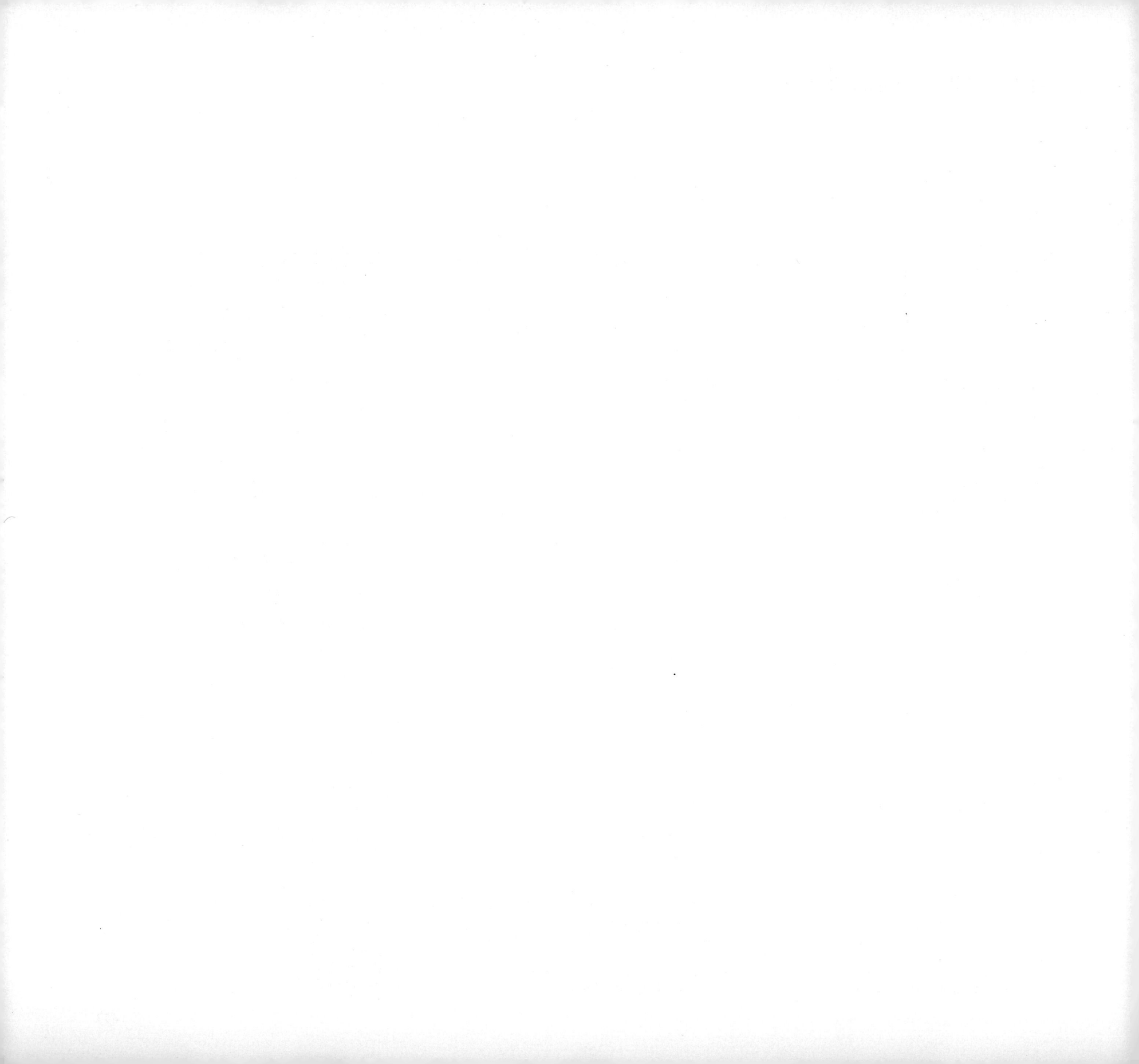

Stichwortverzeichnis

Seitenzahlen in Kursivdruck beziehen sich auf Abbildungen;
ein »t« hinter Seitenzahlen weist auf Tabellen hin.

A

Aberrante ventrikuläre Erregungsleitung *360, 367, 369, 383*
– intermittierend *369*
Aberrante Vorhoferregung *368*
Ableitung II 45–47
Ableitungssysteme 9, 13–18, *14–18*
– Ausrüstung *38, 39, 40*
– bipolare Standardableitungen nach Einthoven *14–15*
– hexaxial *16, 17,* 18
– orthogonal *18*
– unipolare Gliedmaßenableitungen nach Goldberger 15–17
– unipolare präkordiale Brustwandableitungen *17,* 18
Acetylpromazin 186, *187,* 189, 234, *397–398*
Addisonsche Krankheit
– Veränderungen der T-Welle *93*
– Vorhofstillstand *178, 179*
Adrenalin 187
Airedale Terrier *258*
Aktionspotential 5–6, *7*
– Herzerkrankungen 268–*269*
– Kammermyokard 267
– langsam 269
– Phasen *4*
– Schrittmacherzellen, 267
– verlangsamt schnell 268
Akustische EKG-Kontrolle 31
»Alles-oder-Nichts«-Gesetz 7
Amiodaron 313
Anästhesie 119, 224, *413–414, 439–440*
– Arrhythmien 186–187, *187–189,* 234, *235–236*
– Ersatzrhythmen *151*
– Inhalationsnarkose 187, 234
– Rechtsschenkelblock *77*
– Ventrikuläre Extrasystolen *153*
– Veränderungen der T-Welle *91*
Anfälle 252, 264
Angeborene kardiale Defekte
– P-Welle *61*
– Rechtsventrikuläre Vergrößerung *64, 65*
– Vergrößerung beider Vorhöfe *63*
Angiokardiographie *401–402*
Anorexie *457–458*
Anteriorer Faszikel *10*
Antiarrhythmika 129, 186, 281–316, 298t
– Applikationsmöglichkeiten 284–*286, 285*
– Ausscheidung 283–286, *284*
– diagnostisch 308t, 313–314
– elektrophysiologische Eigenschaften 287t
– Gesamteliminationsrate 283–286
– Halbwertzeit 283–286
– hämodynamische Wirkung 252, 288t
– Initialdosis 284–*285*
– Klassifizierung, 281t
– mögliche Wirkungen 281t
– Pharmakokinetik 283–286, 288t
– Pharmakologie 286–296
– Plasmakonzentration 283–*286, 284, 285*
– Retardformulierung 286
– Toxizität 285, 286, 290t
– Verteilung im Körper 283–286, *284*
– Verteilungsvolumen 283–286
– Zusammenfassung der Therapiemöglichkeiten 298t, 311t
Anticholinergika 186
Aortenstenose
– Linksschenkelblock *73*
– linksventrikuläre Vergrößerung *69, 106*
– Senkung der ST-Strecke *83*
Aprindin 154, 313
Arrhythmie
– Anästhesie 186–187, *187–189,* 234, *235–236*
– Automatie 272–273
– Behandlung 350–351, siehe auch »Antiarrhythmika«
– besondere Methoden zur Analyse und Behandlung 317–354
– Blutdruck *254*
– Diagnostik 281
– diagnostische Verwendung einer weißen Karte *45,* 317–*319, 318*
– diagnostische Verwendung eines Zirkels 317–319
– digitalis-verursacht *190–193*
– Elektrokardiographie 21
– elektrophysiologische Eigenschaften der Myokardfasern 272–273
– extrakardiale Ursachen 249–250
– getriggerte Aktivität 273
– hämodynamische Folgen 252–258
– Häufigkeit 125t
– Hund 125–202, 249t, *250, 251, 252, 254–255, 256, 257, 258*
– Katze 203t–246, *235–236,* 250t, *251, 252, 254, 257*
– klinische Untersuchung 252, 254
– klinisch-therapeutische Bewertung 296–297
– medikamentös verursacht 129, 186–189, *187–189, 234–236, 235–236*
– Nervensystem 250–252
– operative Überwachung 30–31
– Pathomechanismen 266, 267t
– pathophysiologische Grundlagen 249–252
– refraktär 311–312
– seltene komplexe 357–384
– Systematik der Diagnostik 204–205
– Untersuchung 283t
– Ursachen 249, 281, 282t
– Vagusreizung 319–*320,* 321
– Vorhofkontraktion 255–256
– zelluläre elektrophysiologische Grundlagen 266–277
Artefakt 32–37, *194–199, 402, 404, 438, 448, 452*
– durch das Tier verursacht 34, *194, 196, 197, 240–244*
– durch Hecheln *197*
– durch Körperbewegung *242, 244*
– durch Muskelzittern *34*
– durch Zittern *194, 197*
– elektrische Interferenz 32–33, *34, 196, 197*
– Lage der Elektroden *195, 196*
– nichtfrequenzgetreue Wiedergabe 36–*37*
– technische Fehler 194–*195, 199*
– undeutliche Grundlinie 35–*36*
– wandernde Grundlinie 34–35
Asystolie *444*
– Behandlung 350
– Hund *160, 161*
– Katze *222–223*
– P-Welle *222, 223*

475

– QRS-Komplex 222, *223*
Aszites *421—422, 429—430*
Atemwege
– Durchgängigkeit 349
Atemwegsinfektion *224*
Atmung
– Artefakte *242, 244*
– Sinusarrhythmie *134—135*
Atmungsbewegungen
– wandernde Grundlinie *34—35*
Atriale Fusionskomplexe *374*
Atriale Bigeminie *416*
Atriale Dissoziation *374*
Atropin *186, 188,* 298t
Ausmessung der EKG-Ausschläge *45—47*
Automatie (Rhythmizität) 6—7, 270
– Arrhythmie *272—273*
Autonome Polygangliopathie bei Katzen 251—252
AV-Block *216, 383*
– Behandlung *310—311*
– Bradykardie-abhängig *379*
– Ersatzrhythmus *150*
– Katze *213, 225—229*
– linksanteriorer Faszikelblock *115*
– Linksschenkelblock *110*
– Mobitz Typen *227, 432*
– Myokardmetastasen *171*
– PQ-Intervall *225, 226, 227*
– P-Welle *226, 227, 228—229*
– QRS-Komplex *226, 227, 228, 229*
– I. Grades *225, 255, 388, 416, 420, 428, 456*
  – Digoxinintoxikation *166, 167*
  – Hund *166—167*
  – Katze *225*
  – Mitralklappeninsuffizienz *166*
  – PQ-Intervall *166, 167*
  – Rassedisposition 166
  – reflektorische Vagusreizung *167*
  – Vergrößerung des linken Vorhofes *167*
– II. Grades *226—227, 255, 390, 396*
  – Digoxinintoxikation *169, 170*
  – Hund *168—177*
  – Katze *226—227*
  – Mobitz Klassifizierung *168, 169, 170*
  – P-Welle *168—171*
  – Rassedisposition *169*
– III. Grades *228—229, 410*
  – Hund *172—175*
  – Katze *228—229*
  – Medikamentöse Maßnahmen *174*
  – P-Welle *172, 174—175*
  – QRS-Komplex *172, 173—175*
  – Rassedisposition *173*
  – Schrittmachertherapie *174*
AV-Dissoziation *364—365, 364, 370*
– unvollständig *380*

AV-Erregungsleitung 128
AV-Extrasystolen
– Behandlung 300
– Digoxinintoxikation *147*
– Hund *146—147*
– Mitralklappeninsuffizienz *146, 147*
– P'Welle *146—147*
– QRS-Komplex *146—147*
AV-Knoten 6, 9
AV-Tachykardie *420*
– Digitalisintoxikation *149*
– Hund *148, 149*
– P'Welle *148—149*
– QRS-Komplex *148—149*

B

Barbiturate *186, 234, 414*
Bayes Lehrsatz 57
Beatmung 349
Bernhardiner 62, 297
Beschleunigter AV-Rhythmus 148
Beschleunigter ventrikulärer Rhythmus 220
Beta-Rezeptorenblocker 294t
Bigeminie *370*
Blutdruck
– Arrhythmie *254*
– Pulsus bigeminus *257*
Blutdrucksenkende Medikamente 252
Bobtail 164
Boxer 297, *413—414, 421—422*
Bradykardie
– Herminutenvolumen *255*
Bradykardie-Tachykardie-Syndrom *180, 181*
Brain-heart-syndrome 299
Bretylium 294—295
– elektrophysiologische Eigenschaften 294
– hämodynamische Eigenschaften 294
– Indikationen 294—295
– toxische Eigenschaften 295
Bronchitis
– Vergrößerung des rechten Vorhofes *60*
Brustschlag-Technik 323, *324*
Brustwandableitungen
– unipolare, präkordiale 28
Bulldogge 307

C

Chihuahua 75
Chinidin 286—287, 289, 298t
– elektrophysiologische Eigenschaften 287

– hämodynamische Eigenschaften 287
– Indikationen 289
– Pharmakokinetik 287, 289
– Plasmakonzentration 289
– toxische Eigenschaften 289
Cocker Spaniel 166, 169
Collie *397—398, 405—406, 417—418, 425—426*
Computergestützte EKG-Auswertung 323, *324, 326—328, 327*
Cor pulmonale
– rechtsventrikuläre Vergrößerung 66

D

Dackel 166, 169, 180
Dalmatiner 162
Defibrillation 351, 353
Depolarisation 6, 8, 9, 46, 47, *47*
– Ausbreitung 11—13, *12*
– Phase 0 (Initialphase) 268—269
– Phase 4 (Elektrische Diastole) 270—271
Deutscher Schäferhund *421—422, 427—428*
Diarrhoe *391—392, 415—416, 423—424, 433*
Diazepam 27, 129
Digitalis 129, 234, 295—296
– elektrophysiologische Eigenschaften 295—296
– hämodynamische Eigenschaften 296
– Indikationen 296
– Pharmakokinetik 296
– Tagesdosis 191
Digitalis-verursachte Arrhythmien
– Hund *190—193*
– PQ-Intervall *190, 192*
– ST-Strecke *190*
Digitalisintoxikation *190,* 296
– AV-Tachykardie *149*
– Ersatzrhythmen *150, 151*
– Kammertachykardie *156*
– supraventrikuläre Extrasystolen *147*
– Vorhoftachykardie *141*
Digitoxin 298t
Digoxin 205, 298t, *387—388, 393—396, 407—408, 413—416, 419—420, 435—436*
– Indikationen 297
– Vorhofflimmern 214, *215*
Digoxinintoxikation
– AV-Block I. Grades *166, 167*
– AV-Block II. Grades *169, 170*
– AV-Extrasystolen *147*
– Senkung der ST-Strecke 84, 117
– sinuatrialer Block *162*
– Sinusknotenerkrankung *193*
– Vorhofextrasystolen *139*

- Vorhofflattern *143*
- Vorhoftachykardie *141*

Dipolmodell *8—9*

Dirofilariose
- präkordiale Brustwandableitungen *95*
- rechtsventrikuläre Vergrößerung *64, 66*

Disopyramid 291—292
- elektrophysiologische Eigenschaften 291
- hämodynamische Eigenschaften 291
- Indikationen 291—292
- Pharmakokinetik 291
- toxische Eigenschaften 292

Diuretika *407—408, 413—414*

Dobermann *66, 173, 259, 263, 305*

Dobutamin 294

Dogge *306, 391—394, 423—424*

Doxorubicin 187

Ductus arteriosus persistens *406*
- linksventrikuläre Vergrößerung *68, 69*
- Vergrößerung beider Ventrikel *71*
- Vorhofflimmern *145*

Dyspnoe *238, 407—408, 425—426, 441—442, 455—456*

E

Echokardiographie
- elektrischer Alternans *184*
- ventrikuläre Extrasystolen *258*
- Vorhofflimmern *254, 255, 256*

Einthoven, Willem 3

Elektrischer Alternans *450*
- Echokardiographie *184*
- Hund *184—185*
- Katze *237*
- Perikarderguß *185*
- P-Welle *237*
- QRS-Komplex *184, 237*

EKG-Aufzeichnung 28—31
- Ableitungen 31
- Amplitude 29
- Länge der Aufzeichnung 29
- Langzeit *328—330, 329*
- Oszilloskop *30—31*
- Polarität 29
- Zentrierung 29

EKG-Auswertungsbogen *41*

EKG-Papier *38, 41*

EKG-Sammlung *31—32, 33*

EKG-Zirkel *44*

Elektrische Aktivität der Zelle 5—6

Elektrische Herzachse *47—49, 48*
- Ableitung I und Ableitung III *52—53*
- Bestimmung 49—53
- Hauptausschläge *52*
- Isoelektrische Ableitung *49—51, 50*
- mittlere *38, 40*
- Bestimmung *47—49, 48*

Elektrische Interferenz *241*
- Artefakte *32—33, 34, 196, 197*

Elektroden
- Artefakte *195, 196, 243*
- Auswahl *25, 26*
- Befestigung *27—28*

Elektrokardiogramm
- Ausrüstung *38, 39, 40*
- Auswertung 127—128
- Entstehung *8—9, 11—13, 12*
- Erregungsleitungssystem *11—13, 12*
- Hund, normal *57—59, 58, 460t, 461t*
- Kartierung *31—32, 33*
- Katze, normal *98—101, 99—101, 462t, 463*
- Merkblatt für Tierbesitzer *473*
- mittlere elektrische Herzachse 9
- Untersuchungskriterien *38, 39, 40*
- Zusammenfassung der Befunde 128

Elektrokardiograph 22—25
- Bedienungselemente *23*
- Einkanalgeräte *22, 23*
- Mehrkanalgeräte *321, 322—323*
- Standard *22, 241*

Elektrokardiographie
- computergestützt *323, 324, 326—328, 327*
- Entwicklung, geschichtlich *3—5, 4*
- Grenzen 22
- Hissches Bündel *333—338, 334—337*
- intrakardial *331—333*
- klinische Praxis 21
- Nutzen 21—22
- Prinzipien 21—37
- Schrittmacher *340—344, 341—343*
- telephonische Übermittlung *29—30, 127*
- Vorbereitung des Patienten *25—28*

Elektromechanische Dissoziation *160, 222, 350*

Encainid 313—314

Endomyokarditis *221*

Englischer Springer Spaniel *164, 165*

Erbrechen *401—402, 415—416, 423—424, 433, 453—456*

Erregbarkeit 7

Erregungsleitung
- Geschwindigkeit 268
- in Fasern mit reduziertem Ruhepotential 271
- in Fasern mit veränderter Repolarisation 271—272
- Membranpotential 271—272
- Störungen *125, 266, 267t*
  - Katze *203*
- Veränderungen der passiven Membraneigenschaften 272

Erregungsleitungsblock *380*

Erregungsleitungsfähigkeit 7—8

Erregungsleitungsgeschwindigkeit *6t, 7—8*

Erregungsleitungsstörungen
- Behandlung 310—311

Erregungsleitungssystem 6—7
- Anatomie *9—13, 10*
- Darstellung *10, 11, 12*
- EKG *11—13, 12*
- Histopathologie *259—265, 260—263*
- Makroskopische Pathologie *259, 260*
- Störungen *259, 262—263, 264*

Ersatzrhythmus
- Anästhesie *151*
- AV-Block *150*
- AV-Knoten *216, 217*
- Digitalisintoxikation *150, 151*
- Hund *150—151*
- Katze *216—217*
- P-Welle *216—217*
- P'Welle *151*
- QRS-Komplex *150, 151, 216, 217*
- Sinusbradykardie *151*
- ventrikulär *216*

Extrasystolen
- Behandlung *300—306*
- kompensatorische und nichtkompensatorische Pause *317, 319*
- ventrikulär *152—153, 218—219*
- Vorhof *138—139, 210—211*

F

Fallotsche Tetralogie
- rechtsventrikuläre Vergrößerung *64, 105*

Faszikelblock
- anterior *119*
- AV-Block *115*
- Formen *78*
- Hund *78—79*
- Hyperkaliämie *79*
- Kardiomyopathie *115*
- Katze *114—115*
- linksanterior *78, 79, 114, 115*
- posterior *114*
- QRS-Komplex *114, 115*
- Rechtsschenkelblock *78—79, 114, 115*
- R-Zacke *114, 115*
- S-Zacke *114, 115*

Fieber *389—390, 425—426*

Flecainid 313—315

Forschung an Hunden
- Einthovens Galvanometer *4—5*
- Elektrokardiographie bei simultaner Messung des Blutdrucks im linken Ventrikel 5
- Ruhepotential *266, 268*

Frontalebene 18
- Bestimmung der mittleren elektrischen Achse 466t—469t

Furosemid 294

f-Wellen
- Vorhofflimmern
  - Hund *144—145*
  - Katze *214*
- Vorhofflattern *142—143*

G

Getriggerte Aktivität 271
- Arrhythmien 273

Glykopyrrolat 186, 234, 294, 298t

Grundlinie
- undeutlich *35—36*
- wandernd *34—35*

H

Halothan 187, 234, *236*

Hämangiosarkom im rechten Vorhof
- Vorhofextrasystolen *139*

Hämodynamik
- Arrhythmien 252—258

Herz
- Anatomie *472*
- Druckschwankungen 252
- elektrische Aktivität 6t—7, *8—9, 331*
- Innervation *13*

Herzblock 45, 223
- total 255, *430*

Herzgeräusche *405—406, 439—440, 445—446*

Herzklappenerkrankungen *302*

Herzmassage 359

Herzminutenvolumen
- Herzschlagfrequenz 254—255

Herzmuskulatur
- Eigenschaften 6—8
- Glanzstreifen (Disci intercalares) *7*

Herznerven
- Durchtrennung 251, *252, 253*

Herzrhythmus
- Beurteilung 43—45
- Herzschlagfrequenz *255*

Herzschlagfrequenz
- Ermittlung 42—43
- Herzminutenvolumen 254—255
- Herzrhythmus *255*
- QT-Intervall 47

Herzschrittmacher
- elektrokardiographische Eigenschaften 340—344, *341—343*
- Indikationen 344
- Verwendung 338—348

Herzstillstand 158, 160, 222, *409—410, 424—426, 444, 449—450*
- Elektrokardiogramm 350
- methodisches Vorgehen 348—351
- Überwachung nach kardialer Wiederbelebung 351

Herzvektoren 9

Herzversagen 219, 220, 255, *393—394, 397—398, 435—436, 441—442, 449—450*
- Rechtsherzversagen *119*
- Veränderungen der T-Welle *91, 92*

His-Purkinje-System 6

Hissches Bündel 10, 72

Histopathologie
- Präparation des Gewebes 259, *261*

Hund
- älter 252
- Arrhythmien 125—202, 249t, *250, 251, 252, 254—255, 256, 257, 258*
- AV-Block I. Grades *166—167*
- AV-Block II. Grades *168—177*
- AV-Block III. Grades *172—175*
- AV-Extrasystolen *146—147*
- AV-Tachykardie *148—149*
- Beziehung zwischen Herzschlagfrequenz und Herzminutenvolumen 254—255
- Digitalis-verursachte Arrhythmien *190—193*
- durch Medikamente verursachte Arrhythmien 186—189, *187—189, 190—193*
- EKG zum Selbststudium *387—433*
- Elektrischer Alternans *184—185*
- Erregungsleitungssystem 259, *263*, 264,
- Ersatzrhythmen *150—151*
- Hemiblock (Faszikelblock) *78—79*
- Hyperkaliämie *178—179*
- intraventrikuläre Erregungsleitungsstörungen 72
- isoelektrische Ableitung 49, *50, 51*
- Kammerflimmern 158, *159*
- Kammertachykardie *154—157*
- Lage des Herzens 72, 78
- linker Tawara-Schenkel 10, *11*
- Linksschenkelblock *73—75*
- linksventrikuläre Vergrößerung *67—69*
- mittlere elektrische Herzachse 47—48, *49, 50, 52*
- Myokardinfarkt *88—89*
- Niedervoltage des QRS-Komplexes *80—81*
- normaler Sinusrhythmus *130—131, 132—133*
- normales EKG 57—59, *58, 460—461*
- P-QRS-T-Ausschläge 57—97
- persistierender Vorhofstillstand *164—165*
- plötzliche Todesfälle 251, 252
- präkordiale Brustwandableitungen *94—95*
- rechter Tawara-Schenkel 10, *12*
- Rechtsschenkelblock 10, *76—77*
- rechtsventrikuläre Vergrößerung *64—66*
- sinuatrialer Block *162—163*
- Sinusarrhythmie *134—135*
- Sinusknotenerkrankung 180—183, *181—183*
- Streß 251
- Synkopen 251
- Tachykardie 320
- ventrikuläre Asystolie *160—161*
- ventrikuläre Präexzitation *176—177*
- Veränderungen des QT-Intervalls *86—87*
- Veränderungen der ST-Strecke *82—85*
- Veränderungen der T-Welle *90—93*
- Vergrößerung beider Ventrikel *70—71*
- Vergrößerung beider Vorhöfe *62—63*
- Vergrößerung des linken Vorhofes *61*
- Vergrößerung des rechten Vorhofes *60*
- Vorhofextrasystolen *138—139*
- Vorhofflattern *142—143*
- Vorhofflimmern *144—145*
- Vorhofstillstand *178—179*
- Vorhoftachykardie *140—141*
- Wandernder Schrittmacher *136—137*
- Wolff-Parkinson-White-Syndrom *176—177*

Husten *395—396, 399—400, 407—408, 417—418, 423—424*

Hyperkaliämie 223, 225, 266, 268, *443—444, 452, 454*
- chronische Niereninsuffizienz 119
- Hund *178—179*
- Katze *232—233*
- linksanteriorer Hemiblock 79
- Niereninsuffizienz *179*
- PQ-Intervall *233*
- P-QRS-T-Komplex *232, 233*
- P-Welle *233*
- QRS-Komplex *178, 179, 232, 233*
- Rechtsschenkelblock *113*
- Urethraobstruktion *119*
- Veränderungen des QT-Intervalls *87*
- Veränderungen der T-Welle *91, 93, 118*

Hypernatriämie 266

Hyperthyreoidismus
- Katze *239*

Hypokaliämie 266, 268
- Senkung der ST-Strecke *83*
- Veränderungen der T-Welle *93*

Hypokalzämie
- chronische Niereninsuffizienz 119
- Kammerflimmern *159*
- Veränderungen der T-Welle *92*
- Veränderungen des QT-Intervalls *86, 87*

Hypothalamusreizung *251*

Hypothermie

– Veränderungen des QT-Intervalls 86, *87*
Hypoxie 252

I

Idioventrikuläre Tachykardie *154*
Idioventrikulärer Rhythmus 150
Impulsbildung
– Hund 125
– Katze 203
– Störungen 125, 266
Impulsbildungssystem 126, *127*
Informationen für Tierbesitzer 472–473
Internodale Leitungsbahnen 10
Intrakardiale elektrophysiologische Untersuchungen 331
Intrakardiale Elektrokardiographie 331–333
Intraventrikuläres Erregungsleitungssystem 72
Intraventrikuläre Erregungsleitungsstörungen 72
– Hund 72
– Katze *108*
– QRS-Komplex *108*
Irischer Wolfshund 429–430
Isoelektrische Ableitung 49–51, *50*
Isofluran 187, 234
Isopropamid 298t
Isoproterenol 187, 234, 298t

J

Jugularvenenpuls
– Aufzeichnung *253*

K

Kaliummetabolismus 266, *268*, 269
Kaliumpumpe 5
Kalziummetabolismus 268
Kammerflattern 434
Kammerflimmern 256, *426*, *450*
– Behandlung 350–351
– Bigeminie *398*, *414*, *440*
– grob und fein *158*–*159*, 222
– Hund *158*–*159*
– Hypokalzämie *159*
– Katze 222–223
– P-Welle 222
– QRS-Komplex 222
– T-Welle *158*, *159*
Kammermyokard
– Aktionspotential 267

Kammertachykardie 256, *257*, *388*, *414*
– Behandlung 307–310, *309*, *311*
– Digitalisintoxikation 156
– Hund 154–157
– Katze 220–221
– Myokarditis 155
– Myokardmetastasen 156
– Ohnmacht 157
– Perikarderguß 156
– P-Welle 154, *155*–*157*
– QRS-Komplex *154*–*157*, 220, 221
– Verletzung 155
Kapillarelektrometer 3, *4*
Kardiale Wiederbelebung 348, 349–351
– Pharmakotherapie 349–350t
Kardiomegalie 238
Kardiomyopathie *119*, 218, 220, 223, 227, 229, 236, 254, 257, 269, 383, 384, 435–436, 441–442, 446, 453–456
– AV-Block II. Grades *171*
– Hebung der ST-Strecke 117
– intraventrikuläre Erregungsleitungsstörungen 108
– Katze 212, 213, 214
– linksanteriorer Hemiblock 115
– Linksschenkelblock 111
– linksventrikuläre Vergrößerung 107
– Rechtsschenkelblock 112
– rechtsventrikuläre Vergrößerung 105
– Senkung der ST-Strecke 116
– Vergrößerung beider Vorhöfe 63
– Vergrößerung des rechten Vorhofes 103
– Vorhofflimmern 145
Kardioversion 351, *352*
Katecholamine 269
Katheterisierung des Herzens 401–402
Katze
– Arrhythmie 203t–246, 250t, *251*, *252*, *254*, *257*
– autonome Polygangliopathie 251–252
– AV-Block 225–229
– durch Medikamente verursachte Arrhythmien 234–236, *235*–*236*
– EKG-Artefakte 240–244
– EKG zum Selbststudium 433–458
– elektrischer Alternans 237
– Erregungsleitungssystem 259, *262*
– Ersatzrhythmen 216–217
– Faszikelblock 114–115
– Herzschlagfrequenz 204
– Hyperkaliämie 232–233
– Hyperthyreoidismus 239
– Intraventrikuläre Erregungsleitungsstörungen *108*
– Isoelektrische Ableitung 49, *50*
– Kammerflimmern 222–223
– Kammertachykardie 220–221

– Key-Gaskell-Syndrom 251–252
– Linksschenkelblock *109*–*111*
– linksventrikuläre Vergrößerung *106*–*107*
– mittlere elektrische Herzachse 47–49, *50*, *52*
– normales EKG 98–101, *99*–*101*, 462–463
– persistierender Vorhofstillstand 238
– plötzliche Todesfälle 252
– P-QRS-T-Ausschläge 98–121
– Rechtsschenkelblock *112*–*113*
– rechtsventrikuläre Vergrößerung *104*–*105*
– Ruhepotential 266
– sinuatrialer Block 224
– Sinusarrhythmie 209
– Sinusbradykardie *207*, *208*
– Sinusrhythmus *206*
– Sinustachykardie *207*–*208*
– Tachykardie 320
– Therapie der Arrhythmien 204–205
– ventrikuläre Asystolie 222–223
– ventrikuläre Extrasystolen 218–219
– ventrikuläre Präexzitation 230–231
– Veränderungen der ST-Strecke 116–117
– Veränderungen der T-Welle 118–120, *119*
– Vergrößerung der Vorhöfe 102–103
– Vorhofextrasystolen 210–211
– Vorhofflattern 212–213
– Vorhofflimmern 214–215
– Vorhofstillstand 232–233
– Vorhoftachykardie 212–213
– wandernder Schrittmacher 209
– Wolff-Parkinson-White-Syndrom 230–231
Kent-Fasern 176, *177*
Ketamin 27, 186, 234, 235
Key-Gaskell-Syndrom
– Katze 251–252
Klappeninsuffizienz
– Vergrößerung beider Vorhöfe 62
Kollabieren der Trachea 400, 408
– Vergrößerung des rechten Ventrikels 60
Kontraktilität 8

L

Lage des Patienten zur EKG-Aufzeichnung 25–27, *26*
Leiterdiagramm 357–*359*, *358*
Lidocain 234, 235, 292–293, 298t
– elektrophysiologische Eigenschaften 292
– hämodynamische Eigenschaften 292
– Indikationen 292–293
– Pharmakokinetik 292
– toxische Eigenschaften 293
Linker Tawara-Schenkel 10
– Hund 10, *11*
Linksschenkelblock 10

- AV-Block *110*
- Hund *73—75*
- Kardiomyopathie *111*
- Katze *109—111*
- QRS-Komplex *109—111*
- Reizung des linken Ventrikels *111*
- Veränderungen der ST-Strecke *83*
- Veränderungen der T-Welle *93*

Linksventrikuläres Erregungsleitungssystem
- Hund *10, 11*

Linksventrikuläre Vergrößerung *406, 454*
- Aortenstenose *106*
- Hund *67—69*
- Kardiomyopathie *107*
- Katze *106—107*
- Nierenerkrankungen *107*
- R-Zacke *106—107*
- Senkung der ST-Strecke *83, 117*
- Veränderungen der T-Welle *91, 93*

Lown-Ganong-Levine-Syndrom *378*
Lungenkarzinom
- Katze *213*

Lungenödem *405—406, 421—422, 447—448*
Lungenstauung *255*

M

Magendrehung *391—392*
Medikamentös verursachte Arrhythmien
- Hund *186—189, 187—189, 190—193*

Membranpermeabilität *266*
Membranpotential
- Erregungsleitung *271—272*

Methoxyfluran *187, 234, 236*
Mexiletin *313*
Mitralklappen *6, 256*
Mitralklappeninsuffizienz *392—394, 405—406, 409—412, 415—416*
- AV-Block I. Grades *166*
- AV-Extrasystolen *146, 147*
- chronisch *407—408*
- linksventrikuläre Vergrößerung *67*
- Rechtsschenkelblock *76*
- Vergrößerung beider Ventrikel *71*
- Vergrößerung beider Vorhöfe *62*
- Vergrößerung des linken Vorhofes *61*
- Vorhofflimmern *144, 145*
- Vorhoftachykardie *140*

Mobitz Klassifizierung *168, 169, 170*
Mops *162, 169, 173*
Multifokale Vorhoftachykardie *371*
Myokard
- elektrokardiographische Beurteilung *21*

Myokardiale Hypoxie *199*
- Hebung der ST-Strecke *85*

- Veränderungen der T-Welle *92*

Myokardinfarkt
- Hund *88—89*
- QRS-Komplex *88, 89*
- ST-Strecke *84, 85, 88, 89*
- Veränderungen der T-Welle *91*

Myokarditis *414*
- Kammertachykardie *155*
- traumatisch *221*
- ventrikuläre Extrasystolen *153*

Myokardschaden
- rechtsventrikuläre Vergrößerung *66*

Myokardverletzungen *223*

N

Nachdepolarisation *271*
Natrium-Kalium-Pumpe *5, 266*
Natriummetabolismus *266, 268, 269*
Nervensystem
- Arrhythmien *250—252*

Nichtfrequenzgetreue Wiedergabe *36—37*
Nierenerkrankungen
- linksventrikuläre Vergrößerung *107*

Niereninsuffizienz
- Hyperkaliämie *179*

Nierenversagen
- Hypokalzämie und Hyperkaliämie *119*
- Veränderungen des QT-Intervalls *86, 87*

Noradrenalin *187, 234*

O

Ohnmachtsanfälle *221, 227, 230, 231, 389—390, 411—412, 423—424, 445—446*
- Kammertachykardie *157*
- sinuatrialer Block *163*
- ventrikuläre Präexzitation *177*

Operation *443—444*
- Arrhythmieüberwachung *30—31*
- Oszilloskop *30, 31*
- Voruntersuchung *411—412, 417—418, 433—434*

Ostium atrioventriculare commune
- Rechtsschenkelblock *113*
- Vergrößerung beider Vorhöfe *103*

Oszilloskop
- Operationsüberwachung *30, 31*

P

P-Pulmonale *60*
P-Welle *11, 12*

- AV-Block *226, 227, 228—229*
- AV-Block II. Grades *168—171*
- AV-Block III. Grades *172, 174—175*
- Beziehung zum QRS-Komplex *128*
- biphasisch *46*
- elektrischer Alternans *237*
- Ersatzrhythmus *216—217*
- gekerbt *46*
- Hyperkaliämie *178, 179, 233*
- Identifizierung *43, 45, 127*
- Kammerflimmern *222*
- Kammertachykardie *154, 155—157*
- persistierender Vorhofstillstand *164, 165, 238*
- präkordiale Brustwandableitungen *321*
- ventrikuläre Asystolie *222, 223*
- Vergrößerung beider Vorhöfe *62—63, 102—103*
- Vergrößerung des linken Vorhofes *61, 102—103*
- Vergrößerung des rechten Vorhofes *60, 102—103*
- ventrikuläre Präexzitation *176, 177*
- wandernder Schrittmacher *136—137, 209*
- Wolff-Parkinson-White-Syndrom *176, 177, 230*

P'-Welle
- AV-Extrasystolen *146—147*
- AV-Tachykardie *148—149*
- Ersatzrhythmus *151*
- Vorhofextrasystolen *138—139, 210—211*
- Vorhoftachykardie *140—141, 212, 213*

PQ-Intervall *12, 46—47, 128*
- AV-Block *225, 226, 227*
- AV-Block I. Grades *166, 167*
- Digitalis-verursachte Arrhythmien *190, 192*
- Hyperkaliämie *233*
- ventrikuläre Präexzitation *230, 231*

P-QRS-Komplex *44, 45*
- Hyperkaliämie *232, 233*
- Messung der Amplitude *46*
- Messung der Zeitintervalle *46*

P-QRS-T-Ausschläge
- Hund *57—97*
- Katze *98—121*
- nichtfrequenzgetreue Wiedergabe *36*
- undeutliche Ausschläge *35—36*

Pankreatitis *423—424*
Papiergeschwindigkeit *23, 24*
Parasympathikus *13*
- kardiale Wirkung *13*

Parasystolie *366*
- Pathomechanismen *366*
- Tachykardie *367*

Paroxysmale Kammertachykardie *406, 422*
Paroxysmales Vorhofflimmern *430*
Pericardiozentese *81*
Perikarderguß *237, 450*

– elektrischer Alternans *185*
– Hebung der ST-Strecke *85, 177*
– Kammertachykardie *156*
– Veränderungen der T-Welle *93*
Persistierender Vorhofstillstand (stummer Vorhof)
– Hund *164–165*
– Katze *238*
– P-Welle *164, 165, 238*
– QRS-Komplex *164, 165, 238*
Phenothiazinderivate 186, 187
Phenylephrin 253
Phenytoin 129, 293
– elektrokardiographische Eigenschaften 293
– hämodynamische Eigenschaften 293
– Indikationen 293
– Pharmakokinetik 293
– toxische Eigenschaften 293
Phonokardiogramm *253, 254*
Pleuraerguß *119, 238*
Plötzliche Todesfälle 299
– Hund 251, 252, 259, *263,* 264
– Katze 252, 259
Posteriorer Faszikel *10*
Postmortale Untersuchung 259
Präkordiale Brustwandableitungen *321, 322*
– Dirofilariose 95
– Hund 94–95
– Pulmonalstenose 95
– Rechtsschenkelblock 95
– rechtsventrikuläre Vergrößerung 95
Procainamid 289–291, 298t
– elektrophysiologische Eigenschaften 289–290
– hämodynamische Eigenschaften 289–290
– Indikationen 291, 297
– Pharmakokinetik 290–291
– Plasmakonzentration *289*
– toxische Eigenschaften 291
Propranolol 129, 205, 225, 234, 236, 251, *252,* 293–294, 298t
– elektrophysiologische Eigenschaften 293
– hämodynamische Eigenschaften 293
– Indikationen 294, 297
– Pharmakokinetik 293–294
– toxische Eigenschaften 294
– Vorhofflimmern *214, 215*
Propylenglykol 234
Pudel 67, *91,* 395–396, 399–400
Pulmonalstenose *446*
– präkordiale Brustwandableitungen 95
– rechtsventrikuläre Vergrößerung *65, 104*
Pulsus alternans 256–257
Pulsus bigeminus 256–257, *258*
Pulsus paradoxus 256
Purkinje-Fasern 6, *10*
Pyometra
– Veränderungen der T-Welle 90

Q

Q-Zacke 11–12
QRS-Komplex 6, 12
– Anteile *46, 47*
– Asystolie *222, 223*
– AV-Block *226, 227, 228, 229*
– AV-Block III. Grades *172, 173–175*
– AV-Extrasystolen *146–147*
– AV-Tachykardie *148–149*
– Beziehung zur P-Welle 128
– Elektrischer Alternans *184, 237*
– Ersatzrhythmen *150, 151, 216, 217*
– Fusion 128
– Hemiblock (Faszikelblock) 78, 114, *115*
– Hyperkaliämie *178, 179, 232, 233*
– Identifizierung 43, 127–128
– intraventrikuläre Erregungsleitungsstörungen 108
– Kammerflimmern 222
– Kammertachykardie 154–157, *220, 221*
– Linksschenkelblock 73–75, *109–111*
– linksventrikuläre Vergrößerung 67–69
– mittlere elektrische Achse 49, *52, 53*
– Myokardinfarkt *88, 89*
– Perikarderguß *80–81*
– persistierender Vorhofstillstand *164, 165, 238*
– Rechtsschenkelblock *76, 77, 112–113*
– ventrikuläre Extrasystolen *152,* 218
– ventrikuläre Präexzitation *176, 177, 230, 231*
– Vorhofextrasystolen *210, 211*
– Vorhofflimmern *214, 215*
– Vorhoftachykardie *212, 213*
– Wolff-Parkinson-White-Syndrom *176, 177*
QT-Intervall *46, 47*
– Erkrankungen des ZNS *250,* 251
– Herzschlagfrequenz 47
– Hund *86–87*
– Hyperkaliämie 87
– Hypokaliämie *86,* 87
– Hypothermie 87
– Nierenversagen *86,* 87
– ventrikuläre Extrasystolen *218, 219*
– Vergiftung 86

R

R-Zacke 12
– Hemiblock (Faszikelblock) 114, *115*
– linksventrikuläre Vergrößerung *106–107*
RR-Intervall
– sinuatrialer Block *162, 163,* 224
– ventrikuläre Extrasystolen *218, 219*
Rassedisposition

– Antiarrhythmische Therapie 283
– AV-Block I. Grades 166
– AV-Block II. Grades 169
– AV-Block III. Grades 173
– Persistierender Vorhofstillstand *164, 165*
– plötzliche Todesfälle 259
– Sinusknotenerkrankung 180, *183*
– sinuatrialer Block *162, 163*
– Re-entry 176, 273–277, *274,* 361, 363
– unregelmäßig und regelmäßig 274–275
– unterschiedliche Refraktärzeiten 276–277
– Verlangsamte Erregungsleitung und unidirektionaler Block 275–276
Rechter Tawara-Schenkel *10*
– Hund *10, 12*
Rechtsschenkelblock 10, *72,* 108, *137, 226,* 402
– Hund 76–77
– Hyperkaliämie *113*
– Kardiomyopathie *112*
– Katze *112–113*
– linksanteriorer Hemiblock 78–79, 114, *115*
– Ostium atrioventriculare commune *113*
– präkordiale Brustwandableitungen 95
– QRS-Komplex *112–113*
– Veränderungen der T-Welle *93*
Rechtsventrikuläre Vergrößerung *446*
– Fallotsche Tetralogie *105*
– Hebung der ST-Strecke *117*
– Hund 64–66
– Kardiomyopathie *105*
– Katze *104–105*
– präkordiale Brustwandableitungen 95
– Pulmonalstenose *104*
– S-Zacke *104–105*
– Ventrikelseptumdefekt *105*
Reflektorische Vagusreizung
– AV-Block I. Grades *167*
Refraktärzeit 7, 269–270
– Re-entry 276–277
Repolarisation 6, 8, 9, 13, 47, 269–270
Respirationsstörungen 403–404
– Vergrößerung des rechten Vorhofes 60
Respiratorische Sinusarrhythmie 404
Reziproke Rhythmen 361–363, *362, 363*
Reziproker Kammerkomplex *361*
Ruhepotential 5–6, *8*
– Herzerkrankungen 266–268, 267t, *269*

S

S-Zacke 12, *13*
– Hemiblock (Faszikelblock) 114, *115*
– rechtsventrikuläre Vergrößerung *104–105*
ST-Strecke *13,* 46–47

- Digitalis-verursachte Arrhythmien *190*
- Hebung
  - Kardiomyopathie *117*
  - Perikarderguß *117*
  - rechtsventrikuläre Vergrößerung *117*
- Myokardinfarkt 88, *89*
- Senkung
  - Digoxinintoxikation *117*
  - Kardiomyopathie *116*
  - linksventrikuläre Vergrößerung *117*
- Veränderungen
  - Aortenstenose *83*
  - Digitalisintoxikation *84*
  - Hund *82–85*
  - Hypokaliämie *82*
  - Hypoxie des Myokards *85*
  - Katze *116–117*
  - Linksschenkelblock *83*
  - linksventrikuläre Vergrößerung *83*
  - Myokardinfarkt *84, 85*
  - Perikarderguß *85*
  - physiologische Schwankungsbreite *83*
  - scheinbare Senkung *84*
  - Sinustachykardie *84*
  - Verletzung *82*
- ZNS-Erkrankungen 250

Saitengalvanometer 3, *4*
Schnauzer 163, 180, 283, *399–400, 419–420, 427–428*
Schnurren 240
Schrittmacher 7
- Frequenz 130
- künstlich 338–348
  - elektrokardiographische Eigenschaften 340–344, *341–343*
  - Implantation 339, 344–348, *347*
    - epikardial 345–348, *347*
    - Indikationen 344t
  - Impulsgeneratoren *339*–340
  - temporär und permanent 344–345
  - Typen *339*–340
- Lage 127
- Sinusknotenerkrankung *183*
- wandernder Schrittmacher 136–137

Schrittmacherzellen 6–7
- Aktionspotential 6, 7, 267

Schwellenpotential 5–6, 7
Septaler Faszikel 10
Shi Tsu 164
Siamkatze 262, *453–456*
Sinuatrialer Block *217, 428, 456*
- Digoxinintoxikation *162*
- Hund *162–163*
- Katze *224*
- Ohnmacht *163*
- Rassedisposition 162, *163*
- RR-Intervall *162, 163, 224*

Sinuatrialer Stillstand *398, 408*
Sinusarrhythmie 130
- Hund *134–135*
- Katze *209*
Sinusbradykardie 130, 132, *133, 217, 420, 424, 444, 454*
- Ersatzrhythmen *151*
- Katze *207, 208*
- methodisches Vorgehen 297, 299
Sinusknoten 6, *10*, 127
- elektrische Aktivität 6t
- Frequenz 130
- Funktionstest 180
Sinusknotenerkrankung *400, 428*
- Behandlung 299–300
- Digoxinintoxikation *193*
- Hund 180–183, *181–183*
- Rassedisposition 180, *183*
- Schrittmacher *183*
Sinusrhythmus 125, *126*, 127, *392, 394, 396, 432, 434*
- Behandlung 297–300
- Frequenz 130, *131*, 132–133
- Hund *130–131*, 132–133
- Katze 203, *206*
Sinusstillstand, siehe »Sinuatrialer Block«
Sinustachykardie 130, 132, *133, 390, 408, 436*
- Katze *207–208*
- Senkung der ST-Strecke *84*
- methodisches Vorgehen 299
Sinuventrikulärer Rhythmus *392, 452*
Spitz 69
Stauungsinsuffizienz, siehe »Herzversagen«
Stickoxid 187, 234
Streß
- Hund 251
Stummer Vorhof, siehe »Persistierender Vorhofstillstand«
Supraventrikuläre Arrhythmie
- methodisches Vorgehen 312
- Therapie 300–306
Supraventrikuläre Erregungsleitungsstörungen
- Behandlung 310
Supraventrikuläre Extrasystole 146, *147*
- Digitalisintoxikation *147*
Supraventrikuläre Tachykardie 148, *381, 382, 412*
- Katze *212*
- paroxysmale Re-entry-Erregungsleitung *376*
- Therapie 300, 301–304, *302, 303*
Sympathikomimetika 187
Sympathikus 13
- Wirkungen auf das Herz 13
Synkopen 250, 252, 259, 299, *395–396, 399–400, 419–420, 427–430*

T

T-Welle 12, 13, 45, 47
- Kammerflimmern *158, 159*
- Polaritätswechsel *119*
- Veränderungen
  - Anästhesie *91*
  - Hund *90–93*
  - Hyperkaliämie *91, 93, 118, 178, 179*
  - Hypokalzämie *92, 93*
  - Hypoxie des Myokards *92*
  - Katze *118–120, 119*
  - Linksschenkelblock *93*
  - linksventrikuläre Vergrößerung *91, 93*
  - Morbus Addison *93*
  - Myokardinfarkt *91*
  - Perikarderguß *93*
  - Pyometra 90
  - Rechtsschenkelblock *93*
  - Stauungsinsuffizienz *91, 92*
  - Urethraobstruktion *118*
  - ZNS-Erkrankungen *93*, 250, 251
Tachykardie
- anhaltend *372*
- AV *148–149*
- Herzminutenvolumen 254–255
- supraventrikulär *148*, 212–213
- ventrikulär *154–157, 220–221*
Telephonische EKG-Übermittlung 29–30, *427–428*
Terminologie anatomischer Lagebeziehungen 10
Thiamylal 186, *187*
Thiobarbiturate 186, 234
Thiopental 186
Tocainid 313
Torsades de pointes *375*
Tranquilizer 27
Trikuspidalklappen 6
Trikuspidalklappendysplasie
- Vorhofflattern *143*
Trikuspidalklappeninsuffizienz
- Vergrößerung beider Ventrikel *71*
- Vergrößerung beider Vorhöfe *62*
Tumor
- Myokardmetastasen *156, 171*

U

Übungen zum Selbststudium 385–458
Urethraobstruktion *437–438, 443–444, 451–452*
- Hyperkaliämie *119*
- Veränderungen der T-Welle *118*

V

Vagusreizung *227*
— Arrhythmien *319—320*, *321*
Ventrikelseptumdefekt
— rechtsventrikuläre Vergrößerung *105*
Ventrikuläre Arrhythmie 256
— Behandlung *306—310*
— methodisches Vorgehen *312—313*
Ventrikuläre Bigeminie *398*, *414*, *440*
Ventrikuläre Ersatzsystolen *365*
Ventrikuläre Extrasystole *252*, *253*, *254*, *319*, *379*, *392*, *390*, *398*, *422*, *426*, *432*, *436*, *440*, *442*, *456*, *458*
— Anästhesie *153*
— Behandlung *306—307*
— Hund *152—153*
— Katze *218—219*
— Myokarditis *153*
— QRS-Komplex *152*, *152*, *218*
— RR-Intervall *218*, *219*
— Reziproker Komplex *378*
— unifokal und multifokal *152*, *153*
Ventrikuläre Fusionskomplexe *220*, *365*, *366*, *384*
Ventrikuläre Parasystolie *365*, *366*
Ventrikuläre Präexzitation *412*
— Behandlung *311*
— Hund *176—177*
— Katze *230—231*
— Ohnmacht *177*
— P-Welle *176*, *177*
— PQ-Intervall *176*, *177*, *230*, *231*
— QRS-Komplex *176*, *177*, *230*, *231*
Verapamil *295*
— elektrophysiologische Eigenschaften *295*
— hämodynamische Eigenschaften *295*
— Indikationen *295*
— Pharmakokinetik *295*
— toxische Eigenschaften *295*
Verborgene Erregungsleitung *360—361*
Verfettung
— Niedervoltage der QRS-Komplexe *80*, *81*
Vergiftungen
— Veränderungen des QT-Intervalls *86*
Vergrößerung beider Ventrikel *70—71*
Vergrößerung beider Vorhöfe *137*, *440*
— Hund *62—63*
Vergrößerung der Vorhöfe
— P-Welle *102—103*
Vergrößerung des linken Vorhofes *103*
— Hund *61*
— AV-Block I. Grades *167*
Vergrößerung des rechten Vorhofes *400*, *408*, *448*
— Hund *60*

— Kardiomyopathie *103*
— Ventrikelseptumdefekt *105*
— Vorhofflattern *143*
Verletzungen
— ST-Strecke *82*
— Kammertachykardie *155*
Verstärker *23*
Verstärkungsschalter *23*, *24*
Veterinärmedizinische Forschung, siehe auch »Forschung an Hunden«
— Geschichte *3—5*, *4—5*
Voltmeter *23*
Vorhofextrasystole *317*, *319*, *383*, *416*, *418*, *422*, *446*
— Behandlung *300*
— Digoxinintoxikation *139*
— Hämangiosarkom im rechten Vorhof *139*
— Hund *138—139*
— Katze *210—211*
— nichtübergeleitet *368*, *373*
— P'-Welle *138—139*, *210—211*
— QRS-Komplex *210*, *211*
— Trikuspidalklappendysplasie *143*
Vorhofflattern *377*
— Behandlung *304*
— Digoxinintoxikation *143*
— f-Welle *142—143*
— Hund *142—143*
— Katze *204*, *212—213*
— Trikuspidalklappendysplasie *143*
— Vergrößerung des rechten Vorhofes *143*
— Vorhofseptumdefekt *143*
— Wolff-Parkinson-White-Syndrom *143*
Vorhofflimmern *254*, *256*, *269*, *394*, *410*, *413—414*, *422*, *442*
— Behandlung *304—306*, *305*
— Ductus arteriosus persistens *145*
— f-Welle *144—145*, *214*
— Hund *144—145*
— Kardiomyopathie *145*
— Katze *214—215*
— Mitralklappeninsuffizienz *144*, *145*
— QRS-Komplex *214*, *215*
Vorhofkontraktion
— Arrhythmie *255—256*
Vorhofseptumdefekt
— Vorhofflattern *143*
Vorhofstillstand *392*, *438*, *452*
— Hund *178—179*
— Katze *232—233*
— Morbus Addison *178*, *179*
Vorhoftachykardie
— Digitalisintoxikation *141*
— Digoxinintoxikation *141*
— Hund *140—141*
— Katze *204*, *212—213*

— mit 2 : 1-Überleitung *377*
— Mitralklappeninsuffizienz *140*
— P'-Welle *140—141*, *212*, *213*
— QRS-Komplex *212*, *213*

W

Waller, August D. *3*
Wandernder Schrittmacher *418*
— Hund *136—137*
— Katze *209*
— P-Welle *209*
— T-Welle *136—137*
Wenckebachsche Periodik *168*, *169*, *170*, *226*
Wolff-Parkinson-White-Syndrom *212*, *376*, *412*
— Hund *176—177*
— Katze *230—231*
— P-Welle *176*, *177*, *230*
— PQ-Intervall *176*, *177*
— QRS-Komplex *176*, *177*
— Vorhofflattern *143*

X

Xylazin (Rompun) *186*, *187*

Y

Yorkshire Terrier *407—408*

Z

Zerebrale Erkrankungen
— Asystolie *222—223*
— Veränderungen der T-Welle *93*
Zerebrale Ischämie *252*
Zerebrale Traumen *250*
Zirkel
— diagnostische Verwendung *317—319*
ZNS-Erkrankungen *250*, *251—252*
— QT-Intervall *250*, *251*
— ST-Strecke *250*
— T-Welle *250*, *251*
ZNS-Reizung *250*
Zwangsmaßnahmen *26—27*